Sobotta Atlas der Anatomie

Kopf, Hals und Neuroanatomie

Sobotta解剖学图谱

头部、颈部和神经解剖

主　编　Friedrich Paulsen, Jens Waschke

主　审　丁自海

总主译　刘　芳　杨向群

主　译　刘　芳　张　喜　蔺海燕　王少海

第24版

河南科学技术出版社

· 郑州 ·

内容提要

1904 年出版至今,《Sobotta 解剖学图谱》铸就了解剖学图谱的一座丰碑,它以逼真的解剖插图、详细的表面解剖图片、影像诊断图像和可快速查阅的参考表格,深深吸引了全世界医师、医学生的目光。《Sobotta 解剖学图谱》提供的经典插图可以直接与陈列在实验室的解剖标本相媲美,以无与伦比的准确性将学生引入解剖学殿堂。《Sobotta 解剖学图谱》(套装 4 册)(德文第 24 版)是一部闻名全世界、制作质量极高的详细的解剖学图谱。其 1500 余幅插图——从标本绘制的图、切面图、表格到放射影像、超声影像、CT 和 MRI——涵盖了人体大体解剖的所有方面。Sobotta 的目的是针对医学生和医师双方的需要,直接供临床应用时参阅。

图书在版编目(CIP)数据

Sobotta 解剖学图谱. 头部、颈部和神经解剖/(德)弗里德里希·保尔森,(德)延斯·瓦施克主编;刘芳等主译. —24 版. —郑州:河南科学技术出版社,2022.12

ISBN 978-7-5725-0652-9

Ⅰ.①S… Ⅱ.①弗… ②延… ③刘… Ⅲ.①人体解剖学—图谱 Ⅳ.①R322-64

中国版本图书馆 CIP 数据核字(2022)第 160346 号

出版发行:河南科学技术出版社
北京名医世纪文化传媒有限公司
地址:北京市丰台区万丰路 316 号万开基地 B 座 115 室　　邮编:100161
电话:010-63863186　010-63863168

策划编辑:焦万田
文字编辑:郭春喜
责任审读:周晓洲
责任校对:龚利霞
封面设计:中通世奥
版式设计:崔刚工作室
责任印制:程晋荣
印　　刷:河南瑞之光印刷股份有限公司
经　　销:全国新华书店、医学书店、网店
开　　本:889 mm×1194 mm　1/16　　**印张**:96.25　　**字数**:2650 千字
版　　次:2022 年 12 月第 24 版　　2022 年 12 月第 2 次印刷
定　　价:1200.00 元(全 4 册)

如发现印、装质量问题,影响阅读,请与出版社联系并调换

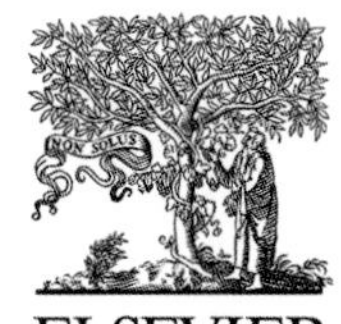

Elsevier (Singapore) Pte Ltd.
3 Killiney Road, #08-01 Winsland House I, Singapore 239519
Tel: (65) 6349-0200; Fax: (65) 6733-1817

Original publication:
Elsevier GmbH
Bernhard-Wicki-Str. 5, 80636 Munich, Germany
Sobotta, Atlas der Anatomie-3 Bände und Tabellenheft im Schuber, 24th edition

ISBN:9783437440106

This Translation of Sobotta, Atlas der Anatomie-3 Bände und Tabellenheft im Schuber, 24th edition, by Friedrich Paulsen & Jens Waschke was undertaken by Henan Science and Technology Press and is published by arrangement with Elsevier (Singapore) Pte Ltd.

Sobotta, Atlas der Anatomie-3 Bände und Tabellenheft im Schuber, 24th edition, by Friedrich Paulsen & Jens Waschke 由河南科学技术出版社进行翻译,并根据河南科学技术出版社与爱思唯尔(新加坡)私人有限公司的协议约定出版。

《Sobotta 解剖学图谱:头部、颈部和神经解剖》(第 24 版)(刘芳,张喜,蔺海燕,王少海　主译)
ISBN: 978-7-5725-0652-9

注　意

本译本由 Elsevier (Singapore) Pte Ltd. 和河南科学技术出版社完成。相关从业及研究人员必须凭借其自身经验和知识对文中描述的信息数据、方法策略、搭配组合、实验操作进行评估和使用。由于医学科学发展迅速,临床诊断和给药剂量尤其需要经过独立验证。在法律允许的最大范围内,爱思唯尔、译文的原文作者、原文编辑及原文内容提供者均不对译文或因产品责任、疏忽或其他操作造成的人身及(或)财产伤害及(或)损失承担责任,亦不对由于使用文中提到的方法、产品、说明或思想而导致的人身及(或)财产伤害及(或)损失承担责任。

著作权合同登记号:豫著许可备字-2021-A-0159

院士简介

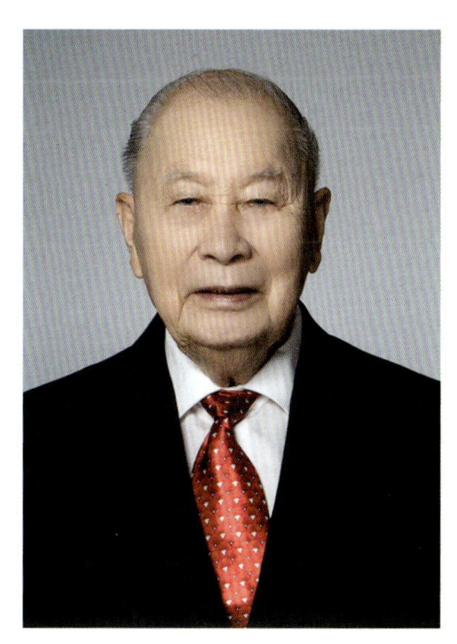

钟世镇 中国工程院资深院士，1925年生，广东省五华县人。我国现代临床解剖学奠基人，我国数字人和数字医学倡导者。中国解剖学会名誉理事长，南方医科大学临床解剖学研究所名誉所长，广东省创伤救治科研中心名誉主任，中华医学会数字医学分会终身名誉主任，国际数字医学会名誉会长，广东省增材制造协会名誉会长，第174次和208次香山科学会议执行主席。获国家科技进步二等奖6项，获广东省科学技术突出贡献奖、“何梁何利基金”科技进步奖、中华医学会数字医学分会创始成就奖、中国显微外科终身成就奖、“叶剑英奖”“柯麟医学奖”。第六届全国人大代表，获“全国优秀教师”“全军优秀共产党员”“总后勤部科技一代名师”等荣誉称号。

主审简介

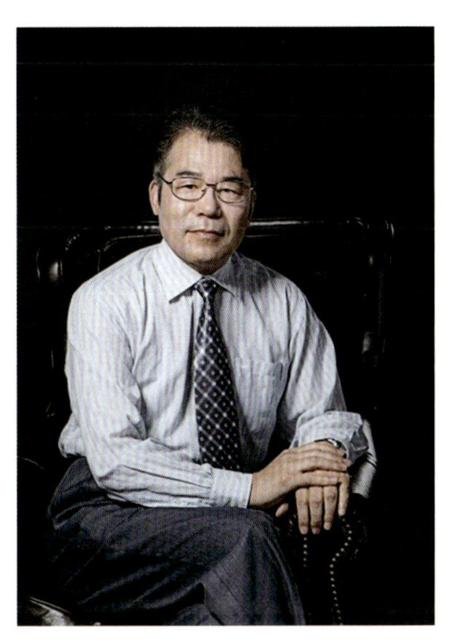

丁自海 南方医科大学教授、博士生导师、微创外科解剖学研究所所长，临床解剖学家。在临床解剖学研究中，特别在皮瓣解剖学、脊柱微创解剖学、腔镜解剖学等领域取得一系列成果。发表论文 120 余篇。培养硕士、博士、博士后 60 余名。享受国务院政府特殊津贴。现任中国解剖学会理事，中国解剖学会护理解剖学分会主任委员，国家自然科学基金评审和教育部学位论文评审专家。获军队、省部级科技进步奖 6 项。主持国家自然科学基金和军队、省部级重大科技计划项目 6 项。总主编《钟世镇现代临床解剖学全集》《临床解剖学丛书》(第 2 版)，主编、主译解剖学专著 15 部。

编者名单

主　审　丁自海

总主译　刘　芳　杨向群

主　译　刘　芳　张　喜　蔺海燕　王少海

副主译　邵水金　夏克言　郭金萍　刘　镇

译　者　（以姓氏笔画为序）

王少海　同济大学附属东方医院
冯治儒　海军军医大学
朱光浩　海军军医大学
刘　芳　海军军医大学
刘　鹏　海军军医大学
刘　镇　海军军医大学
刘凤霞　新疆医科大学
杨　蕊　海军军医大学附属长征医院
杨向群　海军军医大学
吴敏靓　海军军医大学
时冬辰　海军军医大学附属长海医院
何鑫杰　海军军医大学
宋家璈　海军军医大学
张　喜　海军军医大学
张善强　汕头大学医学院
邵水金　上海中医药大学
国海东　上海中医药大学
夏克言　肇庆医学高等专科学校
晏梓钧　海军军医大学
郭金萍　海军军医大学
蒋　薇　海军军医大学
谢境默　肇庆医学高等专科学校
蔺海燕　海军军医大学
潘昌霖　海军军医大学
薛盖茨　海军军医大学

序

问渠那得清如许，为有源头活水来。《Sobotta 解剖学图谱》，是由德国学者编写，在国际上颇具影响力的经典巨著。在此次的德文第 24 版中，F. Paulsen 和 J. Waschke 沿用了第 1 版的 3 卷内容，将解剖学与临床医学紧密结合，增加了大量的临床要点和临床案例，同时对肌、关节和神经图表进行了修订，更加有利于读者理解绘图中的解剖学结构及其临床意义，体现出“满眼生机转化钧，天工人巧日争新；预支五百年新意，到了千年又觉陈”。

气清更觉山川近，意远从知天地宽。在总主译刘芳教授和杨向群教授组织的国内 15 所院校专家团队的辛勤努力下，经主审丁自海教授的倾力把关和河南科技出版社的鼎力支持，出版了这套高水平译著。春种一粒粟，秋收万颗种，该书的出版为我国解剖学和临床学科的学术发展添砖加瓦，提供了难能可贵的“独留巧思传千古”资料。

看似寻常最奇崛，成如容易却艰辛。这部巨著的主要特点是胚胎发育与大体结构相结合，穿插临床真实案例，并附患者影像学资料。请君莫奏前朝曲，听唱新翻杨柳枝。该书体现解剖与临床的完美结合，借图表进一步展示全身各部肌的起止、分布、神经支配和功能。我是长年耕耘在我国临床解剖学园地里的一名老园丁，关怀着园地里的一花、一草、一木，采得百花成蜜后，为谁辛苦为谁甜。这套译著是新出现在园地里的一朵奇葩，对于解剖学教师、医学生及临床医师都有很好的参考价值。在庆贺优秀版本出版之际，我欣为之序！

中国工程院院士
南方医科大学教授 钟世镇

2021 年夏于广州

前 言

《Sobotta 解剖学图谱》(*Sobotta Atlas der Anatomie*)德文第 24 版由 Friedrich Paulsen 和 Jens Waschke 主编,于 2017 年出版,该(德文)版图谱距离 1904 年 Johannes Sobotta 第 1 版图谱的出版已有 113 年。

现代人体解剖学的概念,不再是单独讲述人体宏观结构的大体解剖学,而是以经典的人体解剖学为基础,广泛吸纳了细胞生物学、发育生物学、人体胚胎学、组织学、人类学、病理学等学科的最新发展成就,并将它们有机地融合于大体解剖学之中,同时还用最新的知识和思维解释了某些疾病的发病机制,提供新的诊断和治疗方法,特别是结合解剖学知识介绍了一些新的、行之有效的外科手术,从而大大拓宽了解剖学的理论内涵和应用范畴。《Sobotta 解剖学图谱》在描述人体宏观结构的大体解剖学内容的同时还涵盖上述内容。

《Sobotta 解剖学图谱》共分 3 卷,包括解剖学总论和肌骨骼系统,内脏器官,头部、颈部和神经解剖。绘图非常精美、结构展示真实而准确,在图的下方配以文字说明,介绍图的呈现方式及展示内容。在这一版中,作者针对图的内容,引入了大量的相关临床要点及临床案例,将解剖与临床的关系体现得淋漓尽致。此外,两位教授还对《Sobotta 解剖学图谱》的肌、关节和神经图表进行了修订再版,以图表的形式呈现肌的起止、分布、神经支配和功能,每块肌都附有一个小的示意图,并以红色突出显示相应肌;所有图表与图谱中的相关图片相互呼应并为之提供参考。

中文版的页码及排版方式与原著完全对应,专业名词索引采用英中对照的形式附于各卷包括图表分册的最后。在翻译的过程中,译者基本按照原著的原意进行翻译,同时也对表述存在歧义、错误或不妥的个别语句及绘图进行了修改。中文名词的翻译以我国公布的《人体解剖学名词》(第 2 版)和《组织学与胚胎学名词》(第 2 版)为准,对于少量尚未涵盖的名词,译者根据经验和中文习惯进行了翻译;对于个别临床常用的非标准名词予以保留。

此版《Sobotta 解剖学图谱》译者来自国内 15 所院校,并请第 41 版《格氏解剖学》的主译丁自海教授作为全套图谱的主审,对译文进行审阅把关。各章节的译文均经过初稿、译者互审、副主译统稿、主译审校及主审把关,力求翻译准确,用词得当,语句流畅。各位译者认真负责、尽心尽力,经过多环节的审校和把关,有力地保证了译著的质量。

我们有幸邀请到国内著名临床解剖学家、中国工程院资深院士、南方医科大学钟世镇教授为本中文版作序,在此表示深深的谢意!

感谢河南科学技术出版社对翻译工作和译著出版的大力支持,在译者、主审和出版社编辑们的共同辛勤付出和不懈努力下,这套百年巨著德文第 24 版的中文版得以与广大读者见面,在此谨向所有为译著顺利出版做出贡献的同仁们致以衷心的感谢!也期望本中文版译著对我国解剖学和临床学科的发展有所帮助。

由于译者受各自专业所限,可能对于某些内容如胚胎发育、临床相关内容等的描述不够准确,或者出现错误,敬请读者批评指正。

刘 芳 杨向群

2021 年 6 月

主编简介

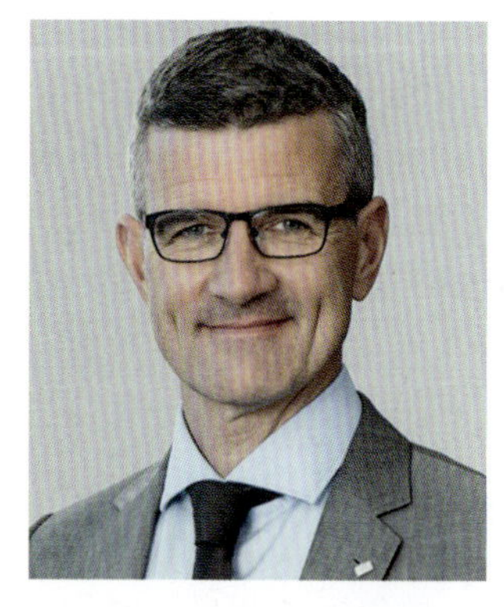

Friedrich Paulsen 教授

为学生开设的解剖课

在 Friedrich Paulsen 教授的教学中，他反复强调的一点就是，确保学生们在他的解剖课上都能实地解剖捐献的遗体。他认为，亲自动手解剖是极其重要的，不仅仅能更好地理解解剖学的三维立体结构、获得所有医学领域的基础知识，同时在解剖课上，你还将首次触摸并感觉人体各个器官和组织，而且在大多数情况下，这也将是你第一次密切接触有关死亡、将死和临床死亡原因的诸多问题。你不仅要学习解剖学，而且还要学习作为团队中的一员如何去处理这样一个非常独特而又富有挑战性的场面。

Friedrich Paulsen 教授 1965 年出生于基尔，在布伦瑞克市高中毕业，他最初接受的是护士培训，之后他进入基尔 Christian Albrechts 大学(CAU)学习医学。他在 CAU 口腔颌面外科专科医院完成实习医师培训后，在 CAU 耳鼻喉科专科医院做过一段时间的住院医师。1997 年，他在 CAU 解剖学研究所获得医学博士学位，1998 年转到该所工作，并于 2001 年进一步获得国家解剖学博士学位。2003 年，他获得位于慕尼黑的 Ludwig Maximilians 大学(LMU)和位于哈雷/威滕堡的 Martin Luther 大学(MLU)解剖学系的全职教授职位。他在哈雷创建了一个临床解剖学培训中心。这次在谢绝了 Saarland 大学提供的教授职位之后，他接受了位于纽伦堡的 Friedrich Alexander 大学(FAU)解剖学教授和解剖学研究所所长的职位，这是他自 2010 年以来一直担任的职位。同时，他一再谢绝其他一些著名大学提供的教授职位。

Friedrich Paulsen 教授是英国、爱尔兰及罗马尼亚解剖学会的荣誉会员。他曾获多项科学奖项，包括 Dr. Gerhard Mann SICCA 研究奖、德国眼科医师联合会的 SICCA 研究奖，以及位于斯洛伐克布拉迪斯拉发的 Comenius 大学的纪念章等。此外，他还获得了数项教学奖。

他的研究重点是眼表面的先天免疫反应及眼干燥症的病因。他曾赴西班牙和英国进行访问研究，他是 *Annals of Anatomy* 期刊的主编，并担任 *Learning and Teaching* 期刊副总裁，自 2016 年起成为 FAU 大学行政管理机构成员。

Friedrich Paulsen 教授
功能和临床解剖学系
解剖学研究所
弗里德里希-亚历山大大学
学院大街 19 号
91054 埃尔朗根
德国

主编简介

Jens Waschke 教授

使解剖课更贴近临床

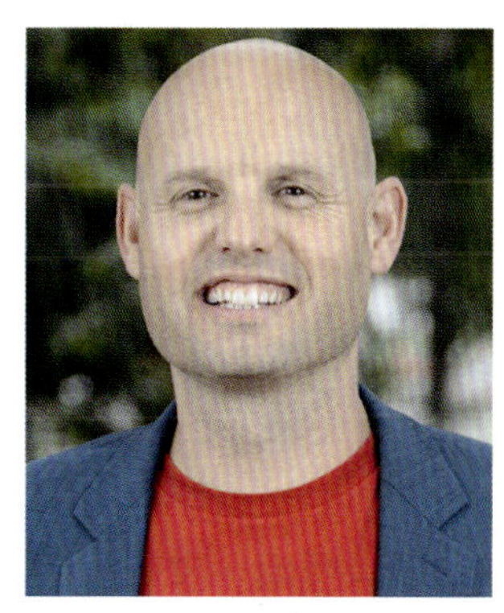

Jens Waschke 教授认为，现代解剖学教学中最重要的挑战之一就是如何优化课程，以满足临床培训及之后临床实践的要求。

他认为："解剖学图谱中的临床相关内容为医学院第一学期学生提供了解剖学的基础知识，同时也向他们表明，完全掌握人体解剖学对他们之后的临床实践是十分重要的，而不仅仅是死记硬背一些解剖结构。另一方面，我们倾向于避免涉及高度专业化的细节，因为这些精细解剖只供少数专家之需要，偶尔用于疾病诊断或手术，就像其他的现代解剖学图书中所描述的那样。由于在接受培训的初始阶段，学生还不能区分哪些是必需的基础知识，哪些是专业化知识，这可能会导致他们的心理负担过重，反而阻止他们专注于那些必要的基础知识。"

Jens Waschke 教授(1974 年出生于拜罗伊特)在维尔茨堡大学学习医学，2000 年在 Detlev Drenckhahn 教授的指导下获得解剖学博士学位。经过在解剖学教研室和内科的实习后，他于 2007 年获得解剖学和细胞生物学教授资格。2003—2004 年 Jens Waschke 作为访问学者，在 Fitz-Roy Curry 教授的指导下，在加利福尼亚大学戴维斯校区工作了 9 个月。从 2008 年起，他担任了维尔茨堡大学新成立的解剖学研究所第三科室主任，随后任慕尼黑 Ludwig Maximilians 大学教授，自 2011 年起担任该校解剖学研究所第一科室(植物解剖学)负责人。Jens Waschke 教授热衷于德国解剖学会的相关工作，他是该学会专业解剖学组的一名考官，同时也是该学会研究委员会的成员，是减少甲醛暴露工作组的领导。他是国际解剖学家协会联合会(IFAA)的代表、埃塞俄比亚解剖学会(ASE)名誉会员。

在他的研究工作中，主要研究了细胞黏附调节和人体内外屏障功能的生物学机制。他的研究主要集中在炎症反应过程中内皮屏障的调节，以及在大疱性皮肤病天疱疮、克罗恩病和心律失常性心肌病等疾病中的细胞黏附损伤机制。其目的是为了更好地了解细胞黏附并发现新的治疗方法。

Jens Waschke 博士，教授
解剖学研究所
第一科室(植物解剖学)
Ludwig Maximilians 大学(LMU)
Pettenkofer 大街 11 号
80336 慕尼黑
德国

德文第24版序言

1904 年 5 月，Johannes Sobotta 在其图谱第 1 版的序言中写道："从尸体解剖课上获得的长期经验使得作者确保那些显示周围神经系统和血管的绘图准确描绘了其关联结构，这与学生习惯于在尸体上看到的是一样的，即他们描绘的血管和神经都来自同一区域。此外，在图谱的编排上，文字叙述部分与整页图表交替出现。后者包含图谱的主要插图，而前者除了草图、示意图和图例外，还包含一段简明扼要的文字，以帮助学生在解剖实验室使用该书时能快速查找相关信息。"

如同时尚会经常变化一样，学生的阅读和学习习惯也发生着变化。多媒体无处不在，各种信息和新鲜刺激唾手可得，这无疑是这些习惯以前所未有的速度发生改变的主要原因。出版商和出版社必须跟上这些发展的步伐和学生们不断变化的期望，了解他们想要的图谱和教科书，并保证附有数字版。除了采访学生和系统调查之外，出版商有时还可以从教科书市场本身来衡量学生的期望。声称内容全面详尽的教科书越来越遭到抛弃，而那些教学上能满足学生教育需求且涵盖了课程和考试内容的教科书反而更受欢迎——无论他们是学习医学、牙科还是生物医学的。同样，如其他的解剖学图谱一样，《Sobotta 解剖学图谱》中的绘图以其精确的写实绘法表现了实际解剖时的情景，曾使全世界的几代医师和医学专家为之着迷，但学生们时常反映这些绘图太过于复杂和详细。这一冲突的现实要求我们考虑，如何进一步发挥这部解剖学图谱的明显优势——一部有 100 多年传承历史，再版了 23 次的德文解剖学图谱，它早已成为准确性和质量的基准——以满足现代教学理念，而整体上又不失其独特、高档和原创的特点。

出于教学原因，我们保留了 Sobotta 的最初理念，择其精华予以出版。内容编排上如同自第 1 版以来的那样，分为 3 卷：①解剖学总论和肌骨骼系统；②内脏器官；③头部、颈部和神经解剖。虽然第 1 版序言中提及的排版概念可能是过时的，即每幅绘图配一段解释性文字，但现在这种方式又重新流行起来了——我们只是简单地将其现代化了。因此，本书中的每幅绘图均以一小段解释文字结束，旨在向学生介绍所显示的结构，以及说明在这个特定区域选择这种特殊的解剖方法和显示方式的原因。各个章节都按目前的学习习惯进行了系统的编排，同时也更新或替换了多幅绘图。这些新图大多是从学习者的角度进行设计的，使之更容易研究血液供应和神经支配的主要路径。此外，我们还修改了许多现有的插图，并减少了标注的数量，使用粗体字方便访问解剖内容。大量的临床实践案例（"临床要点"）以最有活力的方式向初学者展示有些"枯燥"的解剖学主题，向初学者证明解剖学对于他们以后的职业生涯有多重要，并让他们对即将到来的临床培训有一种诱人的体验。修订后的另一个特点是，每个章节新增了一段介绍性序言，概括了本章节学习内容和关键问题，并包括一个真实的临床案例。此外，每一章结尾都总结性地提出一些问题，这些代表性的问题在解剖学考试的口试和笔试中常常被问及。与第 23 版一样，每章还包括一段每一身体局部胚胎学的简介。

读者应该注意两件事：

1. 第 24 版《Sobotta 解剖学图谱》无法替代常规的解释性教科书。

2. 教育理念不管有多好，学生自己仍然需要花很多时间进行强化学习——好的教育理念只代表获取知识更容易。解剖学其实并不难学，但的确需要花费很多时间；要知道多花费一些时间是值得的，因为从长远来看，每个人——包括医师和患者——都会受益匪浅。《Sobotta 解剖学图谱》第 24 版的目的是，不仅促进了你的学习，而且还使你花在学习上的时间变得轻松愉快。因此，《Sobotta 解剖学图谱》将是你今后反复想翻阅和咨询的工具书，不论是在你的学习阶段，还是在你之后的职业生涯中。

埃尔朗根和慕尼黑，2017 年夏
正值第一版出版 113 年之际
Friedrich Paulsen 和 Jens Waschke

德文第24版致谢

《Sobotta 解剖学图谱》第 24 版的修订工作再次充满乐趣，越置身其中，对《Sobotta 解剖学图谱》的自豪感就越强烈。

尤其是现在，以 Sobotta 一以贯之的高品质要求，再次出版这部解剖学恢宏巨著，更需要在出版社的协调下进行大量的团队合作。Katja Weimann 博士承担了《Sobotta 解剖学图谱》第 24 版修订的主要工作，她广泛协调了整个项目，我们非常感谢她的辛勤付出。此外，若没有 Andrea Beilmann 博士的长期经验，许多工作是不可能完成的。她曾参与了《Sobotta 解剖学图谱》前几个版本的修订工作，一直是我们 Sobotta 团队的强大精神支柱。对她给予的帮助和支持，我们由衷地表示感谢。Benjamin Rempe，负责《Sobotta 解剖学图谱》第 24 版修订工作的幕后 4 人小组的成员之一，第一次参与此项目，但他以全部的热心和激情投入了这项任务。他独特的激励团队的方式深深地感动了编辑们，这也成为了他们的动力源泉。Benjamin：非常感谢你。现在，我们时常愉快地回忆起每月的电话会议，从中得知 Benjamin Rempe 和 Andrea Beilmann 博士是如何帮助我们精心制作 Sobotta 图谱，他们虽然方法不同，但都直观地采取了统一的工作方式，展现出非凡的天赋。Sibylle Hartl 与 Andrea Beilmann 博士合作，负责协调此项目，并负责整个印刷工作。我们衷心地感激她。Dorothea Hennessen 和 Rainer Simader 博士共同负责《Sobotta 解剖学图谱》第 24 版修订出版的全部管理工作，他们从未对 Sobotta 团队失去信心，也不担心时间过于紧凑。如果没有他们两位的坚韧和维护，那么此版以现在的式样出版发行是不可能的。在此，我们一同感谢 Antje Kronenberg 博士（负责编辑）、abavo GmbH 团队（负责图像处理技术和文字输入）和 Nicola Kerber（版式设计），感谢他们的参与，他们理应分享成功后的喜悦。另外，Ursula Osterkamp-Baust 博士竭尽全力为图谱编制索引，对此我们深表感谢。

特别感谢我们的插图绘制团队：Katja Dalkowski 博士，Marie Davidis，Johannes Habla，Anne Kathrin Hermanns，Martin Hoffmann，Sonja Klebe，Jörg Mair 和 Stephan Winkler，他们不仅更新了原有的绘图，还帮助我们绘制了大量新插图。

我们还要感谢为我们提供临床图像的各位专家教授，他们是：慕尼黑 Ludwig Maximilians 大学临床放射学研究所的 Frank Berger 博士，埃尔朗根/纽伦堡 Friedrich Alexander 大学耳鼻喉科语音矫正和儿童听力专科的 Christopher Bohr 教授，杜塞尔多夫 Heinrich Heine 大学眼科的 Eva Louise Bramann 博士，莱比锡大学耳鼻喉科和门诊部主任 Andreas Dietz 教授，杜塞尔多夫 Heinrich Heine 大学眼科的 Gerd Geerling 教授，哈雷/威滕伯格 Martin Luther 大学的大学医务室和门诊神经内科的 Berit Jordan 博士，慕尼黑 Ludwig Maximilians 大学外科的 Axel Kleespies 博士，维尔兹堡 Julius Maximilians 大学耳鼻喉疾病中心的 Norbert Kleinsasser 教授，汉堡-阿尔托纳/奥腾森耳鼻喉科诊所的 Hannes Kutta 博士，维尔兹堡 Julius Maximilians 大学麻醉科的 Christian Markus 博士，埃尔朗根/纽伦堡 Friedrich Alexander 大学解剖学第二科室的 Jörg Pekarsky，哈雷/威滕伯格 Martin Luther 大学放射诊断科的 Dietrich Stövesandt 博士，慕尼黑 Ludwig Maximilians 大学外科的 Jens Werner 教授，埃尔朗根的 Tobias Wicklein 博士，以及哈雷/威滕伯格 Martin Luther 大学医务室和门诊神经内科主任 Stephan Zierz 教授。

最后但同样重要的是，我们要感谢我们的家人。在我们全身心投入第 24 版《Sobotta 解剖学图谱》这段时间里，他们不仅非常宽容和理解，而且无论何时，在我们需要反馈的时候，他们都为我们提出了非常有帮助的建议。你们一直都是我们真正的支持者。

埃尔朗根和慕尼黑，2017 年夏

Friedrich Paulsen 和 Jens Waschke

1. 缩写列表

单数：			复数：		
A.	＝	动脉	Aa.	＝	动脉
Lig.	＝	韧带	Ligg.	＝	韧带
M.	＝	肌	Mm.	＝	肌
N.	＝	神经	Nn.	＝	神经
Proc.	＝	突起	Procc.	＝	突起
R.	＝	分支	Rr.	＝	分支
V.	＝	静脉	Vv.	＝	静脉
Var.	＝	变异			

♀＝女性
♂＝男性

百分比：
鉴于个体测量值的巨大差异，以百分比表示的大小只能作为一个近似值。

2. 方向和位置的一般术语

下列术语用来表示身体各器官或各部分相互之间的位置，不管身体处于何体位（如仰卧或直立），不管四肢的方向和位置。这些术语不仅用于人体解剖学，而且也用于临床医学和比较解剖学。

一般术语

前-后＝前面-后面（如胫前动脉和胫后动脉）
腹侧-背侧＝朝向腹部-朝向背部
上-下＝上面-下面（如上鼻甲和下鼻甲）
颅侧-尾侧＝朝向头部-朝向尾部
右-左＝右侧-左侧（如右髂总动脉和左髂总动脉）
内-外＝内面-外面
浅-深＝浅面-深面（如指浅屈肌和指深屈肌）
中，中间＝位于另两个结构之间（如中鼻甲位于上鼻甲和下鼻甲之间）
正中＝位于中线（脊髓前正中裂），正中平面是一个矢状面，分身体为左右两半
内侧-外侧＝靠近身体中线-远离身体中线（如腹股沟内侧窝和外侧窝）
额的＝位于额状面，但也朝向前面（如上颌骨的额突）
纵向的＝与纵轴平行（如舌的上纵肌）
矢状的＝位于矢状面
横的＝位于横断面
横向的＝横向方向（如一块胸椎的横突）

表示四肢方向和位置的术语

近侧-远侧＝朝向或远离肢体附着端或某结构的起点（如桡尺关节近侧和远侧）
用于上肢的
桡侧-尺侧＝在桡侧-在尺侧（如桡动脉和尺动脉）
用于手部的
掌侧-背侧＝朝向手掌-朝向手背（如掌腱膜，骨间背侧肌）
用于下肢的
胫侧-腓侧＝在胫侧-在腓侧（如胫前动脉）
用于足部的
跖侧-背侧＝朝向足底-朝向足背（如足底外侧和内侧动脉，足背动脉）

3. 括号的使用

[ ]：方括号内的拉丁术语是指《解剖学术语》(1998)的备选术语，如肾 Ren[肾 Nephros]。为了保持图表说明的文字短小精悍，备选术语一般只用于词根不同的单词，因为这对准确无误地理解临床术语（如肾病学）是必需的。它们主要用来标注图表中具有中心作用的特定器官或结构。

( )：圆括号的使用方式有以下几种

- 引用《解剖学术语》中的以圆括号列出的名称，如腰小肌（M. psoas minor）
- 尚未收入官方命名系统中的名称，但主编认为这个称谓很重要且具临床意义，如颧牙槽嵴（Crista zygomaticoalveolaris）
- 指示某一给定结构的起源，如动脉的脊髓支（椎动脉）

颜色比对

下鼻甲
下颌骨
上颌骨
筛骨
额骨
泪骨
鼻骨
枕骨
腭骨
顶骨
筛骨
颞骨
颧骨
犁骨

新生儿时，一种颜色可表示不同的颅骨：

鼻骨，颞骨，下颌骨
上颌骨，门齿骨
枕骨，腭骨

目　录

第 8 章　头部

概述 …… 4
骨骼和关节 …… 9
肌 …… 47
局部结构 …… 56
神经血管 …… 62
鼻 …… 68
口和口腔 …… 82
唾液腺 …… 110

第 9 章　眼

发育 …… 124
骨性结构 …… 126
眼睑 …… 128
泪器 …… 135
眼肌 …… 141
局部结构 …… 145
眼球 …… 154
视觉通路 …… 160

第 10 章　耳

概述 …… 168
外耳 …… 172
中耳 …… 174
咽鼓管 …… 182
内耳 …… 186
听力与平衡 …… 192

第 11 章　颈部

肌 …… 202
咽 …… 213

喉 …………………………………………………… 221
甲状腺 ………………………………………………… 234
局部结构 ……………………………………………… 240

第 12 章　脑和脊髓

发育 …………………………………………………… 260
基本原则 ……………………………………………… 270
脑 ……………………………………………………… 272
脑膜和血供 …………………………………………… 295
大脑区域 ……………………………………………… 317
脑神经 ………………………………………………… 345
脊髓 …………………………………………………… 392
断面 …………………………………………………… 425

附录

图片来源 ……………………………………………… 444
索引 …………………………………………………… 445

第 8 章

头 部

概述 …… 4

骨骼和关节 …… 9

肌 …… 47

局部结构 …… 56

神经血管 …… 62

鼻 …… 68

口和口腔 …… 82

唾液腺 …… 110

8

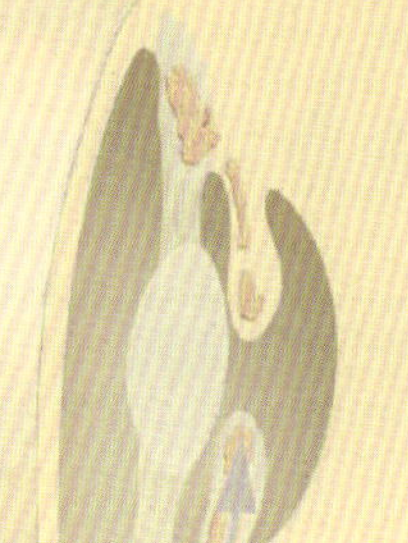

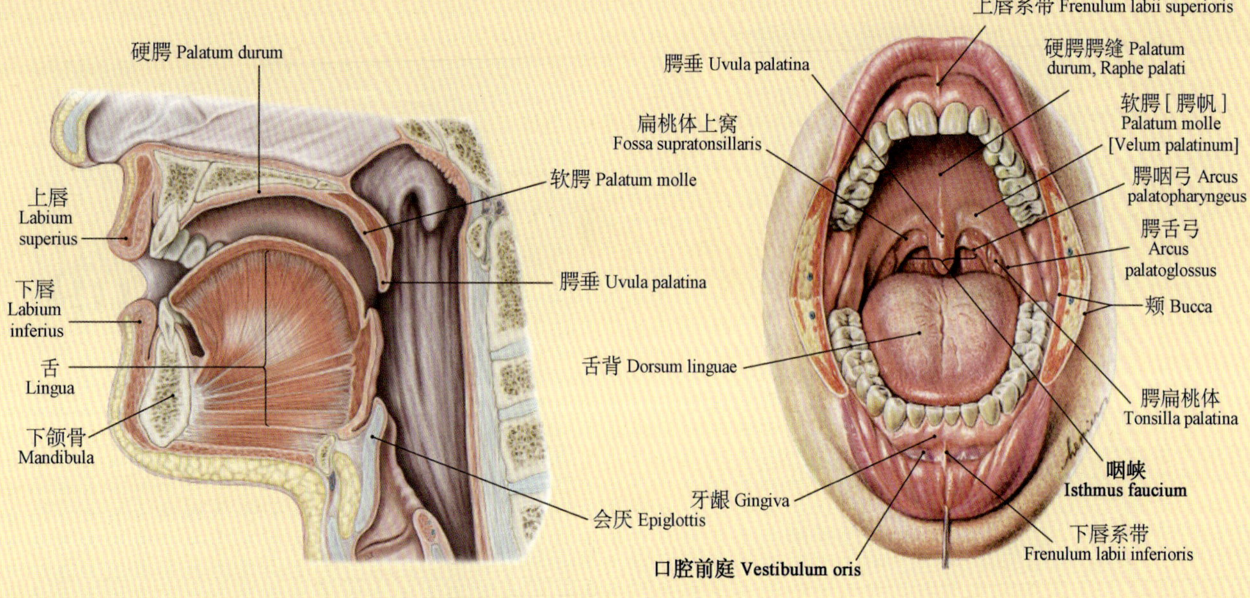

引言

头部(Caput)借颈部与躯干相连接,活动灵活,我们可以将头部的感觉器官导向环境刺激而无须移动整个身体。头部的骨骼是**颅骨**(Cranium),它的后部被称为脑颅,容纳中枢神经系统(脑)的重要部分,而前部被称为面颅,包括各种主要的、高度特化的感觉器官:**眼**(视觉器官)、**耳**(听觉和平衡器官)、**鼻**(嗅觉器官)、**口腔**及**咽**(味觉器官)。呼吸道始于鼻腔和咽上部,而口腔和咽中部则标志着消化道的起始(译者注:亦有描述鼻是呼吸道的起始,口腔是消化管的起始部分,而未将咽列入其中)。因此,我们用头部来**获取食物和进行空间定位**,口、咽和咀嚼器官连同鼻及鼻旁窦对面部的形状有很大的影响。人类还利用口腔及其相关器官进行**发音**、**说话和唱歌**。**表情肌**没有筋膜,直接附着于头部皮肤,从而可产生独特的面部表情,有助于我们与外部世界的交流。颅骨后部的枕外隆凸、耳的基部和下颌骨(按照从后向前的顺序)为头部和颈部区域的界线。

主题

学习本章后,你应该能够:

- 描述颅骨和颅骨发育;
- 说出各缝和囟门的名称,包括闭合处;
- 描述颅的基本结构、各颅骨及其相互之间的位置关系;
- 识别脑颅、面颅、颅底内面和颅窝,并能解释其结构;
- 说出颅底内面和外面主要的通道和结构,孔、裂缝和压迹的名称;
- 描述面部表情肌的起止、功能和神经支配;
- 描述头皮的结构、血液供应、淋巴引流和神经支配;
- 在不同区域(面部、面侧区)命名、定位和系统识别一些重要标志性结构,并能够描述这些区域内神经血管的走行路径,同时命名从外部看不到的面侧区深层立体解剖结构并使其可视化;
- 说出主要局部结构特征并解释其临床意义;
- 概述12对脑神经的起源、走行路径和纤维成分,以及神经支配区域(→第12章);
- 描述鼻和鼻旁窦的一般胚胎发育;
- 描述鼻的外部形态,鼻骨的骨性和软骨结构,鼻腔的界限及其延伸;
- 描述整个鼻的血液供应和神经支配及其临床意义;
- 证明嗅上皮及其与颅前窝的连接方式;
- 描述鼻旁窦的位置、骨性结构和开口,以及它们与其他结构的局部关系;
- 阐明口腔、咀嚼器官、舌、腭和唾液腺的胚胎发育;
- 描述口腔的所有结构及其神经血管供应,以及神经和血管的走行;
- 描述局部结构和器官的相互联系与功能,以及与毗邻结构的相互关系;
- 阐明牙的发育和不同牙的具体结构,包括齿系的不同阶段;
- 描述颞下颌关节的结构和功能,以及咀嚼肌的位置、功能、血液供应和神经支配;
- 概述舌、腭和唾液腺的结构、位置、功能、神经支配、血液供应和淋巴引流;
- 准确阐明腭扁桃体的血液供应;
- 概述口腔底的局部结构,包括它的组成、所涉及的肌及血液供应、神经支配和淋巴引流。

临床要点

为了反映诸多解剖结构对临床工作的参考价值，下面讲述一个典型案例，以示本章内容的重要性。

面瘫

个案研究

在一个夏天，一位22岁的实习生去看他的家庭医师，主诉其右侧面部活动问题近几日来越发严重，在试图喝水时也遇到了问题。此外，唾液不断地从口角滴下。他还感觉到右耳听到的声音更大。该患者的其他方面看起来健康，近日没有出现发热、头痛、四肢疼痛、流感或遭蜱虫咬伤。他的病史正常，没有服用任何药物，也不吸毒，偶尔饮酒，饮酒量适中，不吸烟，家族病史也正常。

检查结果

当患者一走进检查室，医师凭着对其面部的第一印象即诊断其为面瘫。他的右侧面部明显“下垂”（图a），右侧鼻唇沟消失。患者不能完成皱眉、微笑或吹口哨等动作，也不能向右侧鼓腮。他尝试闭眼时呈现出兔眼（右眼眼睑闭合不全）和Bell现象。

Bell现象：闭上眼睑时眼球自动向上转动，由于无法闭合眼睑，尚能看到眼的白色巩膜。

医师擦拭患者的面颊以检测其面部神经的敏感性，结果是完好的。由于患者的患侧不能皱眉，医师初步诊断其为：特发性（无明确原因）周围性（核下）面瘫。

中枢性面瘫的人仍能皱起前额。

家庭医师把该患者介绍给一位耳鼻喉科专家。

耳鼻喉科专家也注意到患者的整个右侧周围性面瘫，其耳郭及面部软组织正常，两侧外耳道和鼓膜无刺激迹象，腮腺无刺激迹象，颈部和面部的触诊提示没有任何肿瘤或感染迹象。

诊断过程

耳鼻喉科专家对患者进行了听力测试，未发现听力受损。为了排除其他更严重的原因（如肿瘤），他为患者申请了颅脑MRI、血液检测、神经电图（ENoG）和肌电图（EMG）检测。血液检测结果均正常，因此可以排除带状疱疹、单纯性疱疹和包柔螺旋体病。ENoG和EMG未见主要神经损伤的迹象。经神经科专家检查后，患者的神经症状也可以排除。MRI显示面神经（Ⅶ）在骨管内有轻微的肿胀。

诊断

特发性、右侧周围性面瘫。

在所有病例中，高达70%的周围性面瘫是特发性的。

治疗

门诊给予可的松输注治疗很快见效，至第3天，面部运动已开始恢复正常。在此阶段，神经的额部分支仍未发挥作用。

后期进展

4周后门诊随访证实患者的面部运动恢复完全对称。

解剖实验室

注意观察面神经的以下分支：岩大神经、鼓索和镫骨肌神经。

返回临床

尽管患者的面部（表情）肌运动在可的松治疗期间变得越来越灵活，但他注意到自己的右眼在进食时总是会有积水，所以他再次去找家庭医师。医师告诉他，这是所谓的鳄鱼泪综合征，也被称为味觉性溢泪。这种无害刺激综合征偶尔发生于面瘫后的神经再生过程，患者在进食时一侧泪液增多（流泪）。由于再生的副交感神经纤维生长进入泪腺，从而导致神经纤维的错误连接和走行错误。如果患者有强烈的主观症状，可以尝试注射肉毒杆菌素作为治疗方案。

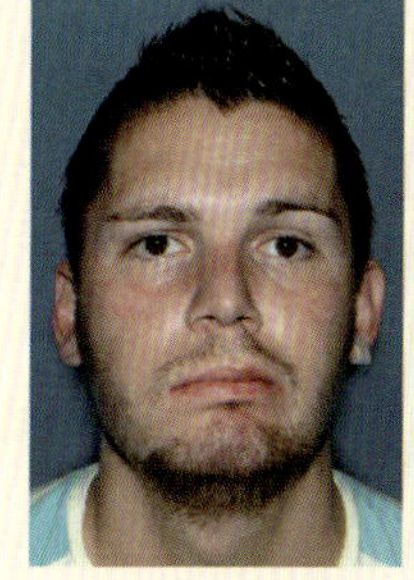
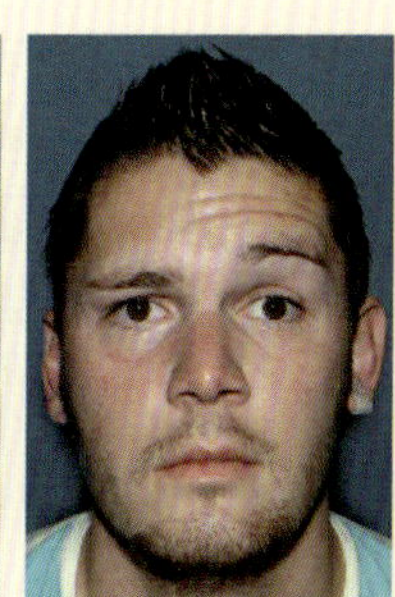
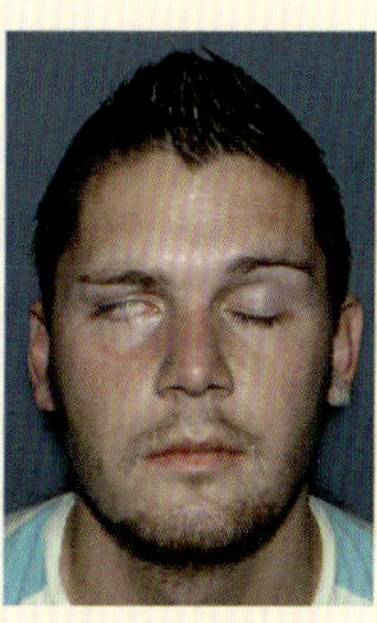

图a　左：检查时的患者；中：要求患者皱起前额；右：要求患者闭眼[T887]

概述

头部和颈部的分区

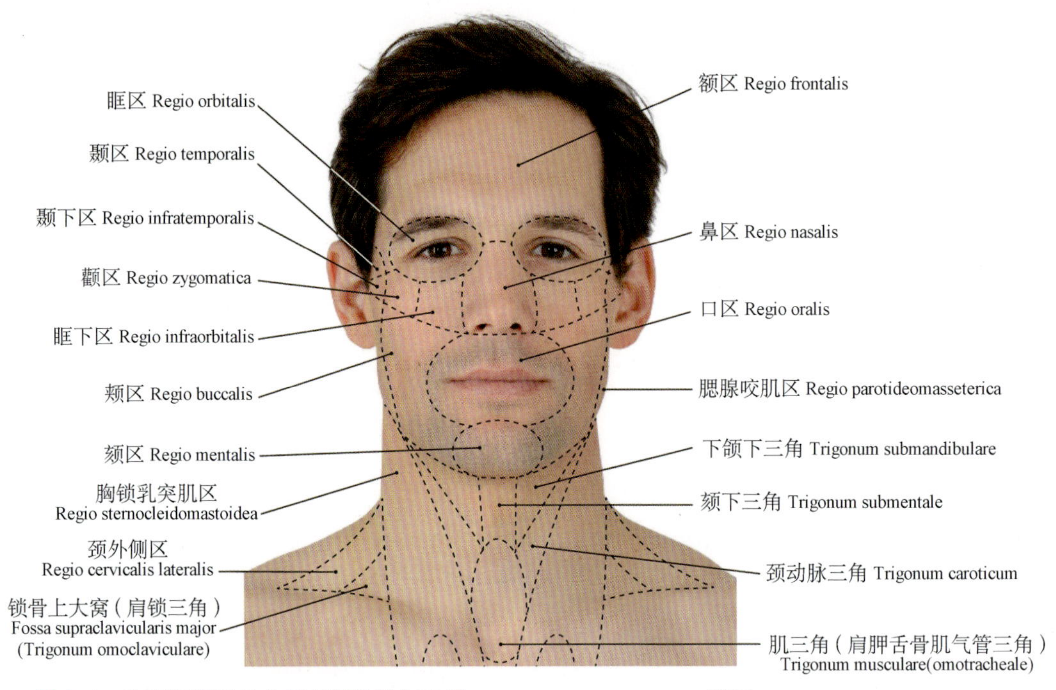

图 8.1 头部和颈部的分区(前面观)[J803]

头部通常分为以下的局部区域。

- 额区。
- 颞区。
- 眶区。
- 鼻区。
- 眶下区。
- 颧区。
- 口区。
- 颊区。
- 颏区。
- 顶区。
- 枕区。
- 腮腺咬肌区。

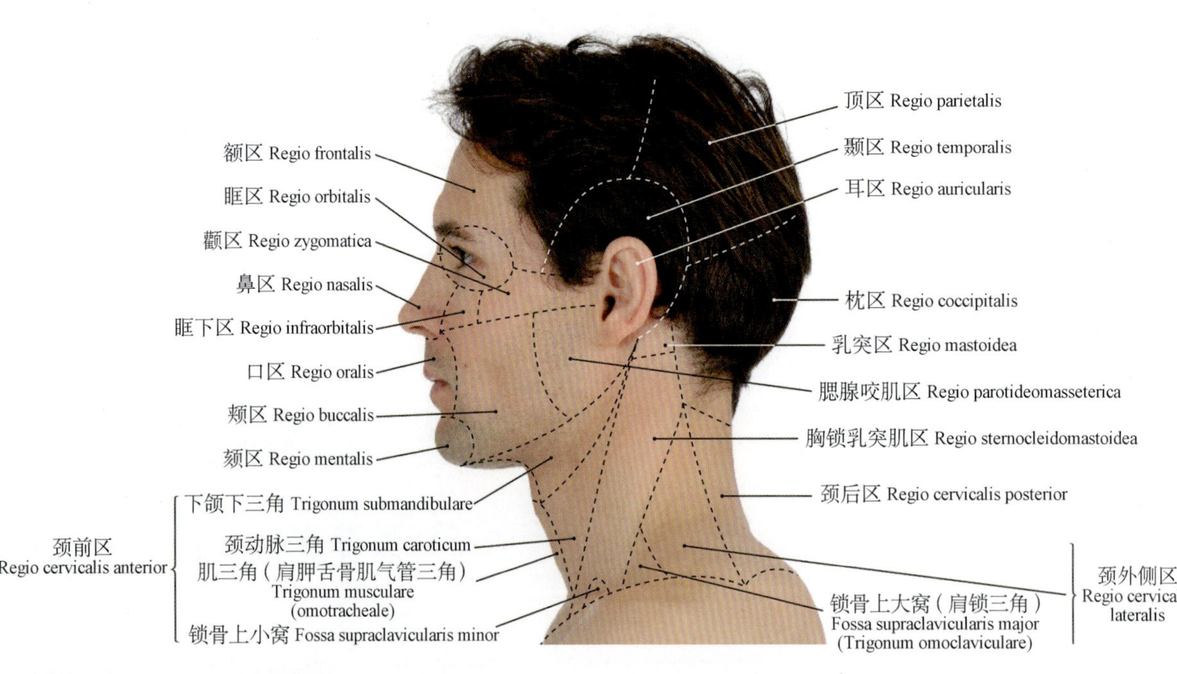

图 8.2 头部和颈部的分区(侧面观)[J803]

颈部通常分为以下几个局部区域。

- 颈前区，包括下颌下三角、颈动脉三角和肌三角（肩胛舌骨肌气管三角）。
- 胸锁乳突肌区及锁骨上小窝。
- 颈外侧区及肩锁三角。
- 颈后区。

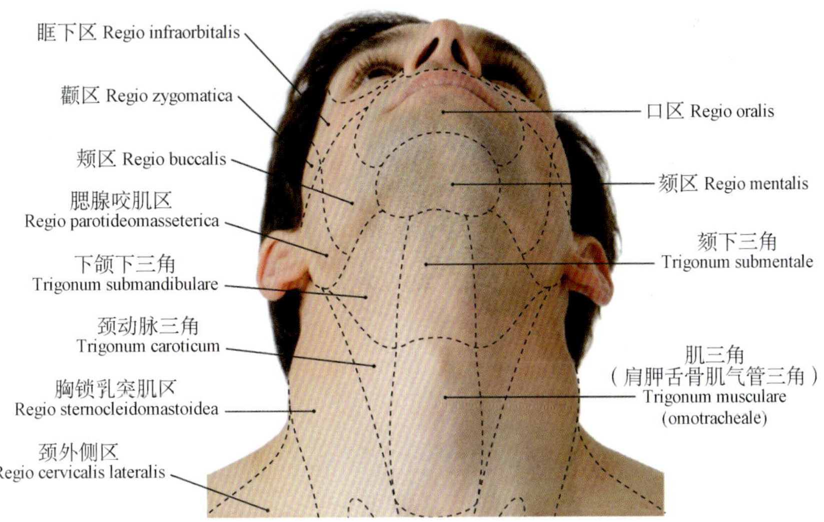

图 8.3 头部和颈部的分区(颈部后伸前面观)[J803]

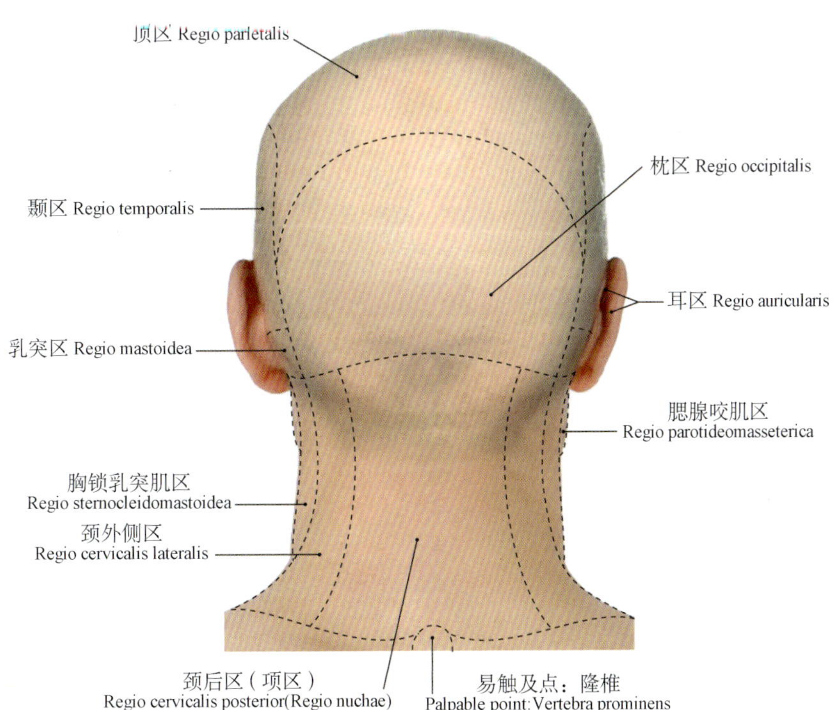

图 8.4 头部和颈部的分区

后面观[J803]，颈后区常常又称项区。

面部的形态测量和比例

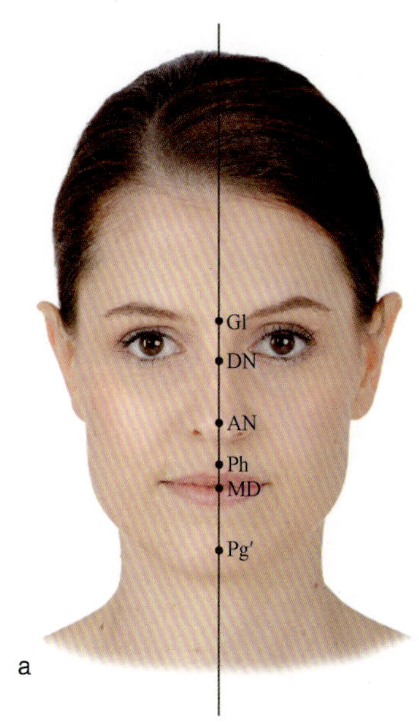

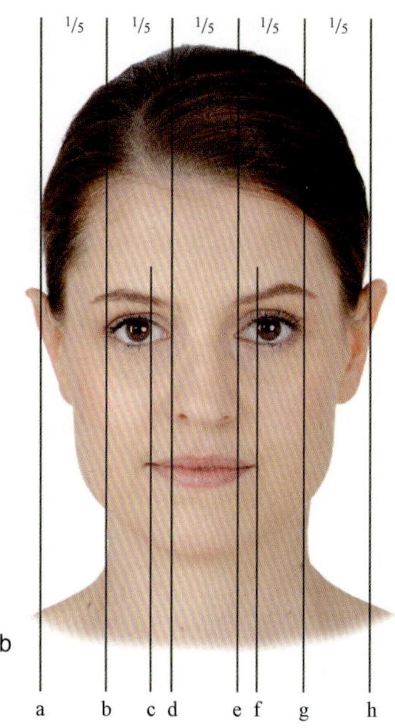

图 8.5a、b 面部的形态测量和比例

前面观，垂直比例[J803]。

a 在理想比例的面部，中线直接经过眉间（Gl）、鼻梁（Dorsum nasi，DN）、鼻尖（Apex nasi，AN），人中（Ph）和颏前点软组织（Pg′），牙弓（Medietas dentium，MD）的中心也在这条线上。

b 如果完全对称，面部可被垂直划分为 5 等份。这些线条沿着耳郭外侧边缘（a，h），经过眼角的外侧（b，g）和内侧（d，e），经口角的线条（c，f）通常与虹膜内侧缘的垂线相重合。

参考：Radlanski，R. J. /Wesker，K. H.：Das Gesicht. Bildatlas klinische Anatomie. 2. Auflage. KVM，2012

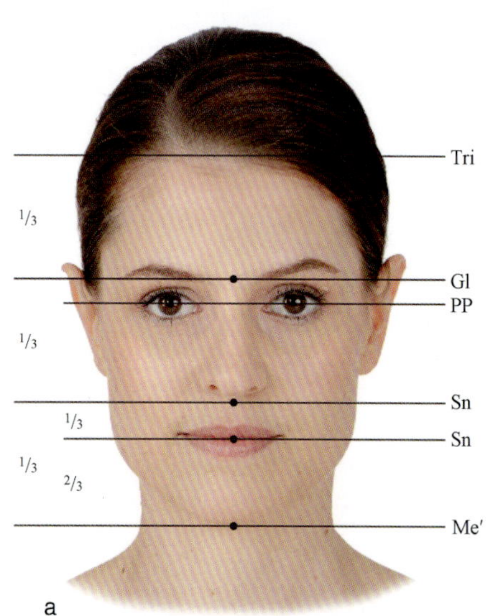

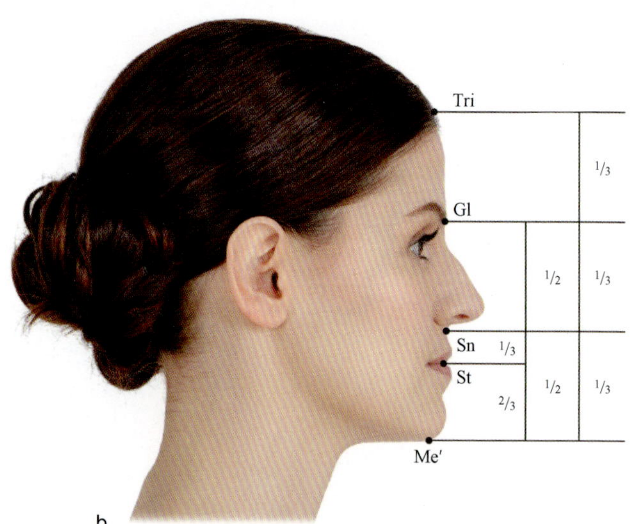

图 8.6a、b 面部形态测量和比例

前面观（a）和侧面观（b）水平比例[J803]。

如果完全对称，面部可被水平划分为 3 等份。发际线（trichion，Tri）与眉间（Gl）、眉间与鼻下点（Sn）之间及鼻下点与颏部（Menton，Me′）之间的距离相等，从而将面部分为面上部、面中部和面下部。面下部又被上、下唇相交线（St）进一步分成 3 份，两唇交线以上部分占 1/3，而颏部占下 2/3。如果两眼的高度完全相同，则横向的瞳孔中线（PP）也可以用于面部定位。

参考：Radlanski，R. J. /Wesker，K. H.：Das Gesicht. Bildatlas klinische Anatomie. 2. Auflage. KVM，2012

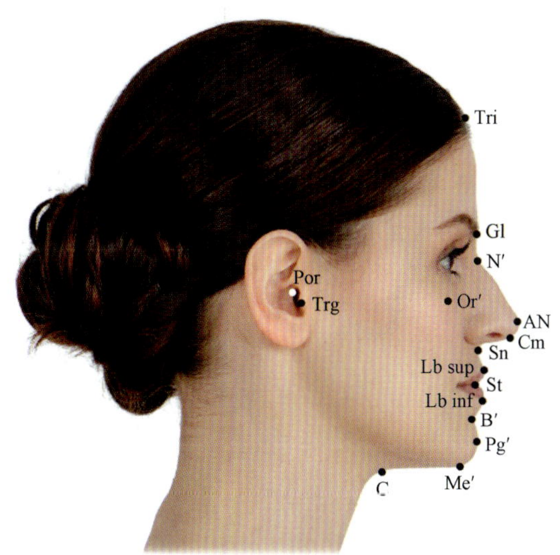

图 8.7　面部常用的测量点(侧面观)[J803]

参考：Radlanski，R. J./Wesker，K. H.：Das Gesicht. Bildatlas klinische Anatomie. 2. Auflage. KVM，2012

缩写	测量点	解释
Tri	发际中点	发际线
Gl	眉间	眉间前部凸起的区域
N′	软组织鼻根	鼻与前额之间的最低点
Or′	软组织眶点	眶弯曲边缘的最低点
AN	鼻尖	鼻尖
Cm	鼻柱	分开鼻孔的组织桥
Sn	鼻下点	
Lb sup	上唇点	上唇最突点
St	口裂	两唇相接触区
Lb inf	下唇点	下唇最突点
B′	软组织唇颏点	唇颏沟的最凹点
Pg′	软组织颏前点	
Me′	软组织颏下点	颏部软组织最低点
C	颈点	位于颏下部与颈部交汇区
Por	外耳门	外耳道开口
Trg	耳屏点	耳屏的突出边缘

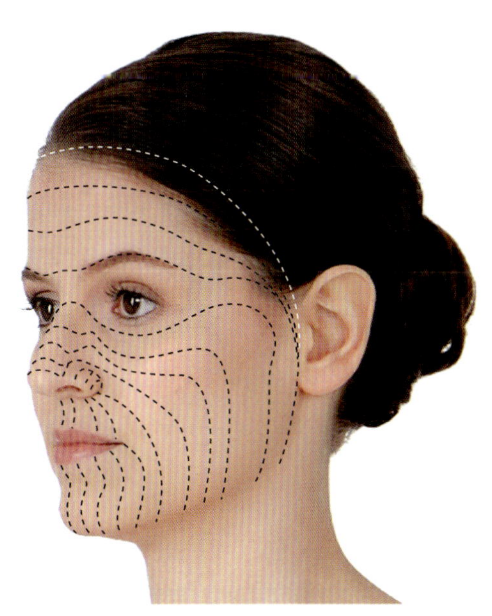

图 8.8　面部皮肤的张力线(右前面观)[J803]

任何涉及皮肤切口的面部手术都必须注意面部皮肤的张力线，这些线条是由胶原蛋白纤维的方向和面肌的位置造成的。沿着这些线条和皱纹的切口是最好的选择，因为它们可以将皮肤的张力降到最低，从而最大限度地减少瘢痕的形成。

参考：Radlanski，R. J./Wesker，K. H.：Das Gesicht. Bildatlas klinische Anatomie. 2. Auflage. KVM，2012

面部

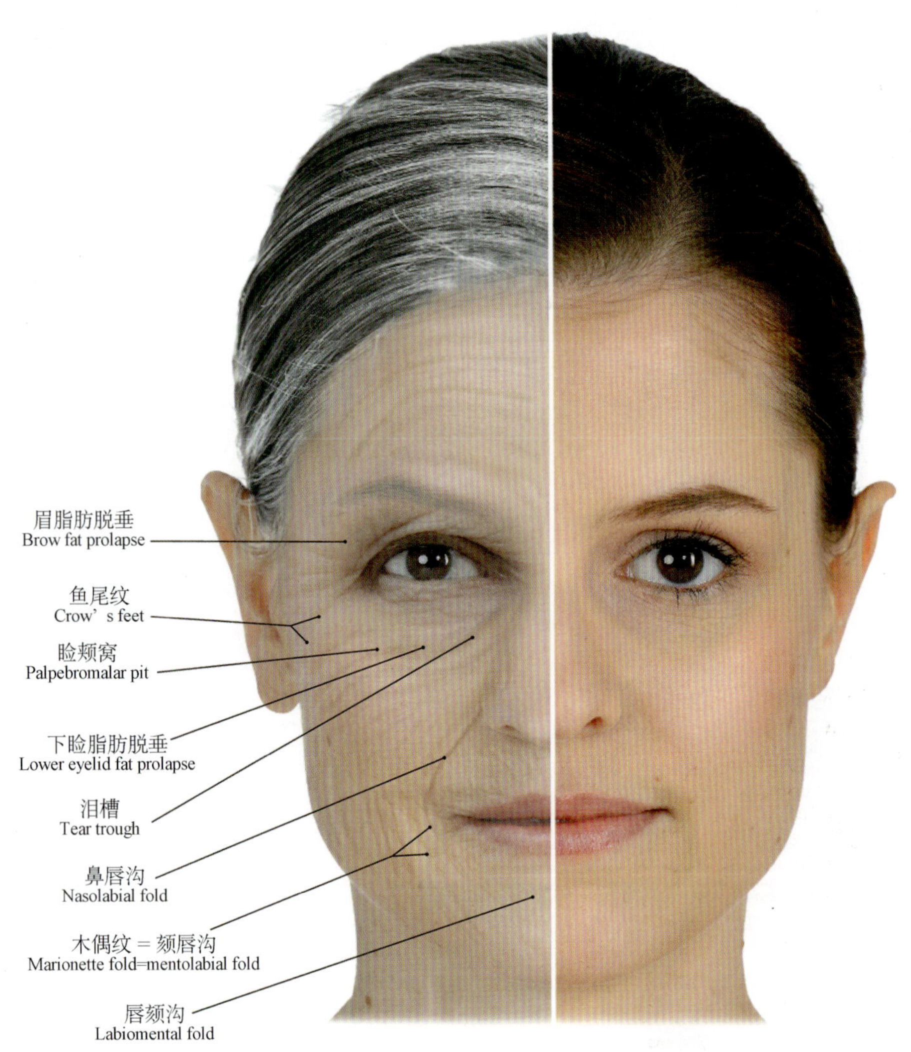

图 8.9 **面部的老化(前面观)**[J803]

年龄的增长不仅会给面部皮肤带来复杂的变化，也会给所有其他组织带来复杂的变化，如骨、肌肉或皮下脂肪沉积(皮下脂肪隔)。这是由于面部的每个区域都有特定的老化过程，而且随着个体的不同，其进展速度也各不相同。老化过程受许多环境因素(如紫外线辐射、吸烟)等的影响，缓慢而不可阻挡，对皮肤影响明显：越来越多的皱纹形成，重力使皮肤和皮下结缔组织下垂。这些变化在眼睑和嘴角尤为明显。

参考：Radlanski，R. J. /Wesker，K. H.：Das Gesicht. Bildatlas klinische Anatomie. 2. Auflage. KVM，2012

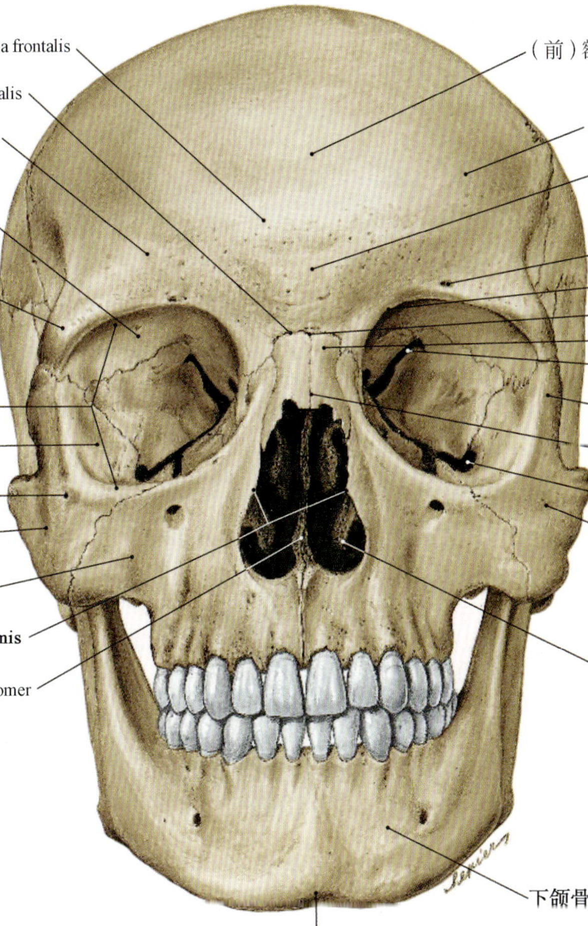

额骨额鳞 Os frontale, Squama frontalis
额鼻缝 Sutura frontonasalis
眉弓 Arcus superciliaris
额骨眶部 Os frontale, Pars orbitalis
额骨颧突
Os frontale, Proc. zygomaticus
眶 Orbita
颧骨眶面
Os zygomaticum, Facies orbitalis
颧面孔 Foramen zygomaticofaciale
颧骨外侧面
Os zygomaticum, Facies lateralis
上颌骨 Maxilla
梨状孔 Apertura piriformis
鼻嵴犁骨 Crista nasalis, Vomer
(前)额 Frons
额骨 Os frontale
眉间 Glabella
眶上孔
Foramen supraorbitale
眶上缘
Margo supraorbitalis
鼻根点 Nasion
鼻骨 Os nasale
眶上裂
Fissura orbitalis superior
颧骨额突
Os zygomaticum, Proc. frontalis
鼻骨间缝
Sutura internasalis
眶下裂
Fissura orbitalis inferior
颧骨 Os zygomaticum
下鼻甲 Concha nasalis inferior
下颌骨 Mandibula
颏顶点 Gnathion

图 8.10 颅骨(前面观)

自下而上：下颌(Mandibula)，上颌(Maxillae)的两半，上颌和眶之间的鼻骨(Ossa nasalia)，以及在眶(Orbita)上方的额骨。

额骨由 4 个部分组成(→图 8.29)，在每个眶上缘(Margo supraorbitalis)的上方可触及突出的眉弓(Superciliary arch)，额骨向下内侧延伸形成眶内侧缘的一部分；在侧面，额骨的颧突和颧骨的额突汇合共同形成眶的外侧缘。

颧骨形成了眶外侧缘和下缘的大部分。

鼻骨(Os nasale)的两侧与额骨在额鼻缝处相连接，而鼻间缝则连接两块鼻骨本身。

Le Fort Ⅰ
Le Fort Ⅱ
Le Fort Ⅲ

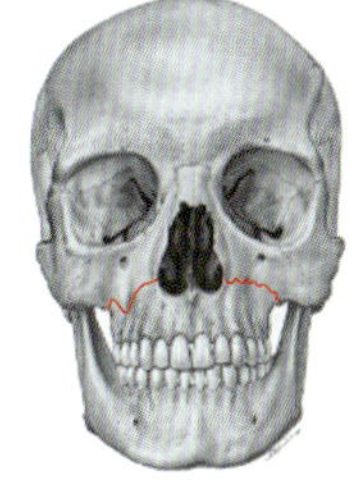

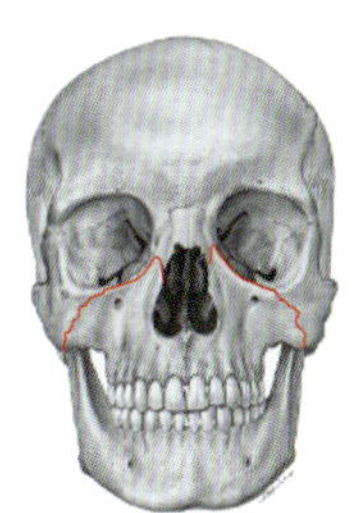

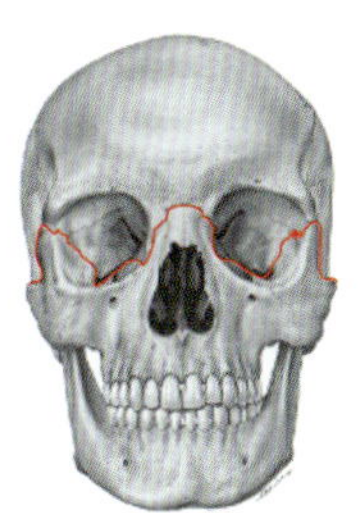

图 8.11 Le Fort 骨折

临床要点

中央面中骨折在交通事故中最常发生，Le Fort 将其分型(→图 8.11)如下。

- **Le Fort Ⅰ型**：牙槽突的分裂骨折。
- **Le Fort Ⅱ型**：上颌骨在眶底中部，可能还包括筛骨、颅底前部和(或)鼻骨。
- **Le Fort Ⅲ型**：面颅和脑颅的完全分裂骨折。

脑颅骨

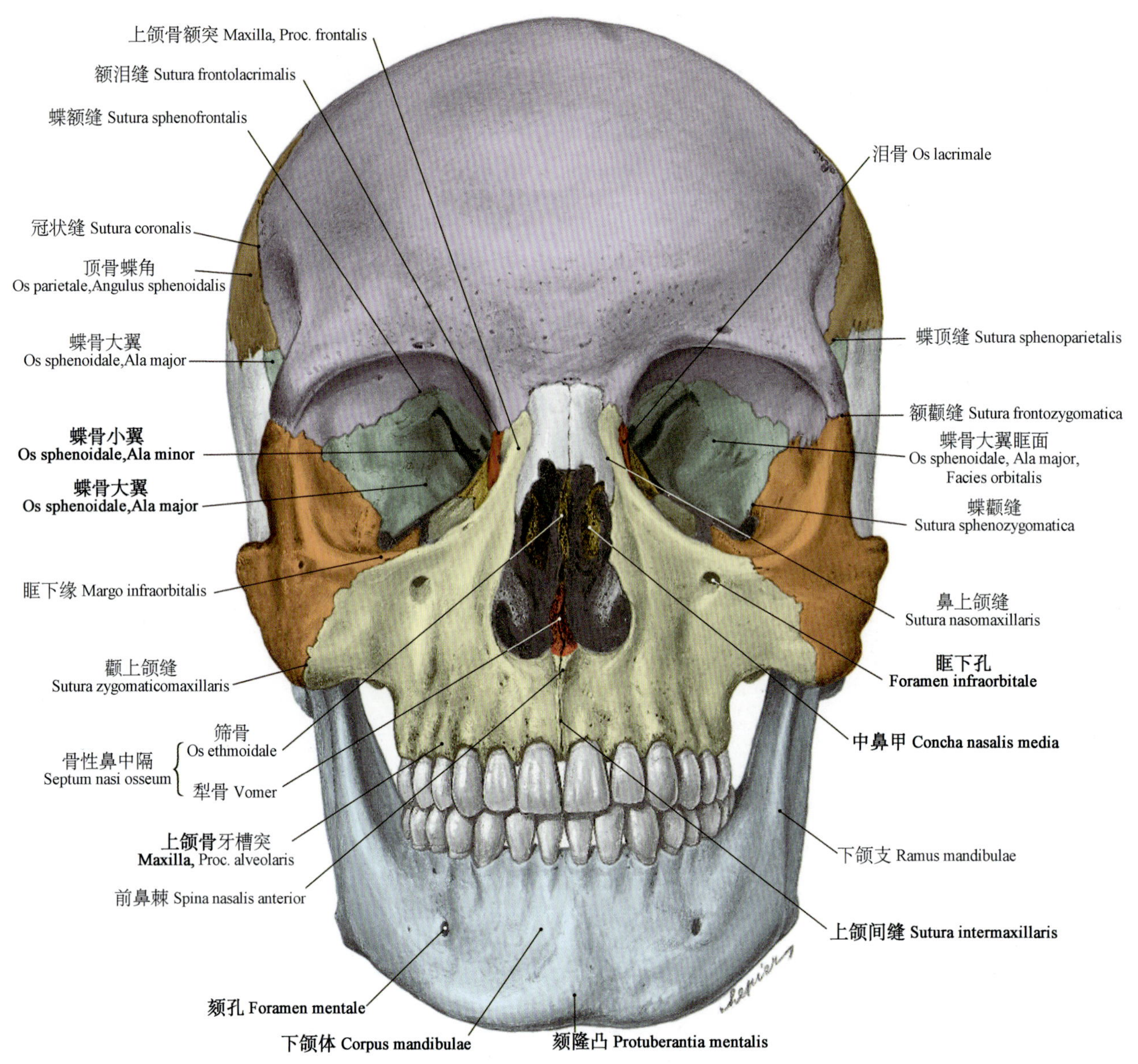

图 8.12 脑颅骨（前面观，颜色比对见 p. Ⅷ）

上颌或上颌骨（Maxilla）位于眶与口腔之间，上颌骨形成部分眶下缘及内侧缘，并在外侧与颧骨交界。上颌骨额突与额骨相连，上颌体在眶下缘的下面有眶下孔。上颌骨在中线有一个骨性突起，即鼻前棘，其下方是牙槽突，形成上颌的下界并容纳牙根。

下颌或下颌骨（Mandibula）包括下颌体和下颌支，二者相交处形成下颌角。下颌体承载牙，其下缘为下颌底，在中线处的隆起为颏隆凸，也请注意颏孔。

临床要点

鼻骨或鼻的其他骨/软骨的骨折是面部骨折中最为普遍的。我们要区分闭合性和开放性鼻骨骨折，开放性骨折是因皮肤和软组织损伤而引起骨的暴露。鼻中隔和鼻甲也可发生骨折。鼻骨/鼻软骨骨折是由激烈的身体冲突、车祸、空手道和拳击等武术运动，以及各种团体运动而引起的典型损伤。

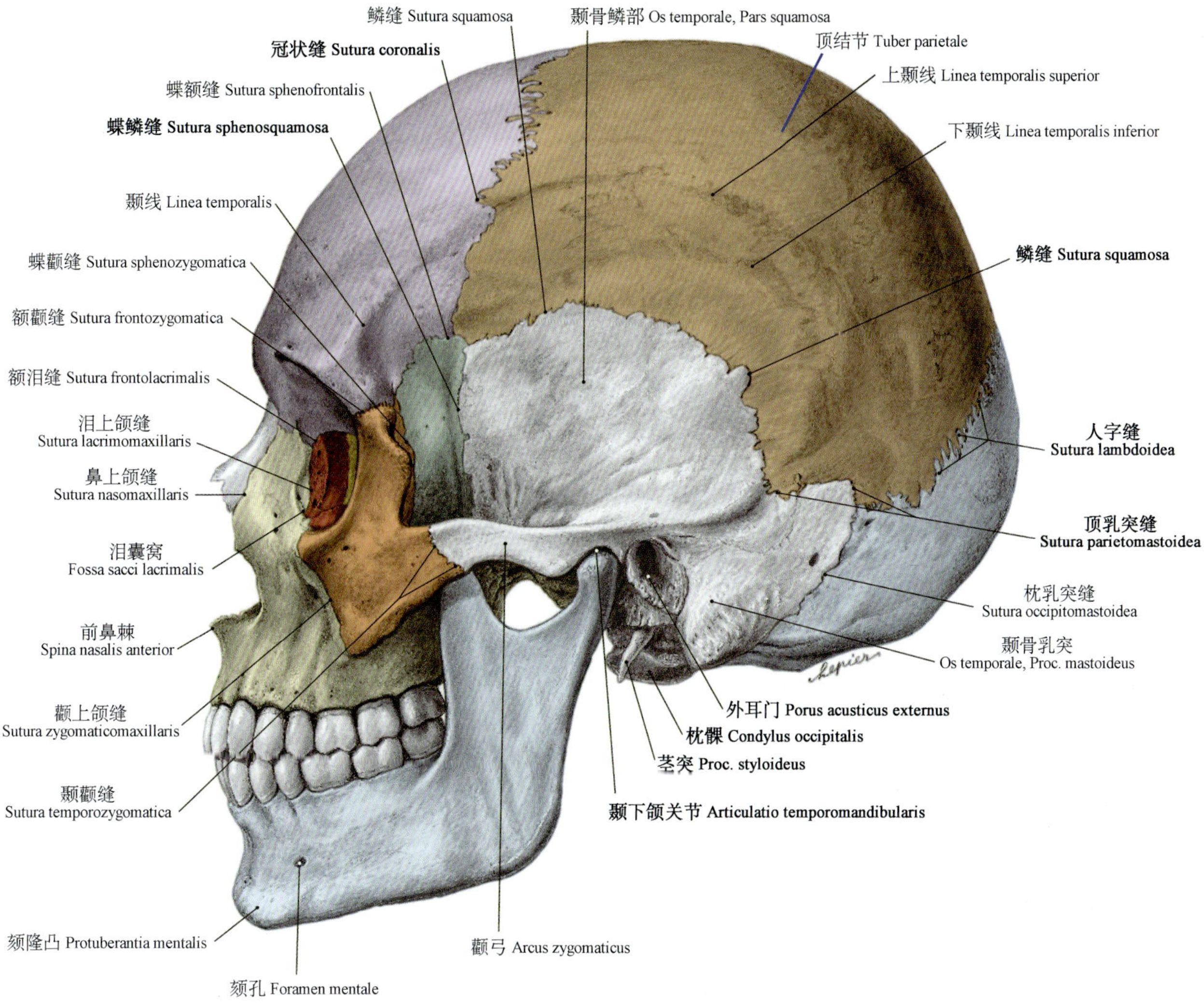

鳞缝 Sutura squamosa
颞骨鳞部 Os temporale, Pars squamosa
冠状缝 Sutura coronalis
顶结节 Tuber parietale
上颞线 Linea temporalis superior
蝶额缝 Sutura sphenofrontalis
蝶鳞缝 Sutura sphenosquamosa
下颞线 Linea temporalis inferior
颞线 Linea temporalis
蝶颧缝 Sutura sphenozygomatica
鳞缝 Sutura squamosa
额颧缝 Sutura frontozygomatica
额泪缝 Sutura frontolacrimalis
泪上颌缝
Sutura lacrimomaxillaris
人字缝
Sutura lambdoidea
鼻上颌缝
Sutura nasomaxillaris
顶乳突缝
Sutura parietomastoidea
泪囊窝
Fossa sacci lacrimalis
枕乳突缝
Sutura occipitomastoidea
颞骨乳突
Os temporale, Proc. mastoideus
前鼻棘
Spina nasalis anterior
外耳门 Porus acusticus externus
颧上颌缝
Sutura zygomaticomaxillaris
枕髁 Condylus occipitalis
茎突 Proc. styloideus
颞颧缝
Sutura temporozygomatica
颞下颌关节 Articulatio temporomandibularis
颏隆凸 Protuberantia mentalis
颧弓 Arcus zygomaticus
颏孔 Foramen mentale

图 8.13 **脑颅骨(侧面观,颜色比对见 p. Ⅷ)**

颅的侧面观展示了部分额骨、顶骨、枕骨、蝶骨和颞骨,部分面颅骨(鼻骨、泪骨、上颌骨和颧骨)和下颌骨的侧面。

在面颅骨中,**鼻骨**与脑颅的额骨和后面的上颌骨交界。泪骨的上部在上颌骨和筛骨之间形成泪囊窝。上颌骨的牙槽突包含上颌牙,**上颌骨**在上方与额骨、在外侧与颧骨相邻,在前面有一个骨性突起,即鼻前棘。**颧骨**赋予面颊区域的轮廓。

在颞下颌关节中,下颌头(Caput mandibulae)与颞骨相关节。

额骨的前上面沿着冠状缝与顶骨(Os parietale)和蝶骨(Os sphenoidale)相邻,顶骨沿着人字缝与枕骨(Os occipitale)相邻,颞骨鳞部形成颅外侧壁的大部分。

颞骨和颧骨形成颧弓,横架于颞窝。

Camper 平面
Camper's plane
Frankfort 线
Frankfort line
咬殆平面
Occlusal plane
耳屏眼角平面
Tragus ocular angle plane

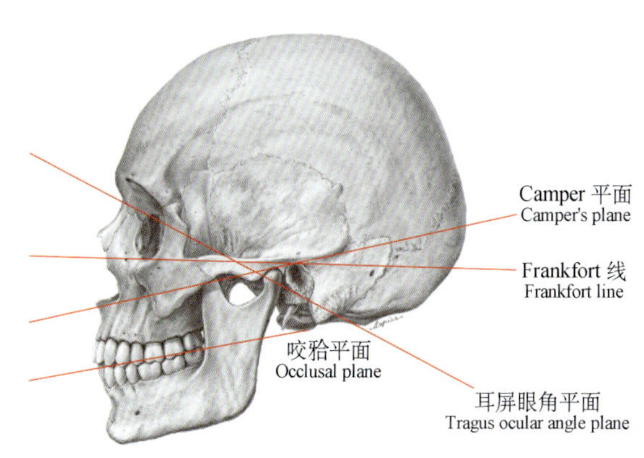

图 8.14 **颌部参考平面**

Frankfort 平面(线):经眶下缘和外耳道上缘之间。

Camper 平面:经鼻前棘最低点和外耳道最高点之间。

咬殆平面:与 Camper 平面平行。

耳屏眼角平面:经眼内角与耳屏之间。

脑颅骨

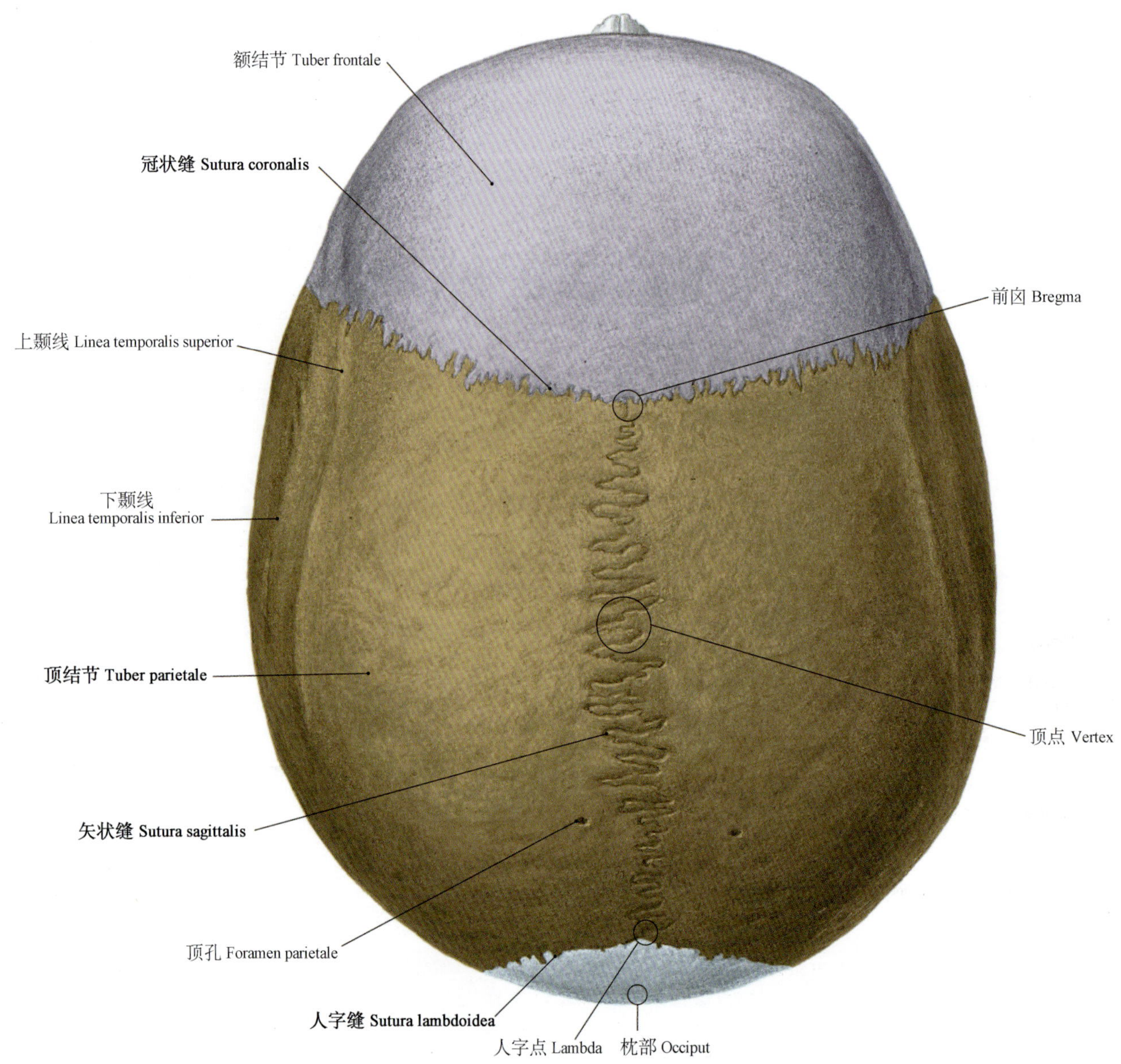

图 8.15 **脑颅骨(上面观,颜色比对见 p. Ⅷ)**

在颅的上面(颅盖,Calvaria)可见额骨、顶骨和枕骨,额骨和顶骨以**冠状缝**为界,两块顶骨以**矢状缝**为界,枕骨借人字缝与两块顶骨相邻。冠状缝和矢状缝相交处称**前囟**,矢状缝和人字缝交汇处称**人字点**。顶骨的背面直接与矢状缝相邻处有导血管通过的成对顶小孔。

临床要点

在巨大的外力作用下,**颅骨骨折**经常会发生。颅骨骨折可以区分为以下几种情况:有清晰骨折线的**线形骨折**、有多个骨片的**多发颅骨骨折**(凹陷性骨折向内的骨性凸起会引起硬脑膜的压缩变形或撕裂及脑组织损伤)、**颅骨分离**(骨缝增宽)和**颅底骨折**。任何与头皮破裂/撕裂有关的与鼻旁窦或中耳相联系的骨折,被认为是开放性骨折,由于其潜在的感染风险而需要手术治疗。

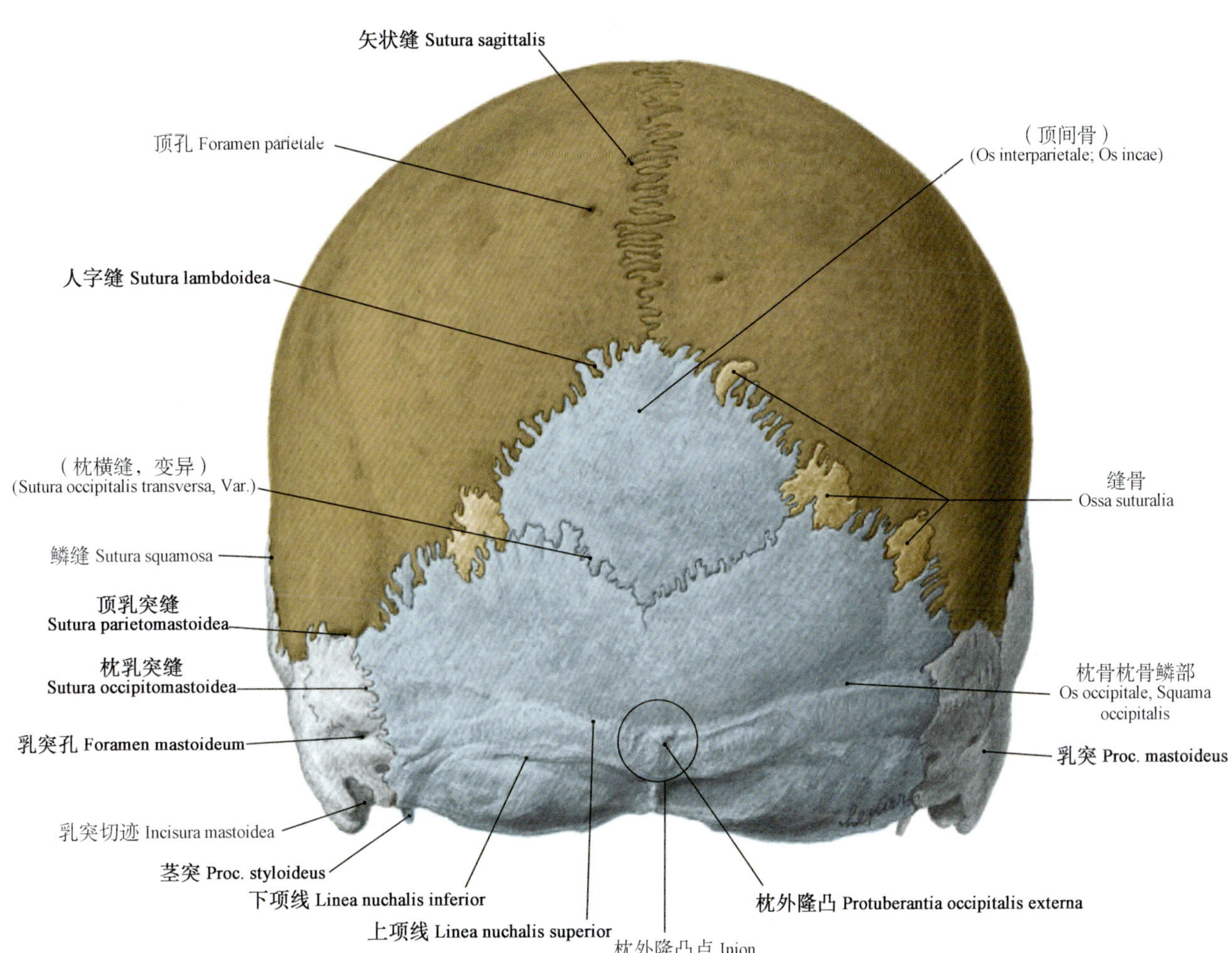

图 8.16 脑颅骨(后面观;颜色比对见 p. Ⅷ)

该图从后面展示了颞骨、顶骨和枕骨,在两侧可见**颞骨**的乳突,乳突的内下缘有乳突切迹,为二腹肌后腹的起点。

在颅骨的后面,可见两块**顶骨**在中线处会合于矢状缝,向后通过人字缝与枕骨交界,向外及外侧通过顶乳突缝与颞骨交界。

颅骨后面的大部分由**枕骨**形成,中心结构是枕鳞。在人字缝处常常可见到变异结构,称为缝骨(Ossa suturalia)。枕骨有一个骨性标志,即枕外隆凸,通常很容易被触及,其最突出点称为枕外隆凸点。从侧面看,枕外隆凸与两侧弓形的上项线相延续,上项线为自体背肌附着的骨嵴。枕外隆凸下方2～2.5cm 处为弓形的下项线,作为深层肌的附着点。

脑颅骨

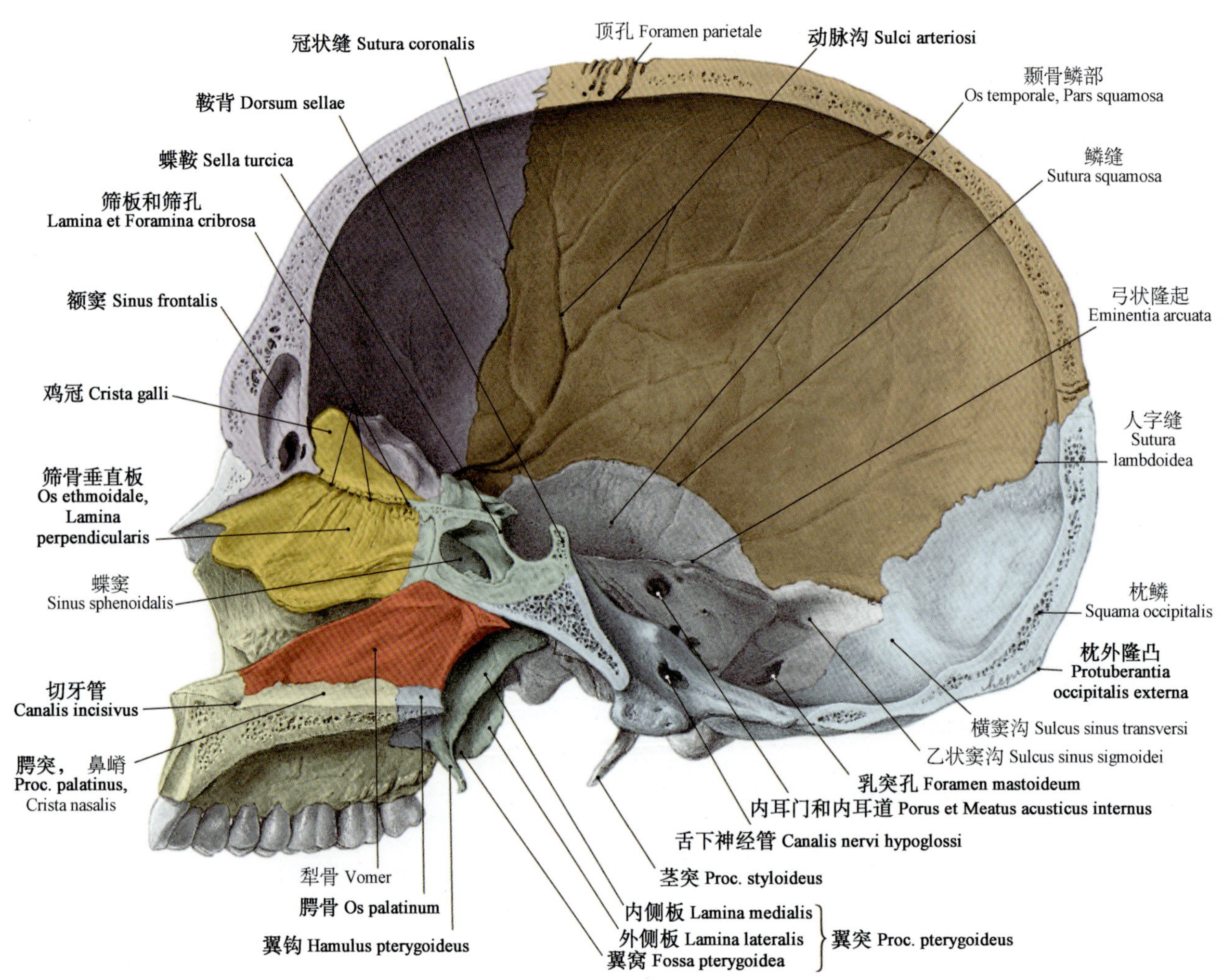

图 8.17 脑颅骨(右侧，内面观，颜色比对见 p. Ⅷ)

颅腔由颅顶和颅底(由颅前、中、后窝形成)围成，颅腔容纳脑及其被膜，以及脑神经的近侧部，还包括血管和静脉窦。在颅骨的内表面，可见因脑膜中动脉搏动而形成的动脉沟(Sulci arteriosi)。在向面颅骨的过渡中，筛骨的垂直板和犁骨相接于鼻中隔。硬腭由上颌骨的腭突和腭骨形成。

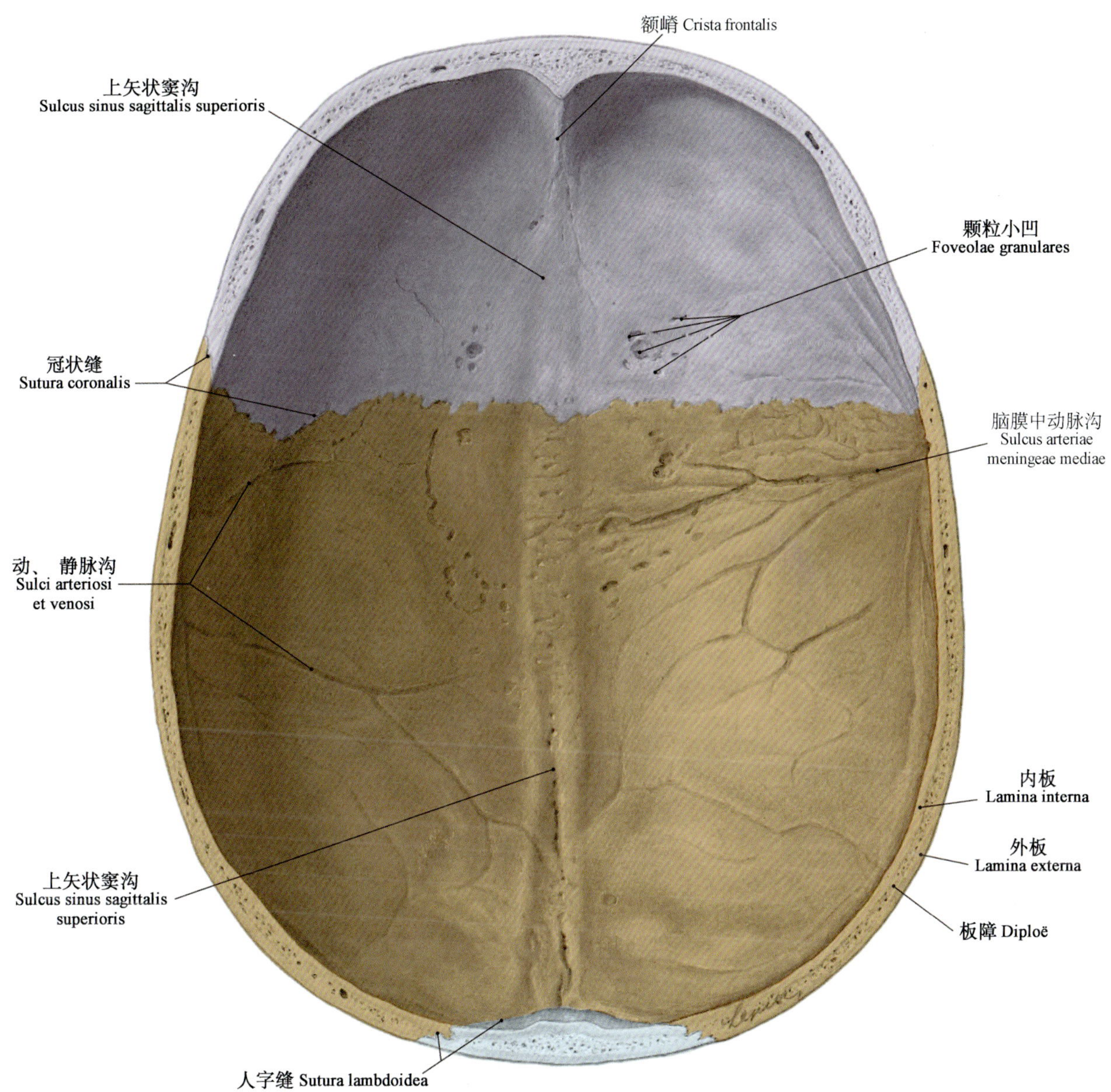

图 8.18 **颅盖(内面观,颜色比对见 p. Ⅷ)**

在颅盖的内面,可见在额骨和顶骨之间的冠状缝,以及在顶骨和枕骨之间的人字缝。此外,额嵴可见于额骨的内面,其作用是连接大脑镰(致密结缔组织皱襞;分隔两个大脑半球)。额嵴向上矢状窦沟过渡,上矢状窦沟向后部变宽变深,延伸穿过人字缝至枕骨。

在上矢状窦沟的两侧和全长有一些不规则成群分布的小凹陷(颗粒小凹),其内容纳菜花样的蛛网膜粒(Pacchionian 粒)。在颅骨的外侧部分可见许多凹沟(动脉沟和静脉沟)。

颅盖诸骨的结构特殊,此结构由致密的厚外板、薄内板(Lamina vitrea)和海绵状的薄层板障构成。

临床要点

由于颅骨的内板非常薄,在**弯曲性骨折**的情况下容易受损。如果在内板的脑膜中动脉沟处,脑膜中动脉受到损伤,则可能发生**硬膜外血肿**(→图 12.77)。

颅底内面

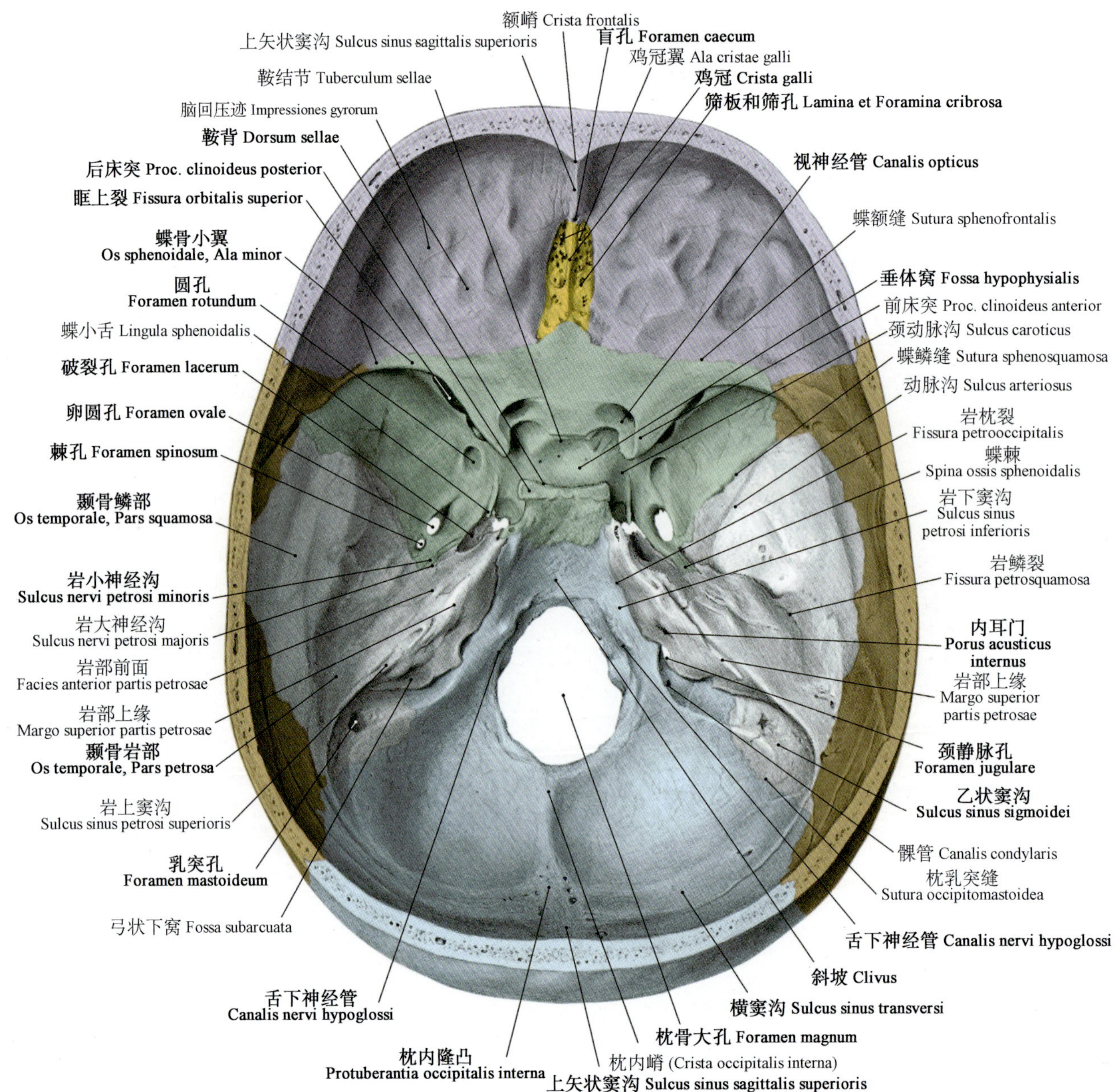

图 8.19　颅底内面(上面观,颜色比对见 p. Ⅷ)

颅前窝、颅中窝和颅后窝构成颅底的内面。

额骨、筛窦和蝶窦构成了**颅前窝**的底,其位于鼻腔和眶腔的上方。颅前窝内有盲孔、鸡冠(小脑镰的附着点)和两侧的筛板。在额骨和筛骨的后面,蝶骨体和蝶骨小翼形成颅前窝的基部。蝶骨体也形成颅中窝的边界。**颅中窝**由蝶骨和颞骨形成,在中线处颅中窝的底因蝶骨体扩展而升高;外侧部形成窝,由蝶骨大翼和颞骨鳞部组成。位于颅中窝马鞍形蝶鞍(内有垂体窝)两侧的结构有视神经管、眶上裂、圆孔、卵圆孔、棘突和破裂孔,颅中窝的后面由颞骨岩部的前面形成。

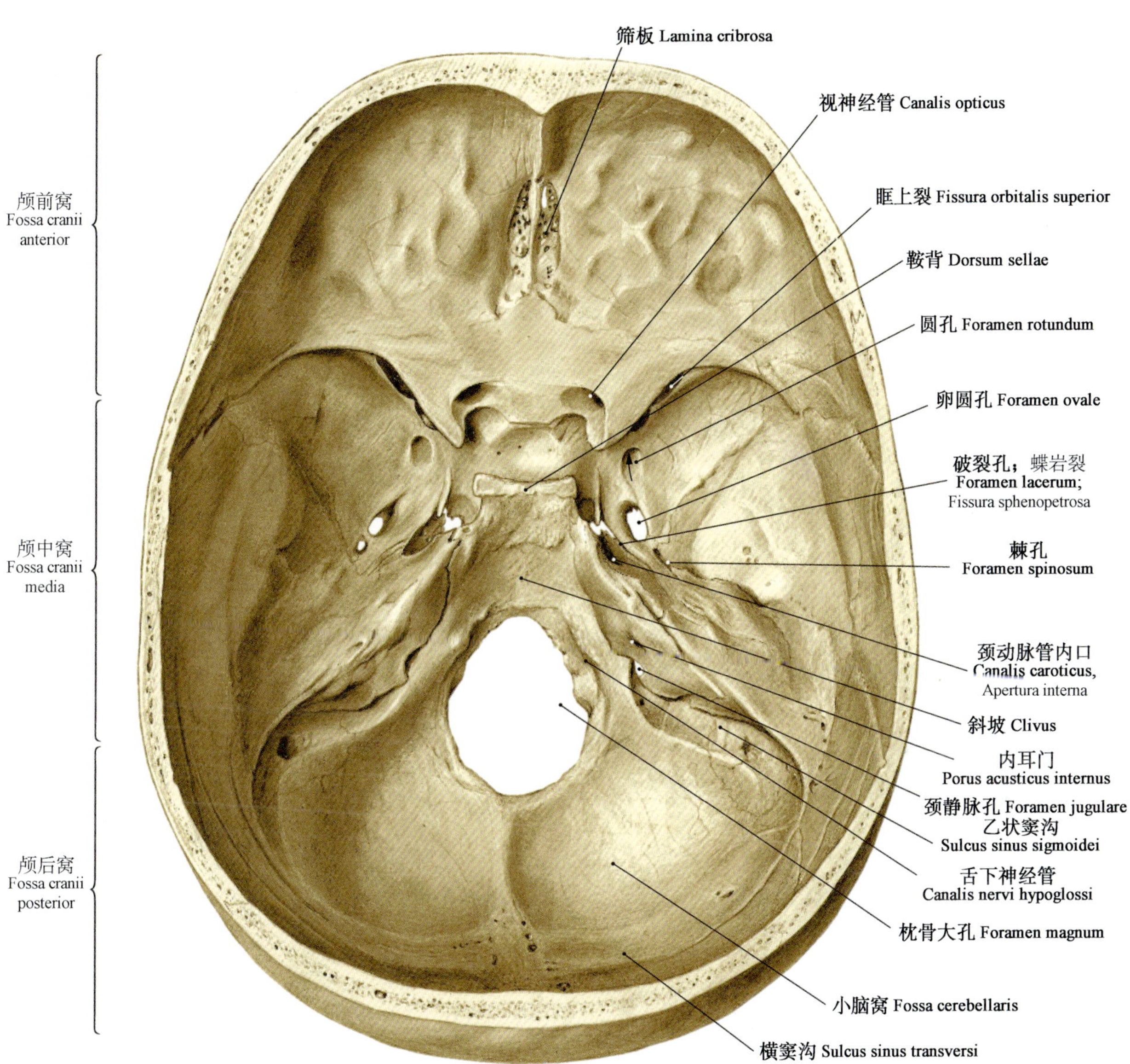

图 8.20　**颅底内面(上面观)**

颅底的 3 个窝中，**颅后窝**最大，主要由颞骨和枕骨组成，小部分由蝶骨和顶骨组成。

颅后窝在中线处，前缘由鞍背和斜坡形成，斜坡是从鞍背倾斜至枕骨大孔的骨面，它包括部分蝶骨体和枕骨的基底部。颅后窝的后界主要由横窦沟围成，枕骨大孔是颅后窝最大的开口。

颅后窝的其他结构还有舌下神经管、内耳门和颈静脉孔，乙状窦沟从侧方通向颈静脉孔，颅后窝的中部凹陷是小脑窝。

颅底外面

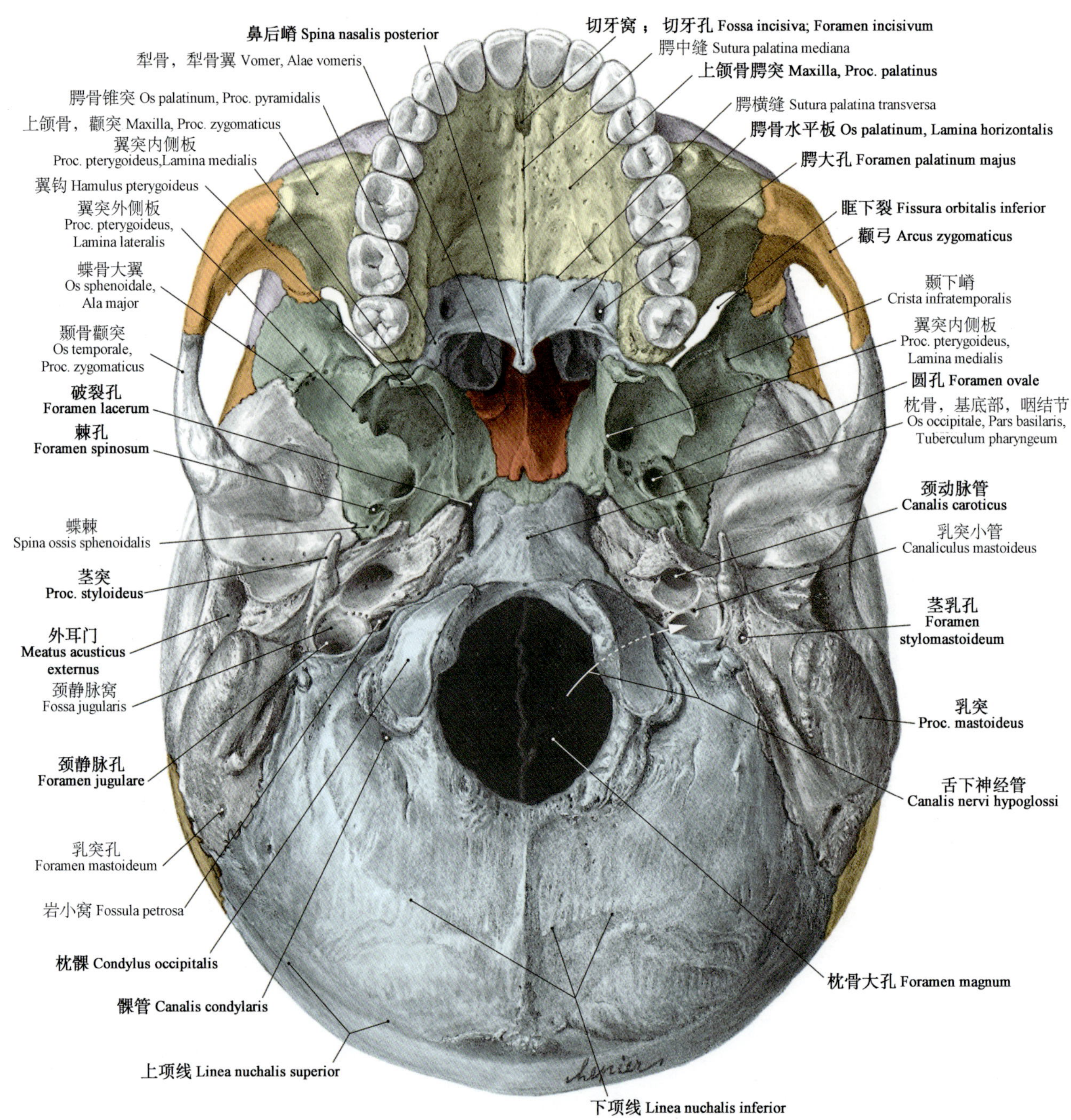

图 8.21　颅底外面(下面观,颜色比对见 p. Ⅷ)

颅底向前一直延伸至中切牙,向侧面延伸至乳突和颧弓,向后至上项线。颅底外面可分为 3 个部分。

- 前部,有上颌牙和硬腭。
- 中部,自硬腭的后面至枕骨大孔的前缘。
- 后部,自枕骨大孔前缘至上项线。

前颅底:包括硬腭(→图 8.32)。

中颅底:中颅底的前部包括犁骨和蝶骨,后部由颞骨和枕骨形成。蝶骨位于犁骨的上方,犁骨在中线的前部,形成骨性鼻中隔的后部。

蝶骨由中央的蝶骨体和成对的蝶骨大翼及小翼(自下面看不到)组成。

枕骨的基底部位于蝶骨体的正后方,是中颅底后部的起始部。枕骨基底部延伸至枕骨大孔,部分咽附着于此处突出的咽结节(续→图 8.22)。

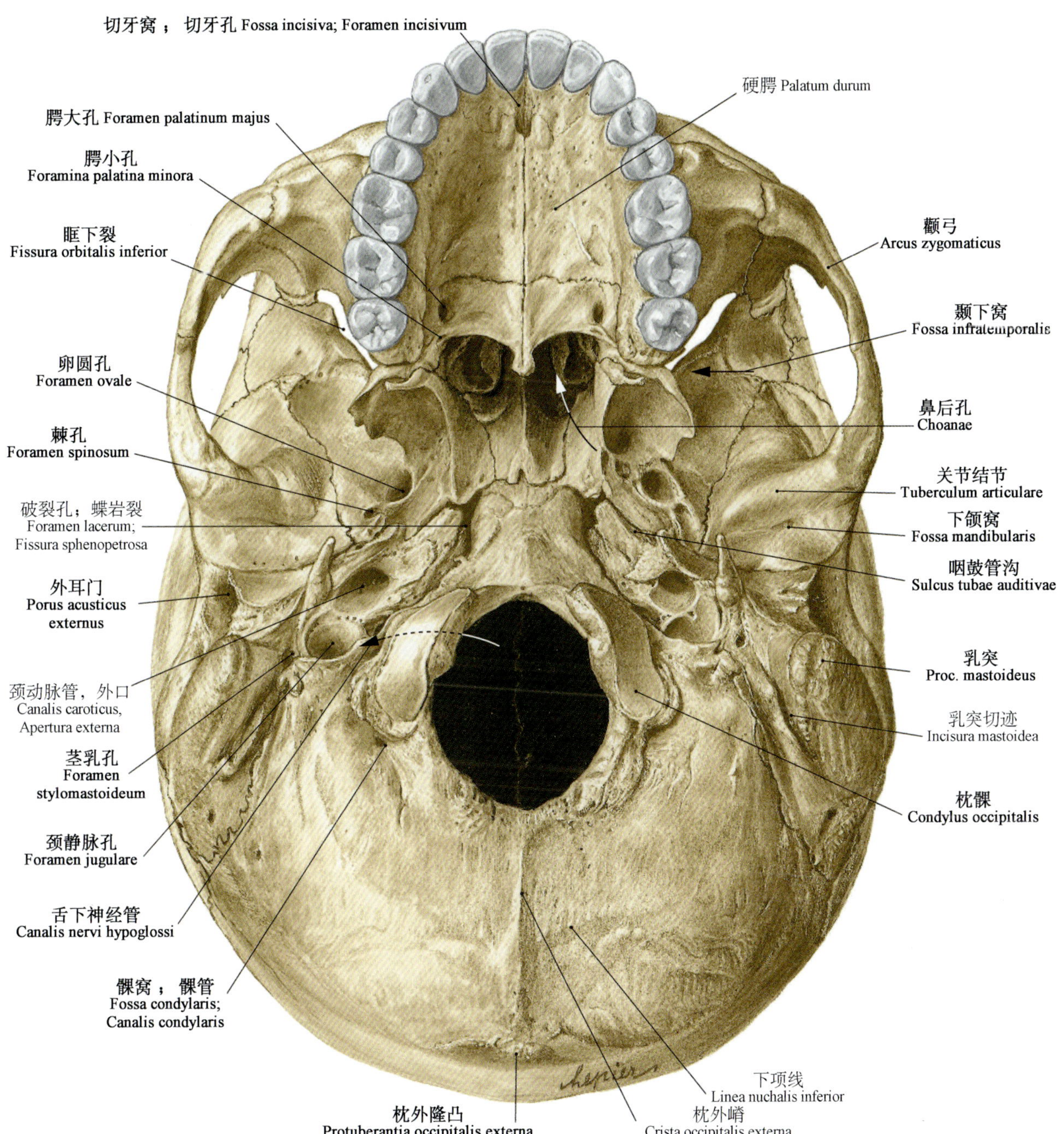

图 8.22 **颅底外面(下面观)**

中颅底(续→图 8.21)：咽鼓管沟位于蝶骨大翼和颞骨岩部交界处，形成咽鼓管骨部的入口(见第 175 页)，咽鼓管骨部与颞骨岩部相延续直至鼓室；位于两侧的是颞骨鳞部，参与形成颞下颌关节。下颌窝是颞下颌关节的一个关节面(见第 41-45 页)，关节结节位于下颌窝的前缘。

后颅底：颅底后部自枕骨大孔前缘延伸至上项线，包括部分枕骨和颞骨。外侧部的两侧有成对的枕髁和寰椎相关节，枕髁的后面有髁窝，内有髁管；枕髁上方有舌下神经管，其外侧有颈静脉孔。

颅底外面的通道

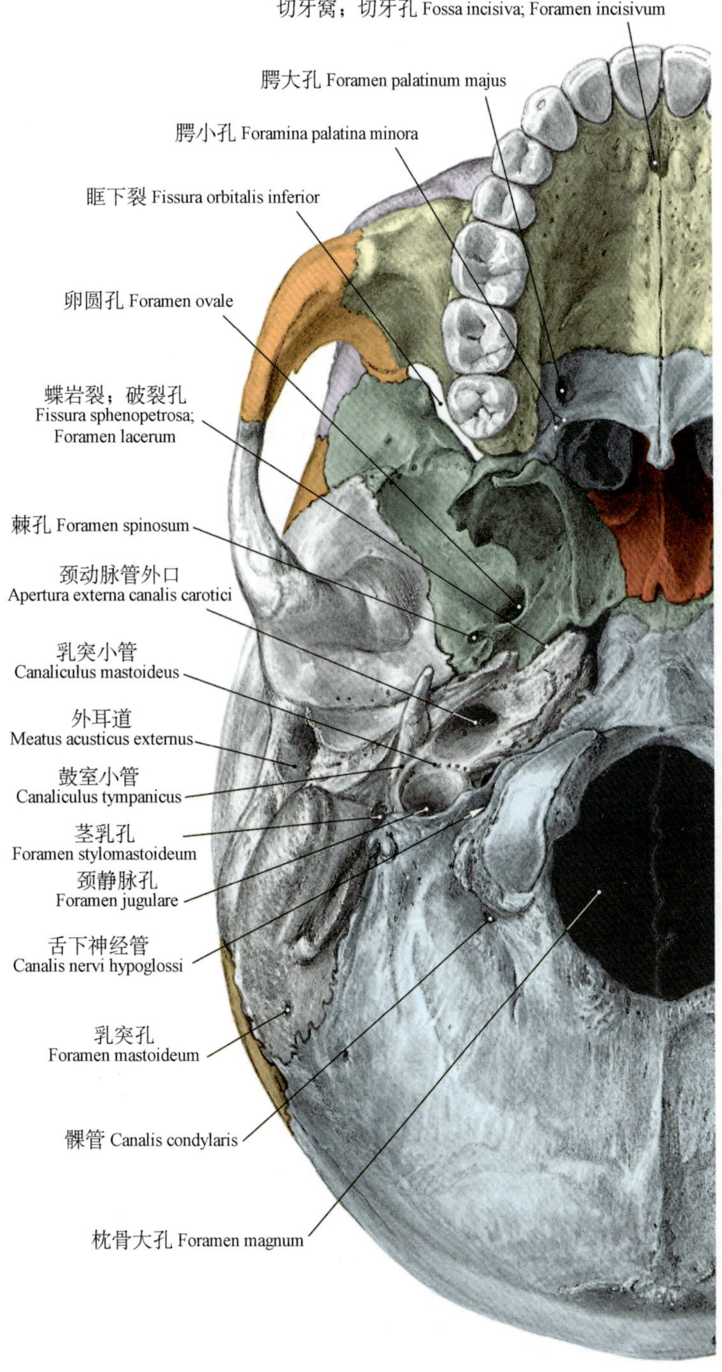

图 8.23 颅底外面的孔(下面观,颜色比对见 p. Ⅷ)

颅底外面的孔及其内容物	
孔	内容物
切牙孔	• 鼻腭神经(上颌神经[Ⅴ/2])
腭大孔	• 腭大神经(上颌神经[Ⅴ/2]) • 腭大动脉(腭动脉降支)
腭小孔	• 腭小神经(上颌神经[Ⅴ/2]) • 腭小动脉(腭动脉降支)
眶下裂	• 眶下动脉(上颌动脉) • 眼下静脉 • 眶下神经(上颌神经[Ⅴ/2]) • 颧神经(上颌神经[Ⅴ/2])
圆孔(见第 16 页)	• 上颌神经[Ⅴ/2]
卵圆孔	• 下颌神经[Ⅴ/3] • 卵圆孔静脉丛
棘孔	• 脑膜支(下颌神经[Ⅴ/3]) • 脑膜中动脉(上颌动脉)
蝶岩裂,破裂孔	• 岩小神经(舌下神经[Ⅸ]) • 岩大神经(面神经[Ⅶ]) • 岩深神经(颈内动脉神经丛)
颈动脉管外口和颈动脉管	• 颈内动脉,岩部 • 颈内静脉神经丛 • 颈内动脉神经丛(交感干,颈上神经节)
茎乳孔	• 面神经[Ⅶ]
颈静脉孔	前区 • 岩下窦 • 舌咽神经[Ⅸ] 后区: • 脑膜后动脉(咽升动脉) • 乙状窦(颈静脉上球) • 迷走神经[Ⅹ] • 脑膜支(迷走神经[Ⅹ]) • 副神经[Ⅺ]
乳突小管	• 迷走神经耳支(迷走神经[Ⅹ])
鼓室小管	• 鼓室神经 • 鼓室下动脉
舌下神经管	• 舌下神经[Ⅻ] • 舌下神经管静脉丛
髁管	• 髁导静脉
枕骨大孔	• 脑膜 • 椎内静脉丛(边缘窦) • 椎动脉(锁骨下动脉) • 脊髓前动脉(椎动脉) • 延髓/脊髓 • 脊髓根(副神经[Ⅺ])

临床要点

当**颅底骨折**时,骨折线常经过颅底的孔道,穿经孔道的神经和血管由此受到损伤,因此经常发生神经损伤或出血。同样地,额窦和蝶窦及筛窦也有可能骨折(脑脊液鼻漏)。颅底侧方骨折时,颞骨经常受到影响(脑脊液耳漏)。

颅底内面的孔及其内容物	
孔	内容物
筛板	• 嗅神经[Ⅰ] • 筛前动脉(眼动脉)
视神经管	• 视神经[Ⅱ] • 眼动脉(颈内动脉) • 脑膜;视神经鞘
眶上裂	内侧区 • 鼻睫神经(眼神经[Ⅴ/1]) • 动眼动脉[Ⅲ] • 展神经[Ⅵ] 外侧区 • 滑车神经[Ⅳ] 神经总干 - 额神经(眼神经[Ⅴ/1]) - 泪腺神经(眼神经[Ⅴ/1]) • 眶支(脑膜中动脉) • 眼上静脉
圆孔	• 上颌神经[Ⅴ/2]
卵圆孔	• 下颌神经[Ⅴ/3] • 卵圆孔静脉丛
棘孔	• 脑膜支(下颌神经[Ⅴ/3]) • 脑膜中动脉(上颌动脉)
蝶岩裂,破裂孔	• 岩小神经(舌咽神经[Ⅸ]) • 岩大神经(面神经[Ⅶ]) • 岩深神经(颈内动脉神经丛)
颈动脉管内口和颈动脉管	• 颈内动脉,岩部 • 颈内静脉神经丛 • 颈内动脉神经丛(交感干,颈上神经节)
内耳门和内耳道	• 面神经[Ⅶ] • 前庭蜗神经[Ⅷ] • 迷路动脉(基底动脉) • 迷路静脉
颈静脉孔	前区 • 岩下窦 • 舌咽神经[Ⅸ] 后区 • 脑膜后动脉(咽升动脉) • 乙状窦(颈静脉上球[Ⅹ]) • 迷走神经[Ⅺ] • 副神经 • 脑膜支(迷走神经[Ⅹ])
舌下神经管	• 舌下神经[Ⅻ] • 舌下神经管静脉丛
髁管	• 髁导静脉
枕骨大孔	• 脑膜 • 椎内静脉丛(边缘窦) • 椎动脉(锁骨下动脉) • 脊髓前动脉(椎动脉) • 延髓/脊髓 • 脊髓根(副神经[Ⅺ])

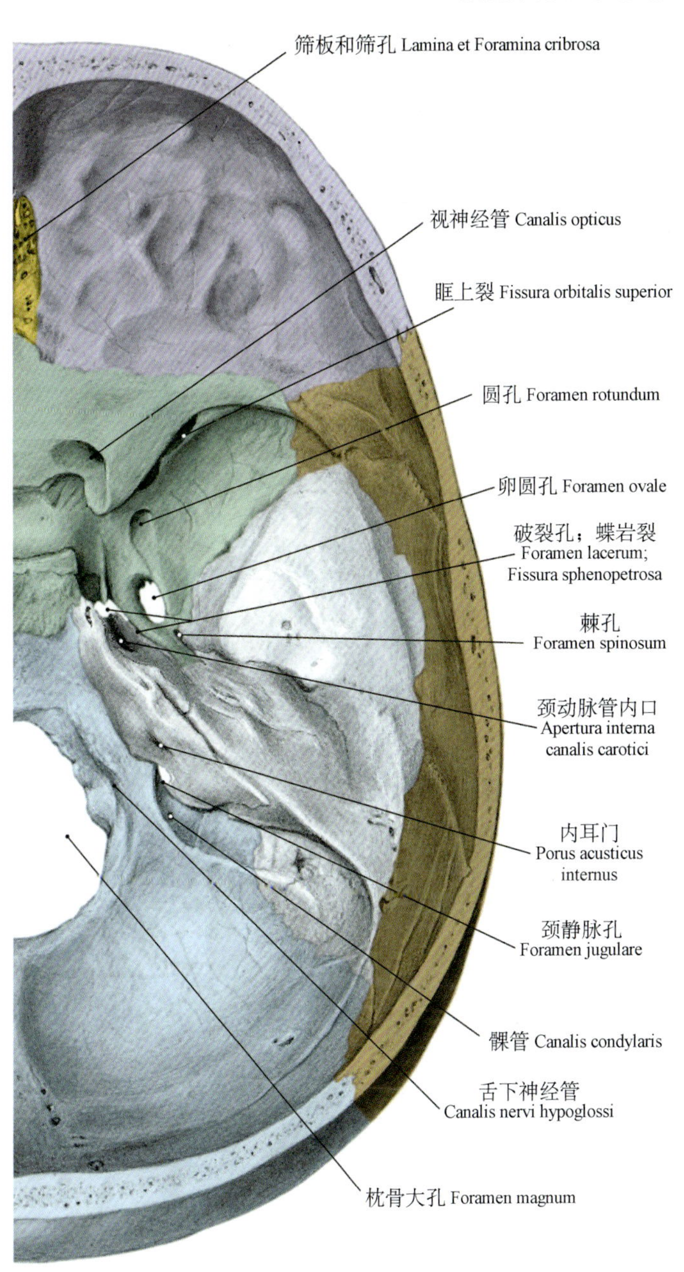

图 8.24 颅底内面的孔(上面观,颜色比对见 p. Ⅷ)

颅的发育

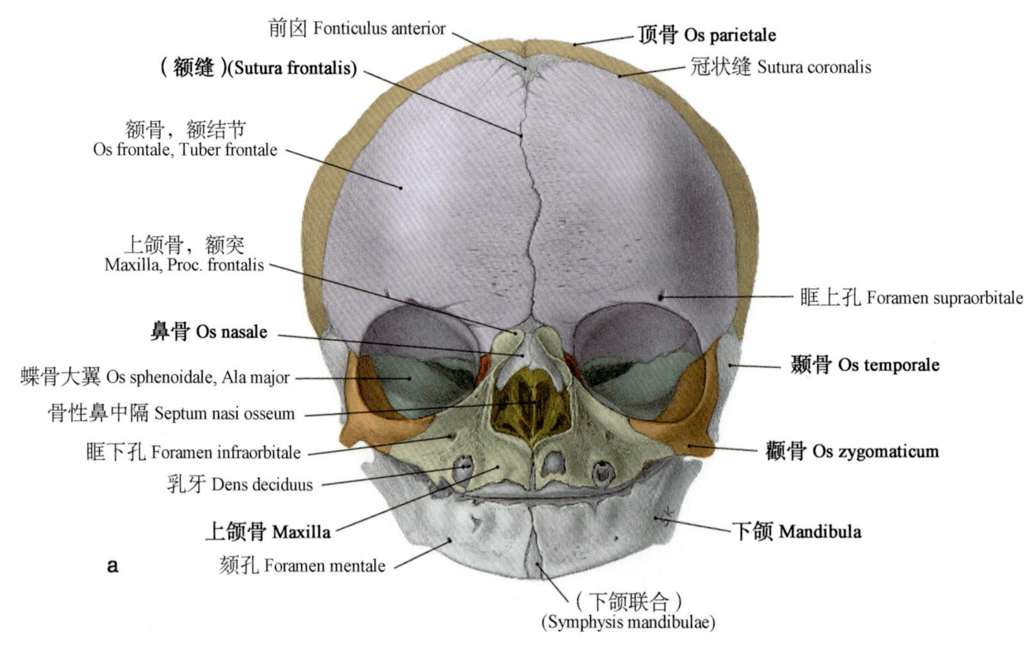

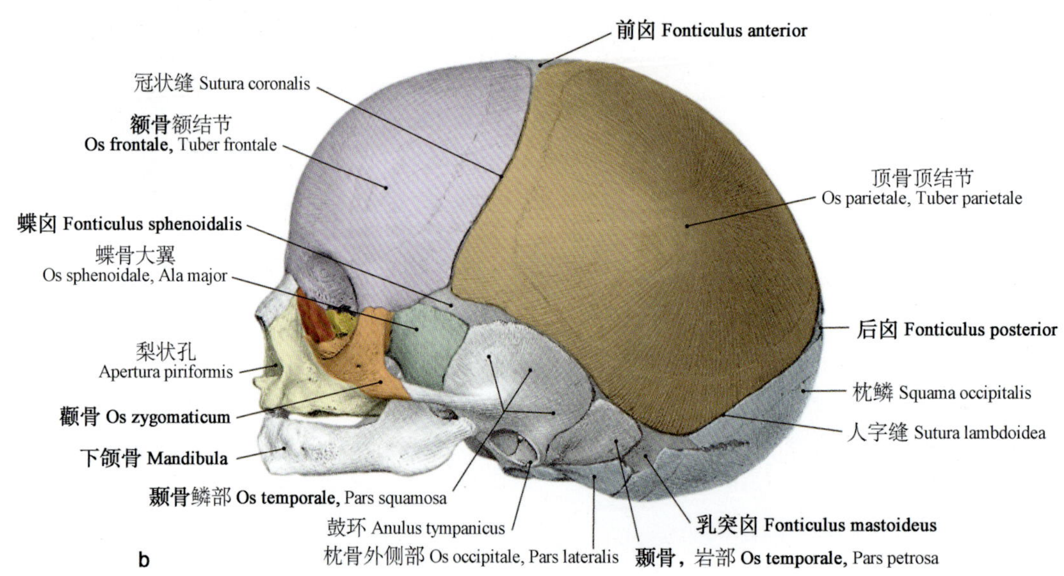

图 8.25a、b 新生儿颅

前面观(a)和侧面观(b)，颜色比对见 p. Ⅷ。a[L238]。

出生时，新生儿有 6 个颅囟，两个不成对(前囟和后囟)、两个成对(蝶囟和乳突囟)。在**产程**中，颅缝和颅囟门是评估胎儿头部位置和表现特征的参考结构，后囟是胎儿正常表观特征的主要部分。

在产程中，颅囟门和颅缝共同保证了有限的颅骨变形。出生后生长的加速引起颅囟门的迅速减小，颅囟门将在 3 岁闭合。

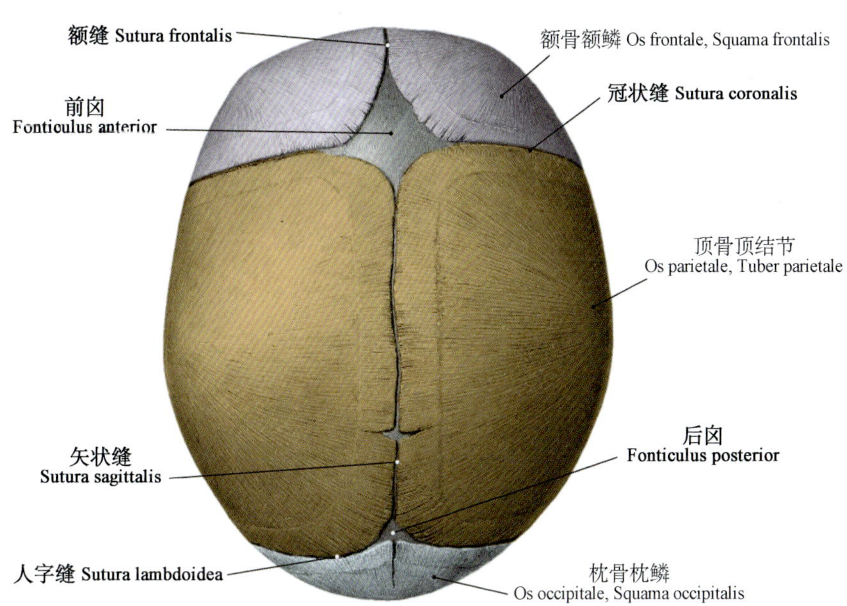

图 8.26 **新生儿颅(上面观,颜色比对见 p. Ⅷ)**

出生时,颅盖骨(Calvaria)的各骨板仍由位于颅缝(Suturae)的间质组织相分隔。颅缝在两块以上的颅骨相交处扩大为颅囟(Fonticuli)。在一生中,大部分颅缝、颅囟和透明软骨发生骨化。重要的颅缝有人字缝(Lambdoid sutrue)、额缝(Frontal suture)、矢状缝(Sagittal sutrue)和冠状缝(Coronal sutrue),到 50 岁时陆续闭合骨化;额缝在 1－2 岁时已经闭合。

囟门

囟门	数目	闭合时间[LM＝出生后月份]
前囟(大囟)	1	约 36 LM
后囟(小囟)	1	约 3 LM
蝶囟(前外侧囟)	成对	约 6 LM
乳突囟(后外侧囟)	成对	约 18 LM

颅的发育

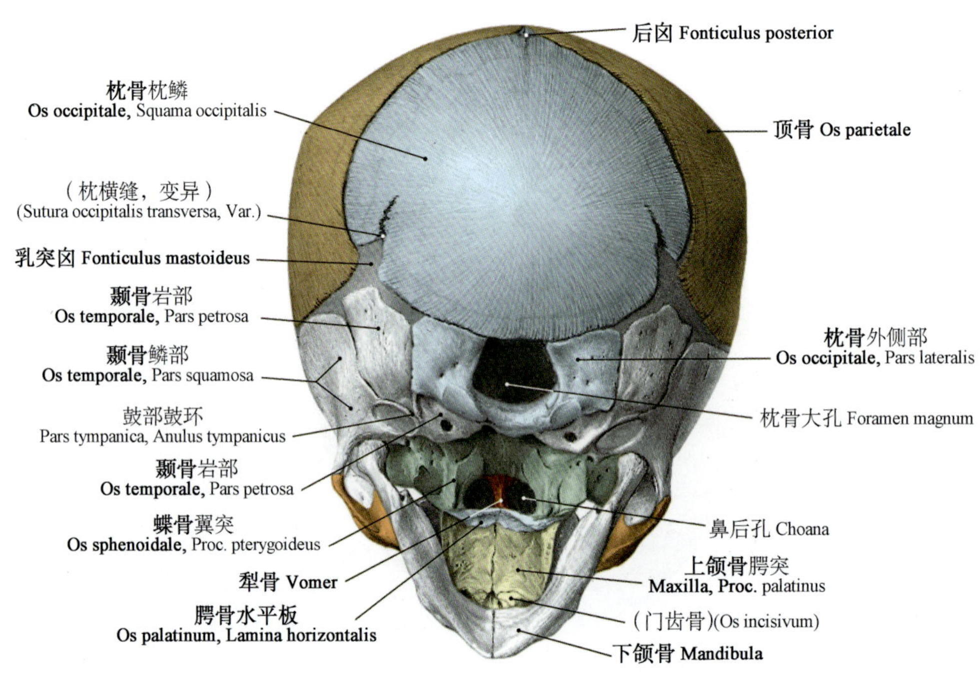

图 8.27 **新生儿颅**
前视图，下面观，颜色比对见 p. Ⅷ。
颅骨的发育模式部分为膜内成骨，部分为软骨内成骨（见下表）。原始细胞来源于颅近轴间质、中胚层、枕部体节和神经嵴的间充质。出生时，一些颅骨由软骨性关节（软骨连结；透明软骨结合）相连结。

颅骨的骨化模式

	面颅骨	脑颅骨	听小骨
膜内成骨	下颌骨（除了髁突），上颌骨，颧骨，腭骨，鼻骨，犁骨，泪骨	蝶骨翼突内侧板，颞骨鳞部，枕骨鳞部，额骨，顶骨	
软骨内成骨	下颌骨髁突，筛骨，下鼻甲	蝶骨（除了翼突内侧板），颞骨岩部和鼓部，枕骨外侧部和基底部	
Meckel 软骨			锤骨，砧骨
Reichert 软骨		颞骨的茎突	镫骨

（译者注：筛骨属于脑颅骨）

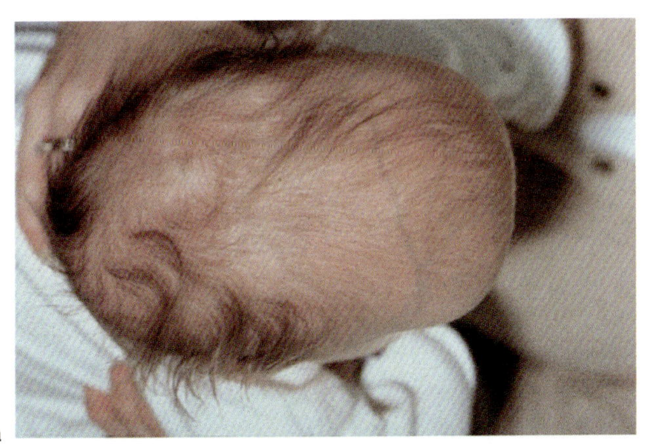
a

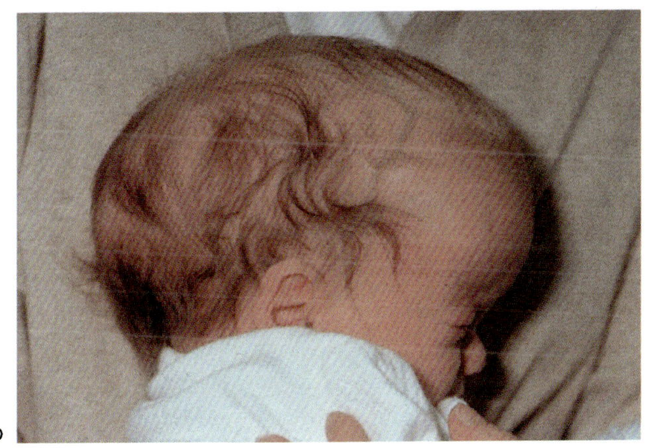
b

图 8.28a、b **颅狭窄症;舟状头畸形患儿**[E347-09]
这种畸形是矢状缝过早闭合的结果,头盖骨过长。
a 上面观。
b 右侧面观。

临床要点

骨生长障碍称为骨发育不全。**颅缝早闭**是一条或多条颅缝过早闭合而造成的畸形。矢状缝过早闭合导致颅骨向额部和枕部区域的延伸,头颅变得又长又窄(**舟状头畸形**)。冠状缝过早闭合导致"塔"形头骨(**塔形头畸形**)。如果过早闭合的冠状缝和人字缝只发生在一侧,将导致不对称性颅缝早闭(**斜头畸形**)。因为颅骨的生长适应于脑的发育,小头畸形的整个脑颅较小,结果会引起脑发育不良,小头畸形患儿表现为**弱智**。

额骨和筛骨

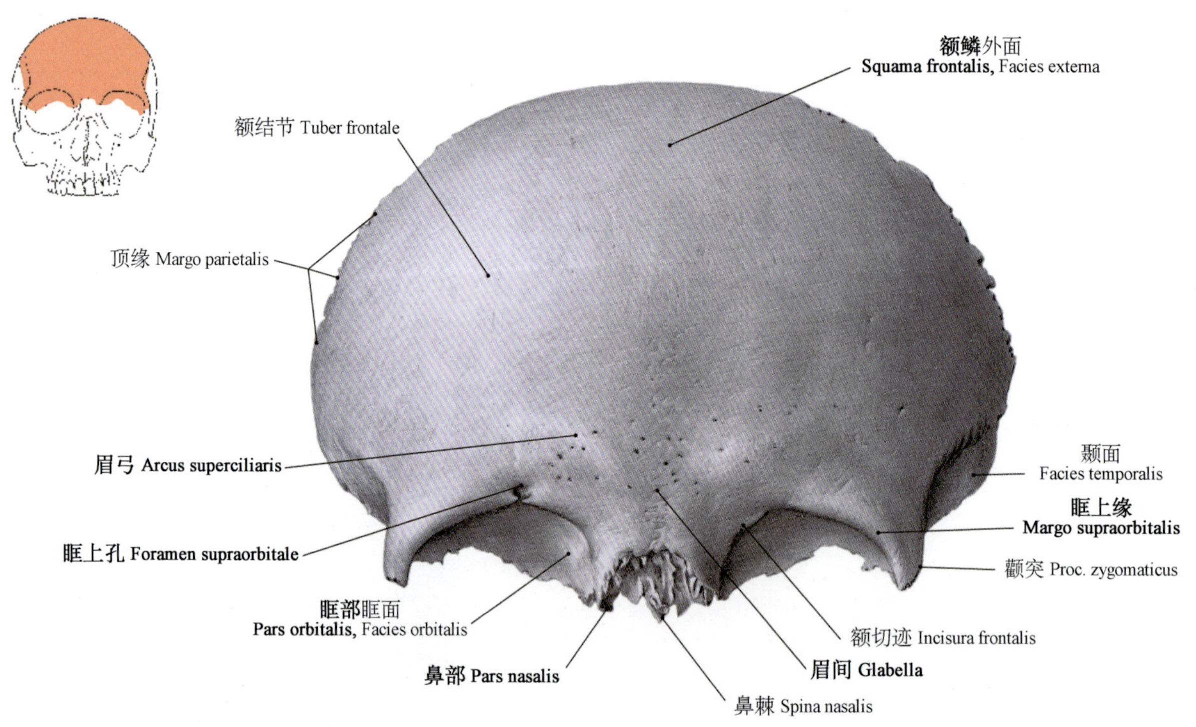

图 8.29 **额骨(前面观,颜色比对见 p. Ⅷ)**

额骨是颅骨最前面的骨,它形成部分眶壁和鼻腔壁。额骨不成对,可分为4 **部分**。

- 鳞部(额鳞)。
- 眶部,成对。
- 鼻部,不成对。

在眶上缘(Margo supraorbitalis)上方有隆起的眉弓,男性比女性更突出。在两个眉弓之间的中线处,是平坦的眉间(两眉之间的区域)。在眶的内上缘通常有眶上孔,偶尔为眶上切迹。

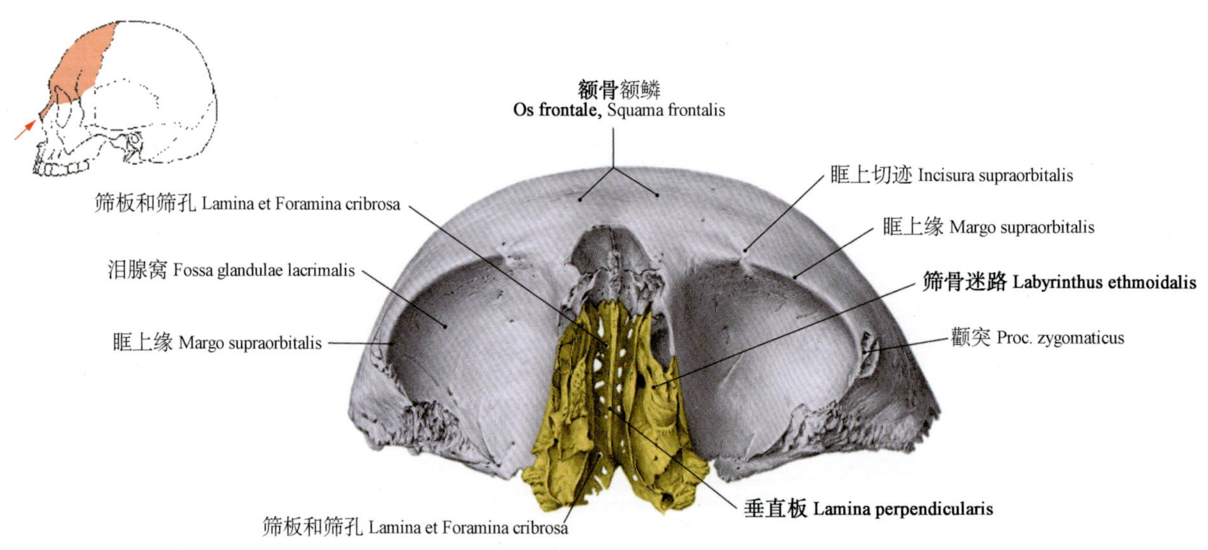

图 8.30 **额骨、筛骨和鼻骨(下面观,颜色比对见 p. Ⅷ)**

额骨在其前部和下部的内侧,与筛骨和鼻骨相联系,形成鼻的部分骨架。额窦位于额骨内。

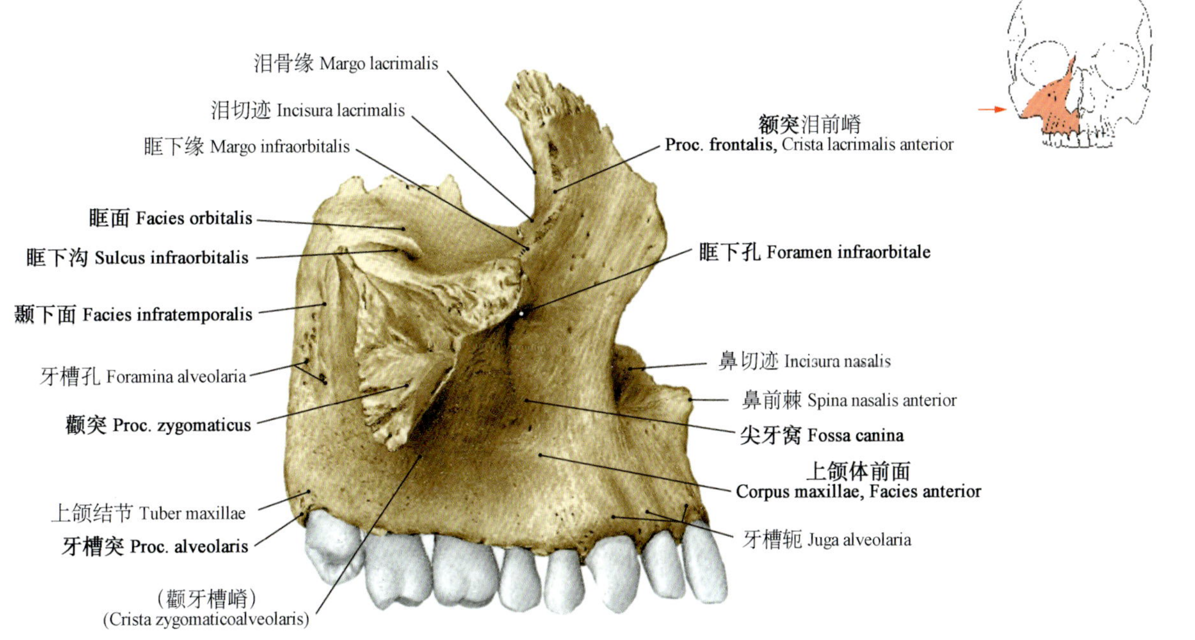

图 8.31　上颌骨(右侧,外侧面观)

上颌骨可分为上颌体(Corpus maxillae)、额突(Proc. frontalis,与额骨相联系)、颧突(Proc. zygomaticus,与颧骨共同形成颧弓)、腭突(Proc. palatinus,骨腭的前部,图 8.32)和牙槽突。牙槽突形成上颌骨的下缘,有包含牙根部的牙槽(Alveoli dentales),牙槽的突出前缘称为牙槽隆凸。上颌体在眶下缘的下方有眶下孔。

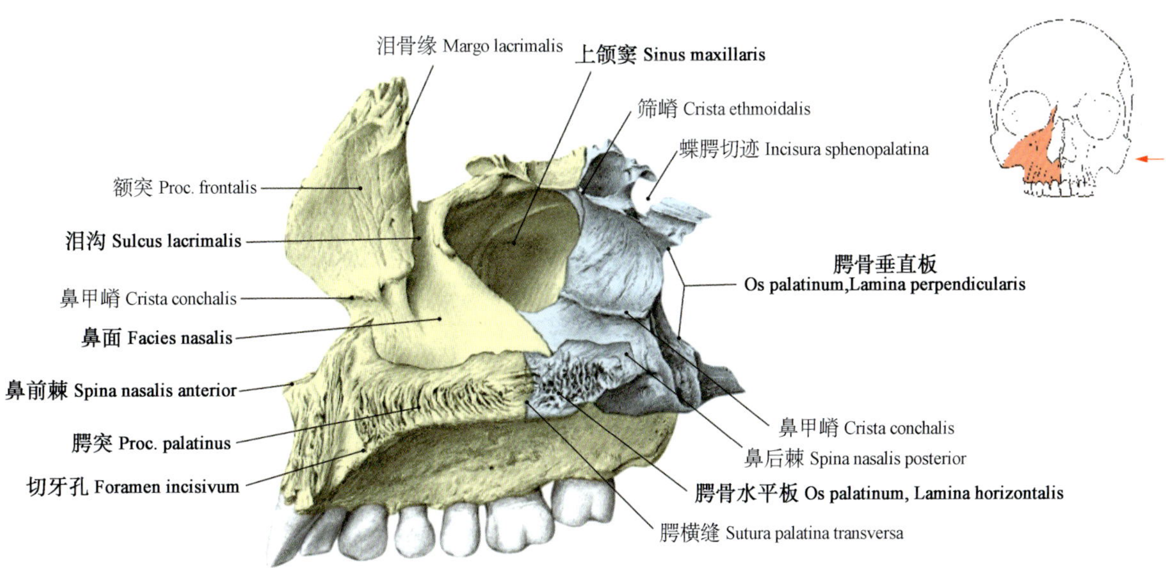

图 8.32　上颌骨和腭骨

右侧;内侧面观以示上颌窦;颜色比对见 p. Ⅷ。

上颌骨的后面是腭骨,由两块骨板组成:**水平板**构成腭(骨腭)的后部,**垂直板**垂直伸向上(垂直于水平板),构成上颌窦的后内侧缘。

(刘　芳　译)

鼻腔

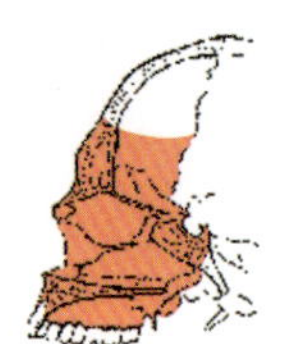

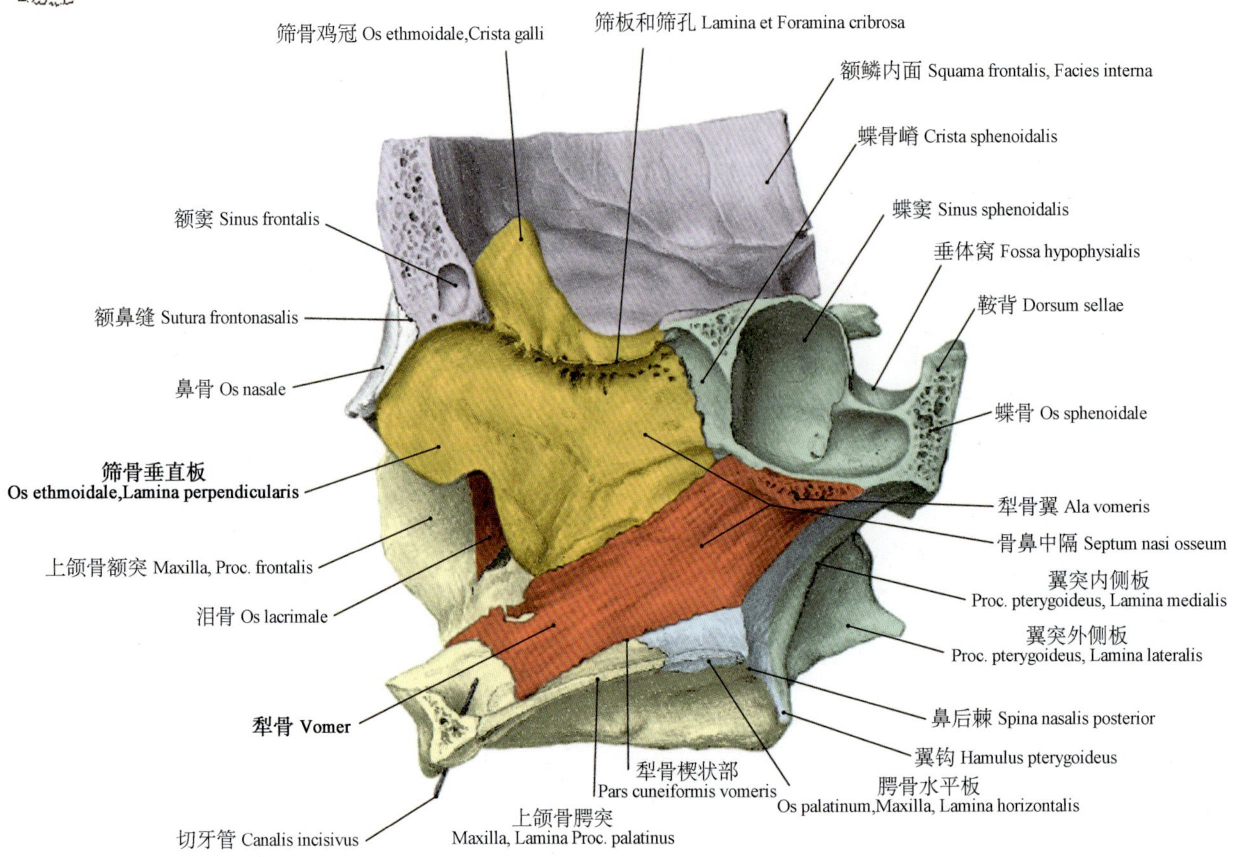

图 8.33　骨性鼻中隔

侧面观；颜色比对见 p. Ⅷ，骨性鼻中隔由筛骨垂直板和犁骨构成。

筛骨位于额骨和上颌骨之间，也与鼻骨、泪骨、蝶骨和腭骨相邻。筛骨向上伸出鸡冠，筛板构成了鼻腔的顶及颅前窝的底，有筛孔贯穿。筛骨的垂直板正对鸡冠的下方，把左、右筛窦隔开，构成了骨性鼻中隔的上部。

犁骨是骨性鼻中隔最大的构成部分，为扁平的不规则四边形骨；它上接筛骨垂直板，后借犁骨翼连蝶骨，下以犁骨楔状部邻接上颌骨的腭突和腭骨的水平板。

临床要点

鼻中隔偏曲可由鼻穿刺伤或者鼻部外力打击而引起，也可能是由面颅骨发育畸形所致。至少超过60％的人患有轻微的鼻中隔偏曲，该病主要是阻碍了鼻呼吸。鼻中隔偏曲引起的鼻呼吸障碍，使吸入的空气不能被温暖、净化和湿润，最终导致伴随打鼾的口呼吸频率增加和（或）更高的感染风险。鼻呼吸障碍使得鼻旁窦换气不足，进一步导致伴随后鼻滴涕的鼻窦炎，炎症下行可累及咽和支气管。在后续生活中，鼻中隔偏曲患者可能由于缺氧并发心血管疾病。

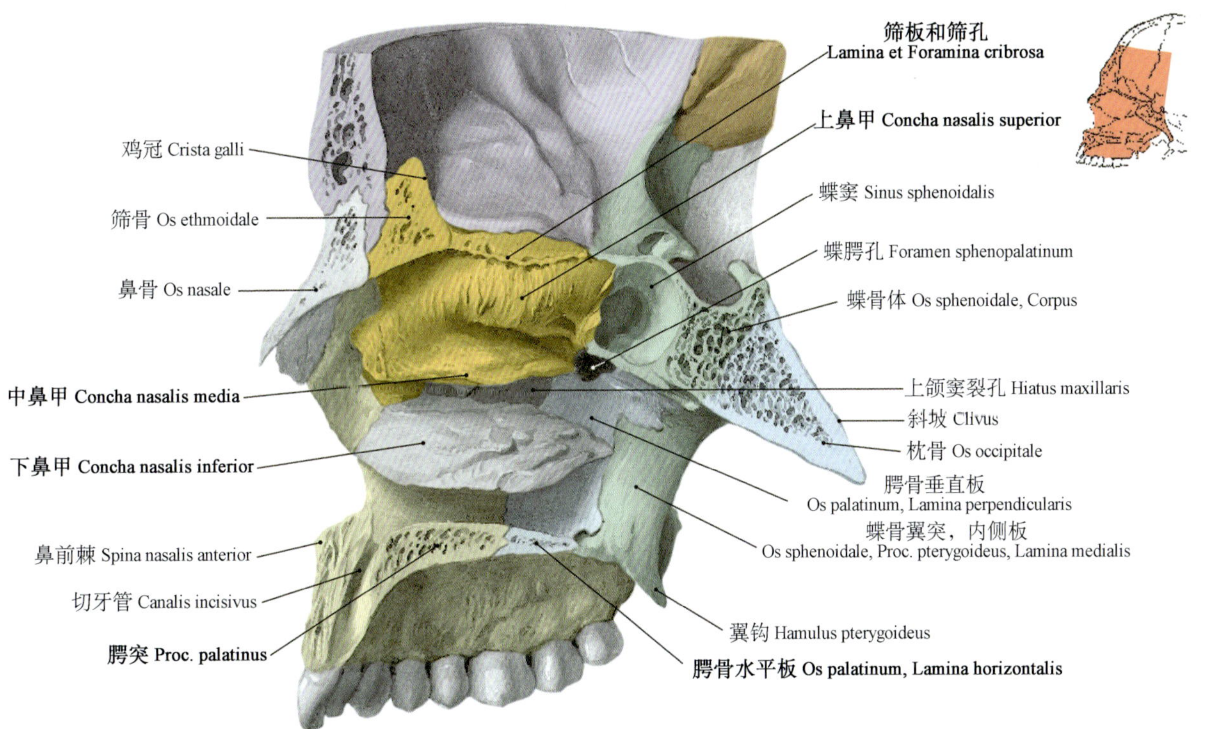

图 8.34 **鼻腔外侧壁**

右侧;左侧面观;颜色比对见 p. Ⅷ。

鼻腔外侧壁的结构显示,筛骨的筛板在上方构成了鼻腔的顶,筛骨发出上鼻甲(Concha nasalis superior)和中鼻甲(Conchanasalis media)。上鼻道位于上鼻甲和中鼻甲之间,再往下即为下鼻甲,下鼻甲是独立的骨而非筛骨的一部分。

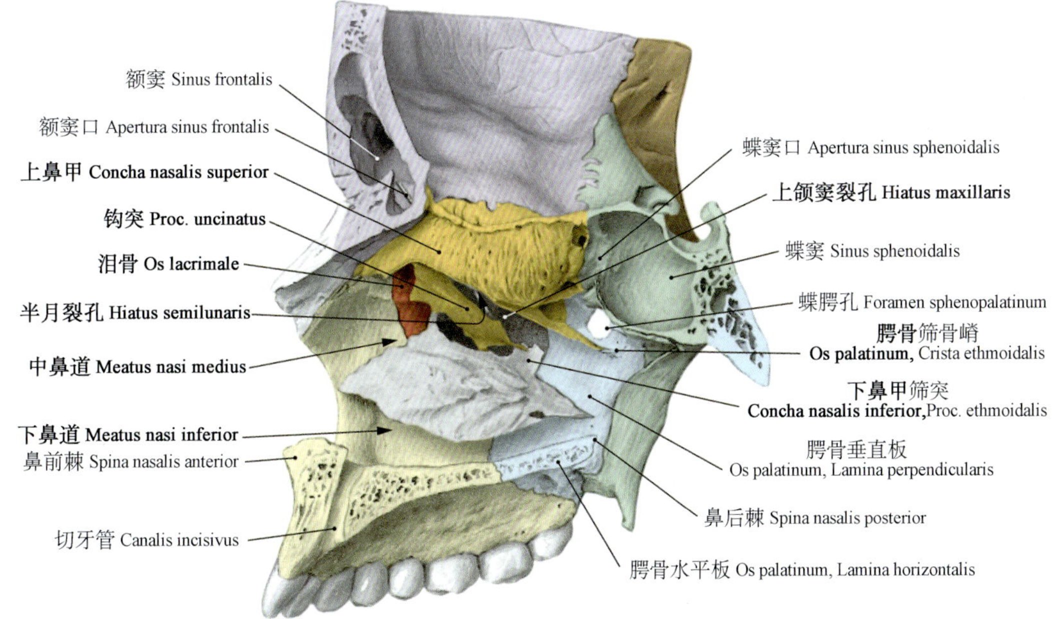

图 8.35 **鼻腔外侧壁**

右侧;移除中鼻甲后的内侧面观,颜色比对见 p. Ⅷ。

中鼻甲下方的一薄骨板为筛骨的钩突,**钩突**没有完全贴近上颌窦的内侧壁。在钩突的上方和下方有多个开口,其中就有上颌窦裂孔。

上颌骨和**腭骨**构成了鼻腔的底和部分外侧壁(腭骨水平板参与构成底,垂直板参与构成外侧壁)。**泪骨**也构成了鼻腔外侧壁的一部分,居于上颌窦前缘。下鼻甲附着于上颌骨、腭骨及泪骨,将鼻腔外侧壁分隔为位于其上方的中鼻道(Meatus nasi medius)及其下方的下鼻道(Meatus nasi inferior)。

硬腭

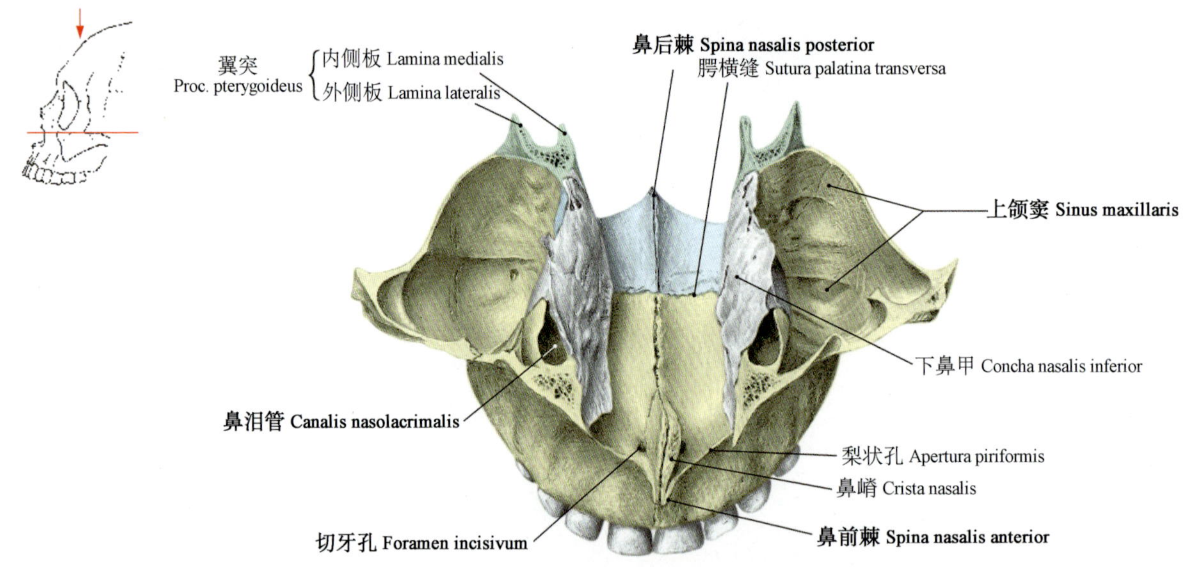

图 8.36 硬腭、上颌窦和下鼻甲(上面观,颜色比对见 p. Ⅷ)

硬腭是由上颌骨和腭骨形成的水平骨板,将口腔和鼻腔分隔开,在切牙孔处二者相通。该图显示了鼻腔的底以及位于鼻腔外侧的上颌窦。

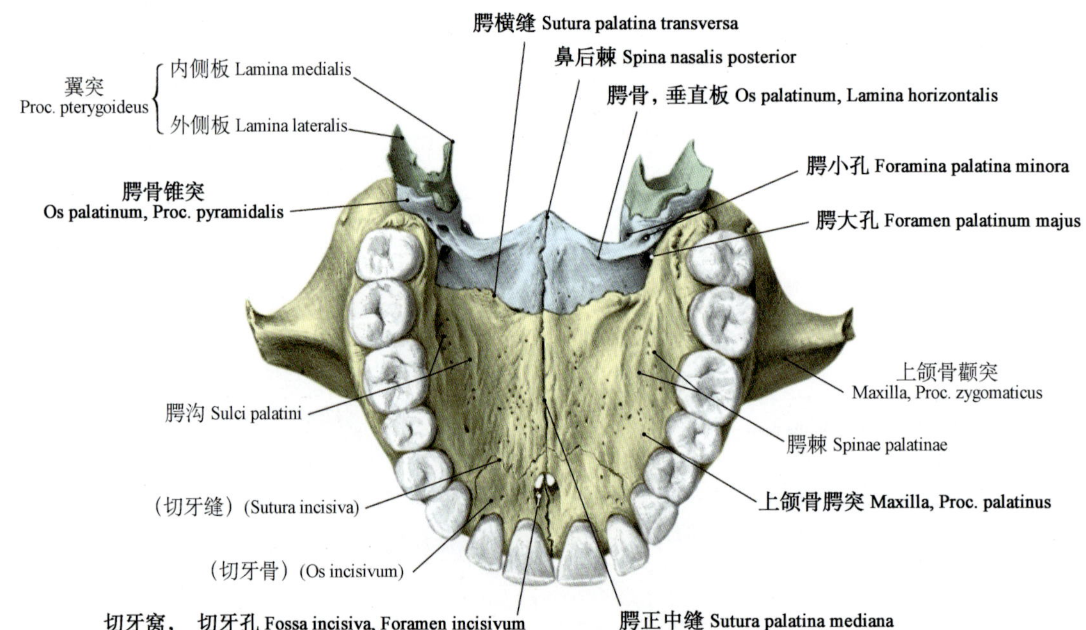

图 8.37 硬腭(下面观,颜色比对见 p. Ⅷ)

硬腭是**前颅底**的一部分,牙嵌合于上颌牙槽弓,从前方和两侧围绕着硬腭。硬腭包括前部的上颌骨腭突和后部的腭骨水平板。两侧上颌骨**腭突**在中线附近通过腭正中缝彼此相连,后端经腭横缝与两腭骨邻接;两侧腭骨的**水平板**在中线附近通过腭骨间缝(腭正中缝的延续)彼此相接。

切牙窝位于切牙后方、正中线的前部,由此可进入切牙孔和切牙管。在靠近硬腭后外侧缘处,两侧均有**腭大孔**,由此可进入腭大管。在腭骨锥突处有**腭小孔**,由此可进入腭小管。**鼻后棘**是硬腭在正中线上向后伸出的一个尖突。

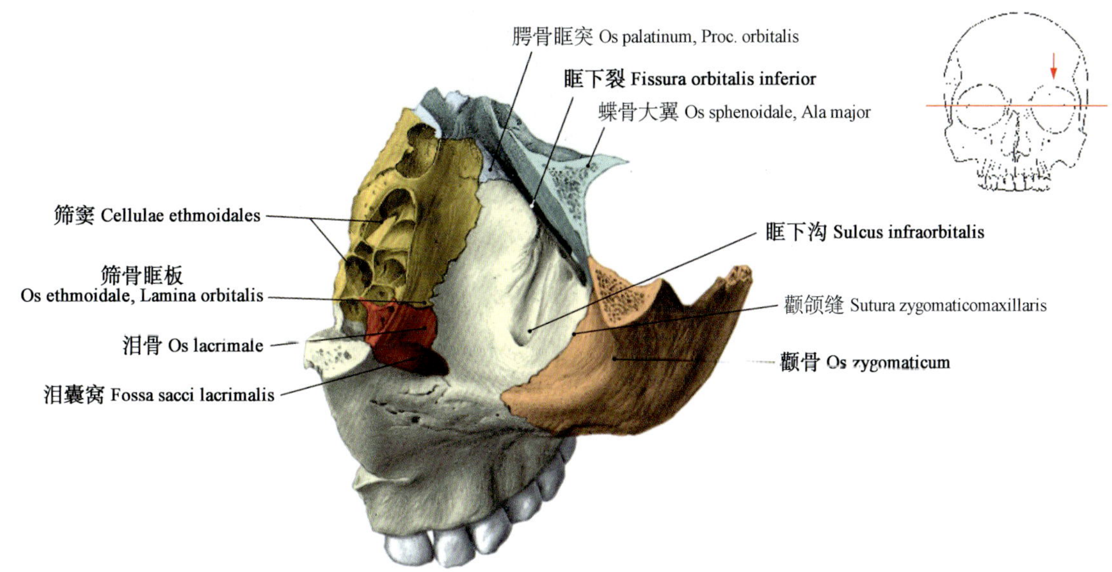

图 8.38 眶下壁

左侧，上面观，颜色比对见 p. Ⅷ。

眶下壁是上颌窦的顶，其内有眶下沟，眶下沟向前以一骨性管道经眶下壁前部下方开口于眶下孔，眶下沟(管)内有眶下神经和眶下血管走行。眶下壁的外侧部由颧骨构成，内侧部由腭骨的眶突、筛骨的眶板及泪骨构成。泪骨和上颌骨共同形成泪囊窝，其内容纳泪囊。眶腔的内容见图 9.9 至图 9.13。

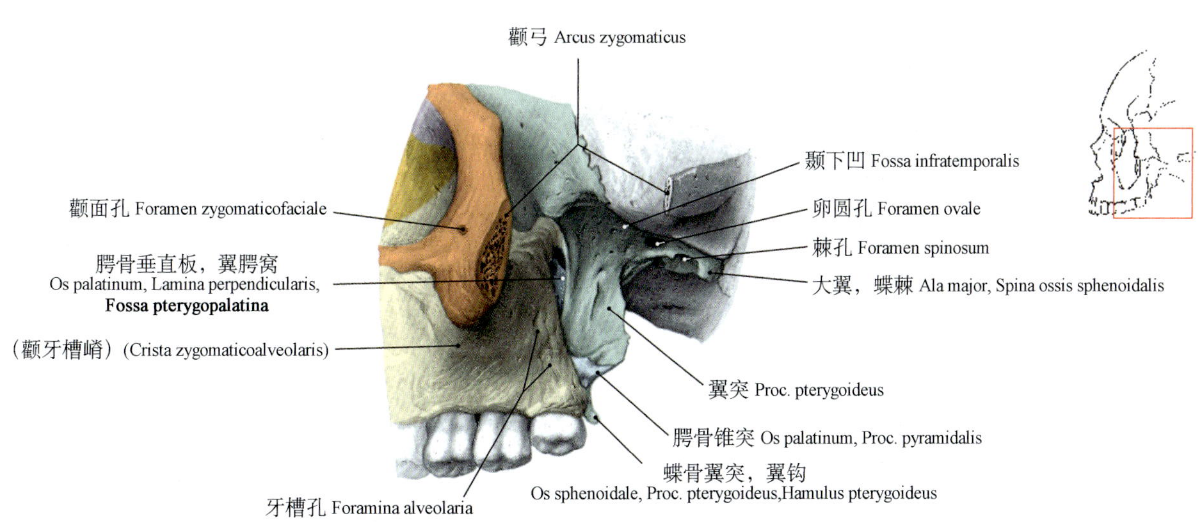

图 8.39 翼腭窝

左侧；外侧面观，颜色比对见 p. Ⅷ。

翼腭窝是颞下窝向内侧的延续，由上颌骨、腭骨和蝶骨围成。它在颅中窝和眶、鼻之间形成一个**中继通道**，容纳许多神经和血管，为上述腔内结构提供神经和血管(见第 96,97 页)。

在这一区域进行肿瘤手术时，如鼻咽纤维瘤，通常可以从外侧**进入翼腭窝**。

眶

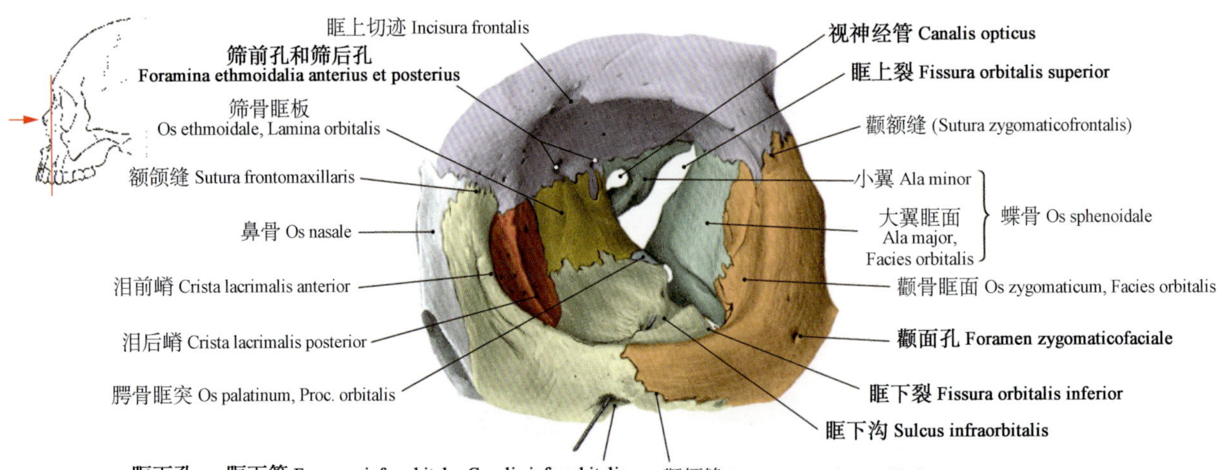

图 8.40 眶

左侧：前面观，探针通过眶下管，彩色图例见 p. Ⅷ。

眶由额骨、筛骨、泪骨、腭骨、蝶骨、颧骨和上颌骨围成，其开口有眶上裂、眶下裂、视神经管、筛前孔和筛后孔。在眶下壁的后部有眶下沟，眶下沟向前延续为眶下管，眶下管则开口于眶下缘下方的眶下孔。在眶的外侧，于颧骨上通常可见颧面孔。眶腔的内容→图 9.9～图 9.13。

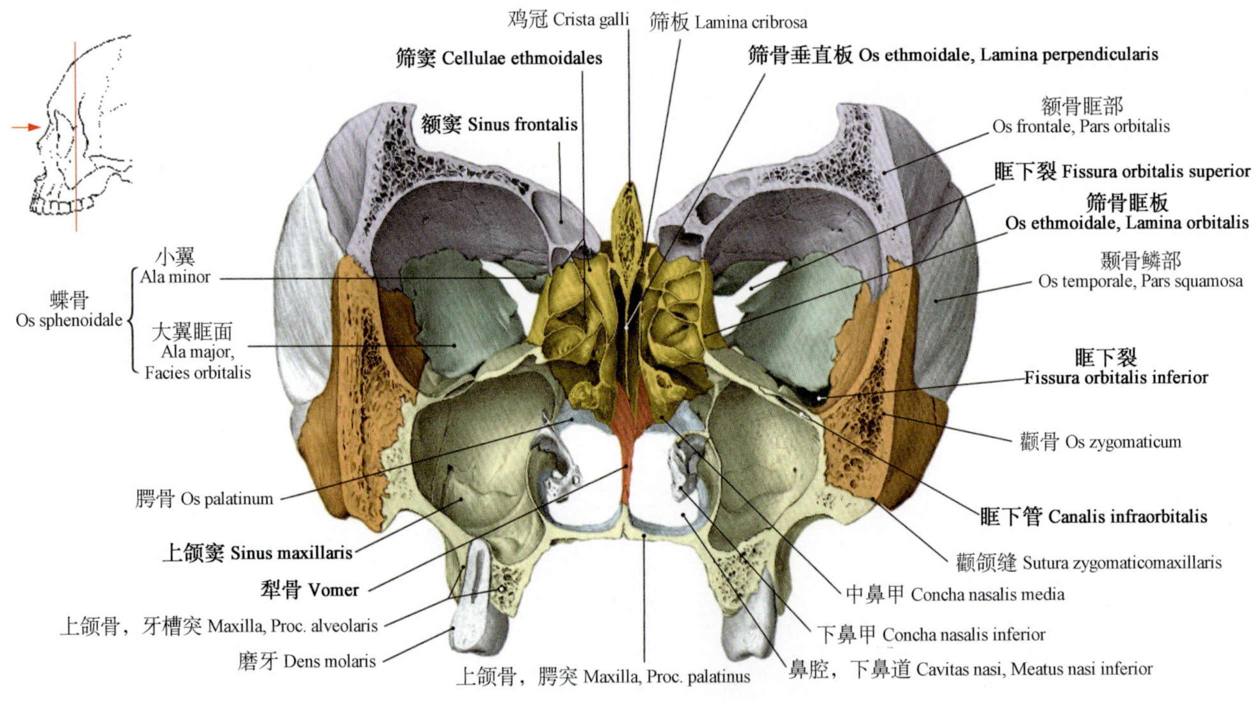

图 8.41 面颅

经眶的冠状断面，前面观，颜色比对见 p. Ⅷ。

筛骨不成对，内有前筛窦和后筛窦，筛骨垂直板就位于鸡冠的下方，将筛骨迷路分隔为左、右两部分，构成了骨性鼻中隔的上部。犁骨与筛骨垂直板的后缘相接。非薄的**眶板**构成了筛窦的外侧壁及眶内侧壁的大部分，眶板通常也被称为**纸样板**。眶的正下方为上颌窦，在上颌窦的顶，也就是眶下壁，可见眶下管。筛板的高度明显低于眶上壁。眶腔的内容见图 9.9～图 9.13。

（译者注：筛骨应列为脑颅骨。）

临床要点

由于筛骨的眶板（纸样板）很薄，且位于**筛窦**和眶之间，因此**炎症**很容易从筛窦蔓延至眶腔，从而引起眶腔蜂窝织炎。在图 8.41 中可见一磨牙根部非常靠近上颌窦，第 2 前磨牙和(或)第 1 磨牙的炎症可引起上颌窦(Sinusitis maxillaris)牙源性炎症。

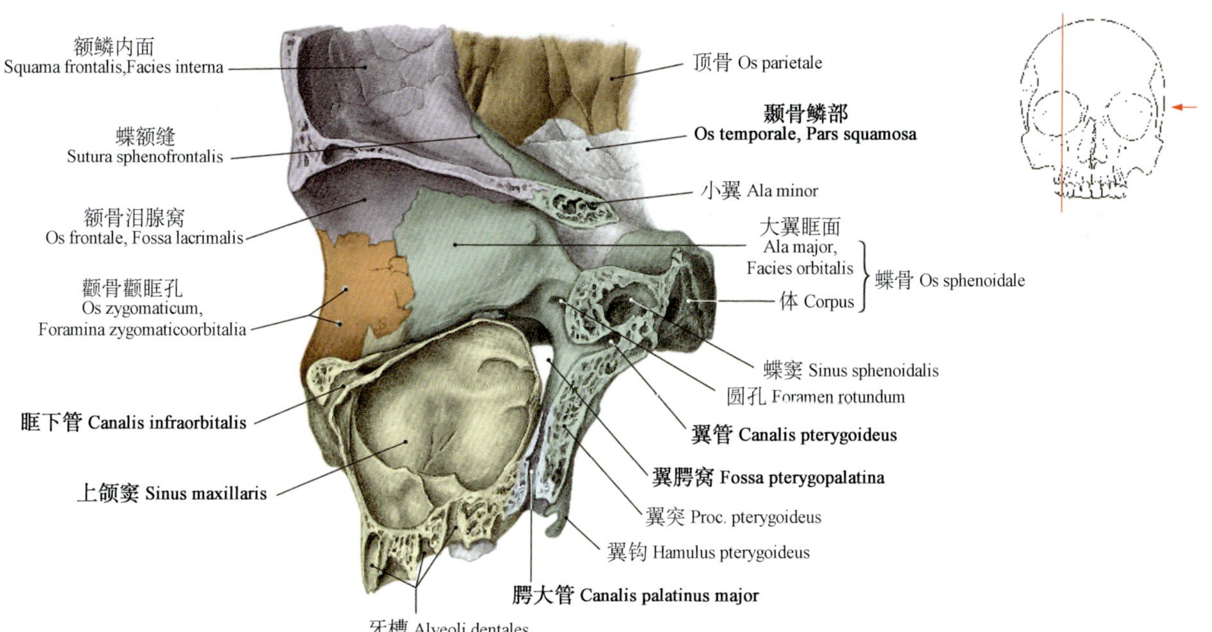

图 8.42 眶的外侧壁

右侧，内侧面观，颜色比对见 p. Ⅷ。

眶的外侧壁由颧骨、额骨、蝶骨和上颌骨构成。眶下壁是分隔眶和上颌窦的一层很薄的骨板，眶下管即走行在该骨板的前 1/3 段内。翼腭窝邻接上颌窦的后面，其向外侧通连颞下窝，向上通连眶腔，向下借腭大管与口腔相通。翼管从颅后通入翼腭窝。

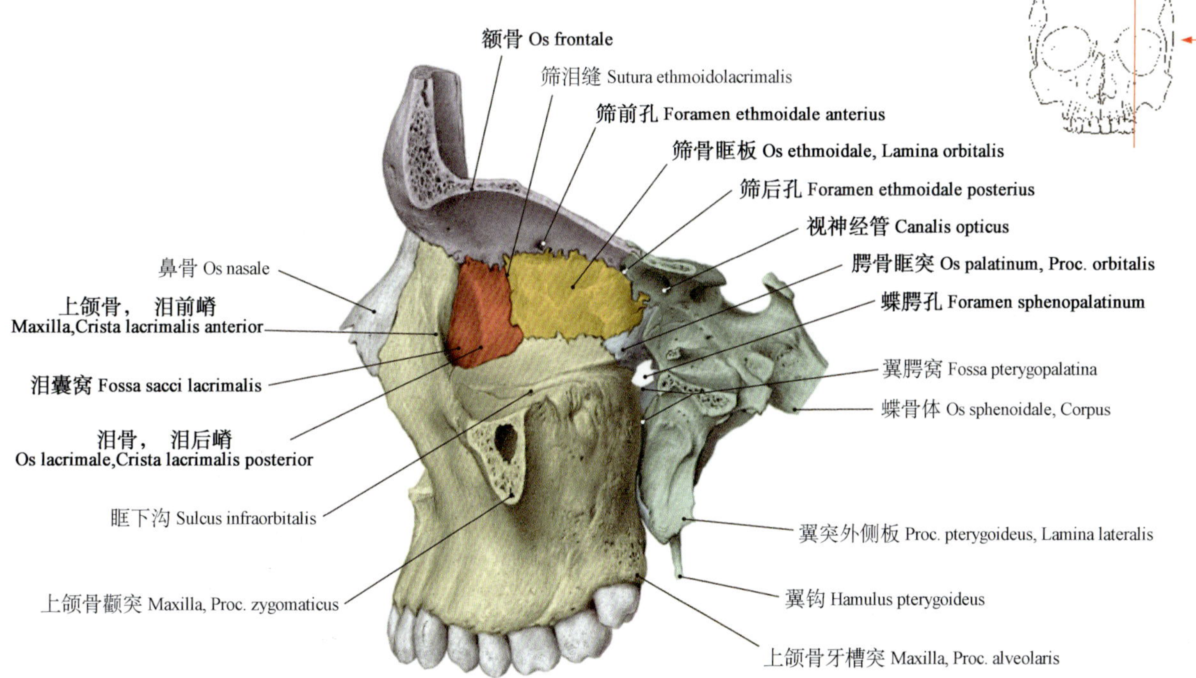

图 8.43 眶的内侧壁

左侧，外侧面观，颜色比对见 p. Ⅷ。

泪骨、上颌骨和额骨构成了眶内侧壁的前部，而后部由位于额骨和上颌骨之间的筛骨眶板（纸样板）、腭骨眶突及蝶骨构成。上颌骨的泪前嵴和泪骨的泪后嵴共同围成一凹窝（泪囊窝）容纳泪囊，在眶的内侧壁上有筛前孔、筛后孔及视神经管，在翼腭窝的正上方有蝶腭孔。

蝶骨

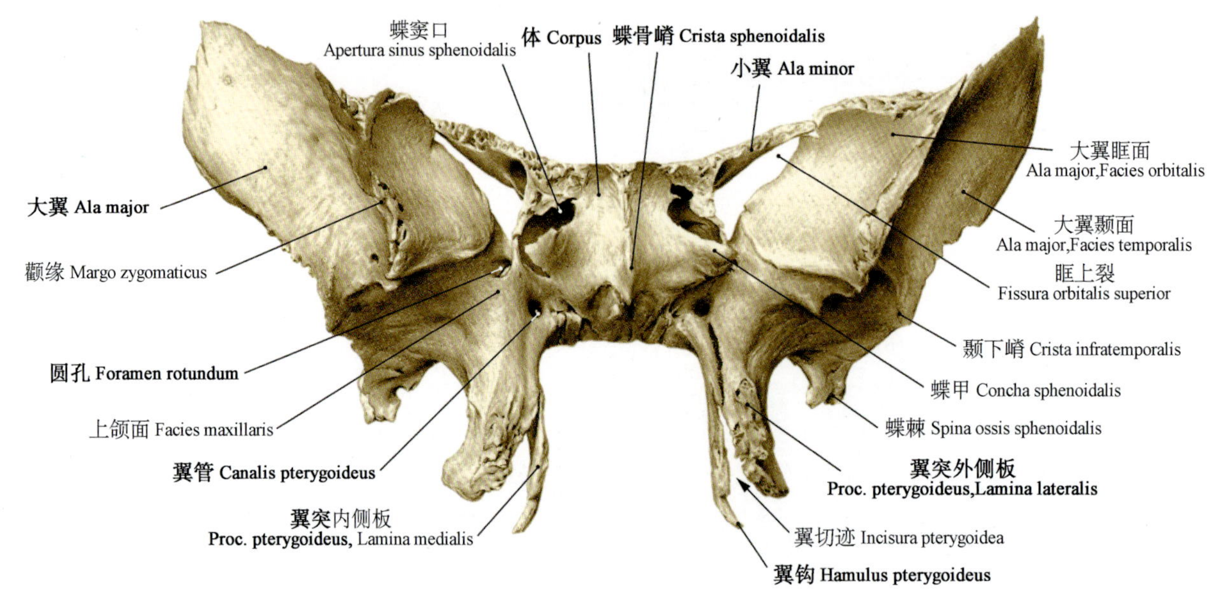

图 8.44 **蝶骨(前面观)**

蝶骨不成对，连接着面颅骨和脑颅骨。自蝶骨体向外侧伸出两对翅膀(翼)，上方的一对是**小翼**，下方的一对是**大翼**。蝶骨体向下方伸出**翼突**(Procc. pterygoidei)。在蝶骨体中央有蝶窦(Sinus sphenoidales)，蝶骨体的前部被蝶骨嵴分为两半。

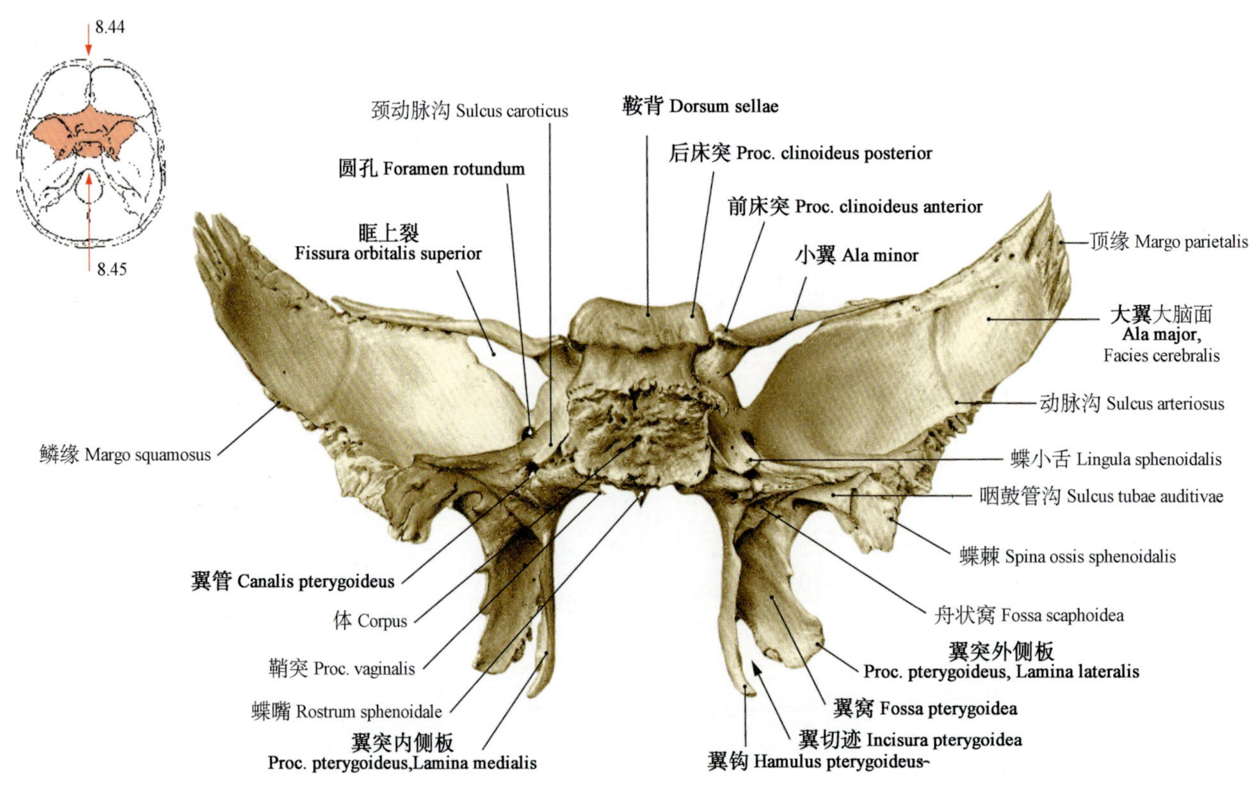

图 8.45 **蝶骨(后面观)**

蝶骨小翼和大翼围成了**眶上裂**，每侧的翼突分为较小的翼突内侧板和较大的翼突外侧板，翼突内、外侧板之间有翼窝，并借**翼切迹**相分隔。翼突内侧板向下延伸为**翼钩**，在其基部，翼管穿蝶骨开口于翼腭窝。

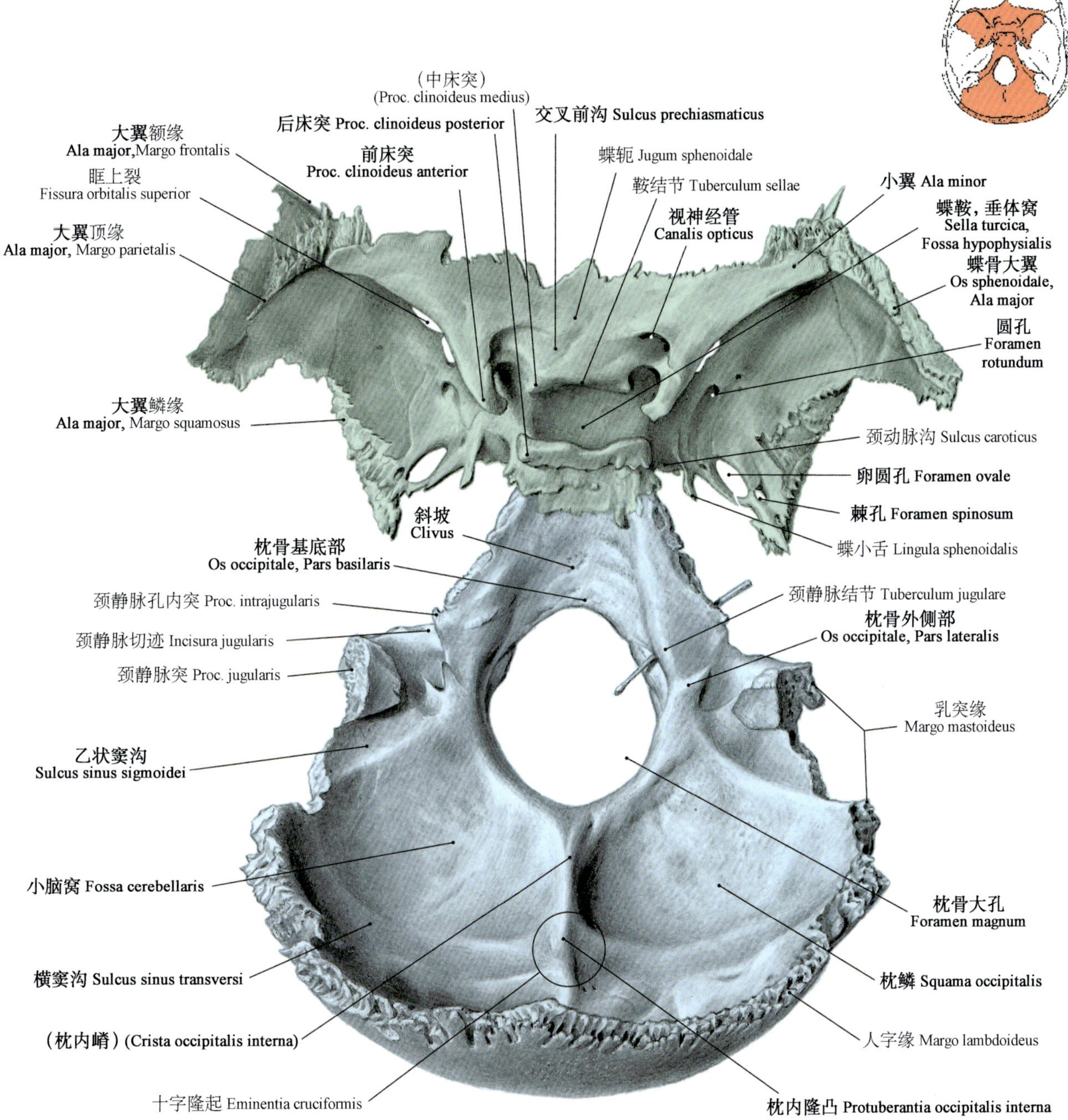

图 8.46 **蝶骨和枕骨(上面观,颜色比对见 p. Ⅷ)**

蝶骨的中心为包含垂体窝的蝶鞍。鞍结节向两侧伸出中床突,形成垂体窝的前缘;交叉前沟和蝶轭位于鞍结节的前方。蝶鞍的后部由斜坡形成,其上缘向两侧抬高至后床突。视神经管在蝶鞍区穿经蝶骨小翼的前缘,圆孔、卵圆孔和棘孔以由前向后的方向依次穿经两侧的蝶骨大翼。

枕骨不成对,包括枕鳞、2 个侧部及基底部,这 4 个部分围成了**枕骨大孔**。在枕鳞的内表面,可见上矢状窦沟和横窦沟交汇于枕内隆凸,另外在左、右两边还可见乙状窦沟和枕窦沟;在枕内隆凸的上方和下方,分别可见大脑窝和小脑窝。蝶骨体和枕骨基底部共同构成了斜坡。

颞骨

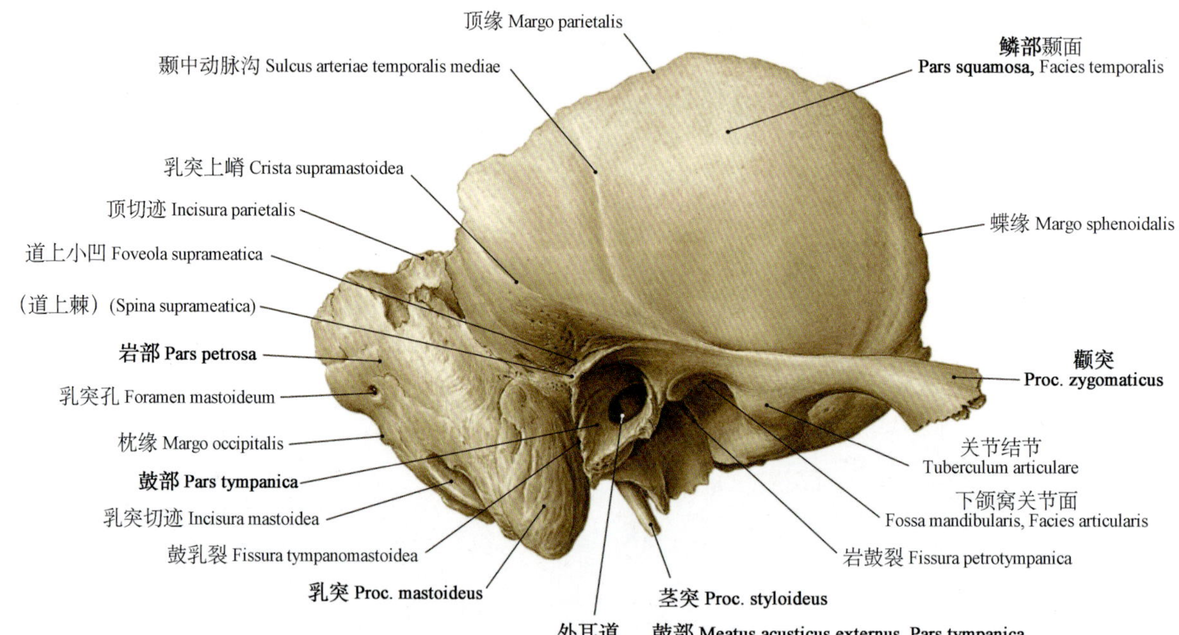

图 8.47 **颞骨(右侧,外侧面观)**

颞骨成对,既属于脑颅骨也属于面颅骨,它是颅底和颅腔外侧壁的组成部分。颞骨可分为 3 部分:鳞部、鼓部和岩部。

鳞部呈鳞片状,在顶缘处与顶骨相邻接,在外耳道的前方和上方,向前伸出颧突。

岩部邻接顶骨和枕骨,其外侧中央为外耳道开口,其后下部为乳突,其内有中耳和内耳(图中看不到)。进入中耳和内耳的路径有:内耳道(见第 20 页)、茎乳孔(见第 21 页)、肌咽鼓管(→图 10.29 和图 10.40)。

鼓部构成外耳道的骨壁,它是位于鳞部和岩部的一个环行结构。鼓部从前方、下方和后方围绕外耳道,并延伸至鼓膜(→图 10.15 和→图 10.23)。

(译者注:颞骨应为脑颅骨。)

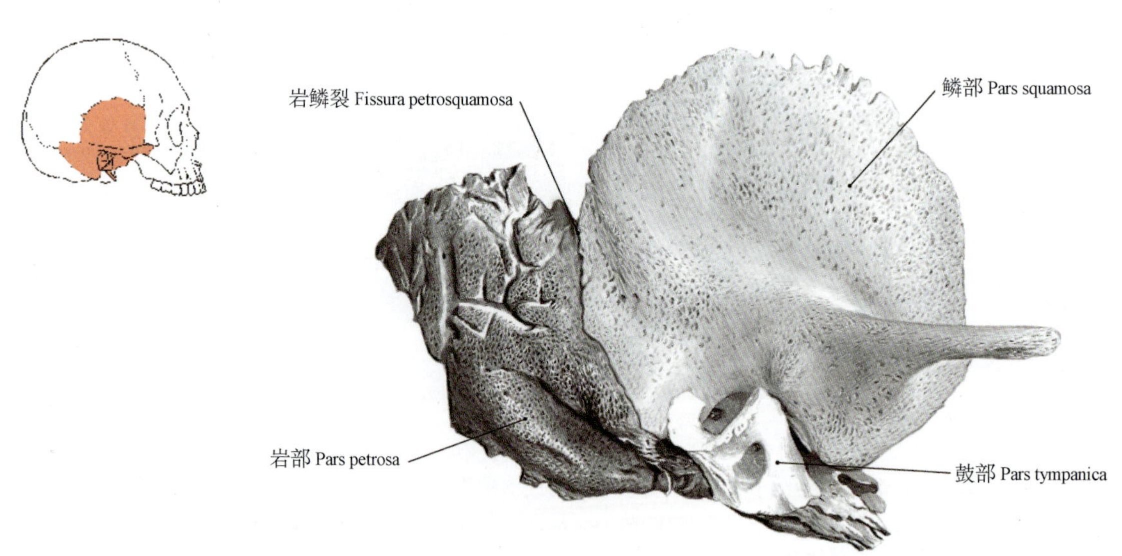

图 8.48 **新生儿颞骨示意图**

右侧,外侧面观,颜色比对见 p. Ⅷ。

该图显示了颞骨的 3 个不同组成部分:鳞部、岩部和鼓部。

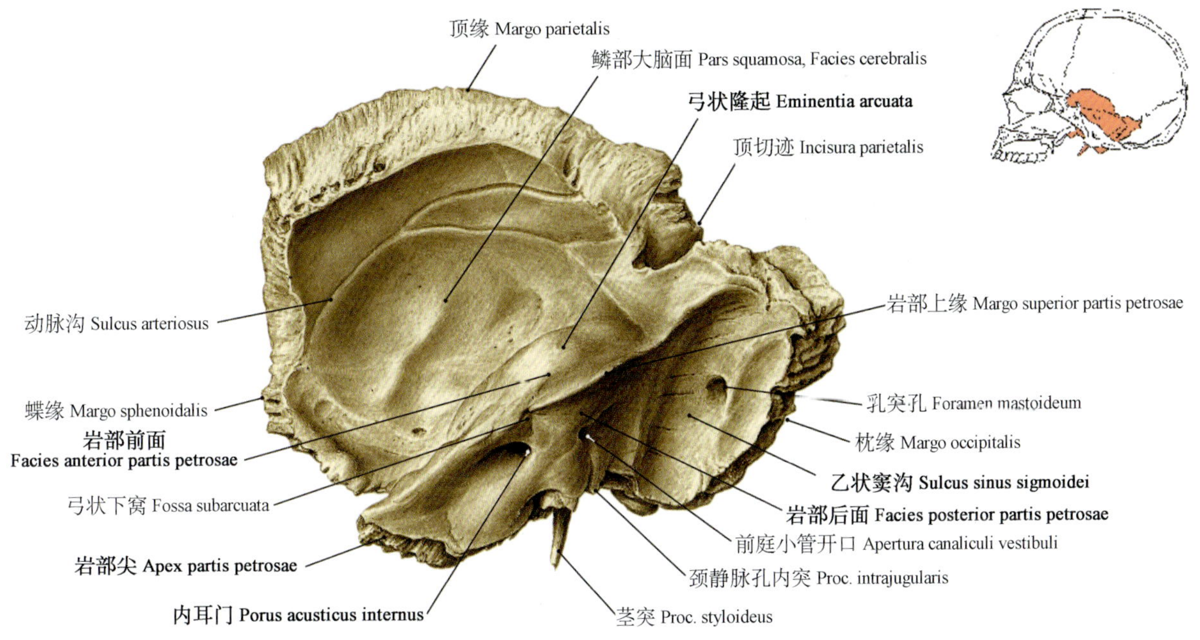

图 8.49 **颞骨(右侧,内面观)**

颞骨岩部呈棱锥形,其尖部(Apex parties petrosae)指向前内,基部对着乳突。岩部前面正对颅中窝,突出形成弓状隆起;在岩部后面,可见有内耳道的入口**内耳门**。颞骨岩部的后面有乙状窦沟,此处可见**乳突孔**。在枕鳞的内面(大脑面)可见脑膜中动脉形成的动脉沟。

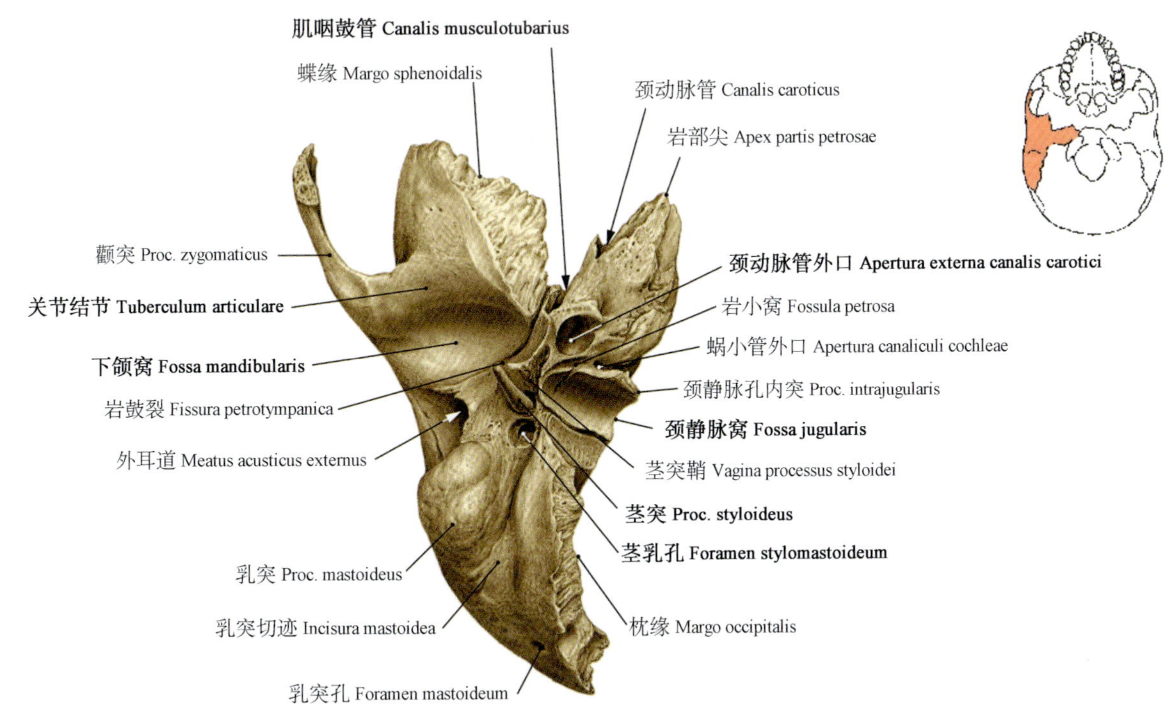

图 8.50 **颞骨(右侧,下面观)**

颞骨的下面凹向**颈静脉窝**,此窝与枕骨共同围成颈静脉孔。在枕鳞与岩部的切迹处可见肌咽鼓管的起始端;此外,在颞骨的下面还可见颈动脉管外口和茎突,**茎乳孔**开口于后外侧。在外耳道的前方有鳞部形成的**下颌窝**,该窝的前部由关节结节围成。

下颌骨

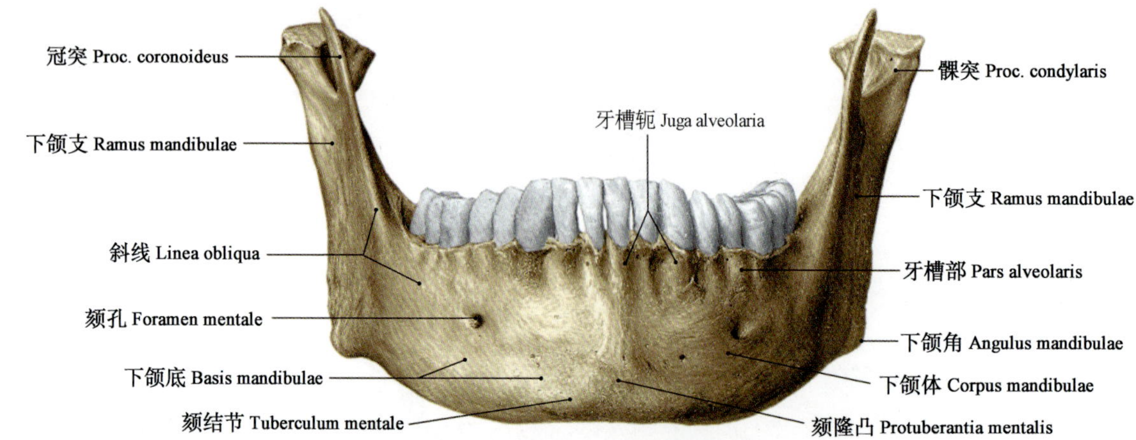

图 8.51 **下颌骨(前面观)**

下颌骨不成对,包括一体(下颌体)两支(下颌支),每个下颌支分出**冠突**和**髁突**。下颌体包括底部和牙槽部,其中牙槽部借斜向前下方的斜线与冠突相分隔。在牙槽部的前方为颏部(Menta),其上有颏隆凸、两侧的颏结节(Tubercula mentalia)和颏孔。

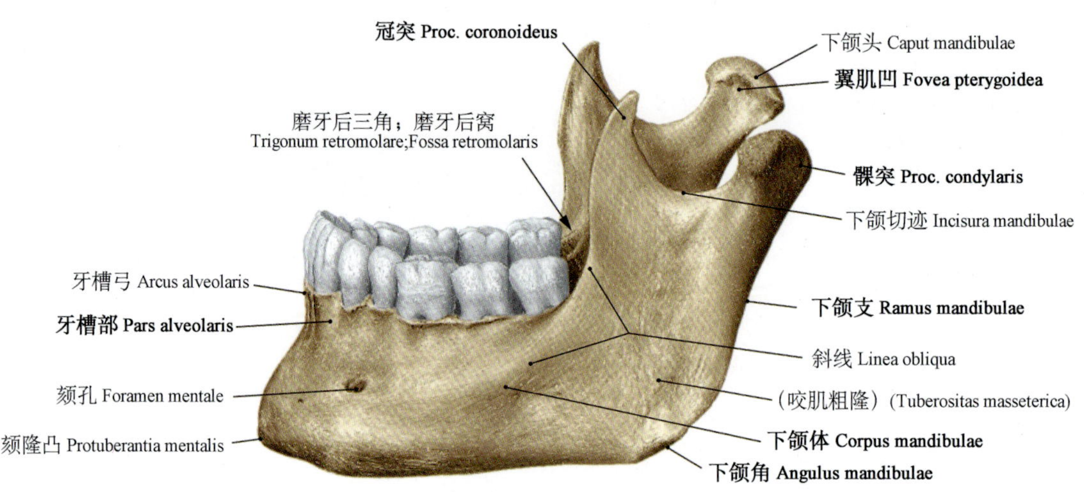

图 8.52 **下颌骨(外侧面观)**

下颌体和下颌支合并于下颌角,髁突上有**下颌头**。

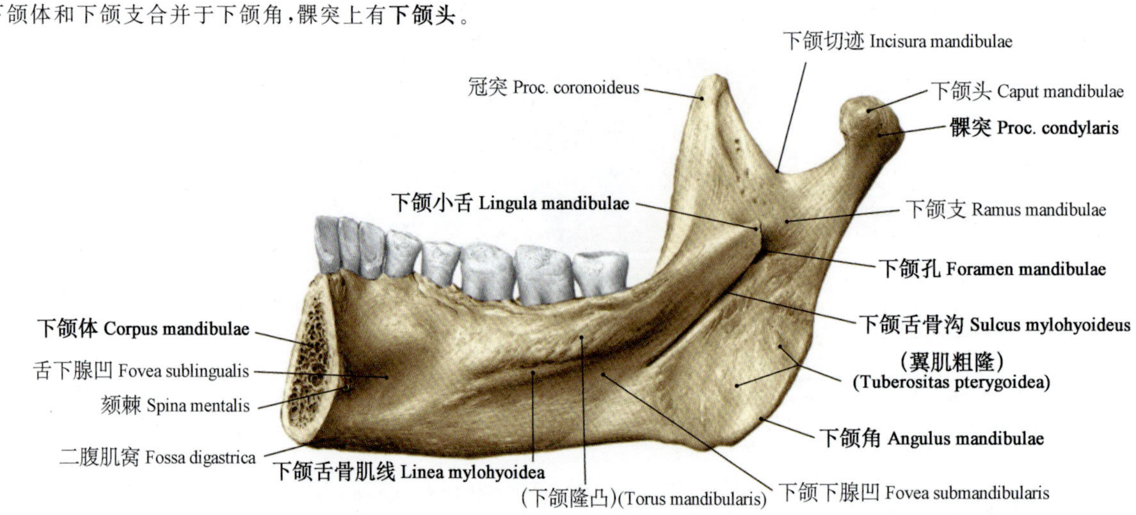

图 8.53 **下颌骨(内面观)**

下颌孔位于下颌支的内面。在下颌孔的前方,**下颌舌骨肌线**形成一“平台”样突壁,此处为下颌舌骨肌的附着点,也标志着口底的平面。

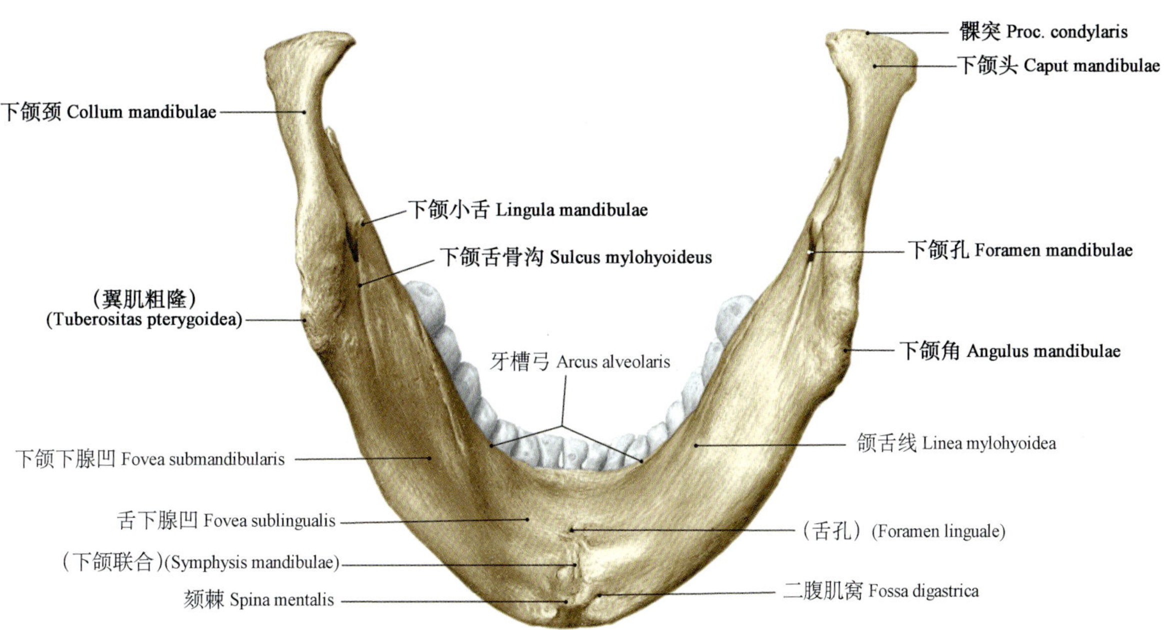

图 8.54 **下颌骨(下面观)**

颏棘位于下颌骨的内面近中线处，在其外侧下方的骨面凹陷形成二腹肌窝，上方的骨面则凹陷形成两侧的舌下腺凹和下颌下腺凹。在下颌角的内面可见**翼肌粗隆**。

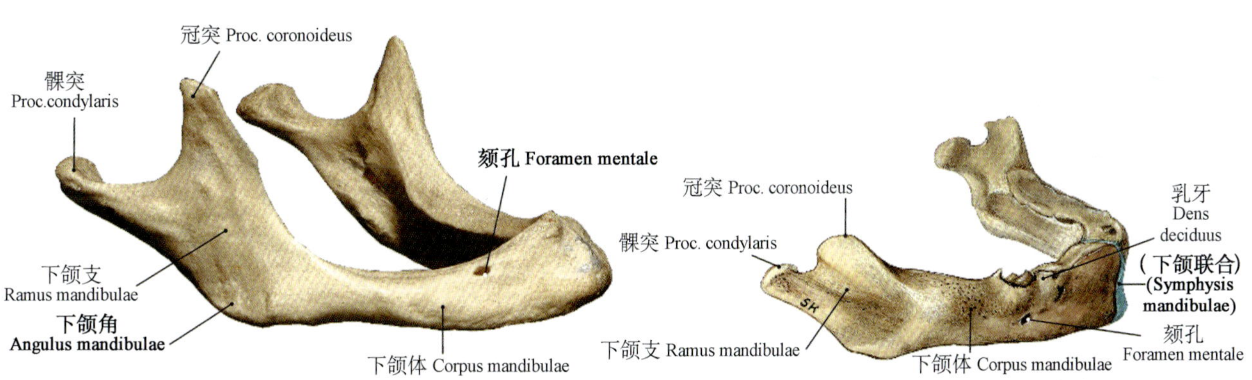

图 8.55 **老年人的下颌骨**

牙的缺失特别在高龄者可导致下颌骨**牙槽部退化**，随着退化程度的加剧，颏孔可位于无牙下颌骨的上缘。无牙下颌的**下颌角**比有牙者更宽。

图 8.56 **新生儿下颌骨[L238]**

在新生儿，下颌骨左、右半通过**下颌联合**相连接。下颌体和下颌支之间的角度仍很大。

临床要点

除了鼻易骨折外，下颌骨由于其位置显露的原因，也常发生骨折。下颌骨U形的结构是其发生多种类型骨折的原因，特别是在尖牙和第3磨牙平面。下颌骨骨折后淤血聚集于口底的疏松组织，导致皮下出现小出血点(瘀斑)，这是下颌骨骨折的一个典型症状。**牙缺失**后若无更换，将导致所在区域的下颌骨牙槽部退化。若牙槽部退化严重，安装假牙会非常困难，常需要重构牙槽骨才能成功安装。

颞下颌关节

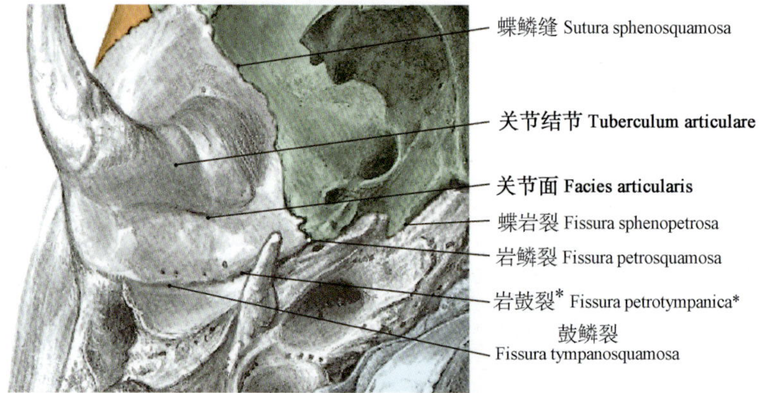

图 8.57 颞下颌关节的关节窝和关节头

右侧，下面观，颜色比对见 p. Ⅷ。

图中显示了下颌窝的关节面，正常情况下其上覆有一层透明关节软骨。关节面前方是关节结节，其上亦覆有透明软骨（结节斜面）。在关节窝的后 1/3 区域，颞骨鳞部和岩部相连接，颞骨向内侧与蝶骨相邻接。在该区域有**3 个裂隙**。

- 外侧的鼓鳞裂。
- 中间的岩鼓裂（* Glaserian 裂）。
- 内侧的蝶岩裂，鼓索自此离开颅底。

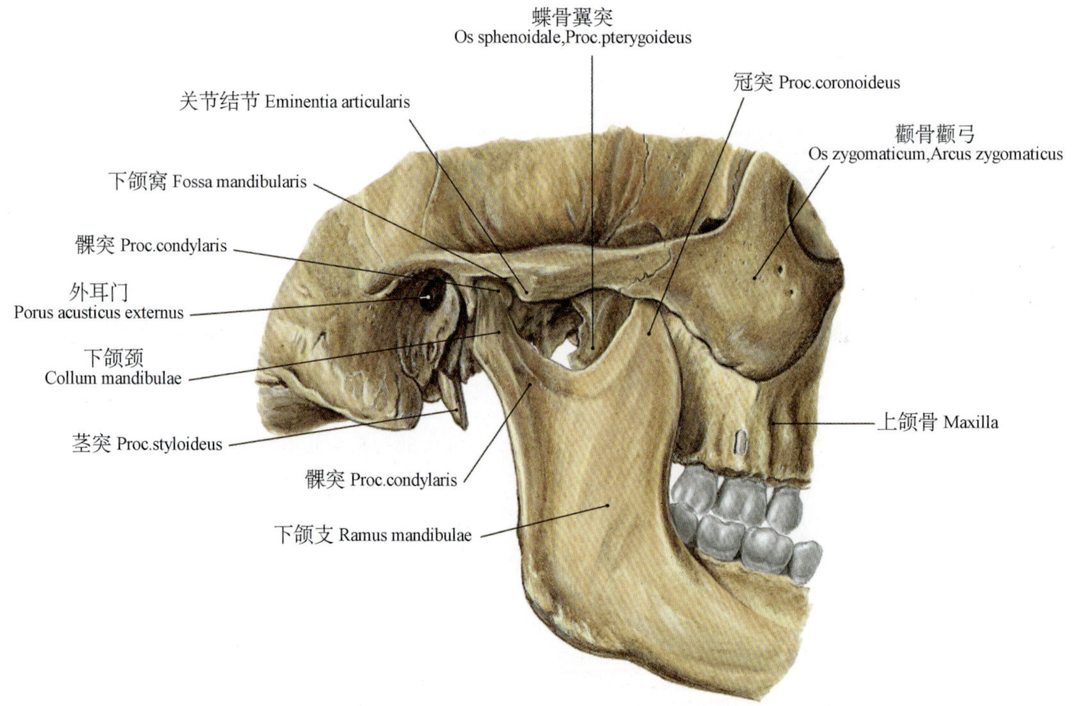

图 8.58 颞下颌关节（右侧，外侧面观）

下颌骨的髁突位于颞骨的下颌窝内，髁突的前方是关节结节，在其后方是外耳道的骨性部分，在下颌窝的上方是颅中窝。

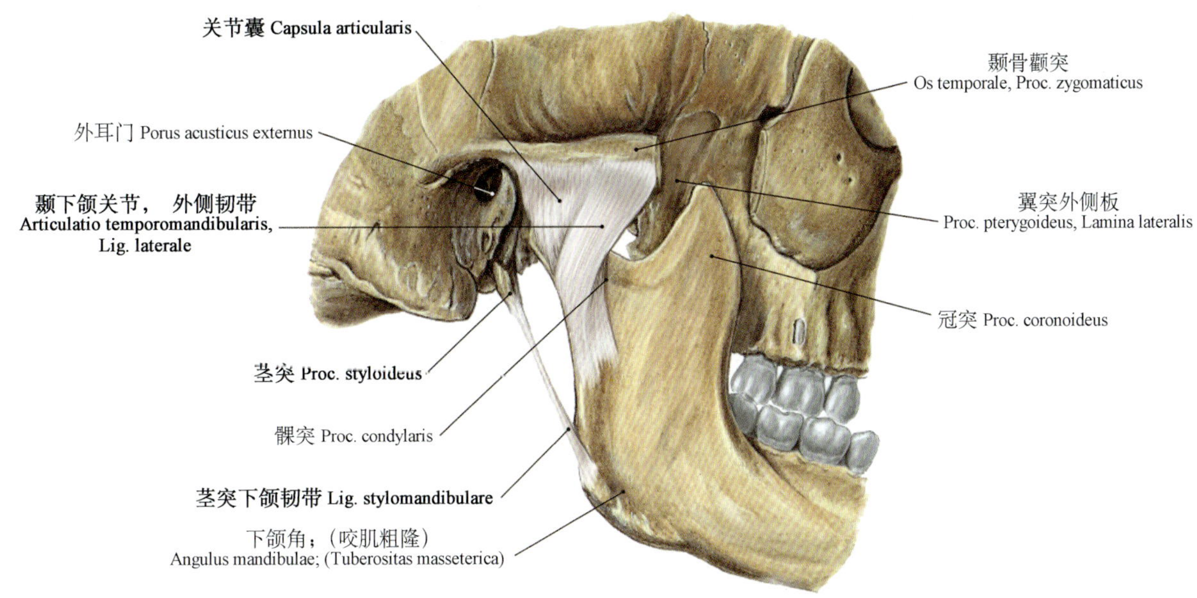

图 8.59 **颞下颌关节(右侧,外侧面观)**

颞下颌关节外包有宽大的关节囊(Capsula articularis),其呈漏斗形,自颞骨延伸至下颌骨髁突。关节囊的外侧和前方有外侧韧带加强,该韧带自颧弓斜行向下至下颌颈。在关节内部(图中未显示),结缔组织形成可变的内侧韧带,外侧韧带和内侧韧带(就其形成而言)与关节稳定和约束边缘运动有关,特别是向后的运动,外侧韧带还可稳定工作侧的髁突。**茎突下颌韧带**起自茎突,行于下颌支的后缘,该韧带通常较薄弱。其与**蝶下颌韧带**共同限制接近最大张口位时下颌的过度运动(→图 8.60)。

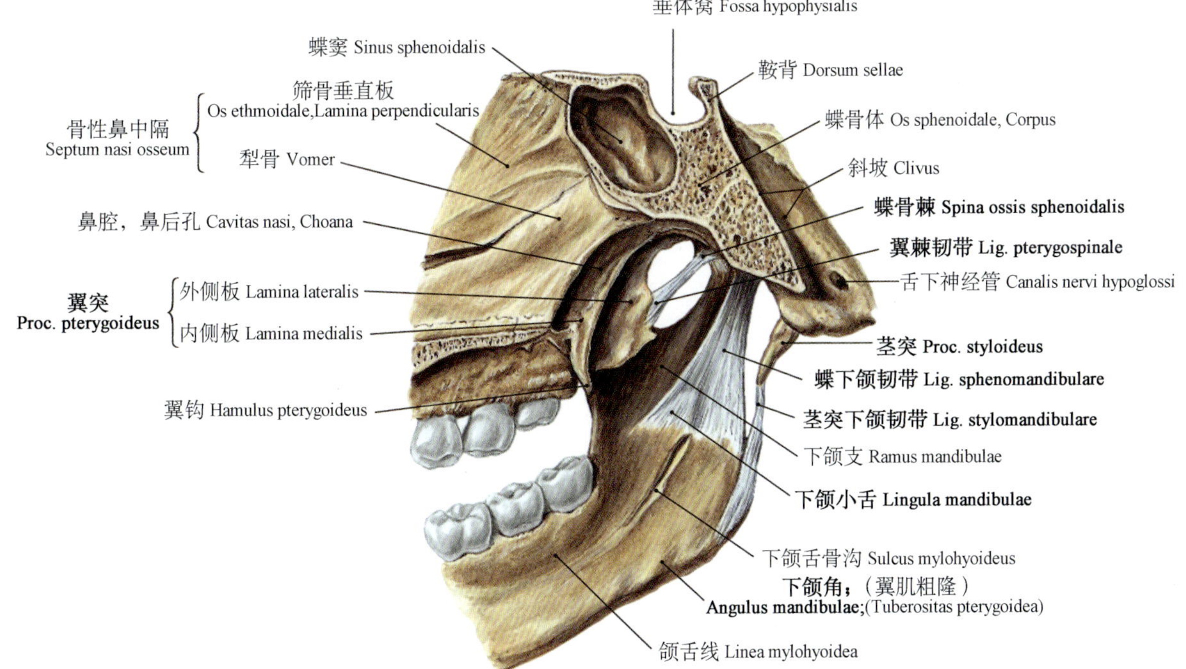

图 8.60 **茎突下颌韧带和蝶下颌韧带(右侧,内侧面观)**

茎突下颌韧带和蝶下颌韧带均影响颞下颌关节**运动**,但它们不与关节囊相连。强韧的**蝶下颌韧带**起于蝶棘,行于翼内、外肌之间,止于下颌小舌,在止点处其呈扇形附着于下颌孔的上方。**茎突下颌韧带**起于茎突,止于下颌角。上述两韧带共同限制下颌接近张口终末位或最大张口位的**运动**。**翼棘韧带**不与颞下颌关节相连,也不影响关节的运动,该韧带起自蝶棘止于翼突外侧板,对关节有**稳定**功能。

颞下颌关节

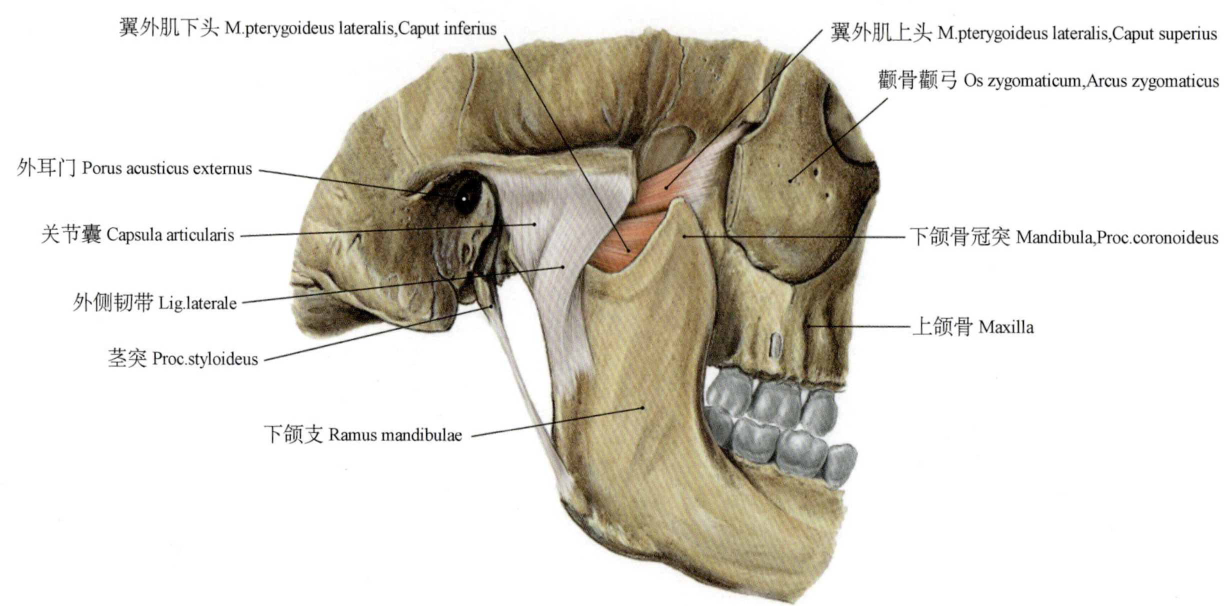

图 8.61 颞下颌关节(右侧,外侧面观)
翼外肌直接与颞下颌关节相连,其上头和下头肌束行向关节囊的前部,位于外侧韧带的后内侧。

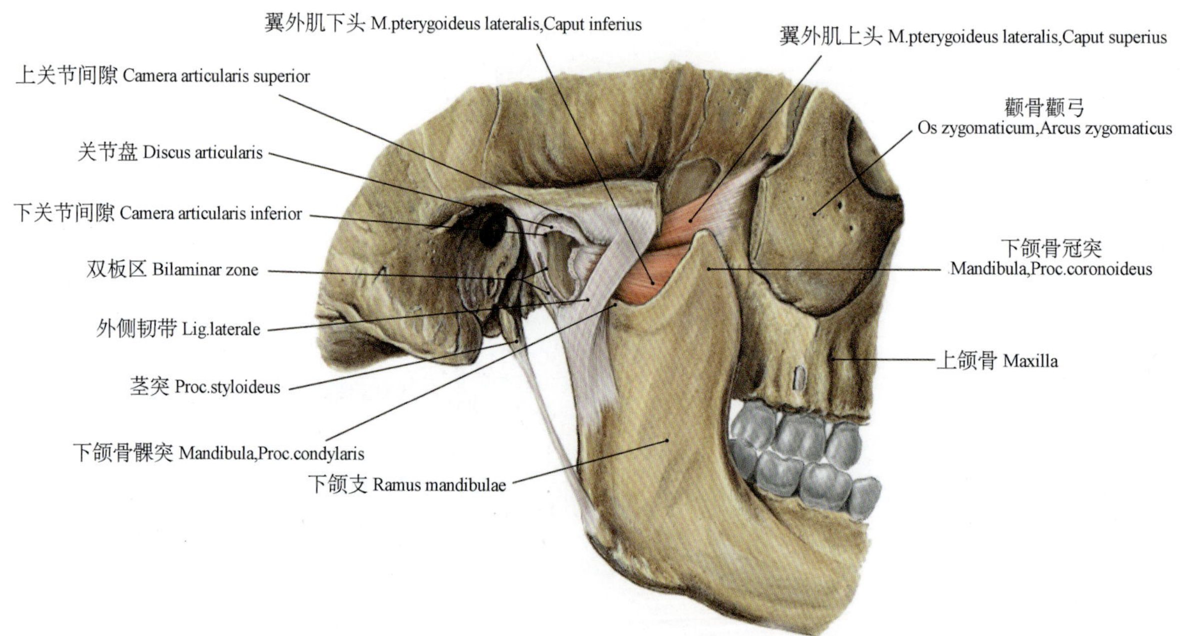

图 8.62 颞下颌关节
右侧,外侧面观,部分移除关节囊外侧部及外侧韧带。翼外肌的上头起自蝶骨大翼,在下头的上方穿经颞下颌关节的关节囊前部,止于颞下颌关节关节盘及髁突。翼外肌的下头起自蝶骨翼突外侧板的外面,从翼外肌上头肌腱的前下方穿经颞下颌关节的关节囊,完全止于髁突。

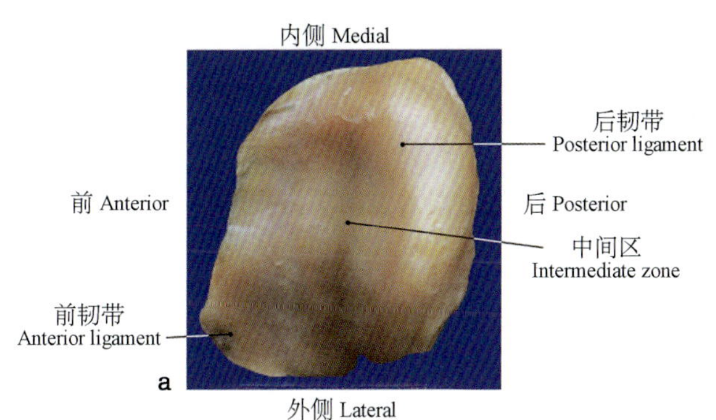

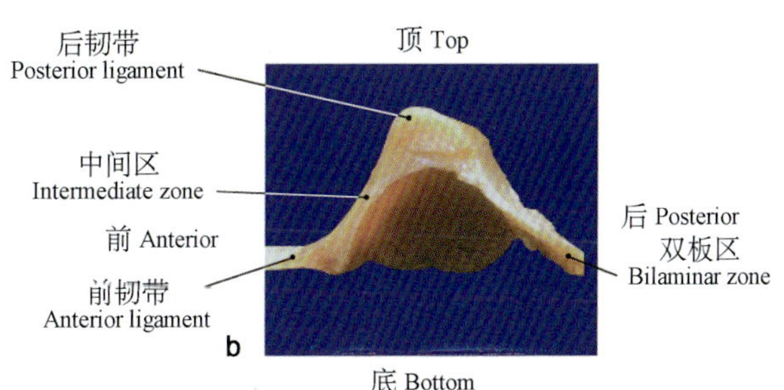

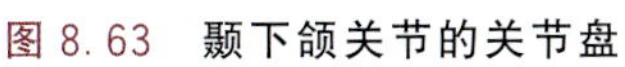

图 8.63 颞下颌关节的关节盘

a 上面观；b 外侧面观。

关节盘从前向后包括前韧带（结缔组织）、中间带（纤维软骨）、后韧带（结缔组织）和双板区（结缔组织）。中间带的外侧部特别薄，关节盘的周缘均与关节囊相融合。

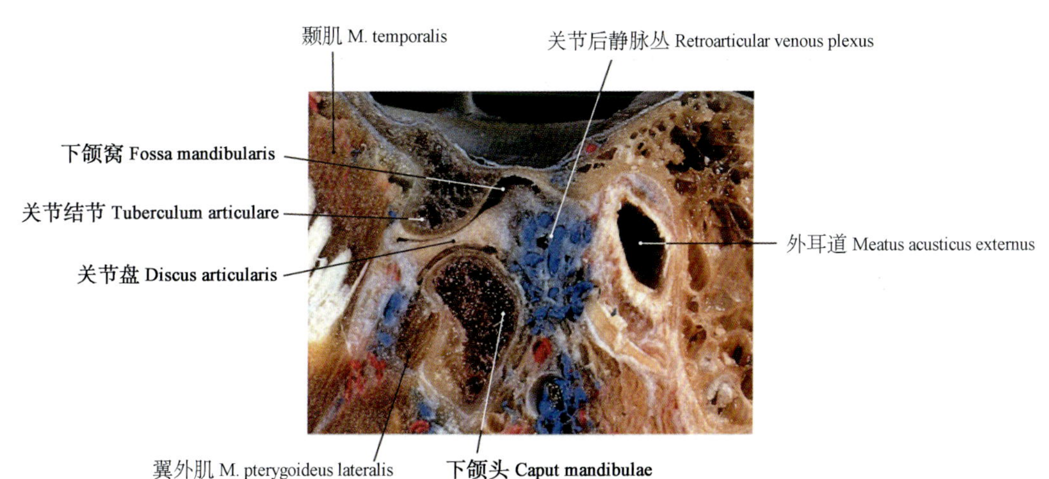

图 8.64 颞下颌关节；经静脉灌注的关节矢状切面（外侧面观）[S010-1-17]

在关节结节和下颌头之间可见双板区结构，颅中窝和下颌窝之间的骨板较薄。在双板区结缔组织束之间清晰可见**关节后静脉丛**，其与外耳道（Meatus acusticus externus）有密切的联系。

临床要点

对下颌骨的猛烈撞击通常导致**下颌颈骨折**，囊内或囊外骨折均可发生，伴随脱臼或者不脱臼。此外，也可能出现关节后静脉丛（→图 8.64）出血，引起外耳道的疼痛。由于颞下颌关节是动关节，故也会发生类似于四肢大关节的病变，如骨关节炎或类风湿关节炎。**颞下颌关节的骨关节炎**易导致关节盘外侧部的缺损。

颞下颌关节

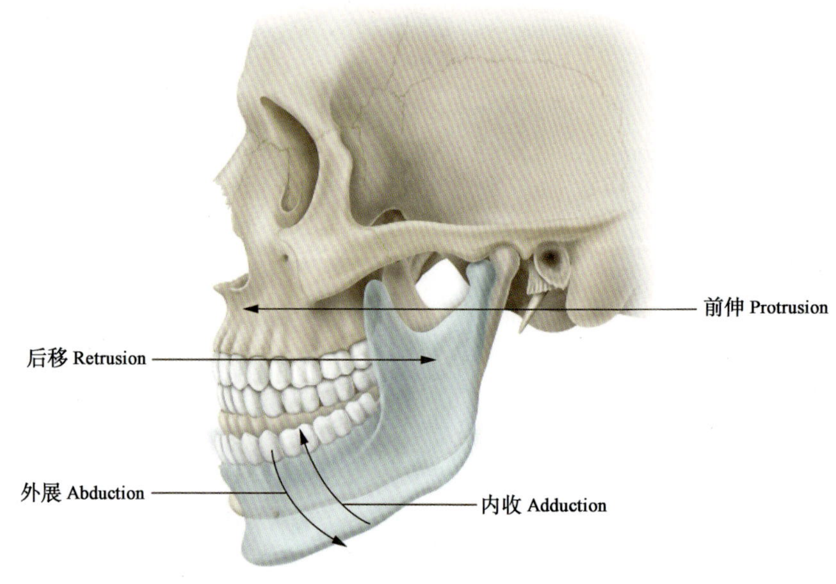

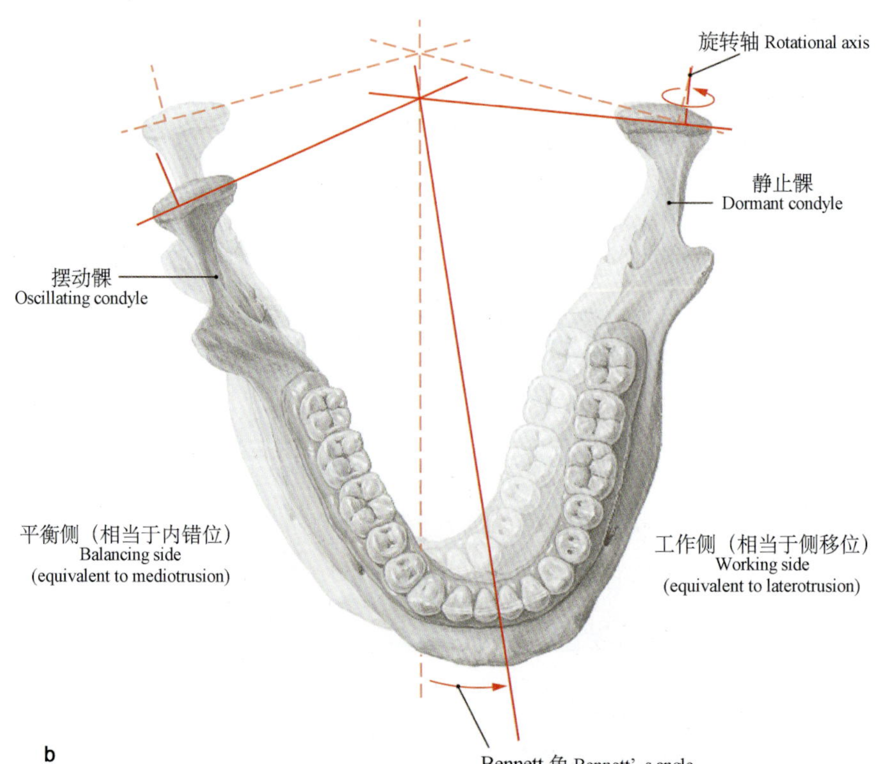

图 8.65 颞下颌关节的运动

左外侧面观(a)；左侧颞下颌关节下颌骨的研磨运动；上面观(b)。a［L275］，b［L127］。

a 由于两侧颞下颌关节通过下颌骨相连接，所以一侧关节不能单独运动。在咀嚼过程中颞下颌关节有两个主要功能：即上提（**内收**）和下降（**外展**）下颌，以及研磨运动。除了内收和外展，颞下颌关节的运动方式还有前进（**前伸**）和后退（**后移**）运动，以及研磨运动（侧方滑动：**侧移位和内错位**）。不同的运动涉及不同的咀嚼肌。

b 颞下颌关节是双髁关节，一侧的运动总是影响对侧。如在研磨运动中，**静止髁**（图中的左侧髁＝**工作侧**）围绕着一几乎垂直的轴旋转，该轴经过下颌头；与此同时**摆动髁**（图中的右侧髁＝**平衡侧**）向前内运动（平移运动）。Bennett **角**可用于描述下颌侧方运动的幅度大小。在工作侧，下颌进行侧移位运动，平衡侧则进行内错位运动。

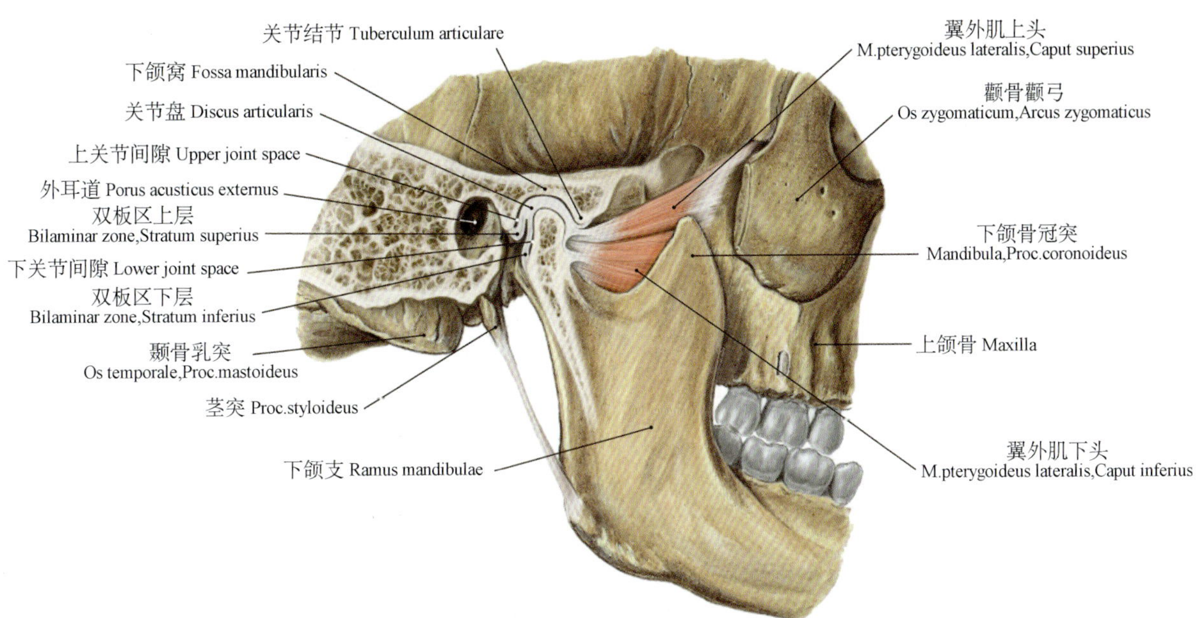

图 8.66　颞下颌关节(右侧,矢状切面,外侧面观)

闭口且上、下牙列对船(休息位)时,髁突及关节盘位于下颌窝内。由于关节盘周缘均与关节囊相融合,故在颞下颌关节内形成了一个大的上关节腔(位于下颌窝和关节盘之间)和一个小的下关节腔(在关节盘和髁突之间)。从而,颞下颌关节被称为双腔关节(包含两个腔)。在关节盘的后部,可见双板区上带(上层)和下带(下层)。上带短且有弹性,行至岩鼓裂和鼓鳞裂,与鼓索和面神经关系密切(→图 8.94)。紧张的下带附着点更靠下,位于下颌头和下颌颈之间的后方。

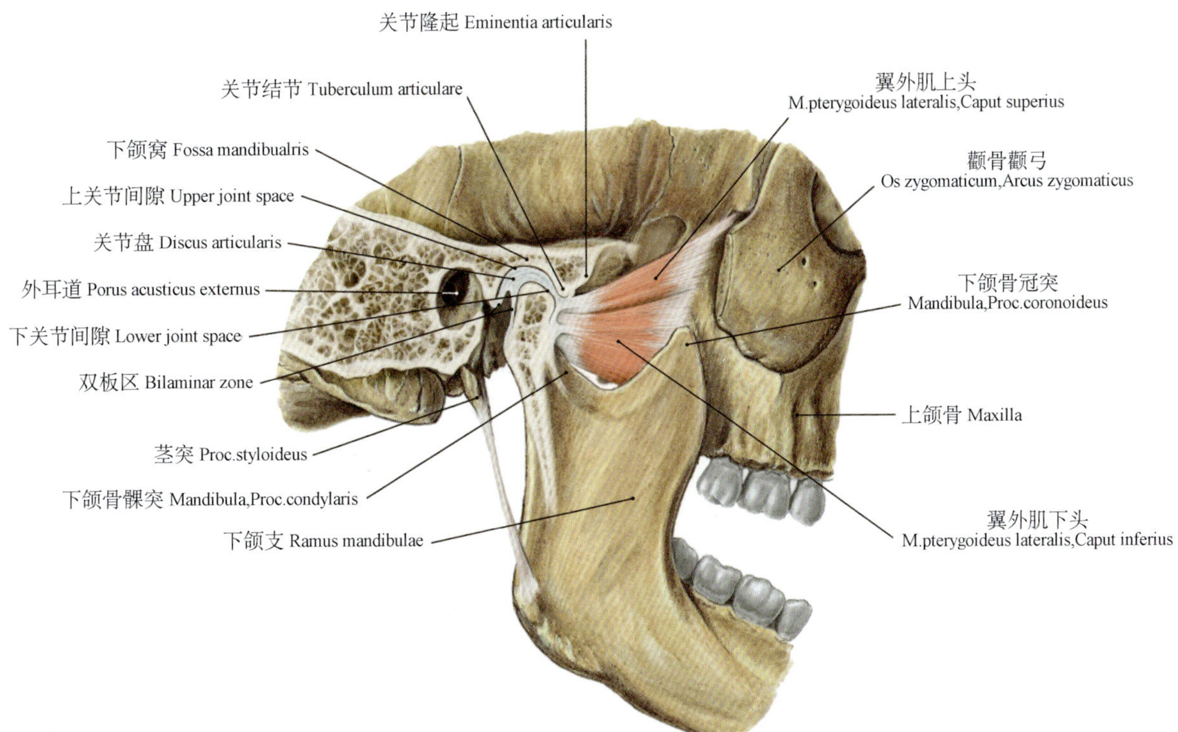

图 8.67　颞下颌关节(右侧,矢状切面,外侧面观)

当口张开至 15°时,髁突围绕其水平轴旋转。当口张开超过 15°时,通过外侧韧带的张力和翼外肌上头的牵引作用,髁突向前被拉向关节结节(结节斜面)。

颞下颌关节，X 线图像

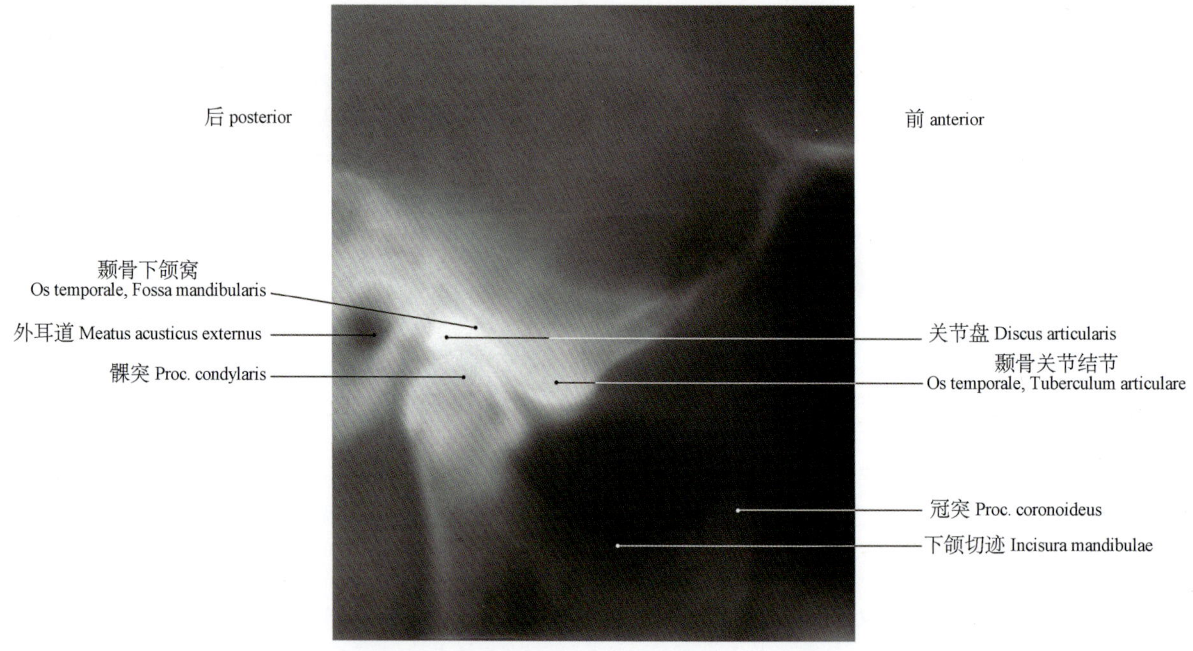

图 8.68 颞下颌关节 X 射线侧向投射（闭口位）[T905]
在闭口和咀嚼肌放松的状态下，髁突位于下颌窝内。

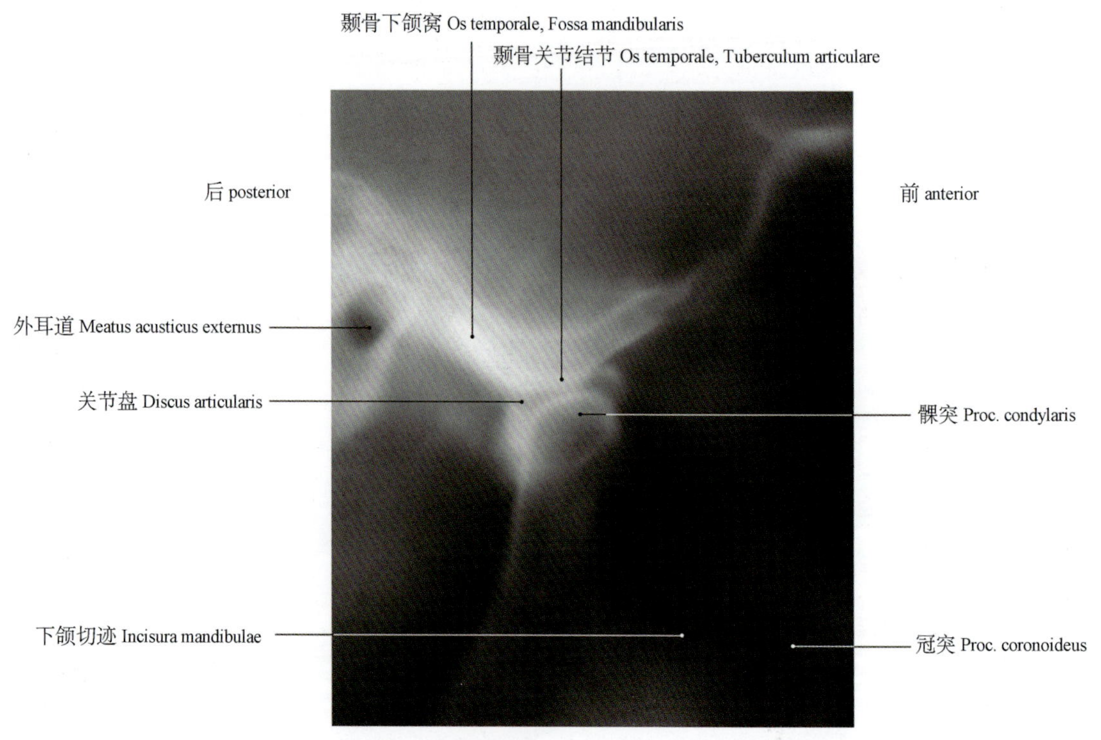

图 8.69 颞下颌关节 X 射线侧向投射（张口位）[T905]
在张口的状态下，关节盘和髁突向前滑向关节结节。

（张　喜　译）

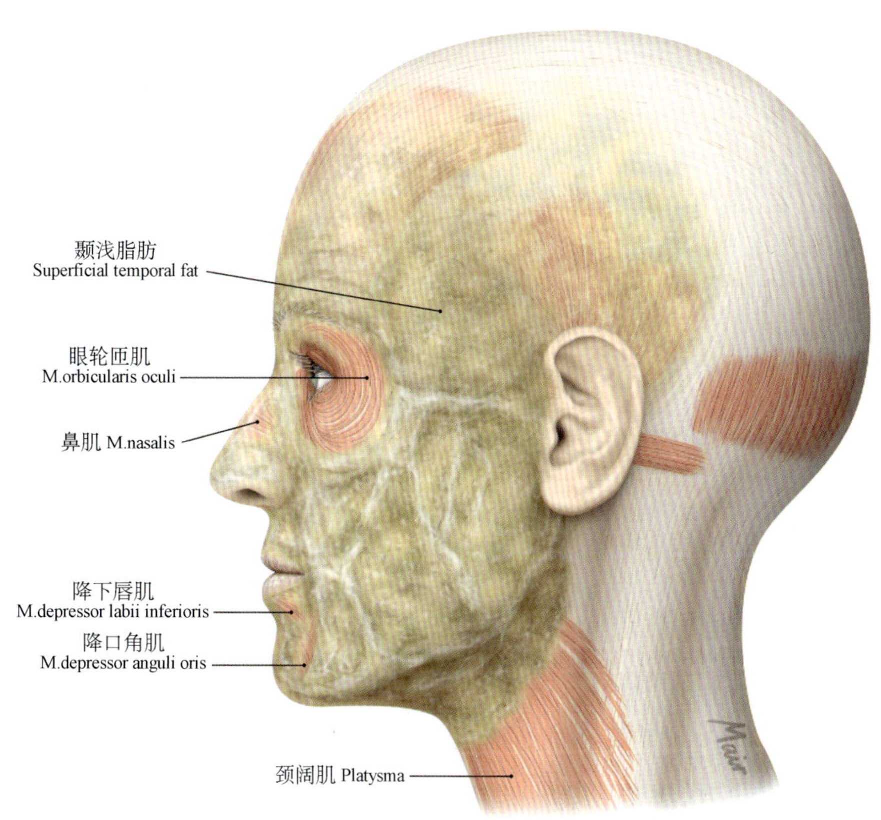

图 8.70 **面部皮下脂肪层(侧面观)**[L127]

去除面部皮肤后，可以看到浅表皮下脂肪层的分布。面部脂肪的形状个体差异很大，并且在很大程度上取决于营养状况，它赋予了面部的个性化特征，仅在眼轮匝肌和鼻区几乎没有任何皮下脂肪。脂肪层被结缔组织隔膜分隔成若干小室(→图 8.71)。结缔组织隔膜在皮肤、疏松结缔组织、表情肌和"浅表肌肉腱膜系统"(SMAS)之间延伸，形成了一层具有较大拉伸强度的结构。SMAS 由腮腺筋膜(Fascia parotidea)、咬肌筋膜(Fascia masseterica)、颊咽筋膜(Fascia buccopharyngea)和颞筋膜(Fascia temporalis)组成，一直延伸至头皮。

参考：Radlanski，R. J. /Wesker，K. H.：Das Gesicht. Bildatlas klinische Anatomie. 2. Auflage. KVM，2012

脂肪室

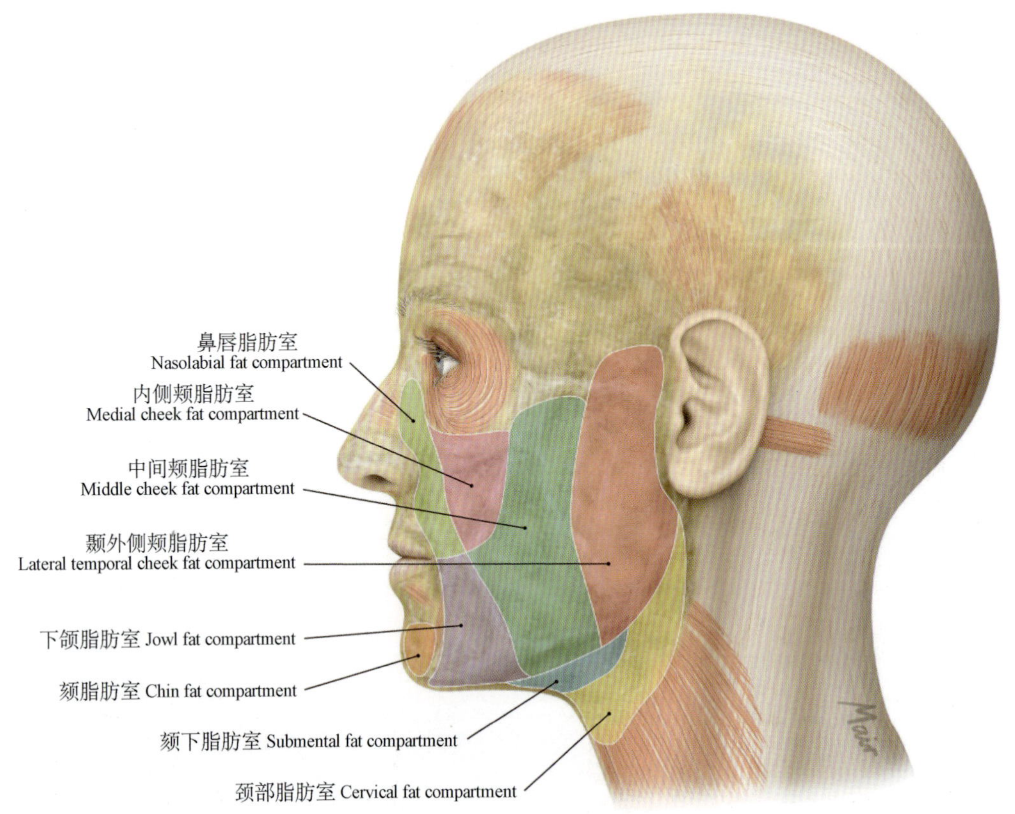

图 8.71　**皮下脂肪室(侧面观)**[L127]

"浅表肌肉腱膜系统"(SMAS)结缔组织隔膜的局部解剖及颧弓以下各皮下脂肪室的彩色显示。

参考:Radlanski,R. J. /Wesker,K. H. : Das Gesicht. Bildatlas klinische Anatomie. 2. Aufl age. KVM,2012

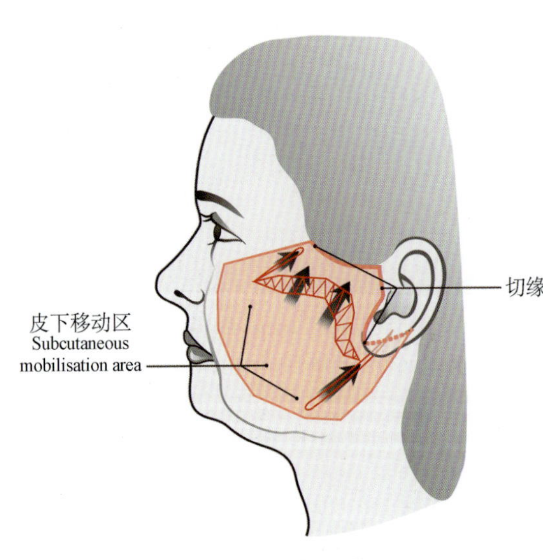

图 8.72　**面部除皱术**[L126]

临床要点

SMAS(**浅表肌肉腱膜系统**)在**面部除皱术**(rhytidectomy)中至关重要。通过耳郭前方的弧形切口,解剖分离SMAS,对靠近耳的部分进行特定切割以使之减少,将其拉向耳郭并缝合切口边缘。这样,面部皮肤就可收紧(图8.72)。

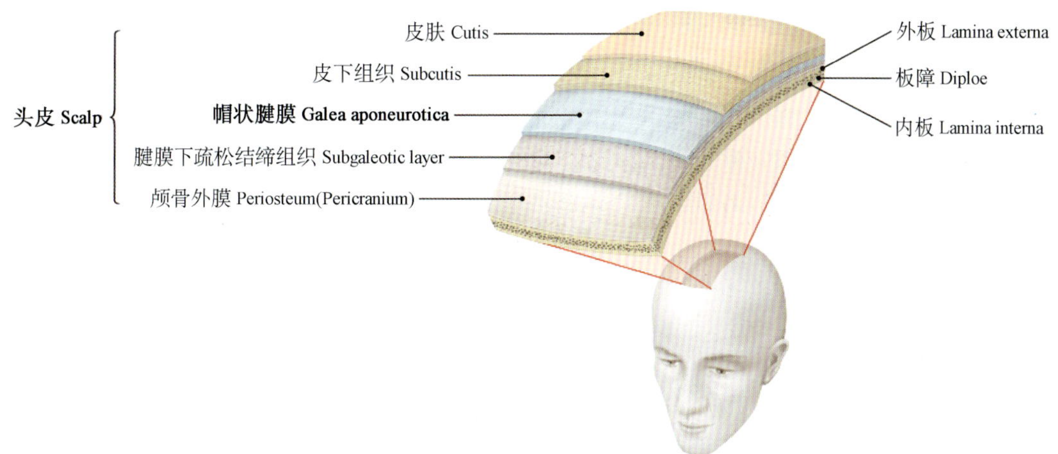

图 8.73　**头皮的结构(前面和颅斜面观)[L127]**

位于颅盖上方的皮肤、皮下组织和帽状腱膜(Galea aponeurotica)合称为头皮。它包含 5 层，可以借助于术语 SCALP 帮助记忆。

- S = 皮肤(Skin/Cutis)。
- C = 结缔组织(Connective tissue，皮下组织)。
- A = 腱膜(帽状腱膜和颅顶肌，Aponeurosis epicranialis)。
- L = 疏松结缔组织(Loose connective tissue，腱膜下疏松结缔组织)。
- P = 颅骨外膜(Pericranium)。

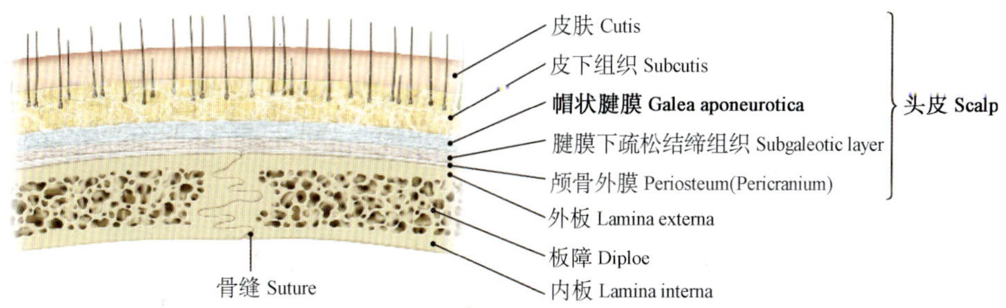

图 8.74　**头皮结构(矢状切面)[L127]**

头皮的总厚度约为 5mm，在头发覆盖的区域皮肤粗糙，包含许多毛干、皮脂腺和汗腺。头皮的皮下组织中有相应的毛乳头、毛囊和发根，其大部分由致密结缔组织组成，将皮肤固定于帽状腱膜；此外，尚有血管和神经穿行于此。在无发区域，皮肤和皮下组织较薄。帽状腱膜是一个范围很广的肌腱，成对的颅顶肌(枕额肌)的额腹和枕腹附着于此，其两侧有多变的颞顶肌。帽状腱膜和皮下组织通过支持带紧密连接，借疏松结缔组织(腱膜下结缔组织)与颅骨外膜相连接。颅骨外膜与面颅骨外板紧密融合，亦与颅缝处的结缔组织紧密融合。

临床要点

胎儿在通过产道出生时，其颅骨受到很大的压力，可导致头皮的血性浆液性水肿，尤其是在颅枕部和颅顶区域，即**胎头水肿(Caput succedaneum)**。由于颅骨骨膜在颅缝区域愈着非常紧密，骨膜下的出血(Subperiostal bleeding)常局限于一块颅骨的范围，即**头颅血肿(Cephalic haematoma)**。

如果长头发被旋转着的机器夹住，可能会与头皮一同被撕脱(**头皮损伤**)。因此，为健康和安全起见，规定在此类机器附近工作时需使用头饰以固定长发。头皮的易分离性对于脑外科手术是有益的，可以借"太阳穴切口"(从一个耳郭到另一个耳郭)将头皮向前或向后从骨膜上移开。手术后，可将头皮移回原位并缝合。由于皮下组织内的结缔组织比较致密，受损的血管保持开放状态，仅有微弱的收缩。因此，损伤后通常**出血**广泛。

肌

面肌

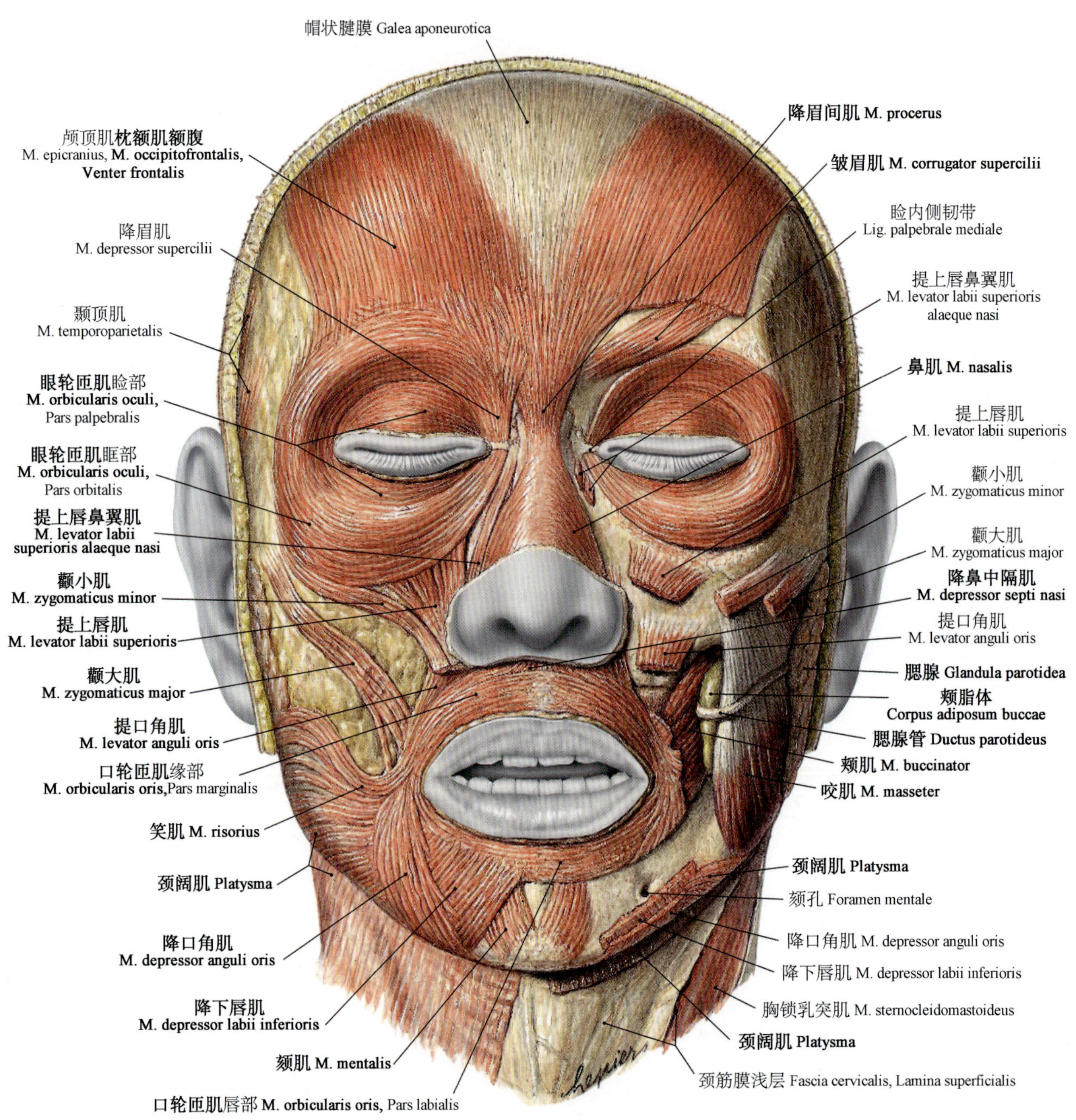

图 8.75 面肌和咀嚼肌(前面观)

表情肌，顾名思义，负责面部表情，同时构建一个人的面部相貌。眼部的表情肌尚具有重要的保护功能，而口部的表情肌则有助于食物摄取和咬殆。

图中在面部两侧可见枕额肌额腹(颅顶肌)、眼轮匝肌眶部和睑部(泪部，→图 8.64)、皱眉肌、降眉间肌、鼻肌、降鼻中隔肌、提上唇鼻翼肌、口轮匝肌唇部和缘部、颊肌、颧大肌和颧小肌、笑肌、提上唇肌、提口角肌、降口角肌、降下唇肌、颏肌及延伸至颈部的颈阔肌。在左侧半面部咀嚼肌中仅可见咬肌，由腮腺前缘发出的腮腺管越过咬肌，并以几乎直角的方式弯向咬肌前缘，进入颊肌。

颊脂垫(颊脂体，Bichat 脂垫)位于咬肌和颊肌之间，有助于维持脸颊部的形状。除了颊肌，面肌均无筋膜。图中的颊肌、咬肌和腮腺的筋膜已被移除。

→T1a,c-f,4

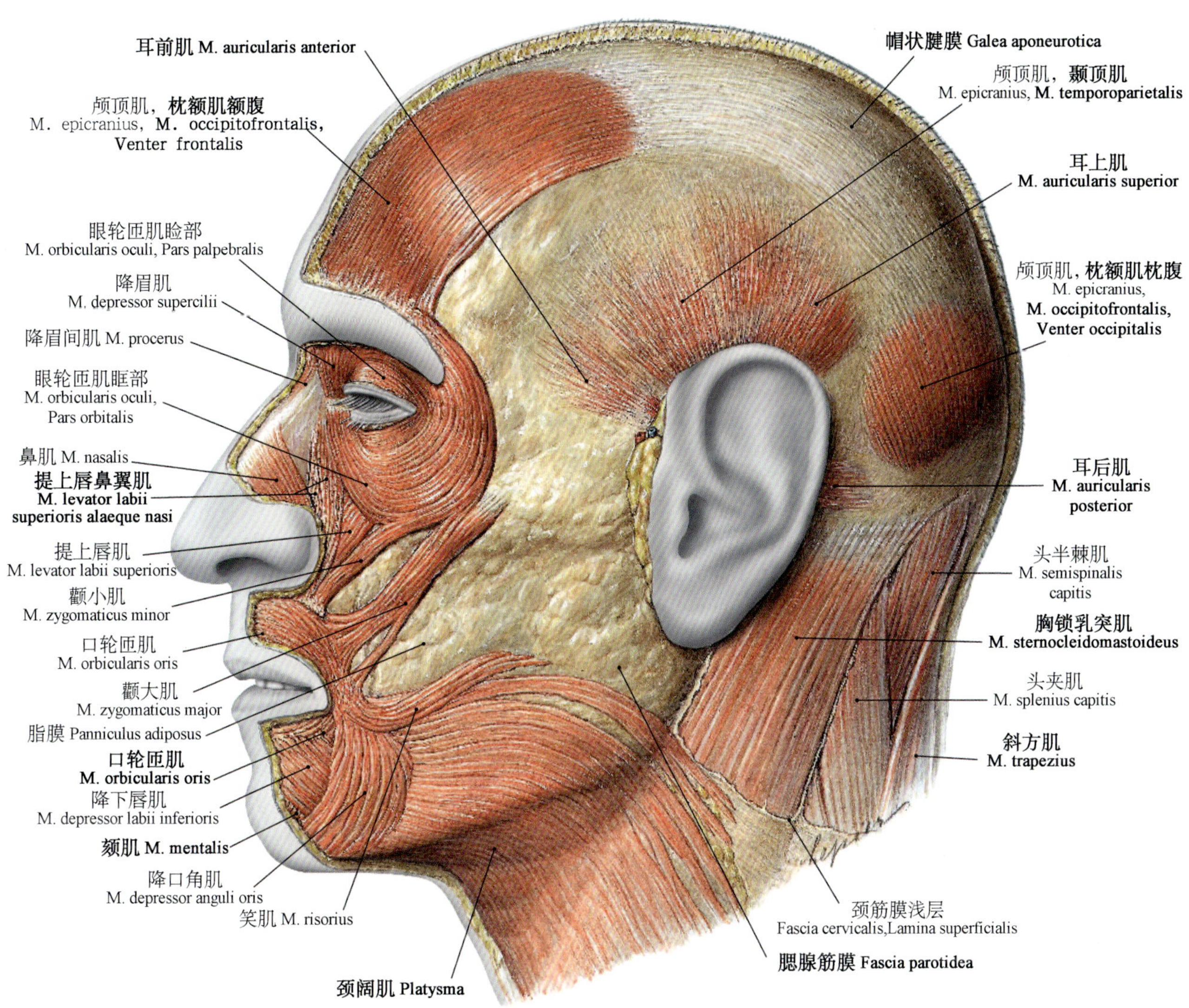

图 8.76　**面肌(左侧面观)**

除了→图 8.75 中标记的肌肉外，侧面观可见枕额肌(颅顶肌)的枕腹及在额腹和枕腹之间延伸的**帽状腱膜**。亦可见颞顶肌(也是颅顶肌的一部分)位于耳的上方并且突入帽状腱膜，其起于颞筋膜。

此外，侧面观尚可见其他一些表情肌，如耳前肌、耳上肌和耳后肌。在颈后部区域，可见部分胸锁乳突肌、斜方肌和一些固有肌。

→T1

临床要点

眼轮匝肌的瘫痪与面神经麻痹(面瘫)有关，导致无法自行闭合眼睑，在睡眠时眼睑仍保持睁开状态(麻痹性**睑裂闭合不全**，→图 12.155)。下睑缺乏张力，并且无力下垂(**麻痹性睑外翻**)。泪液不再通过下泪管排出，而是流过外翻的下睑(经常性流泪，**溢泪**)。因无法眨眼而导致角膜干燥，伴有炎症(**角膜炎**)和角膜混浊。

与年龄相关的下睑松弛无力称为**老年性睑外翻**。

口轮匝肌的瘫痪(也属于面瘫)可导致语言障碍及口角下垂，以至于唾液不由自主地从口内流出。

面肌和咀嚼肌

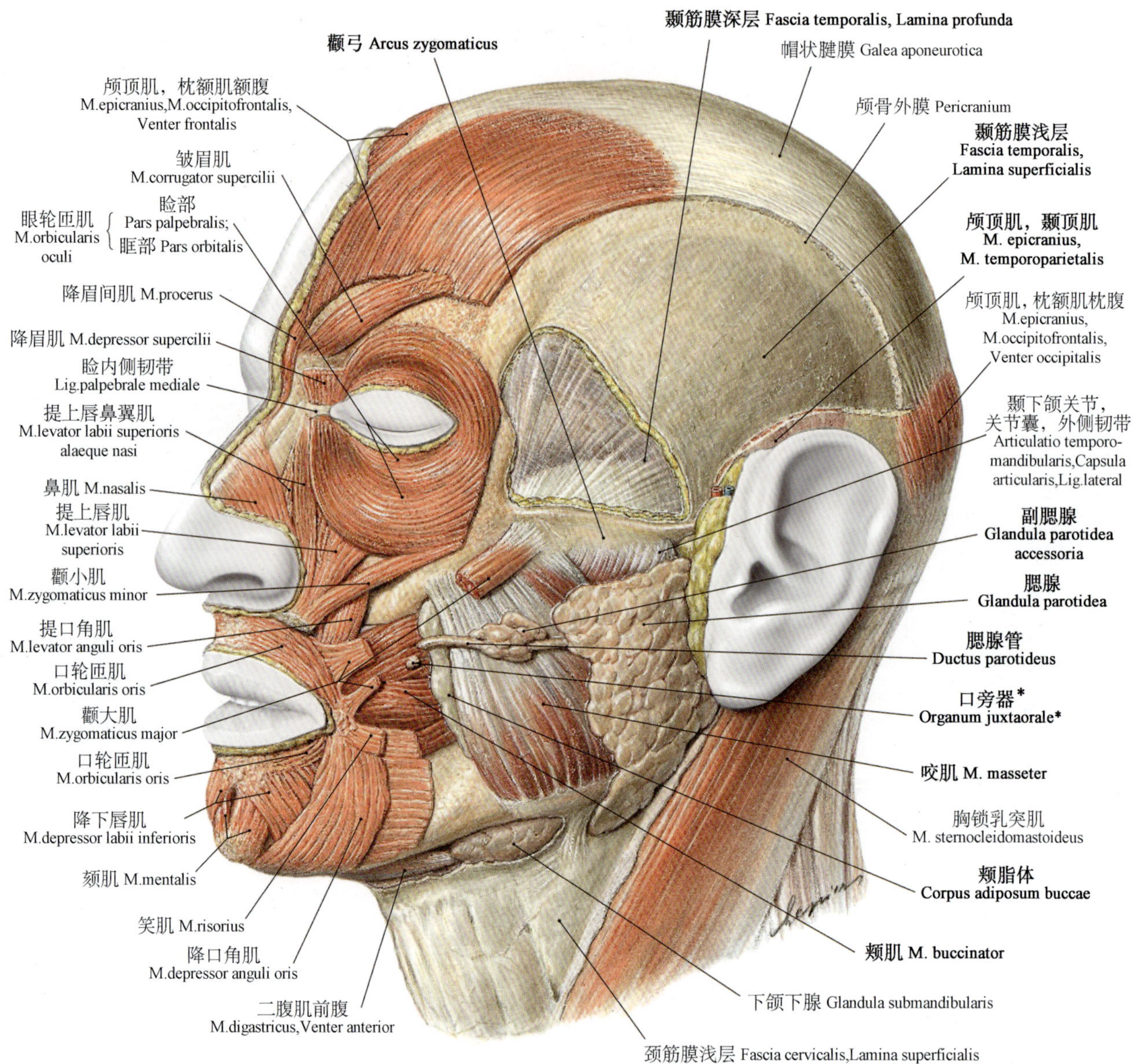

图 8.77 面肌和咀嚼肌(斜侧面观)

除去颊肌和咬肌的筋膜及腮腺筋膜，必要时除去颈筋膜浅层，可见相应的肌、腮腺延伸到颈部及下颌下腺。

腮腺的主要排泄管—腮腺管(Stenon 管，Stensen 管)从腺体的前极发出，自**咬肌**后侧水平向前延伸，然后几乎与咬肌前缘成直角向内弯曲，穿过**颊肌**。颊肌和咬肌之间有颊脂体(Bichat 脂垫)，腮腺管附近有副腺体组织(副腮腺)。颊肌在腮腺管穿过的位置附近有口旁器(Juxtaoral organ)(* Chievitz 器)存在，该结构约为 5mm×3mm 大小，是颊部的上皮器官，被埋于富含神经和细胞的结缔组织中，外包神经鞘。Chievitz 器的功能尚不明确，目前的假说是：其在咀嚼、吞咽、吸吮和说话时会产生动态变化，并且有助于防止你在咀嚼时咬到颊部。

图中在颞区去除了颅顶肌的颞顶肌，示颞筋膜浅层。

在颧弓上方，部分浅筋膜及其下面的颞脂肪垫(Corpus adiposum temporale)一同被移除，显露出颞筋膜深层(Lamina profunda)，在其下方隐约可见颞肌。

→T1,4

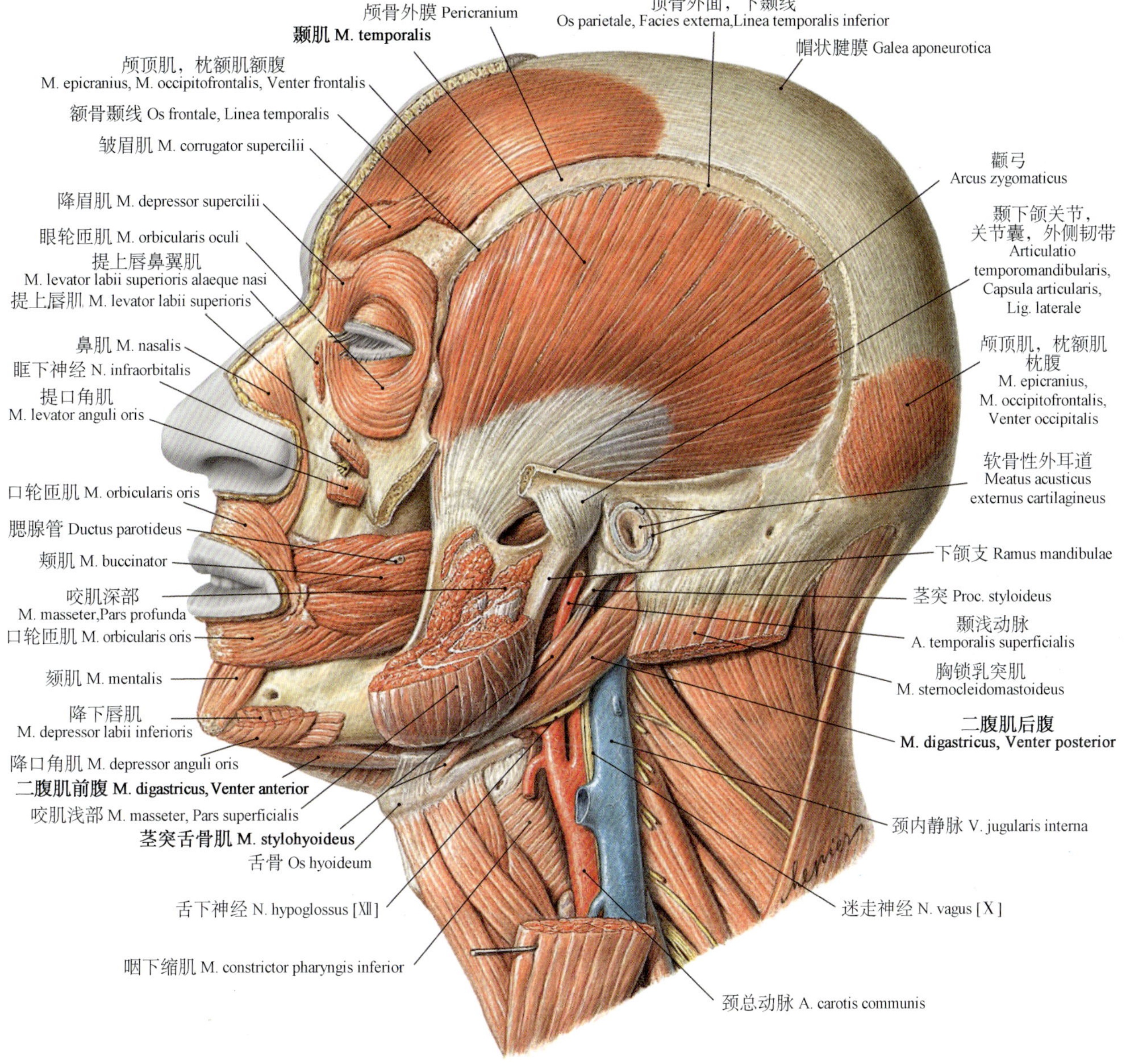

图 8.78　**面肌和咀嚼肌(左侧斜面观)**

切除颞筋膜浅层和深层，切除部分颧弓和部分咬肌，示**颞肌**。

图中显示颞肌起自顶骨外面的下颞线和额骨的颞面。肌纤维会聚成一扁平肌腱，从颧弓后方穿过，进入颞下窝并延伸至冠突。

颞肌的起始

- 顶骨外面的下颞线。
- 额骨的颞面。
- 颞骨鳞部的颞面。
- 颧骨的颞面。
- 蝶骨颞下嵴的颞面。

图中还显示了一些舌骨上肌，如二腹肌前腹和后腹、茎突舌骨肌。

→T1,4

临床要点

由于腮腺与咀嚼肌的位置非常靠近，并且二者有共同的筋膜(腮腺咬肌筋膜)包被，**腮腺肿大**(如流行性腮腺炎[mumps]，见第 110 页)常常导致咀嚼时异常疼痛。疼痛部位常指向外耳道，源于上述原因导致的耳屏受压。

在严重消瘦的情况下，如在恶性肿瘤疾病晚期(**肿瘤恶病质**)或艾滋病晚期，Bichat 脂垫逐渐减少衰退，患者出现颊部凹陷的表征。

咀嚼肌

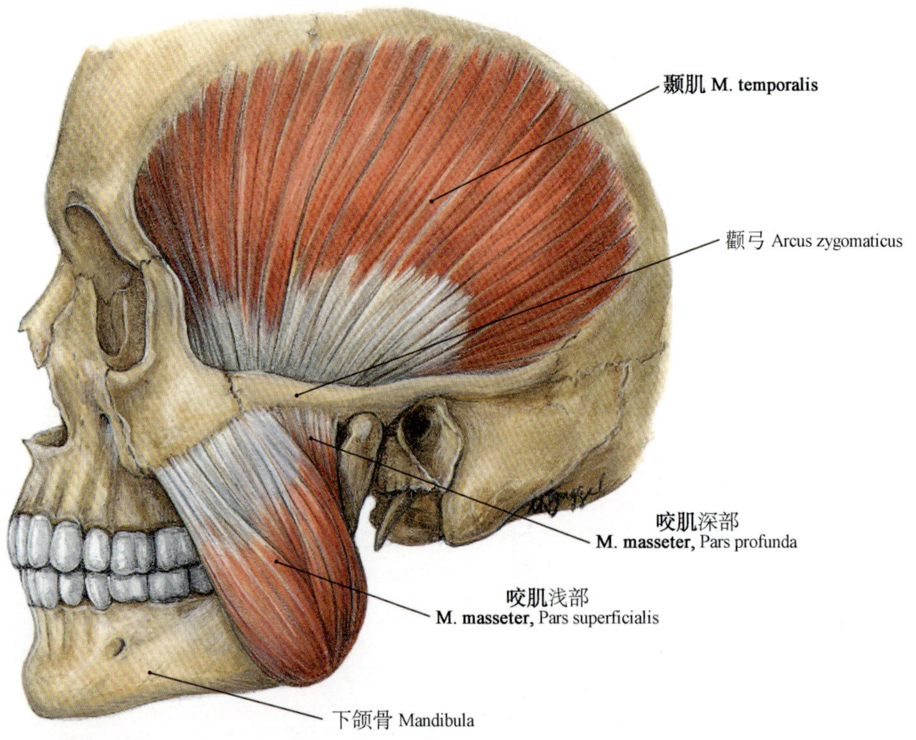

颞肌 M. temporalis
颧弓 Arcus zygomaticus
咬肌深部
M. masseter, Pars profunda
咬肌浅部
M. masseter, Pars superficialis
下颌骨 Mandibula

图 8.79 咬肌和颞肌（左侧面观）

咬肌包括浅部和深部两部分。

→T4

大翼，颞下嵴 Ala major, Crista infratemporalis
翼外肌上头
M. pterygoideus lateralis,Caput superius
颞骨颧突
Os temporale,Proc. zygomaticus
下颌窝关节面
Fossa mandibularis,
Facies articularis
关节盘 Discus articularis
下颌头 Caput mandibulae
关节囊 Capsula articularis
关节结节
Tuberculum articulare
翼外肌下头
M. pterygoideus lateralis,Caput inferius
颧骨颞突
Os zygomaticum, Proc. temporalis
翼内肌（内侧部）
M. pterygoideus medialis,(Pars medialis)
翼内肌（外侧部）
M. pterygoideus medialis,(Pars lateralis)

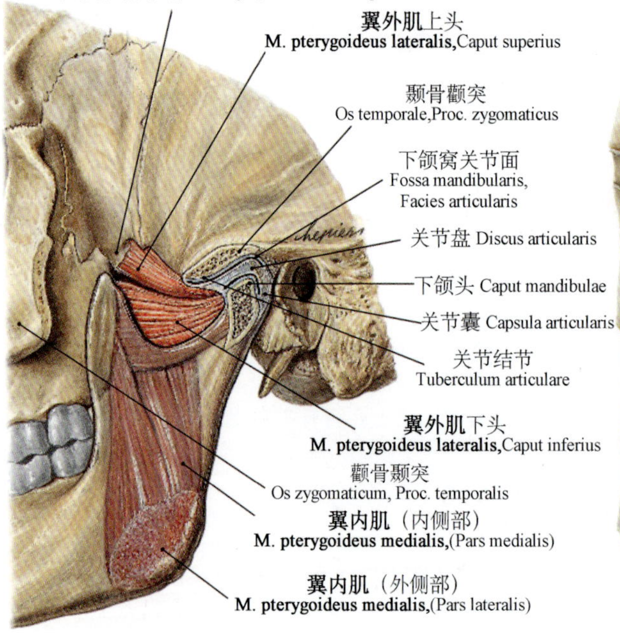

图 8.80 颞下颌关节，翼内肌和翼外肌（左侧面观）

翼内肌包括内侧部和外侧部两部分。

→T4

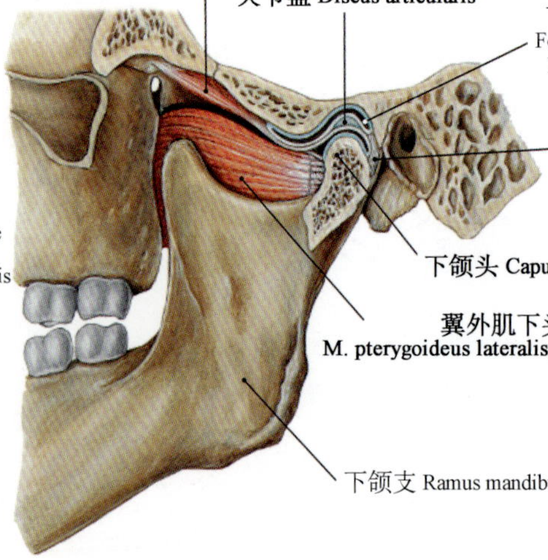

翼外肌上头
M. pterygoideus lateralis,Caput superius
关节盘 Discus articularis
下颌窝关节面
Fossa mandibularis,
Facies articularis
关节囊
Capsula articularis
下颌头 Caput mandibulae
翼外肌下头
M. pterygoideus lateralis,Caput inferius
下颌支 Ramus mandibulae

图 8.81 颞下颌关节和翼外肌的关系，左侧面观。

翼外肌有一个上头和一个下头（→图 8.80）。

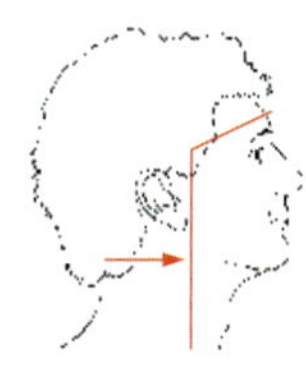

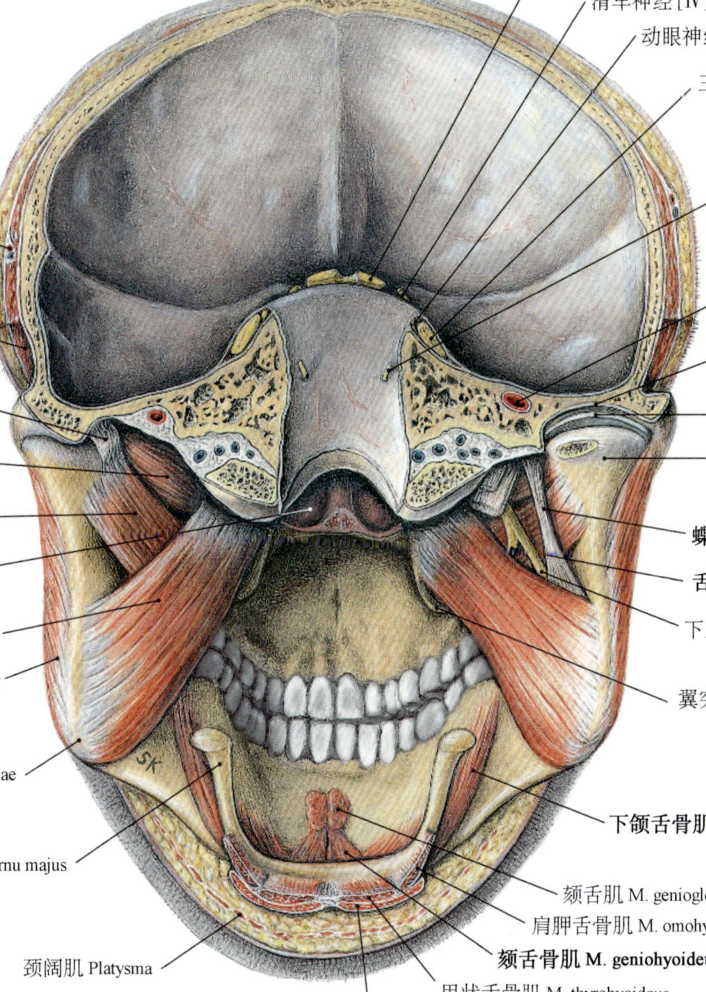

视神经[Ⅱ]N. opticus [Ⅱ]
滑车神经[Ⅳ]N. trochlearis [Ⅳ]
动眼神经[Ⅲ]N. oculomotorius [Ⅲ]
三叉神经[Ⅴ]N. trigeminus [Ⅴ]
展神经[Ⅵ]N. abducens [Ⅵ]
颈内动脉 A. carotis interna
下颌窝 Fossa mandibularis
关节盘 Discus articularis
下颌头 Caput mandibulae
蝶下颌韧带 Lig. sphenomandibulare
舌神经 N. lingualis
下牙槽神经 N. alveolaris inferior
翼突沟 Hamulus pterygoideus
下颌舌骨肌 M. mylohyoideus
颏舌肌 M. genioglossus
肩胛舌骨肌 M. omohyoideus
颏舌骨肌 M. geniohyoideus
甲状舌骨肌 M. thyrohyoideus
胸骨舌骨肌 M. sternohyoideus
颞动脉额支 A. temporalis, R. frontalis
颞肌 M. temporalis
关节囊 Capsula articularis
翼外肌上头 M. pterygoideus lateralis, Caput superius
翼外肌下头 M. pterygoideus lateralis, Caput inferius
软腭 Palatum molle
翼内肌 M. pterygoideus medialis
咬肌 M. masseter
下颌角 Angulus mandibulae
舌骨大角 Os hyoideum, Cornu majus
颈阔肌 Platysma

图 8.82　**咀嚼肌**

颞下颌关节的冠状切面和颅的水平切面，后面观。[L238]。

图中可以观察到咬肌和翼内肌各自止于下颌角的两侧，下颌骨就像被这些肌吊在秋千上一样。如图右侧所示，翼外肌和翼内肌之间可见蝶下颌韧带及舌神经。

→T4

临床要点

牙关紧闭表现为无法张口，可由咀嚼肌的筋膜室脓肿而引起。**锁腭**（无法闭口）尽管也可能是某种病变引起，但其与牙关紧闭不同，通常由非常猛烈的打哈欠或极端张口所触发。

（朱光浩　译）

头颈部的血管和神经

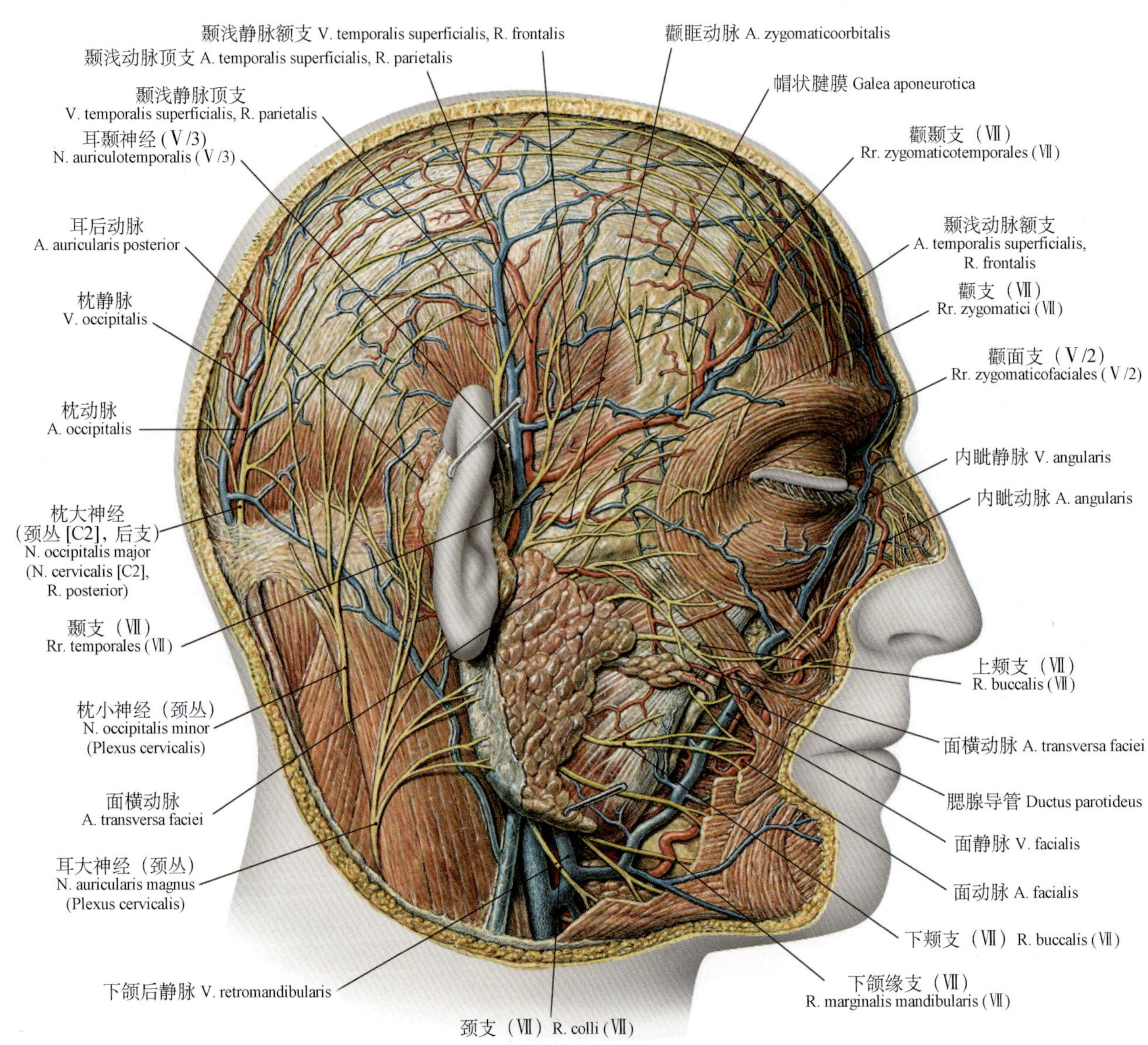

图 8.83　头颈部的血管和神经（面侧浅区；右侧面观）

面部的浅动脉由**面动脉**及其分支组成。在头部的侧面，**颞浅动脉**起源于颈外动脉，并发出顶支和额支。此处的血液通过同名静脉汇入**颈外静脉**。

浅层的神经包括**面神经**的终末分支，源自腮腺的腮腺内神经丛，分为颞支、颧支、颊支、下颌缘支和颈支。另外还有源自三叉神经的**耳颞神经**，走行于外耳的前方；**眶上神经**亦源自三叉神经，其穿眼轮匝肌出眶。

支配颈部和枕部的感觉神经来自**颈丛**的分支，这些神经大部分起自胸锁乳突肌后缘的神经穿出点（Erb 点），包括颈横神经（图中未显示）、耳大神经、枕小神经及锁骨上神经（图中未显示）。

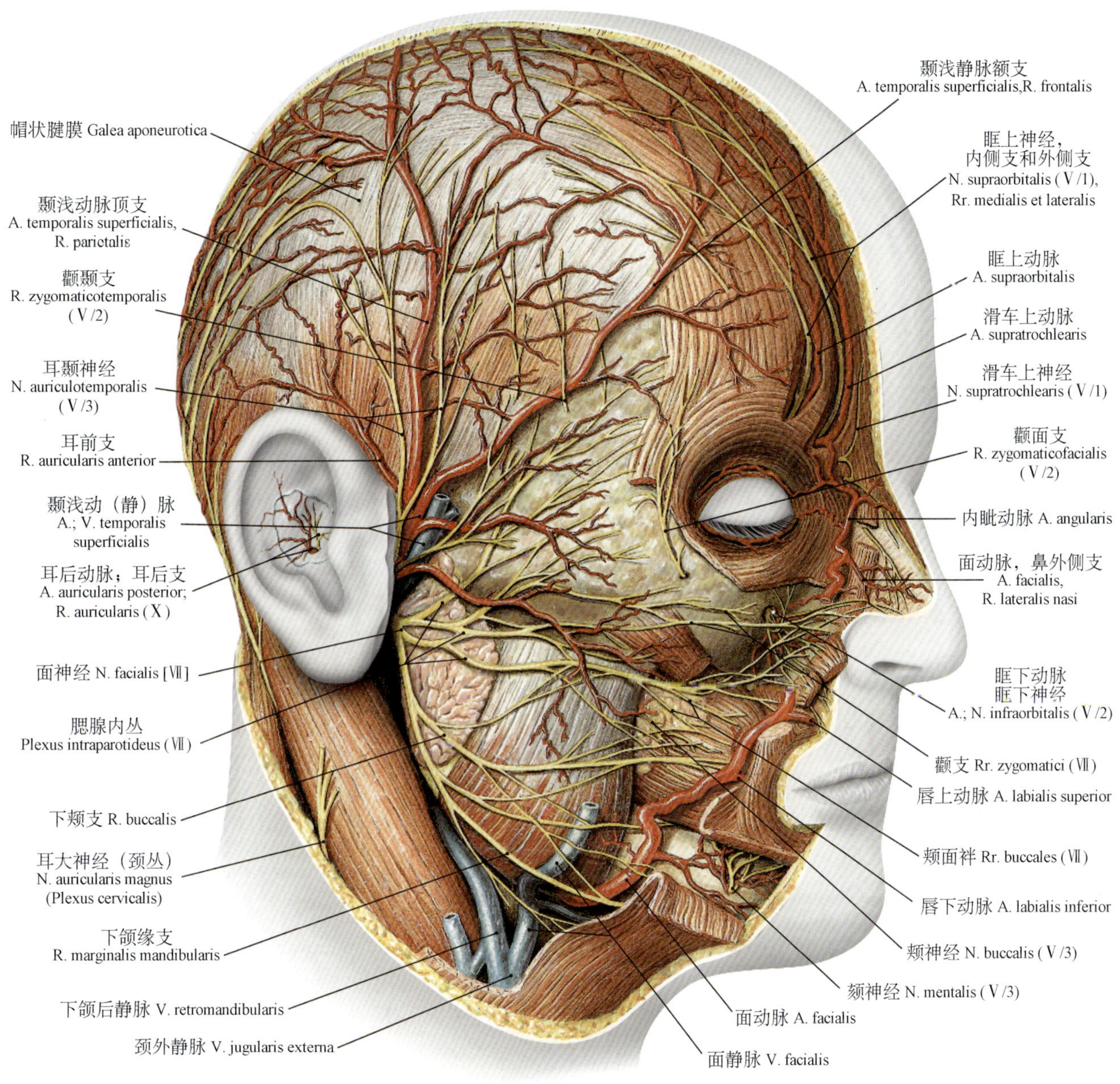

图 8.84 头颈部的血管和神经(面侧深区;右侧面观)

切除面肌和腮腺浅层之后，可见**面动脉**的走行、面神经的**腮腺内丛**及其终末支。图中也显示了**三叉神经的终末感觉支**，分别起源于三叉神经的 3 个分支。

- 眶上神经和滑车上神经(源自眼神经)。
- 眶下神经(源自上颌神经)。
- 颏神经(源自下颌神经)。

临床要点

腮腺手术或切口可能导致**面神经腮腺内分支的断裂**，出现部分表情肌麻痹的症状(周围性面瘫或部分面瘫)。

头颈部的血管和神经

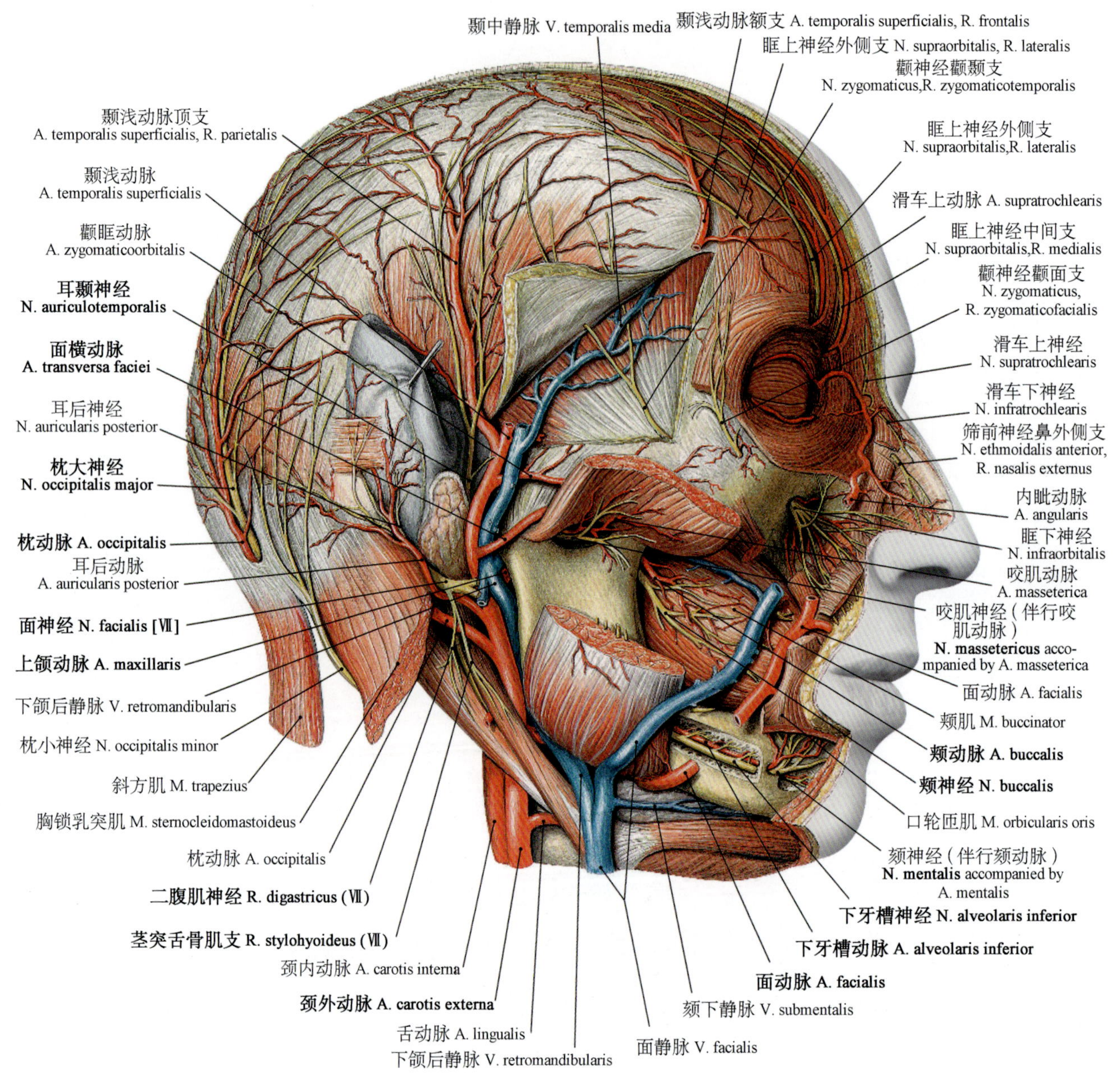

图 8.85 头部外侧深区血管和神经(右侧面观)

切除大部分腮腺后，可见头部外侧深区**下颌后窝**内各结构。

在耳郭下可见未分支的**面神经**干，其离开茎突孔后不久便发出分支至二腹肌后腹(二腹肌支)、茎突舌骨肌(茎突舌骨肌支)及耳肌(耳后神经)。

在二腹肌和茎突舌骨肌深面，颈内和颈外动脉向上走行。在下颌后窝，**颈外动脉**与下颌后静脉、耳颞神经伴行，并分出枕动脉、耳后动脉、上颌动脉、颞浅动脉及许多细小分支。图中咬肌被切断掀起，以示位于该肌深面的神经和血管(咬肌神经-下颌神经的分支；咬肌动脉-上颌动脉的分支)可见这些神经血管通过下颌切迹到达咬肌。在面下部，下颌骨上的所有肌均被移除，下颌管走行于下颌骨内，自下颌孔延至颏孔。图中下颌管被打开，显露出**下牙槽神经**及同名动脉，下牙槽神经在颏孔处移行为**颏神经**。在眶的下面，部分面动脉被切除。面动脉在眼的内下方移行为内眦动脉，并与眶内的眼动脉分支相吻合。在**颊肌**的浅面可见颊神经，其为下颌神经的感觉支。

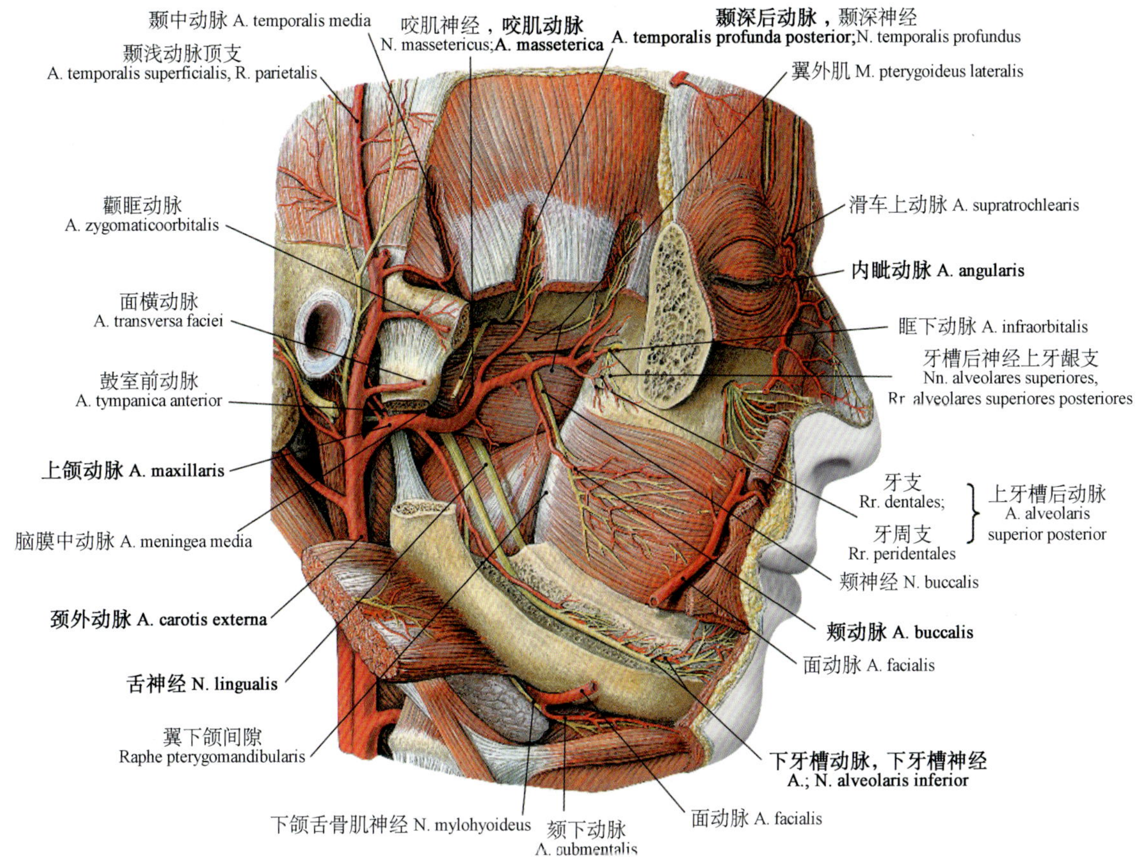

图 8.86 **头部的血管和神经(面侧深区，右侧，外侧面观)案例情况**

大多数情况下，**上颌动脉**行于下颌支的深面，仅有少数案例位于其外侧。经下颌支深面向前上颌动脉行于咀嚼肌之间，并向这些肌供血，且发出分支至颊肌和下颌骨。上颌动脉的终末支分布于眶、鼻、上颌骨及腭。在下颌后窝内，有**颈外动脉**及其分支穿行。图中位于下颌体(已打开)上的面动脉被移除。在面动脉弯行于下颌骨下缘处，常可触及其搏动。

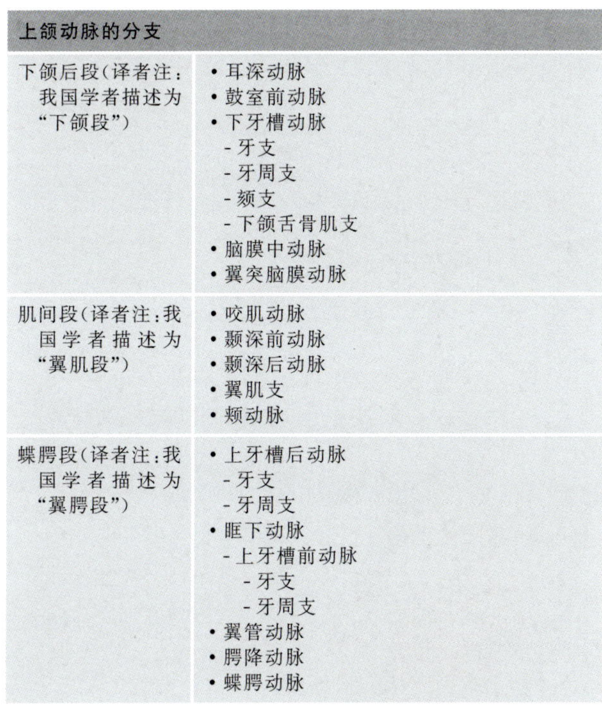

上颌动脉的分支	
下颌后段(译者注：我国学者描述为“下颌段”)	• 耳深动脉 • 鼓室前动脉 • 下牙槽动脉 - 牙支 - 牙周支 - 颏支 - 下颌舌骨肌支 • 脑膜中动脉 • 翼突脑膜动脉
肌间段(译者注：我国学者描述为“翼肌段”)	• 咬肌动脉 • 颞深前动脉 • 颞深后动脉 • 翼肌支 • 颊动脉
蝶腭段(译者注：我国学者描述为“翼腭段”)	• 上牙槽后动脉 - 牙支 - 牙周支 • 眶下动脉 - 上牙槽前动脉 - 牙支 - 牙周支 • 翼管动脉 • 腭降动脉 • 蝶腭动脉

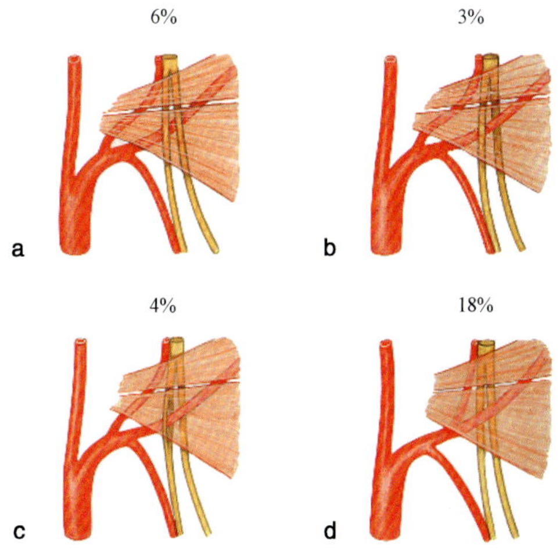

图 8.87a-d **上颌动脉走行的变异**

a 上颌动脉在翼外肌、舌神经和下牙槽神经的内侧走行。

b 上颌动脉在舌神经和下牙槽神经之间走行。

c 上颌动脉穿过下牙槽神经环。

d 脑膜中动脉从下牙槽动脉起点的远侧发出。

翼丛、下颌神经[V/3]

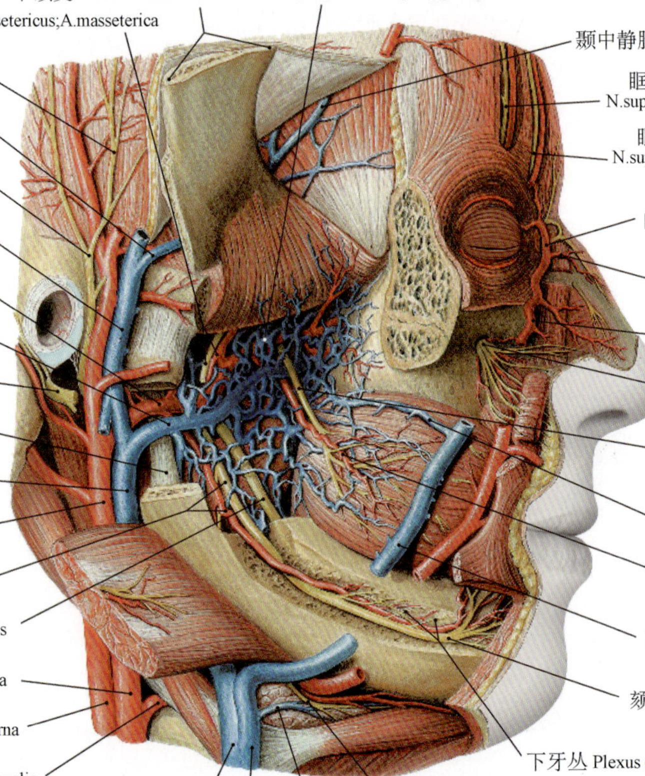

下颌支 Ramus mandibulae
翼丛 Plexus pterygoideus
咬肌神经，咬肌动脉 N.massetericus;A.masseterica
颞中静脉 V.temporalis media
耳颞神经 N.auriculotemporalis
眶上神经外侧支 N.supraorbitalis,R.lateralis
颞中静脉 V.temporalis media
眶上神经内侧支 N.supraorbitalis,R.medialis
耳颞神经 N.auriculotemporalis
颞浅静脉 V.temporalis superficialis
内眦动脉 A.angularis
鼻背动脉 A.dorsalis nasi
上颌动脉 A.maxillaris
上颌静脉 V. maxillaris
面动脉 A.facialis
面神经 N.facialis[Ⅶ]
眶下神经 N.infraorbitalis
蝶下颌韧带 Lig.sphenomandibulare
颊神经 N.buccalis
下颌后静脉 V.retromandibularis
面深静脉 V. profunda faciei
颈外动脉 A.carotis externa
颊动脉 A.buccalis
下牙槽神经，下牙槽动脉 N.;A.alveolaris interior
舌神经 N.lingualis
面静脉 V. facialis
颈外动脉 A.carotis externa
颏神经 N.mentalis
颈内动脉 A.carotis interna
下牙丛 Plexus dentalis inferior
舌动脉 A.lingualis
下颌舌骨肌神经 N.mylohyoideus
下颌后静脉 V. retromandibularis
面静脉 V. facialis
颏下静脉 V. submentalis

图 8.88　头部的血管和神经（面侧更深区，右侧；外侧面观）

咀嚼肌区的静脉血大部分经**翼丛**汇入上颌静脉。翼丛还可经面深静脉与面静脉相连通，经眼下静脉与海绵窦相交通。

蝶下颌韧带 Lig. sphenomandibulare
下颌神经[V/3]N. mandibularis [V/3]
内侧韧带 Lig. mediale
翼内肌神经 N. pterygoideus medialis
颞下颌关节，关节囊 Art. temporomandibularis, Capsula articularis
茎突 Proc. styloideus
外侧板 Lamina lateralis
翼突 Proc. pterygoideus
耳颞神经 N. auriculotemporalis
内侧板 Lamina medialis
翼外肌神经 N. pterygoideus lateralis
茎突下颌韧带 Lig. stylomandibulare
翼钩 Hamulus pterygoideus
下牙槽神经 N. alveolaris inferior
舌神经 N. lingualis
下颌舌骨肌神经 N. mylohyoideus
翼内肌 M. pterygoideus medialis

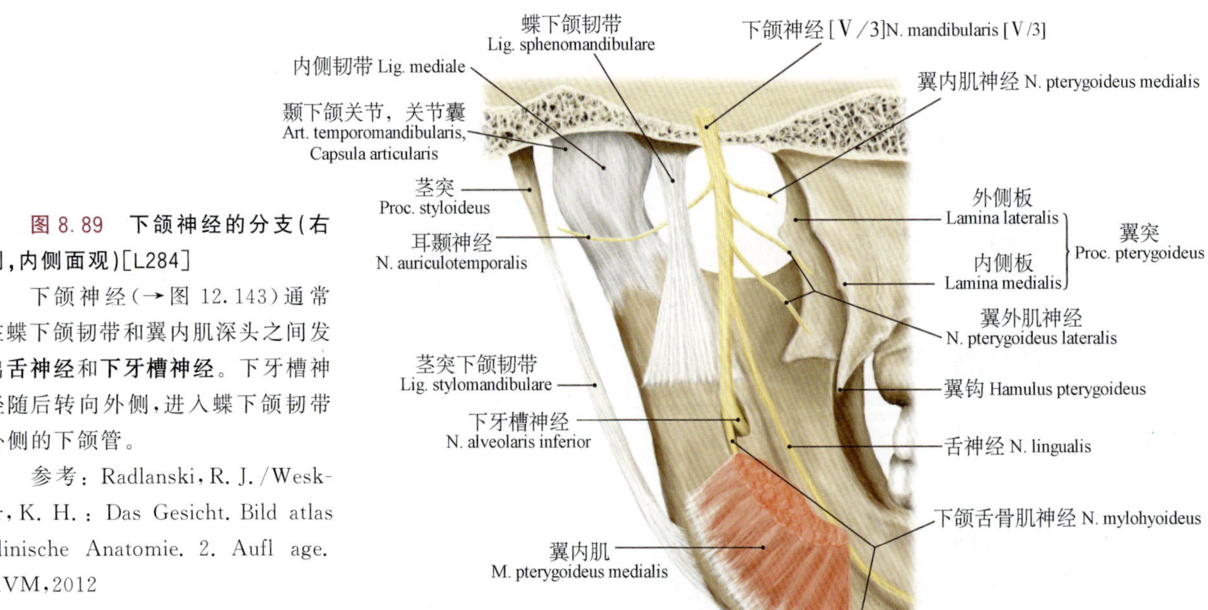

图 8.89　下颌神经的分支（右侧，内侧面观）[L284]

下颌神经（→图 12.143）通常在蝶下颌韧带和翼内肌深头之间发出**舌神经**和**下牙槽神经**。下牙槽神经随后转向外侧，进入蝶下颌韧带外侧的下颌管。

参考：Radlanski，R. J. /Wesker，K. H.：Das Gesicht. Bild atlas klinische Anatomie. 2. Aufl age. KVM，2012

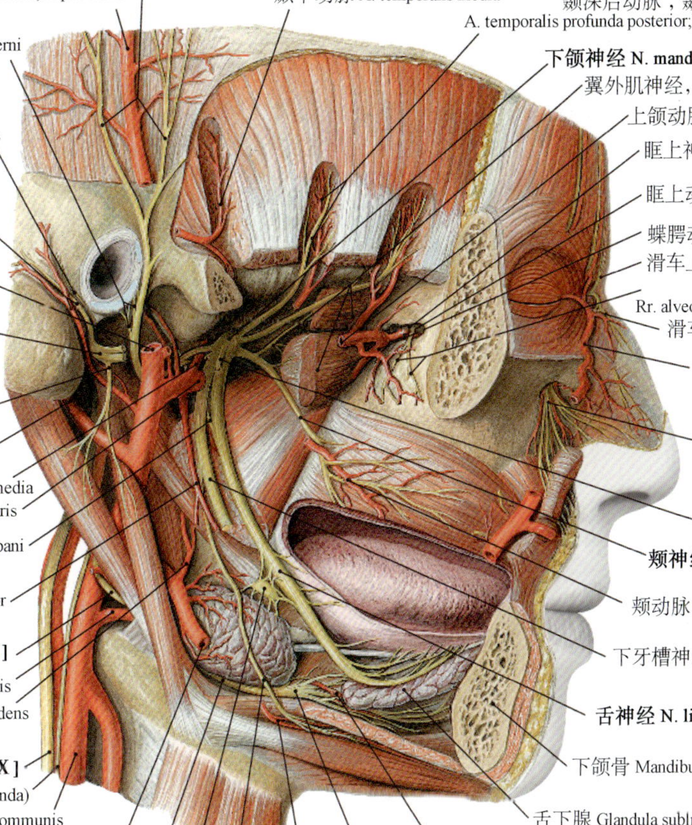

颞浅动脉顶支
A. temporalis superficialis,R. parietalis
耳颞神经 N. auriculotemporalis
颞中动脉 A. temporalis media
颞深后动脉，颞深神经
A. temporalis profunda posterior;N. temporalis profundus
外耳道神经
N. meatus acustici externi
下颌神经 N. mandibularis [V/3]
翼外肌神经，翼外肌 N.; M. pterygoideus lateralis
上颌动脉 A. maxillaris
眶上神经 N. infraorbitalis
耳支 R. auricularis
眶上动脉 A. infraorbitalis
耳后动脉，耳后神经
A.; N. auricularis posterior
蝶腭动脉 A. sphenopalatina
颞浅动脉
A. temporalis superficialis
滑车上神经 N. supratrochlearis
上牙龈支
Rr. alveolares superiores posteriores
面神经 N. facialis [VII]
滑车下神经 N. infratrochlearis
内眦动脉 A. angularis
二腹肌支
R. digastricus
枕动脉 A. occipitalis
眶下神经 N. infraorbitalis
脑膜中动脉 A. meningea media
上颌动脉 A. maxillaris
咬肌神经 N. massetericus
鼓索 Chorda tympani
颊神经 N. buccalis
下牙槽动脉
A. alveolaris inferior
颊动脉 A. buccalis
舌下神经
N. hypoglossus [XII]
下牙槽神经 N. alveolaris inferior
舌动脉 A. lingualis
腭升动脉 A. palatina ascendens
舌神经 N. lingualis
下颌骨 Mandibula
迷走神经 N. vagus [X]
颈襻下根 (Ansa cervicalis profunda)
舌下腺 Glandula sublingualis
颈总动脉 A. carotis communis
面动脉 A. facialis
舌下动脉 A. sublingualis
舌下神经 N. hypoglossus [XII]
舌下神经 N. hypoglossus [XII]
下颌下神经节 Ganglion submandibulare
下颌舌骨肌神经 N. mylohyoideus
颏下动脉 A. submentalis

图 8.90　头部的动脉和神经(面侧最深区,右侧,外侧面观)

下颌神经穿卵圆孔出颅,发出舌神经、下牙槽神经、颊神经和耳颞神经,也发出分支至咀嚼肌。

下颌神经 N. mandibularis [V/3]
三叉神经 N. trigeminus [V]
下牙槽神经 N. alveolaris inferior
面神经 N. facialis [VII]
颊神经 N. buccalis
鼓索 Chorda tympani
颞肌肌腱
M. temporalis, Tendo
舌神经 N. lingualis
咽上缩肌
M. constrictor pharyngis superior
蝶下颌韧带
Lig. sphenomandibulare
翼下颌间隙
Raphe pterygomandibularis
下颌舌骨神经
N. mylohyoideus
下颌下神经节
Ganglion submandibulare
舌骨大角
Os hyoideum, Cornu majus
舌神经 N. lingualis
舌骨舌肌 M. hyoglossus
颏舌肌 M. genioglossus
颏舌骨肌 M. geniohyoideus

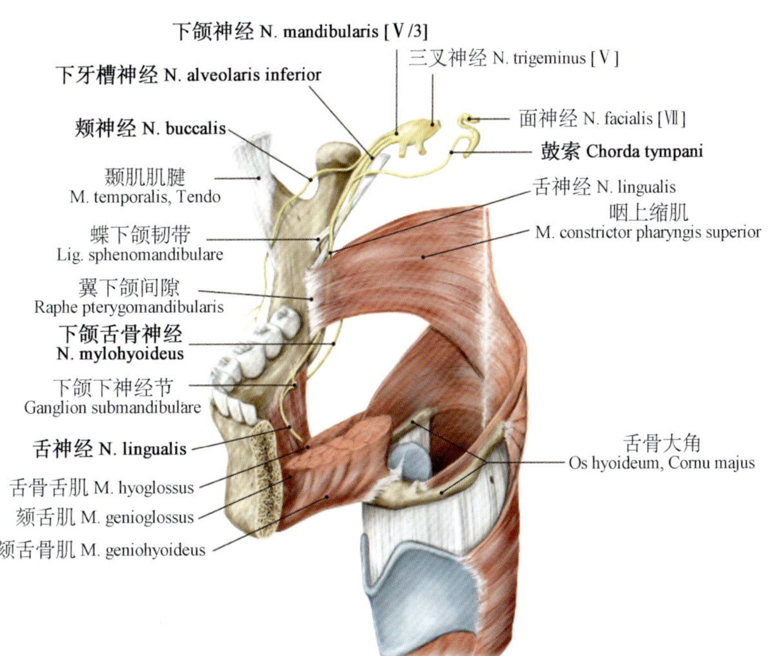

图 8.91　下颌神经的分支(右侧,左前面观)[L266]

舌神经自下颌神经发出后,并入面神经自面神经管内发出的鼓索,从外侧入舌。鼓索的副交感纤维进入下颌下神经节,味觉纤维分布于舌前2/3的味蕾。

头部血管

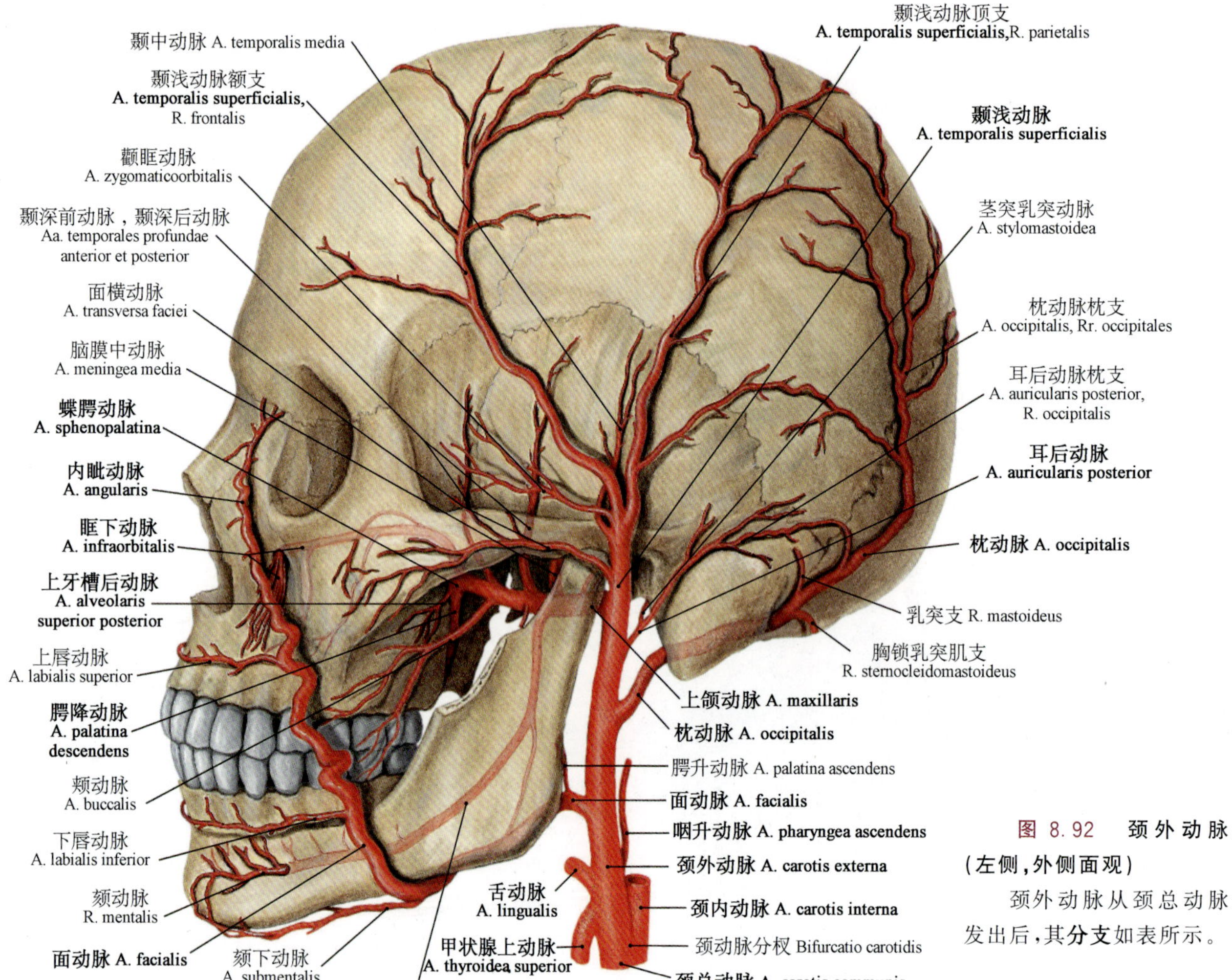

图 8.92 颈外动脉（左侧，外侧面观）

颈外动脉从颈总动脉发出后，其**分支**如表所示。

颈外动脉分支			

1. 甲状腺上动脉
- 舌骨下支
- 喉上动脉
- 环甲肌支
- 胸锁乳突肌支
- 腺支
	4. 面动脉
	- 腭升动脉
	- 扁桃体支
	- 颏下动脉
	- 腺支
	- 下唇动脉
	- 上唇动脉
	  - 鼻中隔支
	- 鼻外侧支
	- 内眦动脉
		7. 颞浅动脉
		- 腮腺支
		- 面横动脉
		- 耳前支
		- 颧眶动脉
		- 颞中动脉
		- 额支
		- 顶支
			8. 上颌动脉（续）
			翼腭分支：
			- 上牙槽后动脉
			  - 牙支
			  - 牙周支
			- 眶下动脉
			  - 上牙槽前动脉
			- 腭降动脉
			  - 腭大动脉
			  - 腭小动脉
			    - 咽支
			- 蝶腭动脉
			  - 鼻后外侧动脉
			  - 鼻中隔后支
			  - 鼻腭动脉
			上颌动脉的终末分支为眶下动脉、蝶腭动脉、上牙槽后动脉及腭降动脉

2. 咽升动脉
- 扁桃体支
- 咽支
- 鼓室下动脉
- 脑膜后动脉
	5. 枕动脉
	- 乳突支
	- 耳支
	- 胸锁乳突肌支
	- 枕支
	- 脑膜支（存在变异）
	- 降支
		8. 上颌动脉
		下颌分支：
		- 下牙槽动脉
		  - 颏动脉
		- 脑膜中动脉
		  - 鼓室上动脉
		  - 耳深动脉
		  - 鼓室前动脉
		翼肌分支：
		- 咬肌动脉
		- 颞深前动脉和颞深后动脉
		- 翼肌支
		- 颊动脉	

3. 舌动脉 - 舌背支 - 舌下动脉 - 舌深动脉	6. 耳后动脉 - 茎乳动脉 - 鼓室后动脉 - 耳支 - 枕支 - 腮腺支		

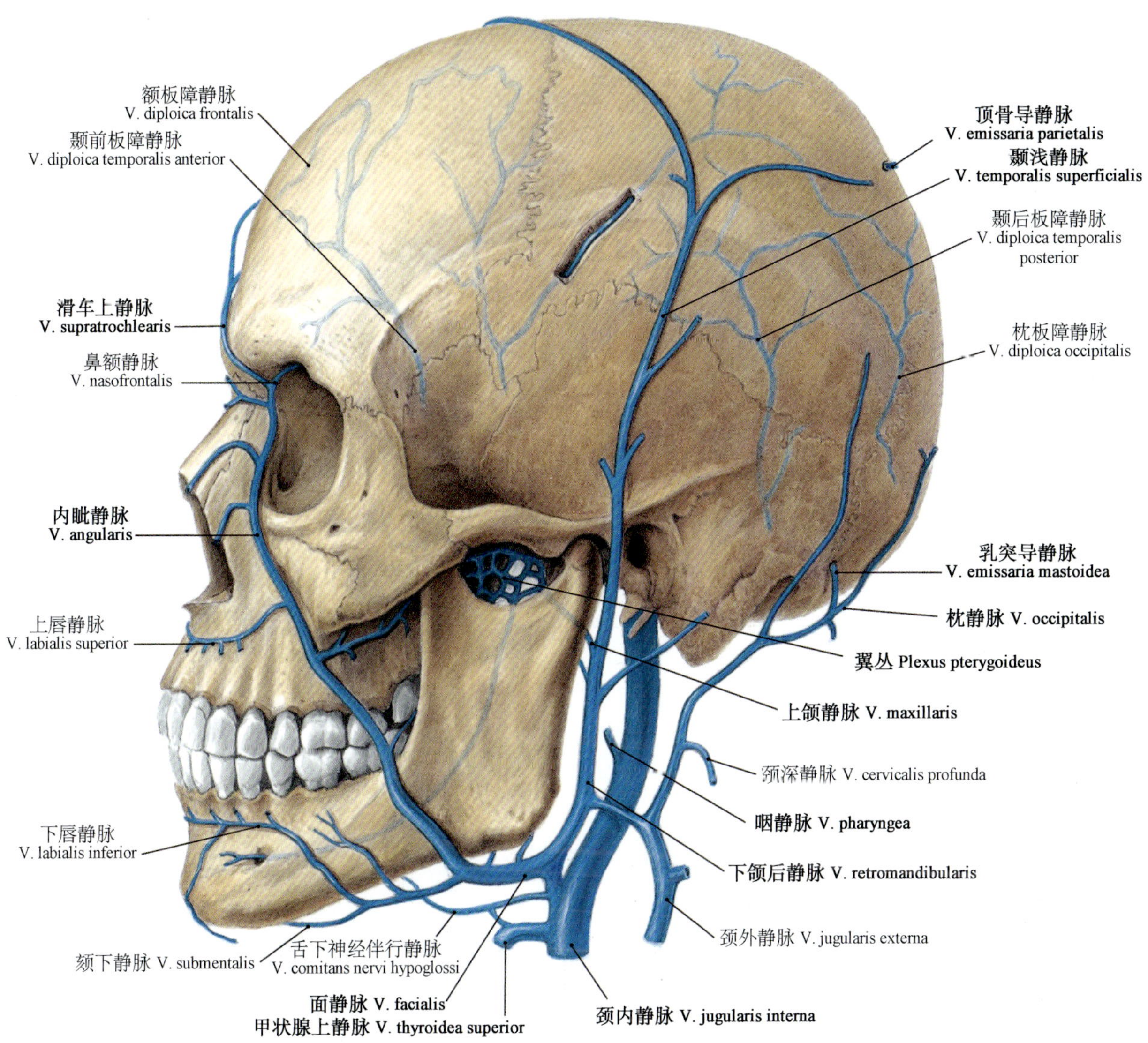

图 8.93 颈内静脉(左侧,外侧面观)

颈内静脉自颅底乙状窦延续而来,收集来自颅骨、脑、面部和部分颈部的血液。头部浅表区域的血液经面静脉、舌静脉、咽静脉、枕静脉、甲状腺上静脉、甲状腺中静脉和导静脉回流至颈内静脉。

临床要点

颈静脉搏动可以反映静脉压的情况,颈静脉搏动图的波动情况可反映右心功能。极少数情况下,**面部的炎症**可能通过无瓣膜的颈内静脉**反流**至眶内静脉(眼上静脉),并进一步至海绵窦内,从而导致可能致命的静脉炎,甚至是静脉窦血栓。

面神经[Ⅶ]

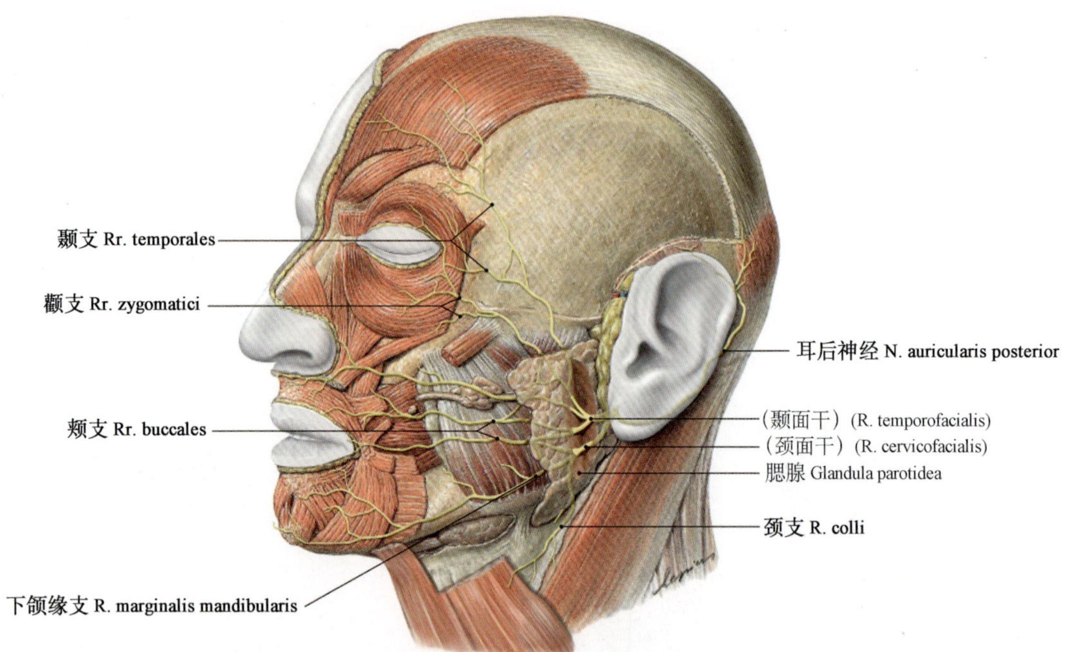

图 8.94 面神经在面部的终末分支(左侧,外侧面观)

面神经(→图 12.152)在腮腺内形成腮腺神经丛,临床上将该神经丛分为颞面干(Pars temporofacialis)和颈面干(Pars cervicofacialis),二者进一步形成面神经的终末分支:颞支、颧支、颊支、下颌缘支和颈支。耳后神经也是面神经的一个末支,其向后行于耳郭的后方。

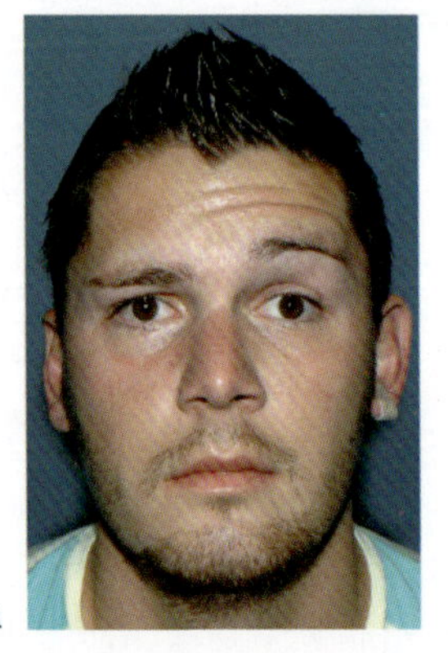

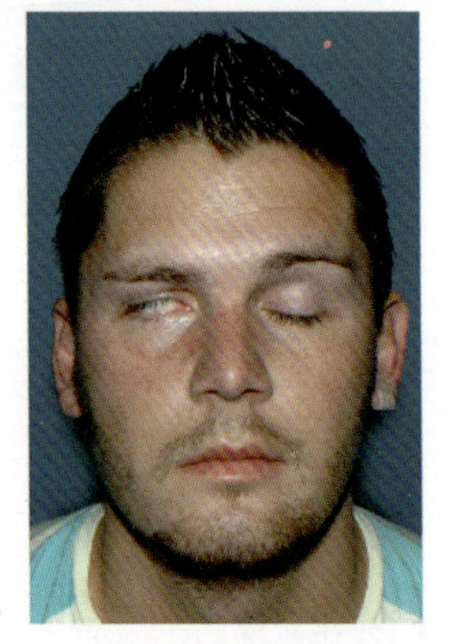

图 8.95a、b 周围性面神经麻痹(右侧)[T887]

a 要求患者抬眉时,仅左侧出现额纹(枕额肌的功能丧失是周围性面瘫的标志)。

b 要求患者闭目时,面神经损伤侧眼不能闭合(眼睑闭合不全)。闭目时眼球自动转向上方,由于患侧眼睑不能正常闭合,可见白色巩膜(Bell 现象)。

临床要点

在**周围性面神经麻痹**的案例中(→图 12.155),该神经通路的第二级运动神经元受到影响;病变可位于面神经核及其周围分支之间的任何位置。特别是受到病毒感染或腮腺手术中神经受损可能发生此类面瘫。所谓的中枢性(核上)面神经损伤(**中枢性面神经麻痹**)是由第一级运动神经元损伤引起的,通常是对侧内囊的皮质核束区域出血或梗死所致。由于面神经颞支接受中枢对侧和同侧的双重支配,因此额肌和上睑的眼轮匝肌在两侧均可收缩;而对侧受颧支、颊支、下颌缘支、颈支支配的肌肉则瘫痪(即所谓的下面瘫)。

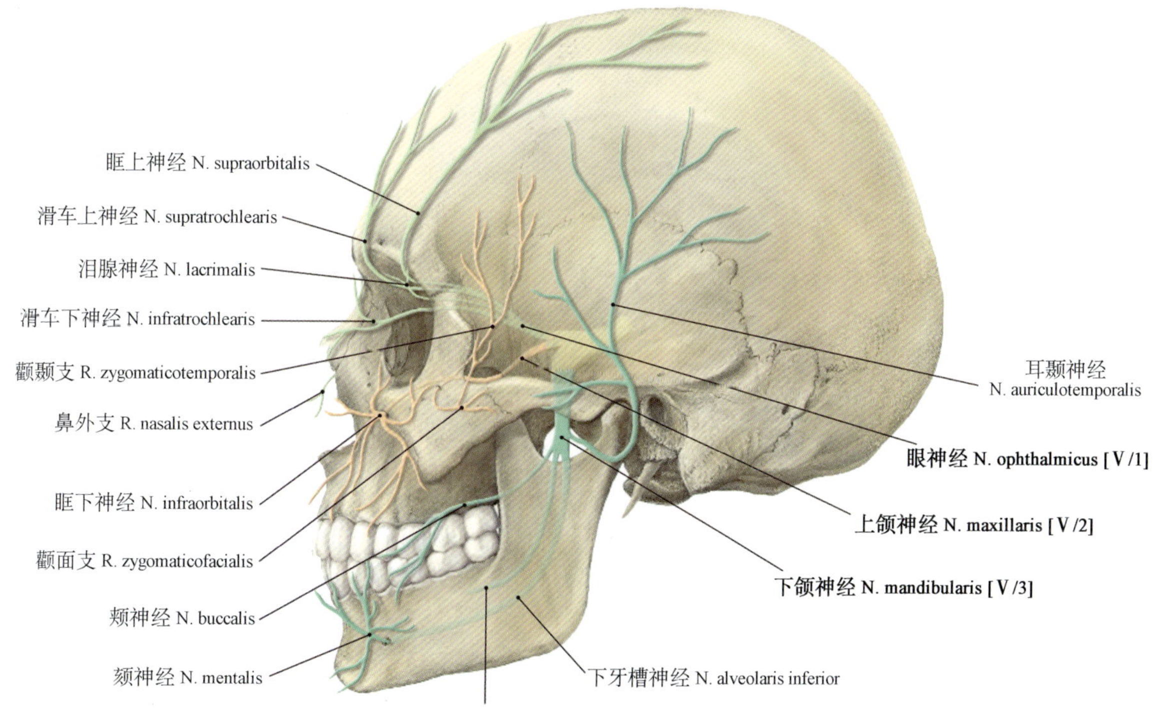

图 8.96 **三叉神经分支(左侧,外侧面观)**[L284]

出颅后,三叉神经的 3 条主要分支,即眼神经、上颌神经和下颌神经按特定的走行顺序进一步分成较小的分支。**眼神经**发出眶上神经、滑车上神经、泪腺神经、滑车下神经及鼻外支。**上颌神经**发出眶下神经和颧神经(包括颧颞支和颧面支)。**下颌神经**发出颊神经、舌神经、下牙槽神经和耳颞神经;其中,下牙槽神经出下颌管后,延续为其终末支颏神经。

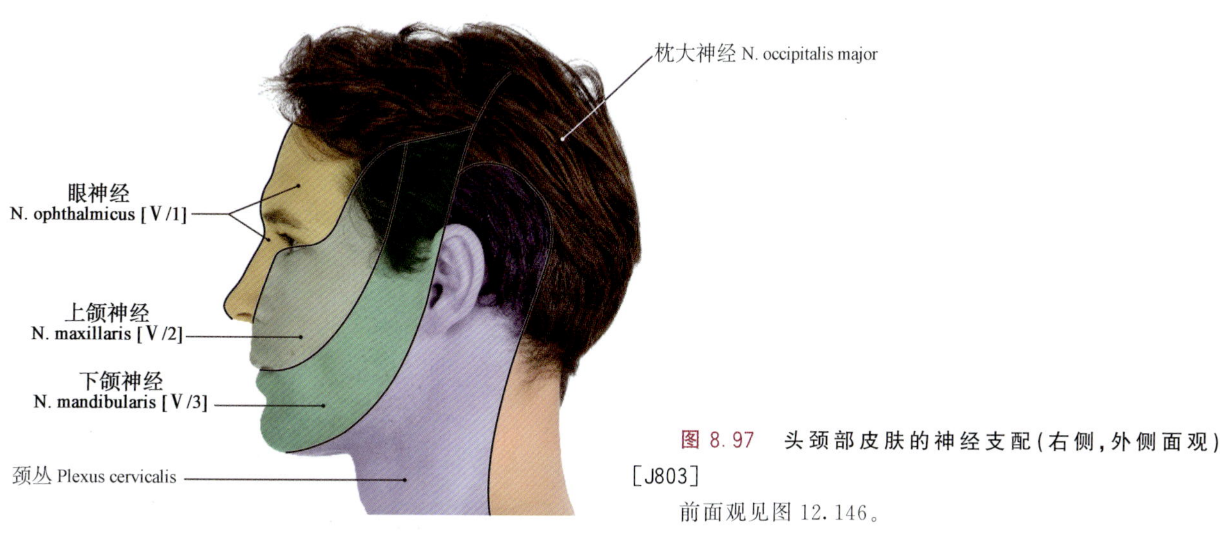

图 8.97 **头颈部皮肤的神经支配(右侧,外侧面观)**[J803]

前面观见图 12.146。

临床要点

在对脑神经进行临床检查的过程中,三叉神经是通过按压它的 3 个浅出点(**三叉神经压痛点**),即眶上孔/眶上切迹、眶下孔和颏孔来检查的,正常情况下按压这些部位不会感到疼痛。

三叉神经痛(tic douloureux)是一种复杂且痛苦的三叉神经感觉根功能障碍,通常位于下颌神经和上颌神经的支配区域,面部疼痛的特点是突发性和剧烈性,常常在触摸面部相应区域时即可触发。

头部淋巴管和淋巴结

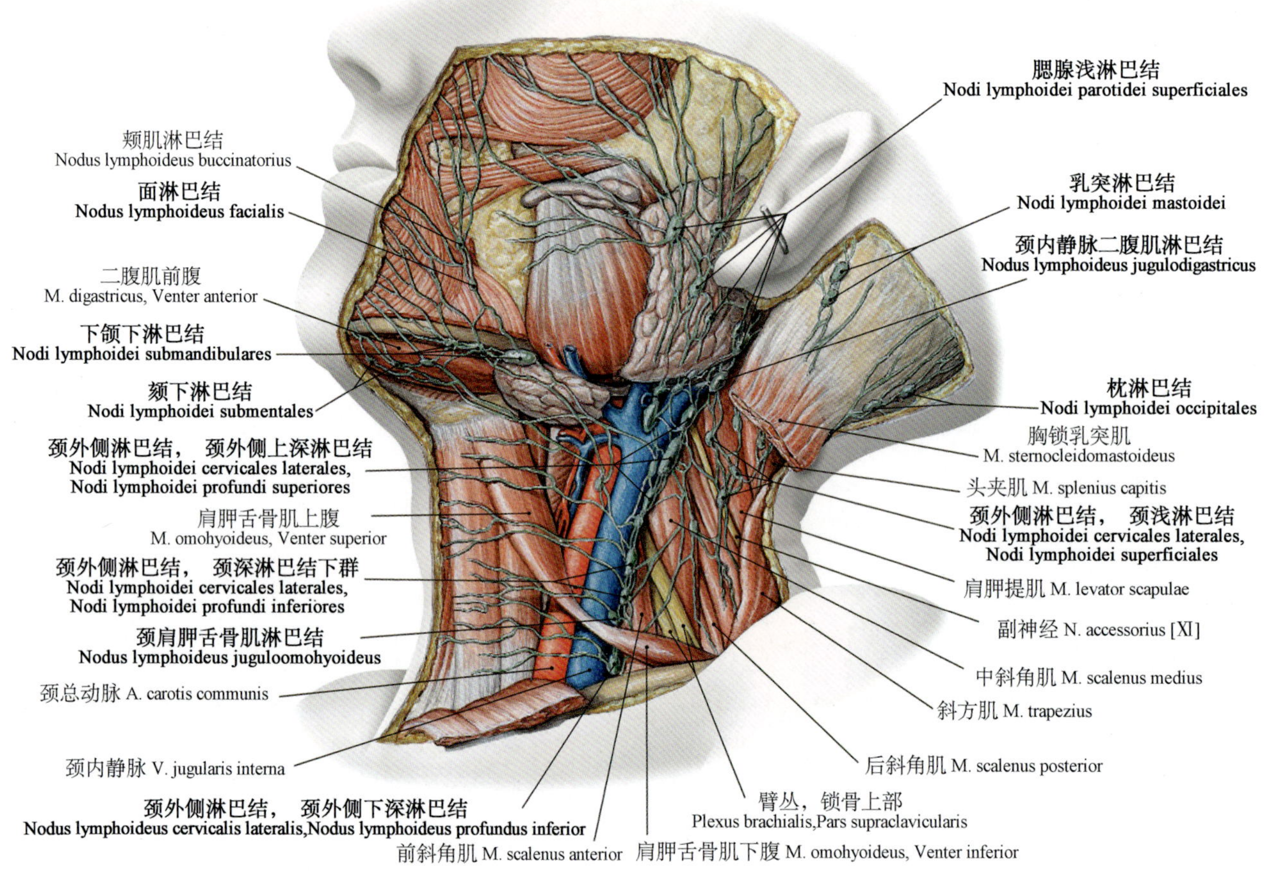

图 8.98 儿童头颈部的浅表淋巴管和淋巴结（左侧，外侧面观）

面部、头皮和枕部的淋巴**区域性**引流至颏下淋巴结、下颌下淋巴结、腮腺淋巴结、乳突淋巴结及枕淋巴结。之后，再引流至**颈外侧浅淋巴结**（Nodi lymphoidei cervicales laterales superficiales）和颈外侧深淋巴结（**颈外侧上深淋巴结和颈外侧下深淋巴结**，→图 11.84）。

颈内静脉二腹肌淋巴结是重要的颈深淋巴结，位于胸锁乳突肌前缘与腮腺下缘近下颌角之间。

腮腺淋巴结分为**腮腺浅淋巴结**（Nodi lymphoidei parotidei superficiales）和**腮腺深淋巴结**（Nodi lymphoidei parotidei profundi），后者包括耳前淋巴结、耳下淋巴结和腺内淋巴结。此外，还有特定的**面淋巴结**（Nodi lymphoidei faciales）（颊肌淋巴结、鼻唇淋巴结、颧淋巴结、下颌淋巴结）及舌淋巴结（Nodi lymphoidei linguales）。

头部淋巴结（Nodi lymphoidei capitis）
• 枕淋巴结
• 乳突淋巴结
• 腮腺浅淋巴结
• 腮腺深淋巴结 - 耳前淋巴结 - 耳下淋巴结 - 腺内淋巴结
• 面淋巴结 - 颊肌淋巴结 - 鼻唇淋巴结 - 颧淋巴结 - 下颌淋巴结
• 颏下淋巴结
• 下颌下淋巴结
• 舌淋巴结

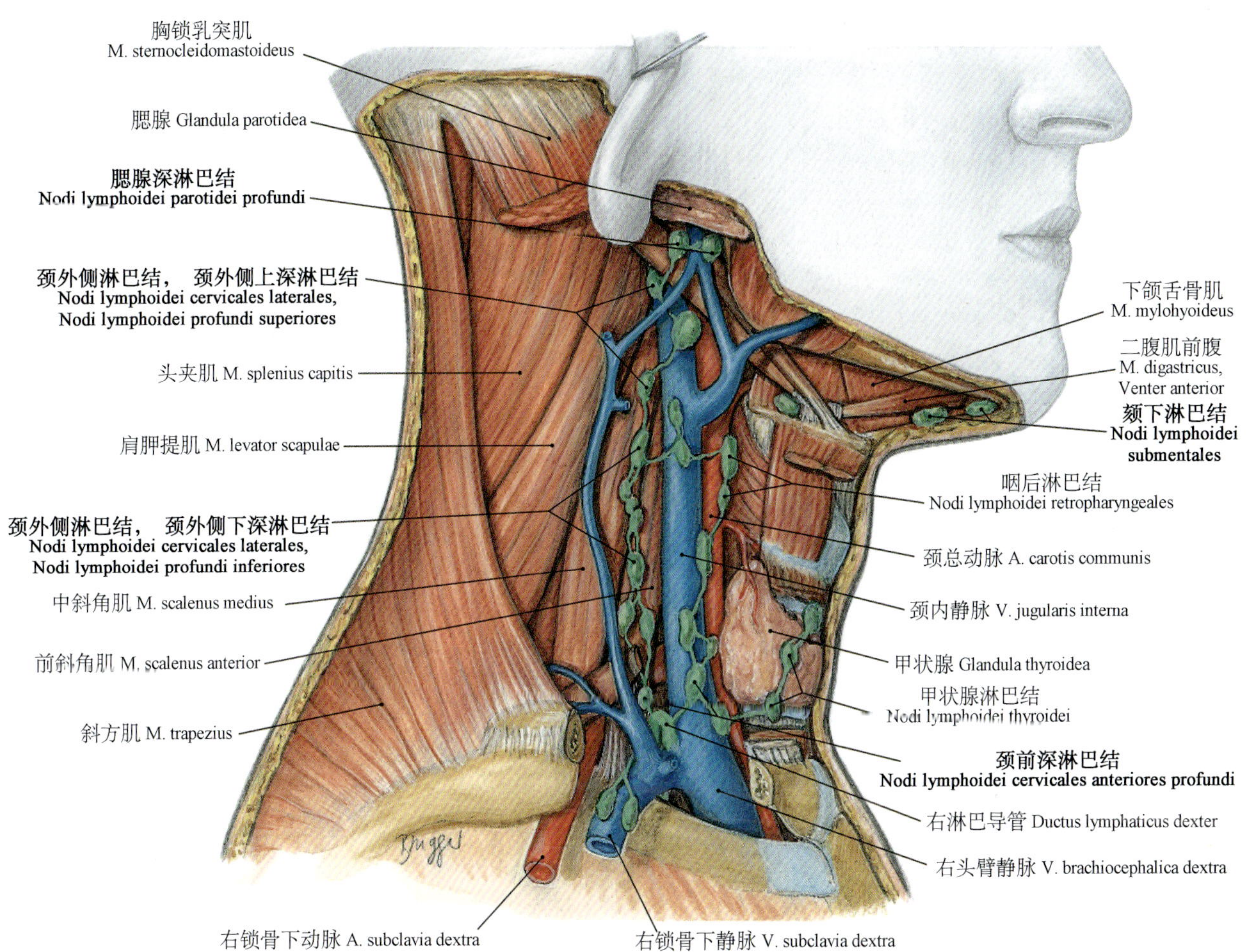

图 8.99　颈深淋巴结(右侧;外侧面观)

颈前淋巴结(Nodi lymphoidei cervicales anteriores)和颈外淋巴结(Nodi lymphoidei cervicales laterales)都包括浅部淋巴结和深部淋巴结。

颈**前**深淋巴结(Nodi lymphoidei cervicales anteriores profundi)包括舌骨下淋巴结、喉前淋巴结、甲状腺淋巴结、气管前淋巴结、气管旁淋巴结和咽后淋巴结。

颈**外侧**深淋巴结(Nodi lymphoidei cervicales laterales profundi)包括**上群**(Nodi lymphoidei profundi superiores)的颈内静脉二腹肌淋巴结、外侧淋巴结和前淋巴结，**下群**的颈内静脉肩胛舌骨肌淋巴结、外侧淋巴结和前淋巴结，以及锁骨上淋巴结、副神经淋巴结(沿副神经)、咽后淋巴结。

(王少海　译)

鼻

鼻的骨架

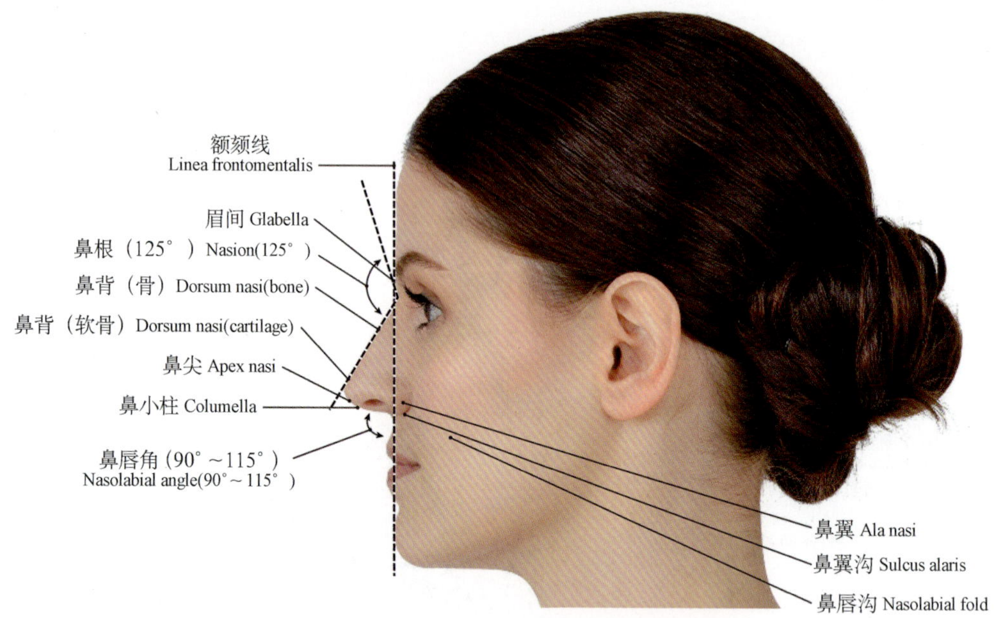

图 8.100 外鼻的美学角度和定位点(左侧面观)[J803]

外鼻对面部形状影响很大,具体结构如下。

- 鼻根(Radix nasi)位于人中(鼻唇沟)上方。
- 鼻背(Dorsum nasi)。
- 左右两侧鼻翼(Alae nasi dextra and sinistra)。
- 鼻尖(Apex nasi)。
- 鼻中隔膜部(Pars membranacea septi nasi,鼻小柱,鼻中隔可动部)。
- 鼻孔(Naris,成对)。

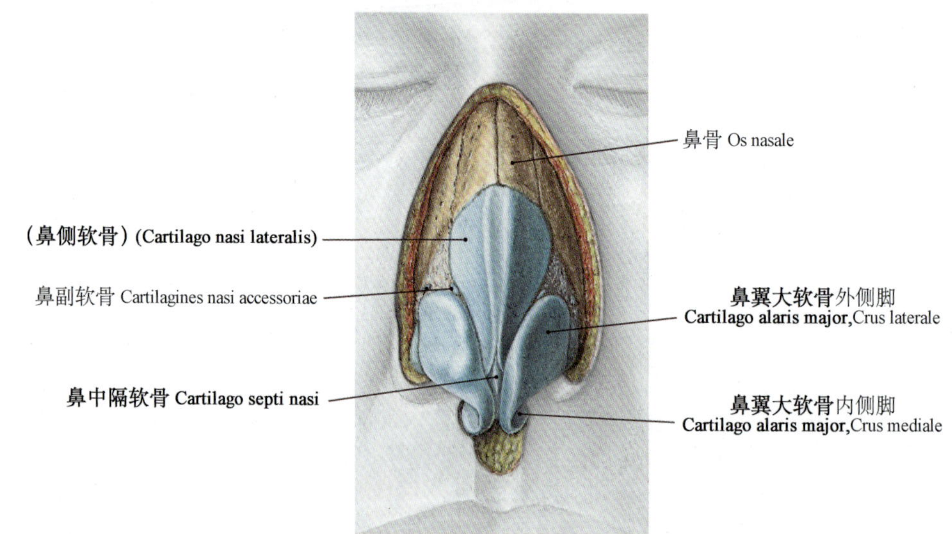

图 8.101 鼻骨(前面观)

鼻的骨架由骨和软骨组成。软骨部分通过相关结缔组织附着于鼻骨和上颌骨之间的梨状孔,各部软骨由透明软骨组成,并借结缔组织相连。顶部由上方的**鼻侧软骨**(Cartilago nasi lateralis)或三角软骨(Cartilago triangularis)构成,鼻翼由**鼻尖软骨**或**鼻翼大软骨**(Cartilago alaris major)形成,鼻翼大软骨有外侧脚和内侧脚;每侧通常有两个**鼻翼小软骨**(Cartilagines alares minores)。鼻在下方和中央有鼻中隔软骨(Cartilago septi nasi)支撑。

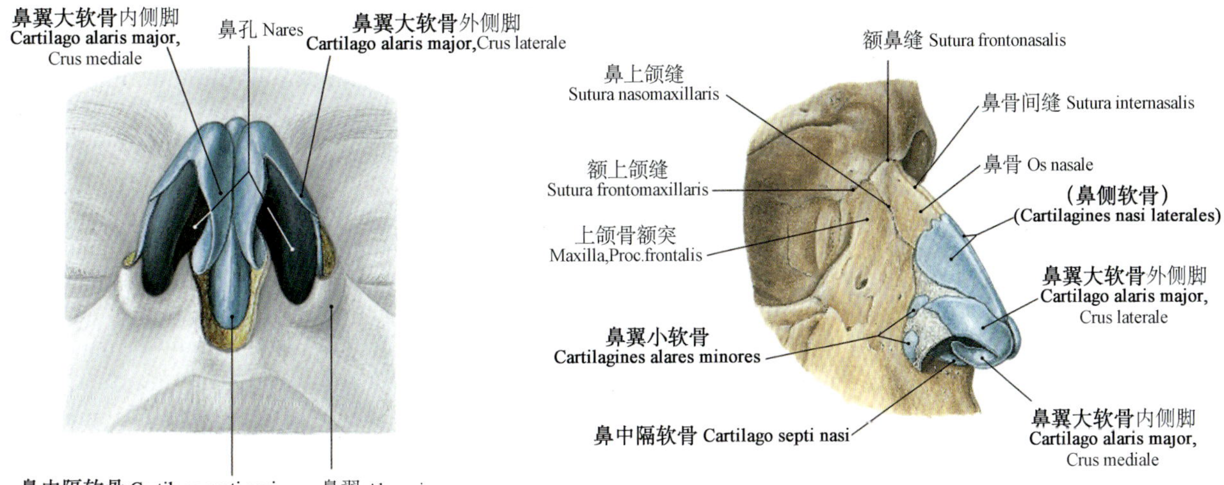

图 8.102 鼻软骨(下面观)

从下面可见鼻孔(Nares),由鼻翼大软骨的两个脚(内侧脚和外侧脚)围成,在其中央底部可见鼻中隔软骨。

图 8.103 鼻的骨架(右前面观)

鼻软骨通过结缔组织固定于梨状孔周缘,图中可见鼻侧软骨、鼻翼大软骨、鼻翼小软骨和鼻中隔软骨。结缔组织分布在无软骨区。

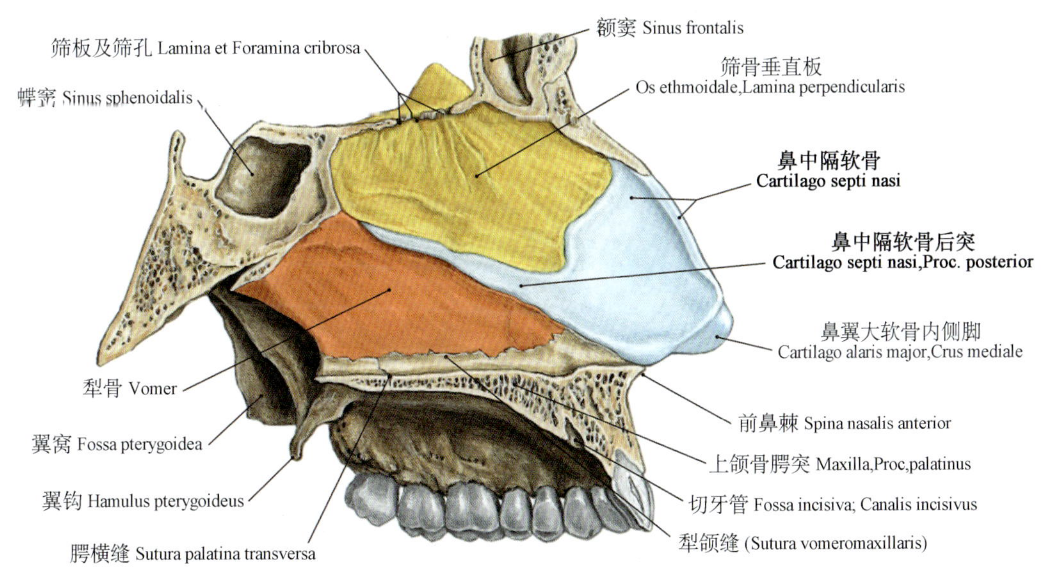

图 8.104 鼻中隔(右侧面观,颜色比对见 p. Ⅷ)

鼻中隔的前部为鼻中隔软骨,其向后伸出一条长的后突,位于组成骨性鼻中隔的筛骨垂直板(上方)和犁骨(下方)之间。

临床要点

常用的特定临床术语有:**鼻小柱**(鼻尖和人中之间的鼻中隔前部),**拱石区**(鼻骨与鼻侧软骨重叠处),**软三角区**(鼻孔上缘皮肤区域,靠近内侧脚转接外侧脚处,该**无软骨区**完全由皮肤构成)、**鼻尖上区**(鼻尖正上方鼻梁处)以及**弱三角区**(类似于鼻尖上区,因为此处仅由鼻中隔形成)。这些区域是整形手术的关键部位。

在**鼻中隔血肿**的情况下(如鼻骨骨折之后),需行穿刺以快速减缓血肿;如有需要,可切开行鼻填塞术,否则鼻中隔软骨将可能受损。

鼻腔外侧壁

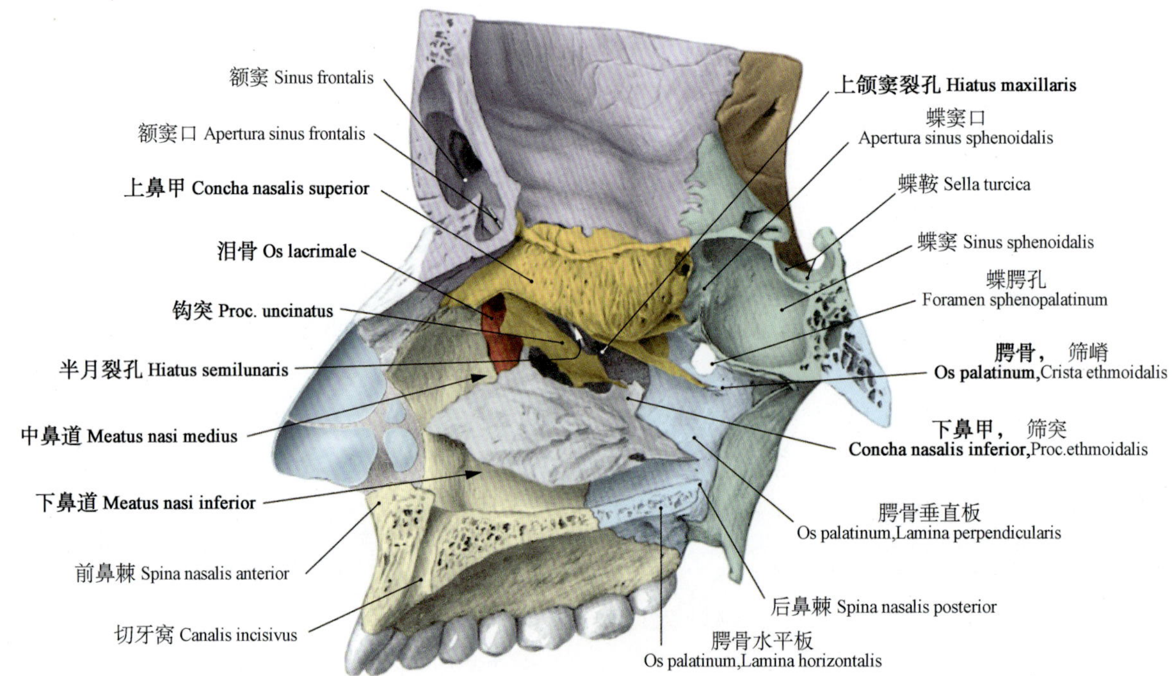

图 8.105 **鼻腔外侧壁骨性结构**

中鼻甲已去除；左侧面观；颜色比对见 p. Ⅷ。

鼻腔外侧壁结构复杂多变，最常见的骨性结构如图所示。

- 前部
  - 鼻骨。
  - 上颌骨鼻面。
  - 泪骨。
- 中部
  - 上颌体及上颌窦裂孔。
  - 筛骨及钩突（一薄骨板），前、后筛窦（Cellulae ethmoidales anteriores and posteriores）的骨壁和上、中鼻甲（Conchae nasales superior and media）。图中未显示中鼻甲（→图 8.106）。
  - 下鼻甲。
- 后部
  - 腭骨垂直板。
  - 蝶骨翼突内侧板。

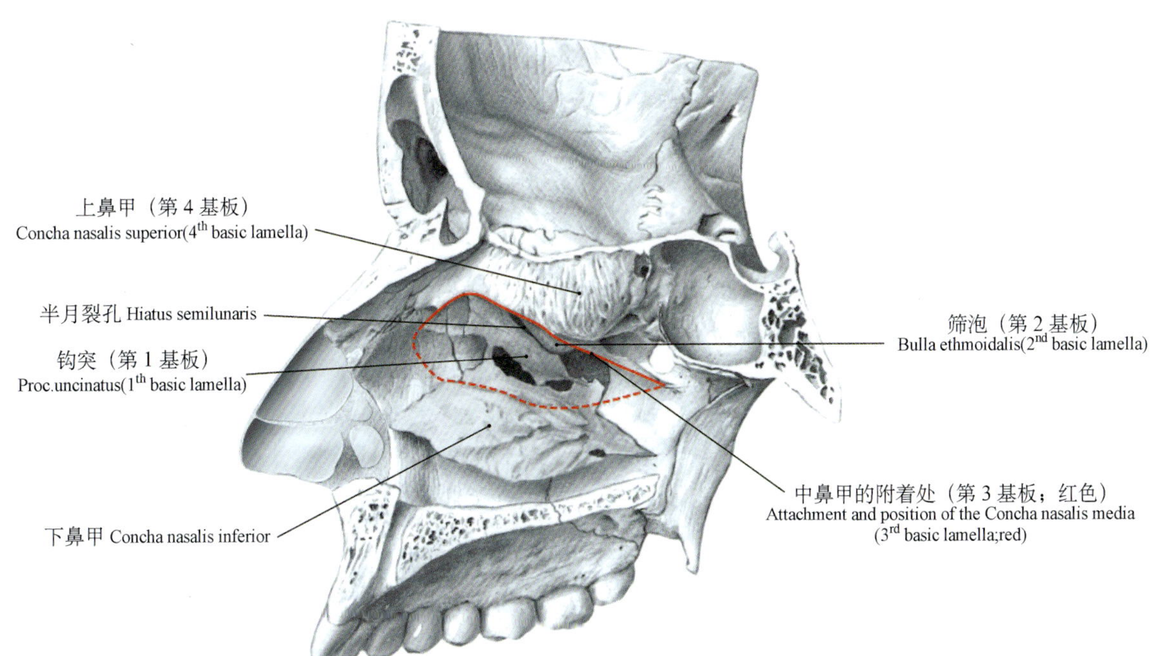

图 8.106 **鼻腔外侧壁骨性结构**

中鼻甲已去除，左侧面观。

窦口鼻道复合体是指中鼻甲深面的半月裂孔及其周围区域。由此，经上颌窦裂孔进入上颌窦的通路通常由 3 种结构部分封闭。

- **钩突，为**筛骨上的一薄层骨板，部分封闭上颌窦裂孔，参与组成上颌窦的内侧壁。在钩突的上缘有一新月形的光滑裂隙，称为**半月裂孔**。在钩突的下方通常也有一些被覆鼻腔黏膜的开口，称为前囟门和后囟门（anterior and posterior fontanelles）。
- 钩突的前方和下方分别与泪骨和下鼻甲相邻。
- 钩突的上面和后面有一通常膨隆或明显的筛窦前房，其突出至上颌窦裂孔内及其前面，称为筛泡。筛泡从后面和上面限制了半月裂孔。

临床要点

从外科学角度来看，鼻腔外侧壁有 4 个不同的**基板**，这与筛骨内的骨板胚胎残基有关。第 1 基板为钩突，第 2 基板为筛泡，第 3 基板为中鼻甲，第 4 基板为上鼻甲。**窦口骨道复合体**不仅在通气方面，而且在鼻旁窦的引流方面都有重要的临床意义。在**经鼻内鼻窦手术**如慢性鼻窦炎或鼻息肉的治疗中，此处为中心手术入路。

鼻

鼻腔

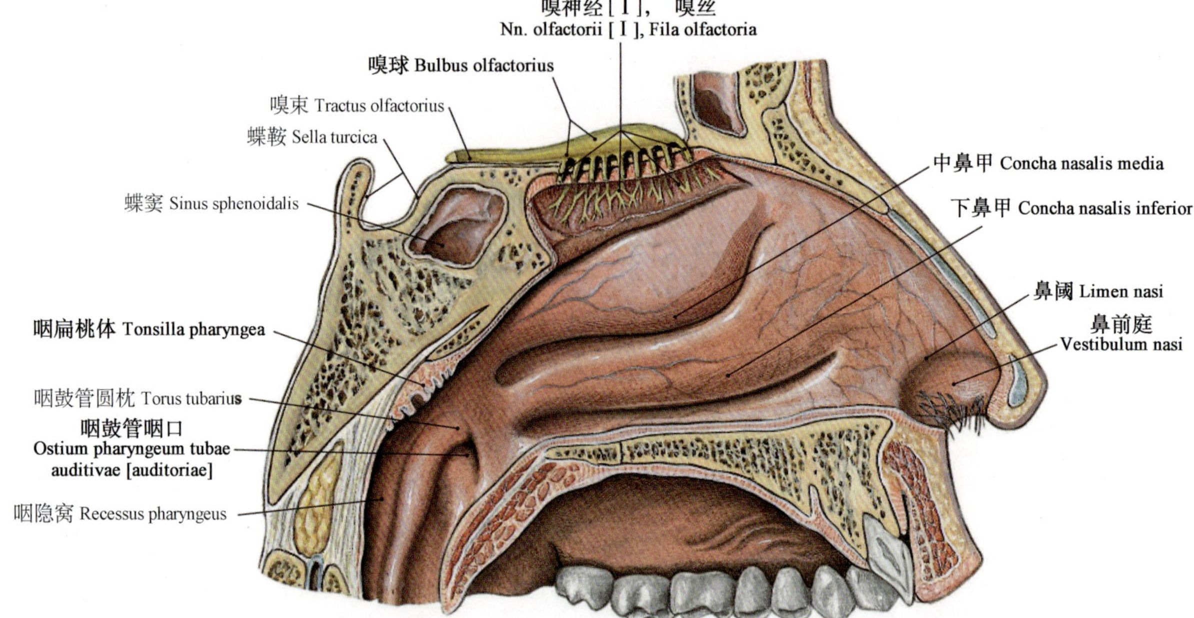

图 8.107　鼻腔外侧壁(左侧，右侧面观)

鼻腔外侧壁主要由**下鼻甲**(Concha nasalis inferior)和**中鼻甲**(Concha nasalis media)构成。上鼻甲(Concha nasalis superior)较小，其与鼻腔顶部的嗅上皮相联系；嗅球的嗅丝穿过筛板并延伸到邻近的黏膜，包括上鼻甲的黏膜。

鼻前庭布满角化的扁平上皮，在鼻阈处，上皮层转化为非角化的复层扁平上皮，然后转化为假复层纤毛状柱上皮。下鼻甲突至咽鼓管咽口，在其上方可见咽扁桃体位于咽的顶部。

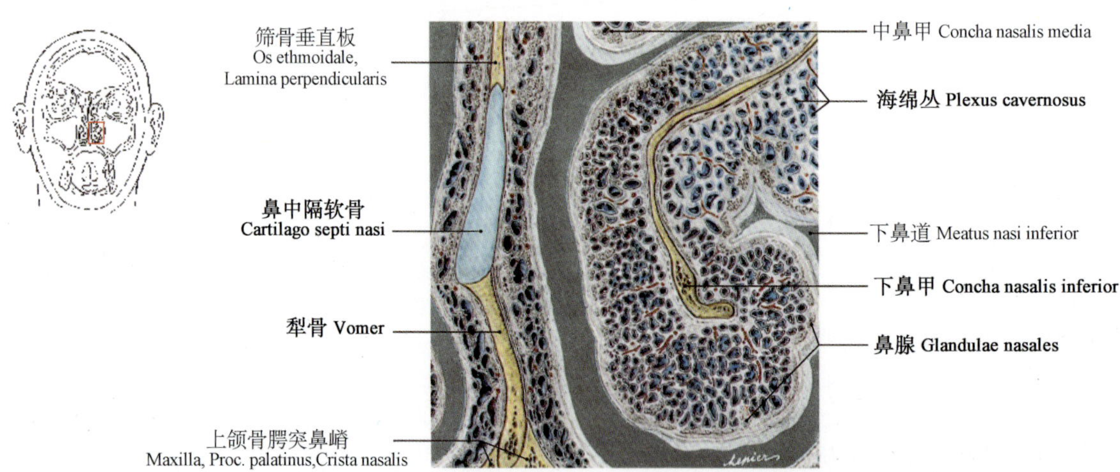

图 8.108　下鼻甲

左侧，经鼻中隔软骨后突起始部的冠状切面、前面观。

该切面显示了下鼻甲的薄层骨架，被覆有一个由特化的动脉和静脉网组成的血管丛(海绵丛)。鼻甲表面是纤毛上皮，内含浆液腺(鼻腺)。

临床要点

鼻黏膜的特征之一是具有致密的上皮下静脉丛。根据血管膨胀的特定状态，约35%的鼻黏膜由血管丛构成。下鼻甲、中鼻甲及鼻中隔的Kiesselbach区静脉丛的密度最高。

约80%的人可以检测到所谓的**鼻循环**。两侧鼻道的鼻黏膜交替膨胀和消退，周期为2～7小时，鼻呼吸过程中气道阻力交替变化，比例为1∶3，但总阻力不变。

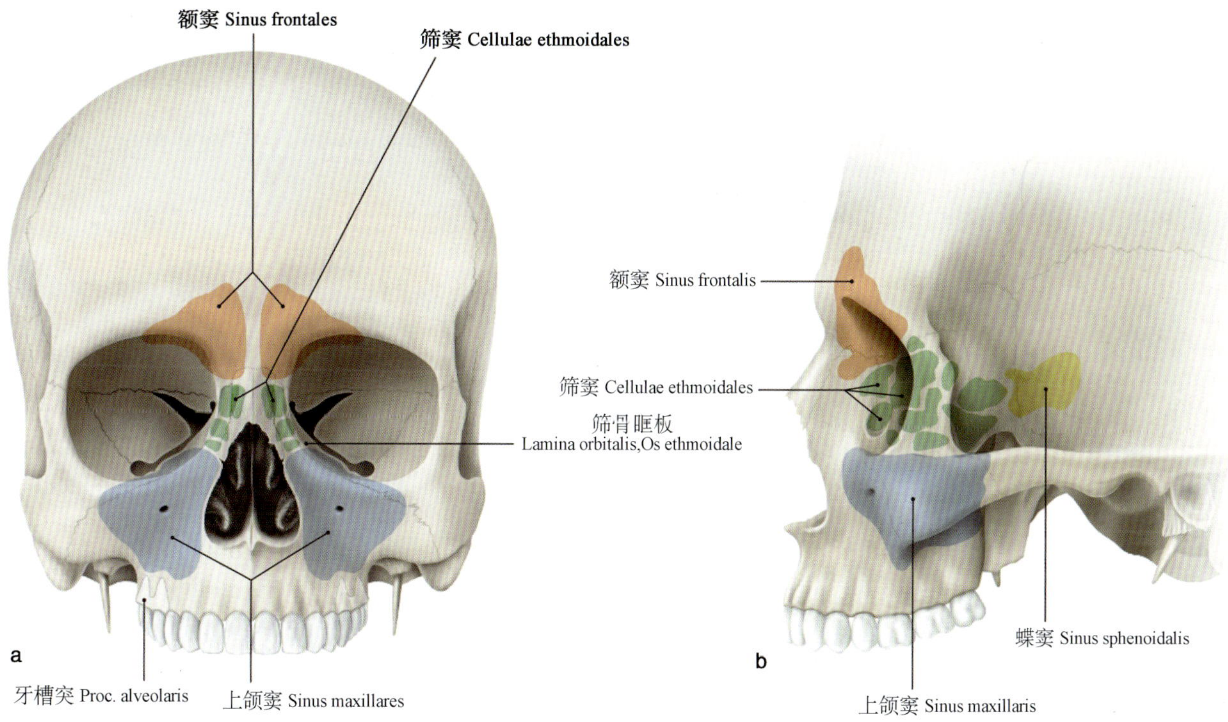

图 8.109　鼻窦在颅骨上的投影
前面观(a),外侧面观(b)[L275]

由于鼻窦结构多变,个别腔隙可能缺失。

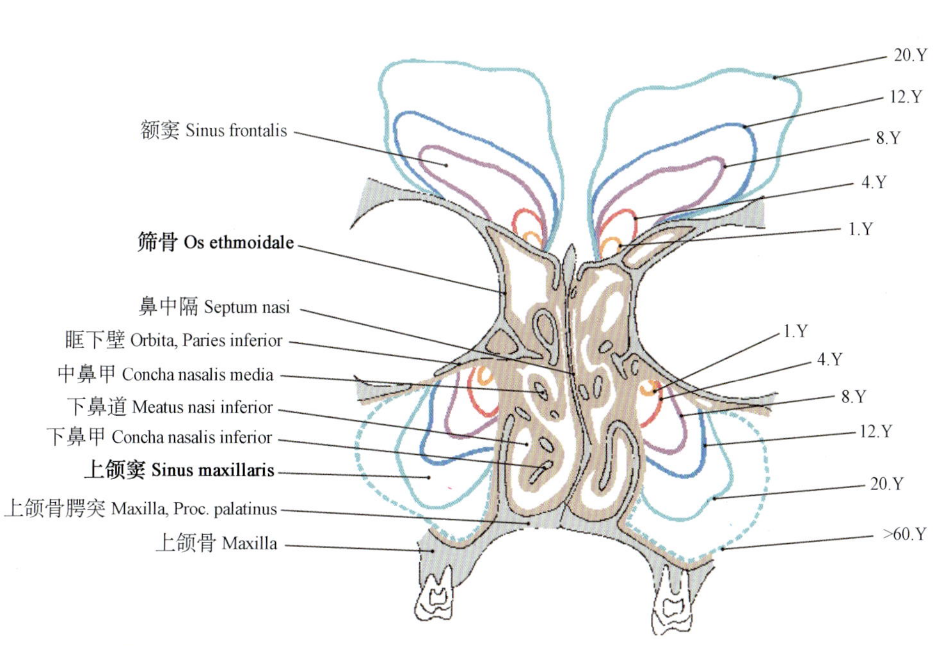

图 8.110　上颌窦和额窦的发育[L238](Y:年龄)
额窦约在 5 岁时形成并到达眶缘。

鼻窦口

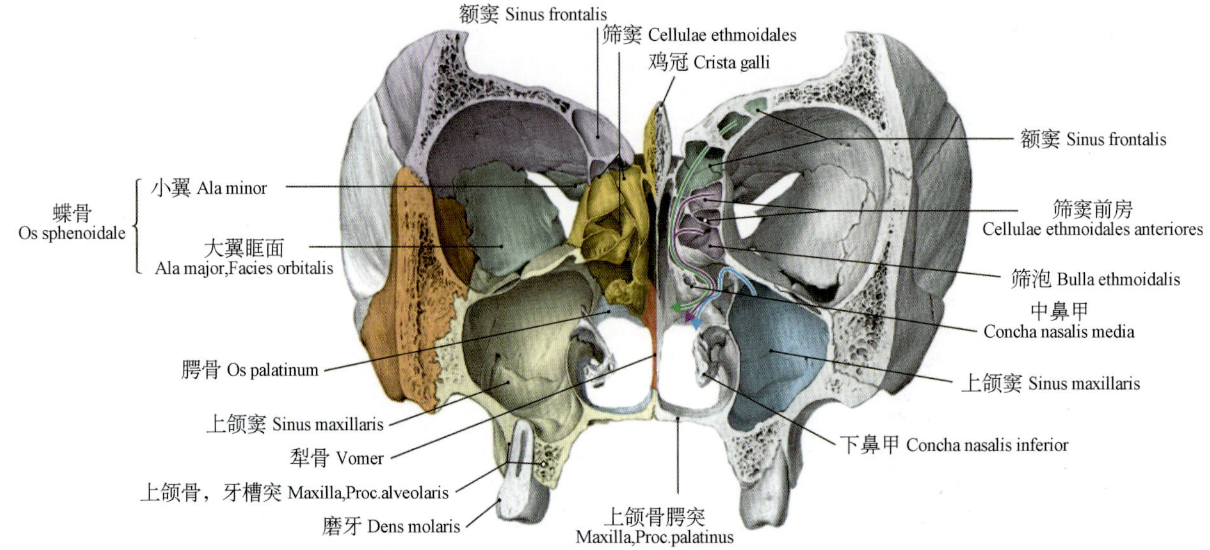

图 8.111 鼻旁窦的骨形态(右侧颅骨)和开口(左侧颅骨)(经面颅的冠状断面,颜色比对见 p. Ⅷ)

额窦(绿色)、前筛窦(Cellulae ethmoidales anteriores,紫色)和上颌窦(蓝色)通过半月裂孔开口于中鼻道。在左侧颅骨,通过上颌骨切面可以看到牙根与上颌窦之间的紧密关系。

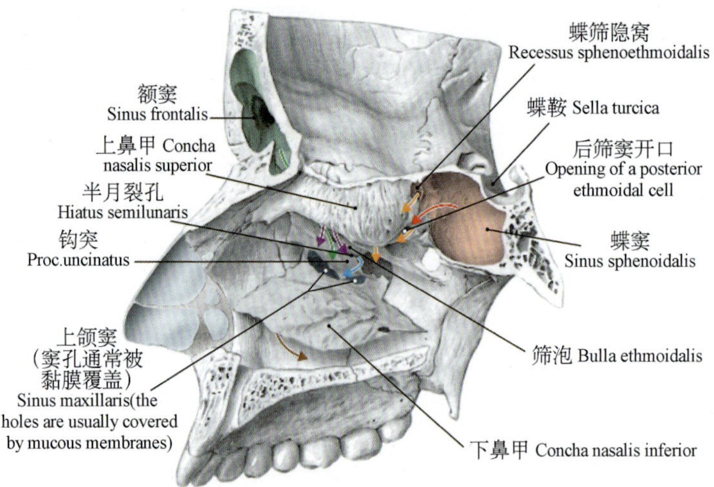

图 8.112 鼻旁窦和鼻泪管在鼻侧壁的开口(左侧面观)

箭:棕色=鼻泪管;绿色=额窦;紫色=前筛窦;蓝色=上颌窦;橙色=后筛窦;红色=蝶窦。蝶窦与蝶鞍有密切的解剖关系,蝶鞍中有垂体(Glandula pituitaria)。鼻泪管通过泪襞(Hasner 瓣)开口于下鼻道。图中由于未显示中鼻甲,故可见半月裂孔,筛泡位于其上方,钩突在其下方。在上鼻甲后方,可见蝶窦开口于蝶筛隐窝(蝶窦口,红色箭)。

鼻旁窦和鼻泪管的开口

结构	下鼻道	中鼻道	上鼻道
鼻泪管	×		
额窦		×	
前筛窦		×	
后筛窦			×
上颌窦		×	
蝶窦			×

译者注:通常认为蝶窦开口于蝶筛隐窝。

临床要点

蝶窦可延伸至大部分蝶骨。在外科手术中,蝶窦的广泛气化可危及颈内动脉(颈内动脉结节)和视神经,因为此二结构与蝶窦外侧壁有密切的毗邻关系。

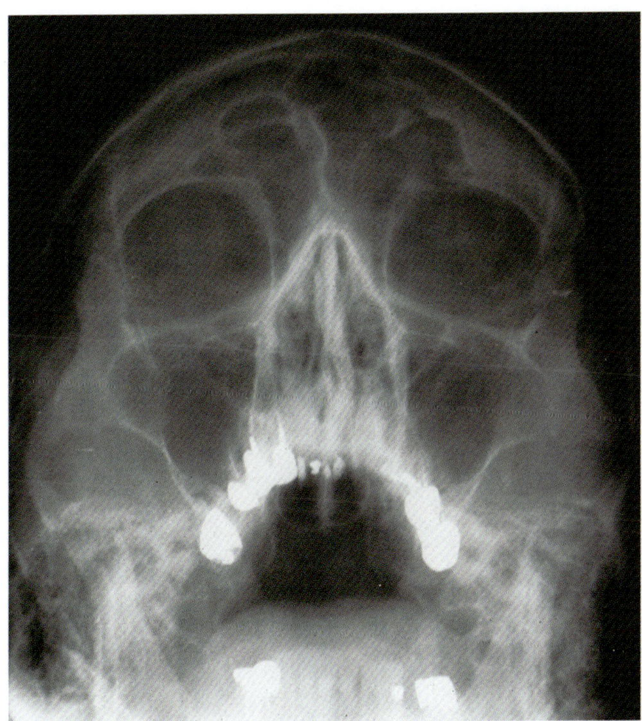

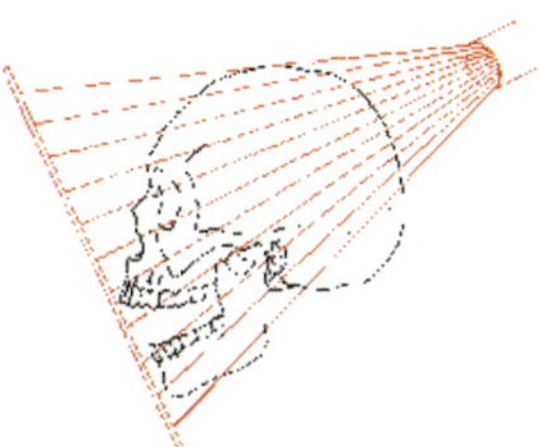

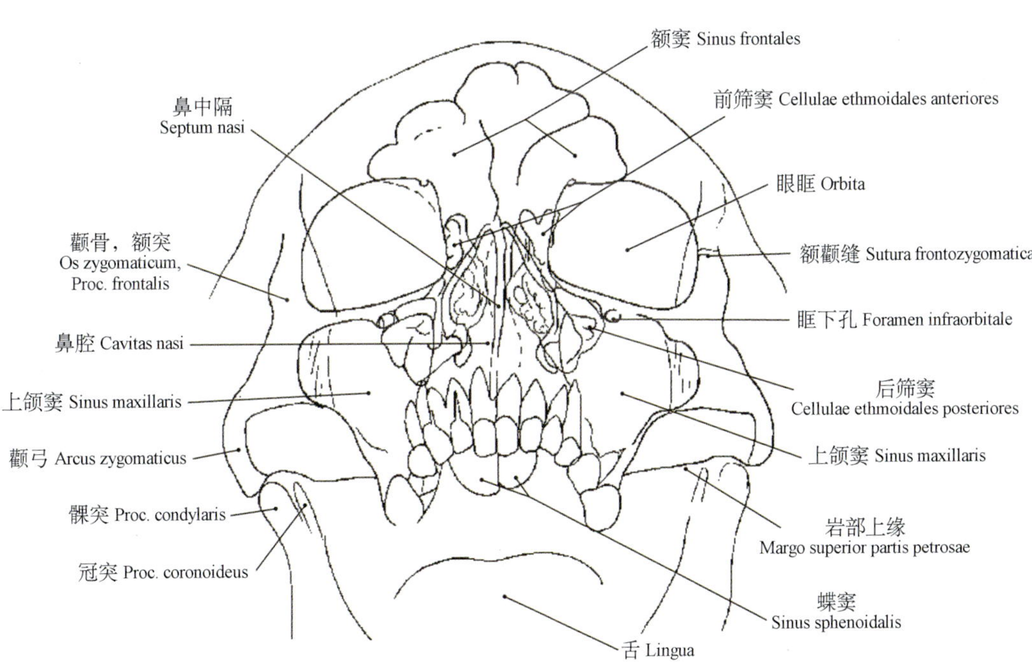

图 8.113 **鼻旁窦张口位时头颅后前位 X 线影像**

[T895]

临床要点

常规 X 线影像检查可用于鼻窦系统的快速定位，但开展越来越少，被 CT 和 MRI 所取代，以确定手术适应证。

鼻窦炎是一种常见疾病。在儿童，最常见的是筛窦炎；而在成人，最常见的是上颌窦炎。筛窦炎可穿透筛骨的薄层眶板（筛骨纸板）进入眼眶，或在筛窦后区或上颌窦内扩散至视神经管，损伤视神经。

鼻

鼻窦

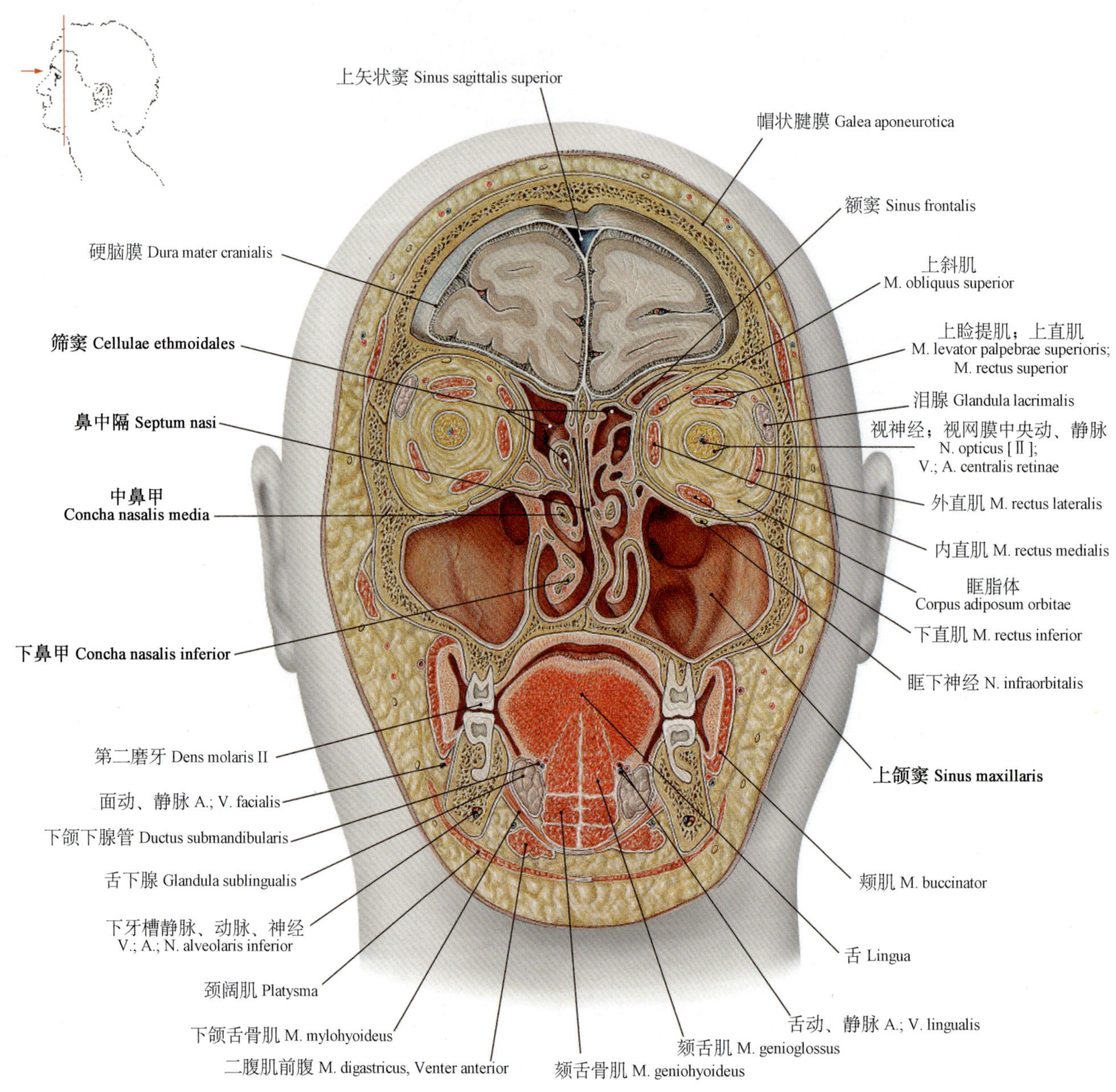

图 8.114　经上颌第二磨牙平面的头部冠状切面(前面观)[L238]

该切面着重显示了个体在形成旁鼻窦过程中两侧结构的差异。两侧上颌窦的形态不同，有不同的腔室。鼻中隔偏向左侧(鼻中隔偏曲)，因此，右侧的下鼻甲和中鼻甲较左侧更为发达。左、右筛窦的形成也不同。左侧眶上区可见部分额窦。

临床要点

在**鼻中隔偏曲**的情况下，鼻呼吸可能受到严重限制，从而导致头痛、低氧血症，甚至嗅觉丧失。鼻旁窦的形式极其多变，这也是个体间和两侧存在差异的原因，甚至个别鼻旁窦完全缺失(**发育不全**)。

有的鼻旁窦很大。如果额窦向后部延伸而远超眶顶(**眶上隐窝**)，临床医师将其称为危险的额窦。额窦的炎症可以突破薄层骨板扩散至颅前窝，导致脑膜炎、硬膜外脓肿，甚至脑脓肿。

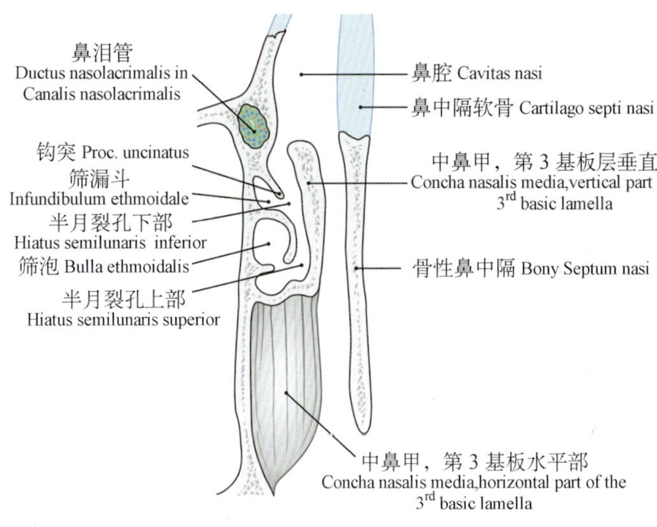

图 8.115 鼻窦的局部结构

左侧下鼻甲上方，经鼻中隔和窦口鼻道复合体的横切面[L126]

鼻泪管与其外侧的上颌窦和内侧的筛窦局部毗邻关系密切。在中鼻甲前端的深面，从前向后可见钩突、半月裂孔和筛泡。

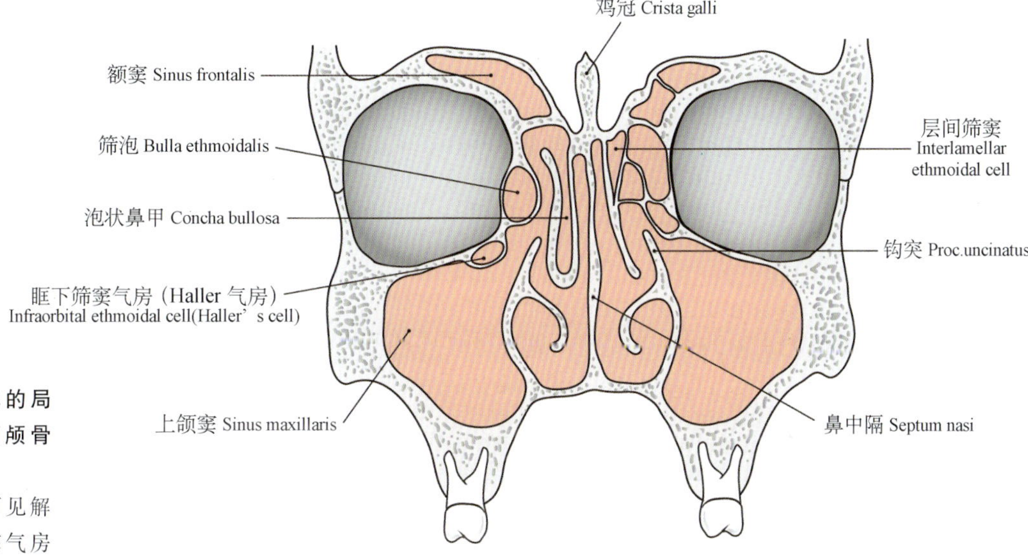

图 8.116 筛窦的局部结构和变异（经面颅骨的冠状切面）[L126]

筛骨前部经常可见解剖学变异。眶下筛窦气房（Haller 气房）使眶壁气化；泡状鼻甲使鼻甲骨气化（通常影响中鼻甲）。

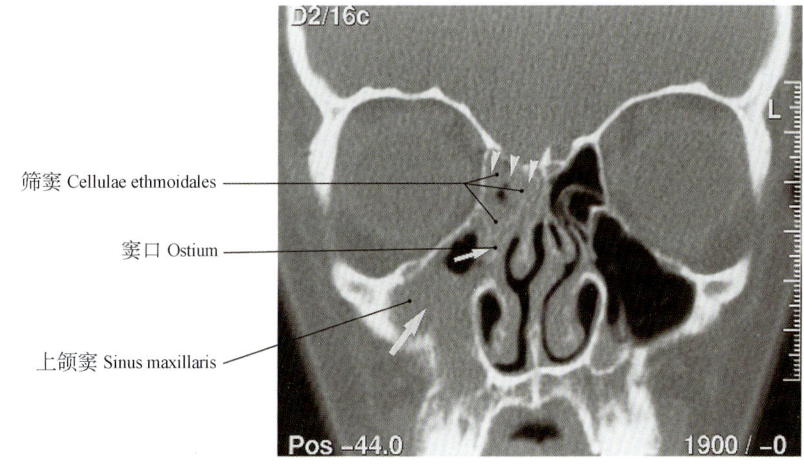

图 8.117 慢性鼻窦炎；鼻旁窦的冠状位 CT

白色箭所指为右侧黏膜发炎肿胀的上颌窦及窦口，多个白色无尾箭所指为肿胀的筛窦[17][T720]。

临床要点

中鼻道是鼻旁窦外科治疗额窦、上颌窦及前筛窦慢性炎症的鼻内入路。单侧**上颌窦炎**常为牙源性的（牙源性上颌窦炎），通常是由第 2 前磨牙或第 1 磨牙发炎而引起（→图 8.41）。

鼻

鼻窦的局部结构

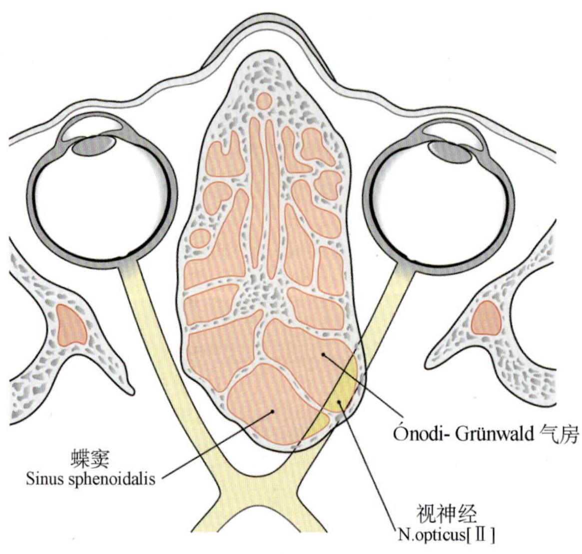

图 8.118 **筛窦的局部结构和变异(经视神经管水平的筛骨横切面)**(L126)

如果 Ónodi-Grünwald 气房发育,部分蝶窦位于后筛窦下方,其与视神经存在着密切的解剖学关系。

鼻窦-常用的临床术语	
鼻丘	位于中鼻甲附着处前上方的前筛窦气房
中鼻道前房	位于下鼻甲前端上方的中鼻道前部区域
筛泡	位于半月裂孔上方的前筛窦气房,常规发育,但也可能缺失
鼻囟门	位于上颌窦内侧壁被覆黏膜的副窦口
基板	筛骨内的板层为胚胎残留物。共有4 个**基板** • 1st基板:钩突 • 2nd基板:筛泡 • 3rd基板:中鼻甲 • 4th基板:上鼻甲
Haller 气房	眶下壁气化的筛窦气房(眶下气房)
上颌窦裂孔	上颌窦通向鼻腔的大开口,部分由筛骨钩突及黏膜封闭
半月裂孔	在筛泡和钩突游离上缘之间的新月形裂口,宽度可达 3cm;可由半月裂孔进入筛漏斗
筛漏斗	由钩突、筛骨纸板和筛泡围成的间隙
Ónodi-Grünwald 气房	向后伸至蝶窦上方的后筛窦气房
窦口鼻道复合体	半月裂孔及其周围复杂解剖学结构的总称
钩突	筛骨的一个薄层骨板,参与上颌窦内侧壁的形成,从前后方位界定了半月裂孔
额隐窝	连接额窦与鼻腔的裂隙或间隙(鼻额管)
嗅沟	位于中鼻甲在颅底附着处的前端和鼻腔顶之间的沟或管

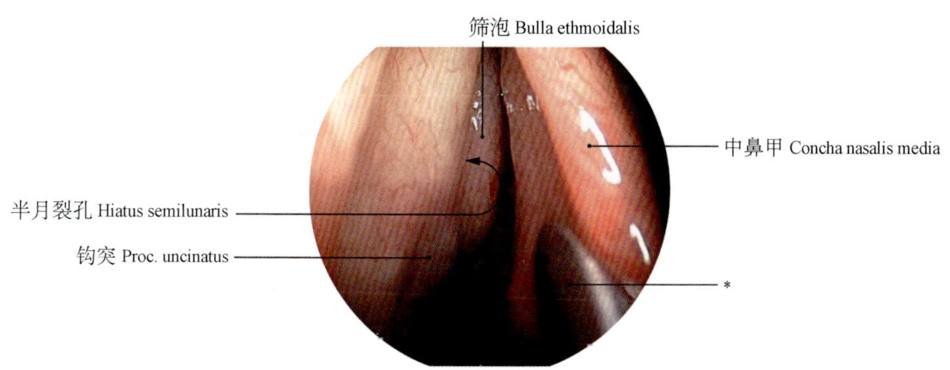

图 8.119 **鼻腔、左侧；30°内镜下经鼻内镜检查[T720]**
检查人员观察中鼻甲(Concha nasalis media)的头端。
＊鼻窦刮匙。

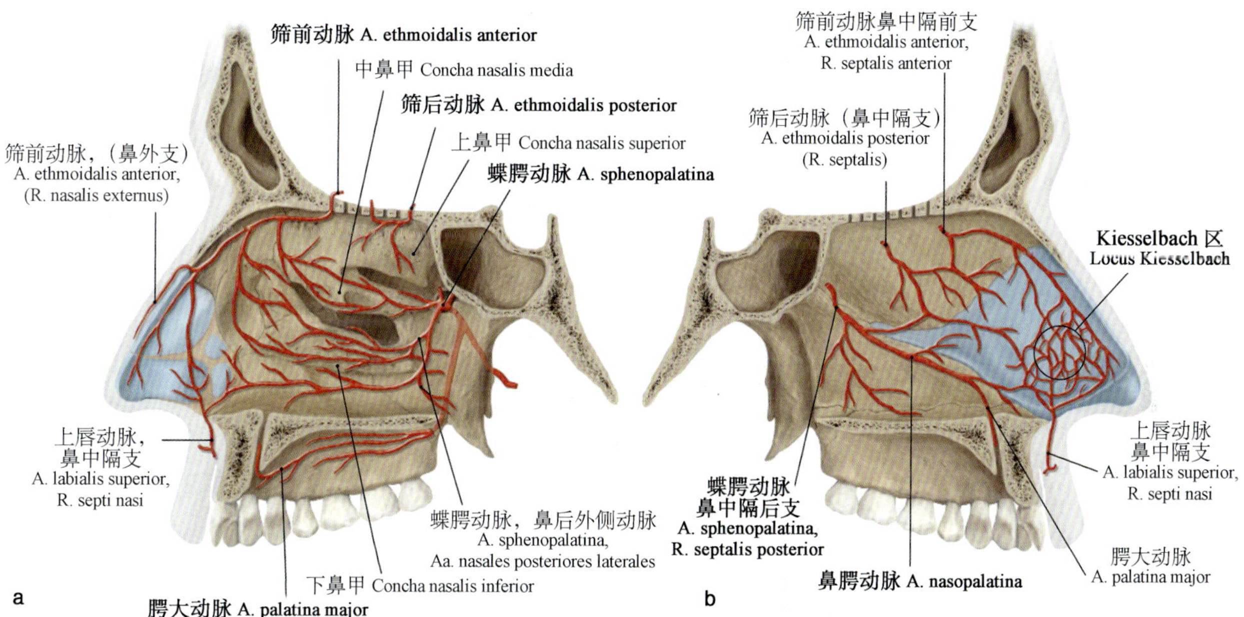

图 8.120a、b **鼻腔动脉[L284]**
a 右侧鼻腔外侧壁。
b 右侧鼻中隔。

颈内动脉和颈外动脉为鼻提供动脉血供。

颈内动脉：**筛前动脉**和**筛后动脉**从眼动脉发出，穿经筛骨前部和后部到达鼻腔外侧壁和鼻中隔。

颈外动脉：**蝶腭动脉**作为上颌动脉的一终末分支，经蝶腭孔进入鼻腔。口唇的血管和面部动脉之间有吻合。在鼻中隔处，蝶腭动脉发出**鼻腭动脉**经切牙管进入口腔，并与腭大动脉相吻合。鼻腭动脉与筛前、筛后动脉共同形成 Kiesselbach 丛，这是一种动静脉丛。

临床要点

鼻出血(鼻衄)最常见的部位是鼻中隔的 Kiesselbach 血管丛。

颅底筛板骨折可损伤筛前动脉和(或)筛后动脉，并伴有持续性鼻出血。在危及生命的出血事件中，若鼻填塞术失败，则必须结扎蝶腭动脉。

鼻

鼻腔静脉

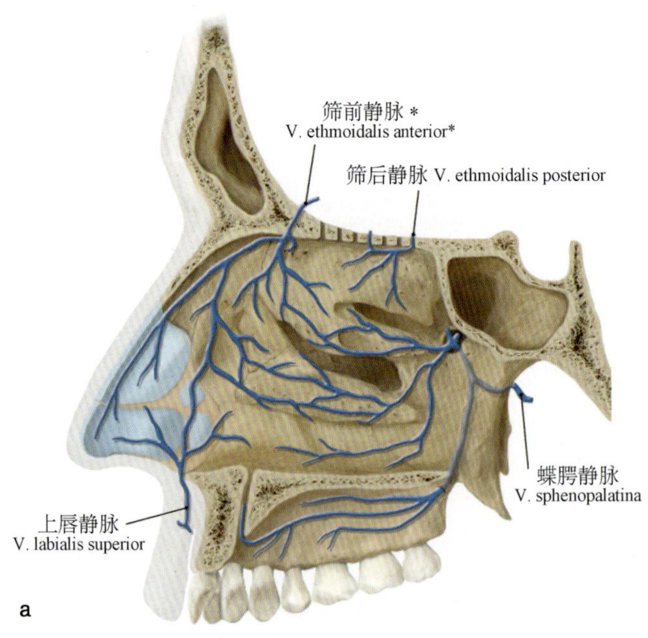

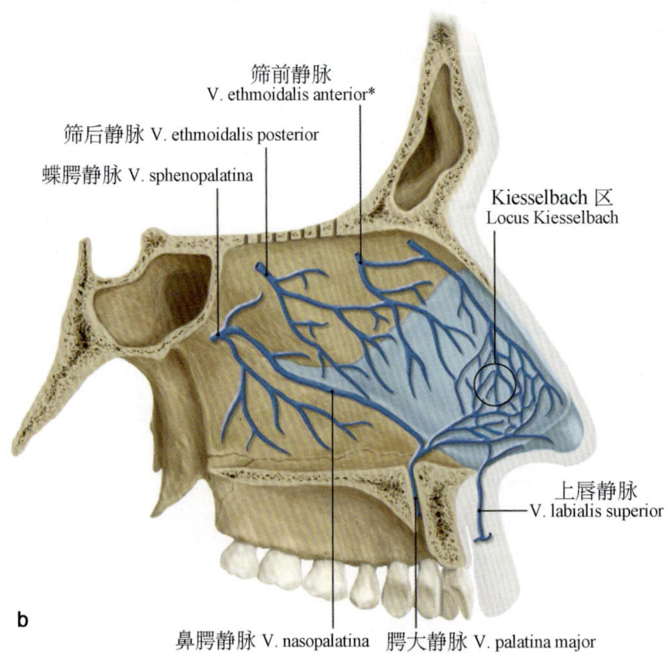

图 8.121a、b　**鼻腔静脉**[L284]

a 右侧鼻腔外侧壁。

b 右侧鼻中隔。

血液经**筛前**、**筛后静脉**回流至位于颅底的海绵窦，经**蝶腭静脉**至颞下窝的翼静脉丛，并通过其与**上唇静脉**的交通流入面静脉。

* 经盲孔与上矢状窦相通（仅发生于儿童）。

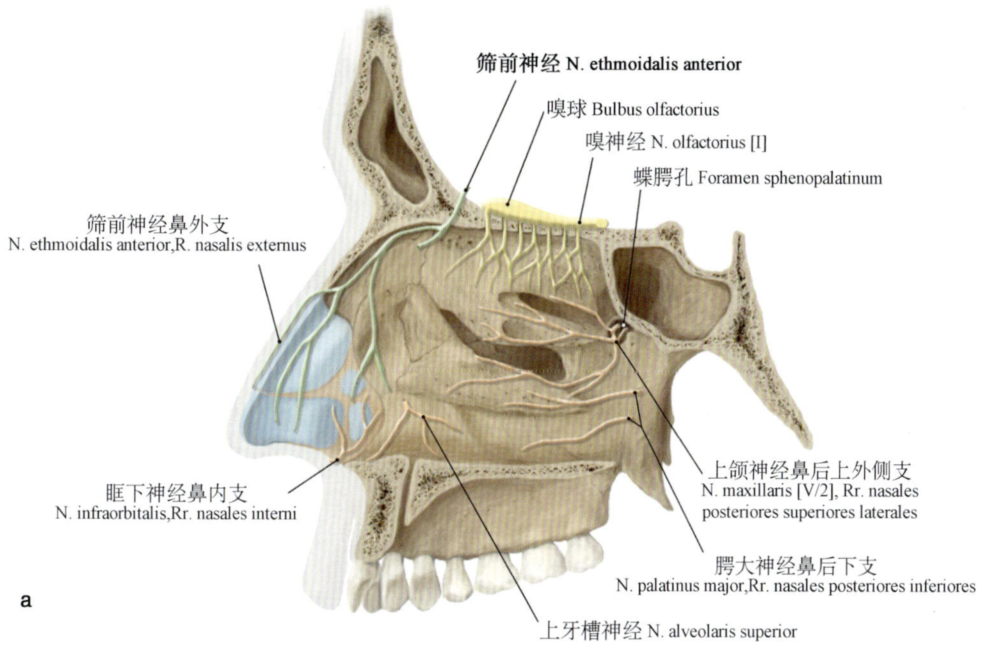

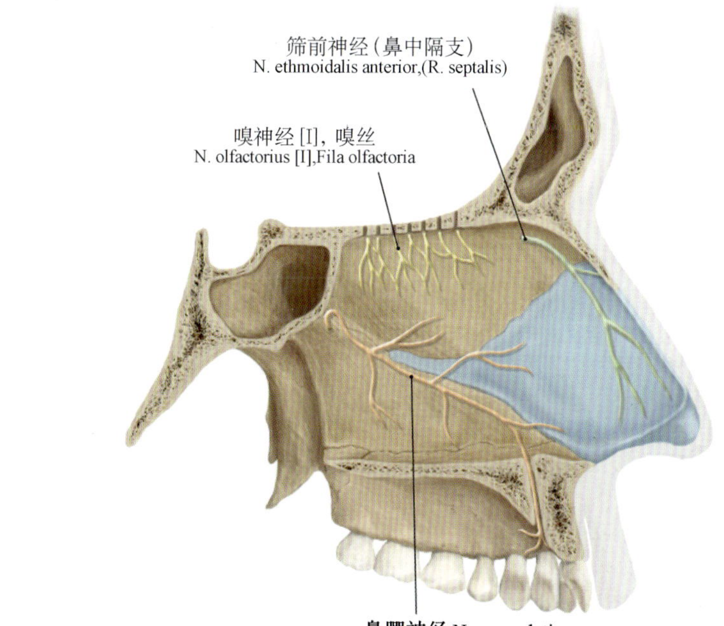

图 8.122a、b **鼻腔神经支配**[L284]

a 右侧鼻腔外侧壁。

b 右侧鼻中隔。

鼻黏膜的感觉神经支配来自三叉神经的分支：眼神经→筛前神经，上颌神经→鼻腭神经鼻支。嗅上皮由**嗅神经**支配。**鼻腭神经**沿鼻中隔走行，穿过切牙管，支配切牙后方至尖牙的硬腭黏膜。

临床要点

鼻黏膜的感觉神经非常灵敏。因此，每次鼻腔内操作都会让患者非常痛苦。创伤性脑外伤时嗅丝的损伤（断裂）可能导致**嗅觉丧失**（患者永久性丧失嗅觉）。

硬脑膜撕裂（破裂）可引起**脑脊液鼻漏**，清亮透明的液体（脑脊液）从鼻腔流出，可应用葡萄糖试纸检测葡萄糖予以确诊。由于存在颅内感染的风险，所以必须进行外科处理。

（时冬辰　译）

口腔

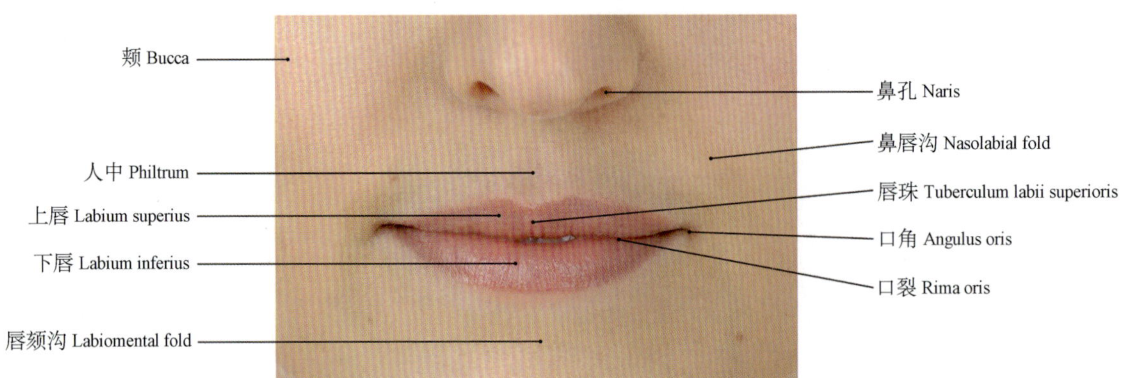

图 8.123 **口裂(前面观)**

口唇封闭口的入口。口唇的上皮薄,无色素沉着,结缔组织乳头的血供丰富,富含毛细血管,分布于口唇游离面,乳头中的血液透过皮肤显色,使口唇呈红色(唇红)。上唇边缘在鼻柱下方有一个凹陷,即人中,其末端有一唇突或隆起,为唇珠。

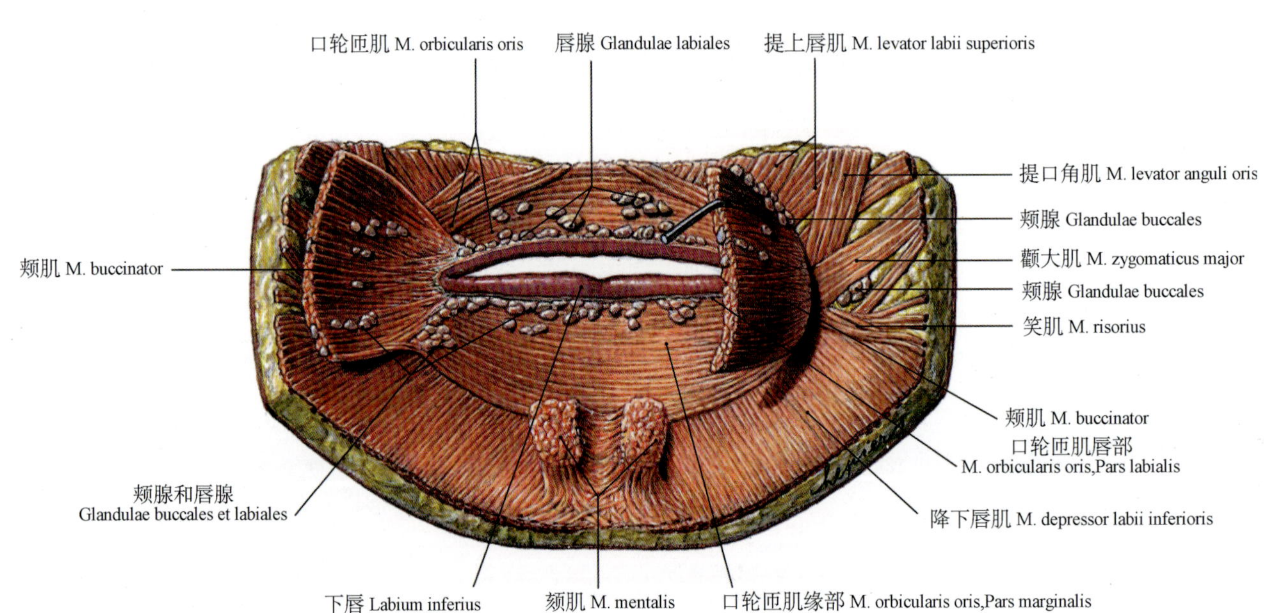

图 8.124 **口周围肌(口内面观)**

切除黏膜,保留部分小唾液腺。横向走行的口轮匝肌唇部构成唇基,口轮匝肌缘部在前唇皮肤深面向外弯曲,并展开伸入其他表情肌。在口轮匝肌深面的黏膜下层内有许多混合浆液的小唾液腺(唇腺),而颊肌周围的小颊腺则分泌黏液。

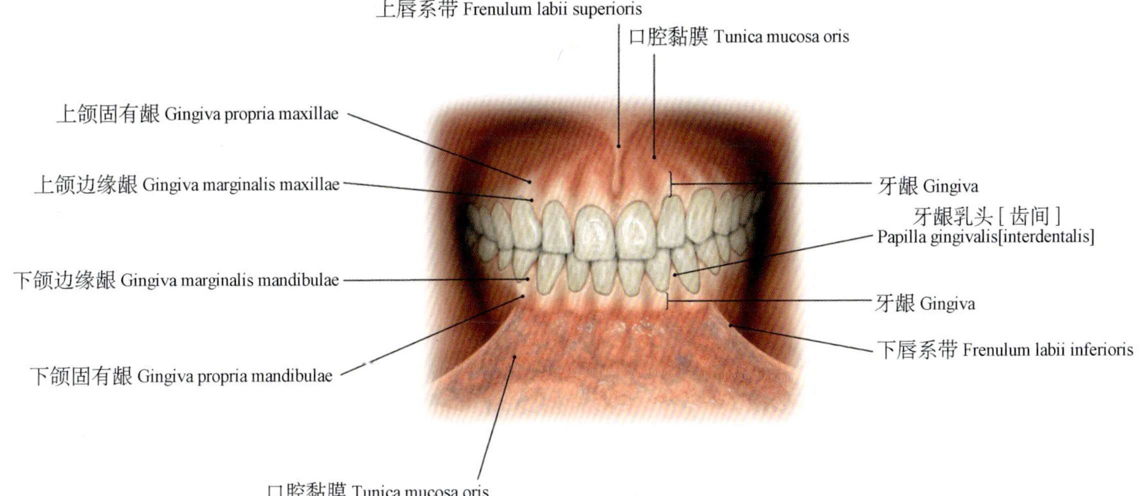

图 8.125 **口腔前庭及牙龈、口腔黏膜(前面观)[L127]**

结缔组织使口唇固定。上唇由位于中线的上唇系带固定,下唇由成对的下唇系带固定,下唇系带向两侧连于口腔黏膜,通常位于尖牙和第 1 前磨牙之间。牙龈延伸至牙颈而成为边缘龈,边缘龈可移动,在牙与牙之间形成牙龈沟。不可动的固有龈与边缘龈相连,分别覆盖于上颌和下颌的牙槽突,并与口腔黏膜相延续。(译者注:图中所示下唇系带在两侧连接下唇和牙龈,可能是由于从侧方下拉下唇所致)

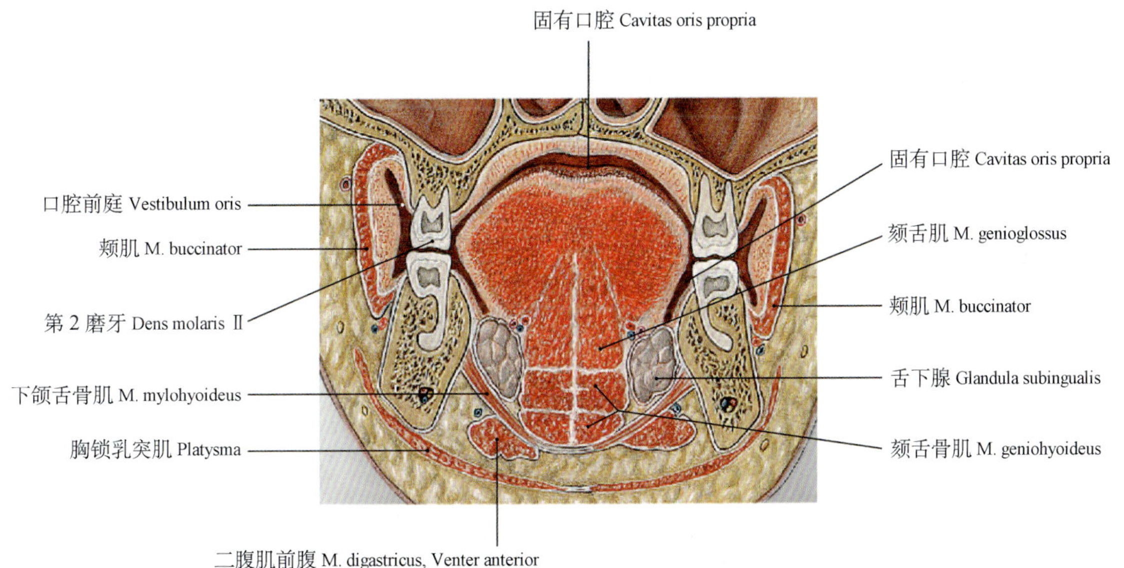

图 8.126 **经口腔第 2 磨牙的冠状断面(前面观)[L238]**

口腔前庭(Vestibulum oris)的前界为口唇,两侧界为颊,后界为牙槽突和牙。口腔一般指固有口腔,闭口时几乎完全被舌占据,顶是腭,底由口腔底组成。

临床要点

为建立基因指纹,如在分析亲属关系(亲子鉴定)或侦破刑事案件时,须进行**口腔涂片**。为此,使用无菌颊拭子从面颊内面获取黏膜细胞,然后从中提取 DNA 并进行分析。

通常粉色的口腔黏膜出现细胞和上皮异型性的角化障碍,会导致白色黏膜病变(**白斑**)。如果不能清除,则成为**癌前病变**,属于口腔黏膜的癌前病变,需要立即进行组织病理学检查,必要时还需要手术切除。另一方面,如果白斑是由于**真菌感染**(最常见的是白色念珠菌)而引起,通常可以用药物治疗清除。

口和口腔

口腔

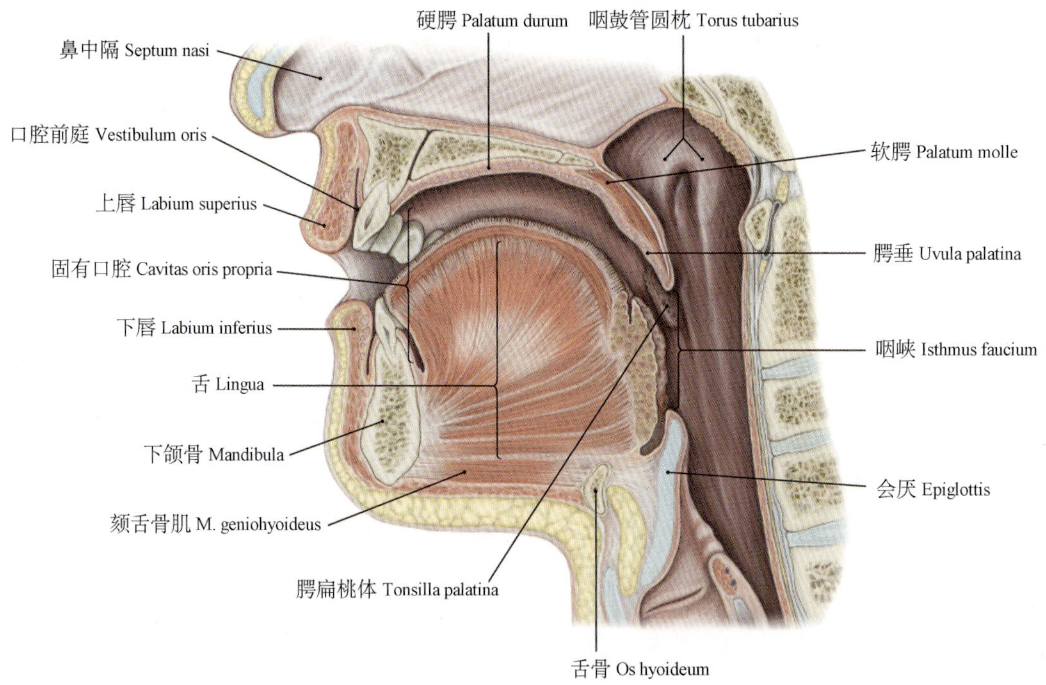

图 8.127 **右侧口腔(左侧面观,正中矢状切面)**[L285]

固有口腔内有舌,其前面和两侧均有牙,上面有软腭和硬腭,下面为口腔底,舌肌的前部固定于下颌骨。

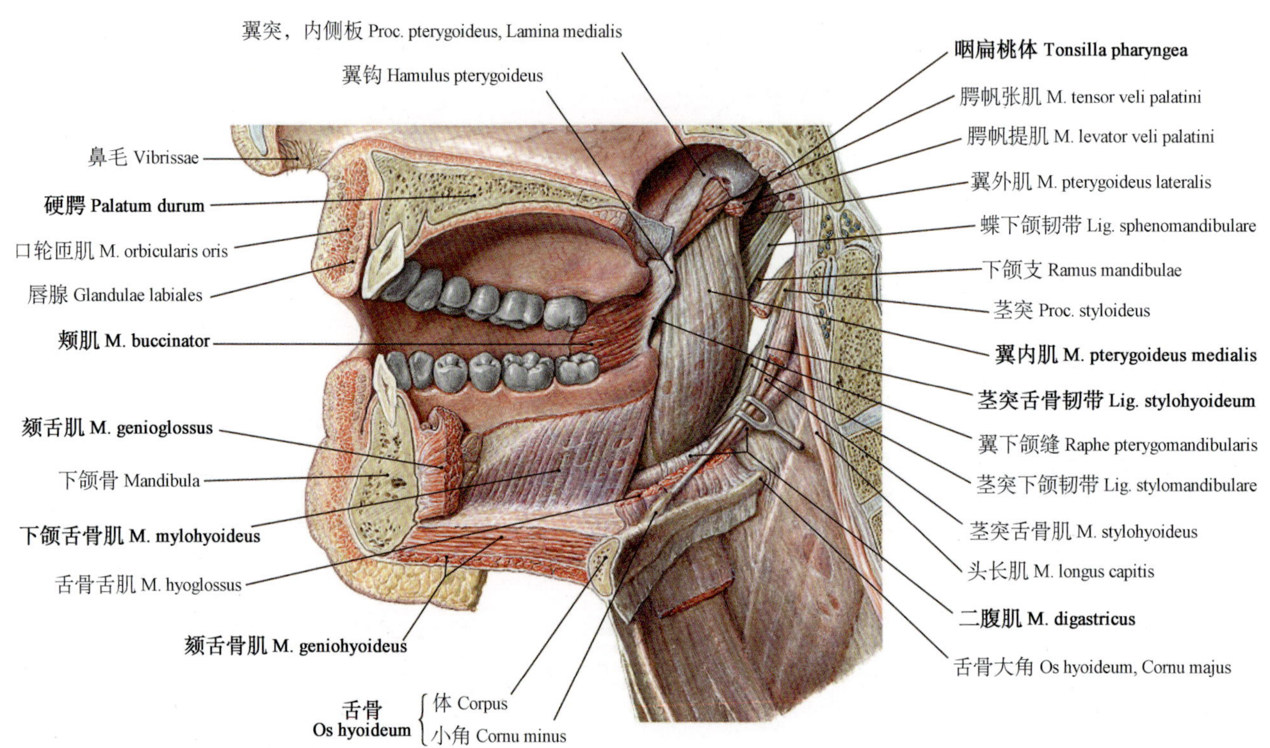

图 8.128 **右侧口腔(左侧面观,经中切牙的矢状切面)**

口腔两侧为颊,顶为腭,底由口腔底的肌组成。

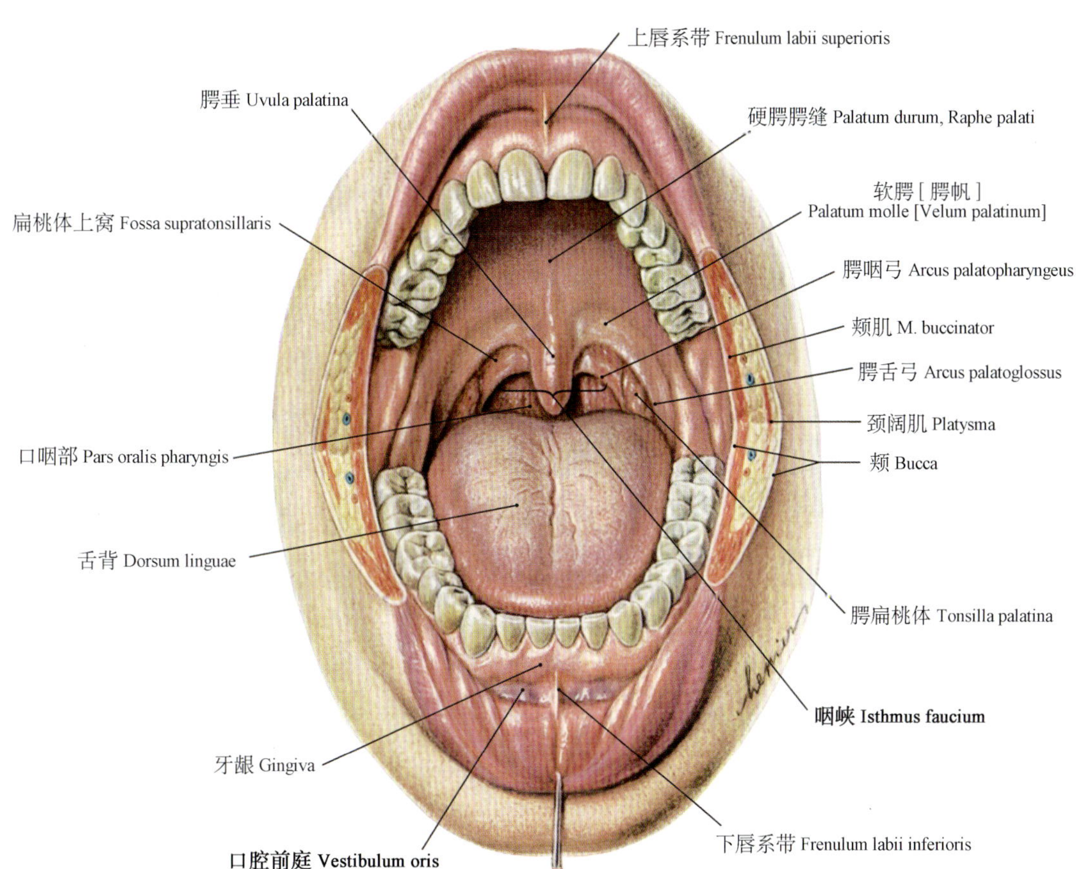

图 8.129 **口腔(前面观,张口位)**

口腔的开口处(口裂)是消化道和口腔的入口。口腔包括口腔前庭(Vestibulum oris)和称为固有口腔的实际口腔。**口腔前庭**外部由口唇和颊构成,内面是牙槽突和牙。当牙列闭合时,口腔前庭在最后一颗牙的后面(磨牙后间隙)与固有口腔相通。在**咽峡**(Isthmus faucium)处,口腔与口咽(oropharynx)相延续。口腔前庭和固有口腔内有许多(500～1000 个)小排泄管和 3 对大唾液腺的开口。口腔内部大部分由舌(舌体)占据。

牙弓

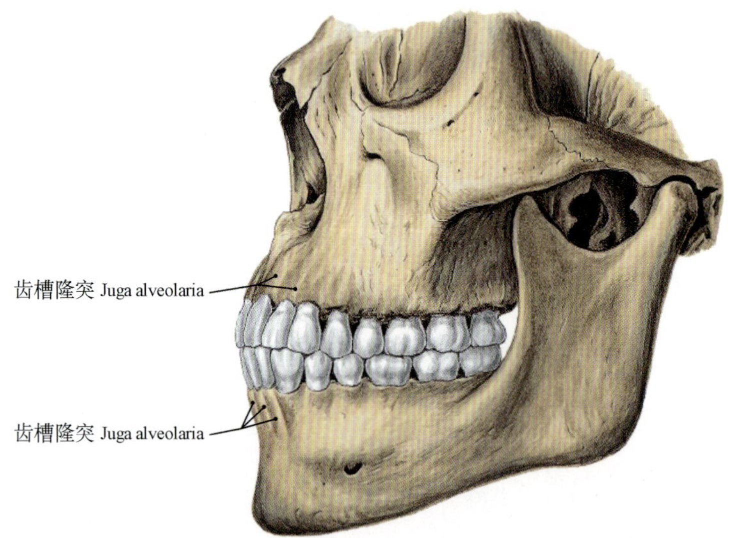

图 8.130 上、下牙弓

28 岁者的面颅，咬殆位，外侧面观。

在牙槽突的牙根处形成一些毛刺状、垂直延伸的突出物（齿槽隆突）。在**咬殆位**上颌牙位于下颌牙上，它们是相对排列并发生位移，这样牙尖就落在相对的两颗牙之间的缝隙上（尖缝联锁）。在上颌，每个象限都有 1 个中切牙和 1 个较小的侧切牙，后者通常具有锐利的边缘。尖牙根最长，只有 1 个牙尖；两颗前磨牙均有 2 个牙尖，第 2 前磨牙通常较小些；第 1 磨牙最大，它的特征是有 1 个近中腭尖。第 2 磨牙和第 1 磨牙相似，但是更小。第 3 磨牙（智齿，迟牙）非常不同，也可能缺失（没有发育或没有萌出）。在下颌，切牙和尖牙较小，也有两颗前磨牙。第 1 磨牙通常有 5 个牙尖，第 2 磨牙有 4 个牙尖，第 3 磨牙（智齿，迟牙）与上颌一样，在形成上有很大的差异，也可能缺失。

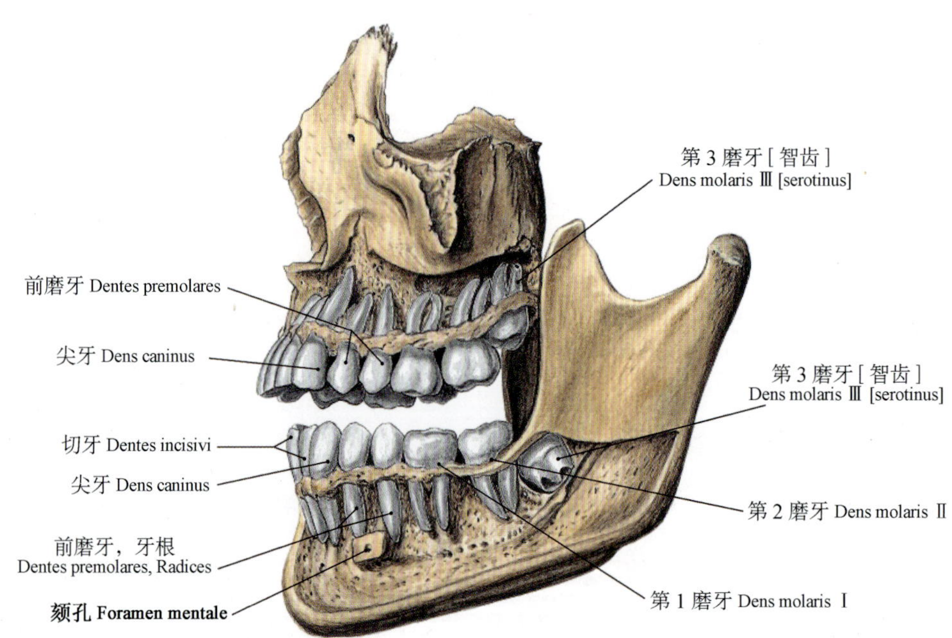

图 8.131 20 岁患者的上颌骨和下颌骨

恒牙（Dentes permanentes）完全萌出可多达 32 颗。此图下颌第 3 颗磨牙（迟牙、智齿）尚未萌出，其可退化或根本不发育（aplasia）。通常，女孩的磨牙比男孩的大约早 7 个月萌出。无论男女，下颌磨牙的萌出均比上颌磨牙早。牙萌出后，乳牙牙根的发育还需要 16～26 个月，而恒牙牙根只再需要 1.7～3.5 年便可发育完全。

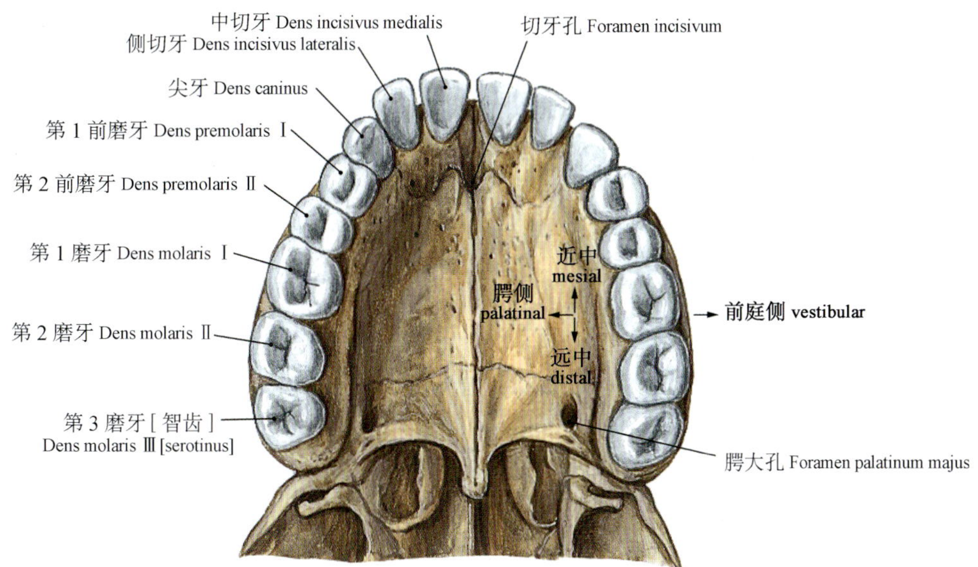

图 8.132 上颌牙弓[上牙弓]

牙(Dentes)排列成 2 个牙弓,即上牙弓(Arcus dentalis maxillaris or superior)和下牙弓(Arcus dentalis mandibularis or inferior),固定于上、下颌。人类的牙列属于**异型牙**,牙的形态各异、特征鲜明,因此可分为切牙(Incisivi)、尖牙(Canini)、前磨牙(Premolares)和磨牙(Molares)。切牙和尖牙也叫前牙,而前磨牙和磨牙称为侧牙。

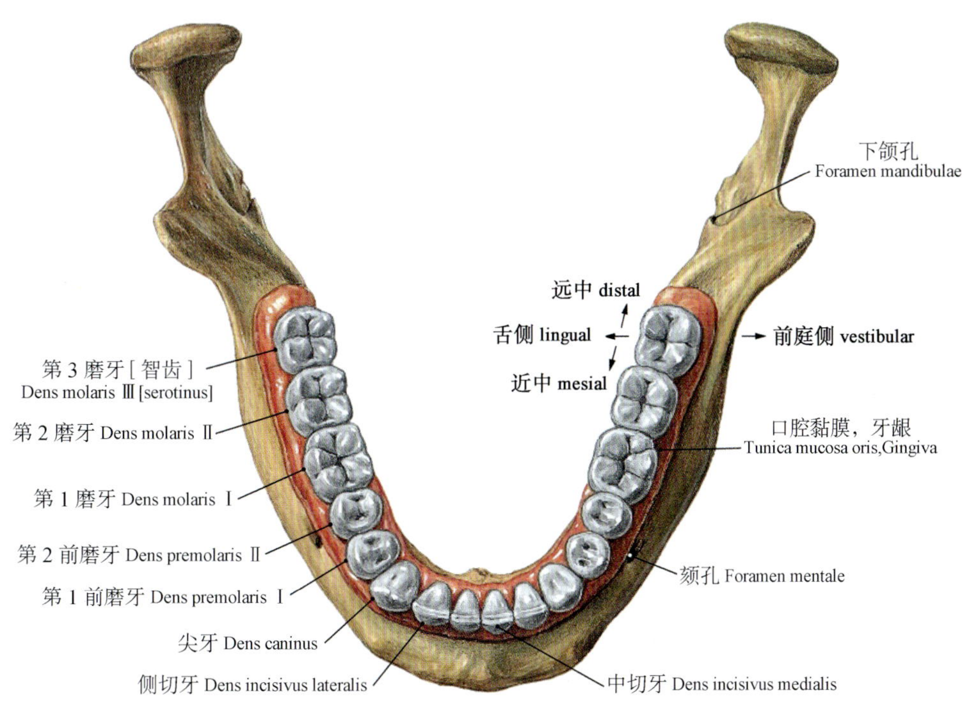

图 8.133 下颌牙弓[下牙弓]

除了特殊情况,下牙弓牙的排列与上牙弓相似。为了准确描述"口腔"的局部结构位置关系,"腭侧""舌侧"等术语分别应用于上颌和下颌牙。**牙龈**(Gingiva)是口腔黏膜的一部分,覆盖牙槽突、牙槽骨及牙槽间隔。此外,牙龈包裹着牙颈,并在边缘龈处与口腔黏膜相延续。牙龈支持并固定牙,可使牙稳定于牙槽骨中;边缘龈作为口腔黏膜的一部分,形成附着于牙表面的结合上皮。

牙结构

图 8.134 切牙

每颗牙的牙冠(Corona dentis)、牙颈(Cervix dentis)和牙根(Radix dentis)是有区别的。**牙冠**是牙的可见部分,突出于牙龈之上,覆盖着牙釉质(Enamelum)[L126]。

牙根位于牙窝(牙槽)内,即上颌或下颌牙槽突内的凹陷。牙根被覆牙骨质(Cementum),牙周纤维(牙周组织)将牙根固定于牙槽骨中。**牙颈**是牙釉质和牙骨质相邻接的区域,是牙龈附着于牙的部位。

牙根的最低点是**牙根尖**(Apex radicis dentis)。牙乳头(Papilla dentis)由牙根管(Canalis radicis dentis)在牙根尖孔处穿孔,血管和神经通过此处进入牙腔,包括牙根管和牙冠腔。

牙髓(Pulpa dentis)由结缔组织及血管、淋巴管和神经组成,营养牙。牙根髓(Pulpa radicularis)和牙冠髓(Pulpa coronalis)是有区别的。牙周膜、牙槽骨和部分牙龈统称为牙周组织。说明:牙骨质为牙结构的一部分。

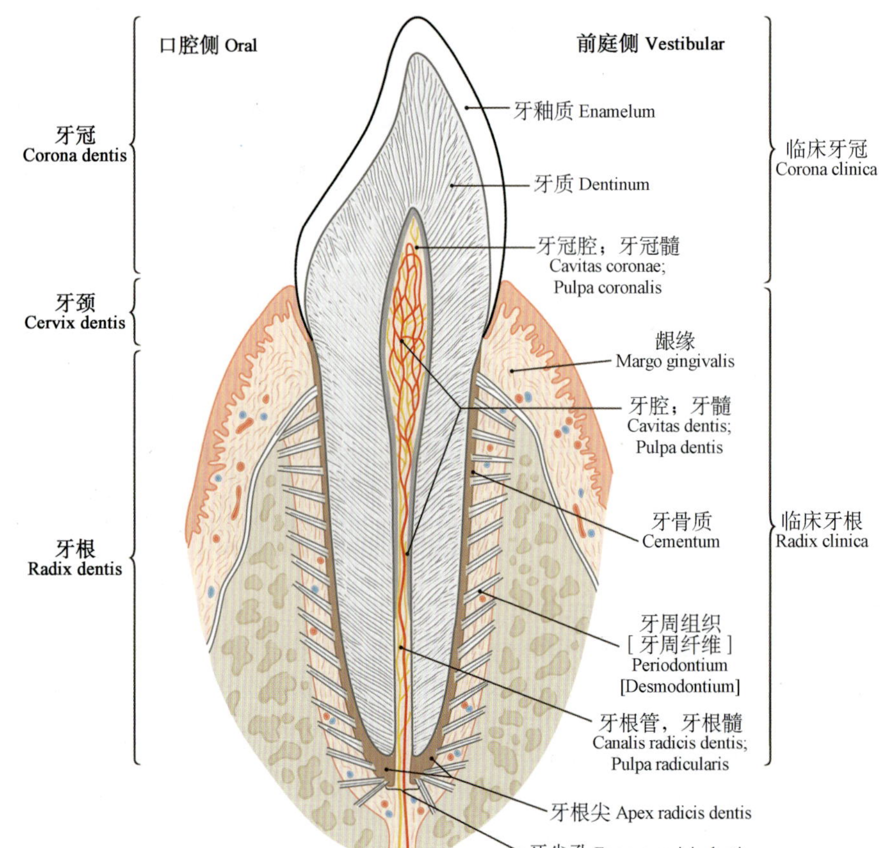

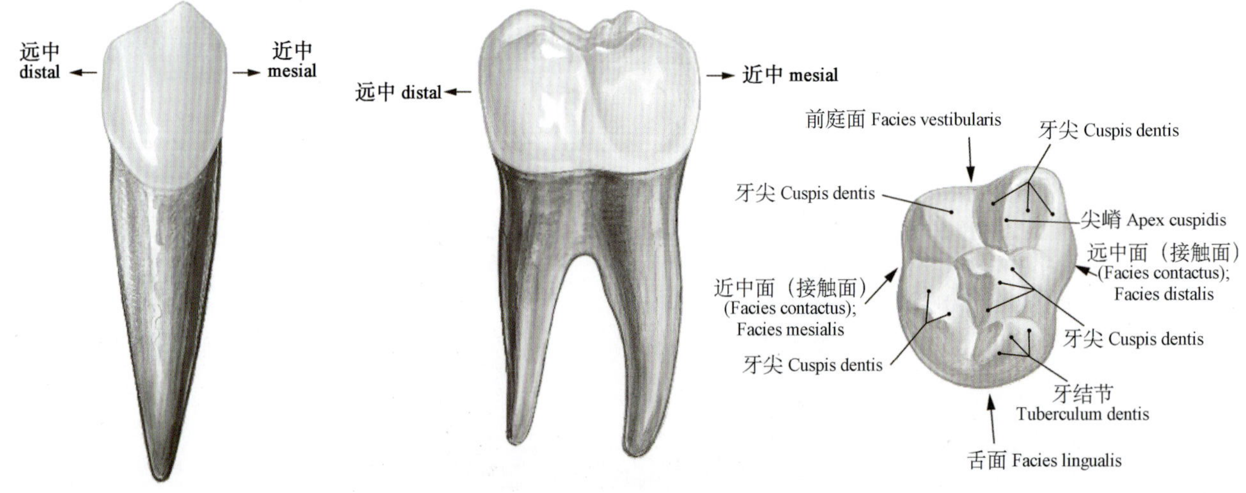

图 8.135 恒尖牙(单牙根示例)

图 8.136 第 2 乳磨牙(双牙根示例)

图 8.137 第 1 磨牙(带有不同部位标记的磨牙咬殆面)

临床要点

形状、排列及方向规则

牙的**表面标记**是从中线向外进行的。靠近中线的部分称为近中,远离中线的部分称为远中。牙与邻近结构的接触区域称为**面**(Facies)。牙根的数量、大小和形状在功能上与牙冠相适应。每个乳牙和恒牙牙根的形态是不同而多变的。单牙根者有切牙、尖牙和前磨牙,双牙根者有上颌第 1 前磨牙和下颌磨牙,有 3 个牙根的是上颌磨牙。

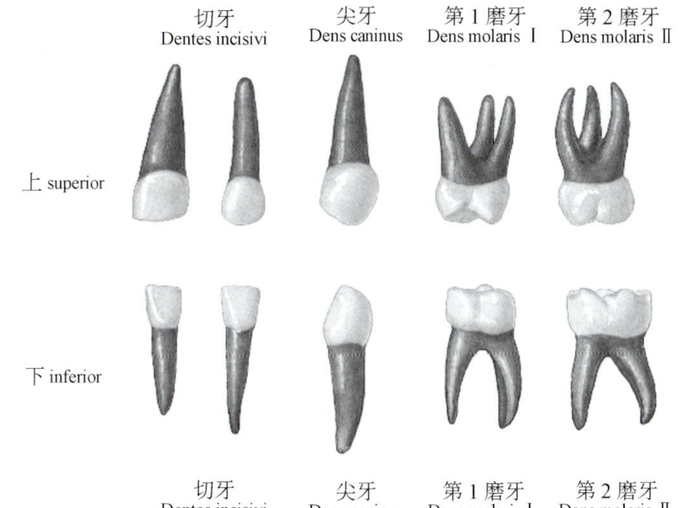

图 8.138 三岁儿童的乳牙(前面观)

乳牙通常在30个月时全部萌出。

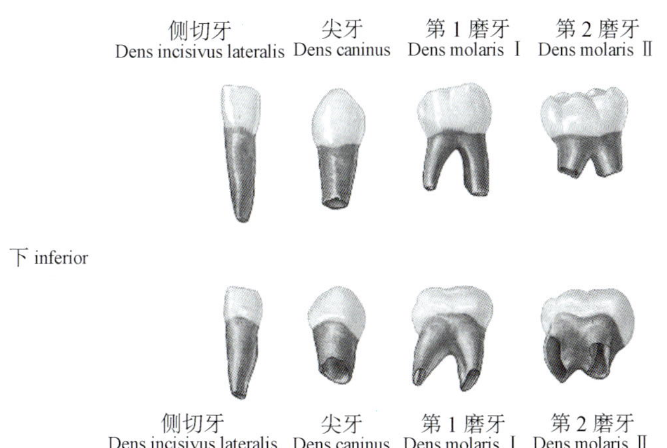

图 8.139 两岁儿童的乳牙

上排是前面观，下排是下斜面观。中切牙未显示。图中可见，两岁儿童的多个牙根尚未完全形成，此过程只有在牙萌出后才会完成。

临床要点

牙式

国际公认的牙式适用于口腔医学的各个学科。在牙式中，每半侧颌(**象限**)均用一数字标示。从中线开始，恒牙和乳牙的编号依次为从1～8(恒牙)和从1～5(乳牙)，象限的数字后面是牙的数字。例如，数字11(称为“1-1”)是指恒牙的右上颌第1切牙，数字52(称为“5-2”)是指乳牙的右上颌第2切牙。

成人牙式

	上颌		
右	18 17 16 15 14 13 12 11	21 22 23 24 25 26 27 28	左
	48 47 46 45 44 43 42 41	31 32 33 34 35 36 37 38	
	下颌		

乳牙牙式

	上颌		
右	55 54 53 52 51	61 62 63 64 65	左
	85 84 83 82 81	71 72 73 74 75	
	下颌		

恒牙

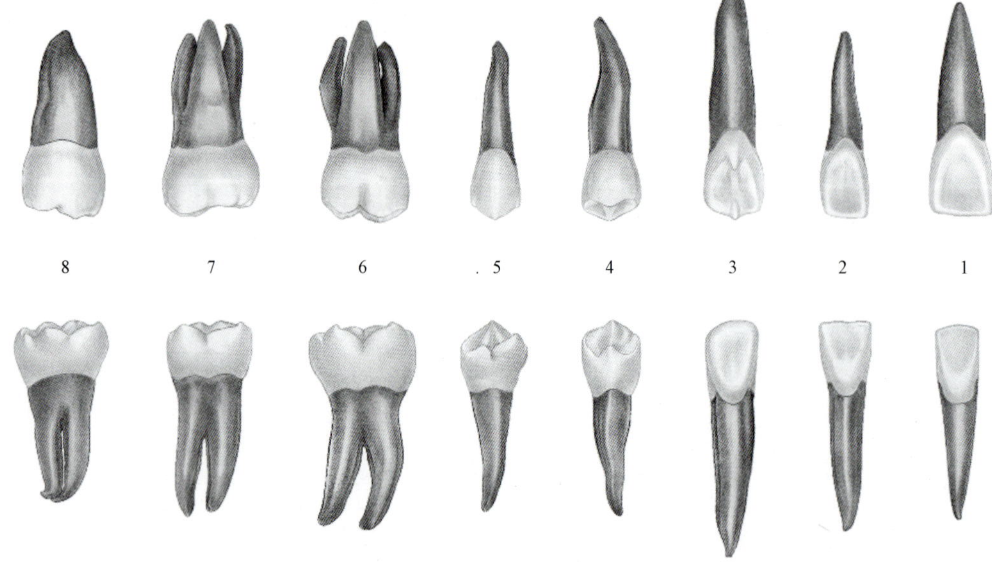

图 8.140 恒牙(舌面观)

1 中切牙　2 侧切牙　3 尖牙　4 第 1 前磨牙　5 第 2 前磨牙　6 第 1 磨牙　7 第 2 磨牙　8 第 3 磨牙（智齿）

8　7　6　5　4　3　2　1

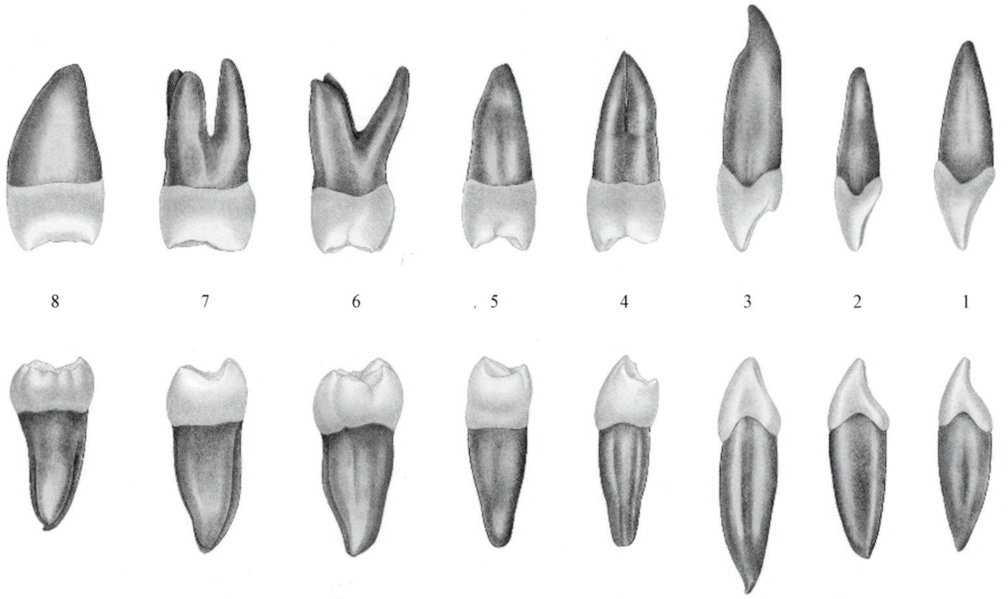

图 8.141 恒牙(远中面观)

1 中切牙　2 侧切牙　3 尖牙　4 第 1 前磨牙　5 第 2 前磨牙　6 第 1 磨牙　7 第 2 磨牙　8 第 3 磨牙（智齿）

临床要点

在临床术语中，后牙是指磨牙和位于其前方的前磨牙。由于牙是人体最坚硬的器官，故特别耐用，在**法医学上**发挥着重要作用，可用于鉴定受害人的身份。

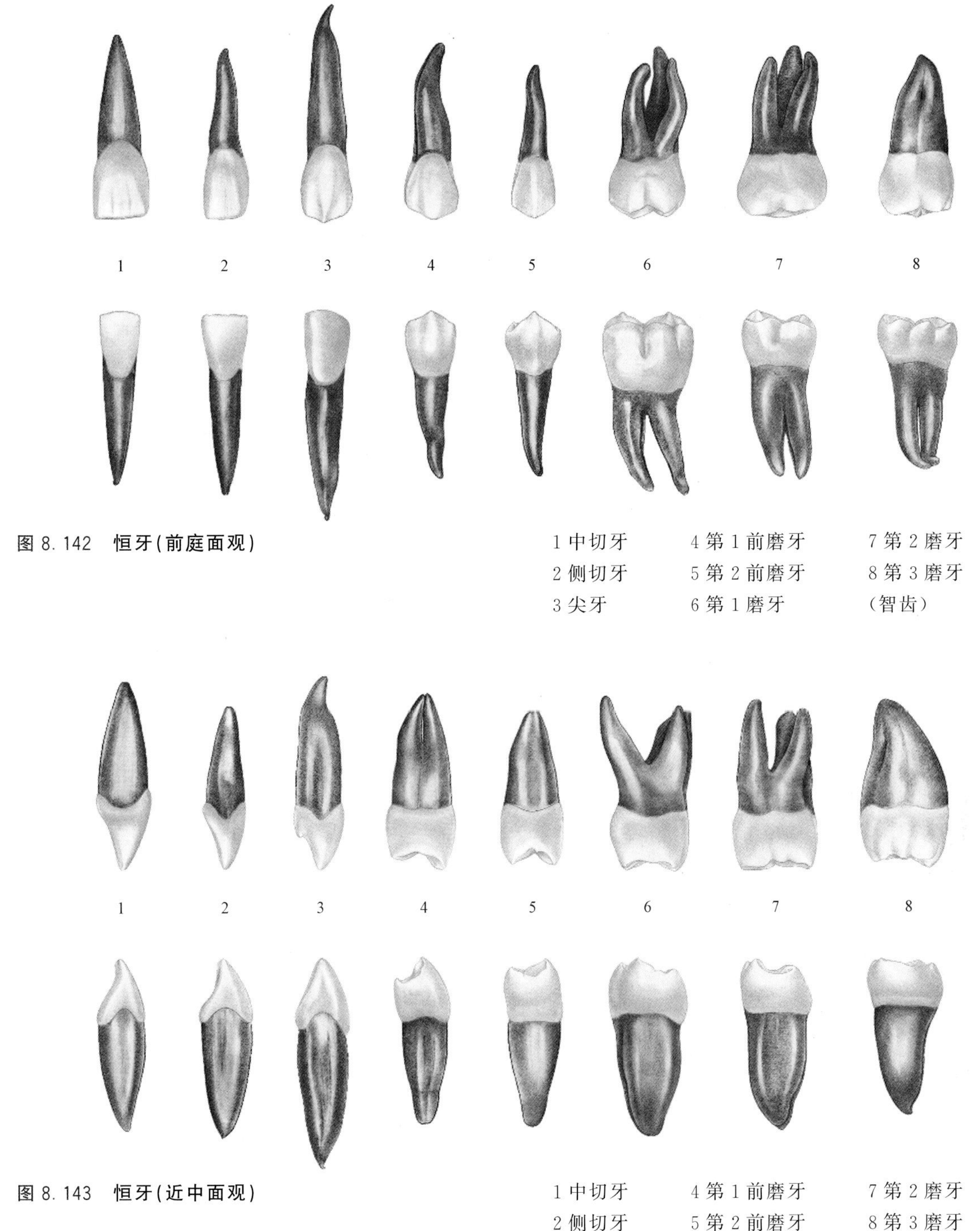

图 8.142 **恒牙(前庭面观)**

1 中切牙
2 侧切牙
3 尖牙
4 第 1 前磨牙
5 第 2 前磨牙
6 第 1 磨牙
7 第 2 磨牙
8 第 3 磨牙（智齿）

图 8.143 **恒牙(近中面观)**

1 中切牙
2 侧切牙
3 尖牙
4 第 1 前磨牙
5 第 2 前磨牙
6 第 1 磨牙
7 第 2 磨牙
8 第 3 磨牙（智齿）

临床要点

- 环境和遗传因素可以影响**牙的发育**,牙发育异常会影响牙的大小、形状和数量。
- 在牙的发育阶段使用**四环素**(抗生素家族中的一员)可能导致牙变色和牙釉质缺乏。
- 同样重要的是,高剂量的氟化物片剂(**牙氟中毒**)可导致牙变色和牙釉质缺乏。
- 牙釉质缺乏也可由维生素 D 缺乏(**佝偻病**)引起。
- 牙板残余形成 Serre 小体,以及上皮根鞘残余即 Malassez 上皮细胞残留,均可产生囊肿。

牙萌出时间

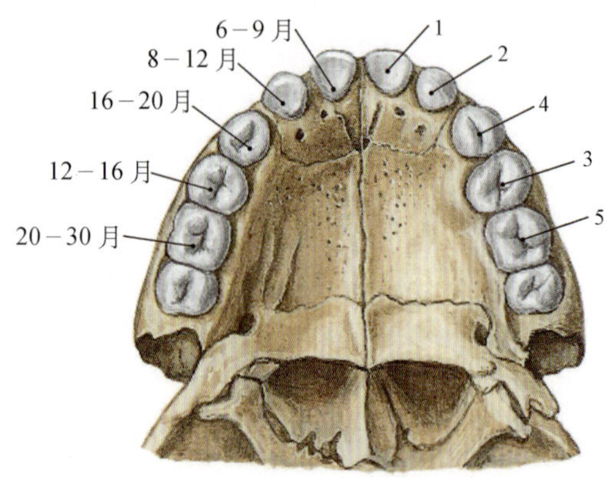

图 8.144 上颌乳牙和第一恒牙

左:平均萌牙时间(月),右:牙萌出顺序。

恒牙(替换牙)和乳牙的发育过程相似,但发生时间不同。乳牙萌出时间和顺序受个体间差异的影响。到 30 个月时,乳牙通常全部萌出。

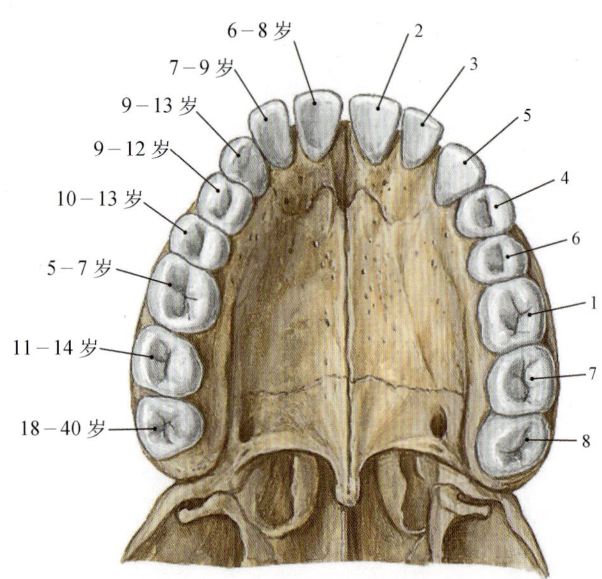

图 8.145 上颌恒牙

左:牙萌出平均时间(岁),右:牙萌出顺序。

除磨牙外,乳牙(第 1 牙列 20 颗)与恒牙(第 2 牙列 32 颗)相似。恒磨牙萌出顺序总是一致的:第 1 恒磨牙在 6 岁(**6 龄牙**)时萌出,第 2 恒磨牙在 12 岁时萌出,第 3 恒磨牙在 18 岁或更晚时萌出。

临床要点

牙周病是指牙周组织的疾病。牙周炎是一种慢性退行性牙周疾病,由于**牙周支持系统**的衰退而导致牙槽突萎缩、牙松动和牙脱落。在恒牙硬物质的形成过程中,氟离子的全身给药有时会导致**氟磷灰石**的形成,而不是羟基磷灰石。氟磷灰石的酸溶性较差,因而可增加对龋病的抵抗力。

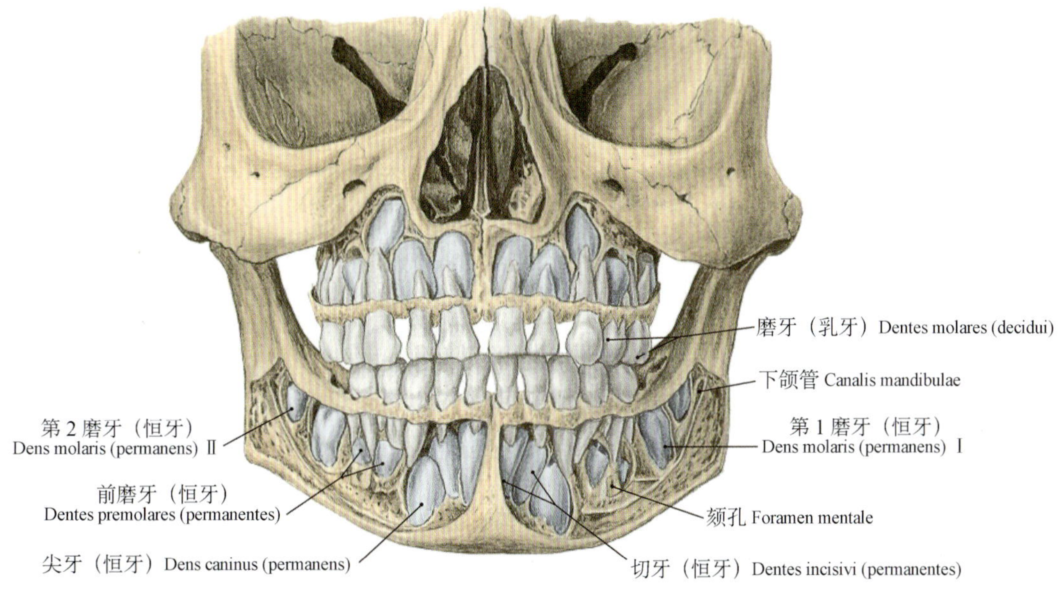

图 8.146　5 岁儿童的上颌和下颌
示乳牙和恒牙原基，前面观。
人类的牙是再生牙，有两套连续的牙，称为乳牙和恒牙。首先，20 颗乳牙(Dentes decidui)在儿童时期发育。第 1 和第 2 牙列的发育和萌出及身体的生长都是按时间顺序同步进行的。乳牙牙根的吸收发生在不同的时间点。

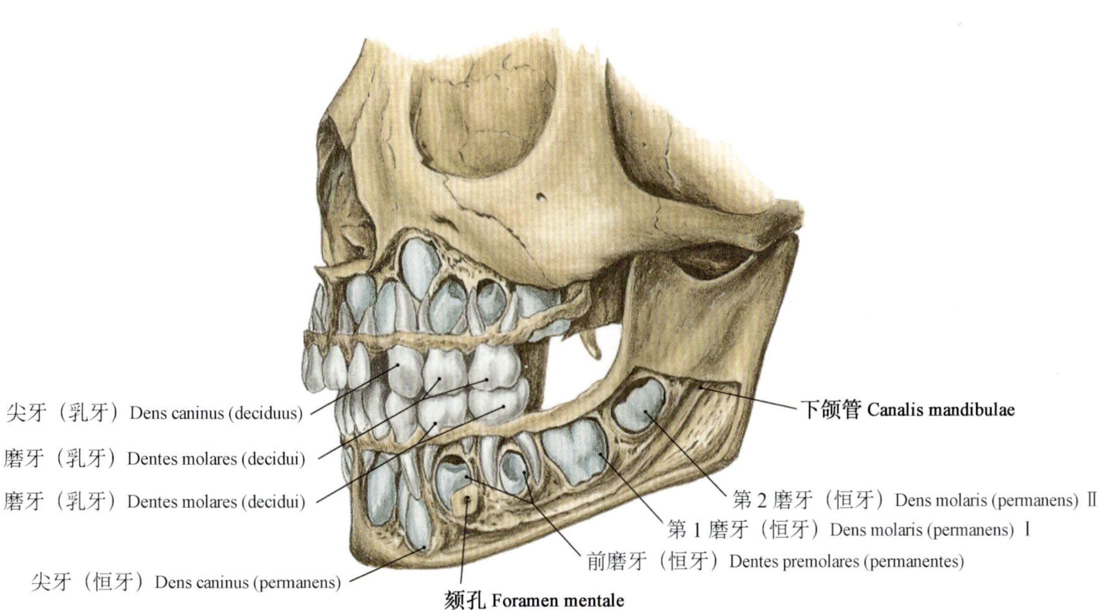

图 8.147　5 岁儿童的上颌和下颌
示乳牙和恒牙原基，外侧面观。
第 3 恒磨牙原基不可见。

临床要点

由于第 3 磨牙(**智齿**、迟牙、第 3 恒磨牙)和下颌形状的差异，必须对每个患者是否需要拔除智牙做出个体化决定。

上颌牙和下颌牙的 X 线检查

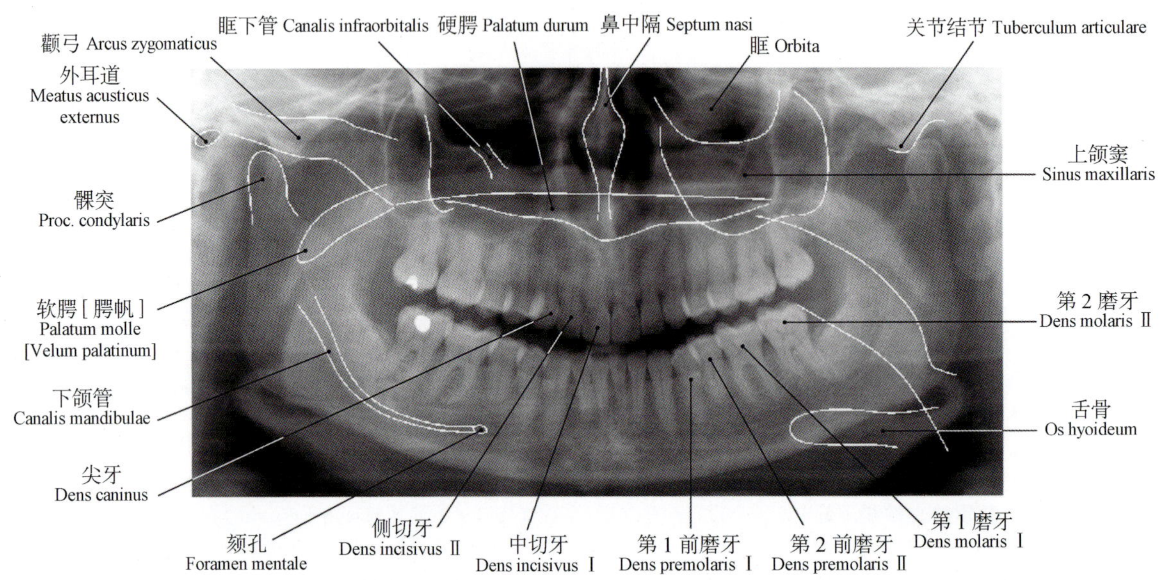

图 8.148　上颌和下颌(无智齿)全景 X 线图像

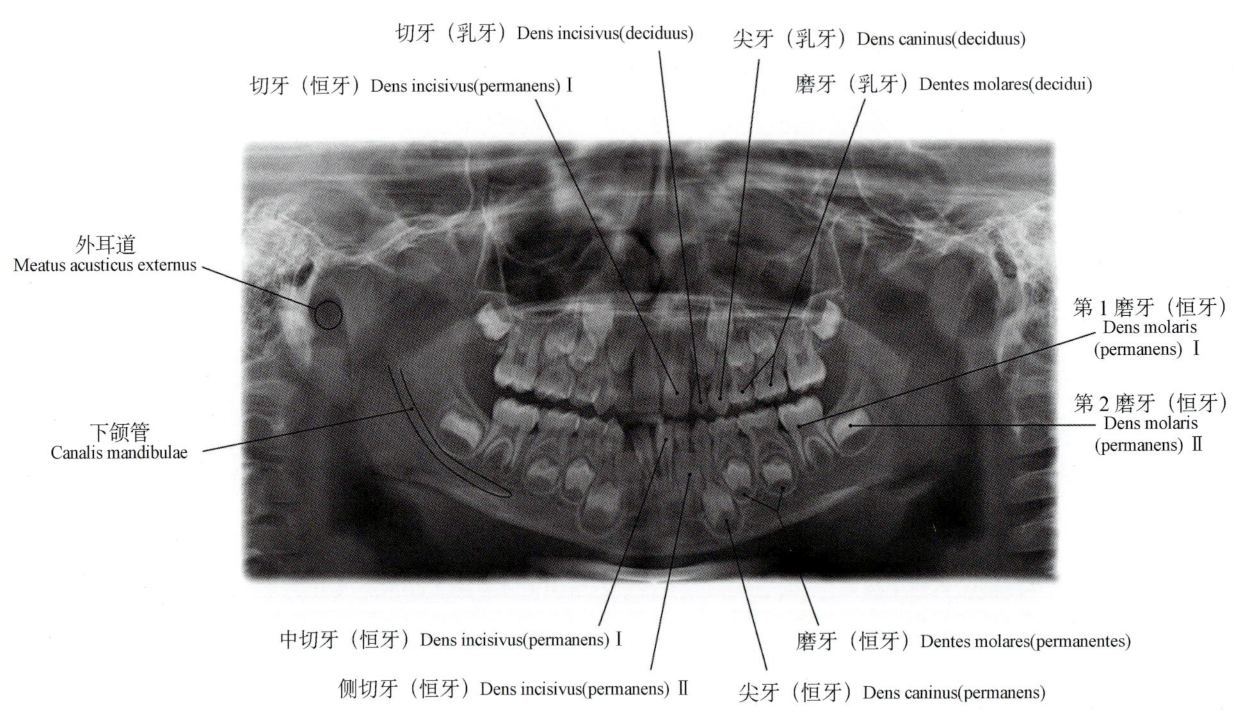

图 8.149　5 岁儿童的上颌和下颌全景 X 线图像[T884]

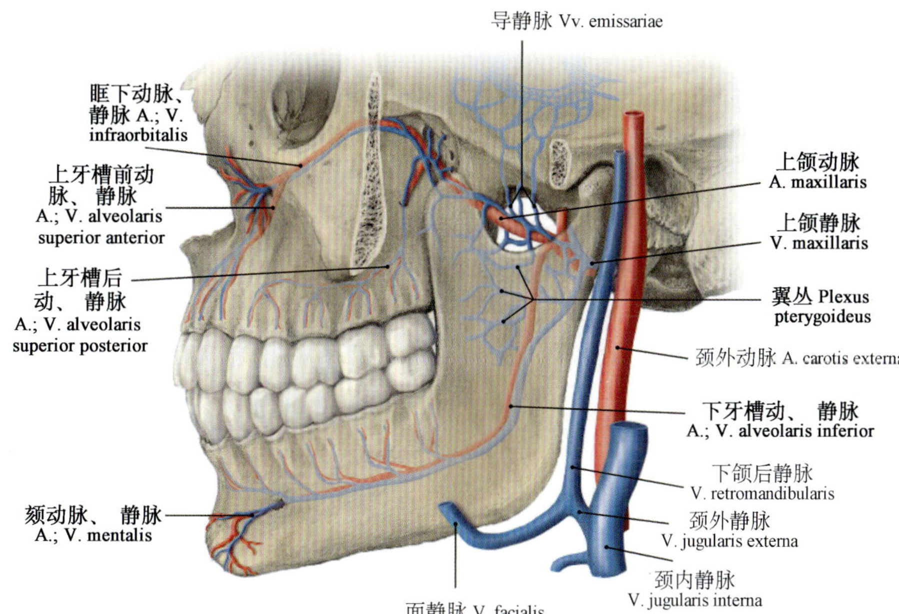

图 8.150 牙的血液供应 [L284]

上后牙的血供来自上颌动脉的分支**上牙槽后动脉**，上前牙的血供来自**眶下动脉**。下颌牙和牙龈的血供来自**下牙槽动脉**，下牙槽动脉穿经下颌管。动脉的伴行静脉回流至**翼静脉丛**。

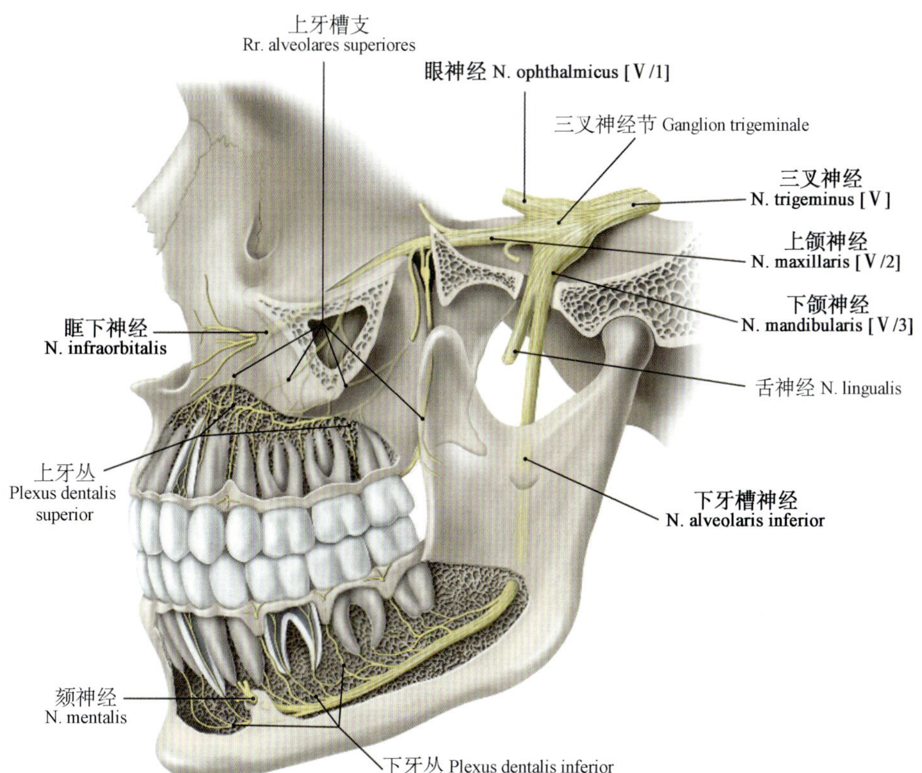

图 8.151 左侧牙的神经支配(外侧面观)(L275)

三叉神经发出的上颌神经和下颌神经支配牙的感觉。**上颌牙**由上牙丛支配，上牙丛由上牙槽后神经、眶下神经的上牙槽中支和前支构成。**下颌牙**由下牙丛支配，下牙丛由下牙槽神经的分支构成，此丛发出下牙支。此外，下颌前牙由颏神经支配。牙龈的神经支配比牙的感觉神经支配更复杂(→图 8.161)。

临床要点

由于上颌牙和牙龈由不同的神经分支支配，**局部浸润性麻醉**必须逐牙进行。对于下颌牙，进行**阻滞麻醉**时，下牙槽神经在进入下颌管前被麻醉。由于舌神经同时被麻醉，可导致除舌尖之外的同侧舌感觉阻滞；由于下牙槽神经末梢的麻醉，可引起颏部和部分下唇的麻木。

翼腭窝和翼腭神经节

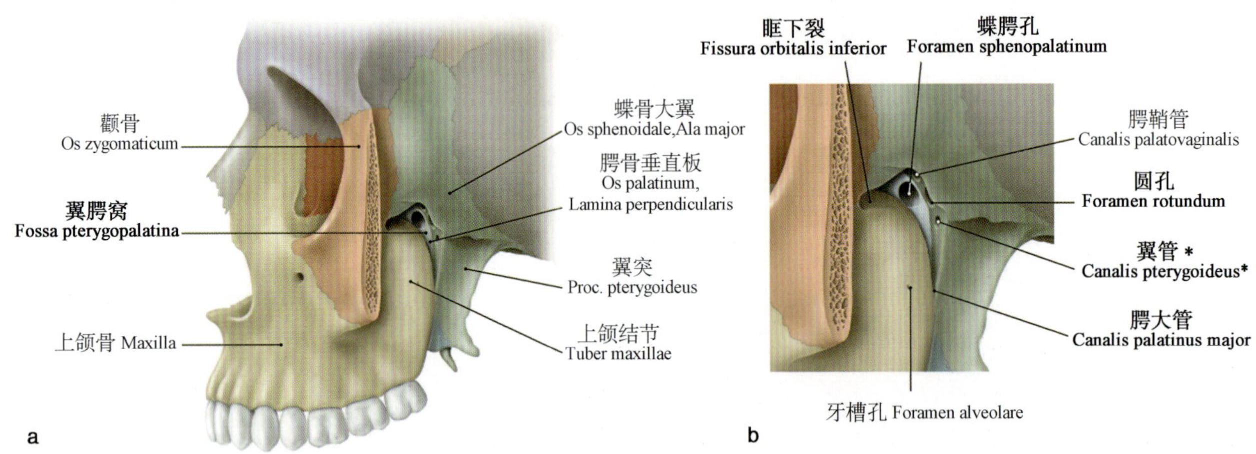

图 8.152a、b 左侧翼腭窝

外侧面观，颜色比对见 p. Ⅷ[L275]。

a 全貌图。

b 局部放大图。

翼腭窝是颅中窝、眶和鼻之间的神经转换区，上颌骨、腭骨和蝶骨构成此窝的边界。前界是上颌结节，后界是翼突，内侧界是腭骨垂直板，上界是蝶骨大翼。翼腭窝向上续接眶下裂，向后通咽后间隙，向外侧以宽大的开口通颞下窝。

＊ Vidian 管。

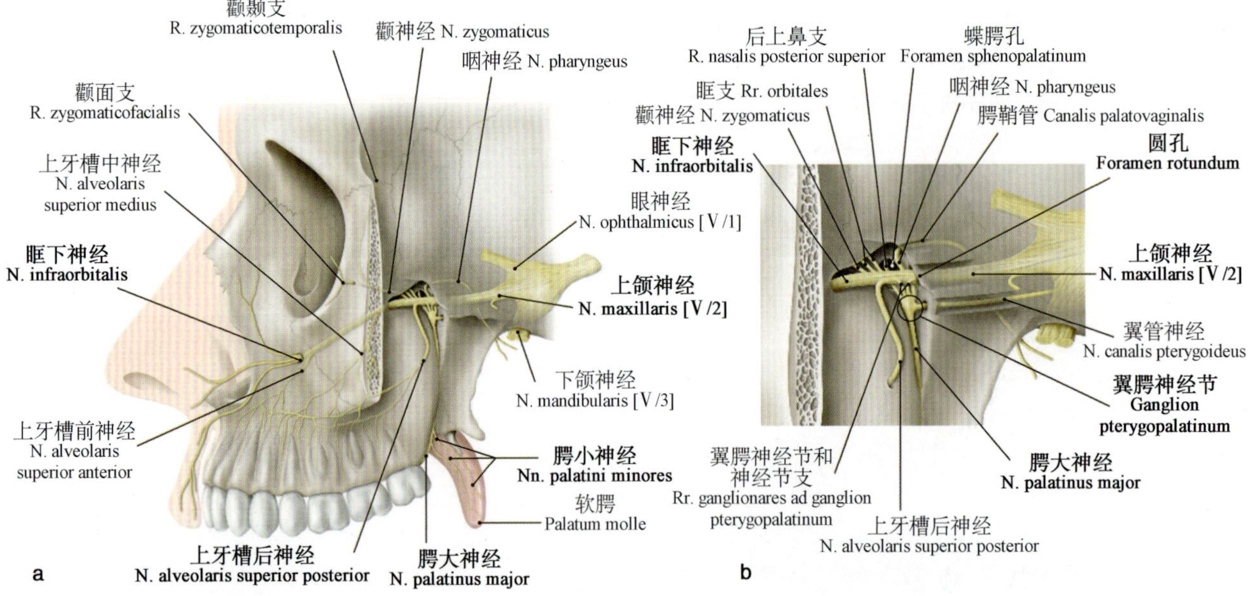

图 8.153a、b 左侧上颌神经（外侧面观）(L275)

a 终支。

b 与翼腭神经节的局部位置关系。

上颌神经经**圆孔**离开颅底进入翼腭窝，并通过**眶下裂**离开此窝。在翼腭窝内，上颌神经发出眶支、颧神经、上牙槽后神经和到翼腭神经节的神经节支，上颌神经的神经节支内含有感觉神经纤维，通过翼腭神经节到达硬腭和软腭。副交感神经纤维从上泌涎核经面神经、岩大神经和翼管神经到达翼腭神经节，并在此由节前纤维转换为节后纤维。节后副交感神经纤维分布于泪腺、鼻腺和腭腺。起源于颈内动脉神经（颈内动脉丛）的节后交感神经纤维，汇聚形成岩深神经，经翼腭神经节分布于泪腺、鼻腺和腭腺。

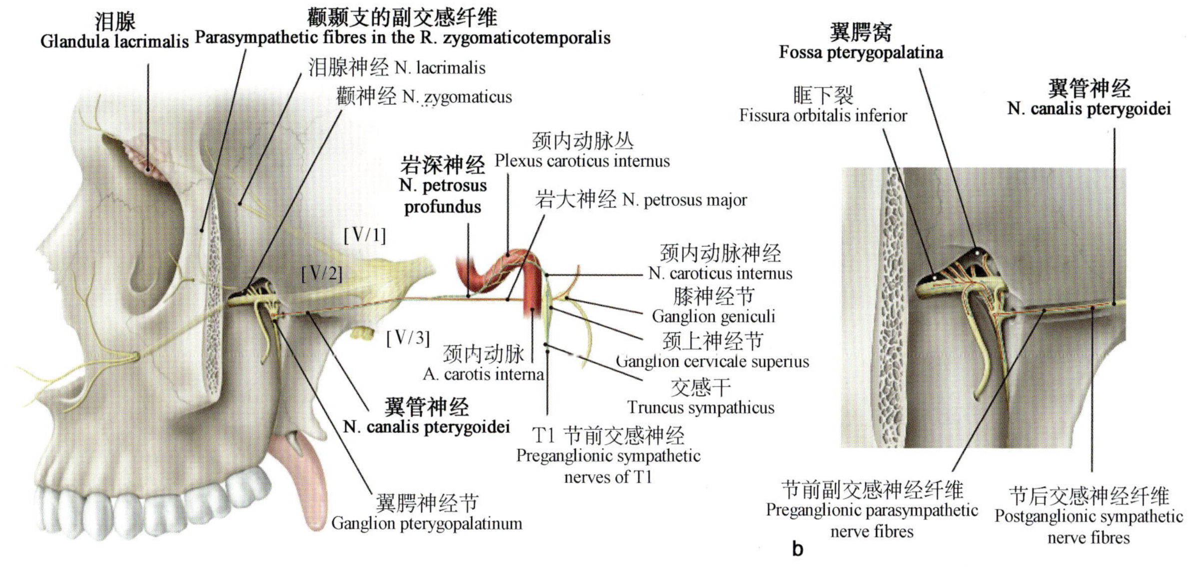

图 8.154a、b **左侧翼管神经(侧面观)**[L275]

a 全貌图。

b 翼腭窝内的神经。

面神经的**副交感神经**纤维形成岩大神经到达翼腭神经节，由节前纤维转换为节后纤维，向下走行分布至泪腺、鼻腺和腭腺。**节后交感神经**纤维起源于颈内动脉丛，汇聚形成岩深神经，穿经翼腭神经节不交换神经元，也分布于泪腺、鼻腺和腭腺。

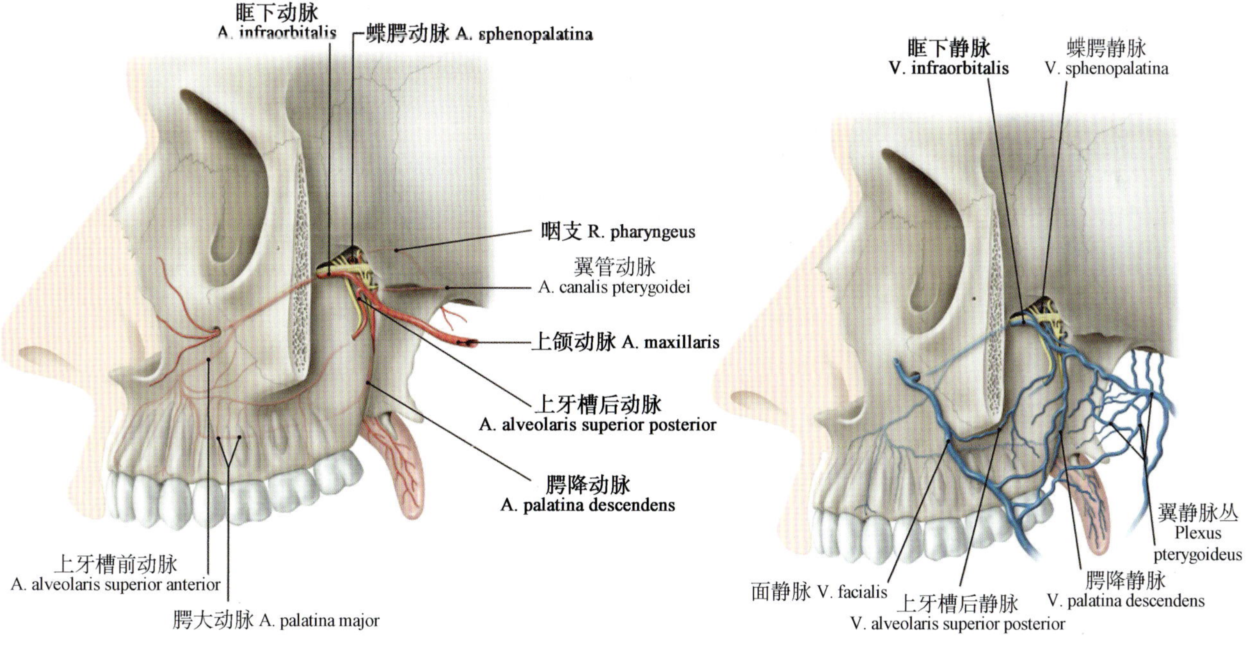

图 8.155 **左侧翼腭窝内的上颌动脉(外侧面观)**[L275]

在翼腭窝内上颌动脉分出其终末支：眶下动脉、蝶腭动脉、上牙槽后动脉、腭降动脉和咽支。

图 8.156 **左侧翼腭窝内的静脉(外侧面观)**[L275]

眶下静脉、蝶腭静脉、上牙槽后静脉和腭降静脉回流至位于颞下窝的翼静脉丛。

临床要点

面神经出颅后，其副交感神经纤维加入眼神经的分支，支配泪腺分泌，该部分神经纤维损伤后可引起泪腺分泌泪液减少，导致**眼干燥症**("Sicca"综合征)。

腭和腭肌

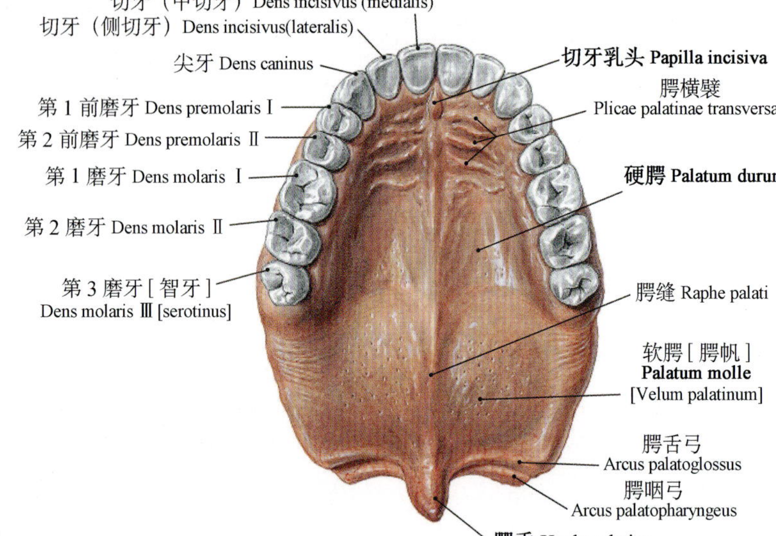

图 8.157 硬腭和软腭(下面观)

腭形成口腔的顶和鼻腔的底，在口腔和鼻腔之间形成了一个界限。腭由前部的硬腭(Palatum durum)和后部的软腭(Palatum molle)组成。**硬腭**有利于辅音的发音，并支撑舌以压碎食物。图中位于中线两侧，有几个浅波纹状的黏膜嵴(腭横襞，腭皱褶)，可以研磨和放置所摄入食物。**软腭**是可弯曲的，在吞咽过程中，可折向咽后壁以封闭鼻咽。

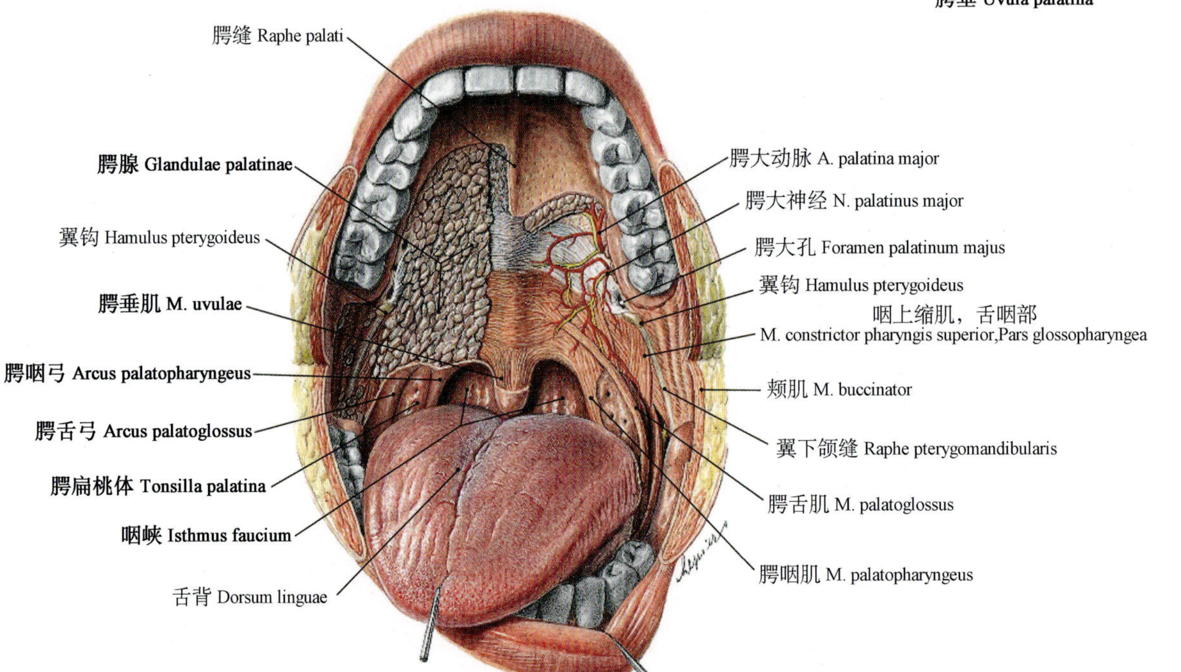

图 8.158 口腔和腭肌(前面观)

腭被一层厚厚的黏膜所覆盖，这层黏膜与骨膜紧密相连。其上皮下层中可见“成群”的小唾液腺(腭腺)。可活动的软腭向后延伸，在其末端形成腭垂。腭垂由腭垂肌和黏膜腺体组成。在外侧，**腭弓**(腭舌弓和腭咽弓)的底部有同名的肌(腭舌肌和腭咽肌)附着于软腭和腭垂。同侧的腭弓构成腭扁桃体窝。腭弓参与形成**咽峡**(Isthmus faucium)，是一由肌肉控制的咽的入口。

→T3

临床要点

腭裂的形成可使**颌面部**发生很大的变化。腭裂是由于间充质增生不足而导致颌部与鼻嵴未能融合。上唇的单侧或双侧唇裂俗称“兔唇”。在严重的情况下，唇裂向后延伸至腭而发展为**唇-颌-腭裂**，其发生概率为 1∶2500，女孩比男孩更容易受到影响。继发腭的两半彼此不融合或者其与原腭不融合，则发生**单纯腭裂**，最轻微的是**腭垂裂**(Uvula bifida)。这些腭裂不是遗传性畸形，但可以归因于孕期母亲饮食中叶酸的缺乏(见第 104 页的临床要点)。

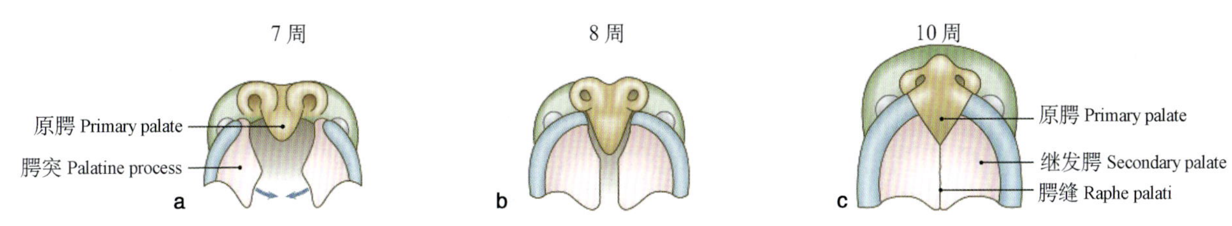

图 8.159a-c 腭的发育，鼻腔和口咽腔的分隔[E838]

自内侧鼻隆起开始，上颌间段于深部出现，进而发育为上唇的人中、部分上颌骨（含 4 个切牙）和部分腭（形成原腭）。原腭延伸至口鼻腔的前部。腭突由上颌突发育而来，形成骨腭的主要部分。在第 7 周，舌进入尾侧，两侧腭突呈水平排列，在鼻腔和口腔之间彼此靠近生长，并在中线处融合形成继发腭。在前部，腭突与原腭相融合。

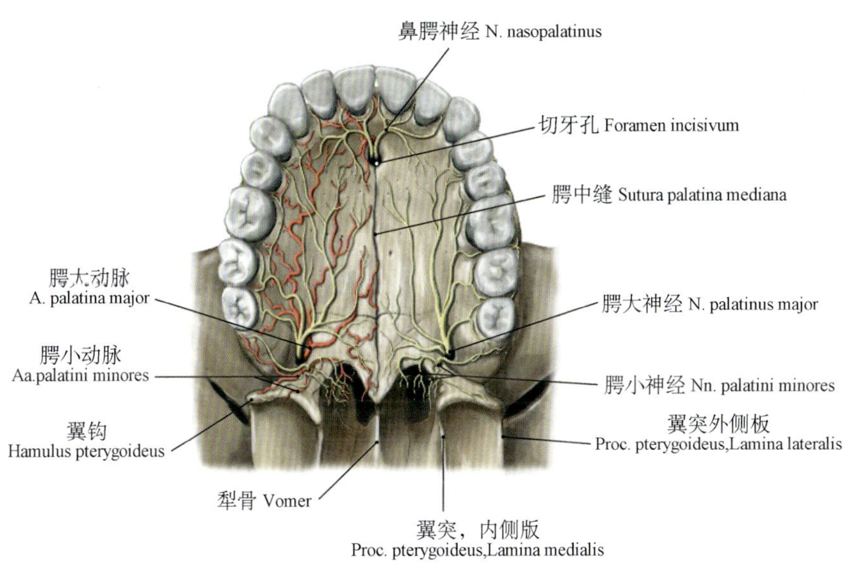

图 8.160 腭的动脉供应和神经（下面观）[L266]

血管和神经从颅侧经切牙孔和腭大孔、腭小孔分布于腭。腭的神经来源于上颌神经。

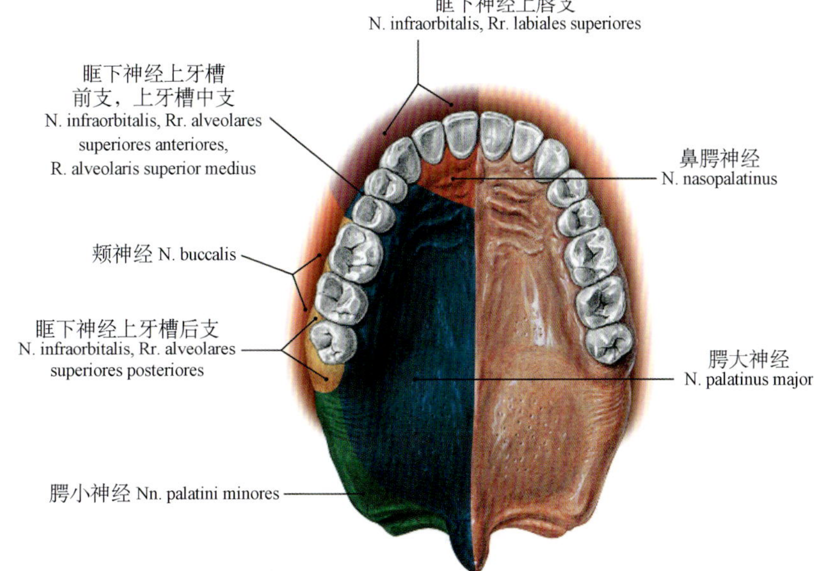

图 8.161 硬腭、软腭黏膜及牙龈和口腔前庭的感觉神经支配（下面观）[L127]

腭黏膜、上唇、颊和牙龈的感觉神经来自三叉神经的不同分支：上颌神经和下颌神经发出的颊神经。

腭肌

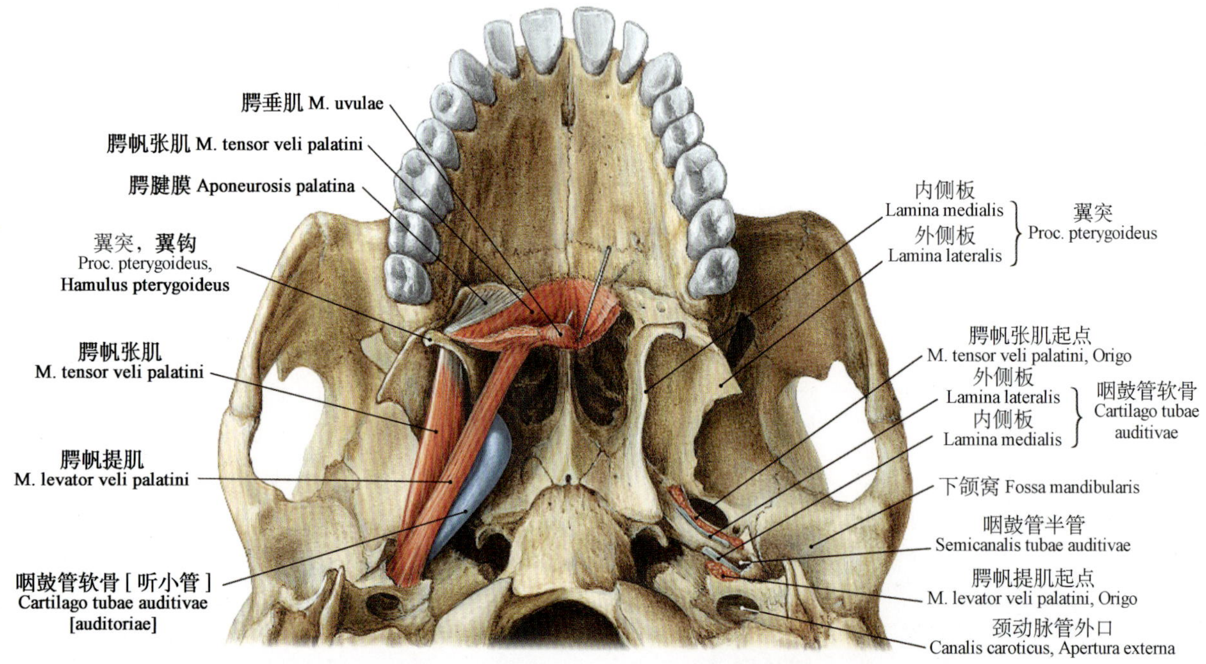

图 8.162 腭帆提肌、腭帆张肌和咽鼓管软骨(下面观)

腭帆张肌和腭帆提肌可使**腭腱膜**紧张，这两块肌都附着于颅底。翼钩是腭帆张肌的旋转中心，当该肌收缩时可将软腭拉向后上方，从而在吞咽过程中，软腭起着**闭合鼻咽和口咽**的作用。此外，这些肌还参与咽鼓管[听小管]的开放(见第 183 页)。

→T3

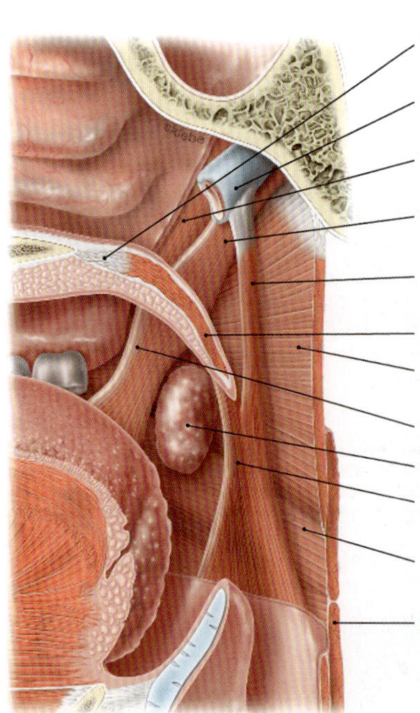

图 8.163 右侧软腭肌(左侧面观) [L238]

除了图 8.162 中描述的腭帆张肌和腭帆提肌有助于提升软腭和开放咽鼓管外，腭垂肌可挤压腭垂的黏液腺，腭舌肌和腭咽肌伸展至**腭腱膜**，此二肌收缩时可下拉软腭，从而在吞咽之后重新打开**鼻咽和口咽之间**的通道。

(刘凤霞 译)

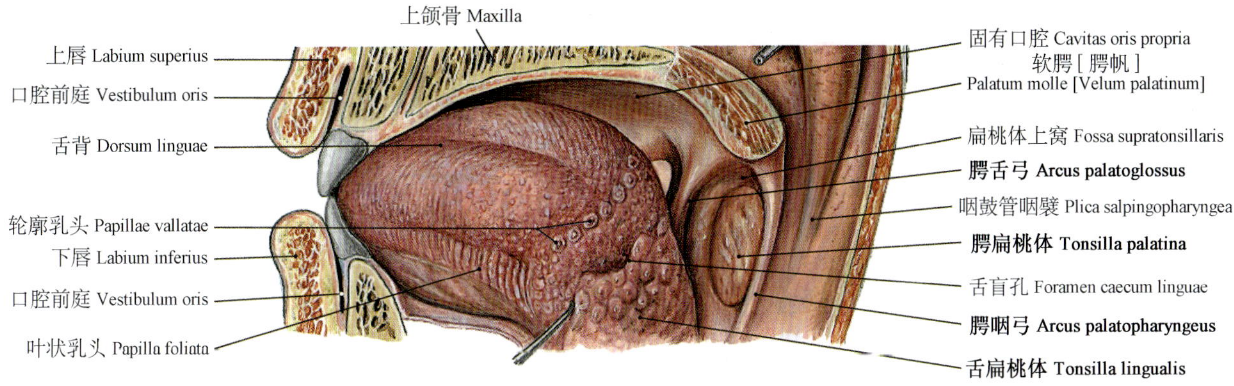

图 8.164　舌(后外侧面观)

在界沟的后方，舌根和舌扁桃体(Tonsilla lingualis)相连。舌扁桃体是 Waldeyer 扁桃体环的一部分，该环还包括位于两个腭弓(腭舌弓和腭咽弓)之间的腭扁桃体。

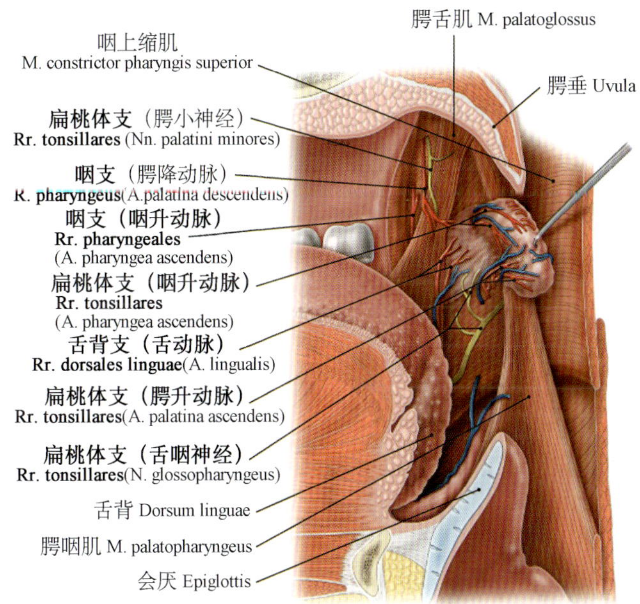

图 8.165　腭扁桃体的血供和神经支配(右侧;内侧面观)[L238]

腭扁桃体的血供来源包括腭升动脉的**扁桃体支**、腭降动脉的咽支和咽升动脉的咽支，以及舌动脉的舌背支。扁桃体床的神经支配来自腭小神经的**扁桃体支**和舌咽神经。

咽淋巴环(Waldeyer 扁桃体环)		
定义	咽淋巴环是一群位于鼻腔、口腔和咽之间的淋巴上皮组织。这些组织总体形成一个环。该环在免疫反应中起作用，并且是黏膜相关淋巴组织(MALT)的一部分	
组成	• 咽扁桃体 (Tonsilla pharyngea)	见第 72,85 页
	• 咽鼓管扁桃体 (Tonsillae tubariae)	见第 98 页
	• 腭扁桃体 (Tonsillae palatinae)	见第 98 页
	• 舌扁桃体 (Tonsilla lingualis)	
	• MALT 外侧群	

临床要点

频繁复发的腭扁桃体感染是**扁桃体切除术**的指征，该手术是耳鼻喉科最常见的手术之一。术后出血可长达 3 周之久(少数病例甚至更久)，是其严重并发症之一。

舌

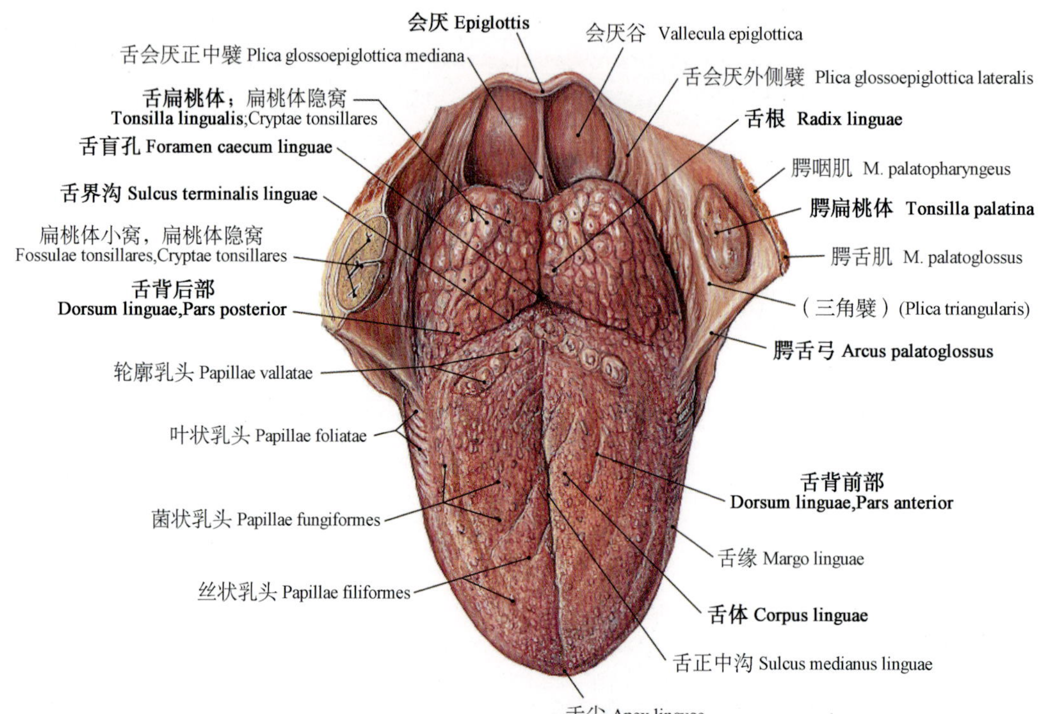

图 8.166 舌(上面观)

在**舌背面**(Dorsum linguae)，舌正中沟将舌分为左右两半。舌界沟(一个 V 形沟)是舌根和舌体的分界，其将舌分为前、后两部。界沟尖端处的表面上皮陷入**舌盲孔**，胚胎时期甲状腺自该孔开始，从口底外胚层下降至喉的前方。舌盲孔是甲状舌管的起源处。

舌前部的黏膜较粗糙，因其含有多个小的、部分肉眼可见的乳头(舌乳头，丝状乳头、叶状乳头、菌状乳头和轮廓乳头)，这些乳头有感知味觉和触觉的作用。

舌根(Radix linguae)覆以舌扁桃体，其侧方围以两个腭弓即腭舌弓和腭咽弓，后面是会厌。不成对的舌会厌正中襞和成对的舌会厌外侧襞自舌根延伸至会厌，构成会厌谷。

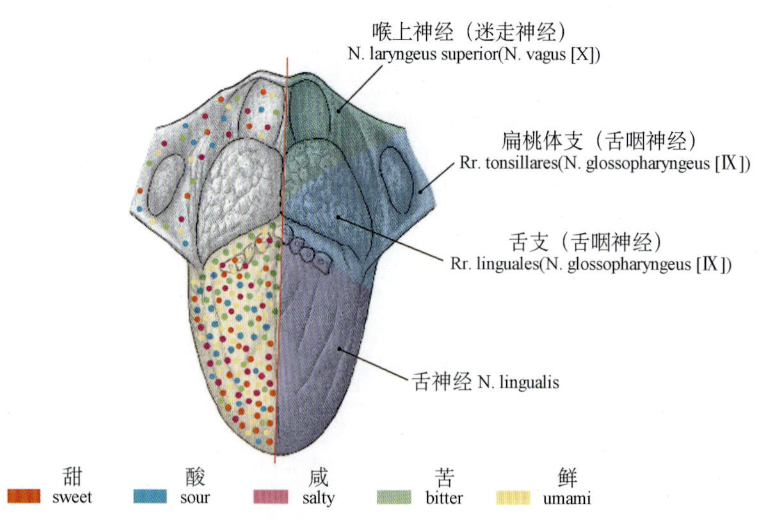

图 8.167 舌根的神经支配和味觉种类

下颌神经的分支舌神经支配舌前部的感觉，舌咽神经的舌支支配舌界沟区域的感觉，迷走神经的分支喉上神经支配舌根的感觉。

舌前 2/3 的味觉由面神经的分支(鼓索，中间神经)传至脑干孤束核的上部，这些感觉纤维的胞体位于膝神经节。**舌后** 1/3 的味觉经舌咽神经和迷走神经的感觉纤维投射至脑干孤束核的下部，这些神经纤维的胞体位于舌咽神经或迷走神经的下神经节。

舌前 2/3 的所有区域均能感知 5 种基本的味觉，只是程度不同而已。舌尖对甜味更敏感，而舌根则对苦味更敏感。

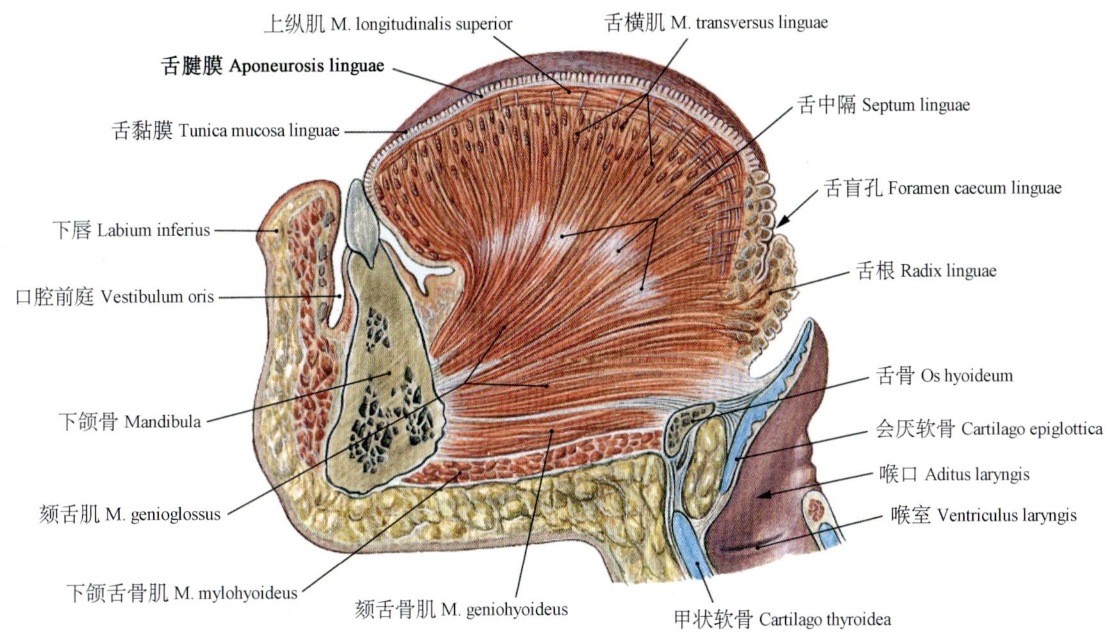

图 8.168　舌和舌肌(正中矢状切面)

舌是一个高度灵活的肌性器官,在咀嚼和吞咽中发挥重要作用,并协助完成吮吸和说话的功能。舌同时也是重要的味觉器官,容纳味觉感受器。舌外肌与舌内肌不同,它们起于骨并呈辐射状止于舌体内。舌外肌可改变舌的位置,而舌内肌则改变舌的形状。舌内肌大多附着于**舌腱膜**,该腱膜是位于舌背黏膜下方的粗糙结缔组织板。

→T2a

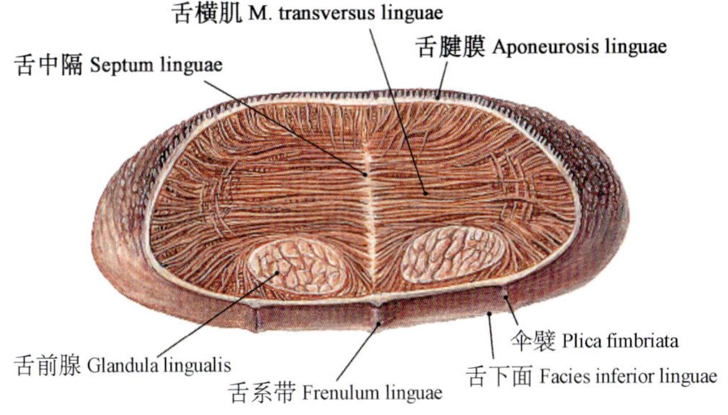

图 8.169　舌和舌内肌(通过舌尖的横断面)

舌内肌在这个空间平面上看似柳条编制品。在正中平面,舌中隔将舌不完全地分为两半。原动肌与拮抗肌的相互作用促进了舌的灵活性。在舌尖区域存在唾液腺(舌前腺,Blandinnuhn 腺)。

→T2a

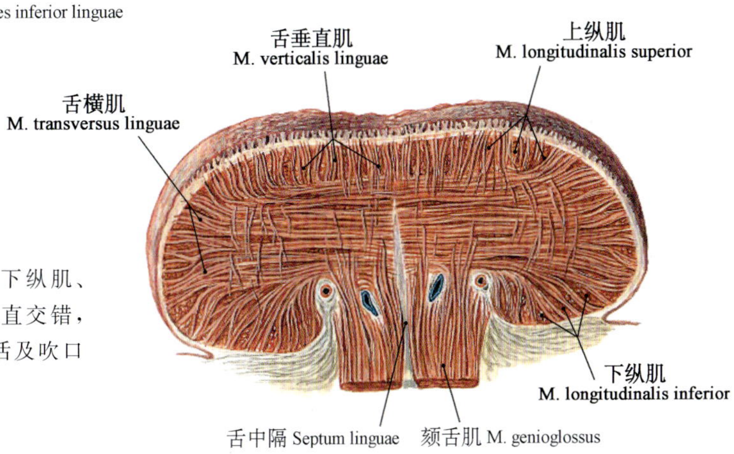

图 8.170　舌和舌内肌(通过舌中部的横断面)

舌内肌的起止点均在舌内,可区分为上纵肌、下纵肌、舌横肌和舌垂直肌。这些肌在三维空间内相互垂直交错,从而使舌的形状易变,可实现咀嚼、吮吸、歌唱、说话及吹口哨等功能。颏舌肌属于舌外肌。

→T2a

舌骨和舌肌

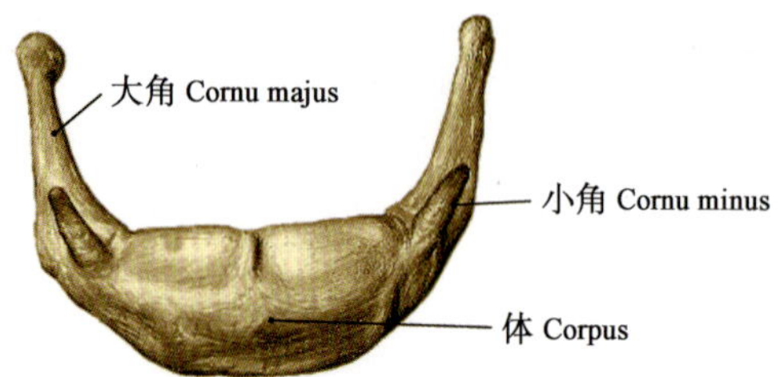

图 8.171 舌骨(前上面观)

舌骨呈马蹄形，由一个体和成对的大角、小角(舌骨大角和舌骨小角)组成。

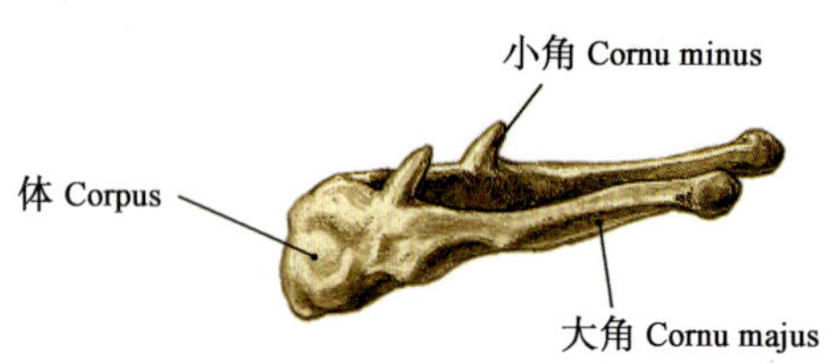

图 8.172 舌骨(外侧面观)

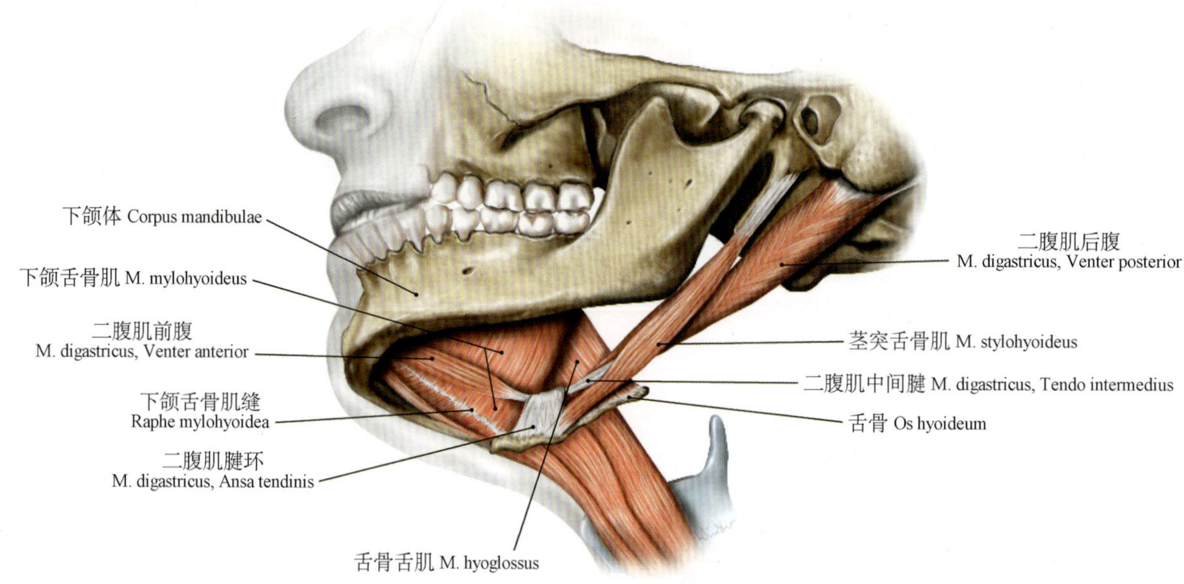

图 8.173 口区(下外侧面观)[L266]

口膈肌即**口膈**(Diaphragma oris)，由两块下颌舌骨肌组成，并构成口底。另外，颏舌骨肌(图中未显示)和二腹肌也参与构成口底。由于这些肌都直接或间接与舌骨相连，它们与茎突舌骨肌共同组成**舌骨上肌群**。口底在功能上为舌提供了一个可调基座。

→T2b,9

临床要点

触碰舌根、腭弓或咽后壁时会引发**吞咽**或**呕吐反射**。舌肌、咽肌、喉肌和食管肌参与这些反射。

过敏反应可能导致软腭黏膜发生肿胀而危及生命。

腭尤其是软腭黏膜的**炎症**，通常导致严重的吞咽困难。

脑干循环障碍通常伴有腭肌瘫痪，导致吞咽困难和通气障碍。有的患者出现软腭瘫痪的情况(舌咽神经和迷走神经核团病变)。由于腭帆提肌瘫痪，患侧的软腭可能下垂，腭垂移向健侧。

舌通常是**化学灼伤和烫伤**的首当其冲者。在舌的边缘，潜在的**癌前病变**可能表现为过度角化或白斑形成。

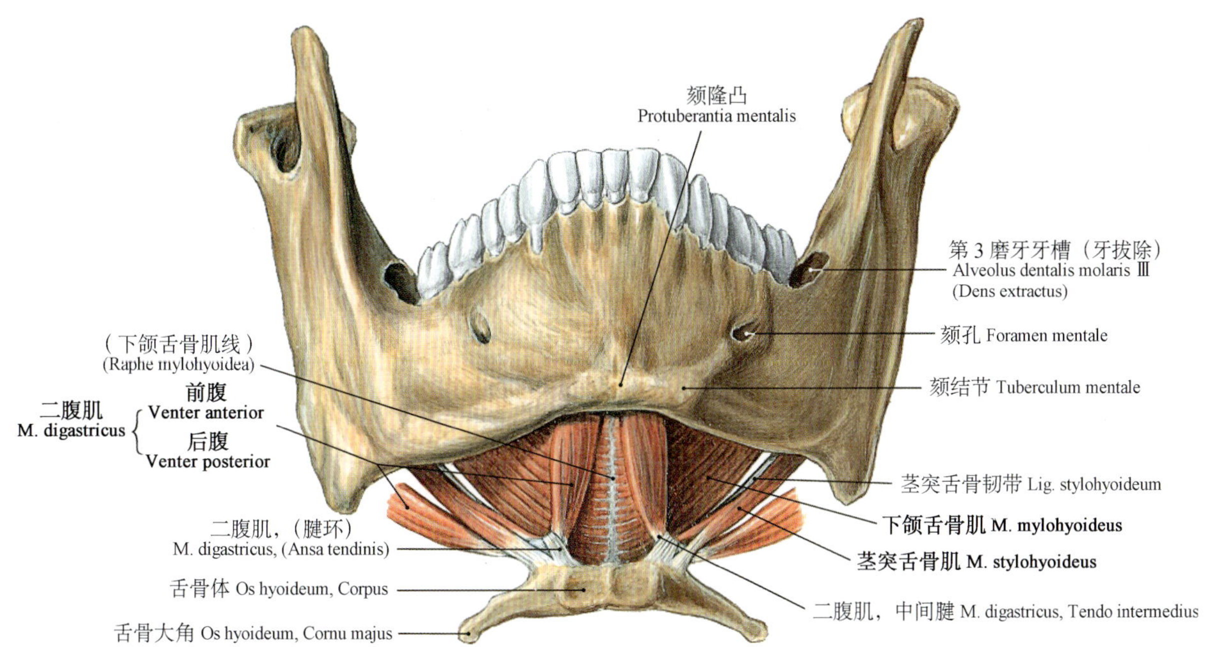

图 8.174 **下颌骨和口底肌，舌骨上肌群(前面观)**

组成口膈的肌属于舌骨上肌群。口腔底的中心肌是**下颌舌骨肌**，该肌从两侧下颌支之间伸向前方；两侧下颌舌骨肌在中线处汇合形成下颌舌骨肌线。在下颌舌骨肌的下方是成对的**二腹肌**前腹，其与二腹肌后腹通过中间腱相连，中间腱借一结缔组织环固定于舌骨。图中可见第 3 块舌骨上肌，即连自舌骨的**茎突舌骨肌**。

→T9

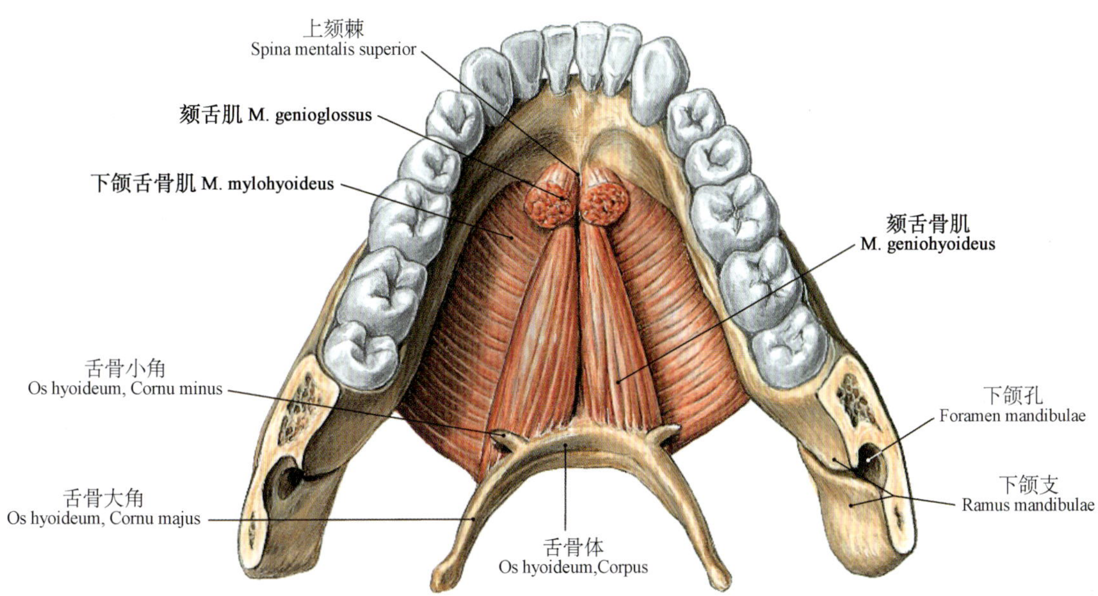

图 8.175 **下颌骨、口底肌、舌骨上肌群和舌骨(上面观)**

图中可见口膈由两侧下颌舌骨肌构成，其上有成对的**颏舌骨肌**，属于舌骨上肌群，起自下颌骨内面止于舌骨。颏舌肌位于颏舌骨肌的上方，属于舌外肌，该肌在其起点即下颌骨上颏棘的后方被切断。

→T9

舌肌

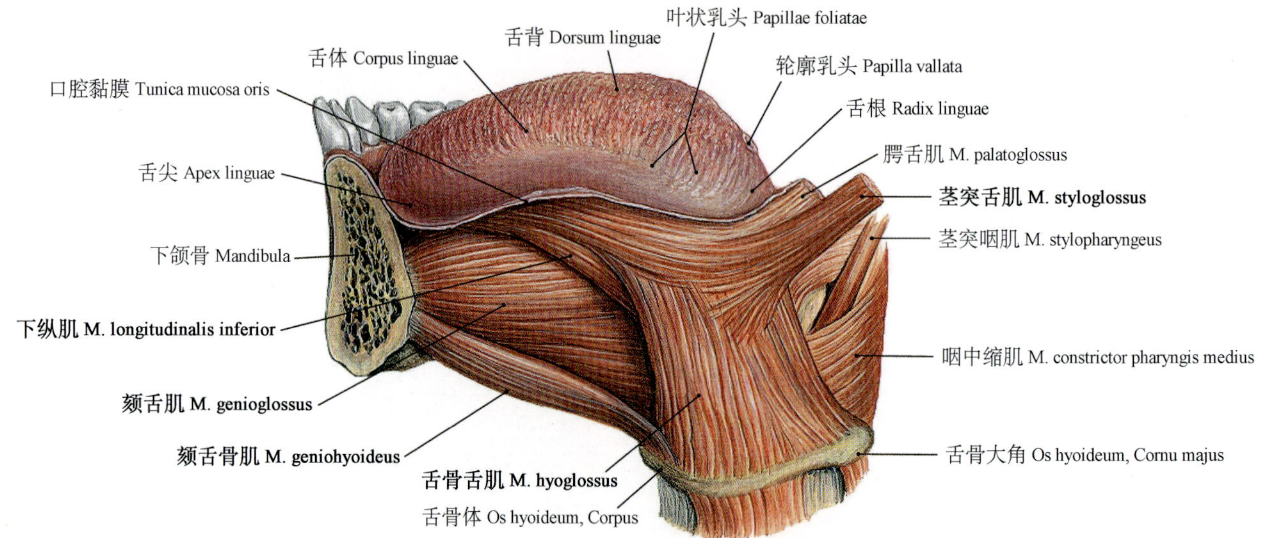

图 8.176 舌和舌外肌(左侧面观)

舌外肌呈放射状止于舌，主要包括**颏舌肌**、**舌骨舌肌**和**茎突舌肌**。腭舌肌也是舌外肌的一部分，起自舌骨小角的小角舌肌可从功能上支持舌骨舌肌(→图 8.177，→图 8.178)。

→T2b

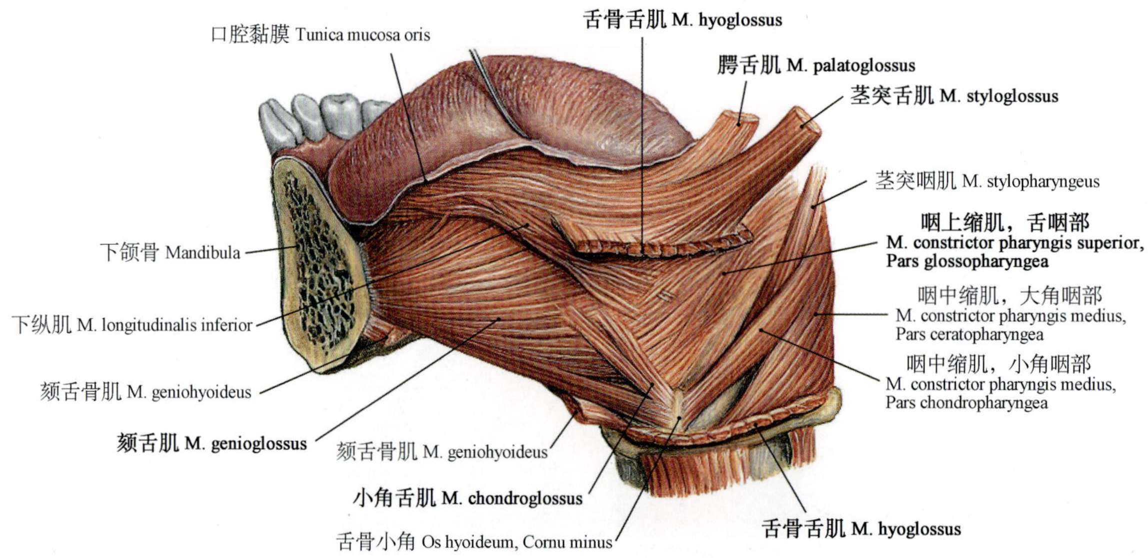

图 8.177 舌和舌外肌(左侧面观)

切除舌骨舌肌，可见小块的**小角舌肌**，其起自舌骨小角，并从功能上支持舌骨舌肌。从后面看，除了舌外肌，还可见腭舌肌和咽上缩肌舌咽部呈辐射状止于舌。

→T2b

临床要点

只有在颏舌肌完好的情况下，才能完全伸出舌。重度昏迷时颏舌肌松弛，若为仰卧位，舌可滑入咽部阻塞气道。因此，为预防此现象的发生，失去意识的人必须以侧卧位作为固定体位。

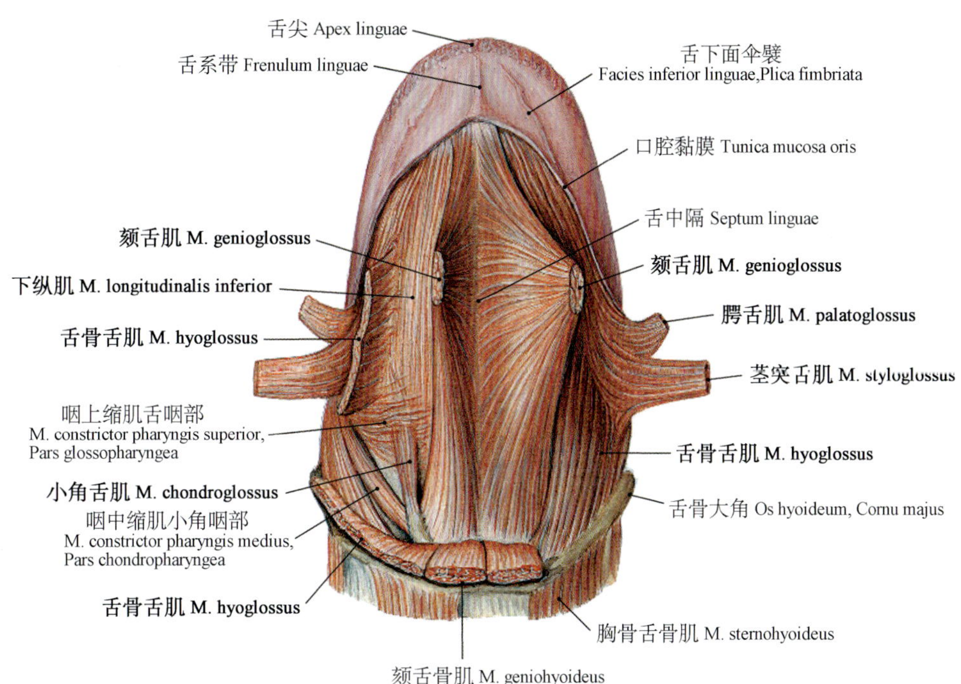

图 8.178　舌肌(下面观)

颏舌肌在其下颌骨起点处已切断,茎突舌肌和腭舌肌也已切断。在外侧可见舌骨舌肌(右侧已切断)和小角舌肌,它们属于舌外肌。在舌的底部可见下纵肌(舌内肌)。

→T2b

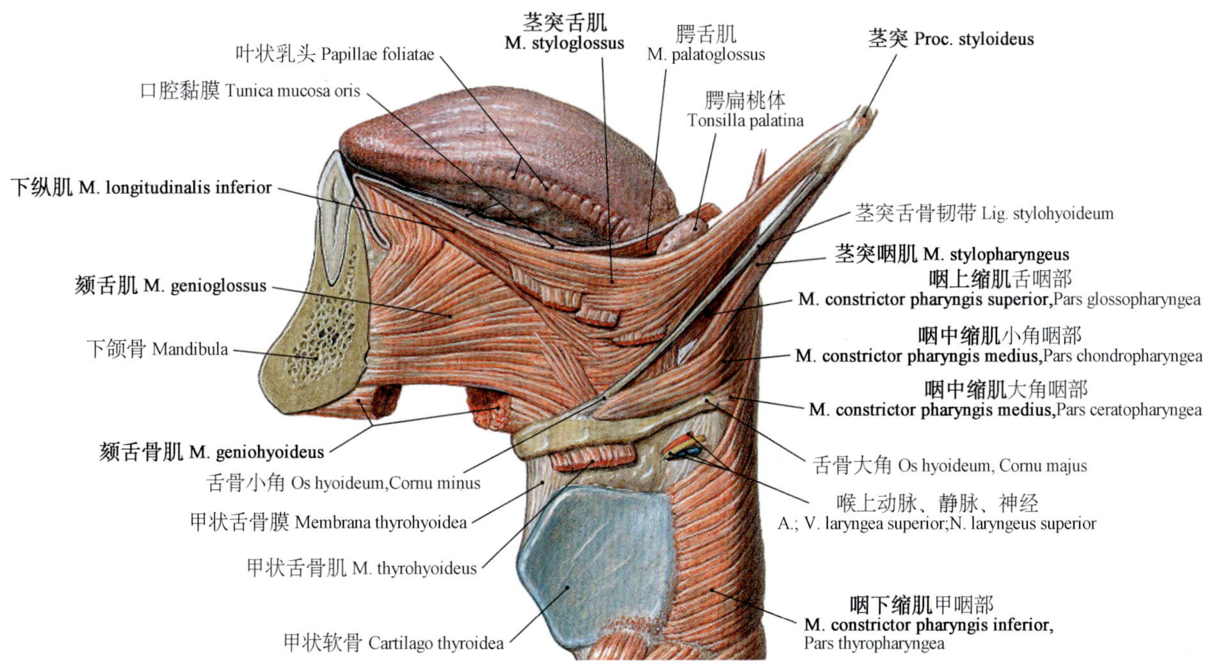

图 8.179　舌外肌和咽肌,咽缩肌

外侧面观,下颌弓已切除。

茎突舌骨韧带位于茎突舌肌和茎突咽肌之间,在该韧带下方可见咽肌,包括咽上缩肌舌咽部及咽中缩肌小角咽部和大角咽部。在舌骨下方可见咽下缩肌甲咽部。

→T2b,5

口底间隙，舌的血管和神经

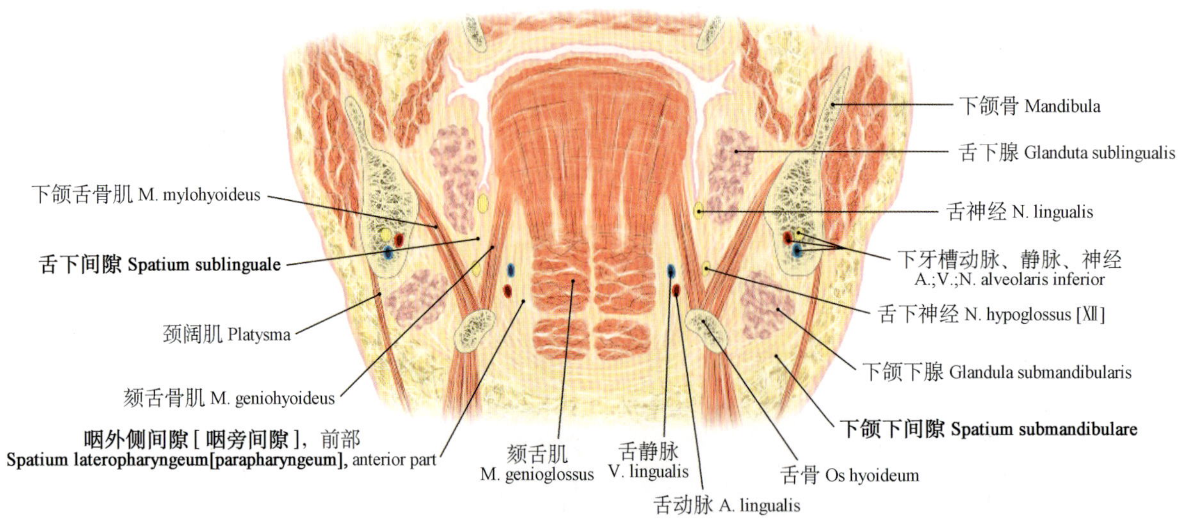

图 8.180 口底（口膈）隔室；舌骨区域（水平切面）[L127]

口膈肌彼此借疏松结缔组织间隙相分隔。这些间隙即所谓的口膈隔室，包括**咽旁间隙**，内有舌动、静脉通过；**舌下间隙**，内有舌神经通过；以及**下颌下间隙**，内有下颌下腺。口膈所有的间隙均向后与颈部的血管神经结构相联系。

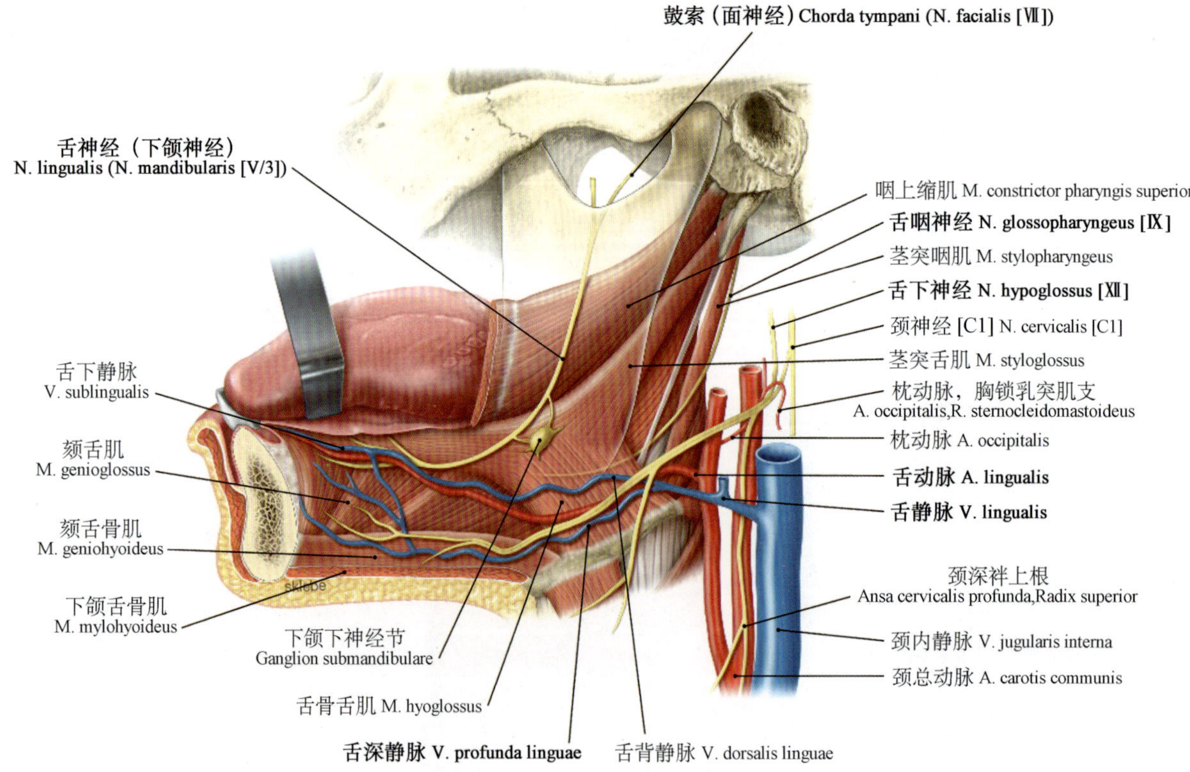

图 8.181 舌的血管和神经

外侧面观；下颌弓已切除[L238]。

临床要点

口底的脓肿如果向后及向下蔓延，并通过颈部的血管神经结构进入纵隔，则可能危及生命。下颌软组织的炎症通常伴有颏下和下颌下淋巴结增大，在颏下或下颌下三角可触及。

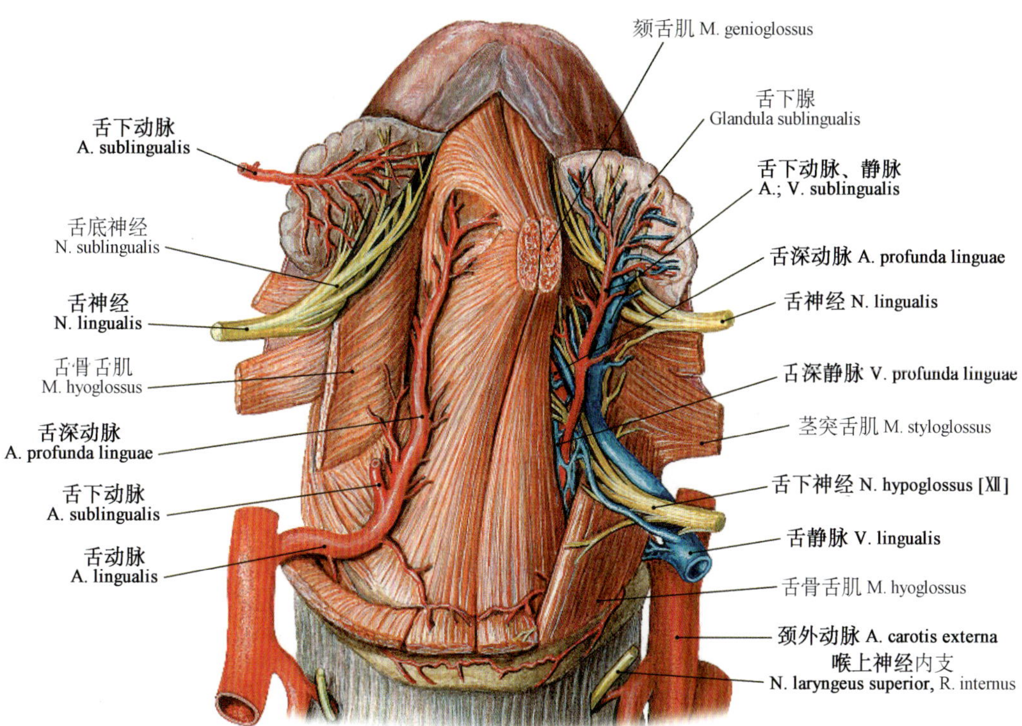

图 8.182 舌的血管和神经(前下面观)

舌的**动脉**供应来源于颈外动脉的分支舌动脉。在舌动脉的分支中,舌深动脉主要供应舌前部和中部的肌,舌下动脉则可达舌下腺和口底;两侧的舌背支向后走行并互相吻合,而舌动脉的其他分支均被舌中隔分开,只能供应半侧舌。

舌的**静脉**血通过舌静脉回流。舌静脉的外侧与舌骨舌肌相邻,其将静脉血汇入颈内静脉。舌静脉收集舌下静脉、舌深静脉和舌背静脉,以及舌下神经伴行静脉的血液。

除了腭舌肌由咽丛支配外,舌的**运动支配**来自舌下神经。舌前 2/3 的感觉支配来自下颌神经的分支舌神经;界沟区域的感觉由舌咽神经支配,而舌根的感觉则由喉上神经支配(迷走神经的分支)。

舌动脉的分支

- (舌骨支)。
- 舌背支。
- 舌骨上支。
- 舌下动脉。
- 舌深动脉。

舌的神经支配

神经	性质	支配区域
舌神经(下颌神经[V/3]的分支)	一般感觉	舌前 2/3
舌咽神经[Ⅸ]	一般感觉 特殊感觉	舌后 1/3
迷走神经[Ⅹ],喉上神经(迷走神经[Ⅹ]的分支)	一般感觉 特殊感觉	至会厌的过渡区
鼓索(面神经的中间神经的分支[Ⅶ])	特殊感觉 副交感	• 菌状乳头 • 下颌下腺、舌下腺、口腔黏膜内的小唾液腺
舌下神经[Ⅻ]	运动性	腭舌肌除外的所有舌肌
咽丛(舌咽神经[Ⅸ]和迷走神经[Ⅹ]的分支)	运动性	腭舌肌

临床要点

舌下的黏膜内有**上皮下静脉丛**。因此,舌下给药能够被快速吸收。

一侧的**舌下神经损伤**,吐舌时舌偏向患侧,瘫痪侧的舌肌可能发生萎缩。

腮腺

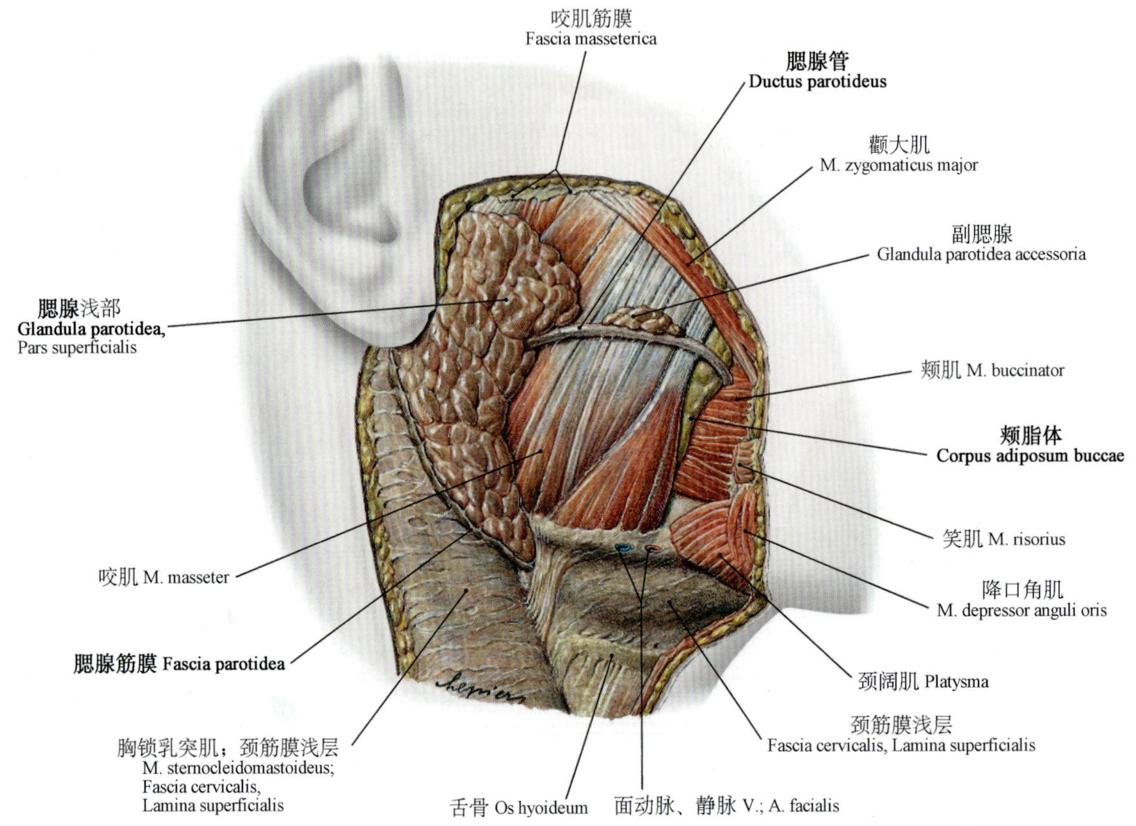

图 8.183 右侧腮腺(外侧面观)

纯浆液性的腮腺是最大的口腔唾液腺，其大小和外形变异很大。腮腺浅部位于外耳前方，被致密结缔组织筋膜(腮腺筋膜)所包绕(图中显示该筋膜的切缘)。

腮腺筋膜是颈筋膜浅层的延续。在腮腺的前缘，腮腺管水平越过咬肌上半部，穿入颊肌，经腮腺管乳头开口于正对上颌第2磨牙的口腔前庭处。在腮腺管周围通常还可发现副腺组织(副腮腺)。

临床要点

手术切除腮腺肿瘤可能引起**味觉性出汗综合征(Frey综合征)**。在手术过程中，支配腺实质的交感和副交感神经纤维可能受损。随着术后神经纤维的再生，副交感纤维可随机地与之前由交感纤维支配的皮肤汗腺形成突触。由于支配汗腺的交感神经递质是乙酰胆碱(正如副交感神经系统的递质一样)，之前交感神经支配的汗腺如今变成副交感神经支配了。在副交感神经激活的情况下(如某人在饥饿时看到了美味的食物)，汗腺也被激活，面颊就会出现汗珠(味觉性出汗)。

流行性腮腺炎疼痛剧烈，因为在器官筋膜内发生肿胀时腺组织不能扩展。腮腺恶性肿瘤可能侵犯其周围的面神经；相反地，腮腺良性肿瘤则通常不会侵犯面神经。

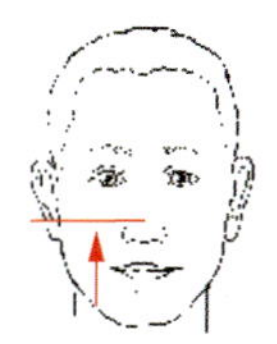

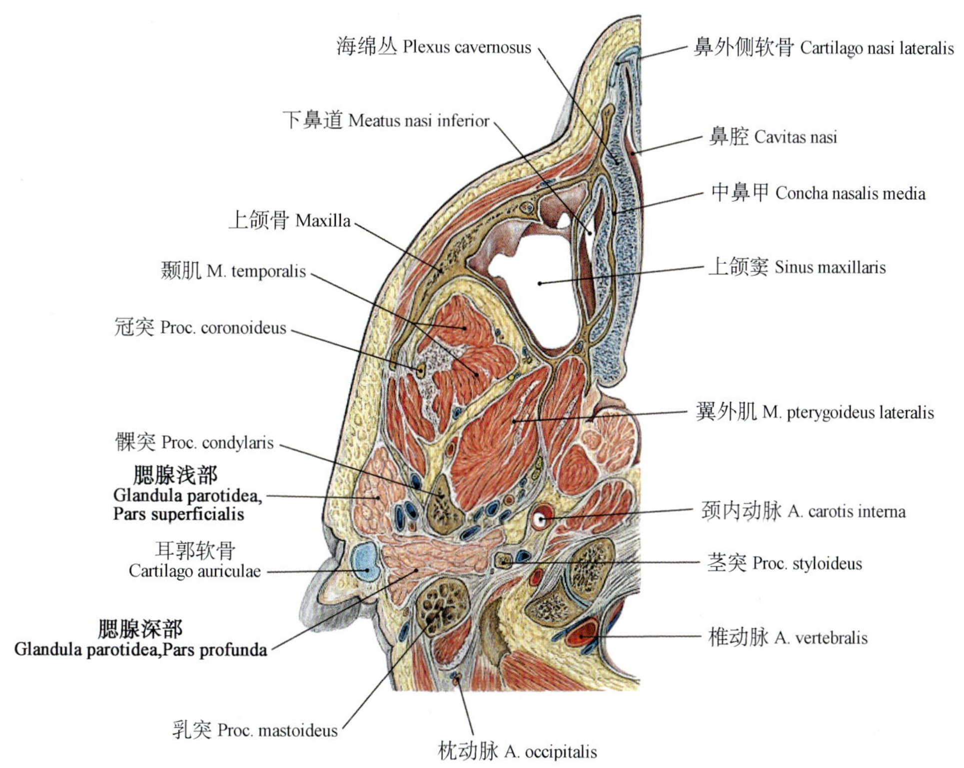

图 8.184 腮腺和咀嚼肌（水平切面，下面观）

腮腺由浅、深两部分组成。**浅部**位置靠上，位于外耳的前方；较大的**深部**伸入下颌后窝，无筋膜包被。此切面中，在腮腺与上颌窦之间可见部分颞肌和翼外肌。

唾液腺		
在口腔内，有 3 对大唾液腺和众多小唾液腺		
大唾液腺	• 腮腺（Glandula parotidea）	见第 50，52，65，110，116 页
	• 下颌下腺（Glandula submandibularis）	见第 52，112～116 页
	• 舌下腺（Glandula sublingualis）	见第 76，109，113～116 页
小唾液腺	• 唇腺（Glandulae labiales）	见第 84 页
	• 颊腺（Glandulae buccales）	
	• 舌腺（Glandulae linguales）	见第 103，115，116 页
	• 腭腺（Glandulae palatinae）	见第 98，110 页
	• 磨牙腺（Glandulae molares）	

唾液腺的开口

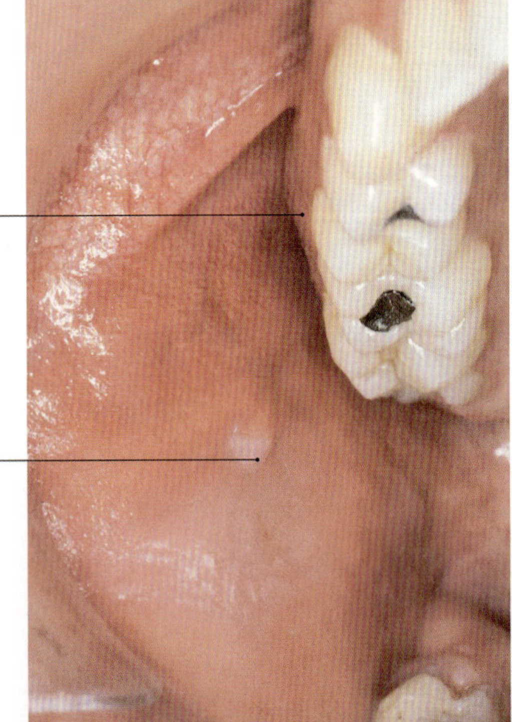

图 8.185 **腮腺管乳头(右侧;斜下面观)[T910]**

腮腺的导管(腮腺管,Stenon 管)开口于口腔前庭内正对上颌第 2 磨牙的腮腺管乳头。

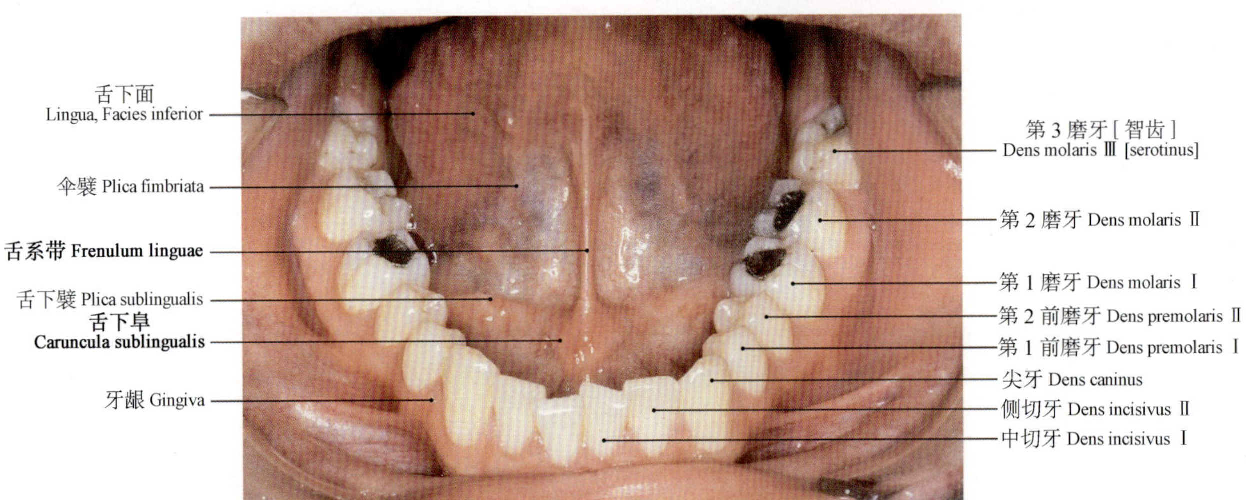

图 8.186 **舌下阜(前上面观)[T910]**

下颌下腺的导管(下颌下腺管,Wharton 管)沿口底走行(→图 8.189 和→图 8.190),与舌下腺的导管(舌下腺大管)汇合,并在切牙后方、舌系带两侧的舌下阜内开口于固有口腔。

临床要点

唾液腺导管系统畸形,尤其是下颌下腺管畸形,可能导致**舌下囊肿**(伴随唾液潴留的囊肿)。

肾病患者唾液中可检测到肾排出物水平的增高。唾液碳酸钙沉淀物可导致牙石的形成,尤其是在下颌切牙的舌侧;或者导致唾液腺导管内的唾液结石(**涎石**),伴唾液腺绞痛、腮腺管堵塞,以及腺体肿胀,被称为唾液腺瘤。

头颈部肿瘤的放射性治疗或者射线辐射可引起**口干燥症**,伴随吞咽和说话困难。唾液腺**炎症**可为急性或慢性。

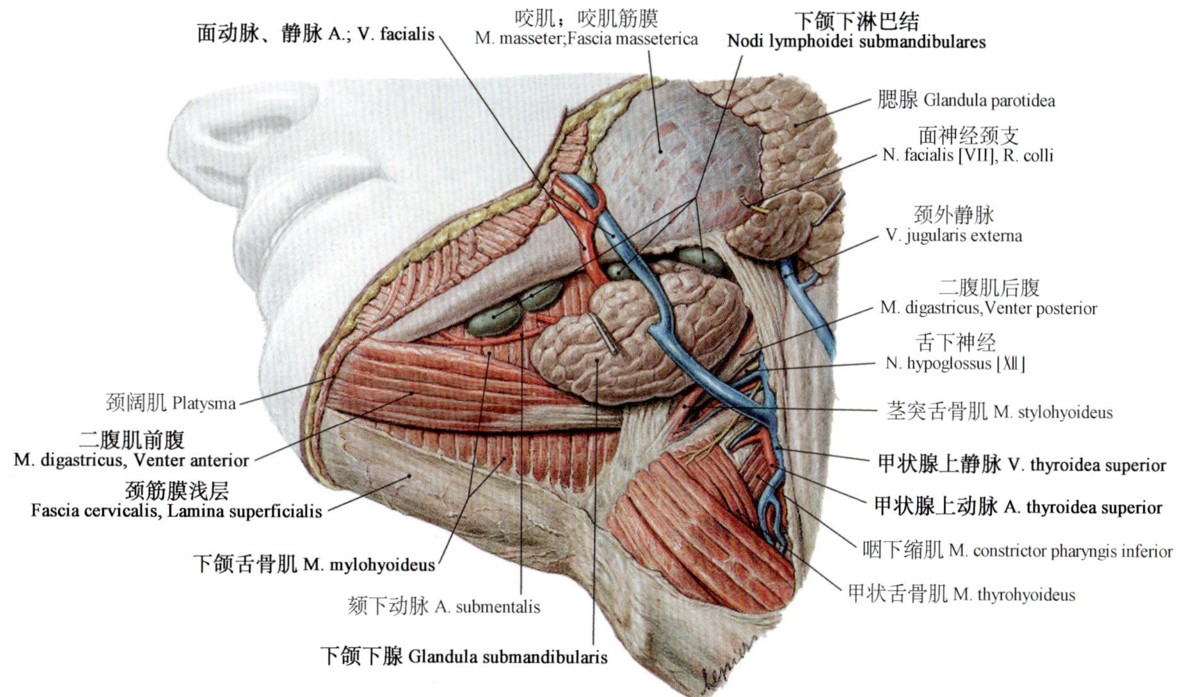

图 8.187 下颌下腺(左侧,斜下外侧面观)

下颌下腺位于下颌下三角内。腺体除了自身的筋膜，还被包裹于颈浅层间隙内，该间隙由颈筋膜浅层围成(见第 207 页)。下颌下腺与面动脉和面静脉紧密相邻。

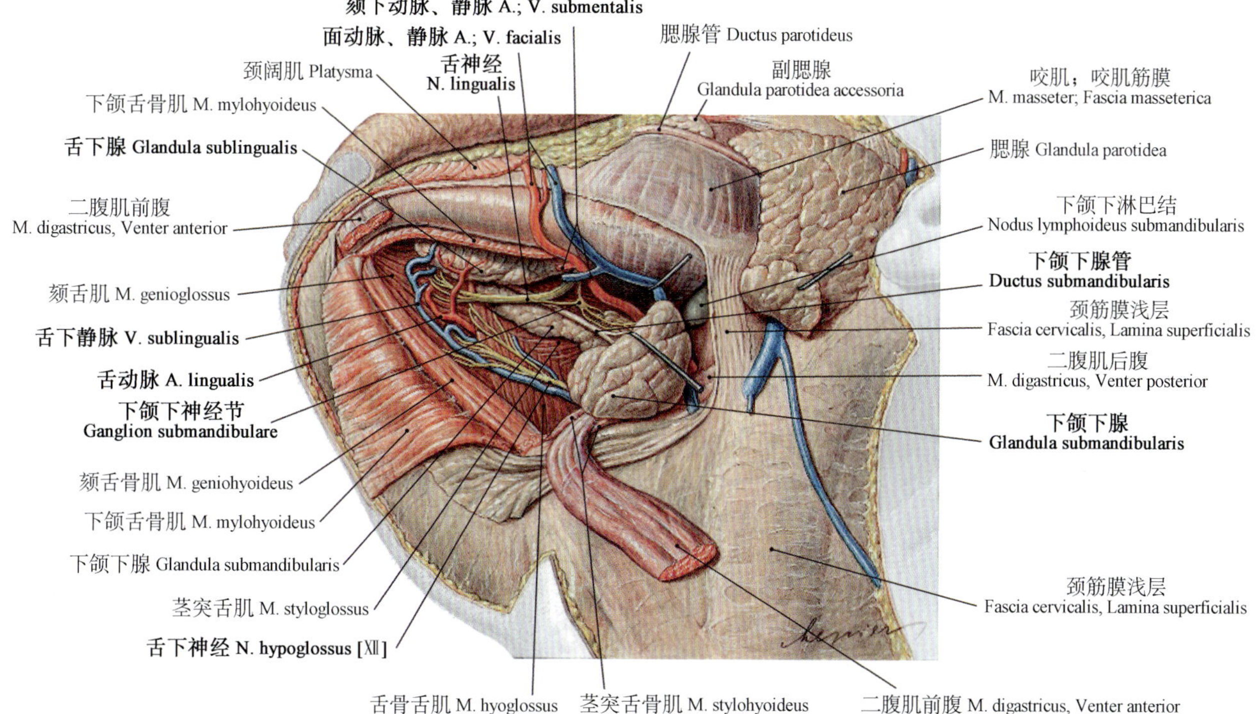

图 8.188 下颌下腺和舌下腺(左侧,下外侧面观)

翻开下颌下腺浅部，将下颌舌骨肌自下颌骨分离，并翻向内侧。可见下颌舌骨肌深面的下颌下腺深部和舌下腺。舌下腺与下颌体相平行。

下颌下腺和舌下腺的**动脉**供应来自面动脉、颏下动脉和舌动脉。**静脉**血通过舌下静脉和颏下静脉回流汇入面静脉或者直接汇入颈内静脉。

局部淋巴结包括颏下淋巴结和下颌下淋巴结。

唾液腺

下颌下腺和舌下腺

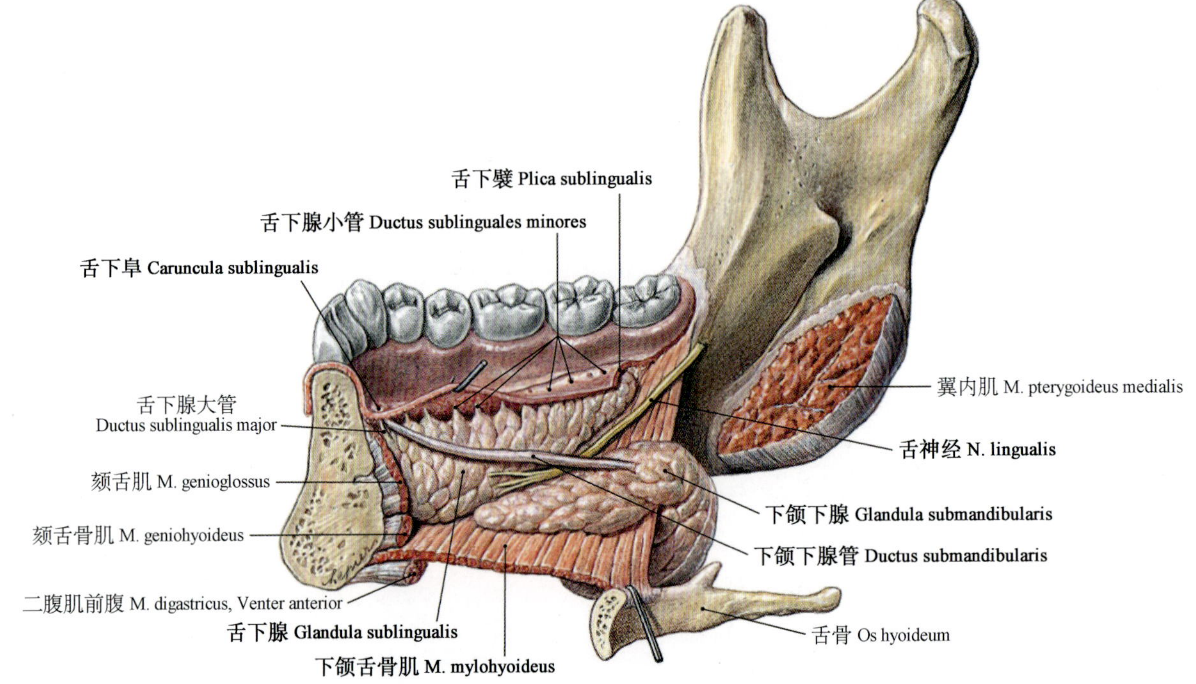

图 8.189　下颌下腺和舌下腺(右侧,内侧面观)

舌下腺位于下颌舌骨肌上方、颏舌肌外侧,有的可穿过口底。舌下腺使口底的黏膜隆凸,形成舌下襞,襞内含有多个来自腺体后部的小导管(舌下腺小管)开口。下颌下腺的下部包绕着下颌舌骨肌的后缘,并在该肌上方续于下颌下腺管。舌神经在下颌下腺和舌下腺之间,经下颌下腺管的下方走行至舌。

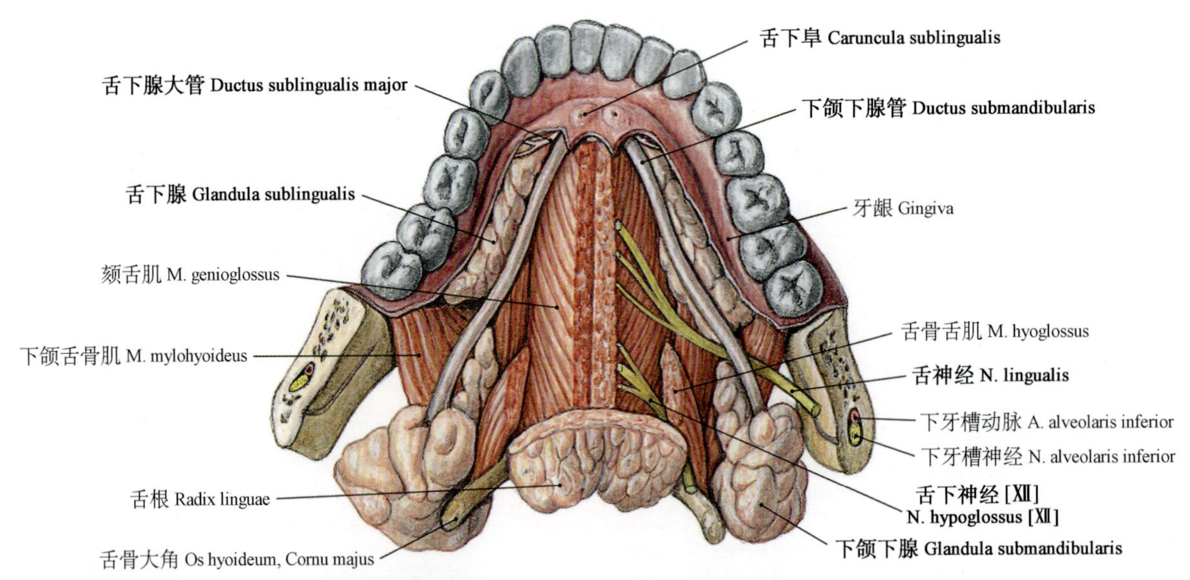

图 8.190　下颌下腺和舌下腺(右侧,上面观)

舌下腺的前部有 1 个大的导管(**舌下腺大管**),该管与下颌下腺管汇合于舌骨舌肌之上,并共同开口于舌下阜。舌下神经在舌骨舌肌和颏舌肌之间走行至舌。

临床要点

下颌下腺的导管系统最常发生唾液结石(**涎石**)。黏稠唾液中的盐分形成晶体结构,随后可沉淀为涎石并堵塞唾液腺的导管。进食时,腺体快速肿胀而疼痛(见第 112 页)。

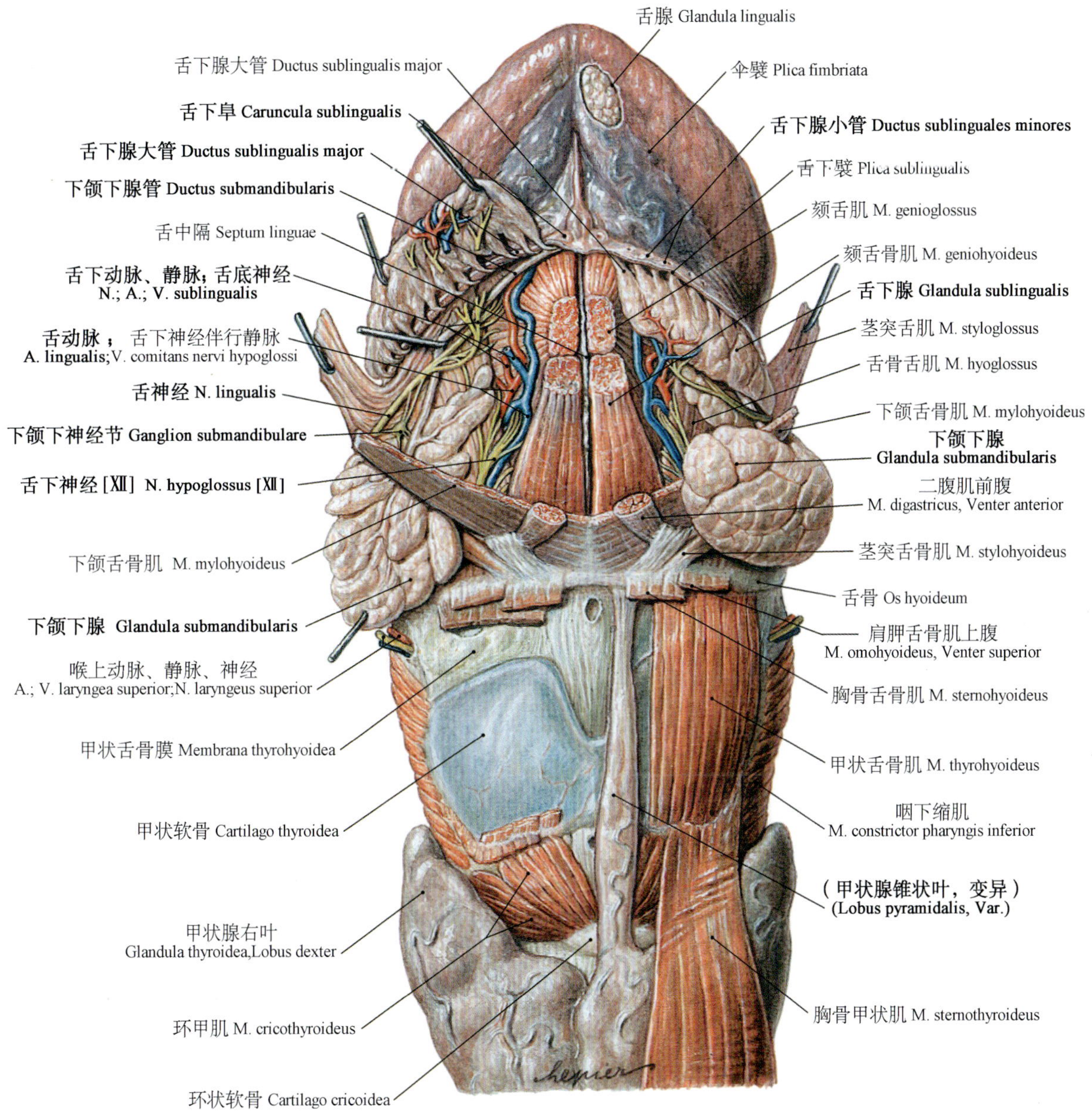

图 8.191　舌和大唾液腺的血管与神经（前下面观）

从前面看，上翘的舌的底面有上皮下静脉丛。右侧舌下腺向上翻起，清晰可见其深面的舌神经和下颌下腺管（Wharton 管）。舌下神经在稍深处入舌。常可见甲状腺发育的遗迹——甲状腺锥状叶在喉的前面向上伸至舌骨。

头部腺体的副交感神经支配

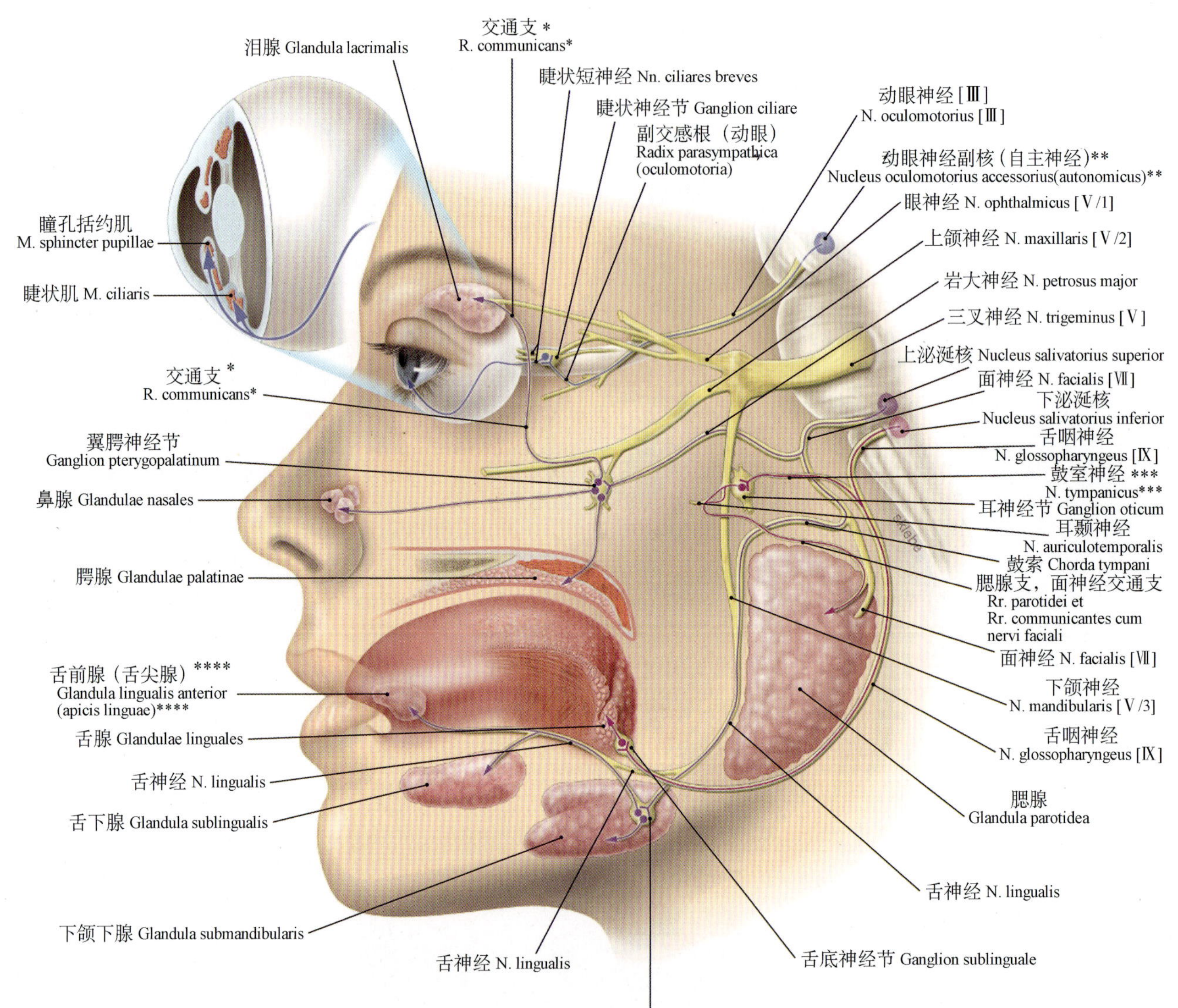

图 8.192 **头部腺体的神经支配及自主神经节示意图** [L238]

副交感纤维发自上、下泌涎核。**节前副交感**纤维通过多条脑神经到达头部的神经节（耳神经节、下颌下神经节、舌底神经节、翼腭神经节、睫状神经节），节前纤维在这些神经节内交换神经元并通过短的节后纤维到达靶结构（腺体）。头部的**节前交感**纤维发自脊髓外侧角，大部分在颈上神经节（交感干的上神经节）换元为节后纤维。**节后纤维**在动脉（例如，颈内动脉）周围形成交感丛，随血管或加入邻近的神经到达靶结构。

* 泪腺的吻合支。

** Edinger-Westphal 核。

*** Jacobson 神经。

**** Blandin-Nuhn 腺。

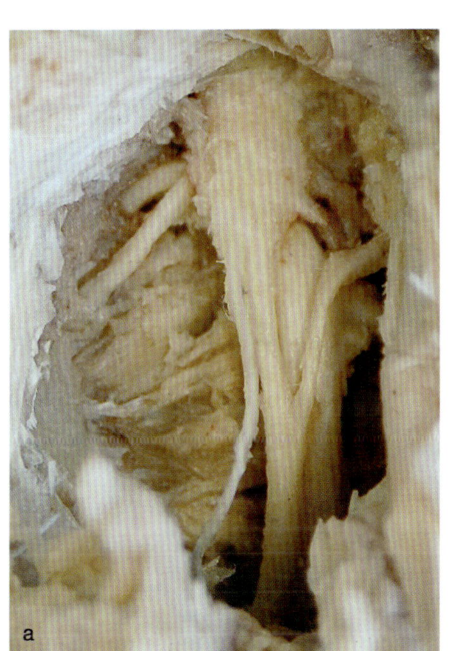

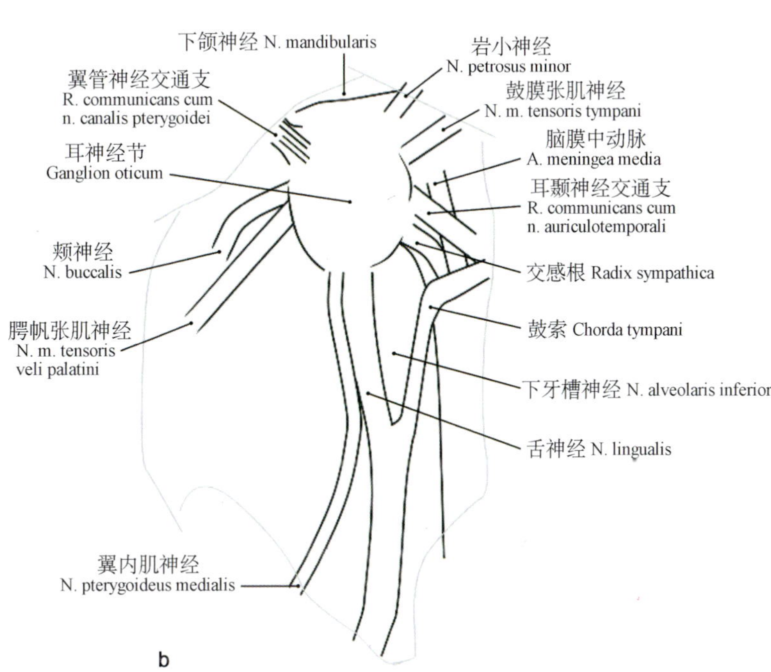

图 8.193a、b　左侧耳神经节及其分支的全貌(a)和对应的模式图(b)(右侧面观)[F885]

耳神经节是副交感神经节，位于颅底下方的颞下窝内，紧贴卵圆孔的下方。其与下颌神经、脑膜中动脉、腭帆张肌和咽鼓管软骨部的毗邻关系密切。节内有运动纤维、交感和副交感纤维穿过，运动和交感纤维直接穿过而不换元，副交感纤维由节前纤维换元为节后纤维。副交感节前纤维经岩小神经到达耳神经节，换元后经下颌神经的分支耳颞神经交通支离开。腮腺内的神经纤维与耳颞神经短暂并行后，再与面神经的纤维合并走行一小段，随后到达腺体实质（面神经交通支）。副交感纤维不仅支配腮腺的分泌，还支配颊腺。运动纤维发自翼内肌神经（来自下颌神经并已穿过耳神经节），然后通过鼓膜张肌神经支配鼓膜张肌，腭帆张肌神经支配腭帆张肌。交感纤维属于节后纤维，因其在颈上神经节已交换神经元，并通过颈外动脉丛到达耳神经节。从耳神经节内穿出到达腮腺和颊腺。

翼腭神经节

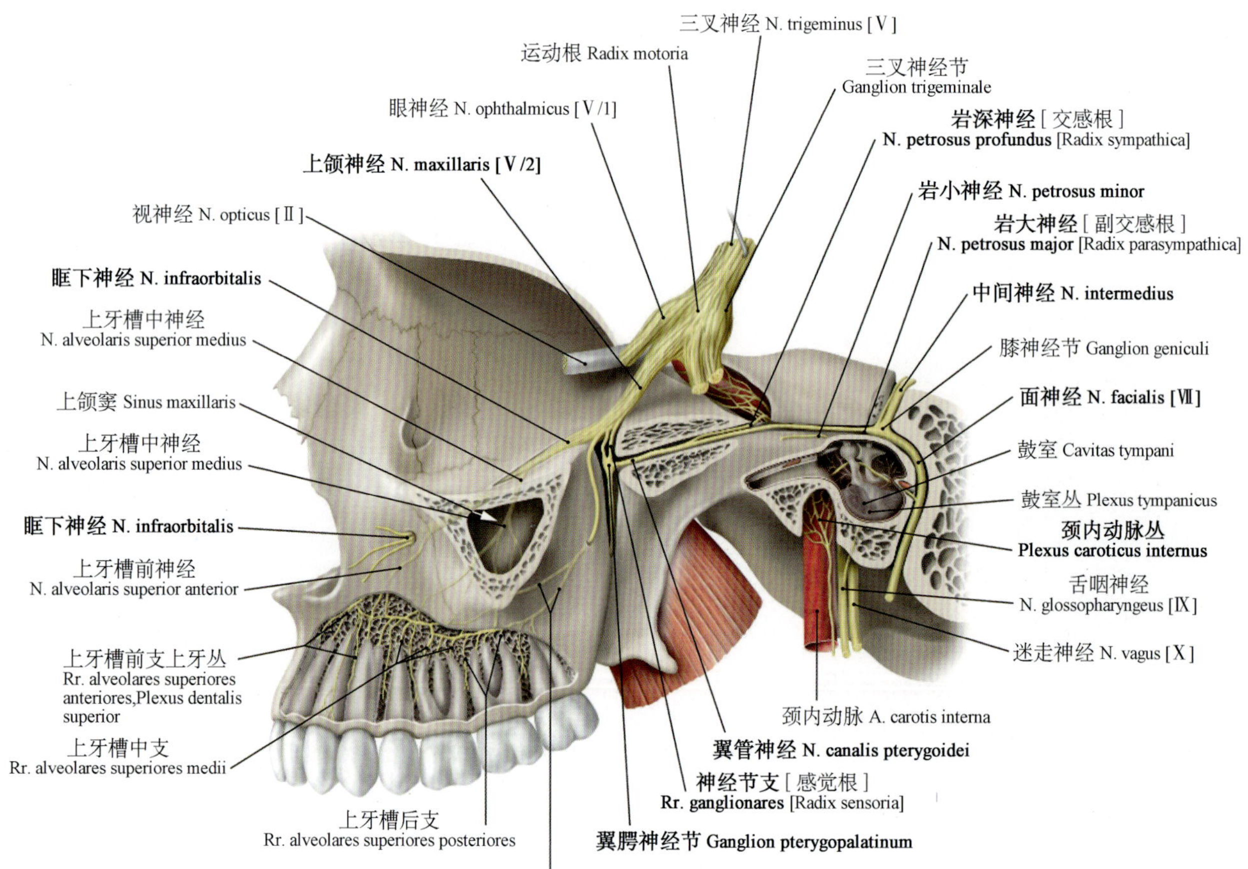

图 8.194　翼腭神经节[L275]

感觉神经纤维在上颌神经的神经节支中走行，经翼腭神经节到达软腭和硬腭。副交感纤维来自上泌涎核，通过面神经(中间神经)、岩大神经和翼管神经到达翼腭神经节，并在此交换神经元，由节前纤维转变为节后纤维。节后副交感纤维支配泪腺、鼻腺和腭腺。节后交感纤维来自颈内动脉神经(颈内动脉丛)，聚合形成岩深神经穿翼腭神经节，支配泪腺、鼻腺和腭腺。

练习题

为了检查你是否完全熟悉本章内容，此处列出解剖测试的口试练习题。

阐明颅的结构

- 哪些骨围成眶的边界，眶腔有哪些出口和入口，分别有什么结构出入？
- 哪些骨构成鼻腔？
- 颅有哪些含气空腔？这些空腔如何通气？
- 颅骨是如何连接成颅的？
- 囟门是什么，它们何时闭合？
- 说明颞下颌关节的结构。
- 乳牙列有多少牙，分别是什么牙？
- 颞骨有什么特征？

描述面部结构

- 眼轮匝肌共分为哪些部分？它们有什么作用？
- 面部哪些肌有筋膜，哪些没有？描述它们的功能。
- 描述面神经出茎乳孔后的走行。
- 咀嚼肌有哪些？它们的血供和神经性质如何？什么神经支配咀嚼肌？
- 描述面静脉的流入和流出/吻合情况。
- 帽状腱膜是如何构成的？
- 腮腺疾病会影响哪些结构？
- 什么是口旁器？它位于何处？有何作用？
- 面部的淋巴引流至哪些淋巴结？

描述鼻的结构

- 鼻骨和鼻软骨是如何构成的？
- 鼻的血供如何？动脉血怎么到达鼻？
- 什么是半月裂孔，它是如何界定的？通常有什么结构开口或终止于此？
- 什么是 Kiesselbach 丛？

阐明口腔的结构

- 哪些结构开口于口腔？
- 口腔是如何界定的？
- 描述舌的神经支配。
- 舌上有哪些乳头？
- 舌有哪些肌？神经支配如何？
- 前后两个腭弓之间有何结构？
- 腭扁桃体的动脉血供如何？
- 牙的神经支配如何？牙医应该在何处注射局部麻醉药以麻醉上颌牙和下颌牙？
- 在下颌孔麻醉之前通过局部注射来麻醉下颌牙会发生什么情况？
- 腭是如何发育的？
- 软腭的运动涉及哪些肌？
- 腭裂会造成什么问题？

阐明翼腭窝的结构

- 哪些结构通过翼腭窝？
- 什么在翼腭神经节内交换？
- 哪些骨构成了翼腭窝？
- 说出翼腭窝的毗邻结构。

描述口底的结构：

- 口底肌有哪些？
- 这些肌的神经支配如何？
- 哪些口底肌在张口中起作用？

阐明唾液腺的位置和结构

- 腮腺的分部如何？
- 腮腺与哪些结构毗邻？
- 描述腮腺管的走行。
- 舌下腺开口于何处？
- 阐述下颌下腺管的开口。
- 支配大唾液腺的交感和副交感纤维位于何处？
- 说出小唾液腺的名字，描述它们的位置。
- 唾液腺的血供如何？

（潘昌霖　译）

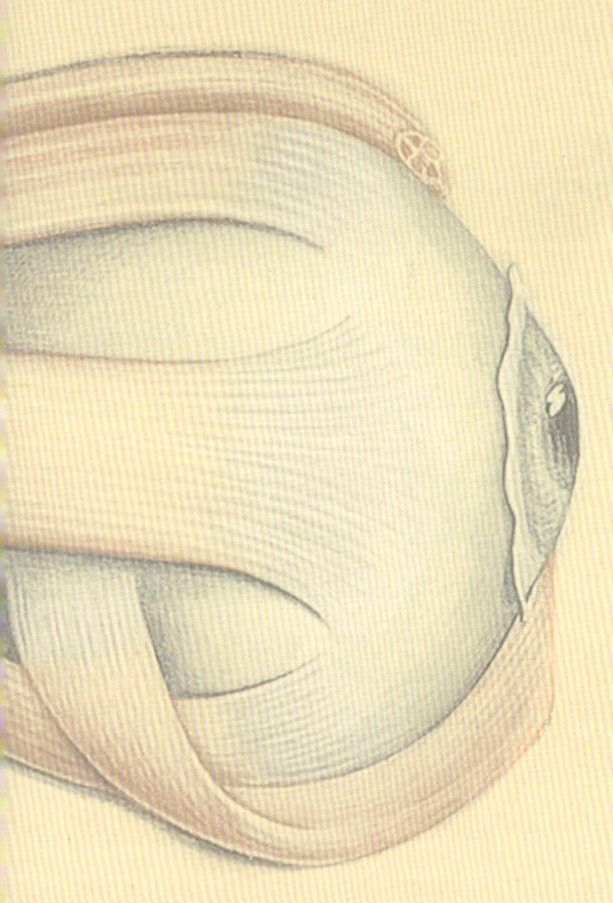

第 9 章
眼

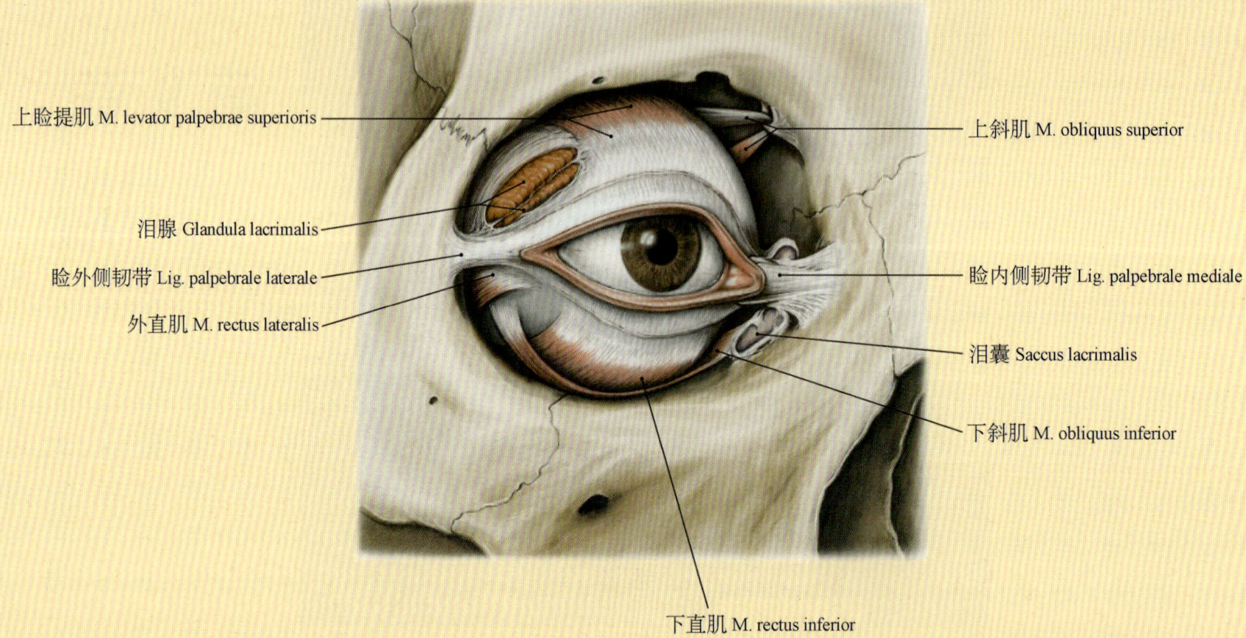

引言

眼或视器(Organum visus)通常被称为“心灵之窗”,是人体最重要的感觉器官。眼包括**眼球**(Bulbus oculi)和眼副器(Structurae oculi accessoriae),眼副器又包括**眼球外肌**(Mm. externi bulbi oculi)、**眼睑**(Palpebrae)、**结膜**(Tunica conjunctiva)和**泪器**(Apparatus lacrimalis)等结构。眼球直径约24mm,包裹于**结缔组织囊**(Vagina bulbi)内,并嵌入**眶脂体**(Corpus adiposum orbitae)中,除眼睑外,眼球外肌与其他眼副器共同位于骨性**眼眶**(Orbita)内,包括可以调整眼球位置的 4 块直肌和 2 块斜肌。眼球壁分为 3 层,巩膜和角膜(Stratum corneum)组成**眼球壁外层**(纤维膜),角膜透明,形成眼内通向外界的窗口,通过它进入眼内的任何物像均可以看到。紧贴外层深面的为**眼球壁中层**(血管膜),由虹膜、睫状体和脉络膜组成。**眼球壁内层**(内膜)为视网膜,光感受器位于此层。视网膜记录视觉成像,并将其传向脑。眼房是眼球内角膜和晶状体(Lens oculi)之间的空隙,被虹膜分为前房(Camera anterior)和后房(Camera posterior),两房内含有房水,借瞳孔相通。晶状体后方有**玻璃体**(Corpus vitreum)。

主题

通过本章的学习,应掌握:

- 从间脑神经外胚层、头部表皮外胚层和间充质 3 个原始组织层理解眼的发育,以及由 3 者产生的眼结构;
- 说出眼眶及其发育所涉及的结构、出入眼眶的结构;
- 阐明眼眶内容物并区分其不同组成部分;
- 描述眼眶与其毗邻结构的局部解剖关系;
- 阐明眼副器的结构和功能,如眼睑、结膜、泪器(包括泪腺及泪液引流系统);
- 描述并区分眼球外肌的结构、功能及其在眼眶中的位置,眼球和眼眶的血液供应及神经支配;
- 阐明眼球的各个组成部分并描述其功能。

临床要点

为了反映诸多解剖结构对临床工作的参考价值，下面讲述一个典型案例，以示本章内容的重要性。

眼眶爆裂性骨折

个案研究

一名学生，24岁，在假期中去打壁球。比赛期间，一个壁球从墙上弹下来，因避让不及时，球击中了他的右眼中央(图a)。他痛苦地按住右眼，其朋友立即用手机拨打了紧急服务电话，之后他从壁球场餐厅得到一个冰袋，对右眼进行了冰敷。

检查结果

在首次体格检查中，急诊医师注意到该患者右侧眼球似乎不在眼眶的正常位置(眼球内陷)。其右眼睑肿胀并有软组织出血的迹象(右侧单眼血肿)，虽然用右眼可以看到东西，但右侧眼球几乎完全无法跟随医师的手指方向移动。患者还主诉有复视。当急诊医师检查其右眼下方的皮肤时，他没有任何感觉。

诊断过程

患者被送到大学眼科医院，进行头颅CT检查。CT显示其右侧眶下壁骨折，眼眶内结构向右侧上颌窦移位(图b)，眶下神经、下斜肌和下直肌均移位。鼻旁窦和面颅骨正常。眼科的其他常规检查未见视网膜剥离或眼球内其他结构损伤的迹象，患者视力完全正常。

诊断

右眼眶爆裂性骨折，伴眶下神经、下斜肌和下直肌受累。

治疗

该患者于入院的第二天早上接受了眶下壁修复手术。因为伴有诸如复视、感觉障碍和眼球内陷等症状的眶下壁骨折，必须尽快进行手术，以防止上颌窦内细菌进入眼眶而导致感染。此外，视神经受压可能会引起视力丧失，眼外肌萎缩亦可能引起永久性复视。手术方案：首先将软组织复位，并尽可能地将碎骨片复位至正确的位置，然后用同源材料(如冻干的硬脑膜)进行眶下壁重建，或者使用异质材料(如塑料或金属骨合成材料)进行重建。

后期进展

患者术后恢复良好。一周后，复视几乎完全消失。眼外的软组织仅有轻微肿胀，呈黄绿色。

解剖实验室

孤立性眶下壁骨折(爆裂性骨折)与面中部骨折的总案例数相比较为少见。

运动、交通、工作事故及暴力是孤立性眶下壁骨折最常见的原因。

与孤立性眶下壁骨折相比，合并其他骨折的眶下壁骨折更为常见。认识复杂的面颅骨结构和血管神经走行至关重要，特别是在体格检查时，有助于确定实际损伤的程度。建议从事眼眶及其周围骨性结构重建的专业人员适时到解剖实验室学习面颅骨的解剖。

解剖眼眶时，请注意骨性眶壁很薄。

学习过程中请注意，在眼眶附近有多种结构。

返回临床

由于壁球的撞击，眼球在漏斗状的眼眶内被推向后方。一般来说，眼周软组织和眼睑的血管损伤比神经损伤更为常见。有时视神经也可受到其外骨管(视神经管)的挤压，眶下神经因其行经眶下管和眶下孔至面颊，故经常受累。因此面部皮肤灵敏度测试(轻触皮肤)很有必要，特别是下眼睑、面颊和上唇。

眶的上壁、下壁、内侧壁分别与额窦、上颌窦、筛窦相邻。该患者的眼球挫伤伴有眶下壁破裂。

眶下壁也是上颌窦的顶部，有眶下神经通过。

因此，其下直肌和下斜肌被挤压至骨折间隙中，这是患者出现复视的原因。眶内侧壁大部分由筛骨纸样板构成，如发生骨折，筛窦内的空气可进入眶脂体或眼睑的皮下组织(形成皮下气肿)，可在眼睑触诊时出现噼啪声。

筛骨纸样板的名称恰如其分，其很薄，几乎可以透视。

在骨折完全愈合之前，患者不可擤鼻涕，可以用滴鼻液缓解炎症或充血。患者一旦发生面中部骨折，必须检查其是否合并脑脊液漏，发生脑脊液漏时会有清亮的液体从鼻孔流出。由于眼眶和鼻旁窦之间存在开放的通道，因此眶壁骨折会增加颅内感染的风险，需使用抗生素治疗。

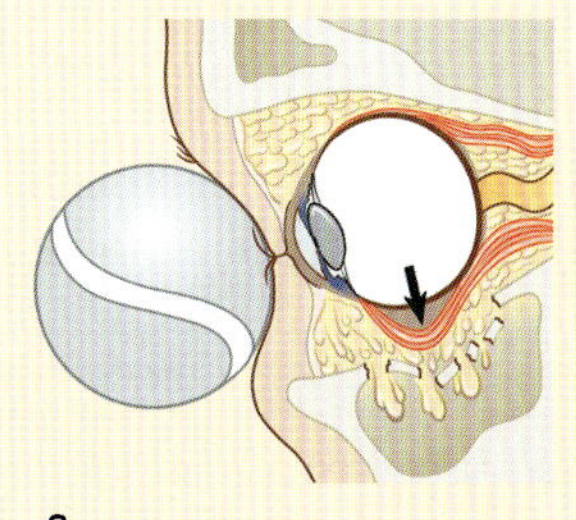

a

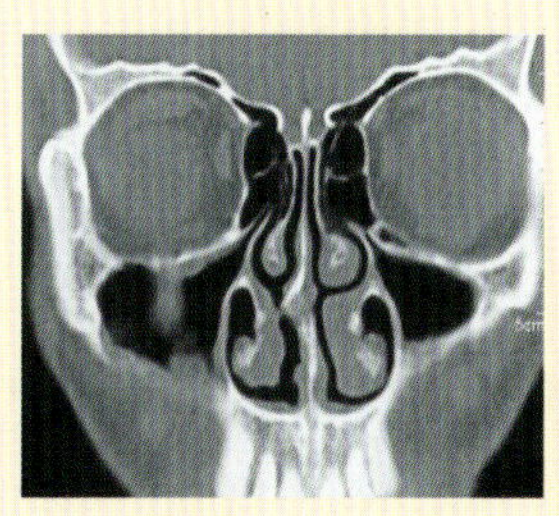

b

图a 案例报道：壁球撞击眼球后引起眶下壁骨折，导致眼眶内结构突入上颌窦[L126]

图b 冠状位头颅CT：右侧眶下壁骨折，眶内结构向上颌窦移位[R349]

发育

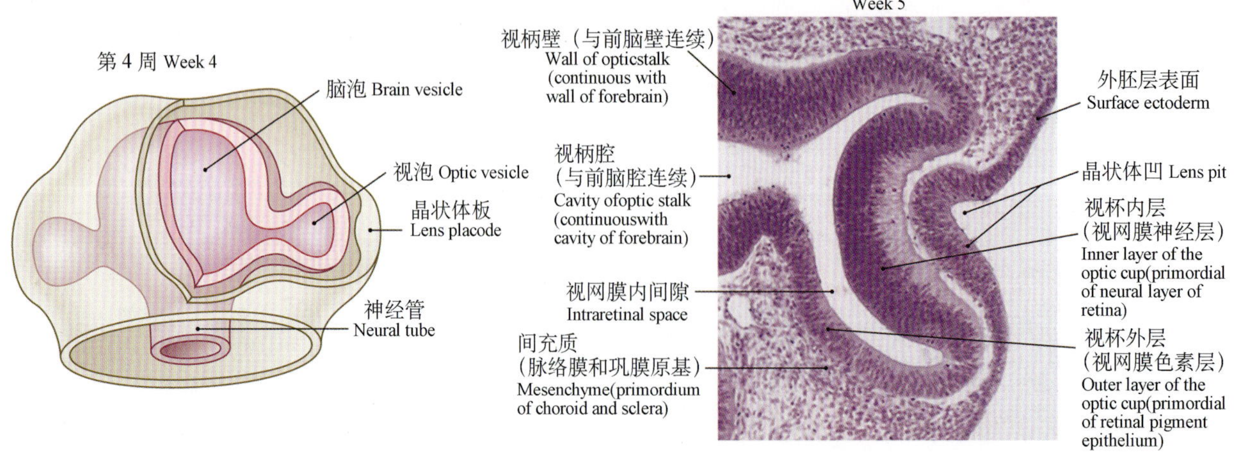

图 9.1　眼的发育(第 4 周)[E838]

在胚胎第 4 周，视泡(Vesicula optica)从前脑的间脑区突出。视泡进一步移向体表，并在其周围的表皮外胚层内形成晶状体板。

图 9.2　眼的发育，矢状面的显微照片(第 5 周)[E347-09]

该图像显示视泡已经滑入视杯，并且与晶状体板形成紧密连接。位于视杯内、外层(视网膜原基)和视柄(视神经原基)之间的视网膜内仍有较宽的间隙。

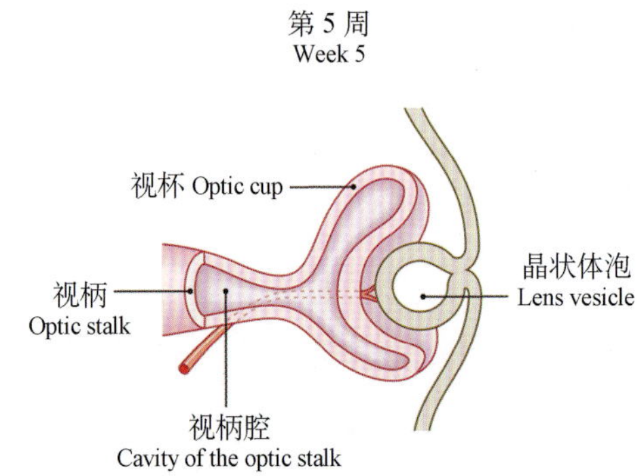

图 9.3　眼的发育(第 5 周)[E838]

球形晶状体泡与表皮外胚层分离，视杯边缘在晶状体泡上形成折叠。视杯通过一个小的视柄即之前的视沟，仍然与间脑相连。

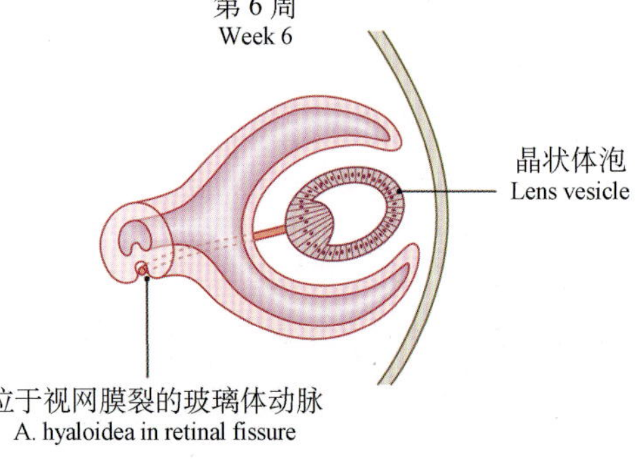

图 9.4　眼的发育(第 6 周)[E838]

在视杯的最深处，可见一纵向的凹沟，即视裂。视裂内含有血管和后期发育成为视神经的第一批神经纤维。在发育阶段，玻璃体动、静脉为视杯内部供血。在孕期第 7 个月，视杯的血管消失；视神经中的血管仍然存在，即为视网膜中央动、静脉。

眼的发育

眼的发育始于胚胎第 4 周初，此时视泡从前脑的间脑区突出。一段时间后，视泡前极向内折叠形成原始的视杯。视网膜色素上皮来自视杯外层的后部，视杯外层的前部发育形成睫状体和虹膜，视杯的内层则形成视网膜神经层。在视杯和表皮之间的过渡区，晶状体泡游离并陷入视杯。角膜和结膜的上皮组织起源于外胚层，其余大部分眼球壁中层和外层结构起源于间充质。晶状体血管系统起初由玻璃体动脉发出的血管网组成，后来随着血管网退化，玻璃体动脉的近侧端形成视网膜中央动脉。

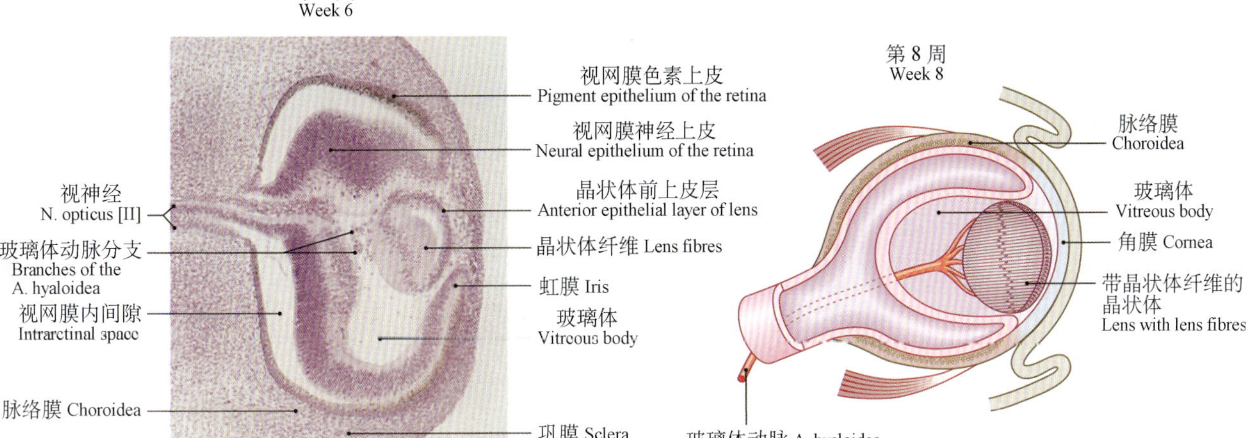

图 9.5　眼的发育，矢状面的显微照片（第 6 周）[E347-09]

在第 6 周，晶状体泡后壁的上皮细胞伸长并形成晶状体纤维。

图 9.6　眼的发育（第 8 周）[E838]

间充质细胞迁移至视杯中形成玻璃体，玻璃体由玻璃体液组成，玻璃体液是一种含有微小纤维的凝胶状物质。玻璃体赋予了眼球坚实的外形。

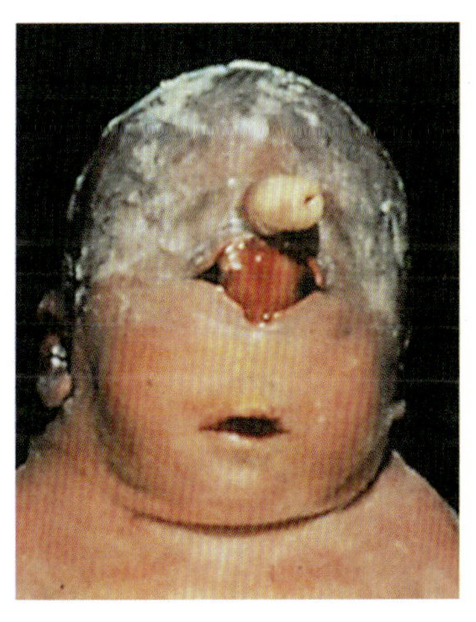

图 9.7　男性独眼畸形新生儿[E347-09]

独眼是一种面部和眼的发育畸形，独眼居于中位，在其上方尚有一鼻形附属器。

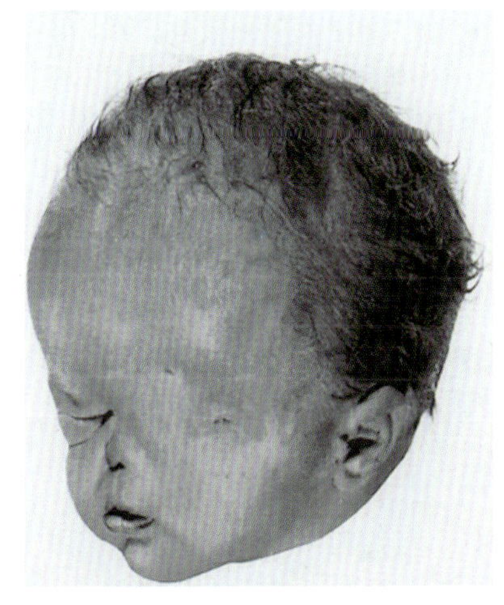

图 9.8　男性无眼畸形新生儿[E347-09]

眼的所有结构均先天性缺失，单个右鼻孔，左鼻孔未形成。眼睑已形成，但上、下睑几乎完全融合。

临床要点

眼的**发育缺陷**相对较少见。遗传性失明的发病率为 20/10 万，在大多数情况下，会与其他（精神）残疾同时发生。在某些罕见的病例中，玻璃体动脉的残余物从视神经进入玻璃体，甚至进入晶状体，导致晶状体混浊。在大多数情况下，**永存玻璃体动脉**没有临床表现。**独眼畸形**指双眼在面部中间部分或完全融合（图 9.7）。**无眼畸形**则是指眼眶的先天性异常或眼组织完全缺失（图 9.8）。

骨性眼眶

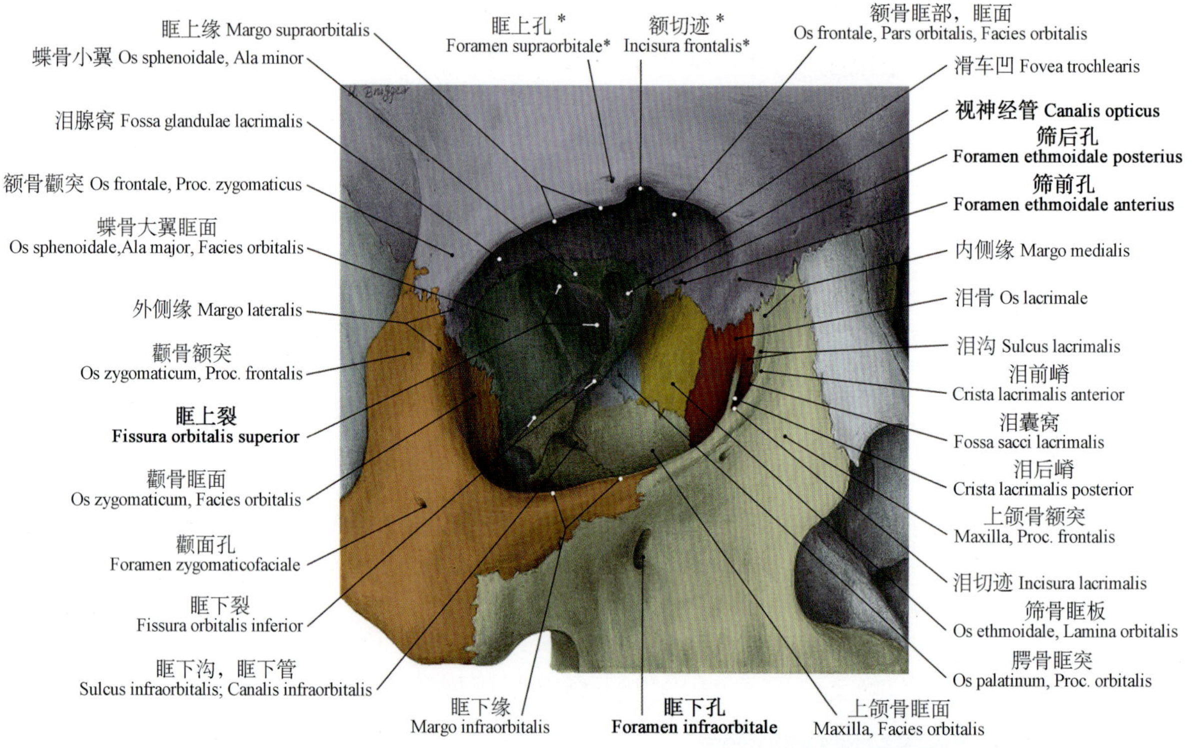

图 9.9 眼眶

右侧，前面观，颜色比对见 p. Ⅷ。

眶壁由额骨、筛骨、泪骨、腭骨、上颌骨、蝶骨和颧骨组成。外侧壁与颞窝相邻，内侧壁毗邻筛窦和鼻腔。眶壁后部靠近颅中窝、视神经管和翼腭窝。

* 这些结构可为孔或切迹。

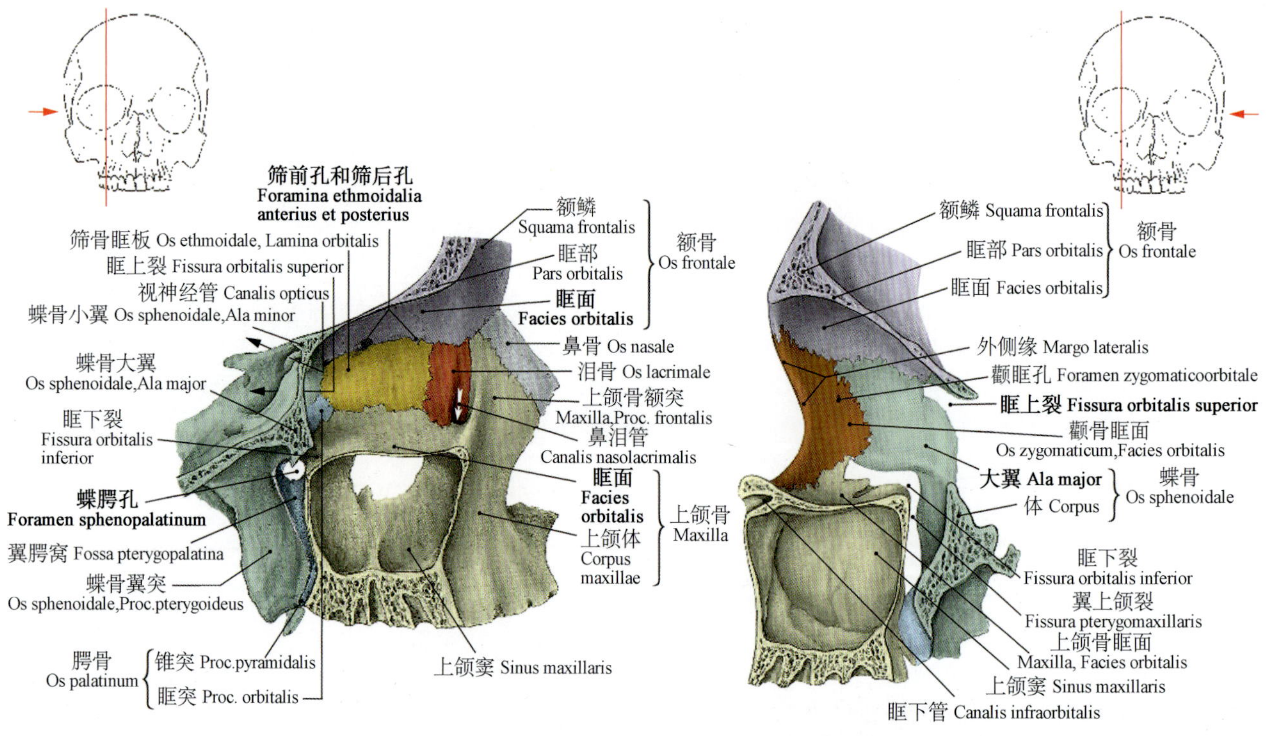

图 9.10 眶内侧壁

右侧；外侧面观；颜色比对见 p. Ⅷ。

图 9.11 眶外侧壁

右侧；内侧面观；颜色比对见 p. Ⅷ。

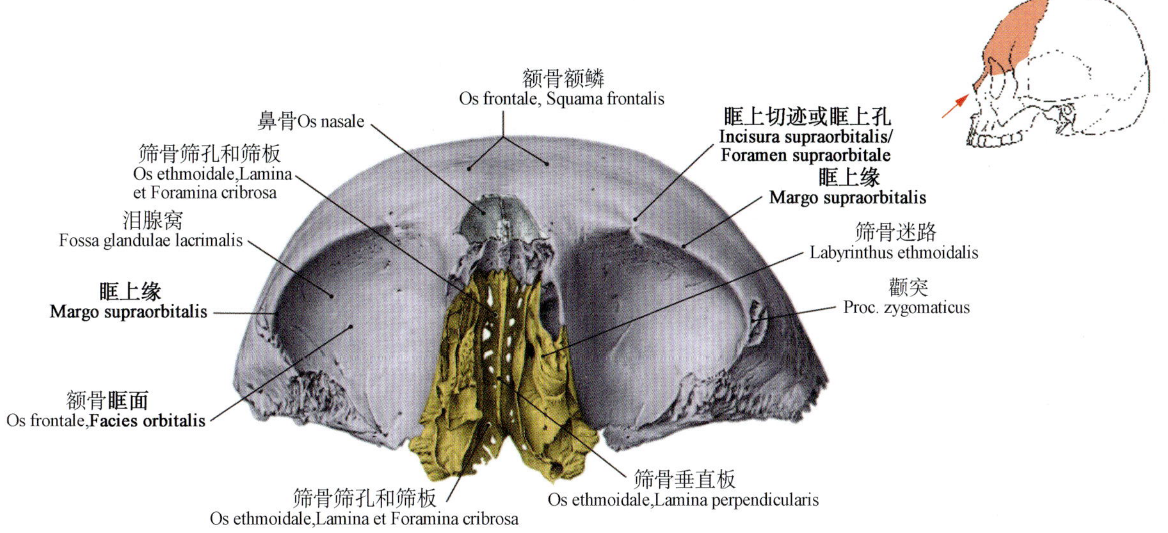

图 9.12 眶上壁

下面观，颜色比对见 p. Ⅷ。

眶上壁也是颅前窝和部分额窦的底。筛窦迷路的所有骨壁都非常薄，在手术过程中很容易发生骨折。

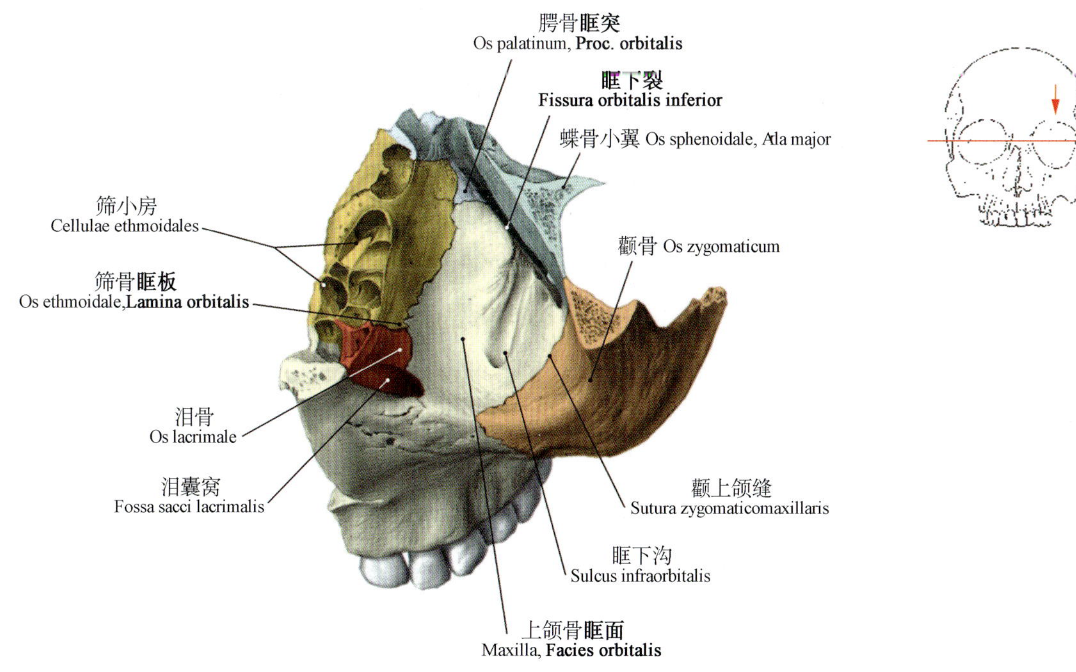

图 9.13 眶下壁

左侧，上面观，颜色比对见 p. Ⅷ。

眶下壁也是上颌窦的顶，其后部有眶下沟，眶下沟向前延伸为穿经上颌骨的骨管，其出口即为眶下方的眶下孔（未显示）。

临床要点

虽然眶内侧壁像纸一样薄（因此又称为纸样板），但若眼球发生钝性创伤（如网球击中眼球中心），通常却是眶下壁发生骨折（即所谓的**爆裂性骨折**），导致眶内结构（下直肌和下斜肌）嵌入骨折间隙或向上颌窦移位（**眶疝**）的情况，眼球的活动度降低引起复视、眼球内陷和（或）无法向上看等症状。如果上颌皮肤区域出现**感觉功能障碍**，则提示骨折可能累及沿眶下壁走行的眶下神经。

眼睑

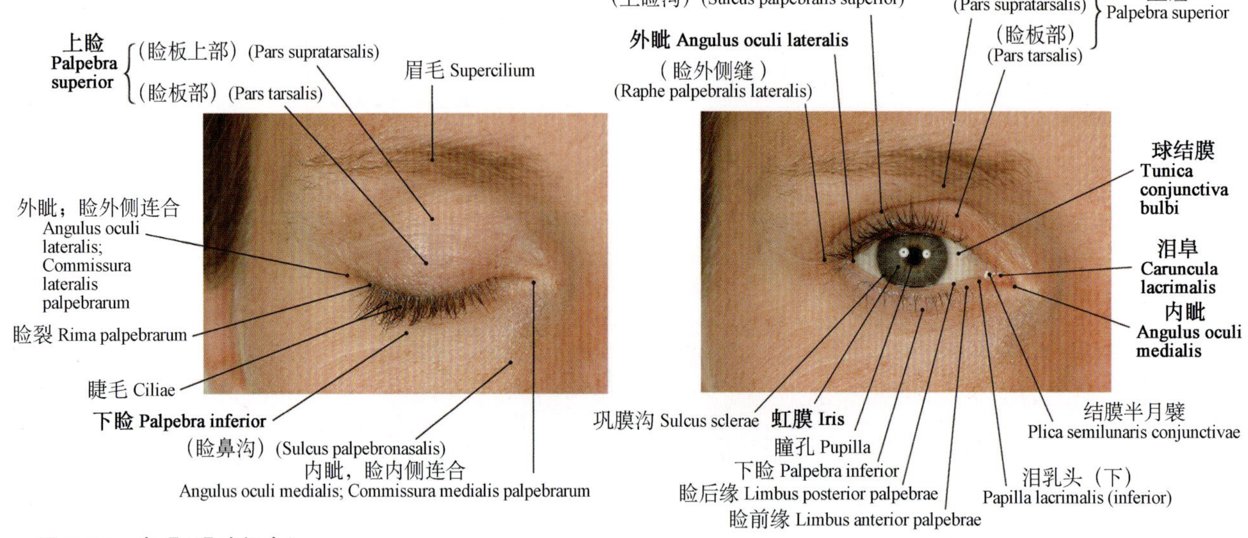

图 9.14 右眼(眼睑闭合)

一个人每分钟眨眼 20～30 次。每一次眼睑运动都会在眼的表面涂布一层泪膜。眨眼是眼轮匝肌从颞侧到鼻侧的连续收缩，完成向内眦方向的擦拭运动。机械刺激(如突然进水、灰尘颗粒、飞虫)可激活眨眼反射(也称为角膜反射)，以保护眼表。

图 9.15 右眼(眼睑打开)

成人睁眼时，上睑和下睑之间的宽度为 6～10mm，内、外眦的距离是 28～30mm。

巩膜沟 Sulcus sclerae
泪乳头(上) Papilla lacrimalis(superior)
球结膜 Tunica conjunctiva bulbi
结膜下穹 Fornix conjunctivae inferior
睑结膜 Tunica conjunctiva palpebrarum
睑后缘 Limbus posterior palpebrae
睑前缘 Limbus anterior palpebrae
结膜半月襞 Plica semilunaris conjunctivae
泪点 Punctum lacrimale
泪乳头(下) Papilla lacrimalis (inferior)
泪阜 Caruncula lacrimalis

图 9.16 右眼(翻起上、下眼睑)

结膜是带有血管的半透明薄层黏膜，覆盖于除角膜之外的眼球表面以及与眼球表面相接触的眼睑内面。

睑前缘 Limbus anterior palpebrae
睑后缘 Limbus posterior palpebrae
睑结膜 Tunica conjunctiva palpebrarum
泪点；泪乳头(上) Punctum lacrimale; Papilla lacrimalis (superior)
泪阜 Caruncula lacrimalis
结膜半月襞 Plica semilunaris conjunctivae
泪湖 Lacus lacrimalis
泪点；泪乳头(下) Punctum lacrimale; Papilla lacrimalis (inferior)

图 9.17 右眼(外翻上睑)

睑结膜和球结膜分别覆盖于眼睑的内面和眼球的表面，二者在结膜上穹和结膜下穹之间移行形成囊性腔隙，称为结膜囊，眼药水通常滴入其中。

临床要点

一些疾病涉及**睑裂缩小或扩大**，如交感神经损伤可引起上睑板肌瘫痪，从而出现睑裂变窄；动眼神经麻痹引起上提上睑的肌(上睑提肌)瘫痪，出现上睑下垂。与睑裂缩小变窄的病症相反，面神经麻痹则导致闭合眼睑的肌(眼轮匝肌)瘫痪，从而引起睑裂扩大。结膜**炎症**(结膜炎)在佩戴隐形眼镜的人群中发病较为普遍。贫血患者由于缺乏红细胞，血色减少，结膜呈灰白色或苍白色。因此，可使用一种简单的方法，即医师将患者的下眼睑翻向下，通过检查其结膜囊对这一病症进行诊断。

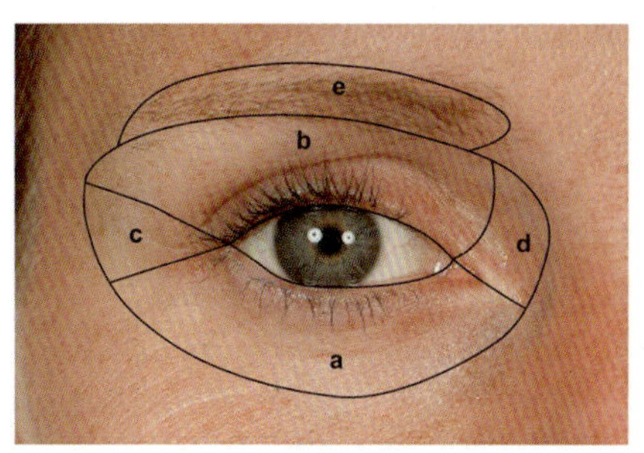

图 9.18 **眼的皮肤分区(右侧)**

眼睑和眼区是面部的重要组成部分,决定一个人外貌的主要特征。老年人的眼睑皮肤变薄并失去弹性(→图 9.31)。工业化国家人均寿命延长,越来越多的人选择眼睑矫正手术(眼睑成形术)。不同眼区的眼睑成形术因各区结构特点不同而有所区别。

a 下睑区。

b 正常区。

c 外眦区。

d 内眦区。

e 眉区。

参考:Radlanski,R. J. /Wesker,K. H. : Das Gesicht. Bildatlas klinische Anatomie. 2. Aufl. KVM,2012

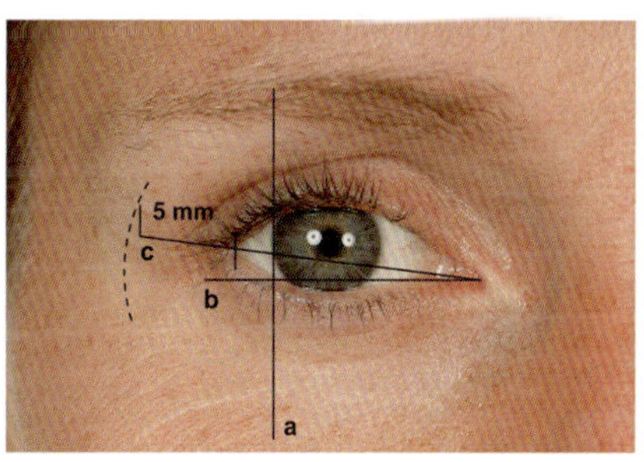

图 9.20 **眼的比例(右侧)**

从水平线(b)与内、外眦之间连线(c)形成的角度可以看出,内眦略低于外眦。外眦和眶外侧边界之间的距离约为5mm。眉曲线的最高点通常位于眼的外侧 1/3 处,如垂直线(a)所示。

参考:Radlanski,R. J. /Wesker,K. H. : Das Gesicht. Bildatlas klinische Anatomie. 2. Aufl. KVM,2012

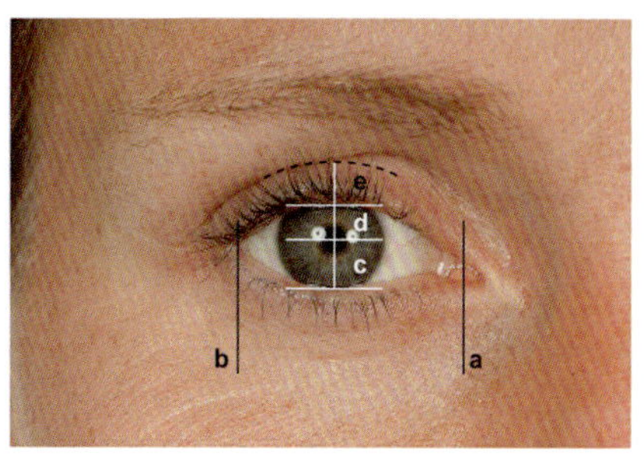

图 9.19 **睑裂宽度和眼睑宽度(右侧)**

睑裂宽度是指通过内眦(a)和外眦(b)的两条垂线间的距离,为 28~30mm。眼睑的底部(c)和顶部(e)边缘距瞳孔中心(d)的距离称为"中间反射路线"。这 2 个距离代表睑裂闭合高度或"睑裂张开宽度",通常为 10~12mm。上睑边缘和上睑皱襞之间通常有眉毛覆盖,其距离在女性为 9~12mm、在男性为 7~9mm,但个体差异较大。

参考:Radlanski,R. J. /Wesker,K. H. : Das Gesicht. Bildatlas klinische Anatomie. 2. Aufl. KVM,2012

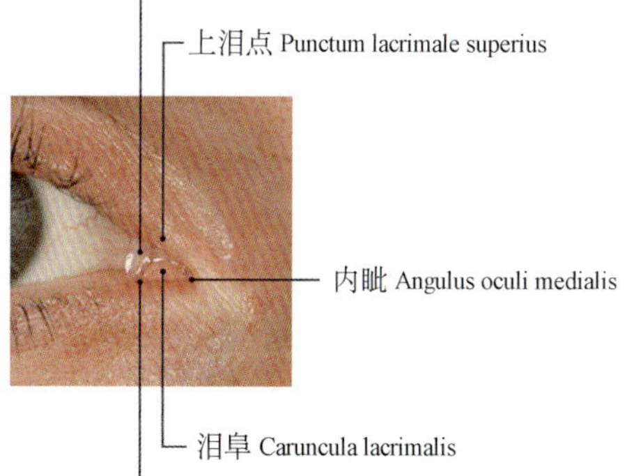

图 9.21 **内眦(右侧)**

在内眦区(内眦赘皮,睑内侧连合),有一个小的新月形皮肤皱襞(结膜半月襞),被称为第三眼睑。在人类和大多数灵长类动物中,瞬膜(Membrana nicitans)即第三眼睑的残留物仍然留在眼角(内眦)。具有完整瞬膜的动物在眼上形成透明或半透明的第三眼睑,起保护和湿润的作用。此外,泪阜(Caruncula lacrimalis)是内眦处的粉红色球状小结节,也可视为结膜在此处发生的形态改变,其有时存在于脂肪组织内。在泪阜被覆的黏膜中,有杯状细胞和上皮内黏膜腺。距内眦几毫米处有上泪点(Punctum lacrimale superius)和下泪点(Punctum lacrimale inferius)的开口,是泪液引流系统的入口(见第 138 页)。成人的下泪点距离内眦约 6.5mm,上泪点距离内眦约 6mm。当眼睑闭合时,2 个泪点不会彼此接触。泪点的开口略向后倾斜。

参考:Radlanski,R. J. /Wesker,K. H. : Das Gesicht. Bildatlas klinische Anatomie. 2. Aufl. KVM,2012

面肌

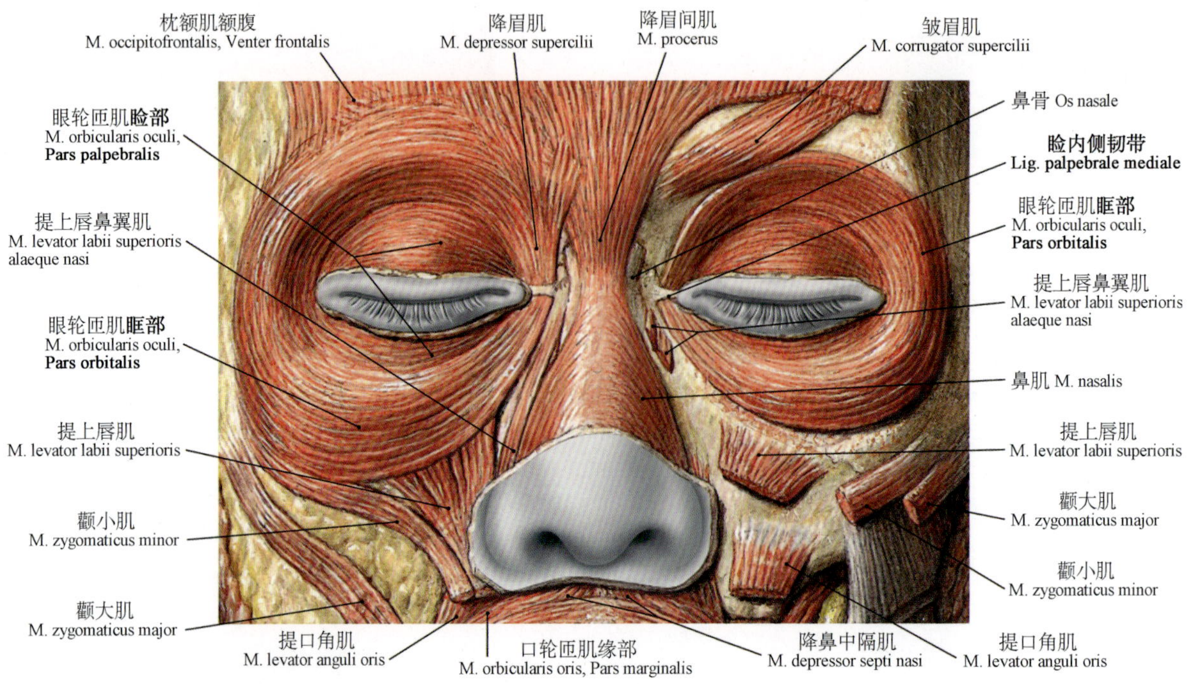

图 9.22　面肌(眶区,前面观)

眼轮匝肌的眶部位于眶口周围,其睑部则伸入眼睑。

→T1a,c,d,e

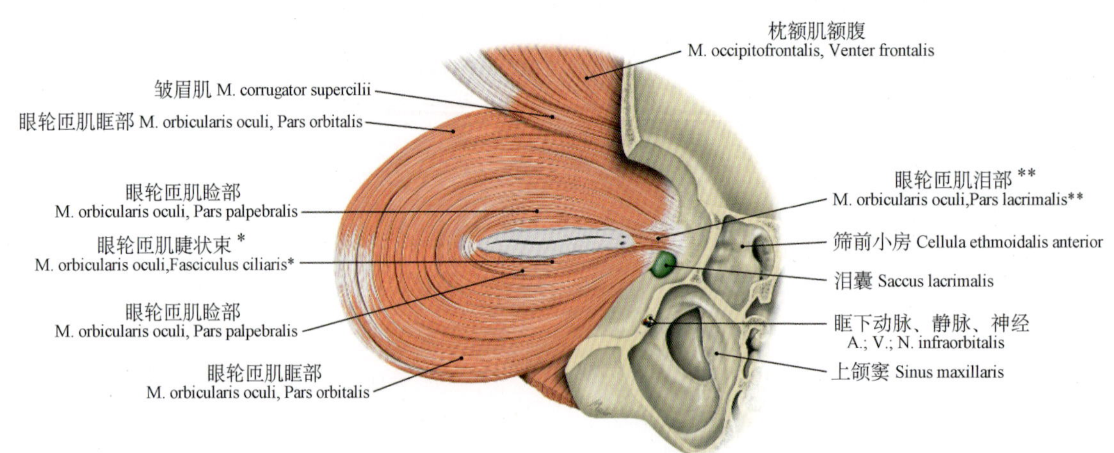

图 9.23　眼轮匝肌(左侧,后面观)[L127]

在内眦处可见眼轮匝肌的泪部(Horner 肌),泪部对于泪液的引流很重要。

眼轮匝肌由 3 部分组成,**眶部**负责主动闭紧眼睑;**睑部**收缩引起眼睑运动(眨眼),其可随机发生,但通常是不自主运动的;**泪部**位于泪道周围,对于泪液的引流很重要。闭眼时,2 个泪点(上、下泪点)浸于内眦内侧 1/3 处的泪湖(Lacus lacrimalis)中。一般认为,眼轮匝肌泪部的收缩产生吸入效应(压力吸入泵机制),泪液被吸至泪点,然后通过上、下泪小管(Canaliculi lacrimales superior and inferior)进入泪囊(Saccus lacrimalis)。其中,下泪小管输送大部分泪液。

参考: Tillmann, B. N. : Atlas der Anatomie. 2nd ed. Springer, 2010

→T1c

* Riolan 肌。

** Horner 肌。

临床要点

面神经损伤可导致眼轮匝肌麻痹,表现为无法闭眼(**眼睑闭合不全**),患者试图闭眼时,眼球向上转动(眼球外肌完好无损),因此可见眼球白色巩膜露出(**Bell 现象**,→图 12.155)。患者由于眼睑不能闭合,泪膜无法保持眼的湿润,角膜在短时间内变干并呈乳白色,进而导致患眼无法视物。治疗面瘫的最大挑战是患者不能闭眼。

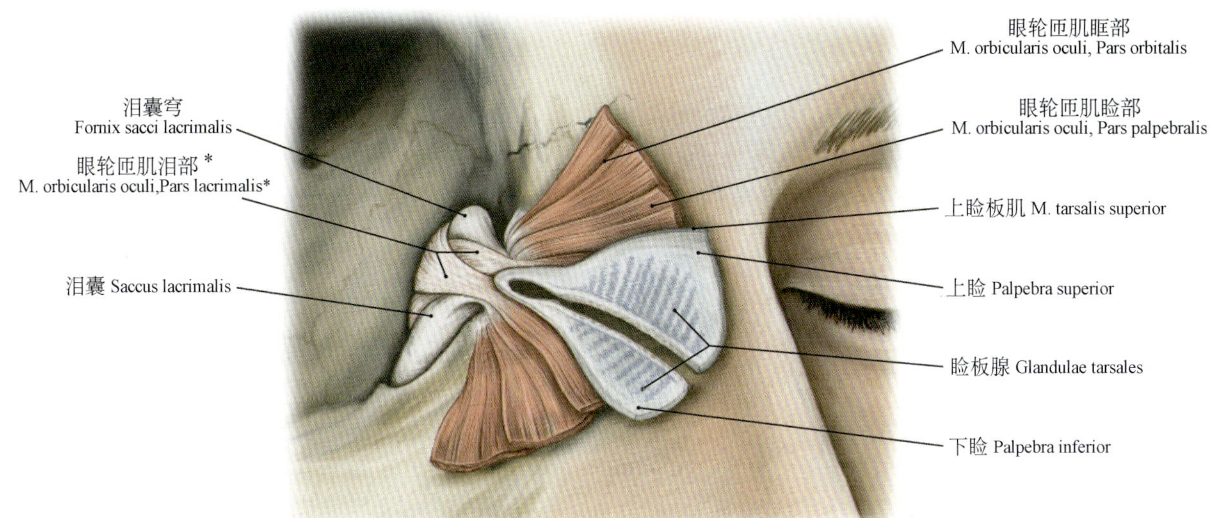

图 9.24 眼轮匝肌和眼睑;分离并翻向内侧(右侧) [L285]

眼轮匝肌泪部(Horner 肌)从后面包绕泪小管(由于被肌包绕而不可见,图 9.25),并延伸至泪囊后方(图 9.23、→图 9.44),上睑泪部与下睑泪部的纤维交织在一起。眼轮匝肌泪部对于泪小管引流泪液非常重要,但其"泪泵"的功能尚待进一步研究。一般认为,泪小管周围的泪肌纤维产生"压吸效应",肌纤维通过小肌腱影响泪囊后壁的泪隔,肌纤维的收缩可扩大泪囊腔。在眼睑内面,隐约可见睑板腺(也称 Meibom 腺)。

参考:Radlanski,R. J. /Wesker,K. H. : Das Gesicht. Bildatlas klinische Anatomie. 2. Aufl. KVM,2012

* Horner 肌。

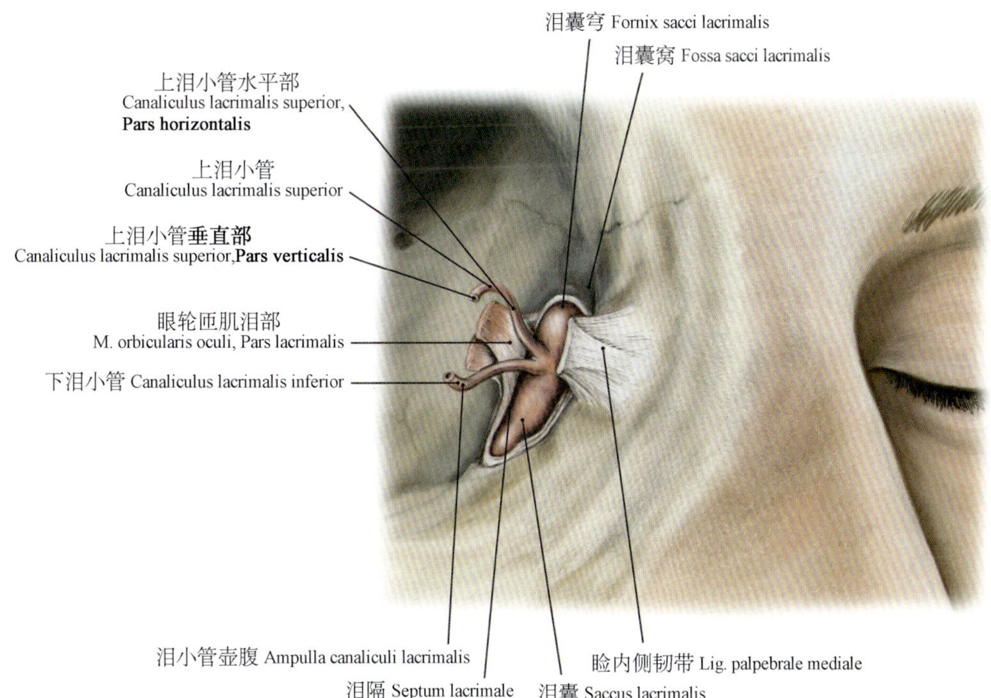

图 9.25 眼轮匝肌泪部,泪小管,泪囊,睑内侧韧带(右侧)[L285]

在内眦区,可见分离的眼轮匝肌泪部(Horner 肌),其对泪液的引流很重要。眼轮匝肌泪部围绕上泪小管和下泪小管,其在图示中已被部分切除,以显示其走行于泪囊的后方并终止于此。在泪囊的后面有睑内侧韧带,附着于泪囊窝前缘附近的骨面(→图 9.44)。

参考:Radlanski,R. J. /Wesker,K. H. : Das Gesicht. Bildatlas klinische Anatomie. 2. Aufl. KVM,2012

眼睑

眼睑结构

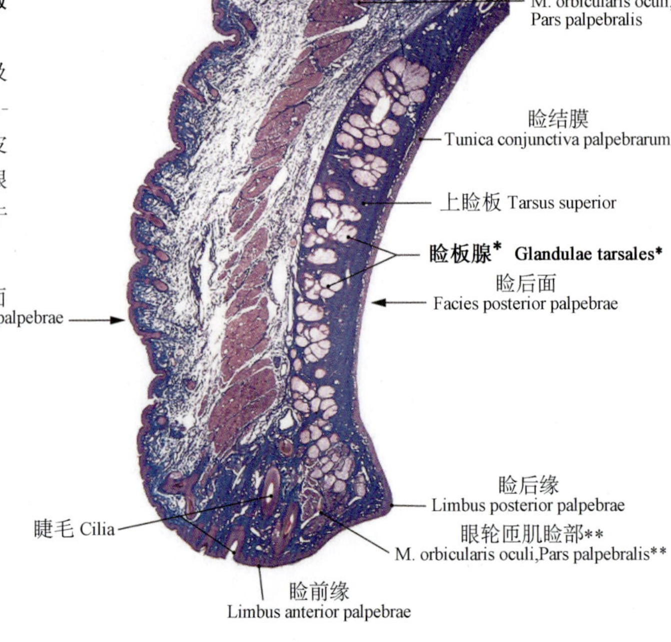

图 9.26 上眼睑显微标本照片(Azan 染色,矢状切面放大图)[R252]

眼睑可分为外层和内层。外层由条纹状的眼轮匝肌及其睑部组成,内层由睑结膜(Tunica conjunctiva palpebrarum)、睑板(Tarsus)、多个 Meibom 腺(睑板腺,睑板内的皮脂腺)以及靠近眼睑边缘的眼轮匝肌睑部肌纤维组成。眼轮匝肌睑部(Riolan 肌,纤维束)的肌纤维呈辐射状连于睑板。

* Meibom 腺。

** Riolans 肌。

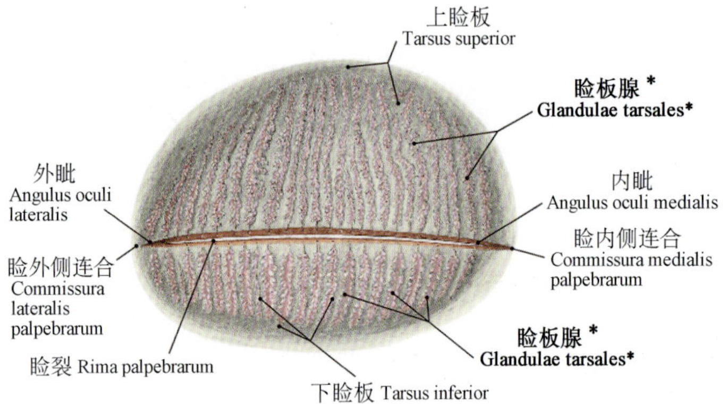

图 9.27 眼睑(右侧,后面观)

示半透明标本中的睑板腺排泄管。

每个眼睑含有 25～30 个独立的腺体,各腺体分别以排泄管开口于睑缘(Rima palpebralis)。

* Meibom 腺。

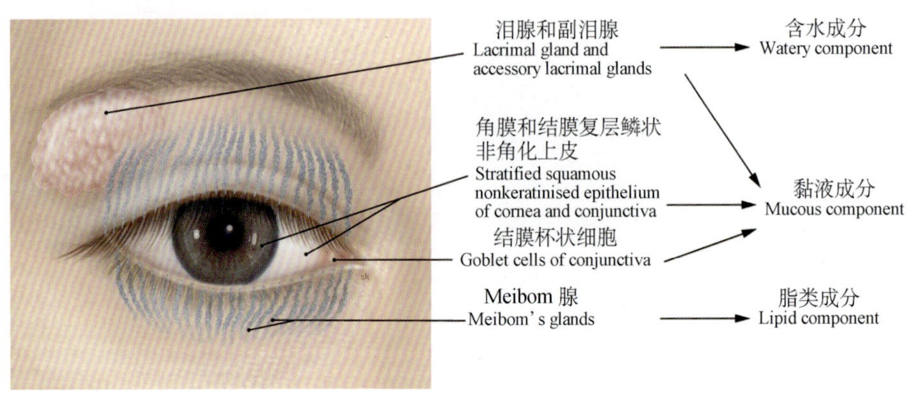

图 9.28 参与形成泪膜 3 种成分的眼表结构示意图 [L238]

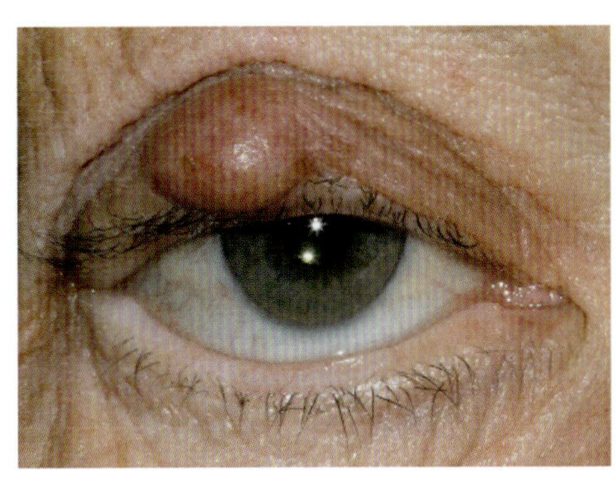

图 9.29 上睑睑板腺囊肿[T867]

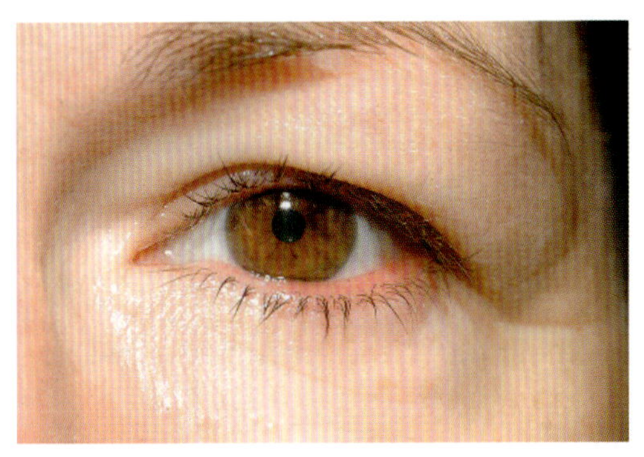

图 9.30 睑缘炎症，脂溢性睑缘炎[T867]

临床要点

睑板腺囊肿（图 9.29）是一种外向型肉芽肿性炎症，通常由 Meibom 腺的排泄管阻塞引起。当发生睑板腺囊肿时，在睑缘可以触到一个没有活动性的无痛突起，其大小介于葡萄籽和榛子之间。**睑腺炎**是发生于眼睑单个腺体的化脓性炎症，通常由细菌感染引起，伴随明显痛感。睑缘炎症通常导致**睑缘炎**（图 9.30），具有典型的眼干燥症，有灼热感、眼内有沙粒感、轻度畏光和眼睑边缘发红。

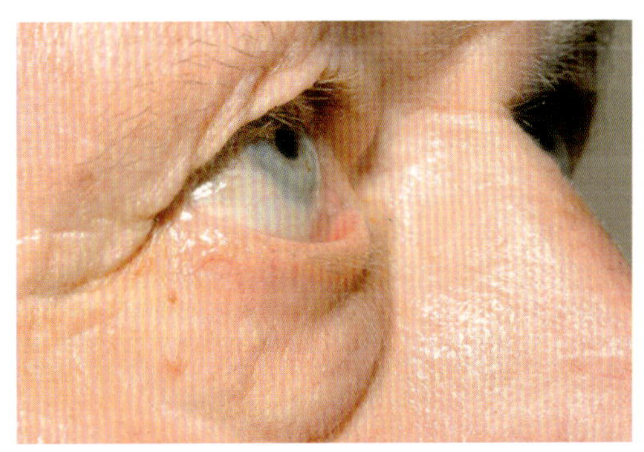

图 9.31 老年性下睑外翻（右侧）[T867]

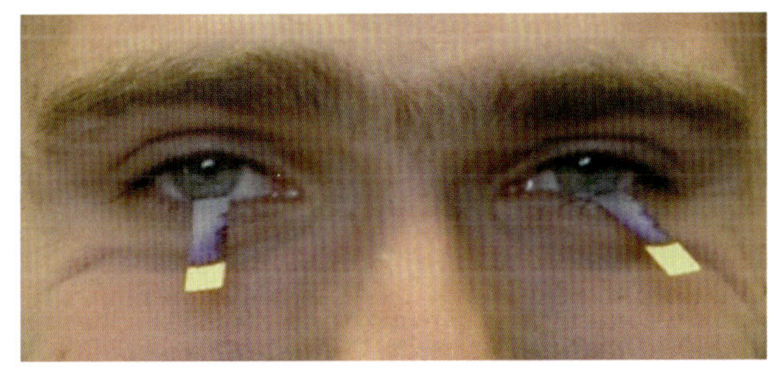

图 9.32 健康人的 Schirmer 泪液试验[T912]

测试开始 2 分钟后，2 片黄色的Schirmer 试纸显示出清晰的紫色，5 分钟之内，试纸则完全变成紫色。

临床要点

眼睑中间下垂或脱离眼球的情况，称为**睑外翻**，大多数睑外翻易发生于下睑。最常见的类型为**老年性睑外翻**（Ectropium atonicum；图 9.31），是由于老年性肌力减弱所导致。睑外翻时眼睑不能完全闭合（闭眼），或者说泪点不能与眼球紧密贴合，从而导致泪液持续缓慢地流向睑缘（溢泪）。此外，还容易导致眼干燥症，引发复发性结膜炎或角膜溃疡。对于睑外翻，首选的治疗方法是手术矫正。

当怀疑泪腺功能发生障碍时，如在面瘫的情况下，可以进行**Schirmer 泪液试验**。试验时，将标准化的长滤纸条夹在结膜囊上，吸收泪液后试纸会变色（→图 9.32）。在正常情况下，5 分钟内会有超过 2/3 的纸带着色。纸带着色部分变少表明泪液的量减少。

泪膜的另一个测试是**泪膜破裂时间**的测定（泪液范围测试），这有助于确定泪液是否可以在整个眼表形成持续的保护膜。正常的泪膜破裂时间是 20～30 秒，10 秒以下提示功能障碍。

眶口血液供应及神经支配

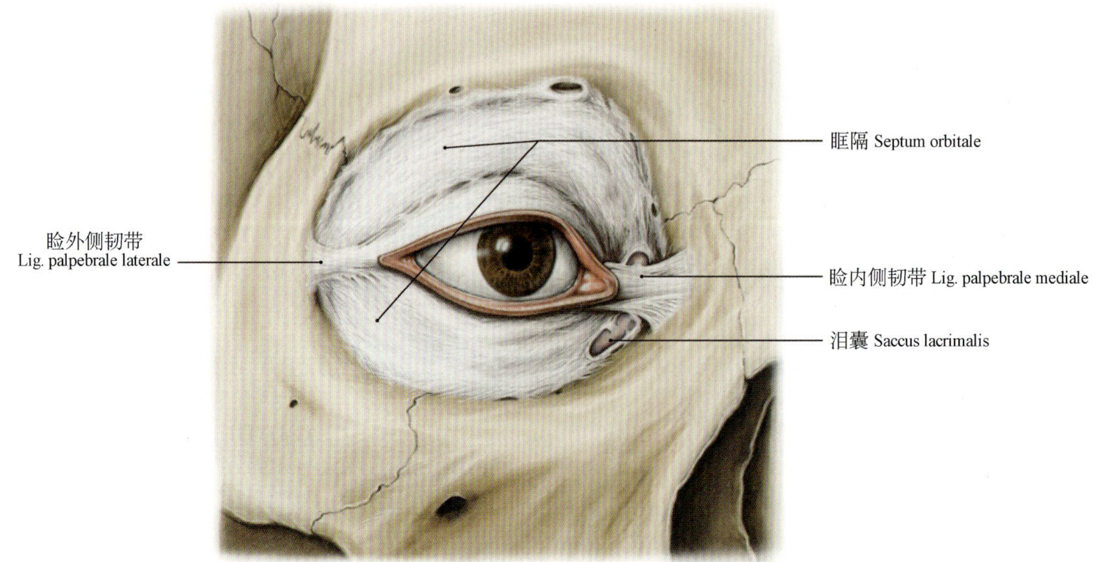

图 9.33 右侧眶口，眶隔，睑板和睑韧带（前外侧面观）[L285]

眶隔是一层结缔组织，其附着于眶壁，部分封闭眶口（Aditus orbitae）。眶隔组织可延伸至上睑板和下睑板，且在侧方有睑内侧韧带和睑外侧韧带加强。

参考：Radlanski，R. J. /Wesker，K. H.：Das Gesicht. Bildatlas klinische Anatomie. 2. Aufl. KVM，2012

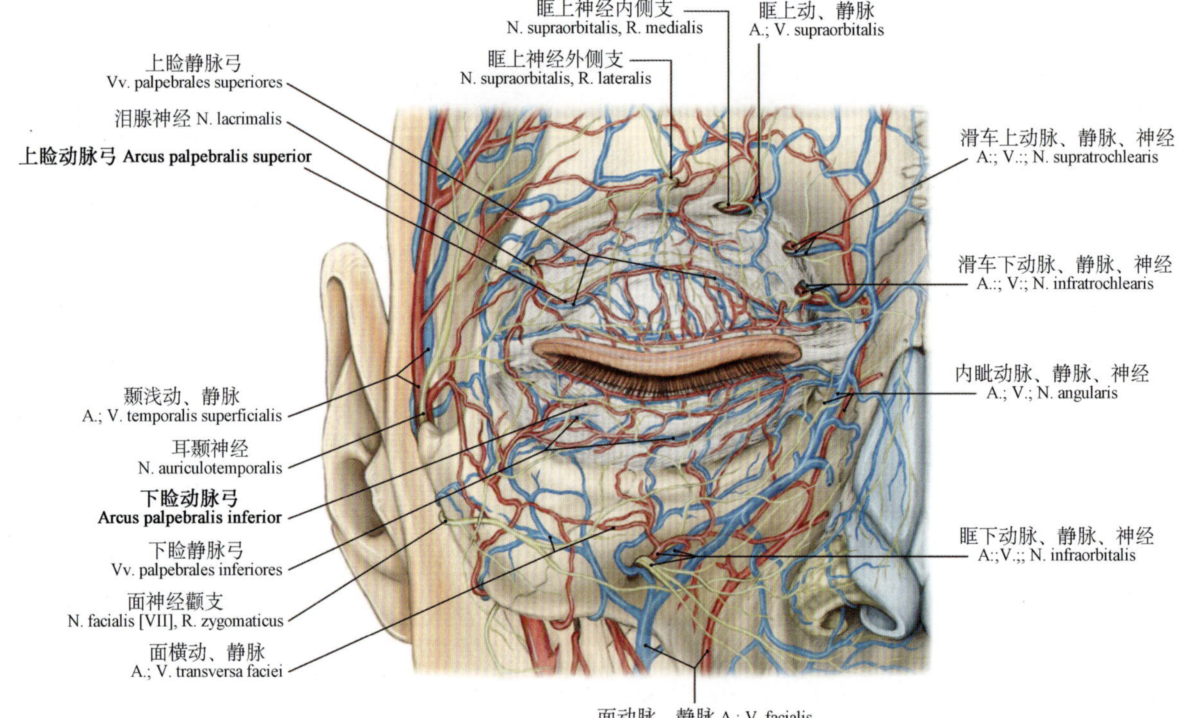

图 9.34 右侧眶口及眶周区的动脉、静脉和神经（前面观）[L285]

上、下睑动脉弓在眶隔表面围绕眶周形成一个动脉环。该动脉环源自多支动脉，包括源自**颈内动脉**的眶上动脉、睑外侧动脉、睑内侧动脉，以及源自**颈外动脉**的面动脉、内眦动脉、眶下动脉、颞浅动脉、颧眶动脉。眶上、眶下神经分别是眼神经和上颌神经的分支，通过眶上、眶下孔离开眼眶（眶上神经或是通过眶上切迹离开眼眶）。在两神经出眶上、下孔处，可以检查眼神经和上颌神经的感觉功能。

参考：Radlanski，R. J. /Wesker，K. H.：Das Gesicht. Bildatlas klinische Anatomie. 2. Aufl. KVM，2012

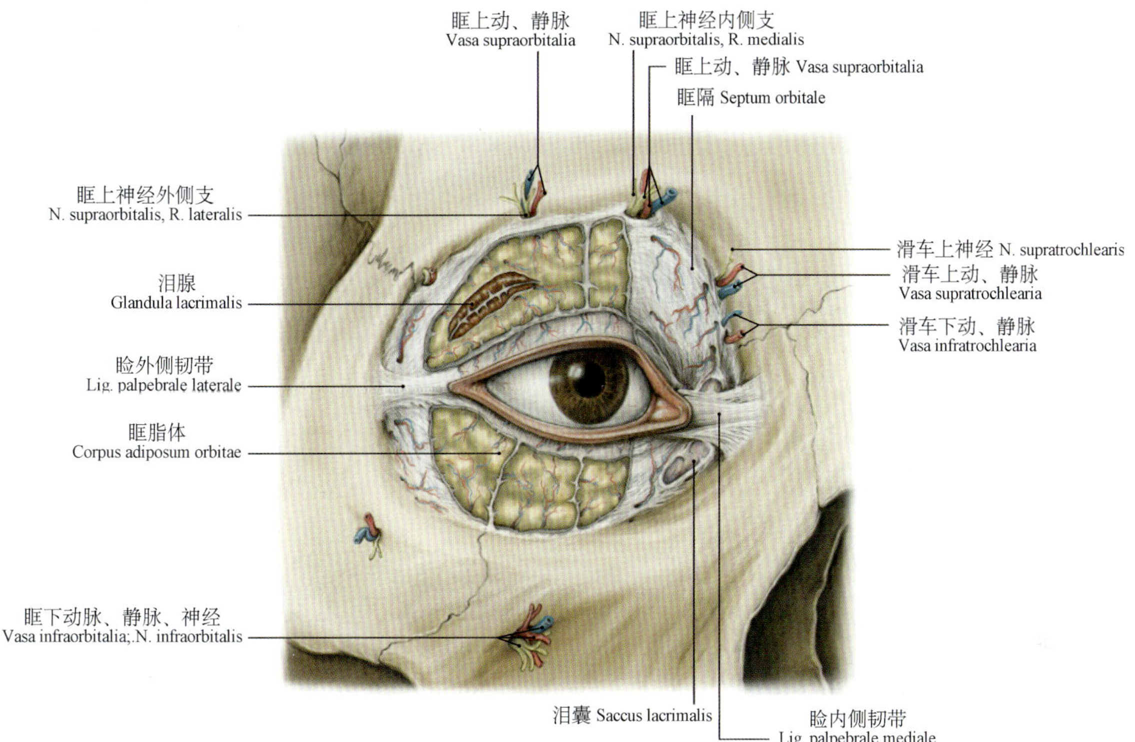

图 9.35　右侧眶口，眶隔（部分切除），睑板和睑韧带（前外侧面观）[L285]

眶脂体位于眶隔深面，其也被称为后隔、腱膜前脂肪（位于上睑提肌肌腱前面）。在眼球外上象限有泪腺（Glandula lacrimalis）的前部，其位于眶隔深面且与眶隔间无眶脂体填充。

参考：Radlanski，R. J. /Wesker，K. H.：Das Gesicht. Bildatlas klinische Anatomie. 2. Aufl. KVM，2012

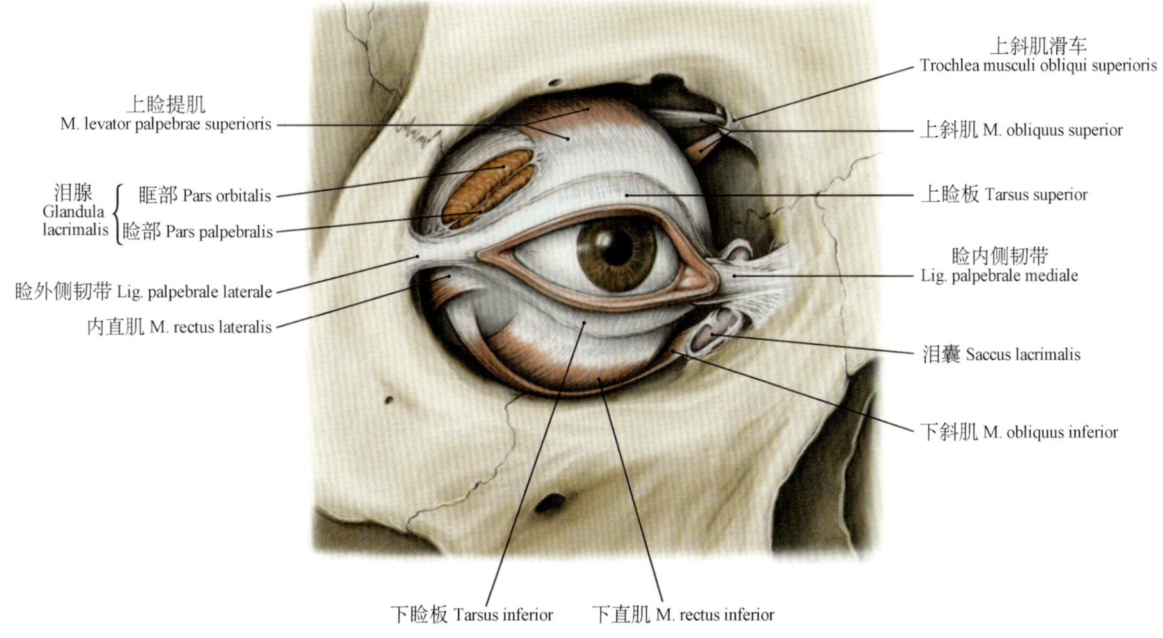

图 9.36　右侧泪腺，位于眼球的泪腺结缔组织囊内（前外侧面观）[L285]

去除眶隔后脂肪（眶脂体）和眶隔，可见裹于结缔组织囊（囊的前壁已切除）内的泪腺。上睑提肌肌腱分泪腺为较大的上部（眶部）和较小的下部（睑部）。

参考：Radlanski，R. J. /Wesker，K. H.：Das Gesicht. Bildatlas klinische Anatomie. 2. Aufl. KVM，2012

泪腺血液供应和神经支配

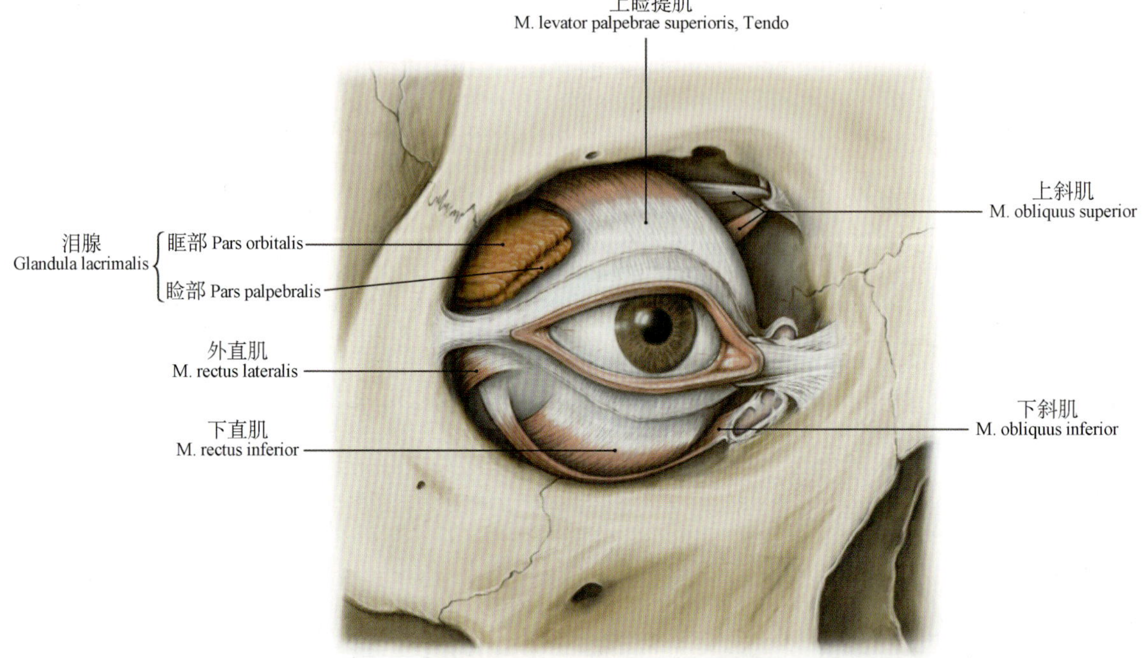

图 9.37 右侧泪腺，附于眼球上(前外侧面观)[L285]
去除泪腺的结缔组织囊，可见泪腺位于眼球的外上象限，与上睑提肌肌腱的走向相关联。

参考：Radlanski，R. J. /Wesker，K. H.：Das Gesicht. Bildatlas klinische Anatomie. 2. Aufl. KVM，2012

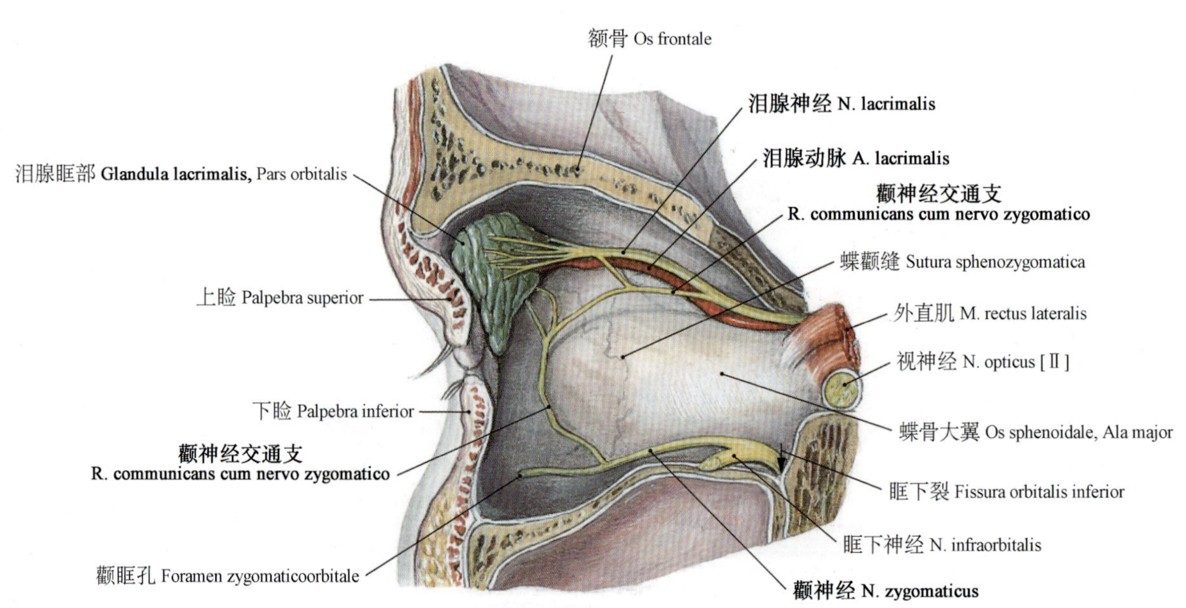

图 9.38 右侧泪腺的神经支配(眶外侧壁的内侧面观)
可见泪腺和泪腺神经，颧神经与泪腺神经之间通过颧神经交通支相连。

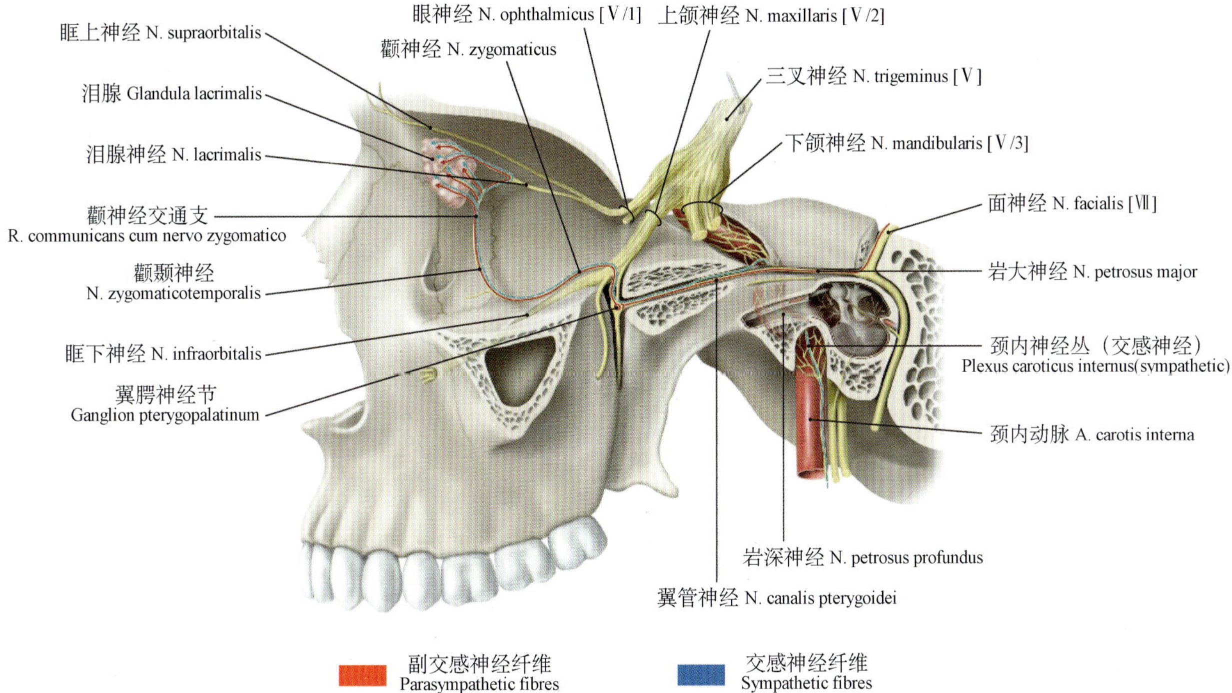

图 9.39 **泪腺的交感神经和副交感神经支配示意图**[L275]

在颈上神经节，交感神经节前纤维与节后纤维形成突触联系，节后纤维伴随颈内动脉、眼动脉和泪腺动脉到达泪腺，或者在破裂孔处离开颈内动脉，与副交感神经纤维一同到达泪腺。副交感神经节前纤维通过面神经的中段，穿经膝神经节(Ganglion geniculi)，经岩大神经和翼管神经到达翼腭神经节。节后纤维自翼腭神经节发出，与颧神经一同经泪腺神经的颧神经交通支到达泪腺。

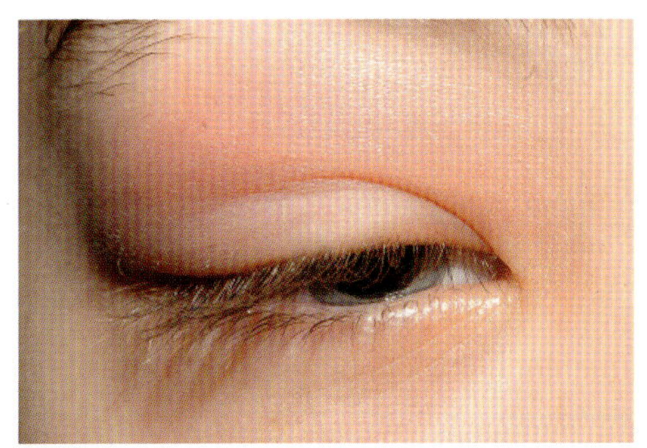

图 9.40 **右侧急性泪腺炎致睑裂变窄**[T867]

临床要点

泪腺炎(图 9.40)引起眶隔突出和睑裂变窄。

泪器

泪器

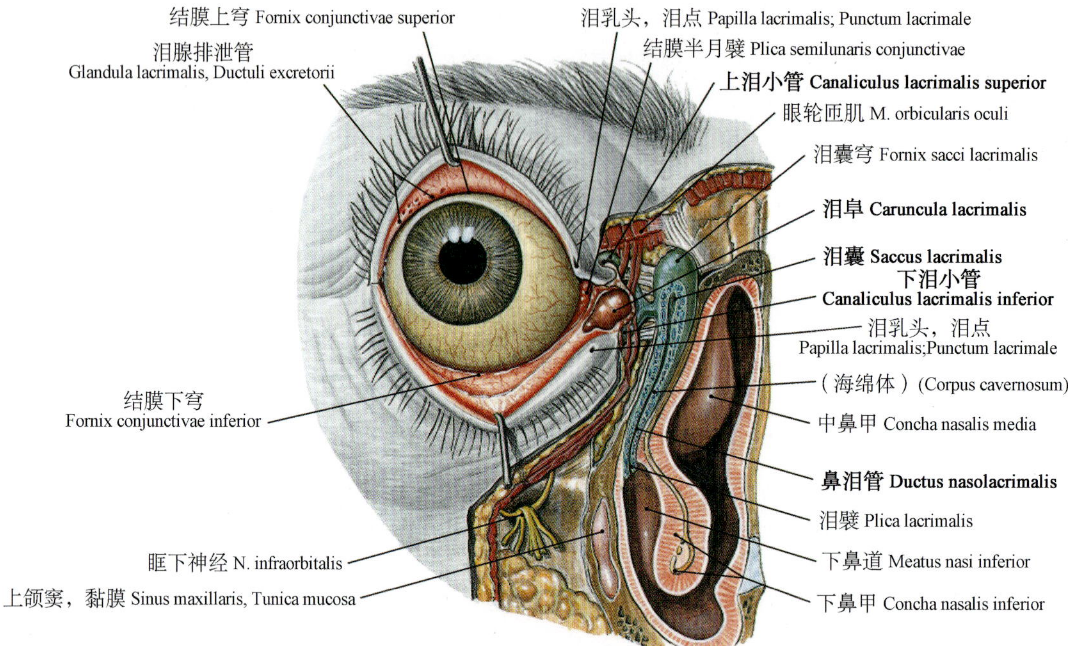

图 9.41 右侧泪器

前面观；眼睑向上、向下牵拉，可见上、下结膜囊；鼻泪管已打开，开口于下鼻道。

泪器由上泪小管（Canaliculi lacrimales superior）、下泪小管（Canaliculi lacrimales inferior）、泪囊（Saccus lacrimalis）和鼻泪管（Ductus nasolacrimalis）组成。鼻泪管开口于下鼻甲（Concha nasalis inferior）下方的下鼻道。

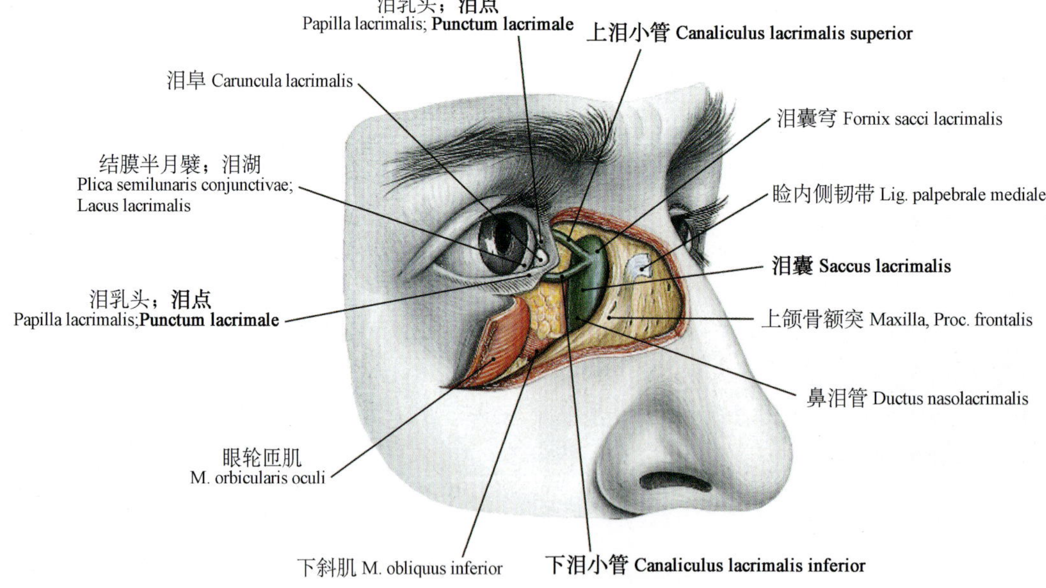

图 9.42 右侧泪器

前外侧面观：去除内眦的皮肤、肌和眶隔。

泪囊位于泪囊窝内，其前方毗邻上颌骨，后方毗邻泪骨，向下续于骨质内的鼻泪管。每根泪小管起于泪点，泪点直径为 0.25（上）～0.3（下）mm，呈圆形、椭圆形或狭缝形。泪小管起始段为大约 2mm 长的垂直管，随后几乎以直角弯曲续于大约 8mm 的水平段。在大多数情况下（65%～70%），上、下泪小管合并形成 1～2mm 长的泪总管，在泪囊穹下方 2～3mm 处开口于泪囊。

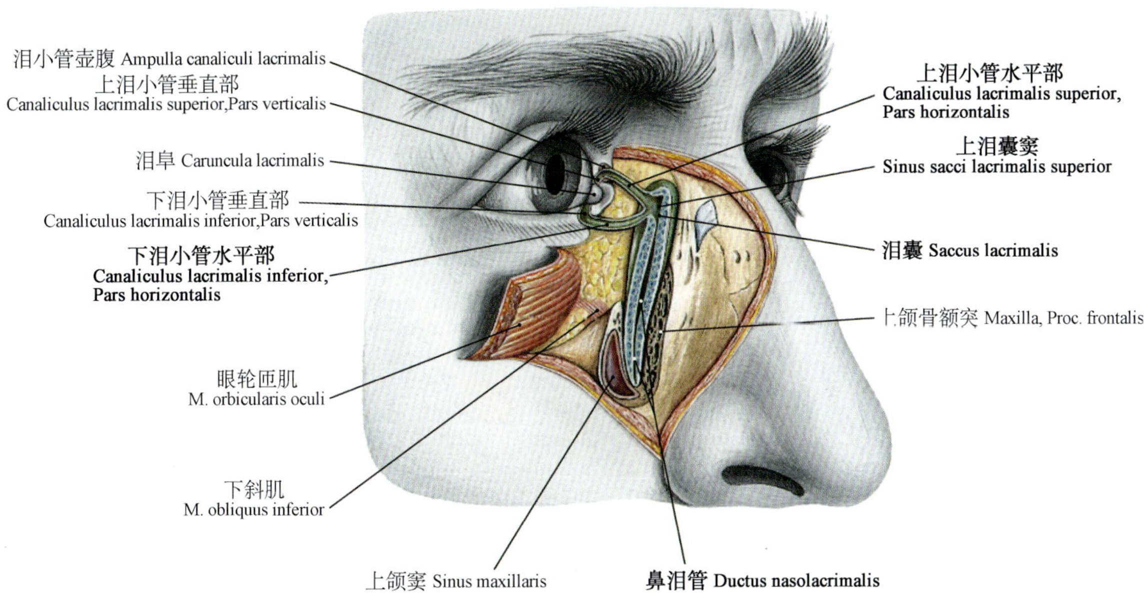

图 9.43 **右侧泪器（沿泪囊长轴的切面）**

围绕泪囊腔的海绵体组织有利于泪液的运输。当外来异物进入结膜囊或受到强烈情绪刺激（如过度快乐或悲伤）时，海绵体组织的血管因扩张而肿胀，从而减少或阻止泪液的输送，导致泪液沿着脸颊流下（哭泣）。泪小管包括短的垂直部和长的水平部，水平部长度大约是垂直部的 4 倍，垂直部转至泪小管水平部后，到达泪囊所在的骨性泪囊窝。泪小管的垂直部和水平部之间扩大形成泪小管壶腹。随着年龄的增长，泪小管垂直部和水平部的直角转弯处变得更圆钝，靠近眼睑边缘的水平部的直径从 0.3～0.6mm 扩展到 1.5mm。在超过 95％的人群中，上泪小管和下泪小管的水平部合并形成一个导管，穿经泪隔（覆盖于泪囊窝，→图 9.44）后，再穿过泪囊底下方 2.5～4mm 处的泪囊壁，汇入泪囊腔（上泪囊窦，Maier 窦）。

泪道数据			
结构		**外形数据**	
泪点	上	直径：0.25mm	
	下	直径：0.3mm	
泪小管	上	垂直部	长度：1.8～2.25mm；直径：0.08～0.1mm
		水平部	长度：7～9mm，比下泪小管短约 0.5mm；直径：0.3～0.6mm
	下	垂直部	长度：1.8～2.25mm；直径：0.08～0.1mm
		水平部	长度：7～9mm，比上泪小管长约 0.5mm；直径：0.3～0.6mm
泪囊	上下径	12mm	
	前后径	5～6mm	
	左右径	4～5mm	
鼻泪管	总体	长度：12.4mm	
	骨腔	长度：10mm	
		直径：4.6mm	

泪器

泪器

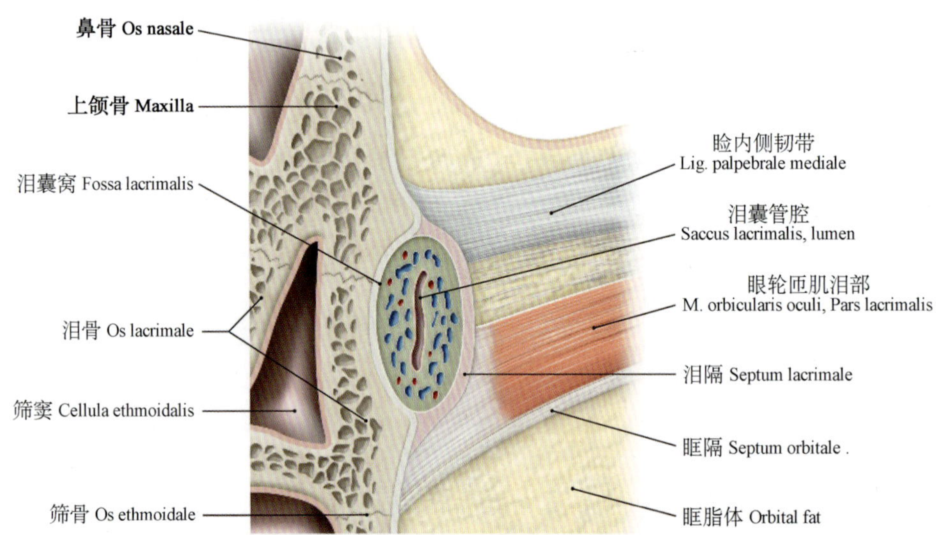

图 9.44 右侧泪器(泪囊水平的横切面)[L275]
睑内侧韧带止于泪囊窝前缘，眼轮匝肌泪部经过眶隔外侧和泪囊的后面。值得注意的是此处距离筛窦(Cellulae ethmoidales)很近。

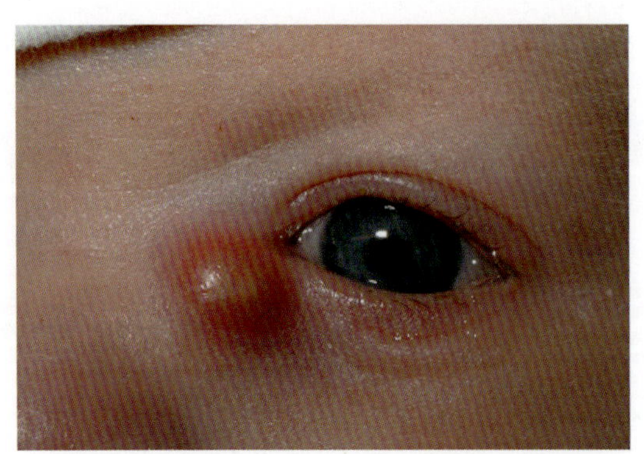

图 9.45 婴儿泪囊炎(左侧)[T867]

> **临床要点**
>
> 泪器最常见的疾病是炎症(**泪囊炎**，图 9.45)、狭窄(**泪道狭窄**)和结石形成(**泪结石**)，这些疾病主要导致泪液溢出(**溢泪**)。泪道狭窄也可能是遗传性的，在大多数情况下，先天性狭窄是由于 Hasner 膜存留所致，其为泪道向下鼻道过渡处的一薄层结缔组织膜。一般情况下，Hasner 膜在出生后不久便破裂，但如果未破，必须由医师将之刺破，以保证泪液引流正常。

(邵水金 译)

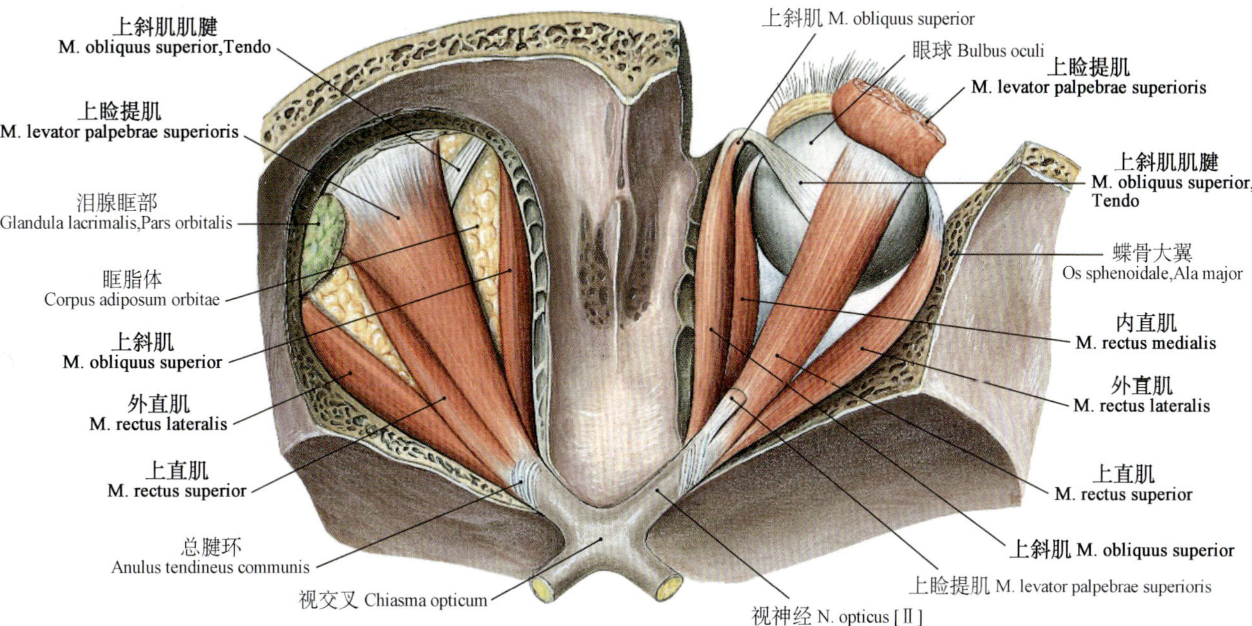

图 9.46 眼球外肌

上面观；切除双侧眶顶和右侧大部分上睑提肌及眶脂体。

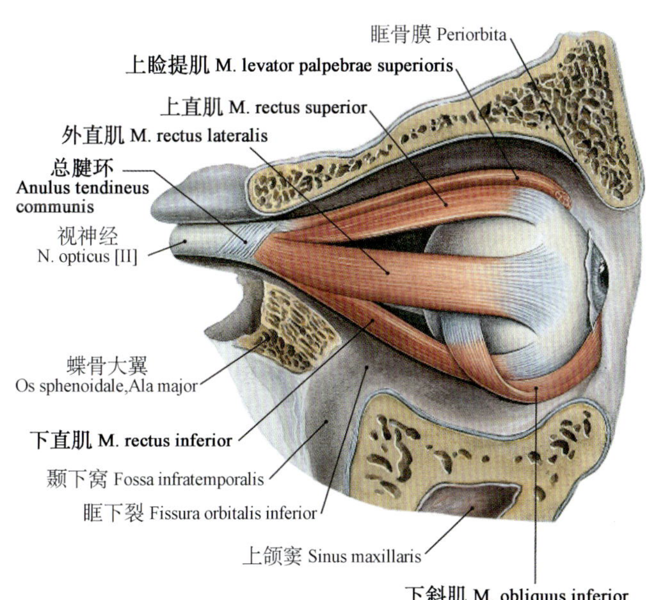

图 9.47 眼球外肌

右侧；外侧面观；切除眼眶侧壁。

眼球的运动由 6 块眼球外肌控制，即 4 块直肌（上、下、内、外直肌）和 2 块斜肌（上、下斜肌）。下斜肌起自眼眶前内侧泪切迹外侧上颌眶面，上斜肌起自总腱环内侧蝶骨体和视神经硬膜鞘，其余 4 块眼球外肌均起自于 **Zinn 总腱环**（Anulus tendineus communis）。

6 块眼球外肌均止于巩膜，其中，4 块直肌止于眼球赤道部的前方，2 块斜肌止于赤道部的后方。额骨的前上方附着一腱性滑车样结构（滑车），其作为上斜肌的滑车，在赤道后眼球顶部将该肌转向后至止点区域。此外，上睑提肌（M. levator palpebrae superioris）亦起自 Zinn 总腱环，肌束呈扇形止于上睑（Palpebra superior）。

临床要点

由动眼神经受损引起的**上睑提肌麻痹**可导致上睑下垂。由于下垂的眼睑覆盖了瞳孔，患者通常不会出现复视（diplopia）。然而，提起下垂的眼睑会出现复视，因为上、下和内直肌也同时产生了麻痹。此外，当展神经和滑车神经受损时，会出现麻痹性斜视，从而导致复视。

眼球外肌

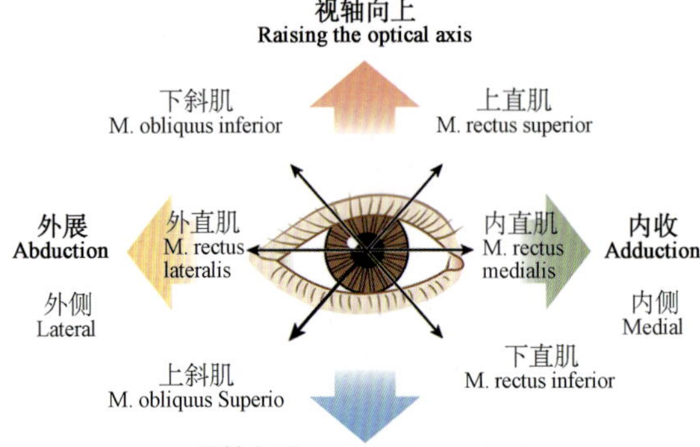

图 9.48 眼球外肌的功能[L126]

可以通过**检查 9 个主要观察方向**，即正前、右、左、上、下、左上、右上、左下、右下，进行眼部运动的临床评估，图中显示了控制眼球不同运动方向的各眼球外肌。眼球的同步运动是一个非常复杂的过程，不同脑神经（动眼神经、滑车神经和展神经）支配的肌必须协同配合才可完成。眼球外肌受到神经的精细支配，且具有不同于普通横纹肌的微细结构。

肌	功能	神经支配
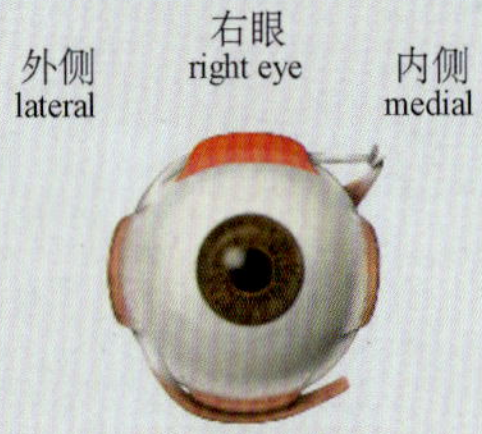 外侧 lateral　右眼 right eye　内侧 medial 上直肌	抬高视轴 内收和内旋眼球	动眼神经上支
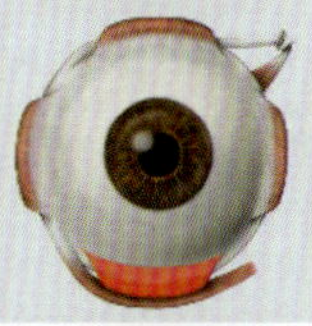 下直肌	降低视轴 内收和外旋眼球	动眼神经下支
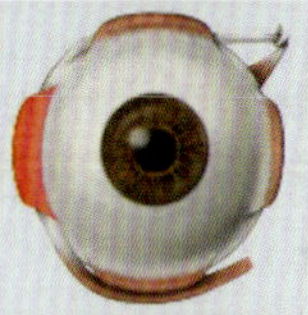 外直肌	外展眼球	展神经
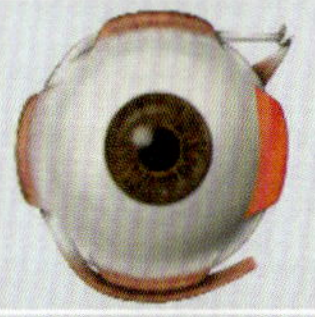 内直肌	内收眼球	动眼神经下支
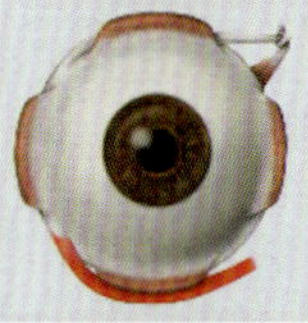 下斜肌	抬高视轴 外展和外旋眼球	动眼神经下支
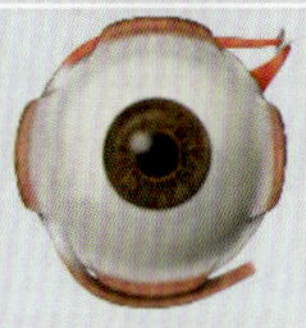 上斜肌	降低视轴 外展和内旋眼球	滑车神经

图 9.49 附着于眼球的眼球外肌功能及其神经支配[L285]
与其名称对应的肌显示为深红色。

临床要点

动眼神经麻痹时，除展神经支配的外直肌和滑车神经支配的上斜肌外，其他所有眼球外肌均失去功能。由于两块未受影响的眼球外肌在功能上发挥了主导作用，导致眼向下凝视。亦由于上睑提肌失去功能，患者出现了上睑下垂。因此患侧眼失去视力，患者不会有复视。只有在人为提起下垂的眼睑时，才会出现复视。

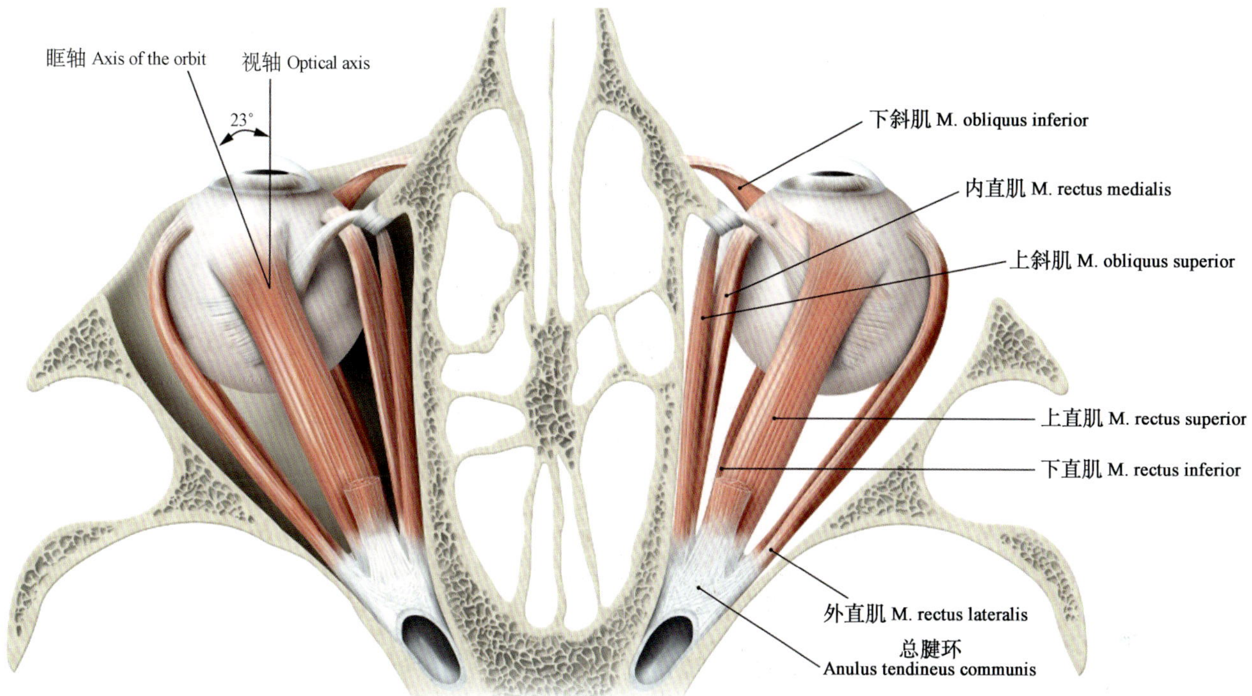

图 9.50　眼球外肌(上面观)[L275]

图中显示了 Zinn 总腱环(Anulus tendineus communis)和眼球外肌在眼球的止点。

视轴和眼轴的夹角为 23°,因此中央凹(最敏锐的视觉区域)定位在视神经乳头(盲点)的外侧方。

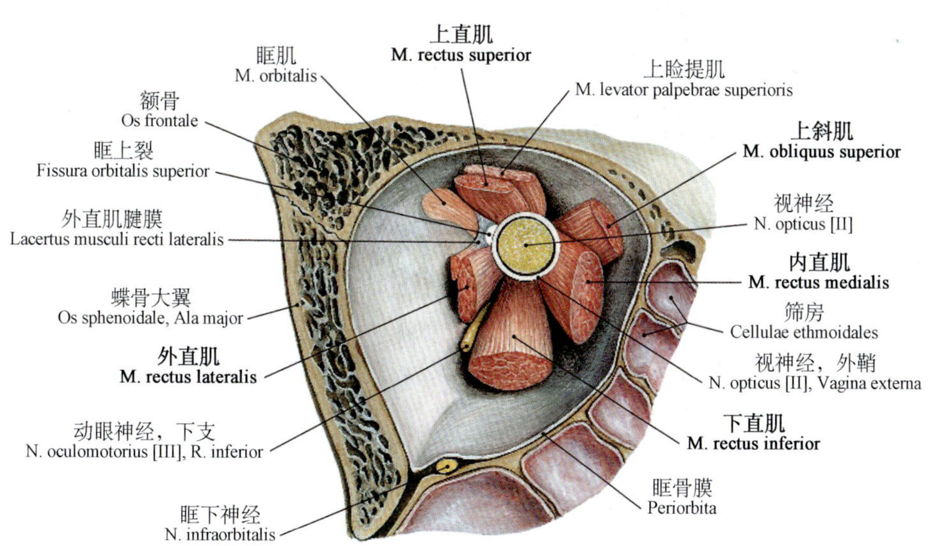

图 9.51　眼球外肌

右侧;眶后壁的前面观。眶上裂附近的眶周间隙存在交感神经支配的平滑肌纤维,它们构成了眶肌。

临床要点

滑车神经损伤可导致滑车神经支配的**上斜肌麻痹**。由于眼球外展和向下运动受上斜肌控制,上斜肌麻痹会导致视轴偏向内侧(鼻侧)和向上。展神经麻痹是最常见的眼球外肌麻痹,其部分原因是展神经(图 9.52)穿过海绵窦的中心,该区域比动眼神经和滑车神经所在的海绵窦周边区更易受到损伤。展神经损伤使其支配的外直肌麻痹,导致视轴向内侧(鼻侧)偏移。

眼球外肌神经血管路径

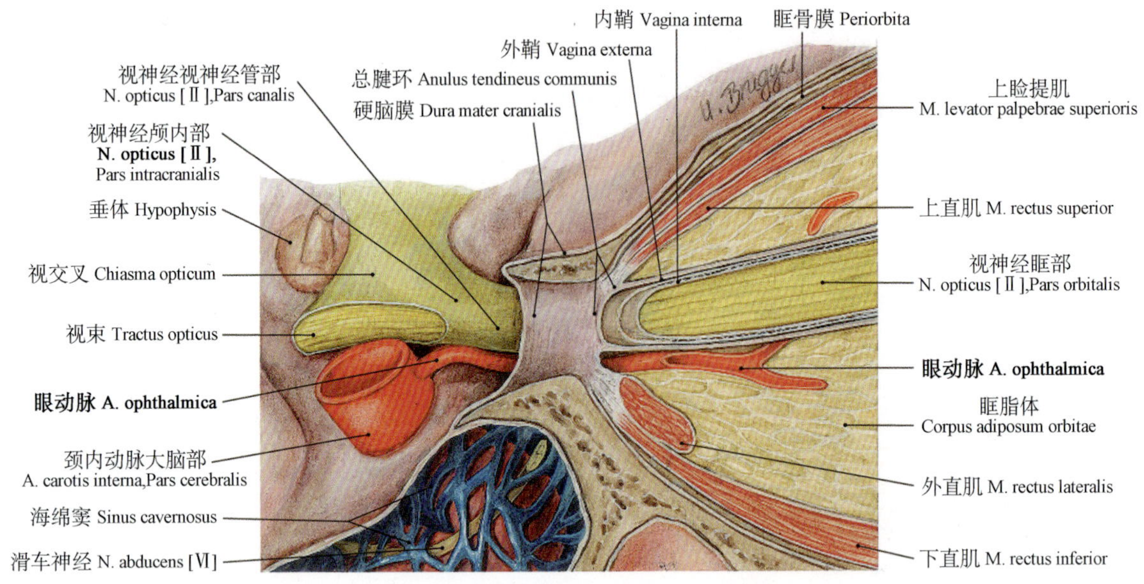

图 9.52 视神经

右侧，外侧面观，视神经管已打开。

视神经与眼动脉（颈内动脉的分支）伴行经视神经管和总腱环（Zinn 腱环）进入眼眶。

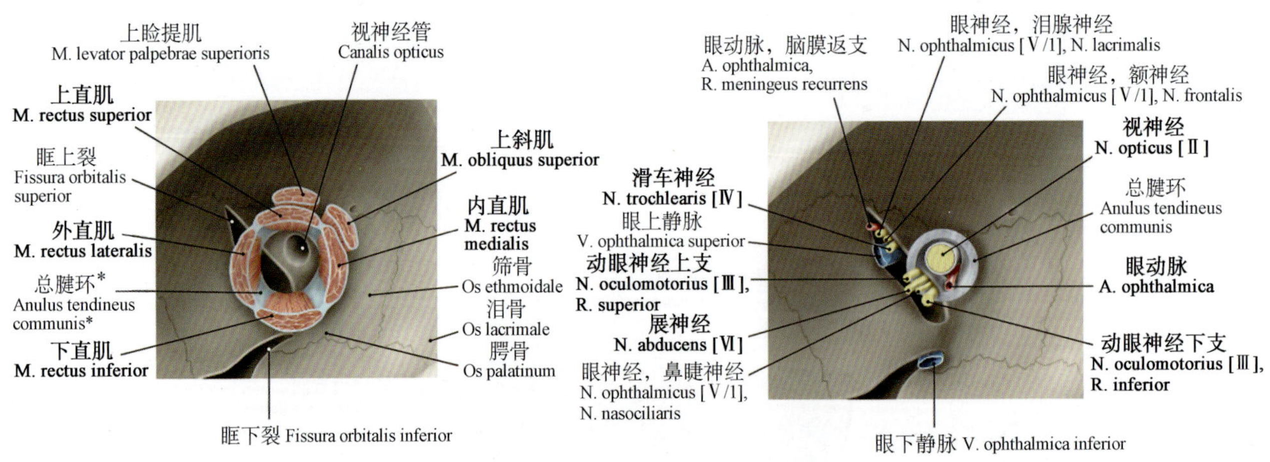

图 9.53 肌在总腱环（Zinn 腱环）上的起点（右侧，前面观）[L275]

上直肌、内直肌、下直肌和外直肌均起自于总腱环，上睑提肌起自于眶尖的蝶骨小翼和总腱环的外侧，而上斜肌在硬膜鞘处起自于蝶骨体和总腱环的内侧，其筋膜纤维呈辐射状附着于总腱环。图中未显示通过总腱环的神经血管束（→图 9.54）。上睑提肌起于总腱环之外的眶顶蝶骨小翼处，上斜肌起于蝶骨体总腱环内侧的硬脑膜鞘处，其筋膜的结缔组织纤维辐射进入总腱环。

* Zinn 腱环。

图 9.54 通过视神经管和眶上裂的神经血管（右侧，前面观）[L275]

动眼神经、鼻睫神经、展神经和睫状神经节交感根通过眶上裂并穿过总腱环（Zinn 腱环）。眼上静脉、泪腺神经、额神经和滑车神经在眼眶处也经过眶上裂，但这些神经血管走行于总腱环的外侧。图中未显示经眶下裂进入眼眶的眼下静脉、眶下动脉、眶下神经和颧神经。视网膜中央动脉为眼动脉的第 1 分支，走行至视神经的中央。

临床要点

眶尖综合征可导致单块或多块眼球外肌的不完全或完全瘫痪（眼肌麻痹），通常是由眶尖区域的慢性炎症或肿瘤导致。血管病因所致的急性失明常见于**视网膜中央动脉栓塞**。

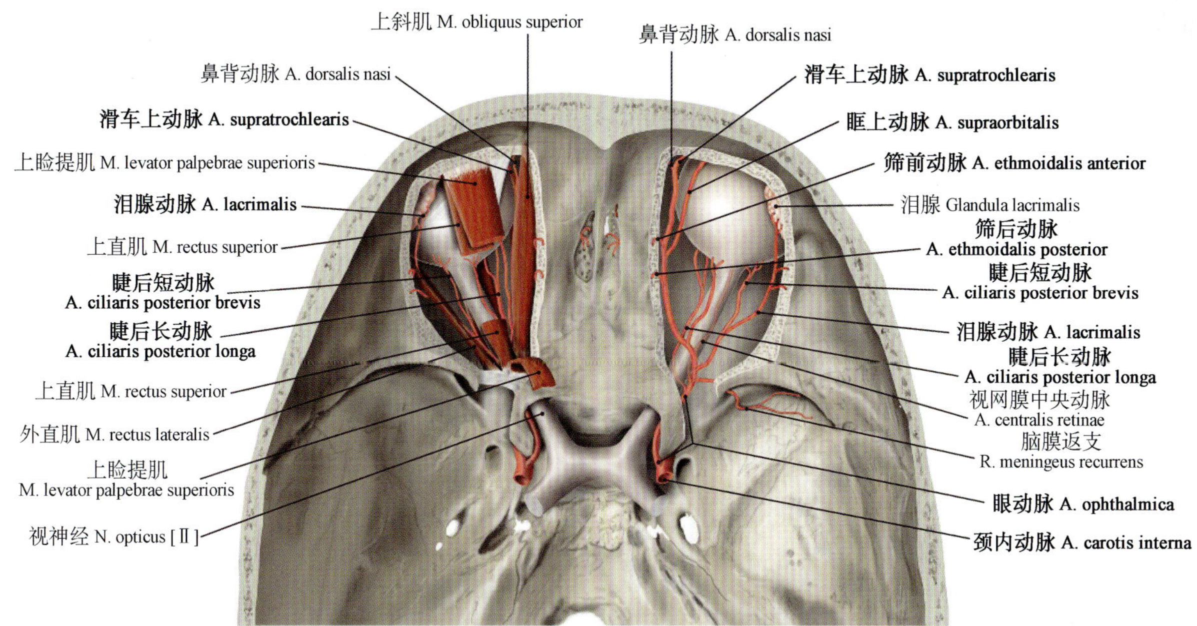

图 9.55 眼和眼眶的动脉

眶顶已打开，上面观；左侧：眶内容物和眼球外肌，右侧：移除眼球外肌[L280]。

眼动脉是眼眶的主要动脉，它起源于颈内动脉颅内段，通常在视神经下方通过视神经管进入眼眶。进入眼眶后，眼动脉发出许多分支，为眼球和各眼眶结构供血。其中，眶支和脑膜中动脉之间、筛前后动脉与鼻内血管之间、进入眶隔或骨的血管与面动脉（眶上动脉，滑车上动脉，睑内、外侧动脉，鼻背动脉）之间存在吻合。

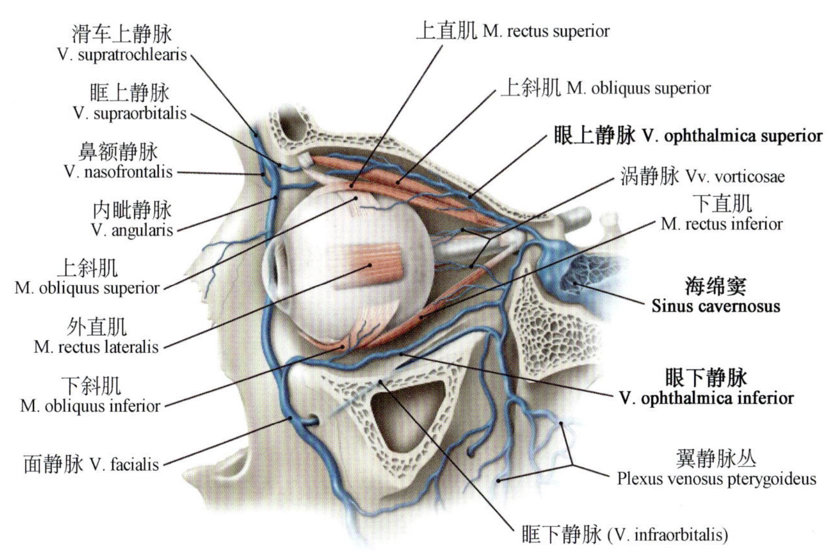

图 9.56 眼和眼眶的静脉

右侧；眶内结构的外侧面观；眼眶侧壁已移除[L275]。

眼和眼眶的静脉通过眼上、下静脉引流，眼下静脉通常比眼上动脉细。浅静脉与面部深静脉（翼静脉丛）和海绵窦存在静脉吻合。

临床要点

通过走行于内眦的内眦静脉和眶内的眼静脉，面部静脉和海绵窦之间相互连通。在面浅部感染时，如挤压脸颊上的粉刺，**细菌**可能会**播散**至海绵窦，导致海绵窦**血栓**（见第 312 页）。因此，一旦出现面部感染，应及时处理内眦动脉，以防止出现静脉窦血栓。

眶内动脉和神经

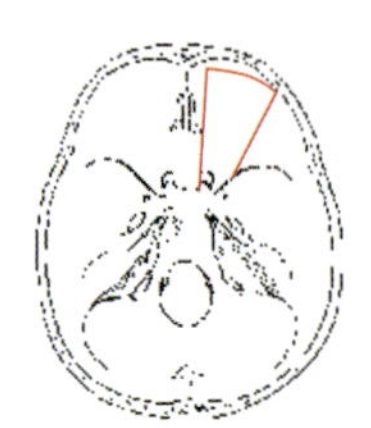

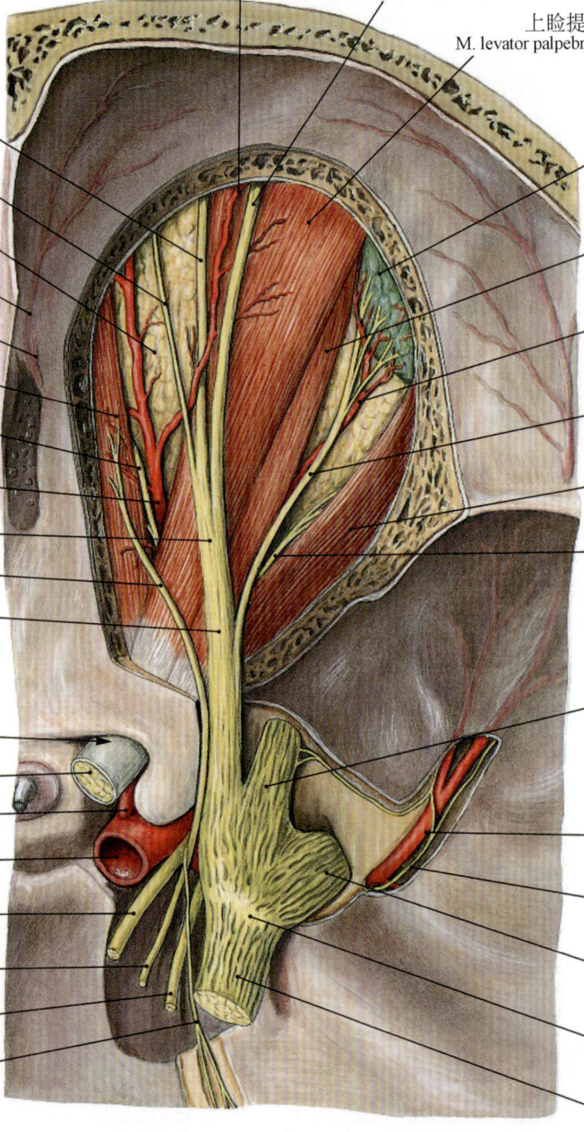

眶上动脉 A. supraorbitalis
眶上神经外侧支 N. supraorbitalis, R. lateralis
上睑提肌 M. levator palpebrae superioris
眶上神经内侧支 N. supraorbitalis, R. medialis
泪腺眶部 Glandula lacrimalis,Pars orbitalis
滑车上神经 N. supratrochlearis
眶脂体 Corpus adiposum orbitae
上直肌 M. rectus superior
脑膜前支 R. meningeus anterior
泪腺动脉 A. lacrimalis
筛前动脉 A. ethmoidalis anterior
上斜肌 M. obliquus superior
泪腺神经 N. lacrimalis
鼻睫神经 N. nasociliaris
外直肌 M. rectus lateralis
眼动脉 A. ophthalmica
额神经 N. frontalis
展神经 N. abducens [Ⅵ]
滑车神经 N. trochlearis [Ⅳ]
眼神经 N. ophthalmicus [Ⅴ/1]
上颌神经 N. maxillaris [Ⅴ/2]
视神经管 Canalis opticus
视神经 N. opticus [Ⅱ]
眼动脉 A. ophthalmica
脑膜中动脉 A. meningea media
颈内动脉 A. carotis interna
下颌神经，脑膜支 N. mandibularis [Ⅴ/3], R. meningeus
动眼神经 N. oculomotorius [Ⅲ]
下颌神经 N. mandibularis [Ⅴ/3]
滑车神经 N. trochlearis [Ⅳ]
三叉神经节 Ganglion trigeminale
展神经 N. abducens [Ⅵ]
小脑幕支 R. tentorius
三叉神经 N. trigeminus [Ⅴ]

图 9.57 眼眶的动脉和神经

右侧；眶顶已打开，上面观(**眼眶上层平面**)；显示三叉神经节(半月神经节，Gasseri 神经节)；骨性眶顶、眶骨膜和眶脂体部分已切除。

在打开的眶顶上方观察，可见**眼神经的走行**及其发出的分支泪腺神经和额神经(包括连续分支)，亦可见走行更深的鼻睫神经。此外，尚能观察到纤细的滑车神经(支配上斜肌)及位置更深的展神经(支配外直肌)。

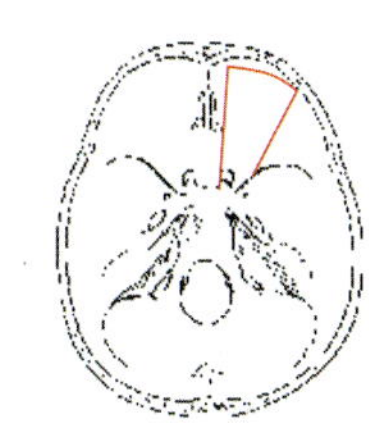

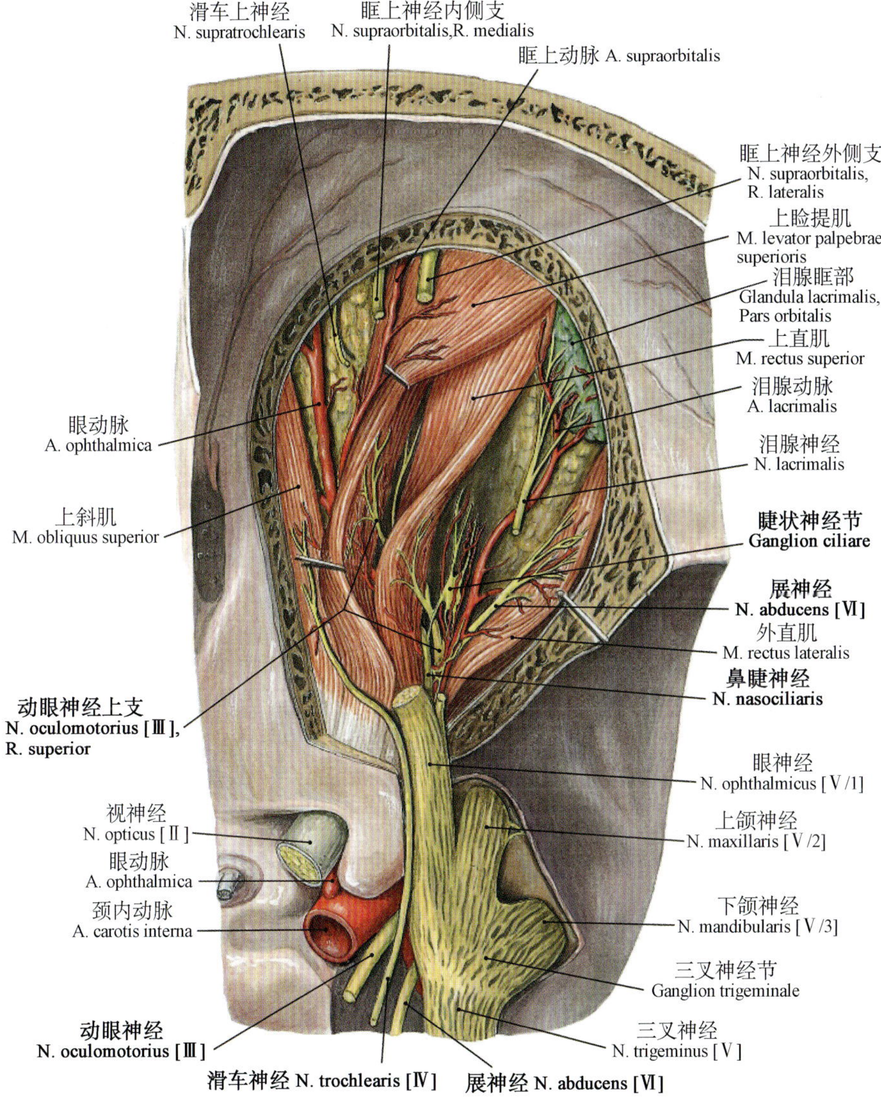

眼动脉的分支

- 视网膜中央动脉
- 泪腺动脉
  - 脑膜中动脉吻合支
  - 睑外侧动脉
- 脑膜返支
- 睫后长动脉
- 眼肌动脉
  - 睫前动脉
  - 结膜前动脉
  - 巩膜外动脉
- 眶上动脉
  - 板障支
- 筛前动脉
  - 脑膜前支
  - 前中隔支
  - 鼻前外侧支
- 筛后动脉
- 睑内侧动脉
  - 结膜后动脉
  - 上睑弓
  - 下睑弓
- 滑车上动脉
- 鼻背动脉

图 9.58 眼眶的动脉和神经

右侧，上面观，移除眶顶，显示睫状神经节，上睑提肌和上直肌已翻起。

图中显示了动眼神经进入肌深面的分支。移除肌下方的脂肪组织后，可见约 2mm 大小的**睫状神经节**，其位于眼球后视神经外侧约 2cm 处，埋于眶脂体内。睫状神经节含有节后副交感神经元，与位于动眼神经副核（自主神经、Edinger-Westphal 核）的节前副交感神经元的轴突相突触，这部分副交感神经纤维支配眼内肌（睫状肌和瞳孔括约肌，→图 8.192）。支配瞳孔开大肌的交感神经节后纤维下行通过睫状神经节后到达瞳孔开大肌，但不再交换神经元，该节后纤维在颈上神经节交换神经元。

眶内动脉和神经

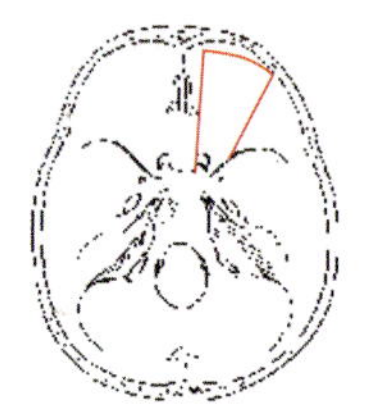

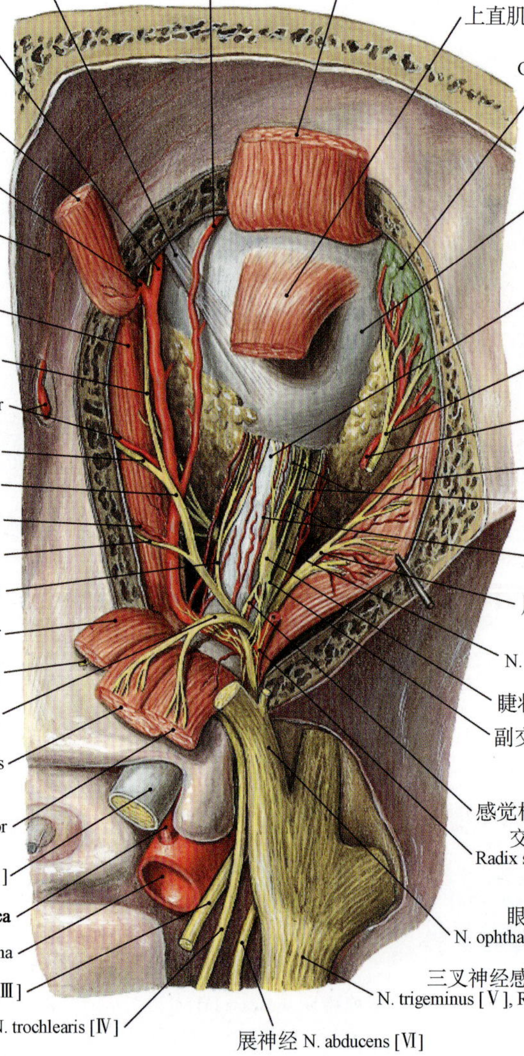

上斜肌肌腱 M. obliquus superior, Tendo
眶上动脉 A. supraorbitalis
上睑提肌 M. levator palpebrae superioris
滑车上动脉 A. supratrochlearis
上直肌 M. rectus superior
泪腺眶部 Glandula lacrimalis,Pars orbitalis
上斜肌 M. obliquus superior
鼻背动脉 A. dorsalis nasi
脑膜前支 R. meningeus anterior
眼球 Bulbus oculi
内直肌 M. rectus medialis
视神经 N. opticus [Ⅱ]
滑车下神经 N. infratrochlearis
泪腺神经 N. lacrimalis
筛前动脉 A. ethmoidalis anterior
泪腺动脉 A. lacrimalis
筛前神经 N. ethmoidalis anterior
外直肌 M. rectus lateralis
鼻睫神经 N. nasociliaris
睫状短神经 Nn. ciliares breves
筛后动脉 A. ethmoidalis posterior
筛后神经 N. ethmoidalis posterior
睫状动脉 Aa. ciliares
睫状长神经 N. ciliaris longus
展神经 N. abducens [Ⅵ]
上斜肌 M. obliquus superior
动眼神经，下支 N. oculomotorius [Ⅲ], R. inferior
滑车神经 N. trochlearis [Ⅳ]
睫状神经节 Ganglion ciliare
动眼神经上支 N. oculomotorius [Ⅲ],R. superior
副交感神经根 [动眼神经] Radix parasympathica [oculomotoria] (Ⅲ)
上睑提肌 M. levator palpebrae superioris
感觉根 Radix sensoria (Ⅴ/1)
上直肌 M. rectus superior
交感根（颈内动脉神经）Radix sympathica(N. caroticus internus)
视神经 N. opticus [Ⅱ]
眼动脉 A. ophthalmica
眼神经 N. ophthalmicus [Ⅴ/1]
颈内动脉 A. carotis interna
三叉神经感觉根 N. trigeminus [Ⅴ], Radix sensoria
动眼神经 N. oculomotorius [Ⅲ]
滑车神经 N. trochlearis [Ⅳ]
展神经 N. abducens [Ⅵ]

图 9.59 眼眶的动脉和神经
右侧；上面观；上睑提肌、上直肌和上斜肌已部分切除。图中显示了眼眶中部平面的结构。可见营养视神经的动脉网（Aa. ciliares）发自眼动脉，其纵行于眼眶，亦承担睫状长神经、睫状短神经、睫状神经节及鼻睫神经终支的血供。

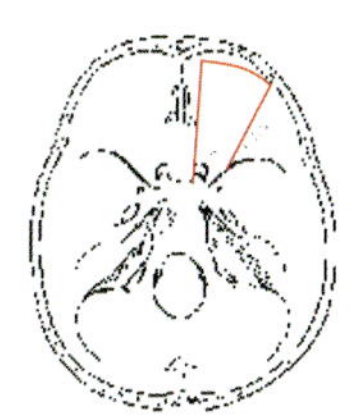

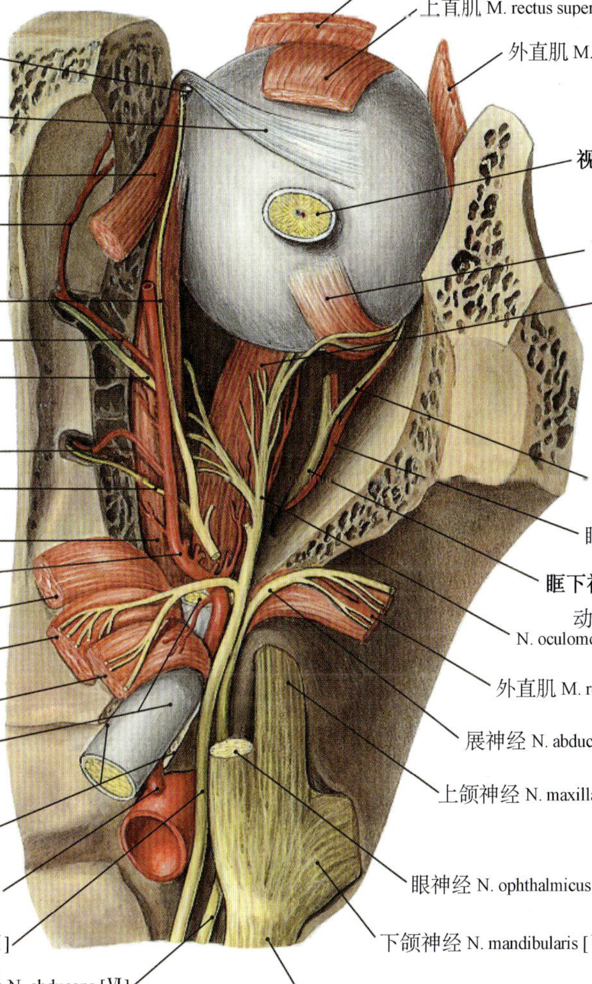

上睑提肌 M. levator palpebrae superioris
上直肌 M. rectus superior
外直肌 M. rectus lateralis
上斜肌滑车
M. obliquus superior, Trochlea
上斜肌肌腱
M. obliquus superior, Tendo
上斜肌
M. obliquus superior
脑膜前支
R. meningeus anterior
滑车下神经
N. infratrochlearis
筛前动脉 A. ethmoidalis anterior
筛前神经 N. ethmoidalis anterior
筛后动脉 A. ethmoidalis posterior
筛后神经 N. ethmoidalis posterior
内直肌 M. rectus medialis
眼动脉 A. ophthalmica
上斜肌 M. obliquus superior
上睑提肌
M. levator palpebrae superioris
上直肌 M. rectus superior
视神经 N. opticus [Ⅱ]
视神经管 Canalis opticus
眼动脉 A. ophthalmica
动眼神经 N. oculomotorius [Ⅲ]
展神经 N. abducens [Ⅵ]
视神经 N. opticus [Ⅱ]
下斜肌 M. obliquus inferior
下直肌 M. rectus inferior
颧神经 N. zygomaticus
眶下动脉 A. infraorbitalis
眶下神经 N. infraorbitalis
动眼神经下支
N. oculomotorius [Ⅲ], R. inferior
外直肌 M. rectus lateralis
展神经 N. abducens [Ⅵ]
上颌神经 N. maxillaris [Ⅴ/2]
眼神经 N. ophthalmicus [Ⅴ/1]
下颌神经 N. mandibularis [Ⅴ/3]
三叉神经 N. trigeminus [Ⅴ]

图 9.60 眼眶的动脉和神经

右侧；上面观；视神经已切断。

在移除附属结构和整个眶脂体之后，可见下直肌和眼眶下部平面的结构。眼球转动至图中所示角度，可看到下斜肌的止点，其靠近视神经已切断进入眼球处。在内侧，打开筛窦，可见筛前、后神经和筛前、后动脉由眶部进入筛骨。在下部平面可看到外侧方的眶下动脉和眶下神经。颧神经为感觉纤维，发自眶下神经，其内通过的节后副交感神经纤维支配泪腺。

临床要点

视神经与蝶窦（Sinus sphenoidalis）毗邻，**蝶窦疾病**（鼻窦炎、肿瘤）可影响视神经，因为分隔视神经与蝶窦的骨壁非常薄。此处骨壁有的可缺如，因此在蝶窦手术中，须十分注意避免损伤视神经。

眶内神经

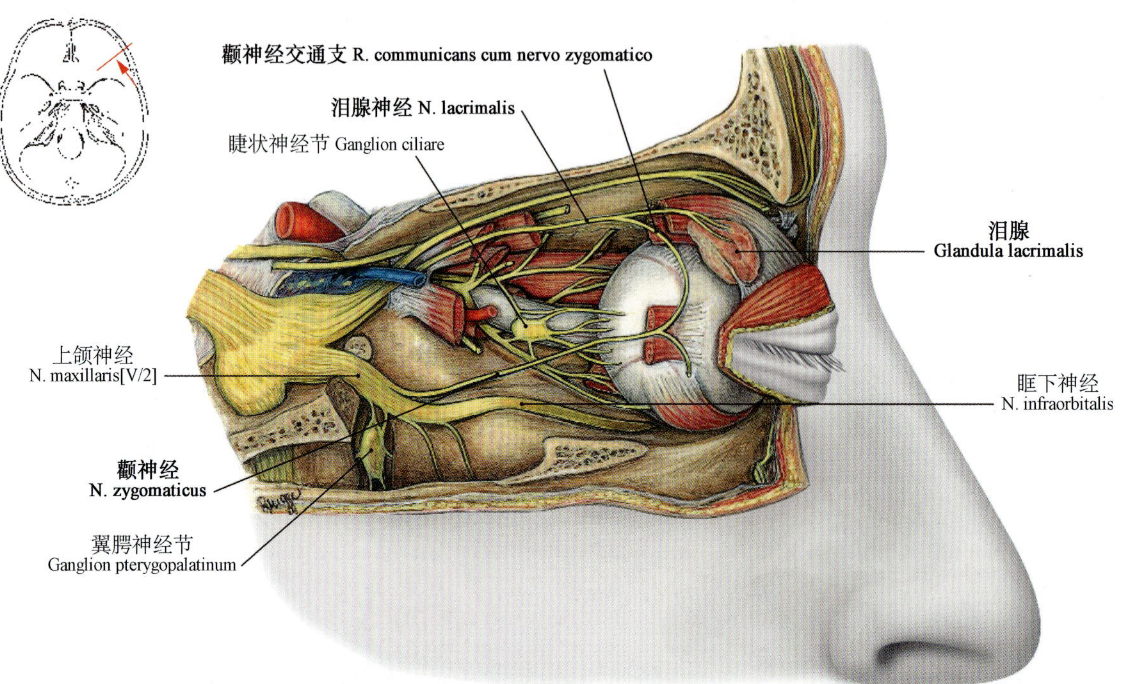

图 9.61 眼眶和眼的神经，泪腺的神经支配，睫状神经节示意图

右侧；外侧面观；颞侧壁和眶脂体已切除。

泪腺同时由交感神经、副交感神经和躯体感觉神经纤维支配。**副交感神经节后纤维**起自于翼腭神经节，可促进腺体分泌，该神经纤维与颧神经（上颌神经的一个分支）一同离开翼腭神经节后，分出颧神经交通支（→图 8.192 和→图 9.39），后与泪腺神经吻合并到达泪腺。泪腺神经主干为眼神经的一个分支，主要含感觉神经纤维。交感神经纤维抑制腺体分泌，**交感神经节后纤维**起自于颈上神经节，神经纤维穿过翼腭神经节（不换元），与副交感神经纤维一同进入泪腺（→图 9.39）。

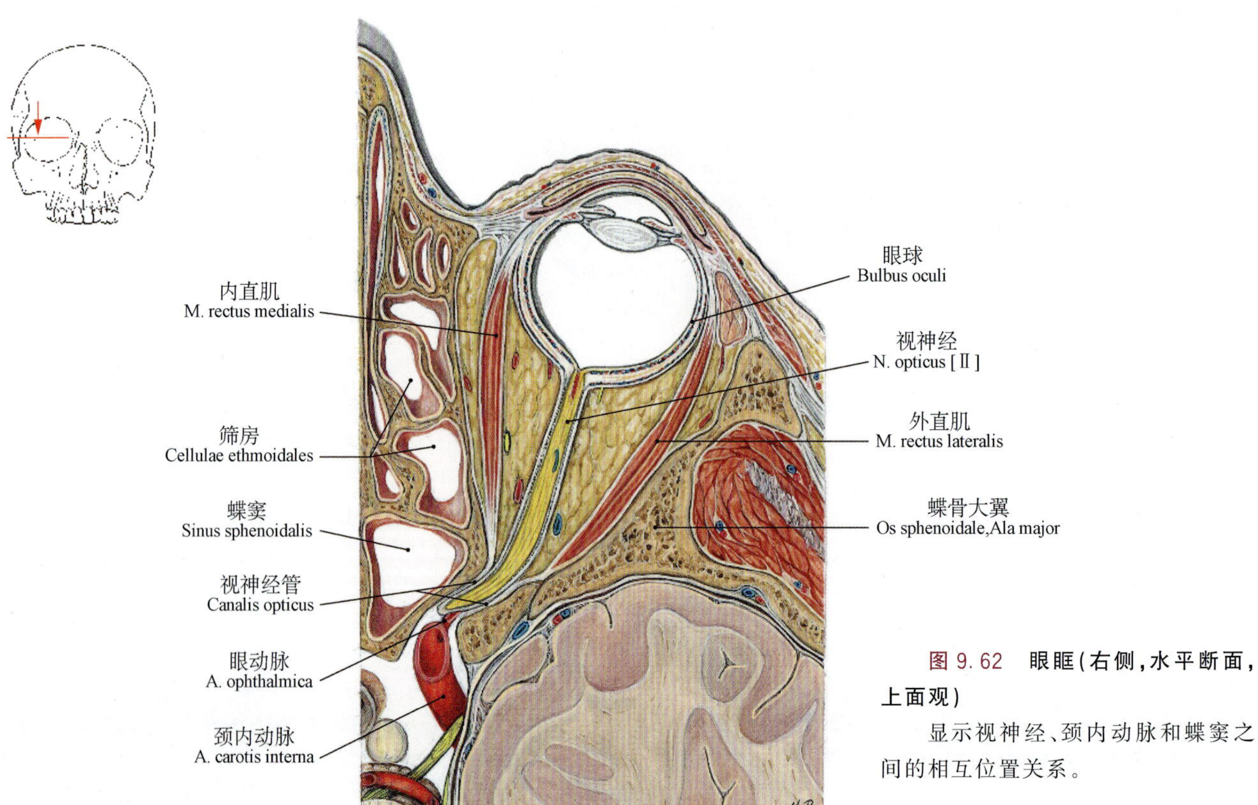

图 9.62 眼眶（右侧，水平断面，上面观）

显示视神经、颈内动脉和蝶窦之间的相互位置关系。

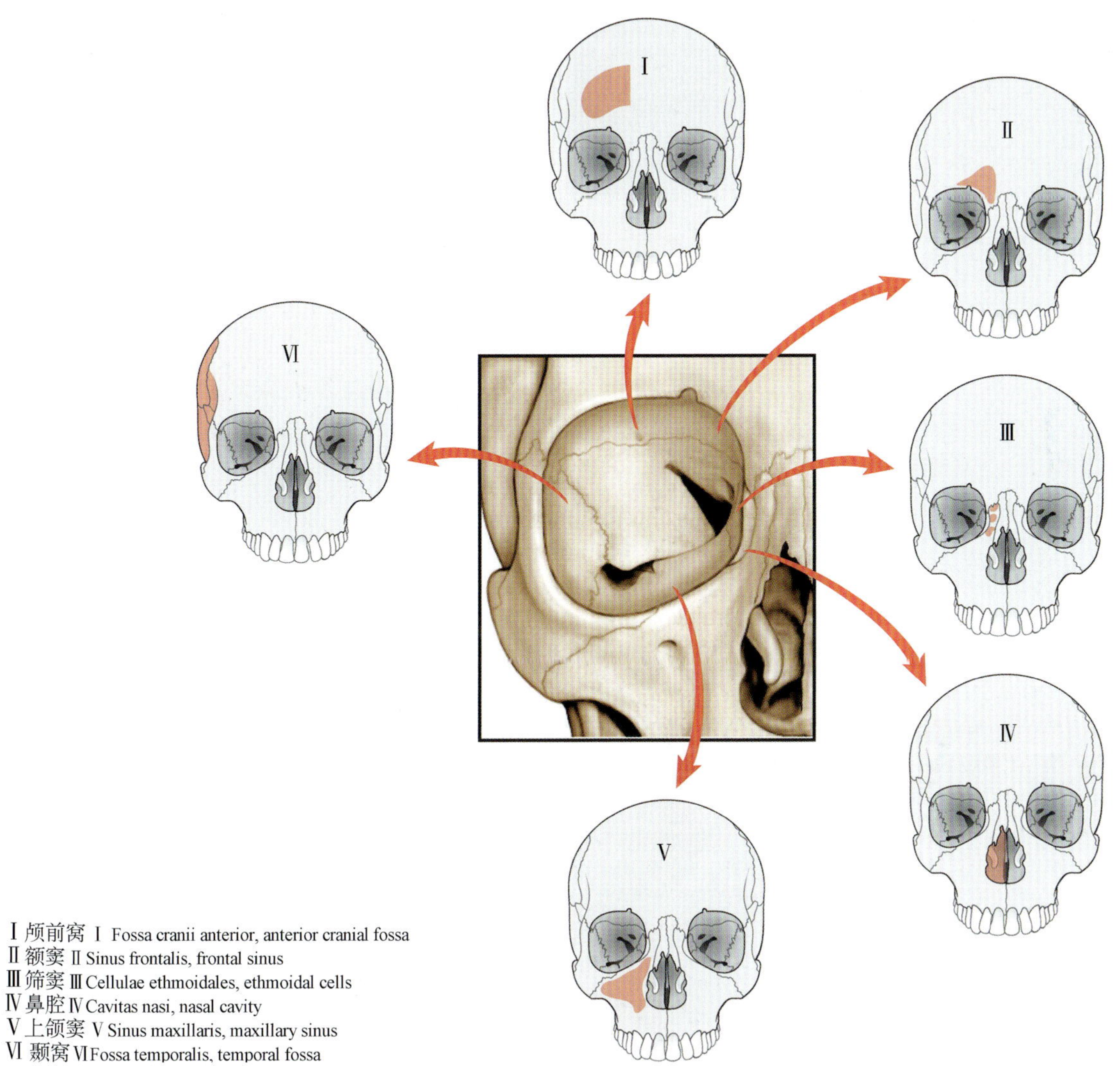

图 9.63 **眼眶和邻近结构的解剖关系(右侧;前面观)** [L126]

眼眶与邻近区域结构解剖关系密切。这些区域结构包括颅前窝(Fossa cranii anterior)、额窦(Sinus frontalis)、筛窦(Cellulae ethmoidales)、鼻腔(Cavitas nasi)、上颌窦(Sinus maxillaris)和颞窝(Fossa temporalis)。

临床要点

眼部疾病(尤其是影响面部结构的疾病)的治疗,通常需要多专业领域的跨学科协作。除眼科医师外,也需要耳鼻喉科、口腔颌面外科、神经外科、放射科及神经病学专家参加治疗,甚至其他一些学科专家(如儿科医师、麻醉师、核医学专家等)的参与。眼眶的炎症和肿瘤可以扩散到邻近区域,反之亦然,因此需要跨学科治疗。

眼眶局部解剖

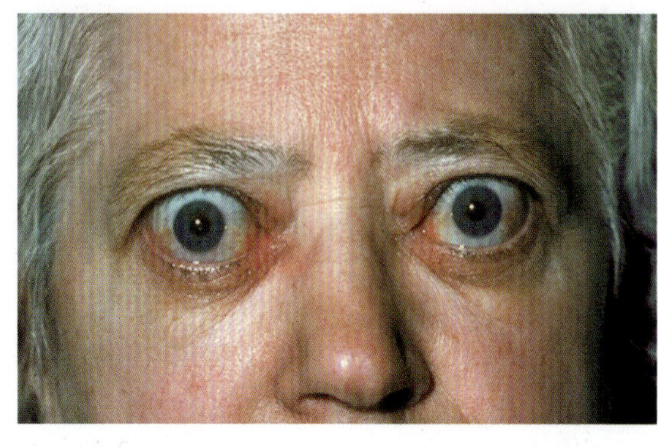

> **临床要点**
>
> **内分泌眼眶病**通常表现为眼眶炎症，属于Graves病的一部分。后者是一种自身免疫性疾病，一般认为是免疫系统错误地产生抗体，攻击患者自身甲状腺和眼眶组织（如眼球外肌和眶脂体）而产生的疾患。这种疾病的机制尚未完全阐释清楚，但其典型表现为甲状腺功能亢进（甲亢）和眼球突出（凸眼，图9.64）。眼球突出会伴随睑裂扩大、眼睑回缩和眼球运动偏斜扭转。

图9.64 Grves眼眶病患者［T127］
可见明显的眼球突出。

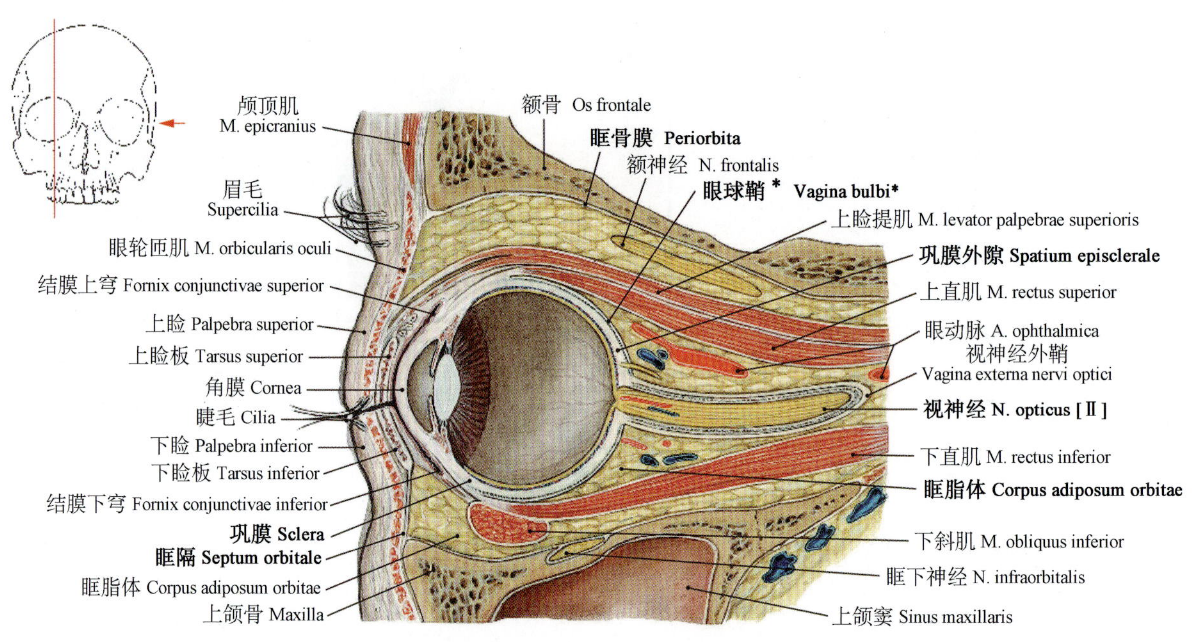

图9.65 眼眶（右侧，内侧面观，正中矢状断面）
眼眶内面覆盖有骨膜，眶内所有结构都嵌入眶脂体中，眶的入口处有眶隔屏限。眼球周围有一层薄的结缔组织鞘（眼球筋膜鞘、Tenon囊），鞘和眼球巩膜之间存在的窄隙，称为巩膜外隙。

* Tenon囊。

> **临床要点**
>
> 基于选择适宜手术入路的需要，根据不同的临床标准可将眼眶分成不同的部分。
>
> • 眼球区-眼球后区。
> • 中央或肌锥内区（由锥形排列的眼直肌所围成）-外周或肌锥外区。
> • 眼眶上层-中层-下层。
>   - **上层**位于眶顶和上睑提肌之间，包含额神经、滑车神经、泪腺神经、眶上动脉、滑车上动脉、泪腺动脉、泪腺静脉和眼上静脉（→图9.57）。
>   - **中层**位于眼外的直肌之间，包括肌锥内间隙（→图9.59）。它包含动眼神经、鼻睫神经、展神经、覅神经、睫状神经节、眼动脉、眼上静脉及睫后短、长动脉。
>   - **下层**从下直肌和下斜肌延伸到眶底（→图9.60），包含眶下神经、眶下动脉和眼下静脉。

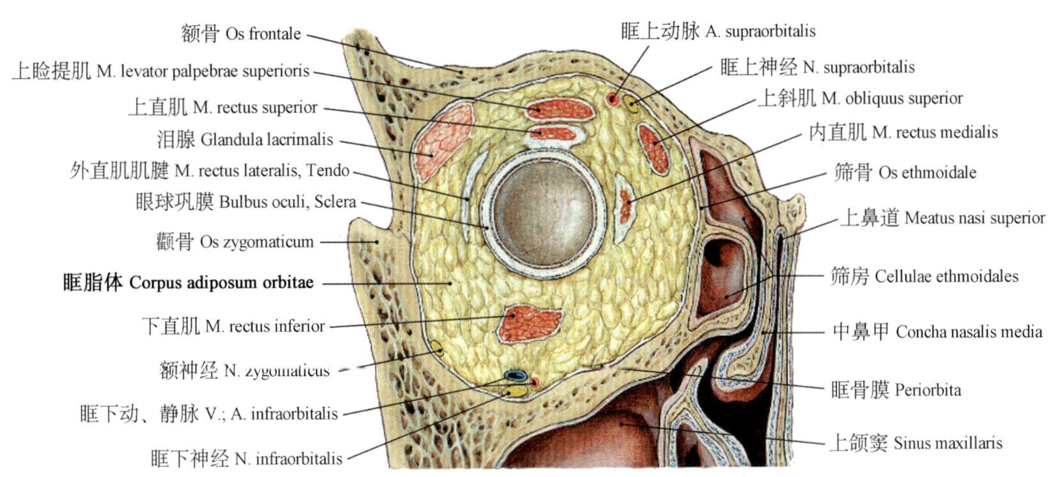

图 9.66　眼眶(右侧,通过眼球后部的眼眶冠状断面,前面观)

眼眶内所有结构都嵌入眶脂体中,眶脂体在眼眶周围形成一层保护结构。

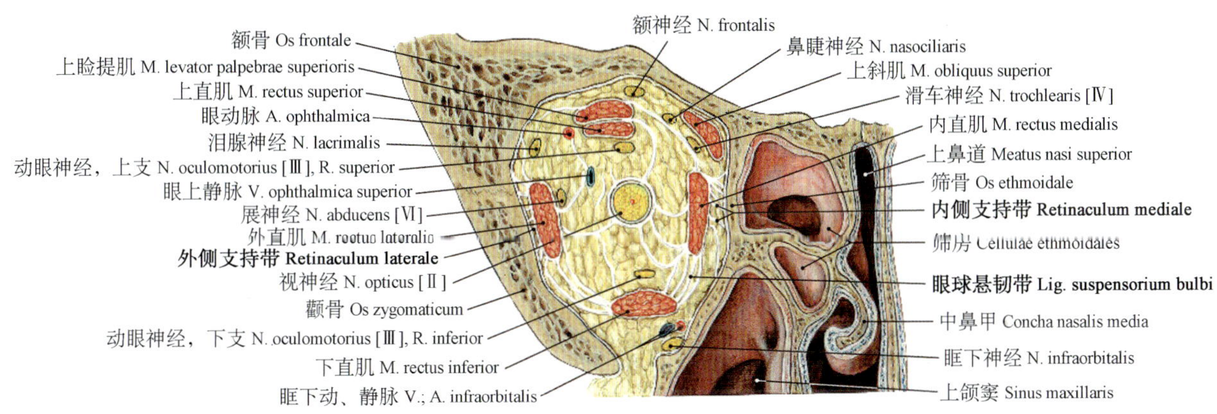

图 9.67　眼眶(右侧,通过眼球后方的眼眶冠状断面,前面观)

眼球及球后间隙结构彼此之间或其与眶周之间通过薄韧带相连。较强的韧带包括内侧支持带(位于内直肌和眶周之间)、外侧支持带(位于外直肌和眶周之间)以及眼球悬韧带(Lockwood 韧带,位于内直肌、下直肌和眶周之间)。

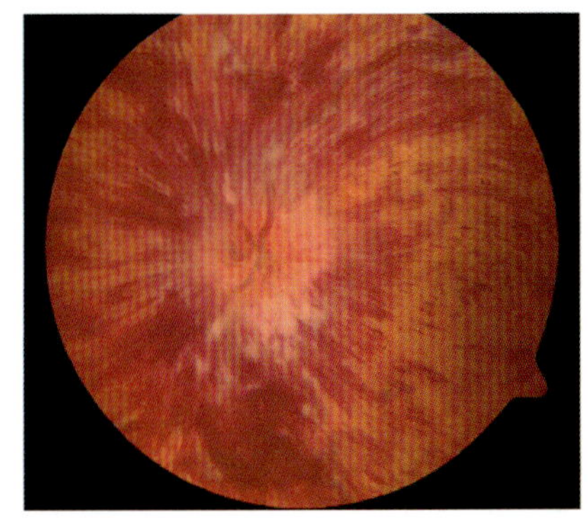

图 9.68　中央静脉阻塞(左侧)[T867]

视网膜各象限均有明显出血。

临床要点

在**糖尿病视网膜病变**中,视网膜静脉阻塞是第二常见的血管性视网膜疾病。静脉阻塞通常是由局部血栓引起的(**视网膜中央静脉血栓形成**,图 9.68),可伴随着明显的视力丧失。糖尿病患者视网膜血管经常发生病理改变,其可引起玻璃体积血,从而导致视力丧失。如果玻璃体积血 2～3 个月后不能自行消退,导致视力低下,建议切除玻璃体(玻璃体切割术)。

眼球

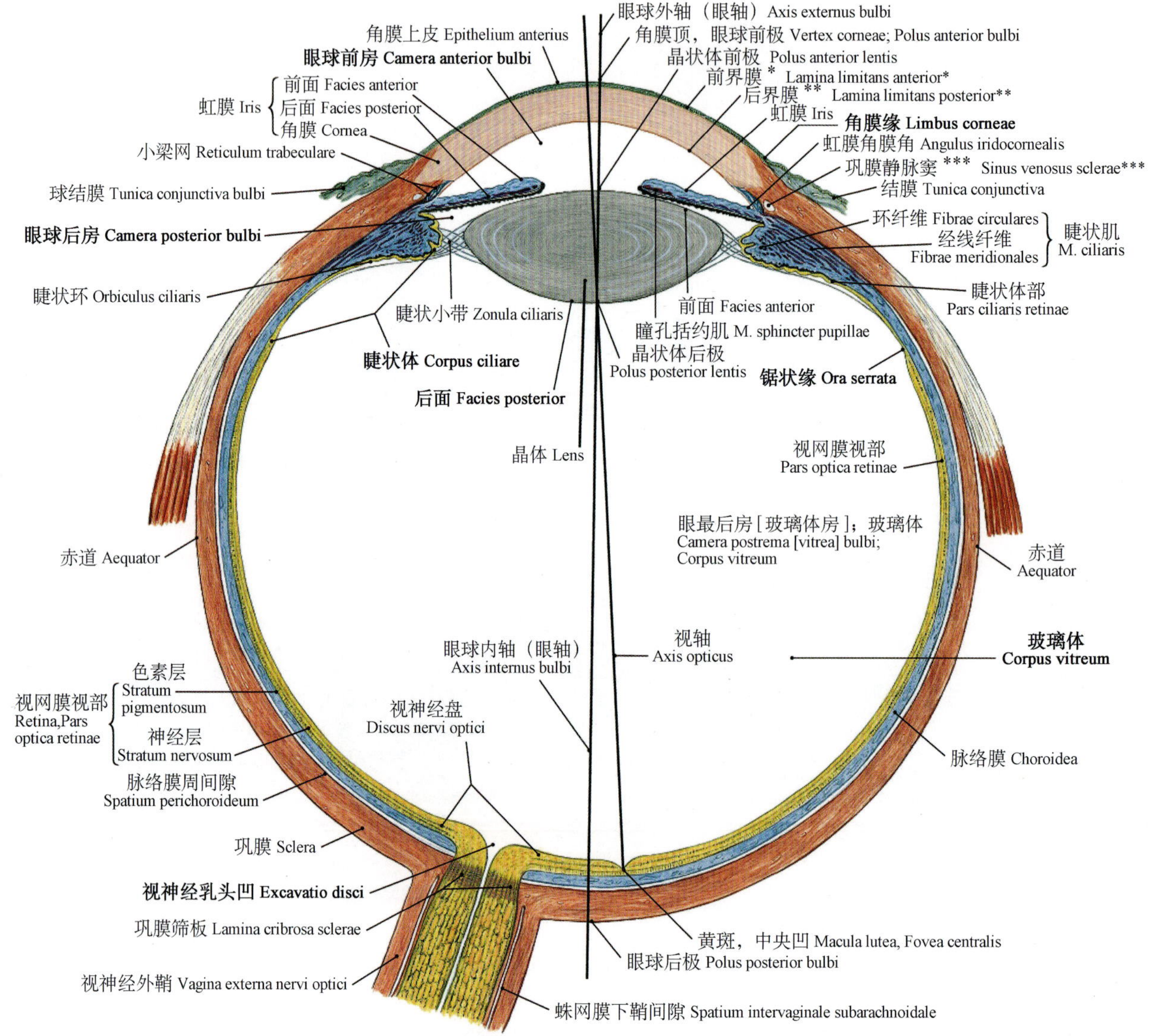

图 9.69 眼球经视神经穿出部位的水平面示意图(右侧)

在眼的前部，眼球壁的外层(纤维膜)由巩膜和**角膜**组成。角膜呈一凸的圆盘状，向眼球壁的前方凸出。在角膜缘，角膜与弯曲度较低的**巩膜**连接。巩膜形成了眼中后部的眼球纤维膜，眼球外肌的止点附着于其表面。眼球血管膜(血管层，葡萄膜)位于巩膜深面，其前部由虹膜和睫状体(Corpus ciliare)组成，后部则为**脉络膜**(Choroidea)。睫状体和脉络膜在锯状缘处相接。脉络膜是人体内血管最密集的组织结构，其血管为邻近的视网膜层提供营养和氧气，并参与眼球的温度调节。**视网膜**是眼球壁的最内层(内膜)，其包括神经层(Stratum nervosum；感光细胞)和色素层(Stratum pigmentosum；色素细胞)构成的视部、睫状体色素层构成的睫状体部和虹膜上皮构成的虹膜部。眼球的内部空间主要由**玻璃体**(Corpus vitreum)填充。

* 临床术语：Bowman 膜。

** 临床术语：Descemet 膜。

*** 临床术语：巩膜静脉窦。

临床要点

若出现角膜炎、圆锥角膜或化学刺激损伤等疾病情况下，可能需要手术角膜移植，以恢复正常视力。从免疫学的角度来看，由于角膜无血管分布，故移植角膜要比血管化的器官移植容易得多。因此，角膜移植(keratoplasty)成为世界上最常见的人体器官移植手术。**视网膜脱落**(Ablatio 或 Amotio retinae)是指视网膜内层(神经层，神经视网膜)从供给其营养和氧气的视网膜色素上皮层(色素部，Pars pigmentosa，RPE)中脱离。若黄斑(中心视力点)没有受到影响，则色斑数量增加或闪光等视网膜脱落症状可能不明显。若黄斑从为其供应营养的色素上皮脱离超过 48 小时，则这部分视网膜的功能将永久丧失。将视网膜重新贴附到色素上皮后，视网膜功能是否能够改善，取决于视网膜脱落的时间长短。若视网膜完全脱落没有得到纠正，患侧的视力将会丧失。

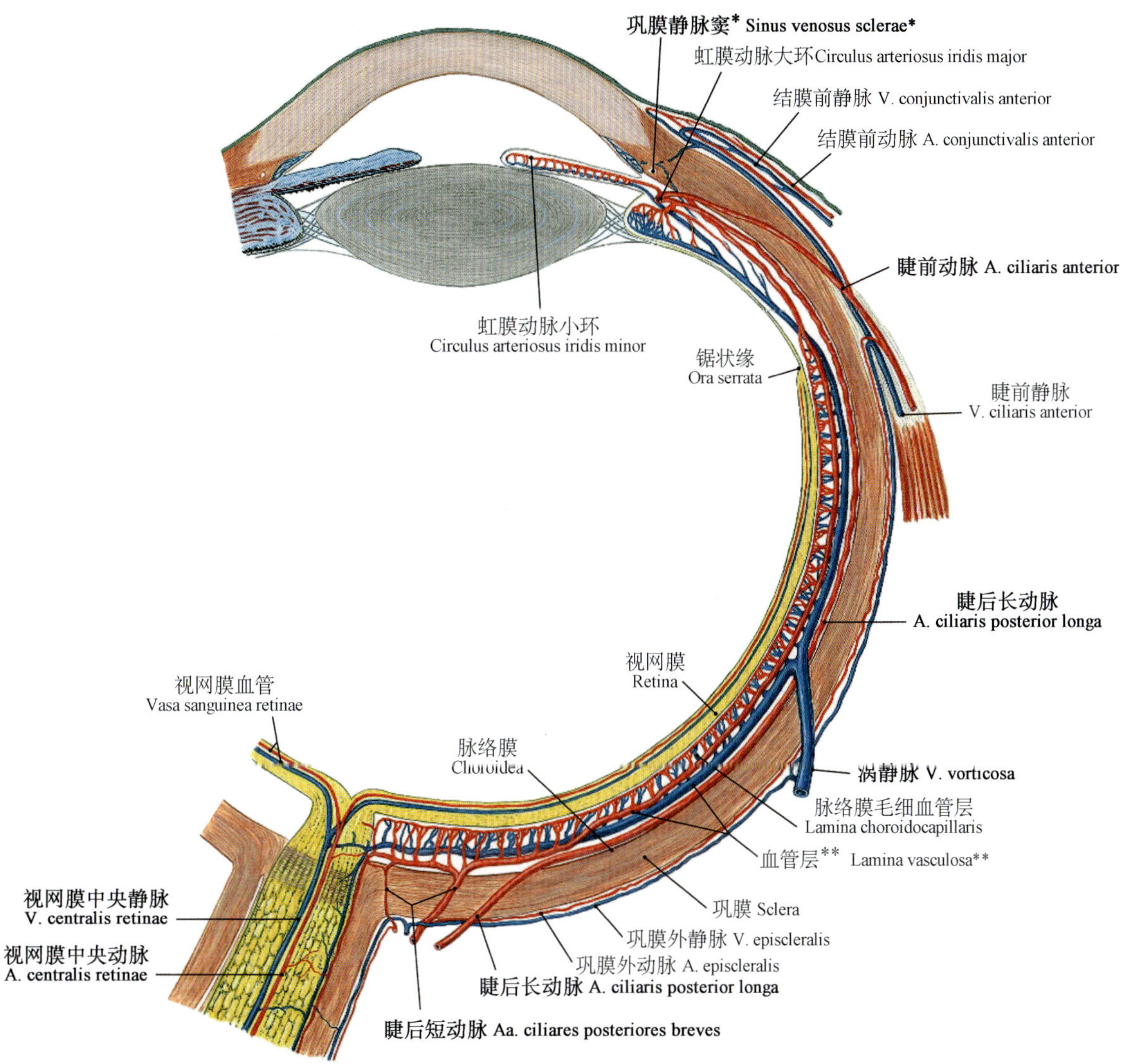

图 9.70　眼球的血管（右侧，经视神经的水平面，上面观）

动脉血供应（→图 9.55），通过视网膜中央静脉及 4～8 条涡静脉的静脉回流（→图 9.56）。

涡静脉穿过巩膜后方进入眼球赤道，与眼上、下静脉汇合。

* 临床术语：巩膜静脉窦。

** 临床术语：葡萄膜。

眼球数据（根据解剖和眼科文献的平均值）			
眼外轴（Axis bulbi externus）	24.0mm	巩膜曲率半径	13.0mm
眼内轴（Axis bulbi internus）	22.5mm	角膜曲率半径	7.8mm
角膜厚度	0.5mm	全眼屈光指数（远视）	59°
前房深度	3.6mm	角膜屈光指数	43°
晶状体厚度	3.6mm	晶状体屈光指数（远视）	19°
晶体与视网膜间距	15.6mm	瞳孔间距	61～69mm
视网膜厚度	0.3mm		

虹膜和睫状体

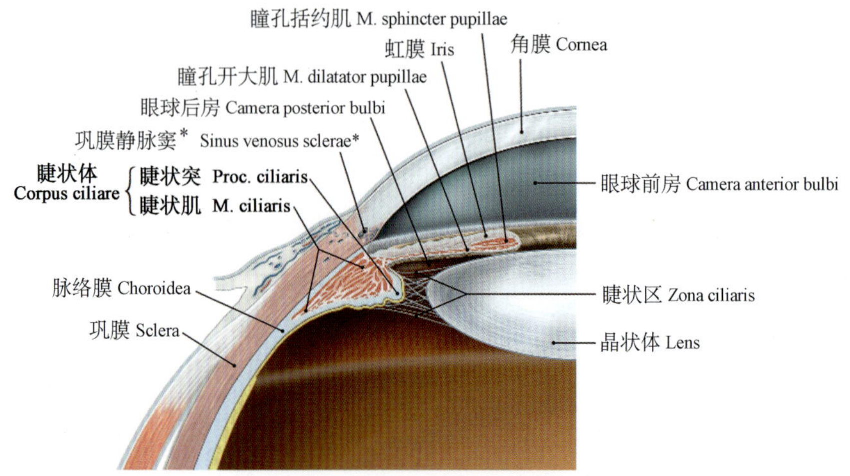

图 9.71 **虹膜角膜角及其邻近结构[L275]**

虹膜角膜角（Angulus iridocornealis）由角膜、虹膜和巩膜围成。睫状体上皮产生的房水从后房流入前房，随后通过虹膜角膜角内的小梁网汇入巩膜静脉窦（＊），最终经此窦注入巩膜外静脉。睫状肌是睫状体的主要组成部分，其由纵向（Brücke 肌）、放射状和环状（Müller 肌）肌纤维组成，对屈光调节发挥重要作用。

临床要点

房水**回流**不畅可导致眼内压升高（正常为 15 mmHg），其主要造成视神经乳头区损伤，并可导致失明。该病可能由虹膜角膜角阻塞引起，如虹膜与角膜粘连（**闭角型青光眼**，罕见），亦可能由覆盖巩膜静脉窦的小梁网回流受损（**开角型青光眼**，常见）引起。连接纤维蛋白-1 合成的遗传缺陷（**马方综合征**）可导致小带纤维不良性晶体脱位及远近调节功能受损的永久性球形晶体。

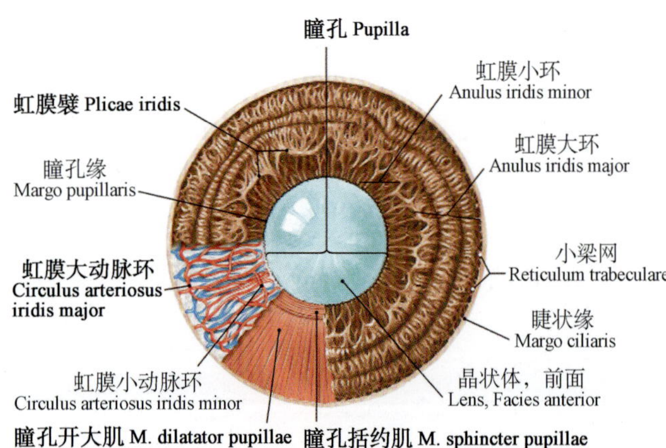

图 9.72 **虹膜和晶状体（前面观）**

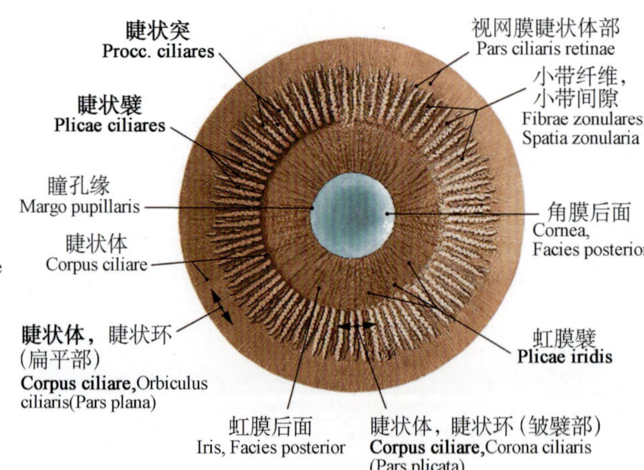

图 9.73 **虹膜和睫状体（后面观，晶状体已摘除）**

睫状体分为扁平部（Pars plana）和皱部（Pars plicata），后者发出约 70 个睫状突（Procc. ciliares）。睫状体被睫状上皮覆盖，其在皱襞部分泌房水至虹膜角膜角。睫状上皮和晶状体囊之间有小带纤维（晶状体悬韧带，Zonulae ciliares）相连。

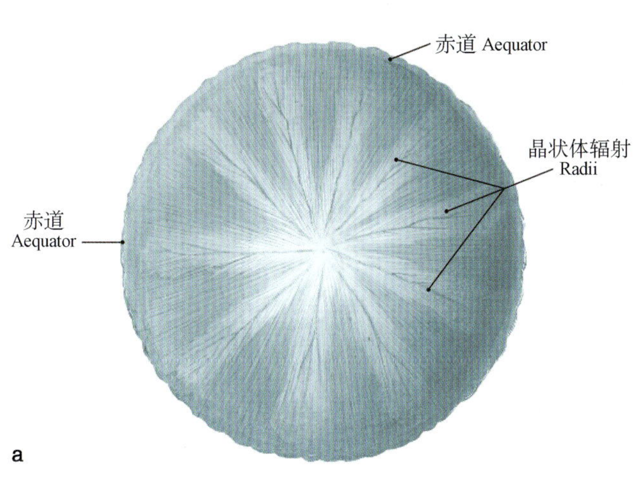

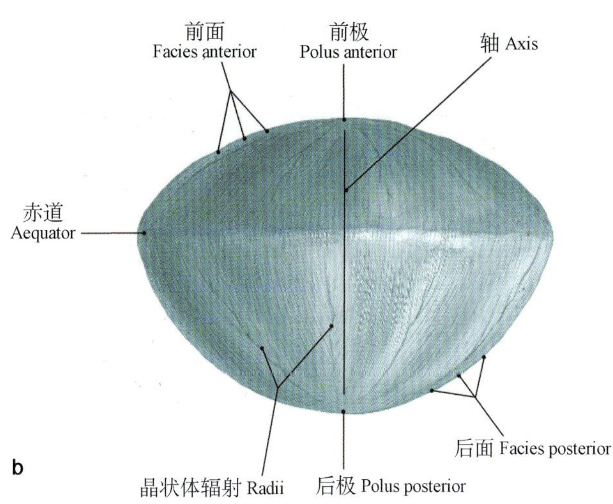

图 9.74a、b **晶状体**

a 前面观。

b 赤道视图。

根据其调节的具体程度，晶状体的折射率在 10°～20°变化，相较而言，角膜的折射率更大(43°)，但不能被调节。

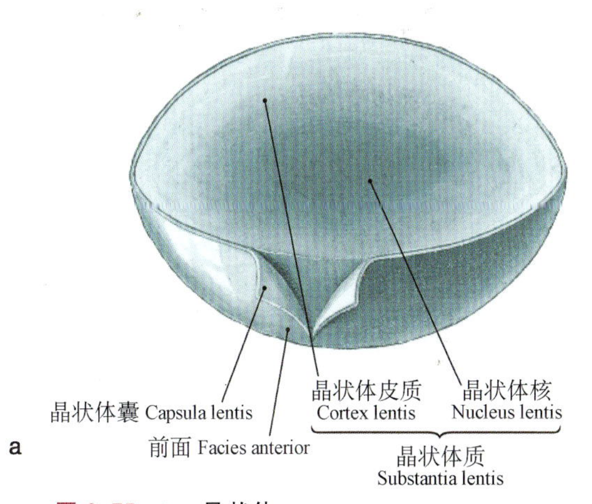

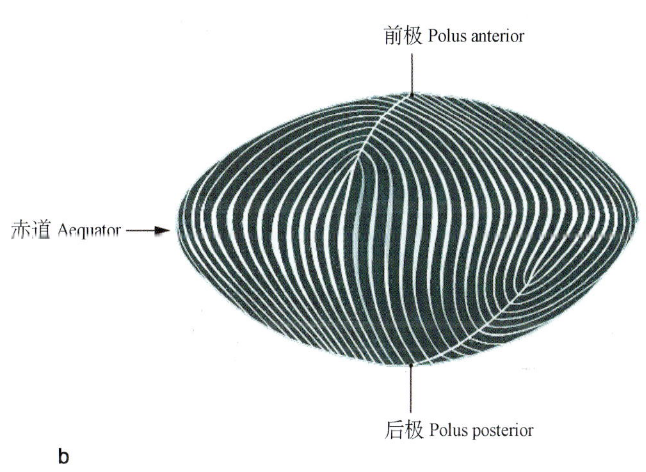

图 9.75a、b **晶状体**

a 前斜视图，沿经线切开且部分分离前晶体囊(Capsula lentis)。

b 新生儿的晶状体纤维，示意图，赤道视图。

晶面的中心称为前极(Polus anterior)或后极(Polus posterior)。

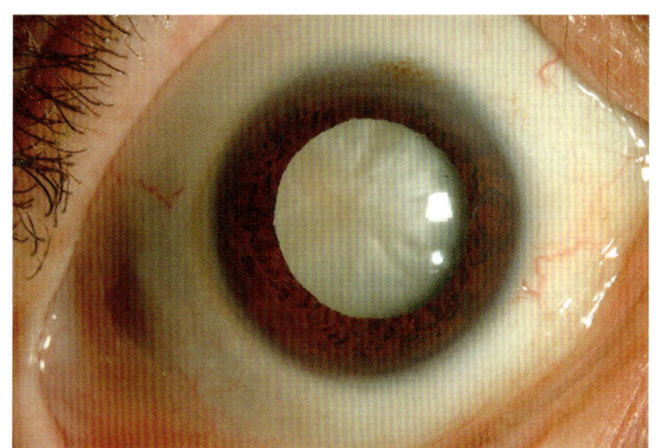

图 9.76 **老年性白内障，右侧**[T867]

白色混浊表明为晚期白内障。

临床要点

从 40 岁起，人体晶状体纤维可能会连续重叠引起弹性下降，导致晶体的可调节性降低，即视线无法准确聚焦在远近不同的物体上(年龄相关的视力障碍、**老花眼**)。细胞内含水量的减少可引起维持晶状体透明度相关蛋白质(晶状体)的改变，导致白内障(**老年性白内障**，Cataracta senilis)，其为最常见的眼科疾病。白内障可以通过裂隙灯检查进行早期诊断(图 9.76)。白内障手术是西方工业化国家最常开展的外科手术之一，约 10%的 80 岁患者患有晚期白内障。

眼底

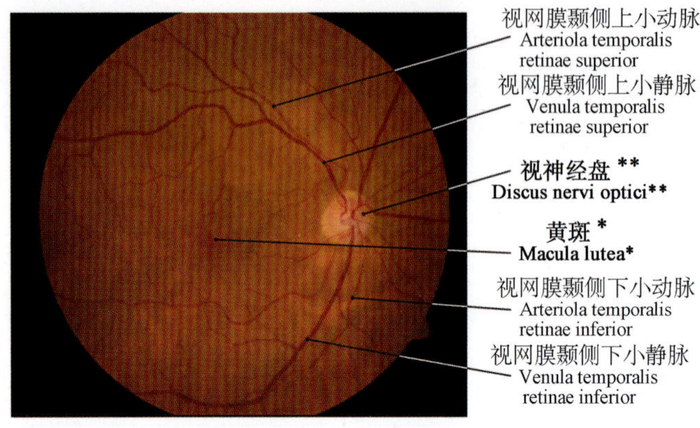

图 9.77 眼底，眼底镜自然成像（右侧，前面观）[T867]

使用直接检眼镜检查眼底可以对视网膜、血管（特别是视网膜中央动脉和静脉）、视神经盘、黄斑和中央凹的状况进行临床评估。可评估视网膜血管（视网膜中央动脉及其分支、静脉及其属支）且基于动、静脉直径（动脉直径较小）的不同而可彼此区分。视神经盘通常边缘锐利，色泽介于黄色和橙色之间，有一中央凹陷（视神经乳头凹）。黄斑位于视神经盘颞侧 3～4mm 处，其内存在大量视锥细胞。视网膜中央血管的许多分支呈放射状会聚于黄斑，但没有延伸至中央凹，中央凹的血供来自于脉络膜。

* 临床术语：黄斑。

** 临床术语：盲点（视神经盘＝视神经乳头）。

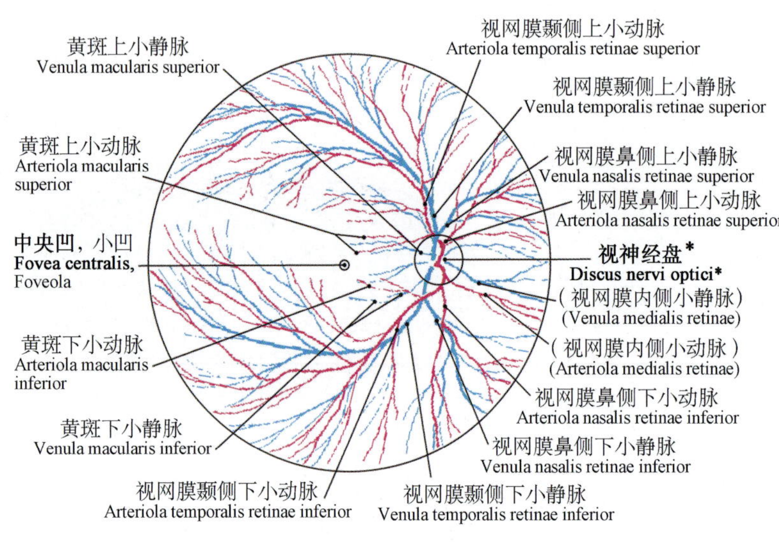

图 9.78 眼底视网膜的血管，血管走行示意图（右侧，前面观）[T899]

* 视神经乳头。

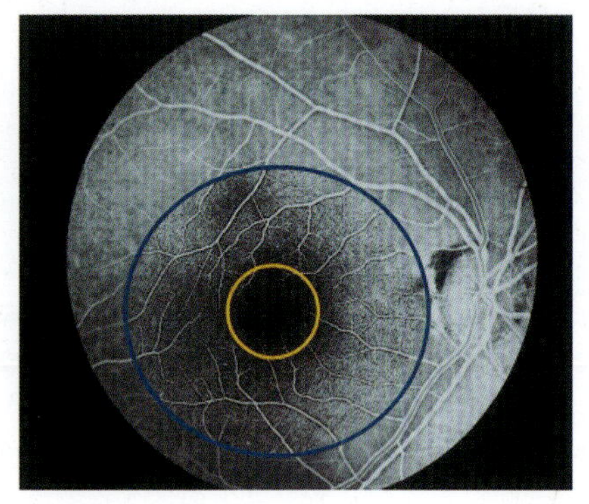

图 9.79 眼底，荧光血管造影动、静脉相（右侧，前面观）
解剖标志：黄斑（蓝圈）；中央凹（黄圈）[E282]。

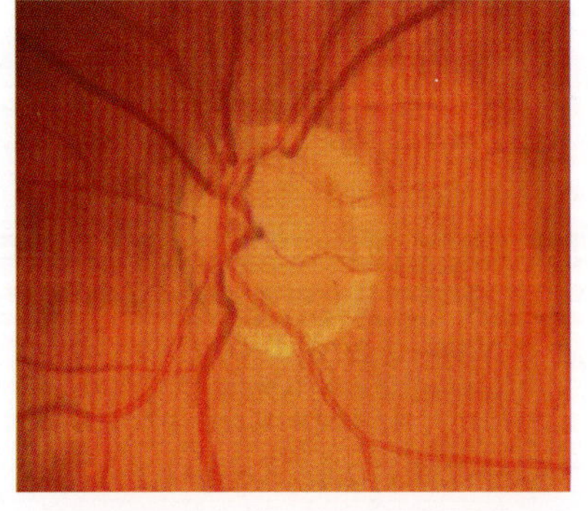

图 9.80 青光眼导致视神经盘同心性扩大[T867]

临床要点

视网膜脱落（Ablatio retinae）后，其颜色呈淡黄色。对于糖尿病性视网膜病变或高血压所致的血管变化，可通过检眼镜早期诊断，而后期诊断可通过荧光血管造影完成（图 9.79）。颅内压升高时，眼球视神经盘会呈轻微突出，且其边缘模糊不清（**视神经盘水肿**）。患有青光眼时，也会呈现视神经盘的特征性改变（→乳头状青光眼；图 9.80）。黄斑病变通常与年龄有关，在西方工业化国家，年龄相关性黄斑变性（age-related macular degeneration，AMD）是最**常见的致盲原因**。

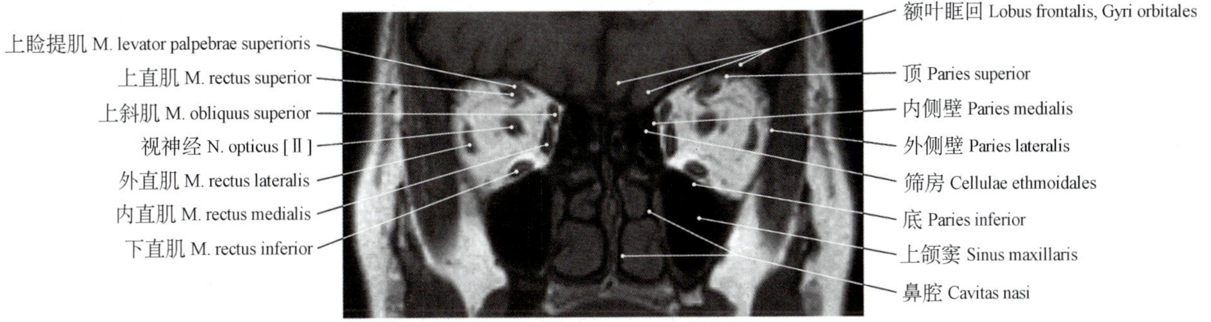

图 9.81 正常人眼球外肌;MRI(经眼眶中心的冠状面,前面观)[T916]

清晰可见眼眶、上颌窦、额叶、筛窦的相互位置关系。

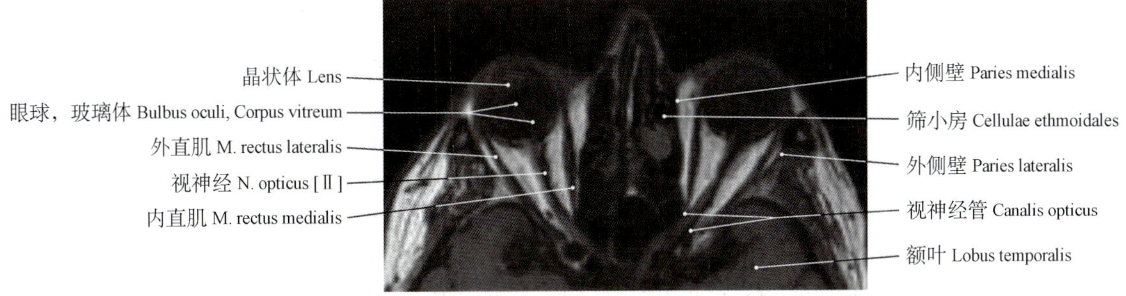

图 9.82 正常人眼球和眼球外肌;MRI(经视神经平面的横切面,上面观)[T916]

在这个横切面上,可以清楚看到视神经的走行轻微弯曲,该弯曲为眼球运动时视神经牵拉留有缓冲余地。

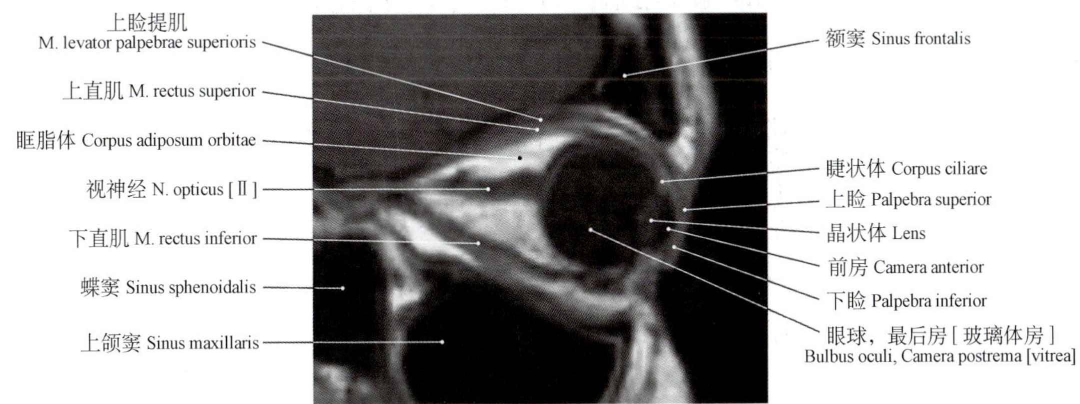

图 9.83 正常人眼球和眼球外肌 MRI(经视神经平面的矢状切面,外侧面观)

在 MRI 中,由于组织层次的不同,很容易区分眼球间隙和眼球后间隙。

检查方法

大多数肉眼可见的眼部结构可以使用诸如放大镜、检眼镜、裂隙灯等特殊的光学仪器对患者进行检查,如角膜、房水、虹膜角膜角、虹膜、晶状体、玻璃体、视网膜、视神经盘和黄斑。

成像技术可以辅助诊断一般诊断技术无法检测出的眼球慢性炎症或肿瘤。检查眶内结构及其局部关系最常用的成像技术是CT 和**磁共振**(MRI),通过静脉注射造影剂,能够揭示更详细的信息。

如果由于角膜混浊、白内障或玻璃体积血等病理变化,不能用检眼镜检查眼底,可行眼内**超声检查**。

视觉通路及血管

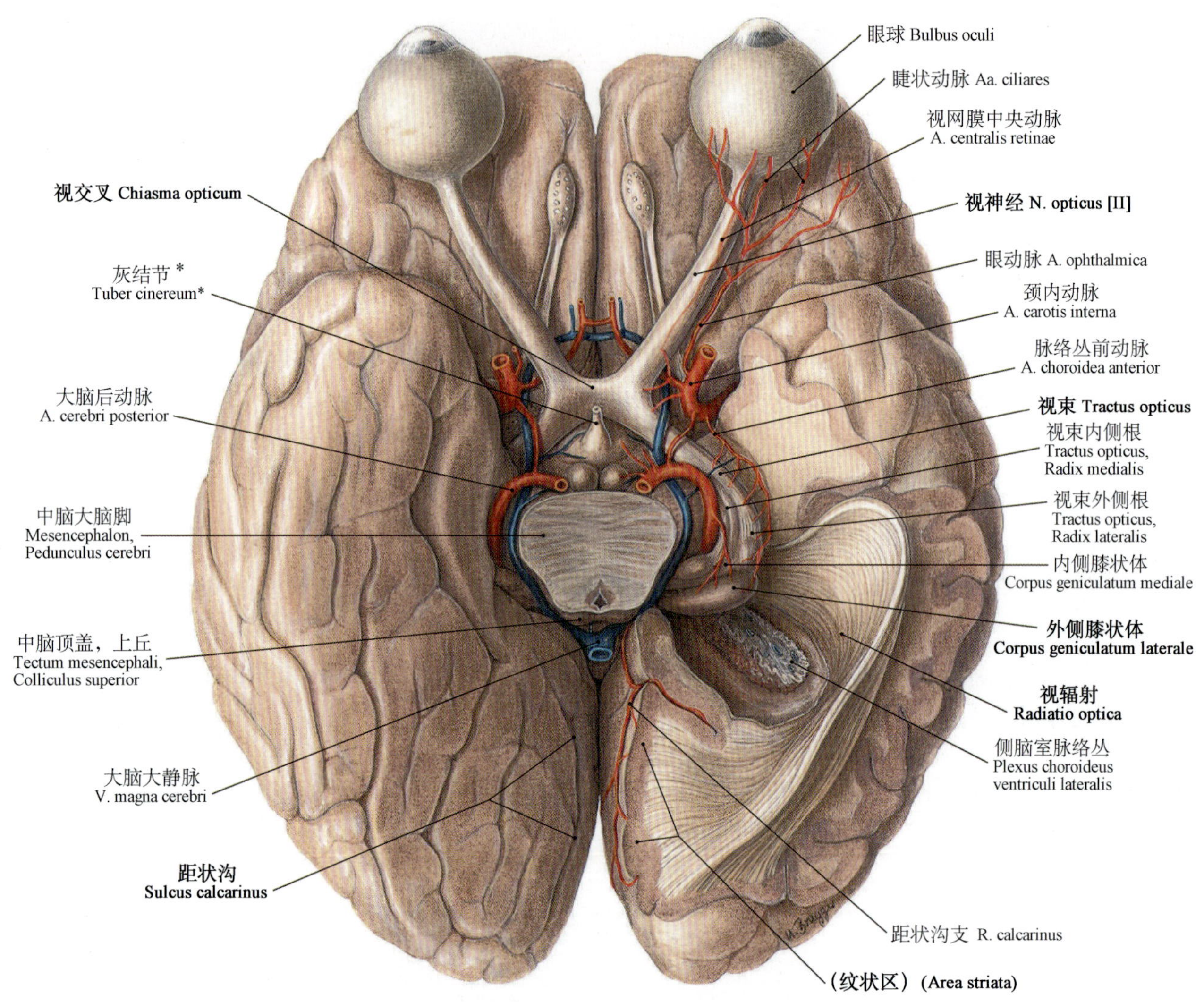

图 9.84 脑和视觉通路的血液供应(下面观)

经漏斗部切除靠近视交叉的垂体。(*)

视觉通路起始于视网膜，包含前3个投射神经元和中间神经元(水平细胞、无长突细胞；→图12.140)，其从外到内遵循以下顺序相互连接。

第一级神经元：视网膜感光细胞(视杆细胞和视锥细胞)。

第二级神经元：双极神经细胞(视网膜神经元)，接收感光细胞的信号并将其传输至第三级神经元多极神经节细胞。

第三级神经元：多极神经节细胞(视网膜神经元)。

仅视锥细胞遵循上述3级神经元形成的视网膜内传输规则，视杆细胞则首先将其多达40个细胞的信息汇集于一个双极细胞，然后该双极细胞再通过无长突细胞(到目前为止的文献中已经描述了20～50种不同类型)的帮助，间接地将信息传输至一个多极神经节细胞。神经节细胞的轴突纤维主要延伸至外侧膝状体(外侧根)，也有少量纤维延伸至前顶盖区、上丘(内侧根)及下丘脑。视神经内的神经纤维走行至视交叉时，来自于视网膜鼻侧的纤维交叉到对侧上行，而视网膜颞侧的纤维不交叉。因此，视束中含有传输对侧半视野信息的纤维。

第四级神经元：该级神经元轴突主要是从外侧膝状体发出，终止于距状沟周围的大脑皮质，即17和18区(纹状区)。

临床要点

在激活眼的光感受器感光部分之前，光线必须穿透视网膜的其他层面结构即神经节细胞层及双极细胞层，这就是所谓的视网膜倒置结构。光感受器(感光细胞层)与色素上皮密切接触，但二者间不形成实际的黏附。**视网膜脱离**即发生在感光细胞层和色素上皮间，该病如果不治疗，可能会导致失明。

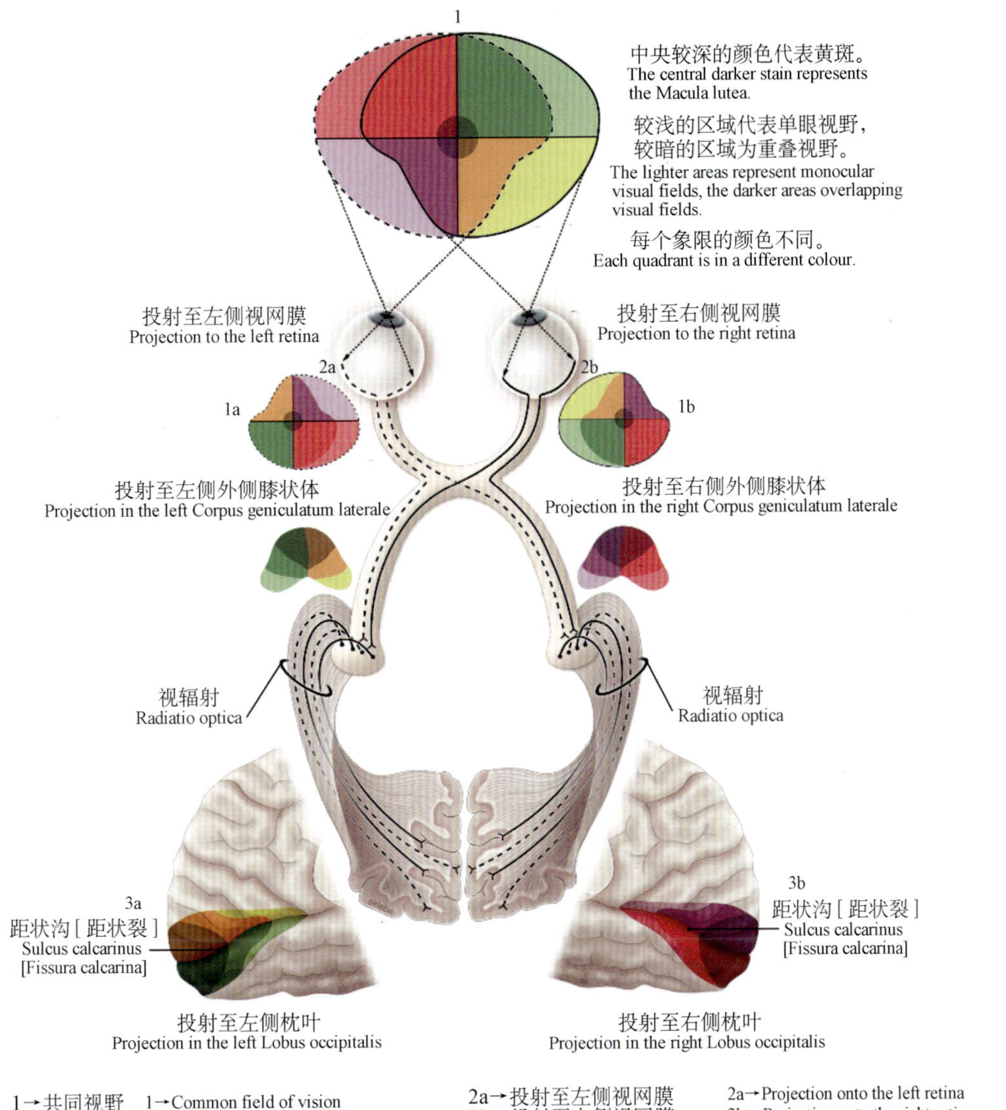

图 9.85 视觉通路；示意图概观（上面观）

中央视野的投射面积非常大[L238]。

物像信息只有投射到视觉关联的大脑皮质，才能感知其实际的形貌，且为倒置。用 4 种颜色对视野进行区分，以显示视觉信息在视觉皮质相应区域的呈现及在视觉通路的不同部分进行传递。

临床要点

由于垂体与视交叉位置靠近，故如果垂体瘤增大，可能导致**双颞侧偏盲**。而在视交叉之后或脑内的损伤可导致**同向性偏盲**，如右视束的病变可导致左侧同向性偏盲，左侧视辐射病变可导致右侧同向性偏盲。视觉相关的其他病症尚有半视瞳孔强直、瞳孔退化（数月后）或视盘水肿，病因可能是肿瘤、基底部脑膜炎、动脉瘤、缺血和出血。两侧视区皮质的功能丧失会导致**皮质性黑蒙**（皮质盲；→图 12.131）。

视网膜神经元之间的联系

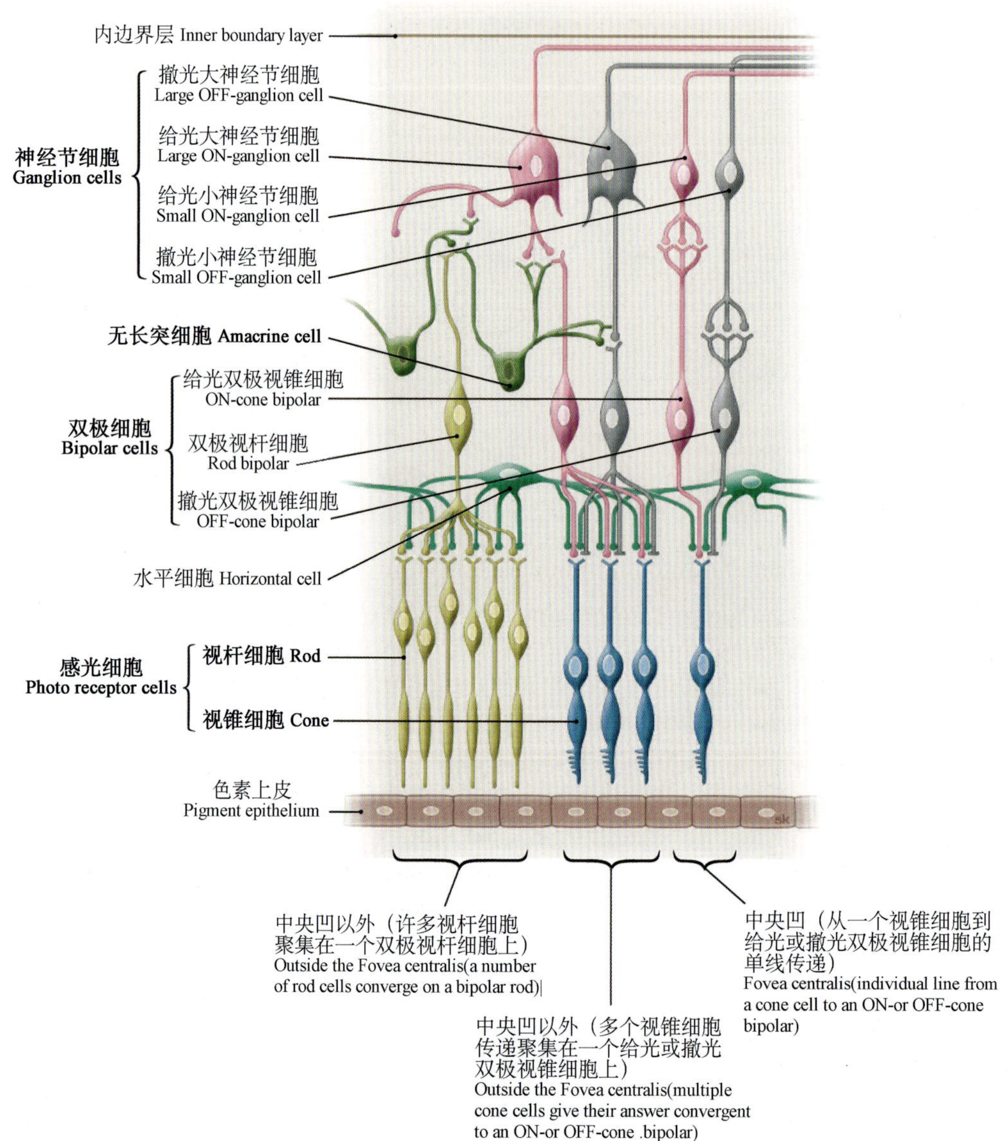

图 9.86 视网膜神经元的相互连接(简化图)[L238]

视野环境由静态的眼感知，并将信息传递至视网膜。视网膜内含有视束前的 3 级神经元(对视锥细胞而言)或 4 级神经元(对视杆细胞而言)。第一级神经元是感光细胞，即视杆细胞和视锥细胞；第二级神经元是双极细胞，对双极视杆/视锥细胞传来的信息做出给光或撤光反应。第三级神经元是大的或小的神经节细胞，对双极神经元的给光或撤光做出反应。视网膜双极视杆细胞对应的第三级神经元是无长突细胞，对应的第四级神经元是神经节细胞。视杆细胞和视锥细胞都能投射到大神经节细胞上。光在特定神经节细胞及其相应视神经纤维中引起反应的视网膜区域，称为接受区。如果接受区大，则分辨率低；接受区小，则分辨率高。给光和撤光神经节细胞及其上一级给光和撤光双极细胞在对比度增强(刺激中心和抑制环境)中起决定性的作用。这一作用进一步由作为中间神经元的水平细胞所强化。然而，上述机制目前还没有完全阐明。

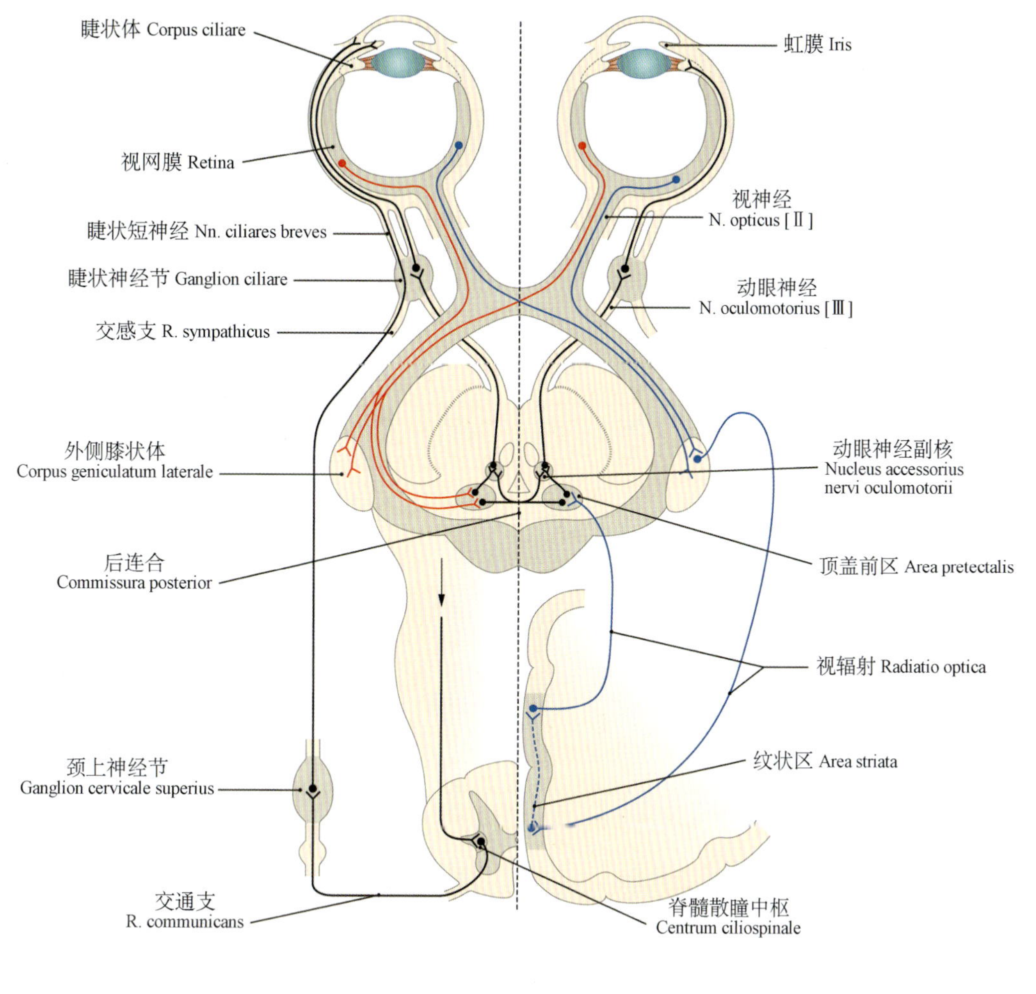

图 9.87 **左侧瞳孔；右侧调节反射**[L126]

对于一个完整的视觉过程来说，不仅视像传递形成视觉很重要，明暗调节、近远调节和视线调节也很重要，这些功能由瞳孔反射、眼的调节辐辏装置及辐辏器协调完成。

瞳孔反射：是在不同光照条件下，多突触介导的瞳孔开放度的反射调节。视网膜光感受器神经元激活后，视觉信息传输到顶盖前区，信息首先在该区域相互关联，随后传递到副交感神经-动眼神经副核（Edinger-Westphal 核）和脊髓散瞳中枢。**瞳孔收缩：**动眼神经副核发出信息至睫状神经节，换元后将信息通过神经传导至瞳孔括约肌。**瞳孔扩大：**脊髓散瞳中枢发出信息至颈上神经节，换元后信息通过交感神经节后纤维（伴动脉走行）至瞳孔开大肌。

辐辏及调节反射：为了能够看清楚近物，须通过调节反射使晶体的折射率增加并通过辐辏反射将视线对准物体，从而成像于视网膜中央；此外，尚须缩小瞳孔以增加景深。每侧视束到达视皮质的传入神经纤维是一致的，均包含了双眼的信息。**调节反射：**视觉皮质的投射神经元发出的传出神经纤维通过顶盖（上丘臂）进入至顶盖前区，以与对光反射相同的配置方式（交叉和不交叉）换元下行。晶状体屈光度的加大是通过动眼神经中一般内脏运动纤维所支配的睫状肌收缩来实现的，瞳孔缩小是通过动眼神经中相同纤维支配的瞳孔括约肌收缩而产生。**辐辏反射：**动眼神经核神经元受到来自顶盖前区的神经纤维刺激后，通过动眼神经中的躯体运动纤维对眼球外肌发出指令，从而引起内直肌收缩，使双侧眼球向头部正中线方向转动；与此同时，顶盖前区的神经冲动沿内侧纵束至展神经核，使外直肌舒张，以协同内直肌的作用。

临床要点

视网膜和视神经病变不仅导致失明，而且使瞳孔反射消失（**黑蒙性瞳孔强直**），眼的直接对光反射亦不能完成。若传出神经受损，如动眼神经损伤，可导致直接和间接对光反射消失（**完全性瞳孔强直**）。凡双眼对光反射的丧失（如中脑受损），均称为**反射性瞳孔强直**。

练习题

为了检查您是否完全熟悉本章的内容，将解剖学口试中的练习题列举如下。

阐明眼眶的结构

- 眼眶由哪些骨围成？眼眶的出入口如何？有哪些结构出入？
- 眼眶内有哪些结构和腔隙？
- 通过视神经管的是什么结构？
- 走行于眶下壁的是什么结构？
- 眶的边缘是如何构成的？
- 眼眶如何分区？
- 眼眶骨性结构的薄弱点在何处？
- 为什么眼眶内侧壁称为筛骨纸样板？

描述眼眶入口

- 哪些结构封闭眼眶的开口？它们的结构如何？
- 什么是眶隔？其位置在哪里？
- 眶口周围皮肤的神经支配如何？
- 面部和眼眶之间是否有血管吻合？若有，请描述。
- 哪些肌参与了眼睑的开合运动？
- 何为球结膜及睑结膜？结膜囊位于何处？
- 泪腺位于何处？其神经支配和血液供应如何？其分泌物储存于何处及作用如何？

描述泪器的结构

- 泪囊位于何处？
- 鼻泪管进入何处？
- 多余的泪液去向如何？
- 泪液引流的途径如何？
- 哪块肌对泪液引流十分重要？

阐明眼眶的内容

- 眼球外肌有哪些？
- 眼球外肌的神经支配和血供如何？
- 试述眼球外肌的起止点。
- 如果上斜肌单独收缩，眼球向哪个方向运动？
- 何为滑车，其功能如何？
- 眼神经的分支包括哪些？其分支分布于何处？
- 眼球在眼眶内是如何固定的？
- 何为 Zinn 总腱环？通过它的结构有哪些？
- 眼眶和鼻之间有哪些血管连接？

阐明眼的神经支配

- 睫状神经节位于何处？其功能如何？
- 眼内肌包括哪些？其神经支配如何？
- 何谓 Horner 综合征？
- 什么神经纤维在睫状神经节内换元？

描述眼球的结构

- 房水的产生和循环途径如何？
- 试述角膜的形态结构。
- 何为睫状体，其功能如何？
- 试述晶状体的形态结构，其作用如何？
- 眼球壁包括哪几层结构？
- 详述视网膜神经元的排列构筑。
- 脉络膜的血供来源如何？

（国海东　译）

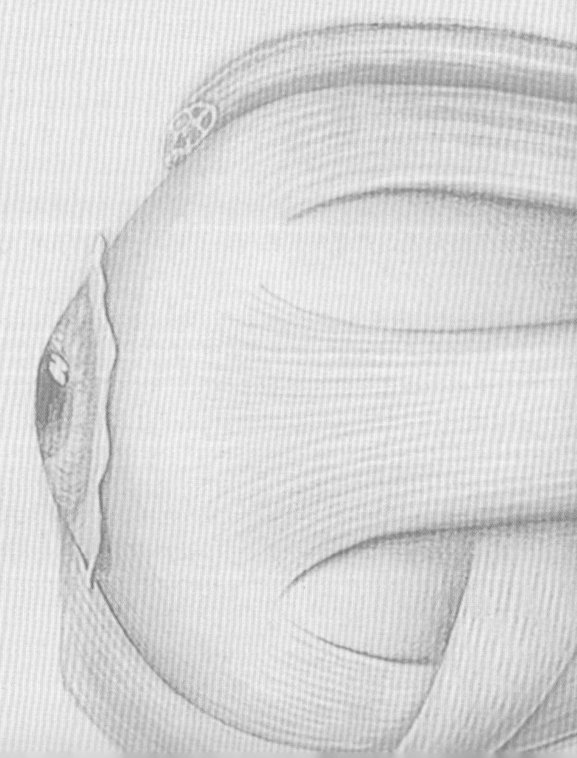

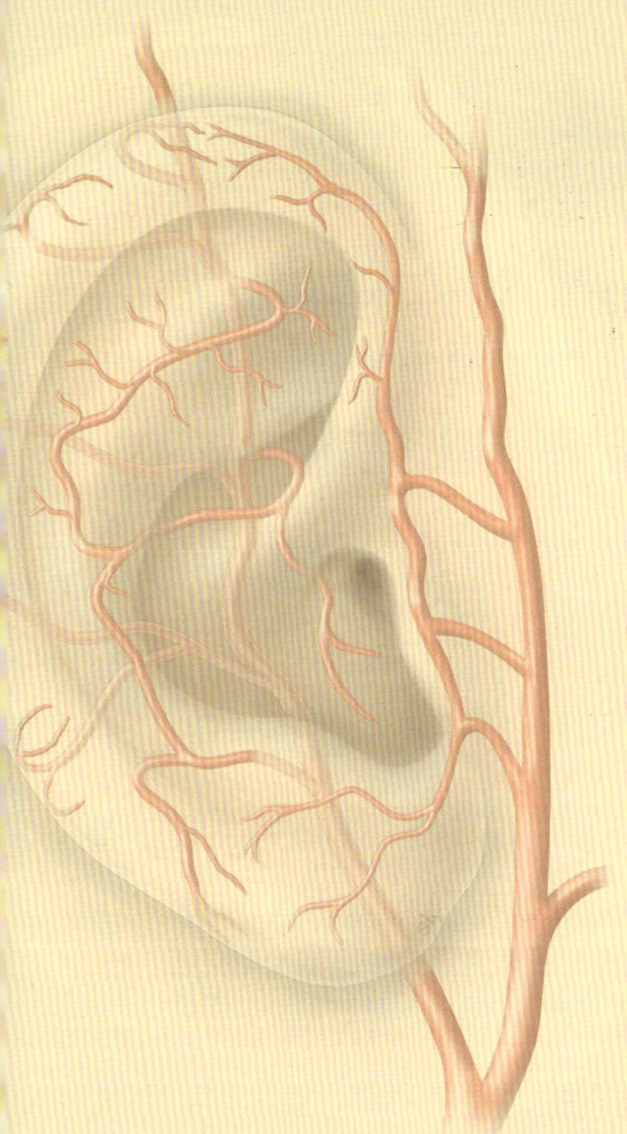

第 10 章
耳

概述 …… 168

外耳 …… 172

中耳 …… 174

咽鼓管 …… 182

内耳 …… 186

听力与平衡 …… 192

10

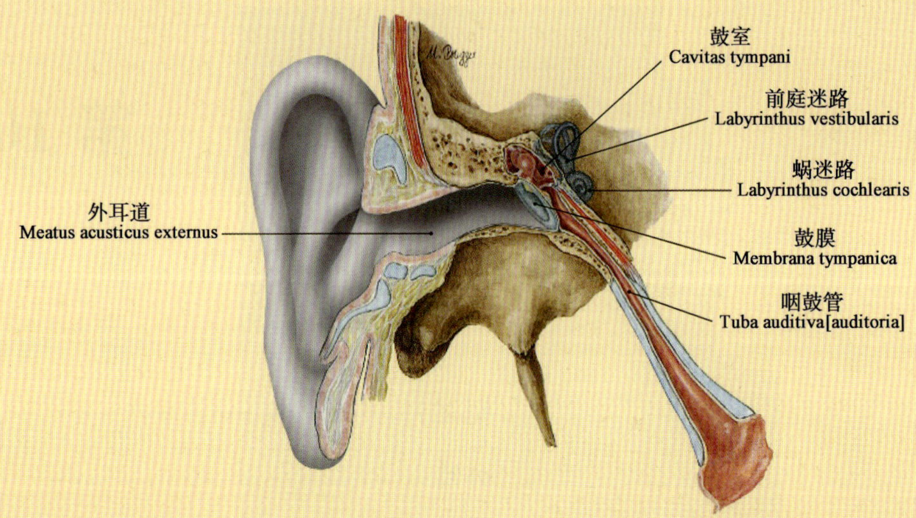

引言

耳分为**外耳**、**中耳**和**内耳**。外耳由**耳郭**(Auricula pinna)、**外耳道**(Meatus acusticus externus)和**鼓膜**(Membrana tympanica)组成。鼓膜的后方为位于颞骨岩部(Pars petrosa ossis temporalis)的中耳**鼓室**(Cavitas tympani)及**锤骨**、**砧骨**和**镫骨**3块**听小骨**。鼓室经咽鼓管与鼻咽相通,在成人尚经乳突窦与乳突小房(Cellulae mastoideae)相续。鼓室中的听小骨形成有弹性的听骨链,将声波由鼓膜传导至内耳的外淋巴。内耳也称**迷路**,像中耳一样位于颞骨的岩部,内有**听觉和平衡器官**(前庭蜗器)。**耳蜗**为听觉器官,是充满内淋巴和外淋巴的管道,能够记录耳内声波传导引起的淋巴振动信号。前庭器官由**骨半规管**(Canales semicirculares ossei)、两个前庭囊(**椭圆囊**和**球囊**)和**内淋巴管**(Ductus endolymphaticus)组成。位于椭圆囊和球囊的前庭细胞能记录头部和躯体在水平或垂直方向上的直线加速运动信息,位于半规管的感觉细胞能记录旋转加速运动引起的位置变化信息;在听觉和位置觉感知记录区域产生的动作电位通过前庭蜗神经向中枢传导。

主题

本章的学习目标:

- 阐明外耳、中耳、内耳的解剖并描述它们的内部结构;
- 明确外耳、中耳、内耳3部分的边界,解释与它们相邻的结构并与相关临床联系;
- 正确描述咽鼓管的路径和结构、与咽鼓管功能相关的肌及咽鼓管与中耳的关系;
- 概述耳内管腔空气流通、鼓室与乳突小房的功能关系;
- 阐明颞骨岩部的神经血管路径,包括它们的行程及所供应或支配的区域;
- 阐明外耳、中耳和内耳的发育,包括功能的相互联系,并以此推理其发育的异常。

临床要点

为了把解剖学结构与将来临床实践联系起来，下面描述一个能够说明本章内容重要性的典型案例。

急性中耳炎

个案研究

3岁的Maximilian刚到幼儿园后不久就被接走了，因为他发热并一直摸耳朵。当Maxi的妈妈来接他时，他哭着跑向妈妈。幼儿园老师告诉他妈妈说，Maxi没有吃早饭，一直要抱着，不由自主地哭和不停地摸自己的耳朵。Maxi经常得中耳炎，他的妈妈已经熟知孩子的这些表现，推测这次也是中耳感染。因此，Maxi妈妈带他离开幼儿园，直接去了诊所。

检查结果

护士测量Maxi的体温为38.7℃。儿科医师询问了Maxi前一晚的睡眠、近来是否打鼾、是否经口呼吸及是否有听力困难的情况。Maxi妈妈说他前一晚睡得很好，但有打鼾，不清楚他是否有听力困难。Maxi妈妈还说孩子目前在感冒，且有较浓的黄色鼻腔分泌物，她觉得这些症状在他这个年纪是正常的。经口检查，儿科医师发现Maxi的咽扁桃体凹凸不平，略红且肿胀，而口腔内其他均正常。耳镜检查其右耳，则发现鼓膜呈深红色并凸向外耳道(图a)。

急性中耳炎的特征为鼓膜外凸且呈深红色，以及耳部剧烈的疼痛。

左耳无症状，儿科医师触摸Maxi颈部淋巴结，发现其耳后淋巴结增大，按压乳突无疼痛反应。

诊断

急性中耳炎(Otitis media acuta)

治疗

儿科医师给开了减充血滴鼻液和布洛芬，以缓解Maxi的疼痛并降低体温。Maxi妈妈一天数次在其两侧耳内用滴鼻液给药。儿科医师用一张耳的图像向Maxi妈妈解释了鼻咽、咽鼓管和中耳的关系，以说明为什么孩子需要持续数天用滴鼻液。如果两天以上症状还没有改善或者变得更糟，妈妈需立即带Maxi去找医师，或者去医院急诊，但医师预期Maxi的症状会很快得到改善。

后期进展

正如医师的预期，布洛芬是有效的。服用布洛芬后不久，Maxi的症状得到有效改善，退热并开始有互动玩耍，几乎回到他的平常状态。到了晚上，Maxi又开始发高热，他妈妈再次给他服用布洛芬，并且按时给他用滴鼻液。夜里Maxi难以入睡，但没有发热。为安全起见，他妈妈在第2天早晨又给他服用了布洛芬一次，此后Maxi就没有不适症状了。在第3天，Maxi妈妈送他去了幼儿园，并请幼儿园老师在午睡前给他用滴鼻液。Maxi在幼儿园期间，同样也没有不适症状。

解剖实验室

在解剖实验室，可观察到位于鼻咽漏斗部后方的咽鼓管开口，亦要尽可能地观察打开的中耳及各块听小骨。

锤骨、砧骨和镫骨

此外，借助解剖模型可清楚地看到鼻咽经咽鼓管与中耳相通。

返回临床

儿科医师诊断Maximilian为急性中耳炎，她向孩子妈妈解释说：急性中耳炎在幼童是一种常见病，主要因为中耳结构还比较小，存在通气不畅的危险，尤其是有感染途径时，容易导致急性中耳炎。

小儿咽鼓管小而短，当感染发生时易发生通气障碍。

这类急性中耳炎较易与咽扁桃体(Tonsilla pharyngea)肥大引起的慢性中耳炎症相区分。

肥大的扁桃体俗称息肉，耳鼻喉专家将其称为腺样体肥大或腺样体赘生物。肥大的咽扁桃体可占据咽鼓管的开口，最差的情况甚至可堵住双侧咽鼓管开口。咽扁桃体肥大到一定程度，幼童就不能用鼻呼吸，只能以口呼吸代替。因幼童的颅骨还在发育，会形成张口呼吸的面部表情(腺样体相)。因为咽鼓管内的通气中断，幼童听不清声音，因此很难学会说话。如果到了上学年龄，会注意力不集中，导致学习滞后。对于这类幼童，必须通过手术除去肥大的咽扁桃体以改善咽鼓管的通气障碍。此外，在鼓膜下1/4象限处放置鼓膜通气管，可保证中耳短期内经外耳道实现通气顺畅。鼓膜通气管如果不自行脱落，必须在一段时间后取出。

中耳感染通常会存在侵犯其邻近结构的危险。

中耳鼓室有6个壁，中耳炎症可通过这6个壁扩散到邻近区域。

中耳炎可引起鼓膜穿孔、乳突炎、脑膜炎、脑脓肿及乙状窦血栓，病菌亦可扩散至颈内动脉，随后发生败血症、内耳炎症(迷路炎)及其他并发症。

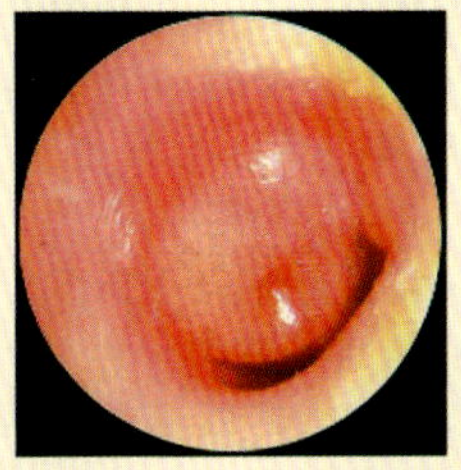

图a　**急性中耳炎时的右侧鼓膜**；耳镜经外耳道至鼓膜由外向内观察，可见鼓膜呈深红色并向外突出[G548]

发育

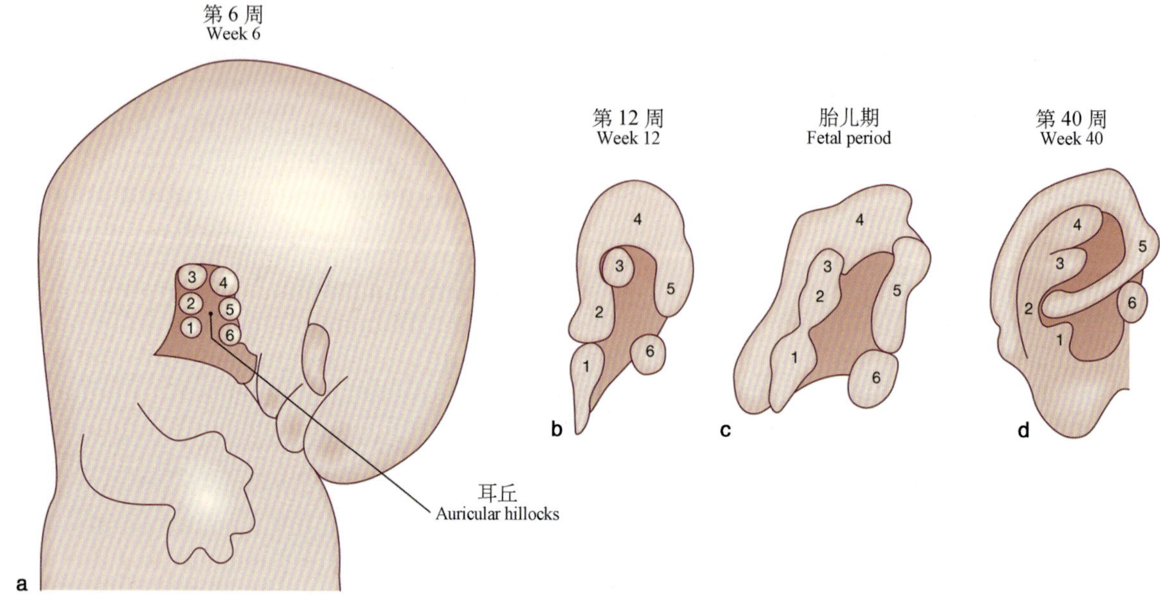

图 10. 1a-d　6 个耳丘发育形成外耳(右侧)[L131]

耳丘(1～6)的出现是一个复杂的过程,在此过程中导致的发育紊乱并不罕见。耳郭原基起源于颈部靠下的区域,随着下颚的发育,外耳向颅侧发生位移,并定位在与眼平齐的高度。若外耳低于这一高度,通常与染色体畸形的发生有关。外耳道从第 1 咽沟的后部开始发育,其以锥形的管腔向内延伸,直至鼓室的内胚层上皮(咽鼓管鼓室隐窝)。从胚胎发育第 9 周开始,听板的上皮细胞增殖并形成耳道板。耳道板在第 7 个月消失,外耳道中该板若形成永久性的结构可导致遗传性聋。

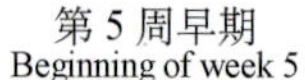

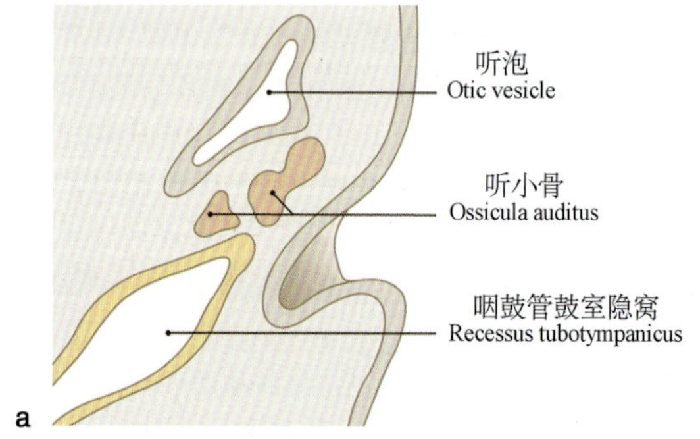

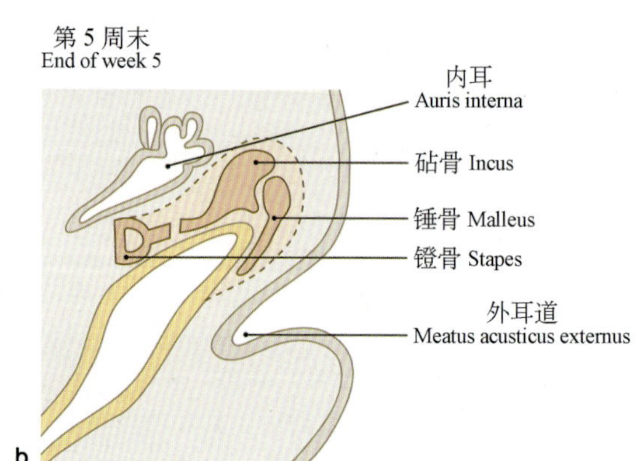

图 10. 2a、b　听小骨的分化[E838]

胚胎发育第 5 周开始,听小骨出现于第 1 和第 2 鳃弓的间质中。锤骨和砧骨源于第 1 鳃弓 Meckel 软骨的演化,鼓膜张肌亦源于第 1 鳃弓,由第 1 鳃神经即下颌神经支配。镫骨源于第 2 鳃弓 Reichert 软骨的演化,其可被镫骨肌控制运动,镫骨肌由第 2 鳃弓神经即面神经支配。

耳的发育

胚胎发育约至第 22 天时,双侧菱脑的**表面外胚层**开始增厚。其内细胞凝集为**听板**,随后向内折叠相继形成**听窝**和**听泡**(otocyst)。每个听泡分为**腹侧部分**(**前**)和**背侧部分**(**后**),球囊和蜗管形成自腹侧部分,椭圆囊、半规管和内淋巴管则形成自背侧部分;腹侧、背侧两部分由一小管相连,所形成的结构统称为**膜迷路**。

第 1 鳃沟和第 1 咽囊相向生长,第 1 鳃沟的外胚层形成外耳道,第 1 咽囊的内胚层形成**中耳**,其近侧端逐渐变窄形成**咽鼓管**(Eustachian tube)。咽鼓管和最终发育为鼻咽的前肠之间存在一狭小的连接。而第 1 咽囊的远侧端发育变宽,形成**鼓室**。

在鼓室外侧壁上,咽鼓管鼓室隐窝尚处于形成阶段,并向进展期的鳃沟方向生长。在二者相接处仅有一薄膜存在,即**鼓膜**。

胚胎发育第 5 周,**听小骨**开始在第 1 和第 2 鳃弓的间质中发育。第 6 周开始,**6 个耳丘**在第 1 鳃沟的外侧形成,它们以复杂的方式融合直至出生后形成耳郭。

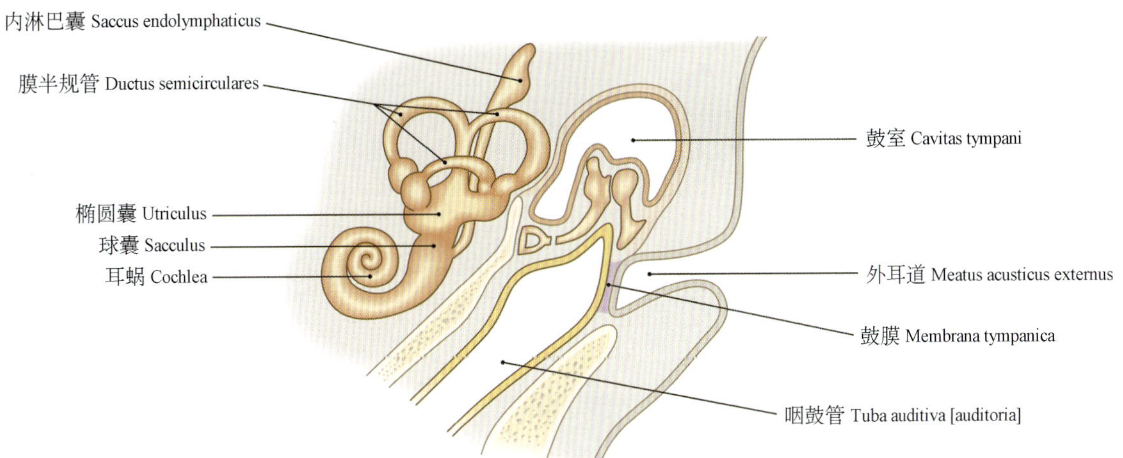

图 10.3 出生时内耳、中耳和外耳的结构[E838]
直到孕期 8 个月，早期的软骨性听小骨尚埋于间质中；之后，间质组织逐渐退化并被覆盖于整个鼓室的内胚层黏膜层所替代。

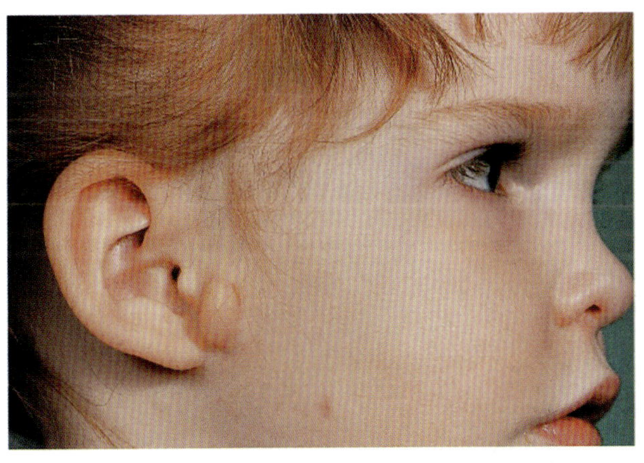

图 10.4 耳前皮肤附件的儿童患者[E347-09]
耳郭发育畸形 1 级。

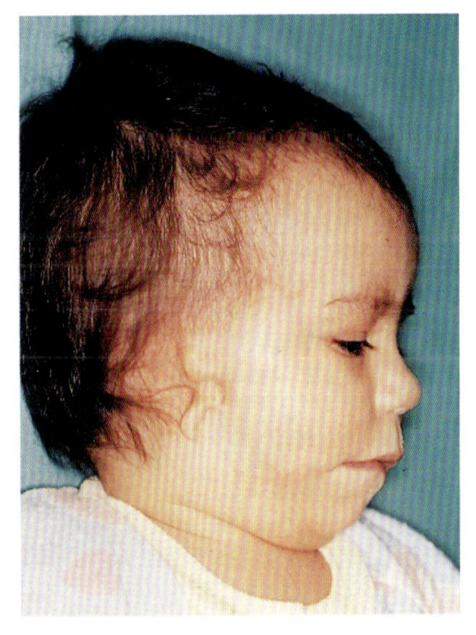

图 10.5 耳郭缩小且发育不全（小耳畸形）的儿童[E347-09]
耳郭发育畸形 2 级。耳郭发育不全且严重畸形，该畸形通常也会合并外耳道结构异常。

临床要点

每 1000 个新生儿中有 2 个患有**先天性聋**，这些患者中约 1/3 是由基因缺陷引起的，其余患者发病的原因可能是孕期感染、母体的慢性疾病、药物、乙醇或尼古丁。听力障碍会严重影响幼儿的语言学习、结构化思维及沟通能力，所以尽可能早地检测并治疗极其重要。**外耳畸形**较为常见，按严重程度分为 1～3 级（图 10.4，图 10.5）。例如，显性遗传的 Franceschetti 综合征可达到发育畸形 3 级，其又称为下颌骨颜面发育不全，是由于胚胎时期第 1 鳃弓和第 1 鳃沟的发育异常，而导致的外耳和颧骨畸形、下颌发育不足及腭裂。

外耳、中耳和内耳

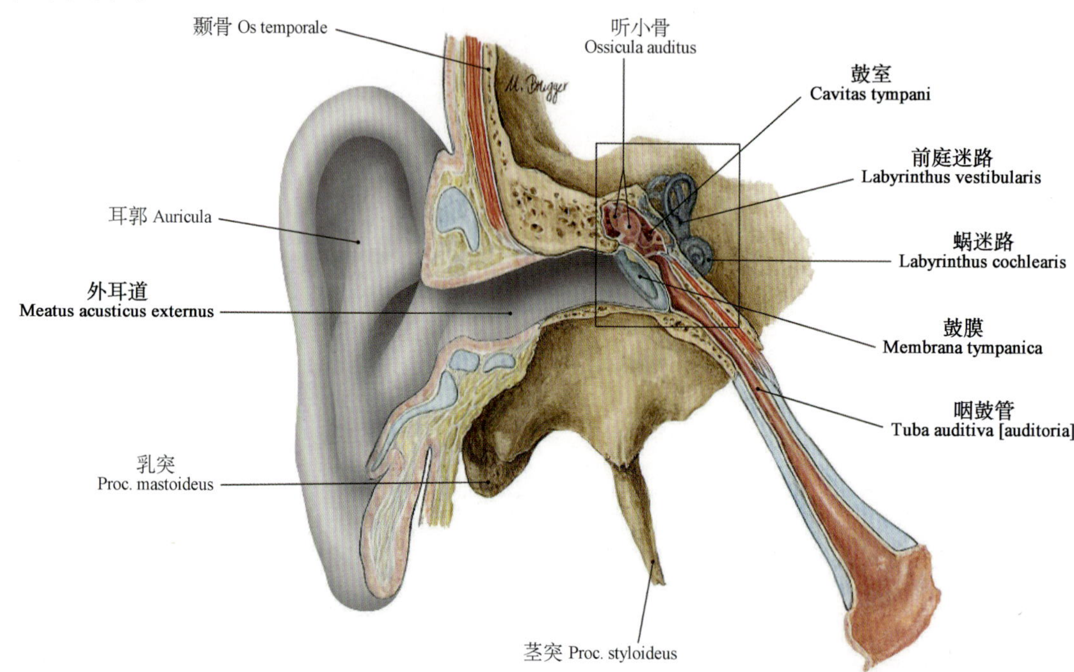

图 10.6 **右耳部分结构**

经外耳道、中耳和咽鼓管的纵切面；前面观。

图中显示了耳郭、外耳道、鼓膜、鼓室、听小骨、听觉器官及前庭器官。

声波引起鼓膜的振动(**空气传导**)，随后鼓膜振动经听小骨传导至内耳的前庭窗(→图 10.25)。空气对声波的低阻抗，在充满液体的内耳中被调制成高阻抗(→图 10.17)。此外，内耳还能接收颅骨传导来的振动(**骨传导**)。在内耳中，声能量继续以波动的形式传导(迁移波)。内耳的感觉细胞将声能量转换成**电冲动**，该电冲动随即经蜗神经传递到脑。前庭器官可以感知旋转和直线加速运动，因其内淋巴的运动可导致感觉细胞纤毛的偏斜，而感觉细胞纤毛与前庭神经传入纤维有突触联系。

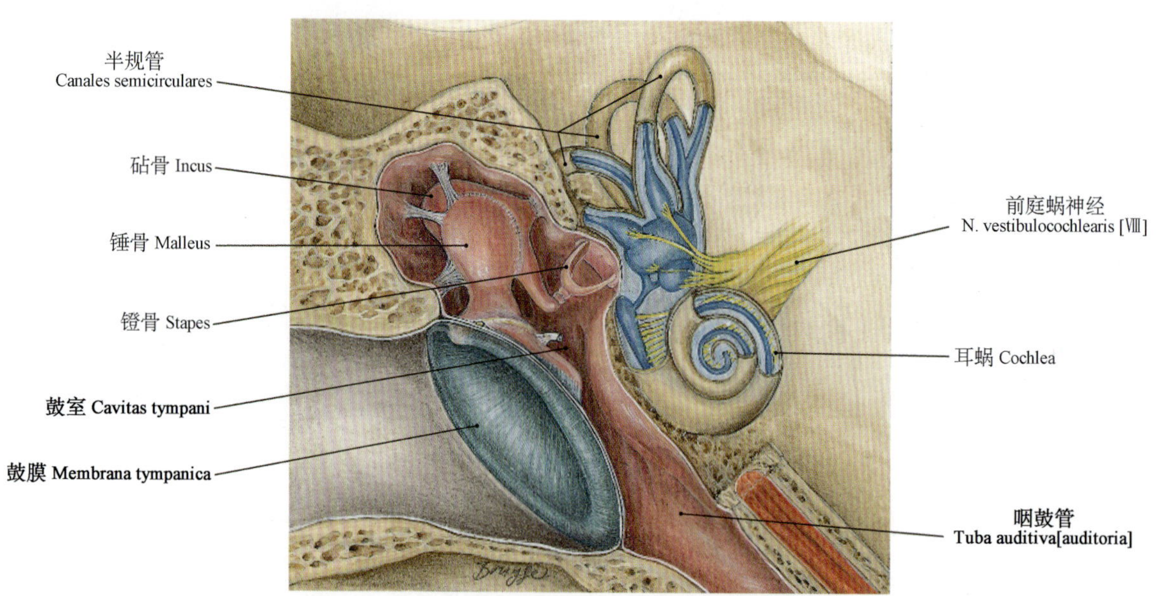

图 10.7 **右侧中耳和内耳**

为图 10.6 的截面放大；前面观。

除鼓膜外，在鼓室(Cavitas tymapani)内可见 3 块听小骨：锤形的锤骨、砧形的砧骨、马镫形的镫骨及部分膜迷路(Labyrinthus membranaceus，蓝色)。

临床要点

外伤或机械操作(如用棉签清理外耳道)导致外耳区域和**外耳道炎症**的情况，并不少见。

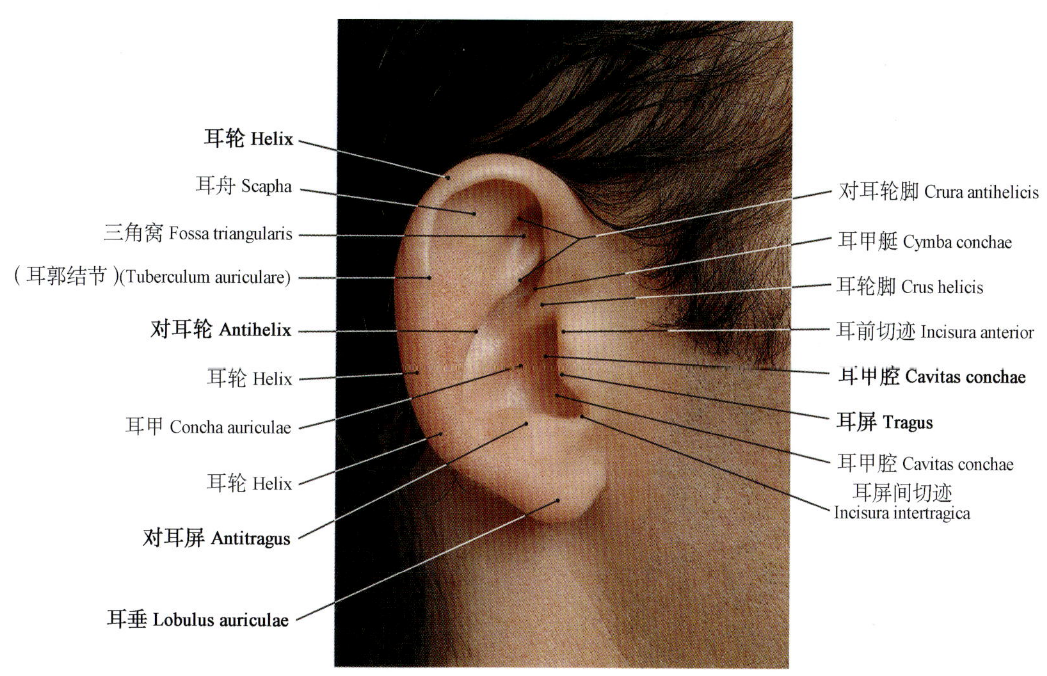

图 10.8 **右侧耳郭(外侧面观)**

耳郭的基本框架由弹性软骨构成,外耳无皮下脂肪,其前面的皮肤附着于软骨膜,不能移动,而后面的皮肤可以移动。仅耳垂(Lobulus auriculae)为非软骨性结构。

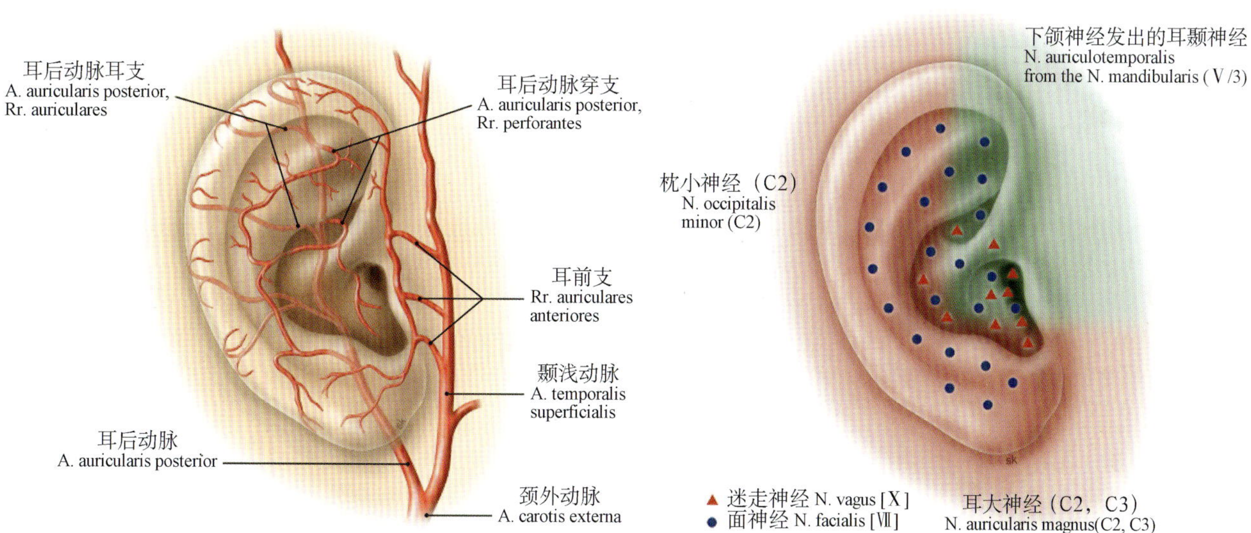

图 10.9 **右侧耳郭的动脉(外侧面观)**[L238]

因暴露于外,为免于受冻及适合热量传递,耳郭有非常丰富的血管分布,这些血管为**颈外动脉的分支**(耳后动脉、颞浅动脉)。

图 10.10 **右侧耳郭的感觉神经(外侧面观)**[L238]

耳郭的前面由**耳颞神经**支配(来自下颌神经),后面和下方由**颈丛**分支支配(耳大神经、枕小神经),耳郭本身由**面神经**支配(尚不完全清楚其具体支配的区域),外耳道入口处则由**迷走神经**支配。

外耳肌和外耳道

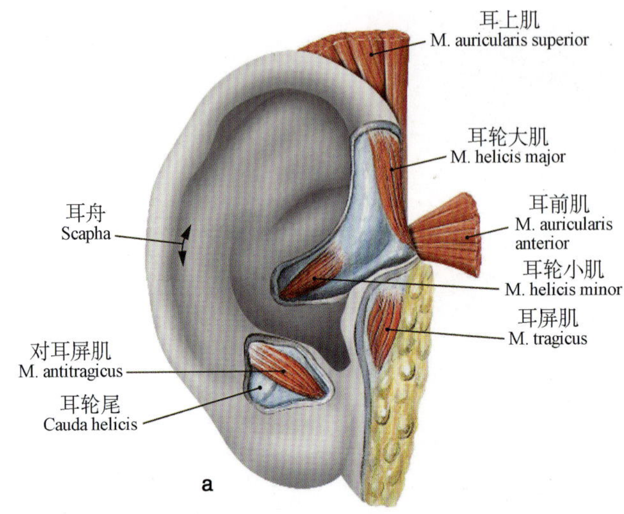

图 10.11a、b 右侧外耳肌和耳郭软骨

a 外侧面观。

b 后面观。

常见有退化残遗的肌仍附着于外耳(有人可以使耳运动)。这部分面肌(由面神经的分支耳后神经支配)形成原始括约肌系统的一部分;其在很多动物中发育良好,如马能将其耳郭转向声音的方向,刺猬和熊在冬眠时可用耳郭关闭外耳道以不被噪声打扰。

→T1b

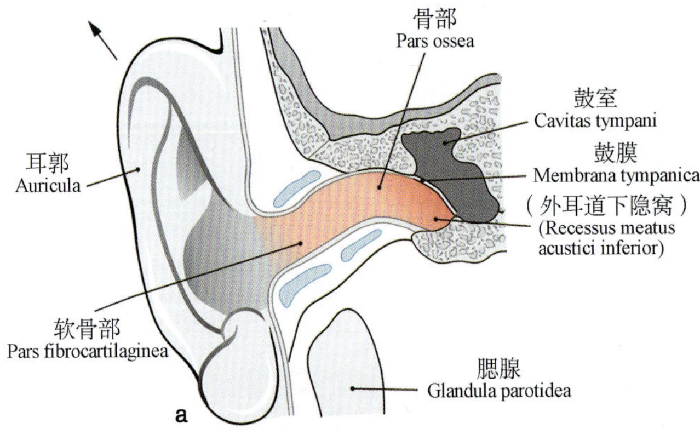

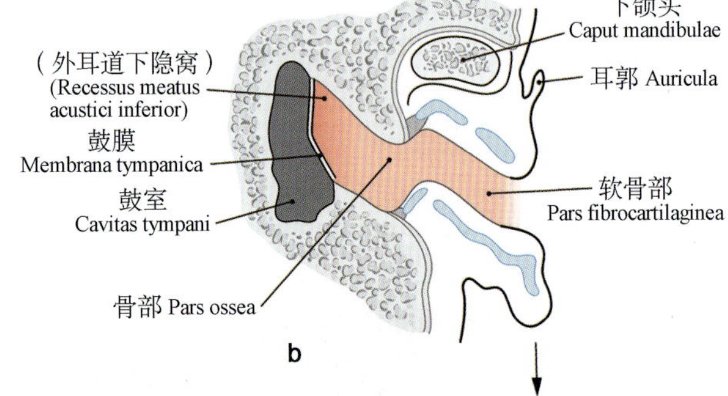

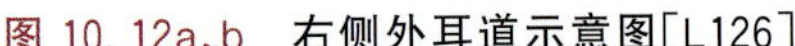

图 10.12a、b 右侧外耳道示意图[L126]

a 冠状切面。

b 水平切面。

外耳道呈 S 形,由颞骨的鼓部构成。为了便于用耳镜(otoscopy)观察到鼓膜,需将耳郭向后上方牵拉,这样拉伸了外耳道的软骨部,使鼓膜或至少一部分鼓膜可见。外耳道的**神经支配**(未显示)为:发自耳颞神经的外耳道神经(前壁和上壁)、迷走神经的耳支(后壁和部分下壁)、面神经耳郭支和舌咽神经(后壁和鼓膜)。

箭:示检查者牵拉耳郭的方向,以伸展外耳道并观察鼓膜。

临床要点

- 外伤或虫咬耳郭都可引起弹性软骨炎症(**耳软骨膜炎**),其治疗手段主要有局部应用消毒剂、局部结合全身使用糖皮质激素和抗生素。
- 因耳垂血供良好、易于触及且无弹性软骨,此处常被用于采血,如糖尿病患者的血糖检测。
- 耳郭畸形一般需要整形手术重建。
- 外耳道由迷走神经中的感觉神经分布,在个别人中若对外耳道进行耳垢或异物去除的操作,会引起咳嗽反射,严重者可引起呕吐或晕倒。

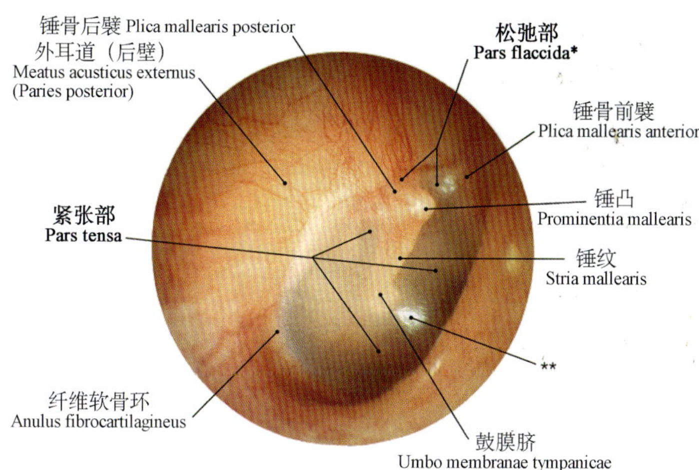

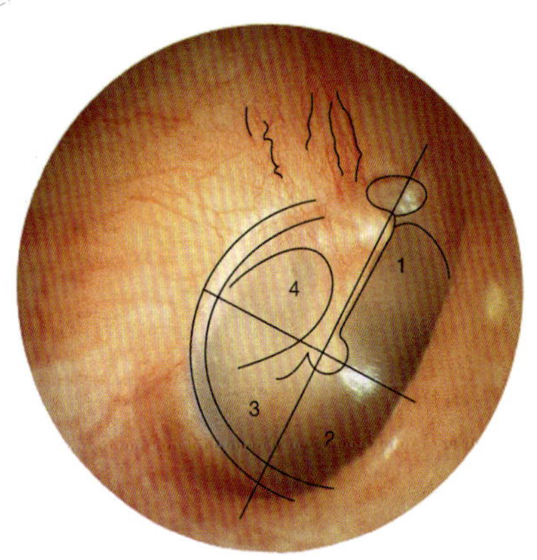

1 前上象限 1 anterior upper quadrant
2 前下象限 2 anterior lower quadrant
3 后下象限 3 posterior lower quadrant
4 后上象限 4 posterior upper quadrant

图 10.13 右侧鼓膜耳镜图像(外侧面观)

颞骨鼓部将外耳道分为前部、下部和后部。在外耳道上方，鼓切迹(鼓膜松弛部附着点)中断了纤维软骨环。除鼓切迹外，另一环形的鼓沟位于颞骨鼓部(鼓膜紧张部经纤维软骨环附着处)。

* 临床术语：Shrapnell 膜。

** 光反射的典型位置(译者注：光锥)。

图 10.14 右侧鼓膜(分为 4 个象限，外侧面观)

当光照闪亮的、珍珠样的鼓膜时，通常在鼓膜的前下象限处形成一个三角形的光反射区，即鼓膜的紧张部。

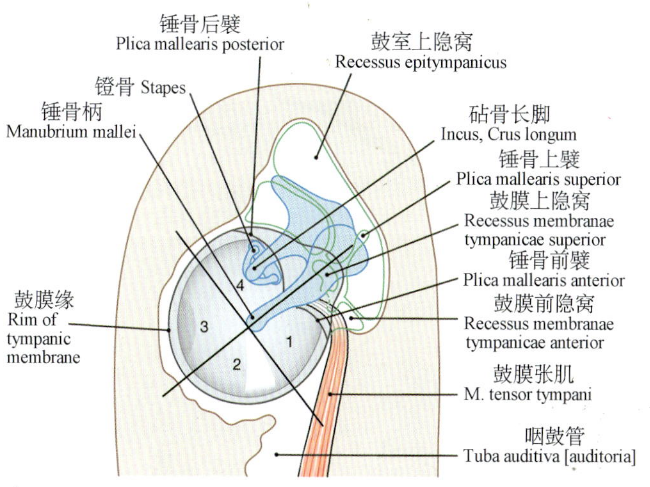

图 10.15 右侧鼓膜和鼓室隐窝示意图(四象限划分图；外侧面观)[L126]

象限划分在临床实践中有较多的应用，如听小骨可定位于上象限，鼓索和鼓膜张肌的肌腱也可在该象限定位(→图 12.151)。

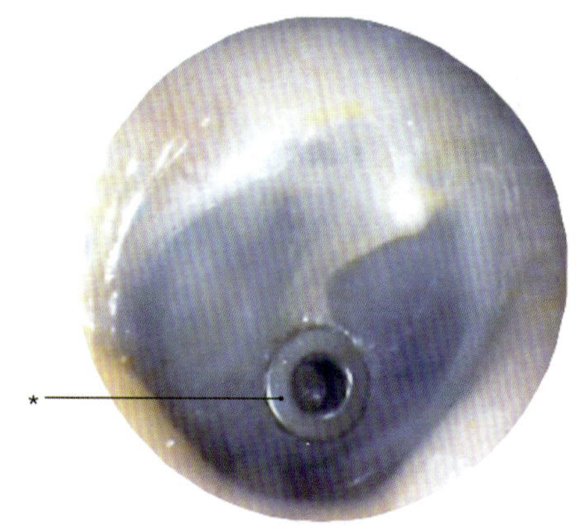

图 10.16 鼓膜前下象限造孔置管[T720]

为避免中耳结构的损伤，可在前下或后下象限进行穿刺(鼓膜小手术切口)。为保持长期的通气顺畅，可将鼓膜造孔置管(鼓室通气管)经切口插入。

* 鼓膜造孔置管。

临床要点

鼓膜松弛部比鼓膜紧张部薄，因此**化脓性中耳炎**易引起松弛部的自发性鼓膜穿孔，可见鼓室渗出液由鼓膜流出，鼓膜造孔置管(鼓室通气管)可以引流并保持长期通气顺畅(图 10.16)。耵聍(耳垢)过多常形成耵聍栓，可堵塞外耳道(**耵聍栓塞**)引起传导性聋。正常情况下，耵聍中的苦味物质可使微生物和昆虫(飞虫、小甲虫等)远离外耳道。

听小骨

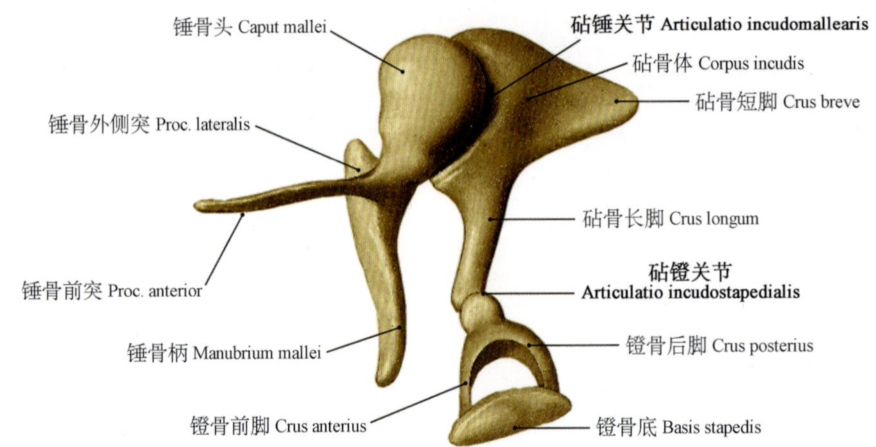

图 10.17 右侧听小骨(上内侧面观)

听小骨以关节的形式依次连接(砧锤关节-鞍状关节，砧镫关节-球面关节)，形成听骨链。听骨链运动灵活，将声波由鼓膜传导至内耳的外淋巴，声波的低空气阻抗转变为内耳中的高空气阻抗。这一过程需要声波的放大作用，该放大作用通过鼓膜面积(55 mm^2)与前庭窗面积(3.2 mm^2，17 倍)差及听骨链的杠杆作用(放大 1.3 倍)得以实现，由此声压将放大 22 倍。

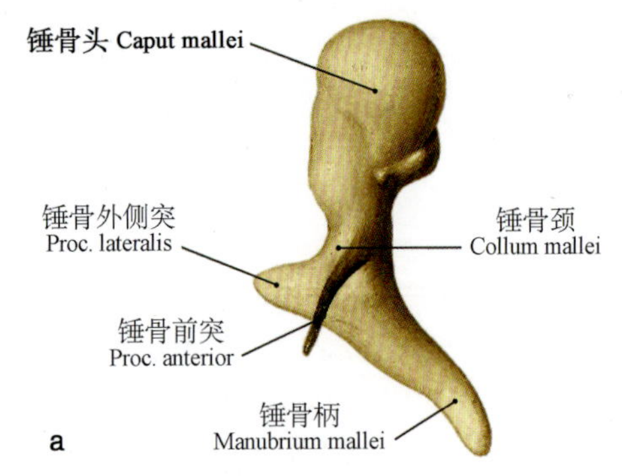

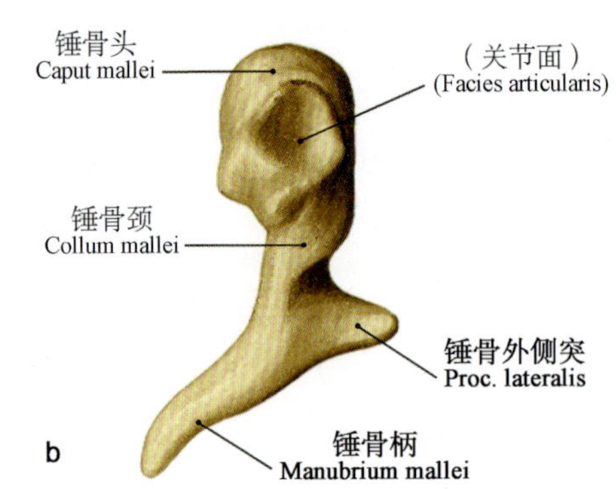

图 10.18a、b 右侧锤骨[前面观(a)和后面观(b)]

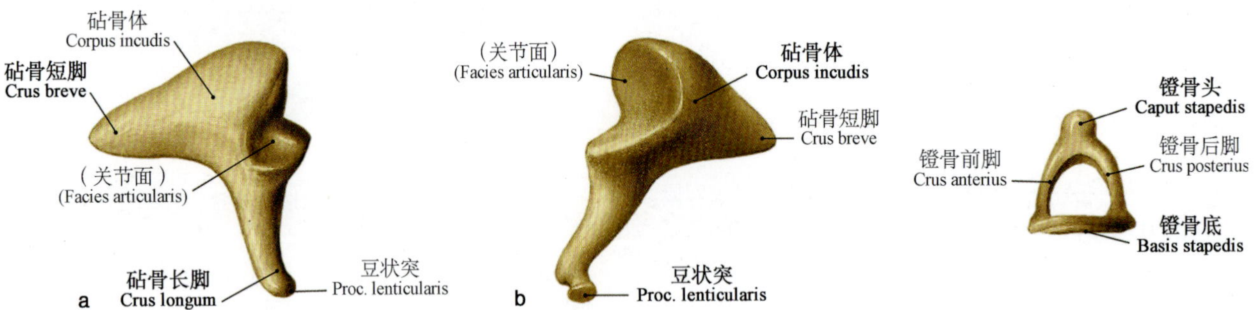

图 10.19a、b 右侧砧骨[外侧面观(a)和内侧面观(b)]

图 10.20 右侧镫骨(上面观)

临床要点

声波传导链(鼓膜、听小骨)的缺损可导致**传导性聋**。当声压传递完全丧失时，听力大约损失 20dB，其中**耳硬化症**是导致传导性聋的典型疾病。耳硬化症是颞骨岩部的局限性病变，镫骨环状韧带骨化，镫骨基部进行性地固化于前庭窗，导致听力丧失日益加重。耳蜗的炎性灶也可引起内耳听力丧失。耳硬化症患者中 70% 为双耳患病，20—40 岁的女性发病率是男性的 2 倍。

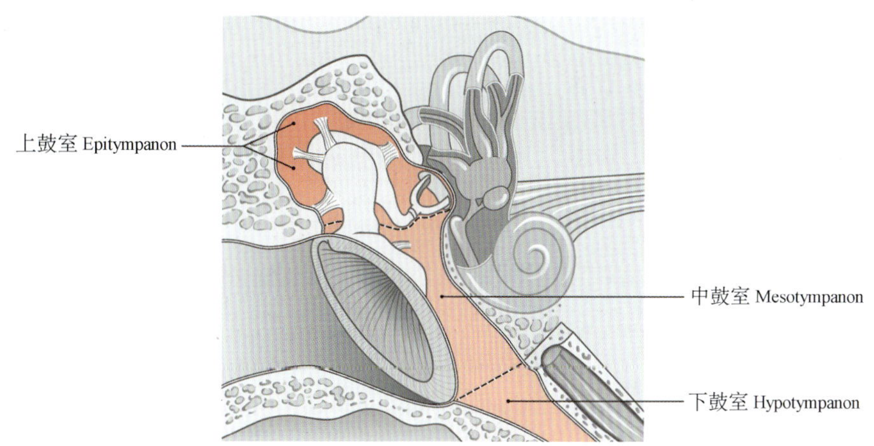

图 10.21 右侧鼓室的分区(前面观)[L126]

临床上按照鼓室与鼓膜的位置关系，将其分为 3 个部分。

- **上鼓室**(鼓室上隐窝)包括大部分听小骨及其悬吊装置，并经乳突窦与乳突小房相连。
- **中鼓室**包括锤骨柄、砧骨豆状突和鼓膜张肌肌腱。
- **下鼓室**经鼓室下隐窝与咽鼓管相通。

虚线所示为鼓室 3 部分的分界。

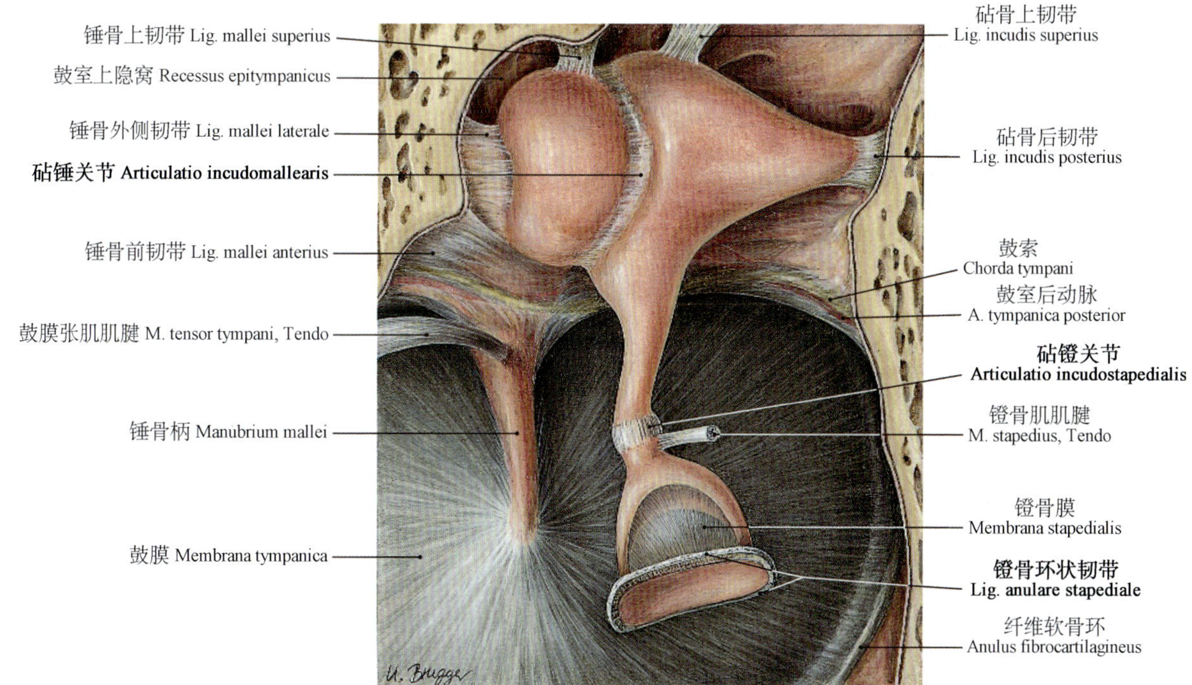

图 10.22 右侧听小骨的连结(上内侧面观)

在鼓室上隐窝，锤骨和砧骨有韧带固定并经鞍状关节(砧锤关节)彼此灵活相接。镫骨与砧骨由球面关节(砧镫关节)相连，镫骨底与前庭窗之间有镫骨环状韧带相连。鼓室内所有结构包括鼓索，均被覆中耳黏膜。

临床要点

在儿童时期，传导性聋的常见原因之一为**咽鼓管阻塞**，咽鼓管炎症或**腺样体**肥大导致的鼻呼吸受限均可引起咽鼓管阻塞。阻塞发生后，若咽鼓管功能紊乱持续时间较长，中耳黏膜就会发生重构，分泌性上皮增生，形成鼓室积液(**浆液性中耳炎**)，导致传导性聋。

中耳

鼓室

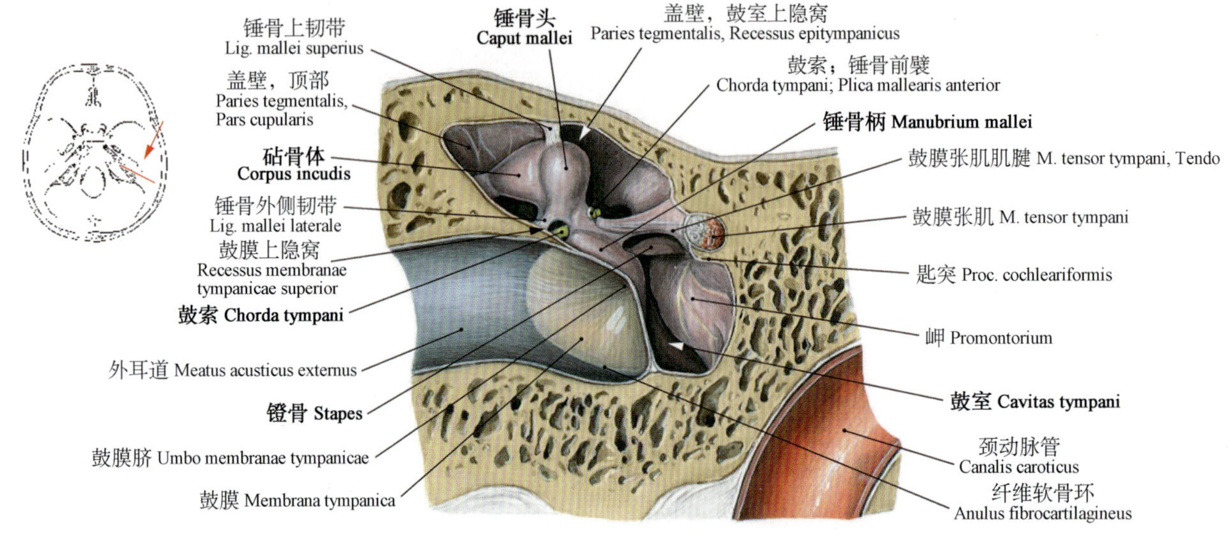

图 10.23　右侧鼓室(冠状切面,前面观)

鼓室是位于中耳内充满空气的中空性腔隙,内含听小骨,位于鼓膜的后方,经咽鼓管(Eustachian 管)保持空气流通并维持气压平衡。上鼓室和下鼓室相距 12～15mm,中鼓室宽 3～7mm。鼓室容积仅约 $1cm^3$。

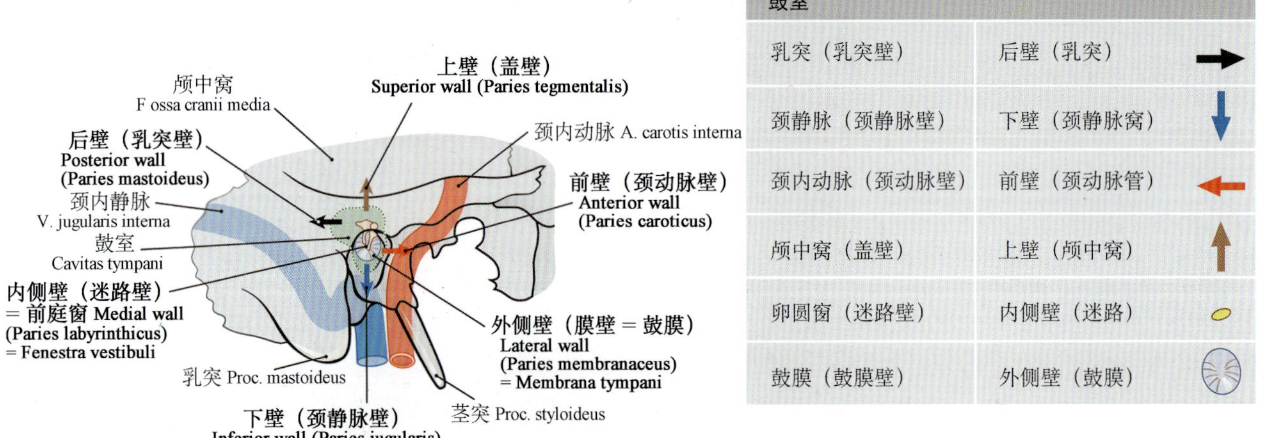

鼓室	
乳突（乳突壁）	后壁（乳突）
颈静脉（颈静脉壁）	下壁（颈静脉窝）
颈内动脉（颈动脉壁）	前壁（颈动脉管）
颅中窝（盖壁）	上壁（颅中窝）
卵圆窗（迷路壁）	内侧壁（迷路）
鼓膜（鼓膜壁）	外侧壁（鼓膜）

图 10.24　右侧鼓室局部结构关系示意图(外侧面观) [L126]

上鼓室借一薄骨板(鼓室盖、**盖壁**)与颅中窝相隔。中鼓室的前壁(**颈动脉壁**)紧贴颈内动脉,外侧壁(**鼓膜壁**)几乎全部由鼓膜构成,咽鼓管开口于鼓室下壁,后壁(**乳突壁**)与乳突毗邻,鼓室的后上部直接与乳突的含气区域(乳突窦和乳突小房)相通,内侧壁(**迷路壁**,→图 10.25,→图 10.27)将耳蜗与鼓室分隔开。鼓室下壁(**颈静脉壁**)形成下鼓室的一部分,将鼓室与颈内静脉分隔开,该部位骨片非常薄且部分含气。

临床要点

急性**中耳炎**(otitis media)是儿童非常常见的疾病之一,通常是鼻咽部感染期间或感染后,细菌、病毒通过咽鼓管进入中耳引起,其炎症表现为黏膜发红、水肿、粒细胞浸润和化脓。咽鼓管发炎堵塞,脓液不能排出,炎症便会向周围组织蔓延引起严重的**并发症**。

- 鼓膜穿孔(最常见,经鼓膜壁)。
- 乳突炎(经乳突壁)。
- 血栓性静脉炎与颈静脉血栓(经颈静脉壁)。
- 脓毒症(细菌经颈内动脉进入血液)。
- 脑脓肿和(或)脑膜炎(经盖壁)。
- 迷路炎(经迷路壁,听力受损及眩晕)。

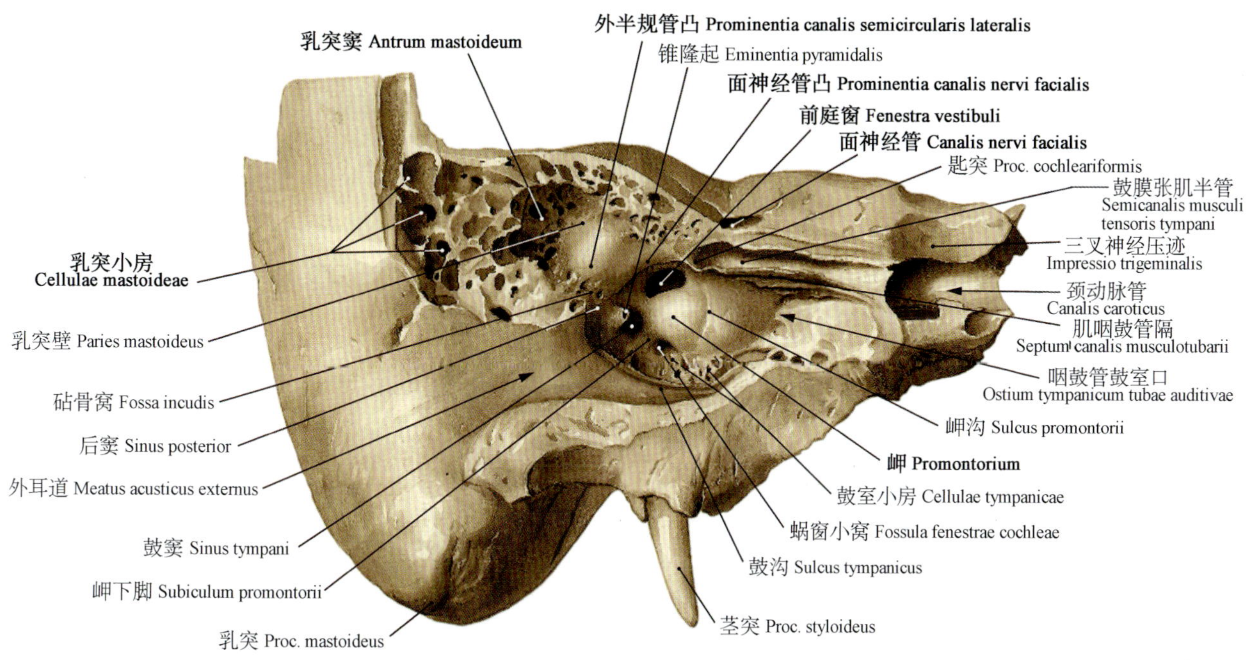

图 10.25 右侧鼓室的内侧壁(前外侧面观,通过颞骨岩部长轴的矢状切面)

在前庭窗上方,外半规管从鼓室壁突出形成外半规管凸。面神经在面神经管内行经鼓室内侧壁,该管在鼓室内侧壁上形成水平位的面神经管突。咽鼓管起始于咽鼓管鼓室口,在其上端以肌咽鼓管隔与鼓膜张肌半管分界。乳突内有典型的含气小腔(乳突小房)并经乳突窦与鼓室相通。

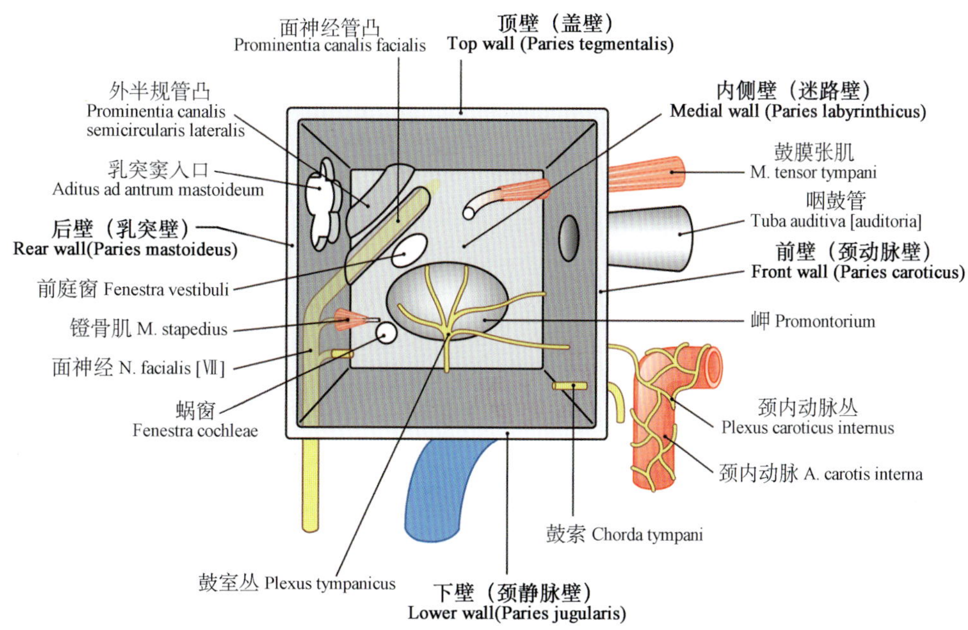

图 10.26 右侧鼓室内侧壁示意图(前外侧面观)[L126]

该示意图以 6 个壁的矩形盒子代表鼓室,其中鼓膜所在的外侧壁未显示。图中明确了基本的方位,方便对解剖学影像(→图 10.25,→图 10.27)的学习及对骨内和穿骨结构位置的理解。

鼓室

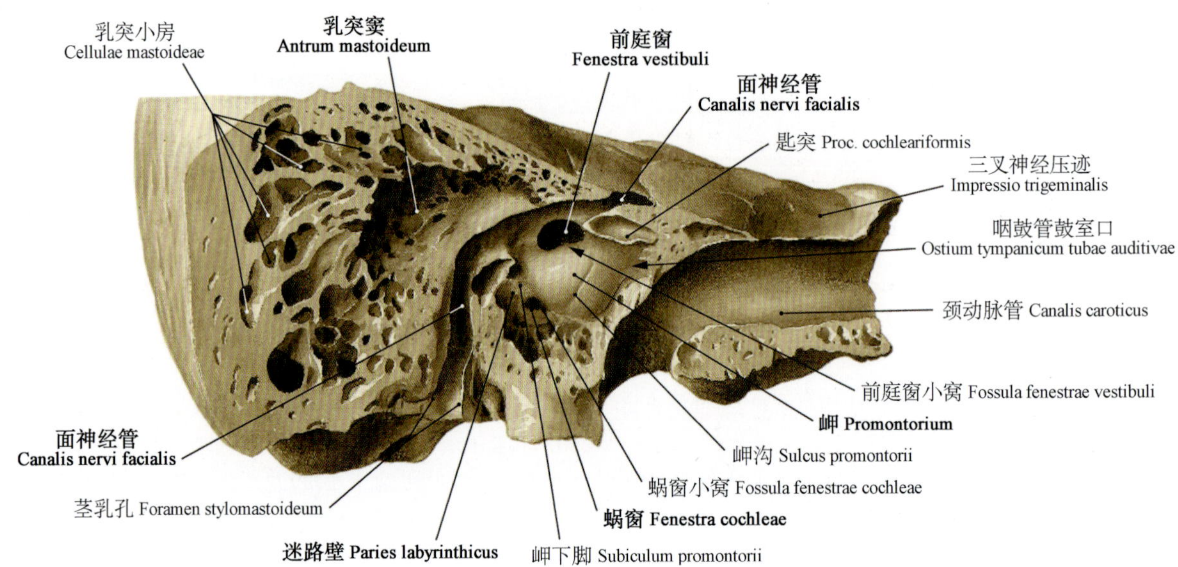

图 10.27 **右侧鼓室内侧壁(前外侧面观)**

外侧壁及前壁、上壁的毗邻结构均已除去,面神经管和颈动脉管已打开。

鼓室借内侧壁与内耳(迷路)相分界,其上有 2 个开口。

- 前庭窗,镫骨底借镫骨环状韧带附着于此处。
- **圆窗**(蜗窗),位置更靠下,被第二鼓膜封闭。

在前庭窗和圆窗之间,耳蜗底转在鼓室内侧壁形成一个明显的隆凸称为岬。

临床要点

乳突小房感染(**乳突炎**)通常是鼓室感染引起的,是中耳炎(Otitis media)最常见的并发症之一。感染可从乳突蔓延至外耳后面和前面的软组织、胸锁乳突肌、内耳、乙状窦、脑膜或面神经。

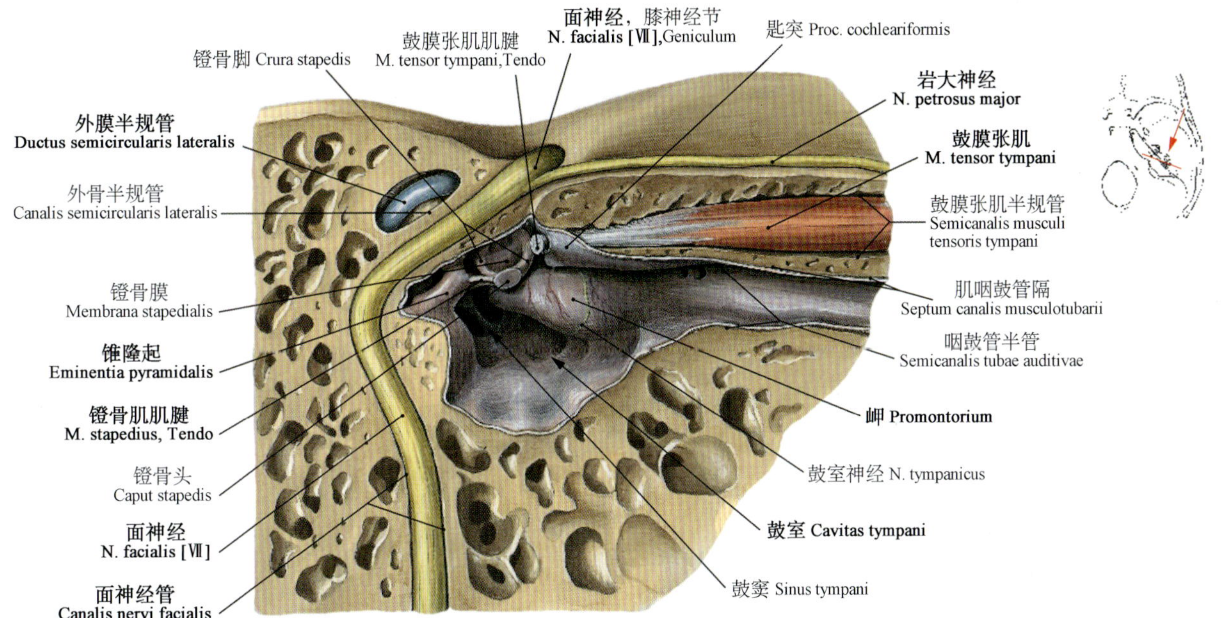

图 10.28 **右侧面神经、鼓室和咽鼓管**

经颞骨岩部长轴的垂直切面，前面观，已打开面神经管。

面神经由两个神经根合成，即面神经运动根和中间神经，二者在面神经管深部汇合形成面神经。面神经在近鼓室处呈弓形，因此在鼓室内侧壁形成面神经管凸，在其下方有锥隆起伸出。锥隆起内有支配镫骨肌的面神经分支（→图 12.156）。镫骨肌肌腱从锥隆起穿出，并附着于镫骨头下外侧。

镫骨肌的功能：使镫骨倾斜，衰减镫骨在前庭窗的振动，减少声波传导，避免过多噪声。

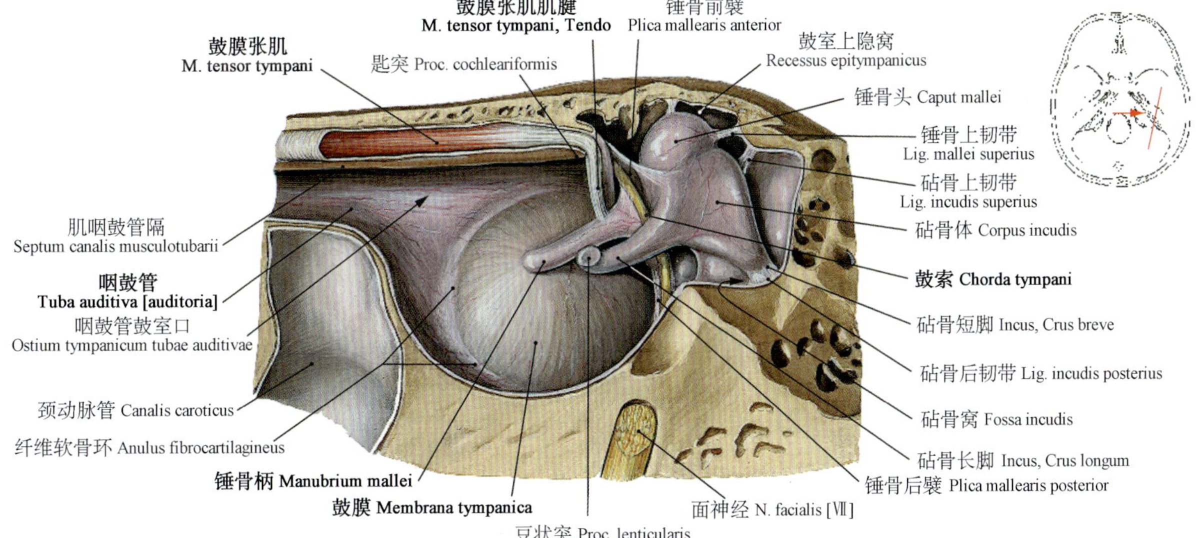

图 10.29 **右侧鼓室外侧壁（鼓膜壁）（内侧面观）**

肌咽鼓管从前面进入鼓室，它包含 2 个骨性半管，由一骨板相分隔，鼓膜张肌和咽鼓管分别在其内通行。鼓膜张肌肌腱在匙突处呈直角行至锤骨柄。

鼓膜张肌的功能：通过锤骨柄的牵拉增加鼓膜的张力，紧张听骨链，从而增进高频声波的传导。在靠近面神经管末段处鼓索离开面神经，向后穿过面神经管进入鼓室，被覆鼓室黏膜，在锤骨和砧骨长脚之间行于鼓室中央，后经蝶岩裂（或岩鼓裂）离开颅底。

临床要点

面神经麻痹引起的镫骨肌神经麻痹可影响感觉神经的传入。由于镫骨肌的阻尼作用不足（镫骨底在前庭窗上无倾斜），使得正常的声音变成令人不适的噪声（**听觉过敏**）。

鼓室和面神经

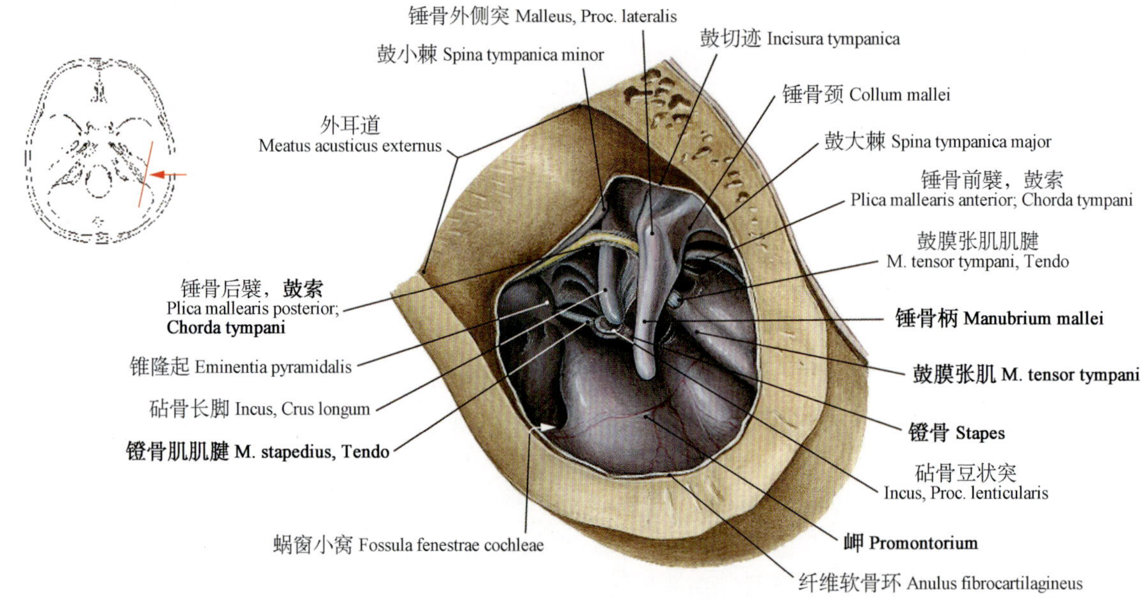

图 10.30 右侧鼓室(外侧面观)
去除鼓膜和鼓索周围的黏膜。可见鼓室内黏膜覆盖的诸结构。

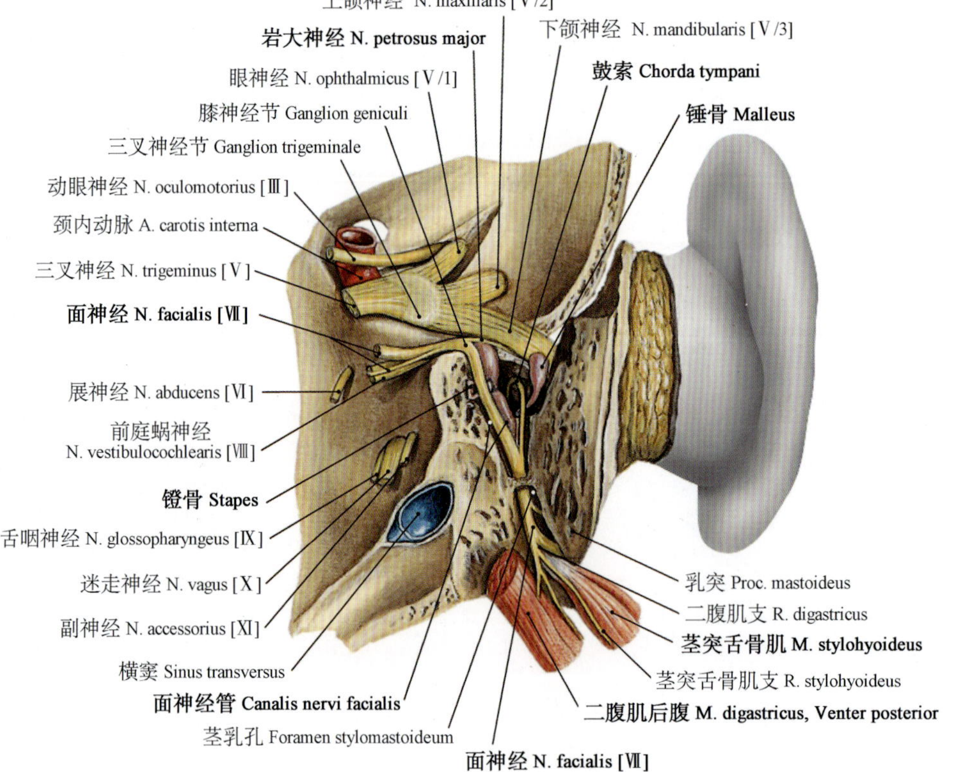

图 10.31 右侧颞骨岩部面神经(后面观)
去除部分颞骨岩部，打开面神经管和鼓室。去除乳突，打开面神经管及鼓室后，可见面神经主干及其分支在面神经管中的走行。

临床要点

面神经损伤往往与颞骨岩部骨折、中耳炎、乳突炎及面神经手术操作有关。在**面神经疾病诊断**(如面神经损伤平面的诊断)及面神经麻痹随访监测时，常用如下检查方法：Schirmer 试验(检测泪腺功能)、镫骨反射试验、味觉试验、唾液法(唾液腺功能检测)诊查鼓索、肌电图及神经电图(检测面肌功能)。

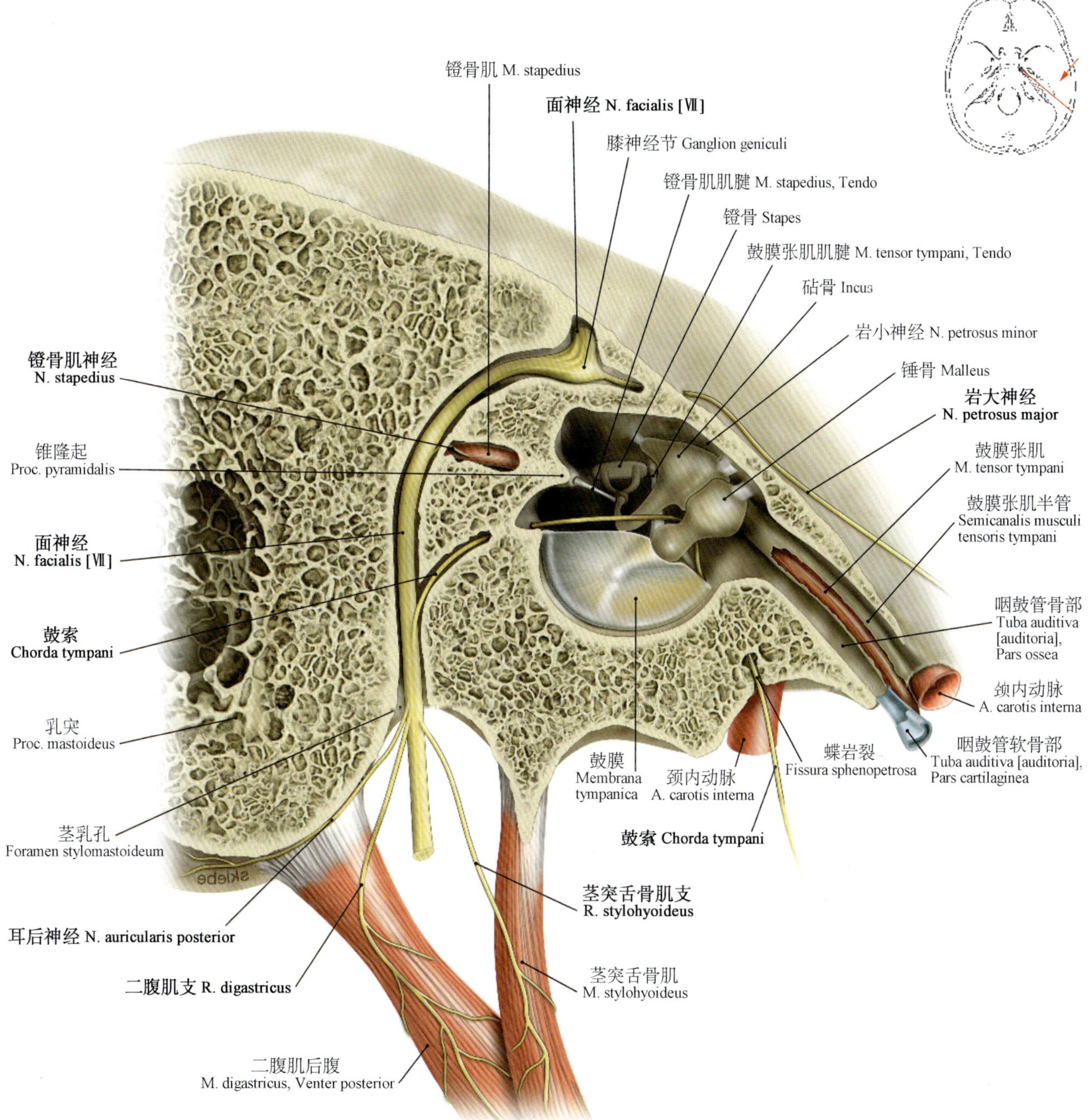

图 10.32 **右侧面神经(外侧面观)[L238]**

图中显示了行于颞骨岩部面神经管至其出茎乳孔的一段面神经(出茎乳孔后已切断)。在面神经管内,面神经发出**镫骨肌神经**支配镫骨肌,**鼓索**则返向后行至鼓室,被覆黏膜,几乎"自由地"在锤骨和砧骨之间走行,后经蝶岩裂出鼓室。

临床要点

由于鼓索的走行特点,使得其在中耳手术中易受损伤。患中耳炎时,常见孤立的**鼓索功能缺失**,表现为口干及患侧味觉丧失。

面神经,局部解剖

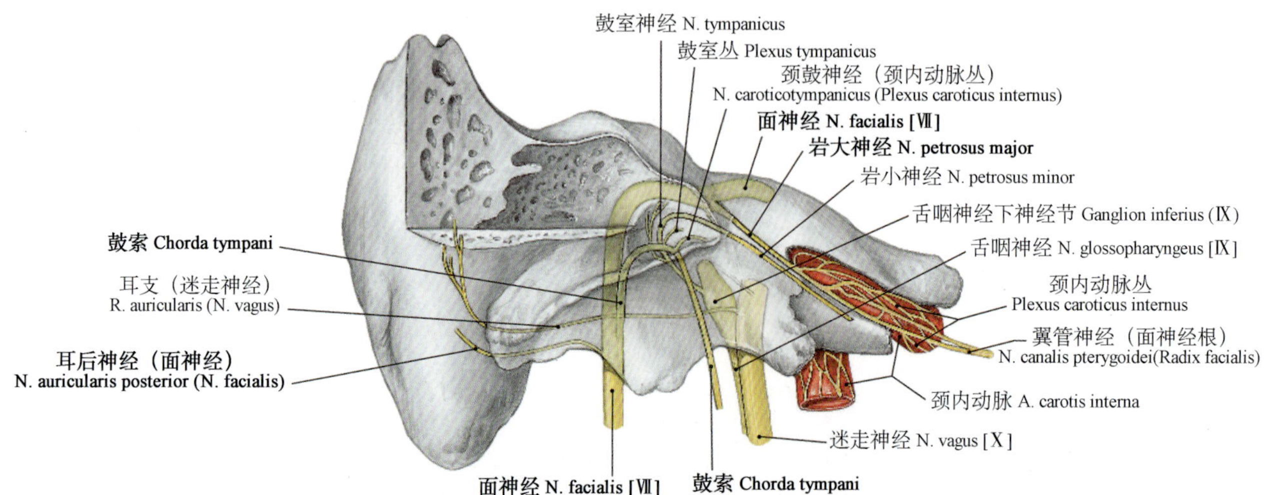

图 10.33 右侧面神经、舌咽神经和迷走神经(前面观) 已去除部分颞骨岩部,透视显示神经。

面神经在膝神经节处发出第 1 个分支,即**岩大神经**。岩大神经走行于颞骨前内侧,后经颞骨岩部前面硬膜下的岩大神经管裂孔穿出。岩大神经含有副交感神经节前纤维,该纤维经翼腭神经节支配泪腺和鼻腺。面神经出茎乳孔后,随即发出**耳后神经**以支配耳肌。图中亦可见司外耳道感觉的迷走神经耳支及舌咽神经在出颈静脉孔之前发出的**鼓室神经**。鼓室神经随后同鼓室下动脉一起由鼓室小管进入鼓室,并在岬(→图 10.27)的黏膜下发出许多分支,这些分支连同随颈内动脉分支走行的交感神经网一起交织形成鼓室丛。鼓室丛支配中耳的所有黏膜,包括咽鼓管和乳突黏膜。鼓室神经的副交感纤维越过鼓室丛并向上汇入岩小神经,鼓室神经和岩小神经形成 Jacobson 吻合。

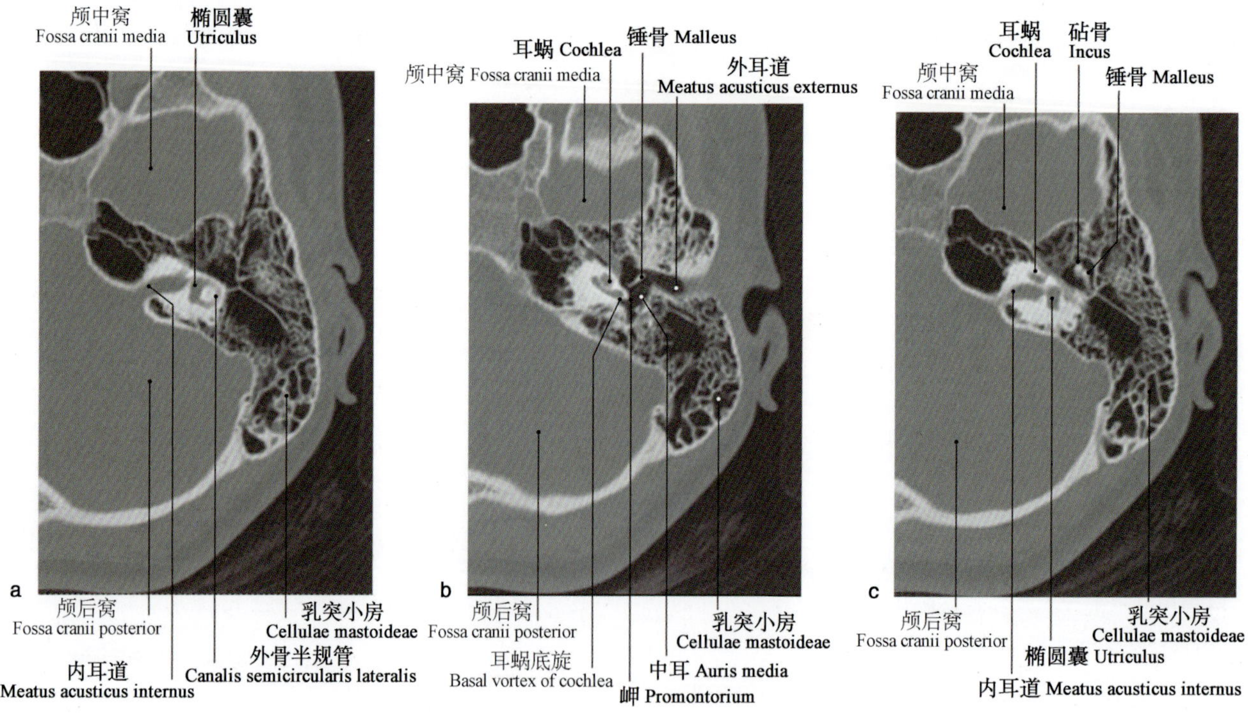

图 10.34a-c 左侧颞骨内中耳和内耳的计算机断层扫描图像(下面观)[E460]

高分辨率 CT 扫描图像上清晰可见中耳和内耳的所有结构,如内耳道、乳突小房、听小骨的位置及迷路。

临床要点

当面神经发生炎症肿胀时,可经乳突进行手术减压;小心去除乳突后,即可显露面神经管的后部。

图 10.35　右侧咽鼓管软骨（下面观），示其在颅底的位置

咽鼓管长约 4cm，自颅后外侧斜向前内侧下端，连接鼓室与鼻咽部。为了使声波得到最佳传导，鼓室内的气压必须与外耳道中的气压相同。因鼓膜是密闭的，所以通过咽鼓管可平衡鼓室内外的大气压力。如果不能得到及时调节，如飞机起降时，可导致暂时性听力丧失。

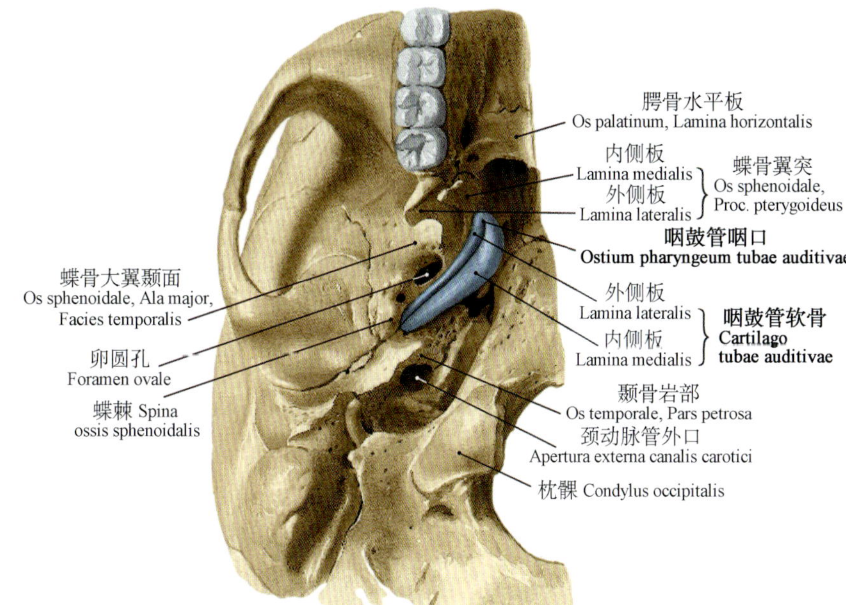

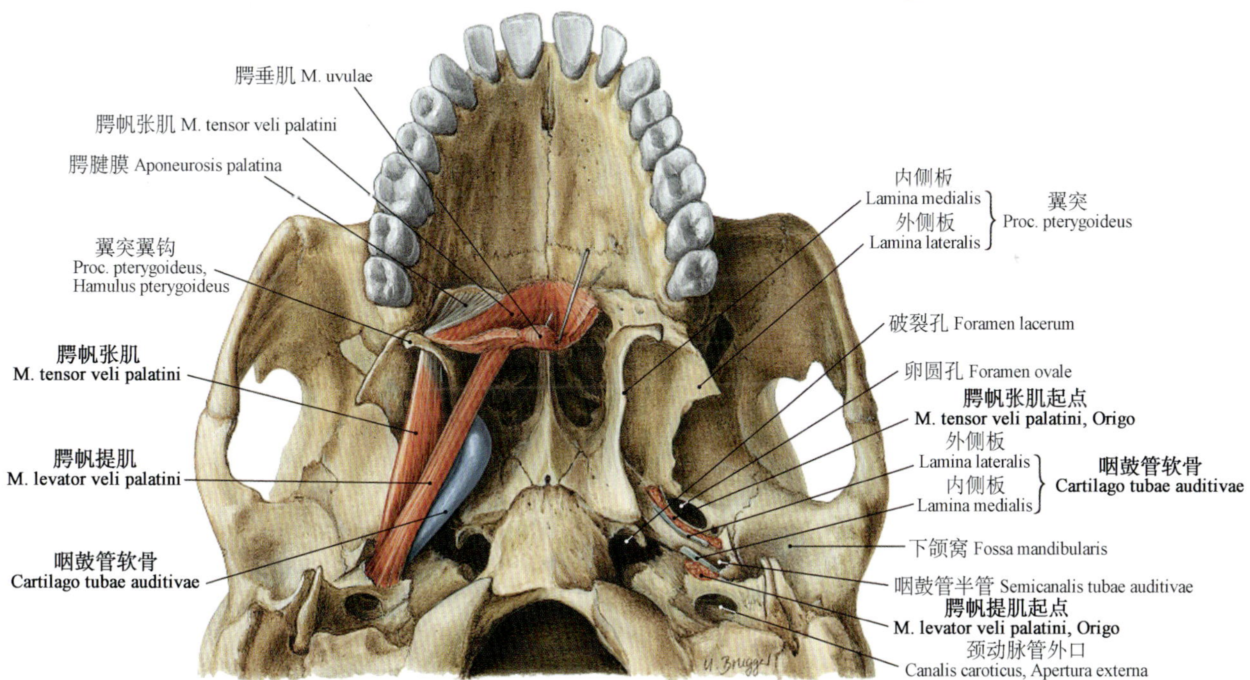

图 10.36　腭帆提肌、腭帆张肌和咽鼓管软骨（下面观）

咽鼓管（骨性部分未显示）起始于鼓室前壁的咽鼓管鼓室口，向前下内侧通向鼻咽，止于咽鼓管咽口。咽鼓管分骨部和软骨部，软骨部的长度为骨部的 2 倍。软骨部由弹性软骨（咽鼓管软骨）沟构成，结缔组织（膜板）从内侧封闭倒置的软骨沟，形成一狭缝状的管道。腭帆提肌和腭帆张肌的收缩使咽鼓管张开，这也是吞咽动作的一部分。

→T3

临床要点

咽鼓管内面衬有呼吸纤毛上皮，该上皮层内有杯状细胞，纤毛向鼻咽方向摆动，这种保护性机制的失效易引起**咽鼓管黏膜**炎症的上行感染，导致中耳炎。经鼻注入空气，可解决咽鼓管的粘连和闭塞问题，与吞咽可调节鼓室内压力以适应外界气压变化的原理相同。

咽鼓管

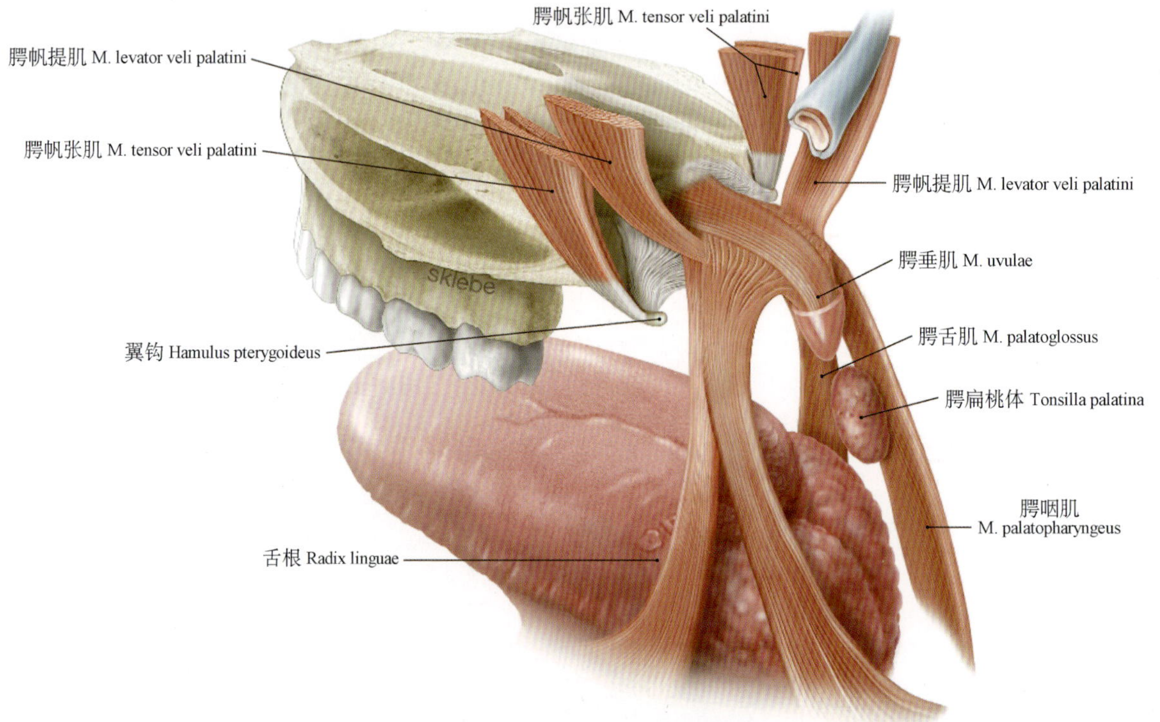

图 10.37 左侧软腭的肌(后面观)[L238]

软腭的基部为一结缔组织板(腭腱膜),其上有 4 对肌和 1 块不成对的肌附着。不成对的肌为**腭垂肌**,其呈辐射状排列,构成了悬雍垂。

下方 2 对成对的肌为:

- **腭舌肌**,构成前面腭舌弓的基础。
- **腭咽肌**,构成后面腭咽弓的基础。

腭舌弓和腭咽弓之间有腭扁桃体。腭舌肌和腭咽肌收缩时向下牵拉软腭,从而使咽峡缩小。

上方 2 对成对的肌为:

- **腭帆提肌**,上提腭帆。
- **腭帆张肌**,紧张腭帆。

上方 2 对肌及腭垂肌的收缩可上提和紧张软腭,并使其靠近咽后壁,从而分隔开鼻咽和口咽,这对吞咽活动很重要;此外,上方 2 对肌亦参与咽鼓管咽口的张开活动(→图 10.36,→图 10.38)。

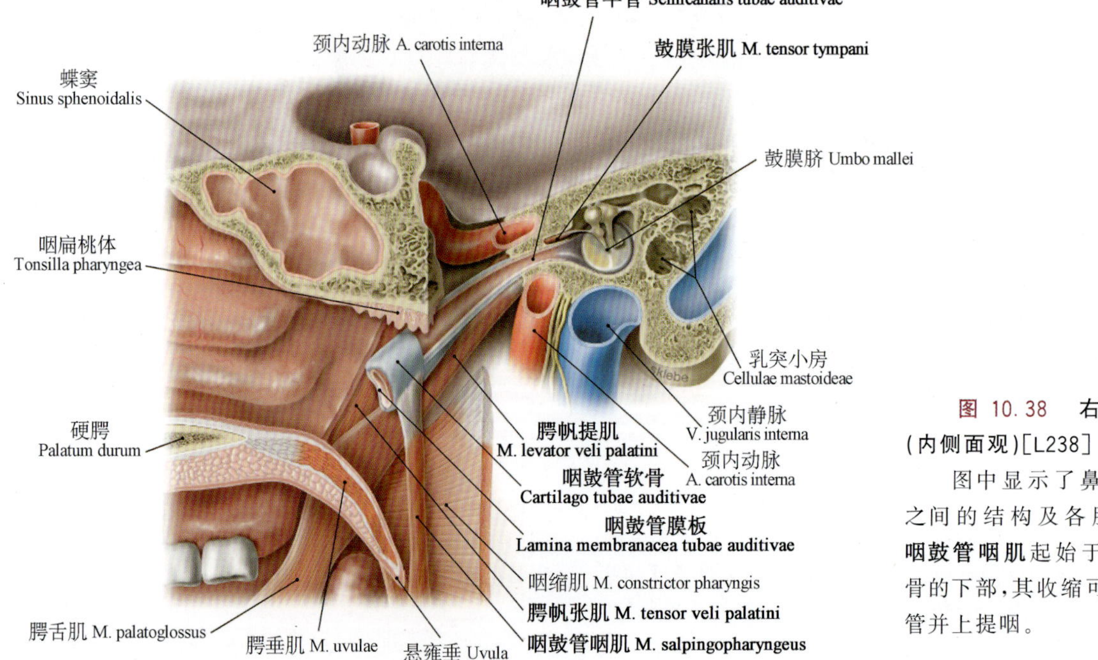

图 10.38 右侧咽鼓管(内侧面观)[L238]

图中显示了鼻咽和鼓室之间的结构及各肌的位置。**咽鼓管咽肌**起始于咽鼓管软骨的下部,其收缩可闭合咽鼓管并上提咽。

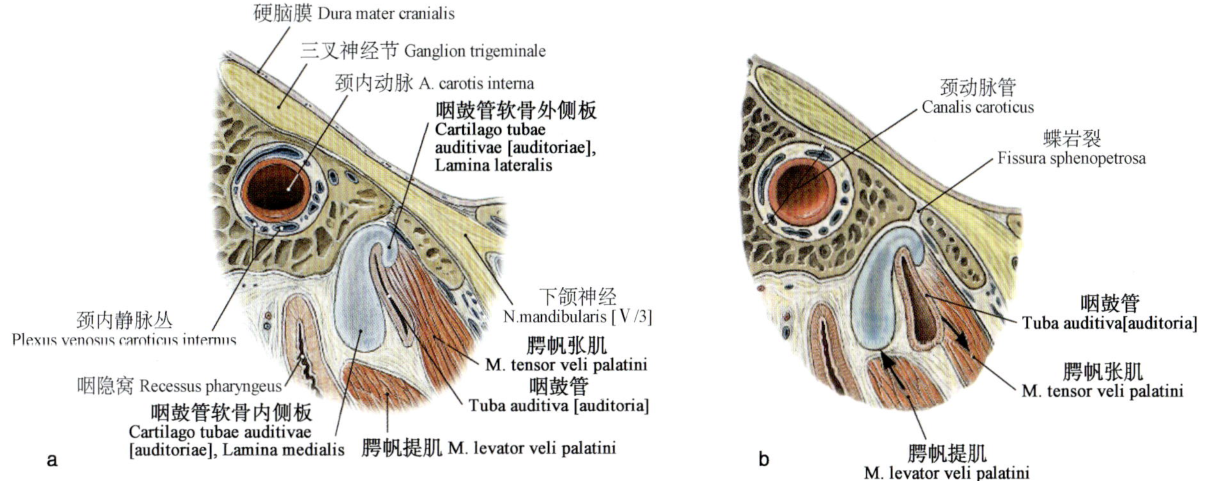

图 10.39a、b **右侧咽鼓管；软骨部外侧横截面（外侧面观）**

a 管闭合。

b 管张开。

肌对咽鼓管闭合与张开的作用如箭所示。除此之外，咽鼓管咽肌（未显示）亦参与了咽鼓管的闭合。**腭帆张肌收缩**可牵拉咽鼓管膜部及软骨部上缘，从而引起咽鼓管管腔的扩大；**腭帆提肌收缩**引起该肌的最厚部分从下方推挤咽鼓管软骨，使得软骨沟弯曲深度增加，咽鼓管管腔扩大。

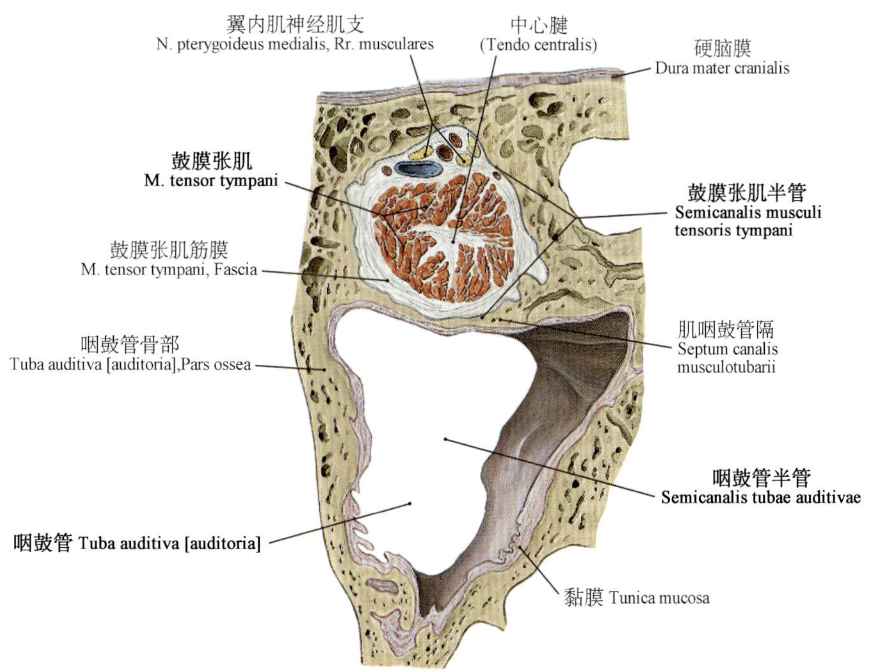

图 10.40 **右侧咽鼓管经肌咽鼓管骨部的横截面（外侧面观）**

咽鼓管骨部是颞骨岩部内的一个三角形骨性管腔，即肌咽鼓管的咽鼓管半管。肌咽鼓管的咽鼓管半管与鼓膜张肌半管被一薄层骨板隔开，鼓膜张肌在鼓膜张肌半管内走行。

临床要点

腭裂可引起腭帆提肌和腭帆张肌功能缺失，原因是肌的附着点缺损而导致肌收缩无效。因此，患者不能通过这两块肌的收缩张开咽鼓管。若没有得到治疗，中耳会因缺少通气而发生**粘连性病变**。这类患儿将产生听力障碍，通常不能学会说话。

（蔺海燕　译）

骨迷路

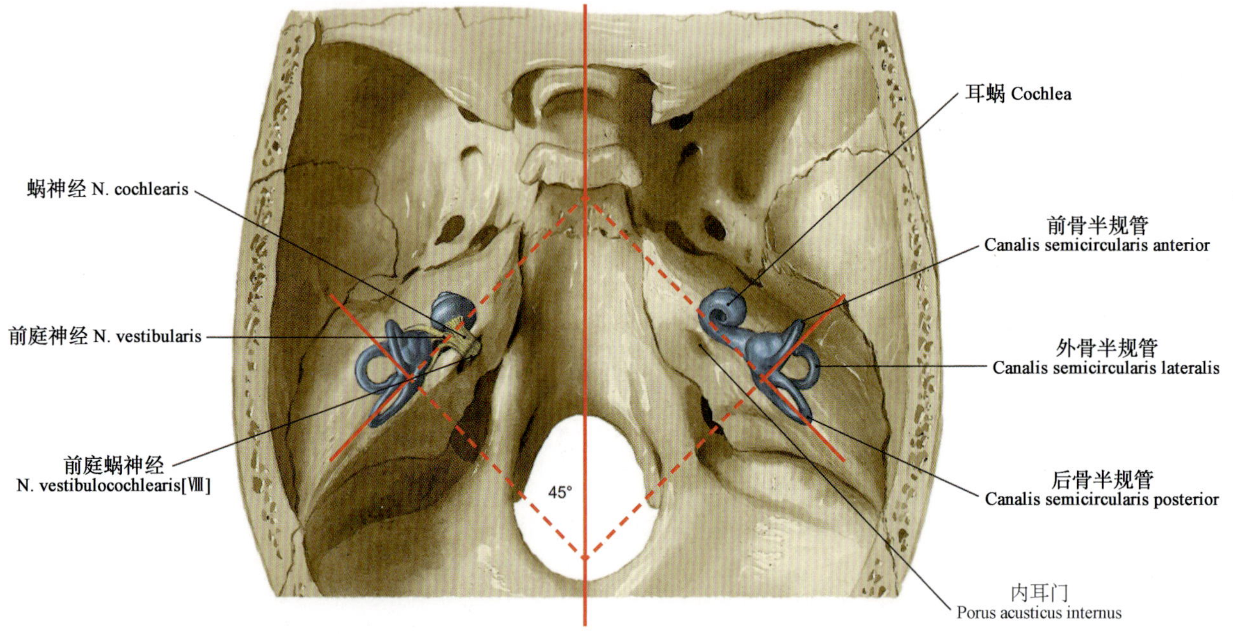

图 10.41　内耳和前庭蜗神经(上面观)
内耳在颞骨岩部的位置投影。
耳蜗的尖指向前外方，半规管(Canales semicirculares)与颅的3个坐标平面(冠状面、矢状面和水平面)呈45°，该位置关系在应用颅部CT扫描结果进行临床诊断时很重要。

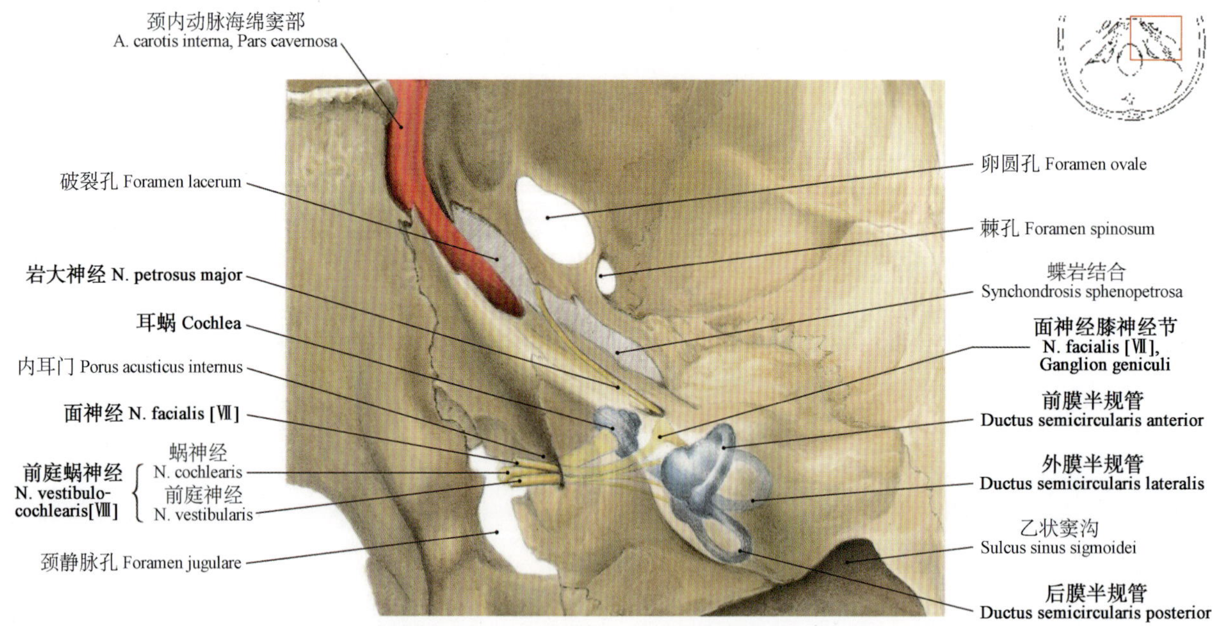

图 10.42　右侧内耳与面神经和前庭蜗神经；颞骨岩部(上面观)

在进入内耳门处，面神经及其中间神经位于前庭蜗神经(临床上也常称为位听神经)的上方。前庭蜗神经由蜗神经和前庭神经组成，二者在颞骨岩部内是分开的。**蜗神经**略呈弧形行经耳蜗前部，**前庭神经**则略呈弧形行经耳蜗后部。在即将到达迷路之前，前庭神经分为2支：1支位于前、外半规管和球囊的上方，另1支位于椭圆囊和后半规管的下方，这2支神经上行汇集至**前庭神经节**换元。面神经在面神经管内行于耳蜗和前庭器官之间的上方，其主干在面神经外膝部呈直角向下弯曲走行。**岩大神经**在膝神经节处离开面神经，朝着破裂孔方向行于颞骨岩部的硬脑膜皱襞中，内含副交感节前纤维，支配泪腺和鼻腺。

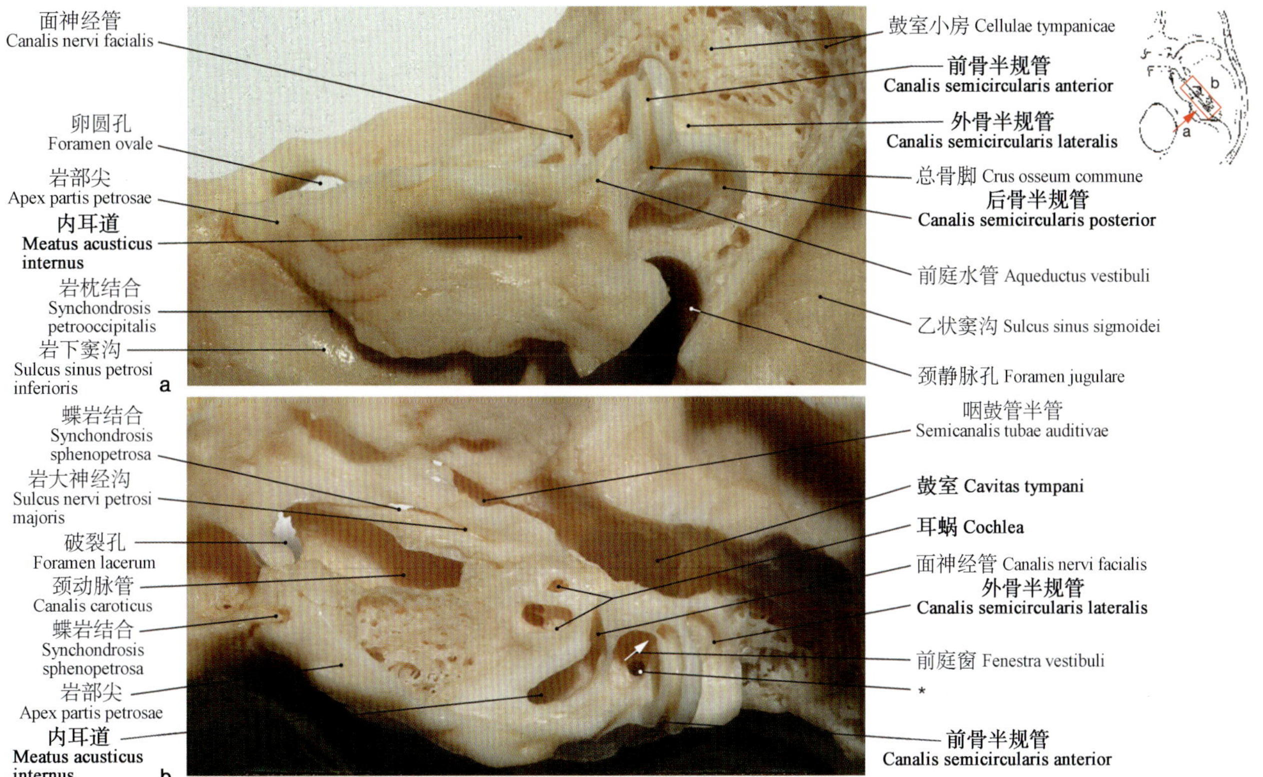

图 10.43a,b 右侧骨迷路颞骨岩部形成的空腔[后面观(a),上面观(b)]

内耳(Auris interna)是颞骨岩部内的骨性管道和壶腹扩张形成的复合体(骨迷路),其内包含由膜性管和囊组成的膜迷路,包括前庭器和蜗器内部分(前庭蜗器)。

* 后半规管开口。

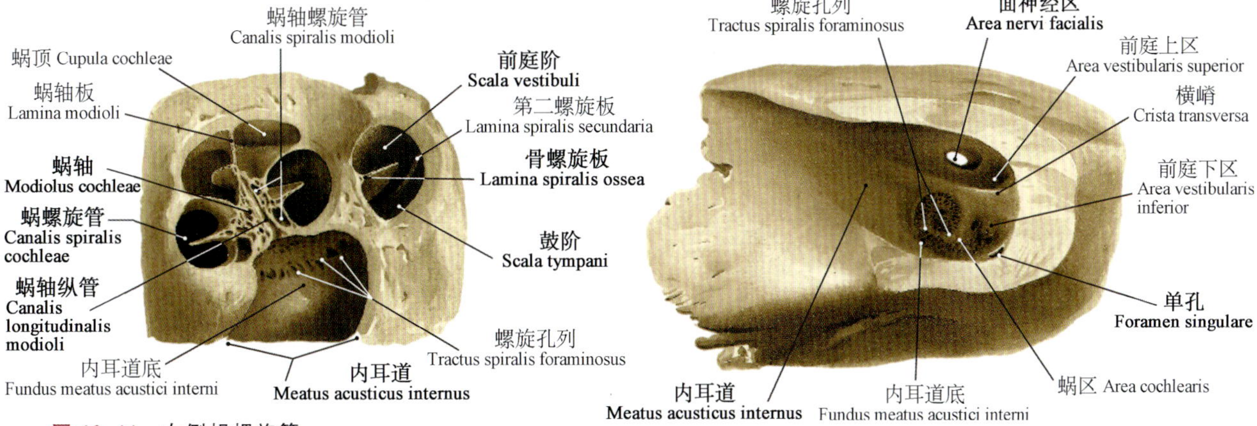

图 10.44 右侧蜗螺旋管

上面观;沿蜗轴打开。

耳蜗由一螺旋管(Canalis spiralis cochleae)绕蜗轴(Modiolus cochleae)旋转 2.5 圈而形成。耳蜗螺旋神经节位于蜗轴螺旋管内,含蜗神经双极神经元的胞体。骨螺旋板发自蜗轴,并伸入螺旋管内。

图 10.45 右侧内耳道及内耳道底

内侧面观;移除部分后壁。

内耳道起始于内耳门,向外侧延伸约 1cm,末端终于一有孔骨板。在此 1cm 长的通道内有面神经和前庭蜗神经行经。

临床要点

听神经瘤(前庭神经鞘瘤)是 Schwann 细胞增殖形成的一良性肿瘤,最常见于前庭神经。该肿瘤起自内耳道,生长并占据颅后窝(小脑脑桥角肿瘤),压迫邻近结构。早期症状表现为听力受损和平衡感丧失。

骨迷路

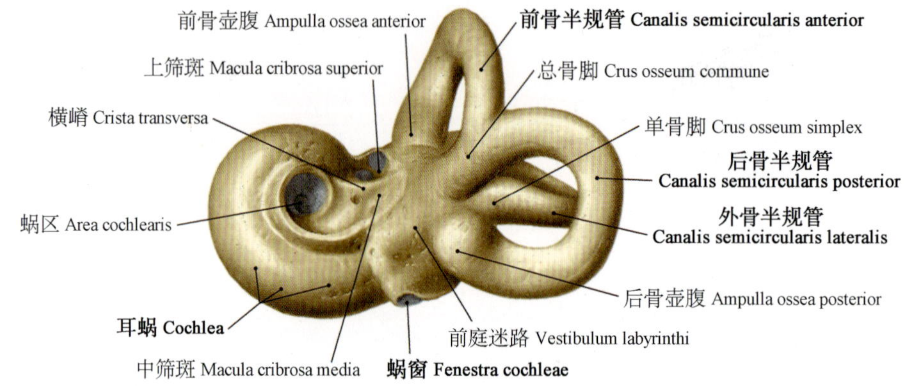

图 10.46　**右侧骨迷路(后斜视图)**
分离自颞骨岩部的骨性管道,包绕膜迷路。

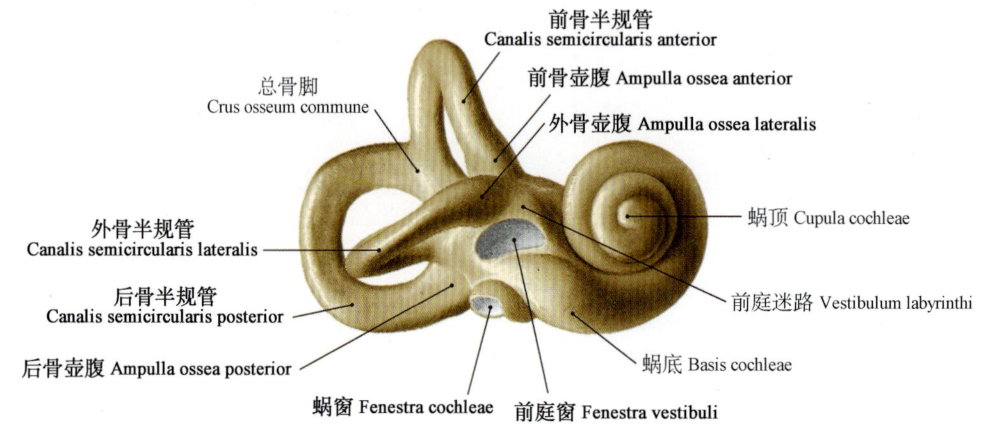

图 10.47　**右侧骨迷路(外侧面观)**
分离自颞骨岩部的骨性管道,包绕膜迷路。

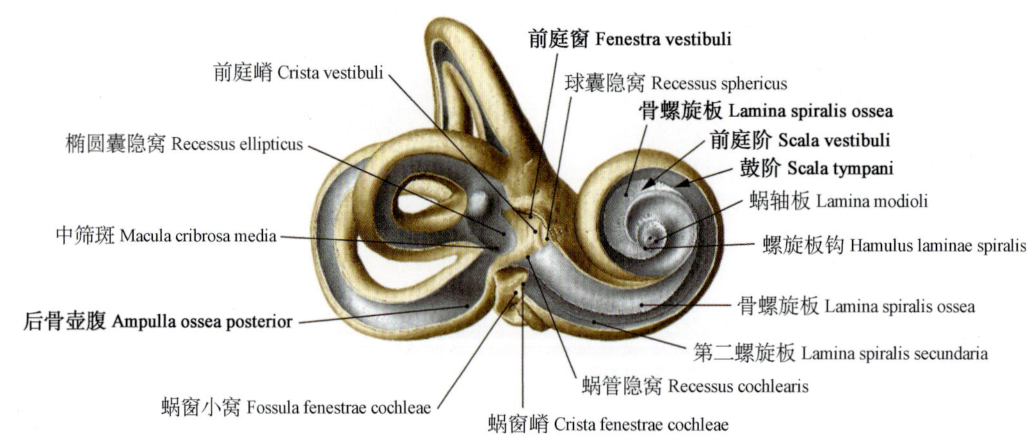

图 10.48　**右侧骨迷路(前外侧面观,显示内腔)**
骨迷路由前庭、3个骨半规管(Canales semicirculares ossei)、耳蜗和内耳道(Meatus acusticus internus)组成。耳蜗和半规管起于前庭,前庭借前庭窗与鼓室相连。

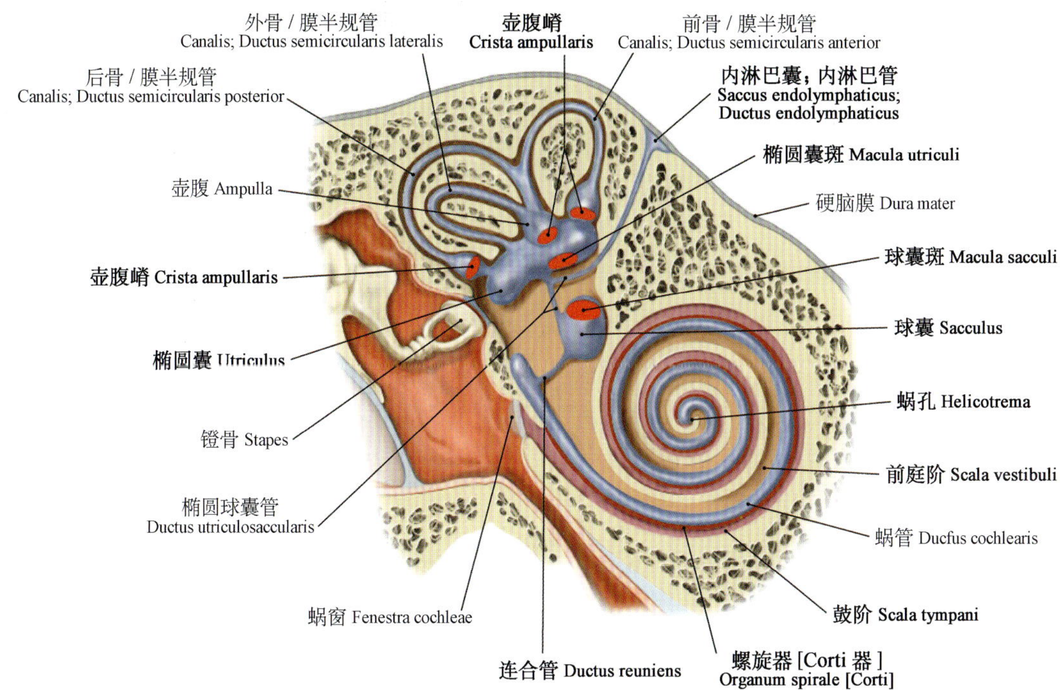

图 10.49　**右侧膜迷路；颞骨岩部纵切面示意图(前面观)[L284]**

膜迷路内充满低钠且富钾的内淋巴，不直接与骨迷路贴合，而是隔以充满外淋巴的外淋巴隙。

膜迷路在功能上可分为前庭迷路和蜗迷路，**前庭迷路**包括位于前庭的球囊和椭圆囊、椭圆球囊管、3 个膜半规管、内淋巴管及内淋巴囊。内淋巴囊为一硬膜外囊，位于颞骨岩部的后面，内淋巴在此处被重吸收。**蜗迷路**由蜗管形成，其与前庭迷路借连合管相连。

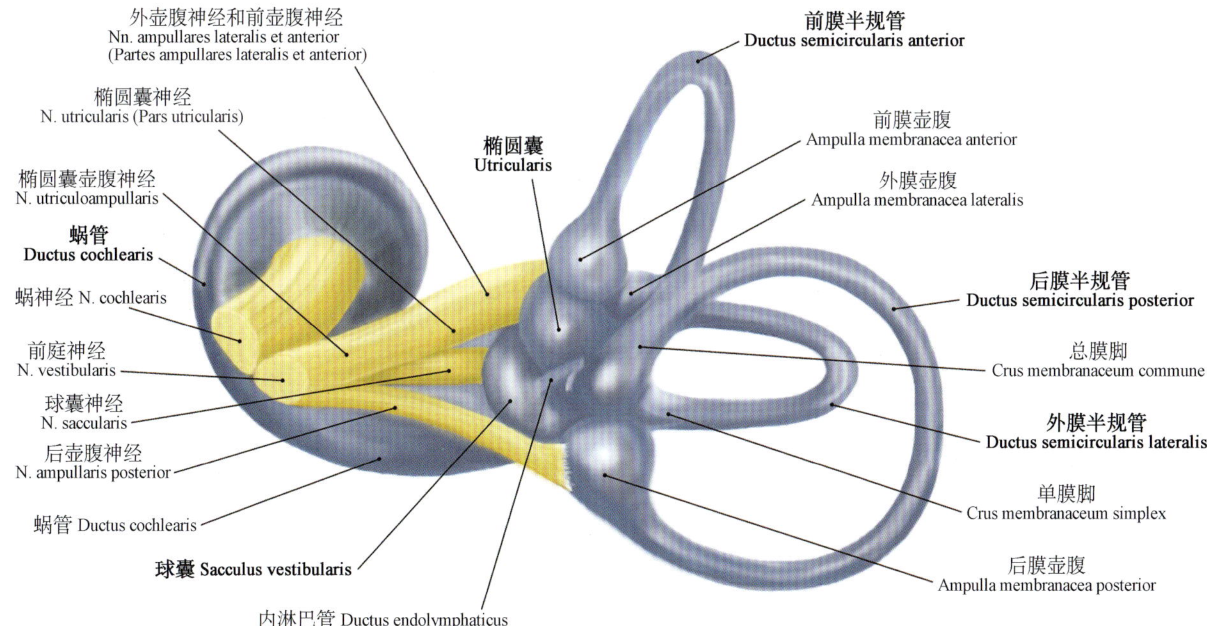

图 10.50　**前庭蜗神经和膜迷路半部分概观示意图(后面观)[L284]**

膜迷路包括蜗管、球囊、椭圆囊及 3 个膜半规管(Ductus semicirculares)，后者与椭圆囊相接。每个半规管在与椭圆囊交界处形成一个壶腹状膨大，即膜壶腹，前膜半规管和后膜半规管合并形成一个总管，即总脚(Crus commune)。各壶腹均含有感觉上皮结构，即壶腹嵴(此处未显示)。

膜迷路的血液供应和神经支配

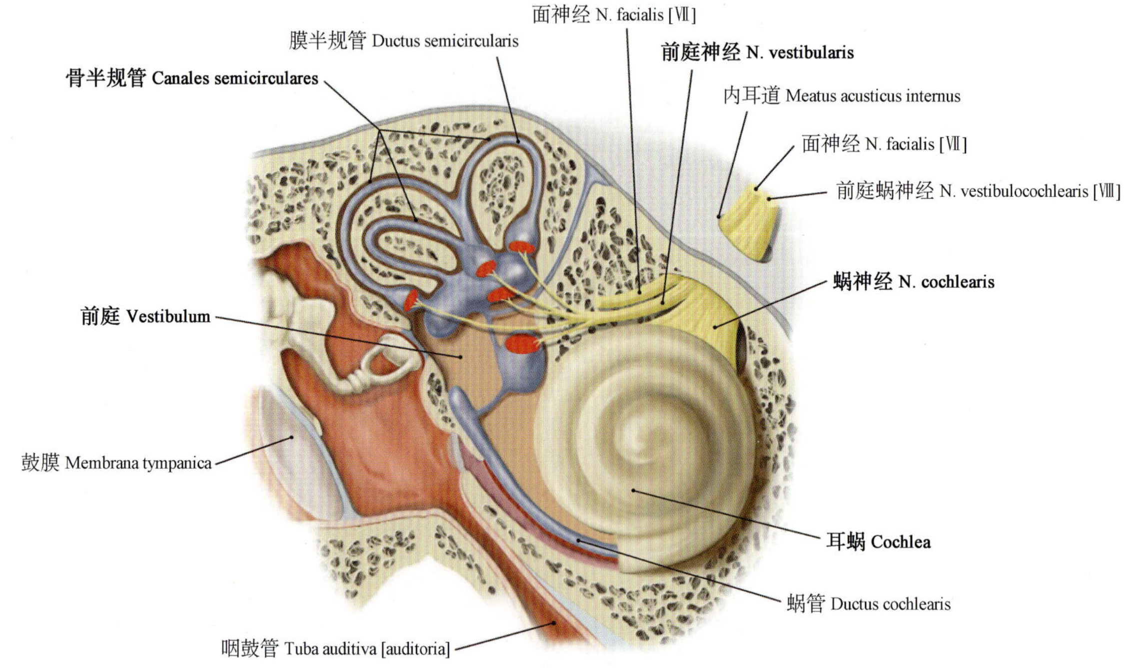

图 10.51 右侧内耳的神经支配，颞骨岩部纵切面示意图(前面观)[L284]

内耳包括**骨迷路**(Labyrinthus osseus)和**膜迷路**(Labyrinthus membranaceus)两部分；其中，骨迷路被包于颞骨岩部的致密骨质中，膜迷路由一套膜性管道组成。

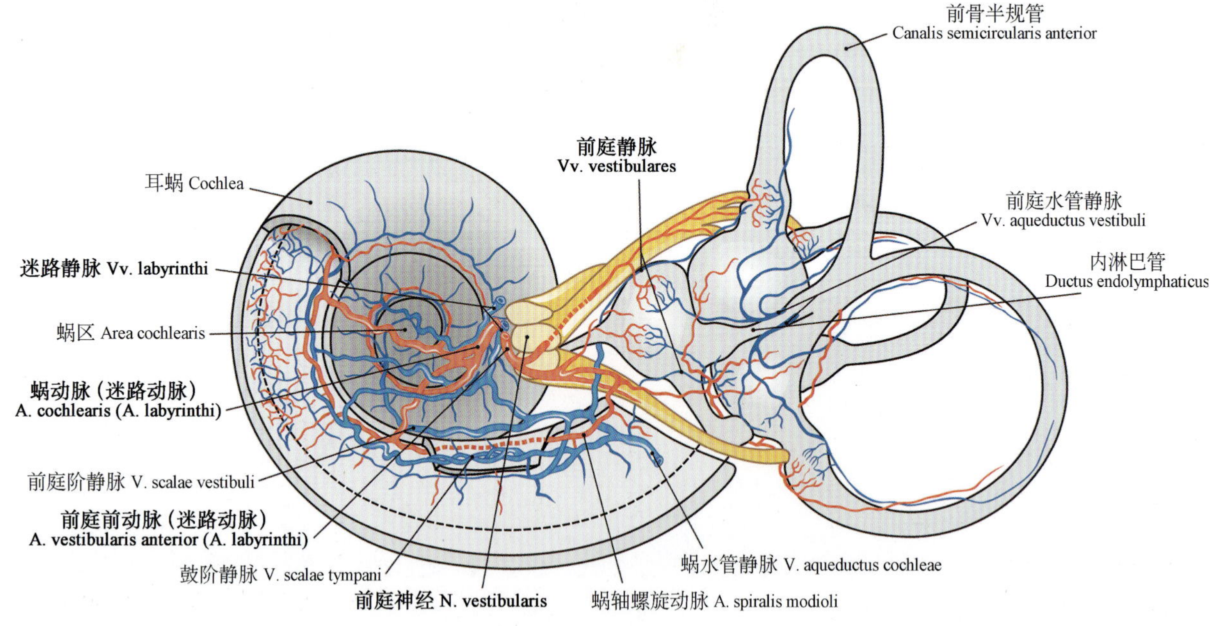

图 10.52 右侧内耳的血液供应和神经支配(内侧面观)[L126]

内耳的整个血液供应来自**蜗动脉**的分支(**迷路动脉**；→图 12.59)，静脉回流则通过迷路静脉。小脑下前动、静脉常可延伸几毫米至内耳道(此处未显示)，并分支汇入迷路动、静脉，为迷路结构供血(**注意：**迷路动脉为终末动脉)。

临床要点

由于迷路动脉是终末动脉，故**迷路动脉栓塞**或其上一级动脉栓塞可引起平衡觉和听力的丧失。眩晕、单侧听力丧失和单侧耳鸣的发作被认为是Menière**病**的系列症状，其病因尚不明确。但内淋巴重吸收受损而引起的膜迷路水肿(耳蜗积水)，原因是内淋巴体积增大所产生的压力使前庭蜗系统的感觉细胞受损。

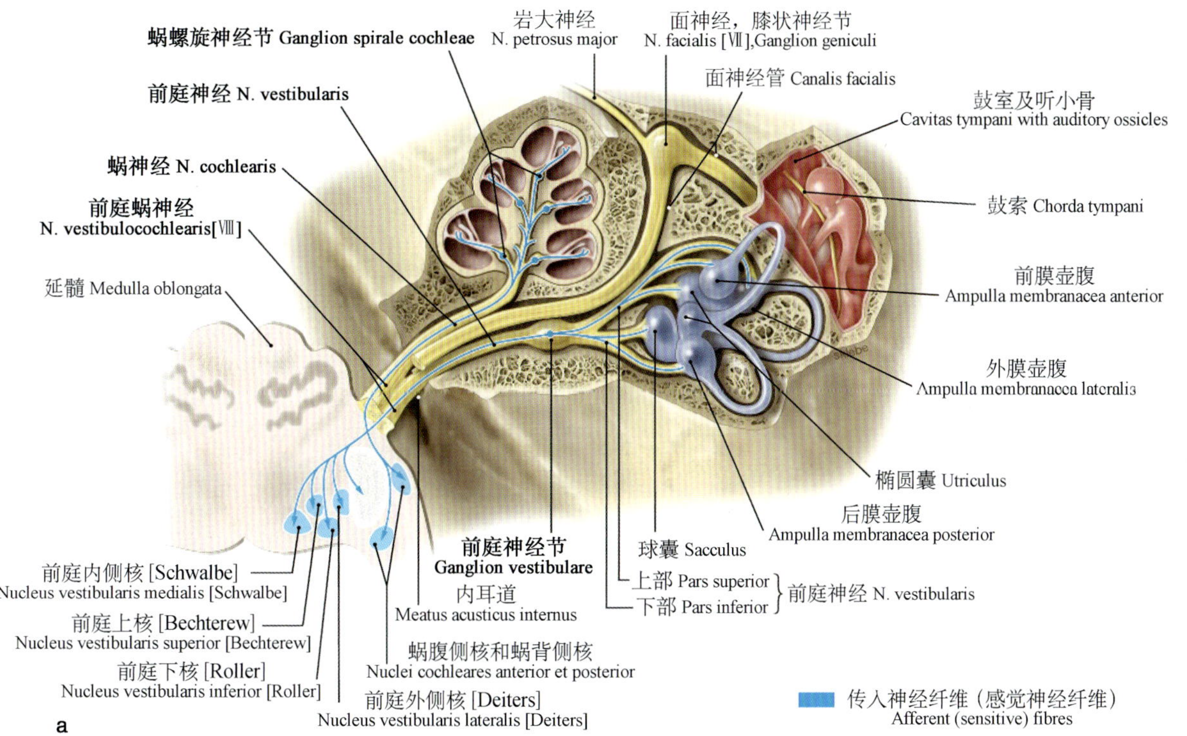

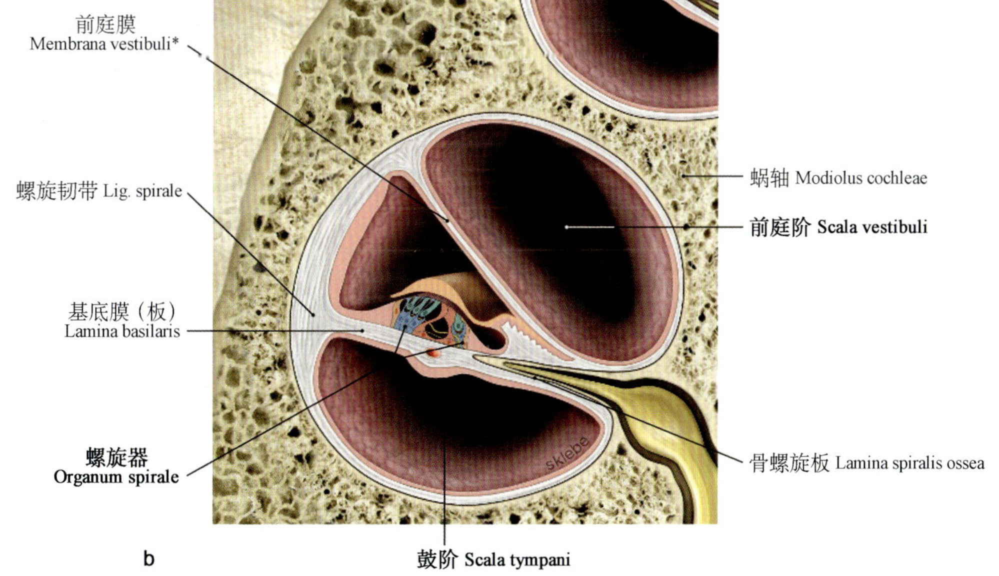

图 10.53a、b　耳蜗、前庭器官、前庭蜗神经（包括核团和神经纤维）、面神经及中耳（上面观）

颞骨岩部已剖开[L238]。

a 面神经经内耳道进入面神经管后，行于耳蜗和前庭器官之间，至膝神经节处弯向前下方，行于中耳附近（→图 10.25，→图 10.26，→图 10.27）。

前庭蜗神经（位听神经）包含特殊躯体传入纤维及形成橄榄耳蜗束的传出纤维，其**耳蜗部**纤维向脑干的蜗腹侧核和蜗背侧核传递听觉信息，**前庭部**纤维则向脑干的前庭神经内侧核、外侧核、上核和下核传递平衡觉信息。耳蜗双极神经元的胞体位于**螺旋神经节**内，前庭器官的双极神经元则位于**前庭神经节**内。

b 前庭膜（* Reissner 膜）和基底膜将蜗螺旋管分为 3 个部分。

- 充满外淋巴的**前庭阶**（前庭管），自前庭延伸至蜗孔（位于耳蜗最上端的前庭阶和鼓阶之间的开口）。
- 充满内淋巴的**蜗管**。
- 充满外淋巴的**鼓阶**（鼓管），自蜗孔延伸至鼓室内侧壁的圆窗，前庭阶与鼓阶在蜗孔处会合。蜗管的底是基底膜（Lamina basilaris），其上载有听觉感受器（Corti 器）。内淋巴由耳蜗外侧骨壁的血管纹产生。

耳蜗和声音传导

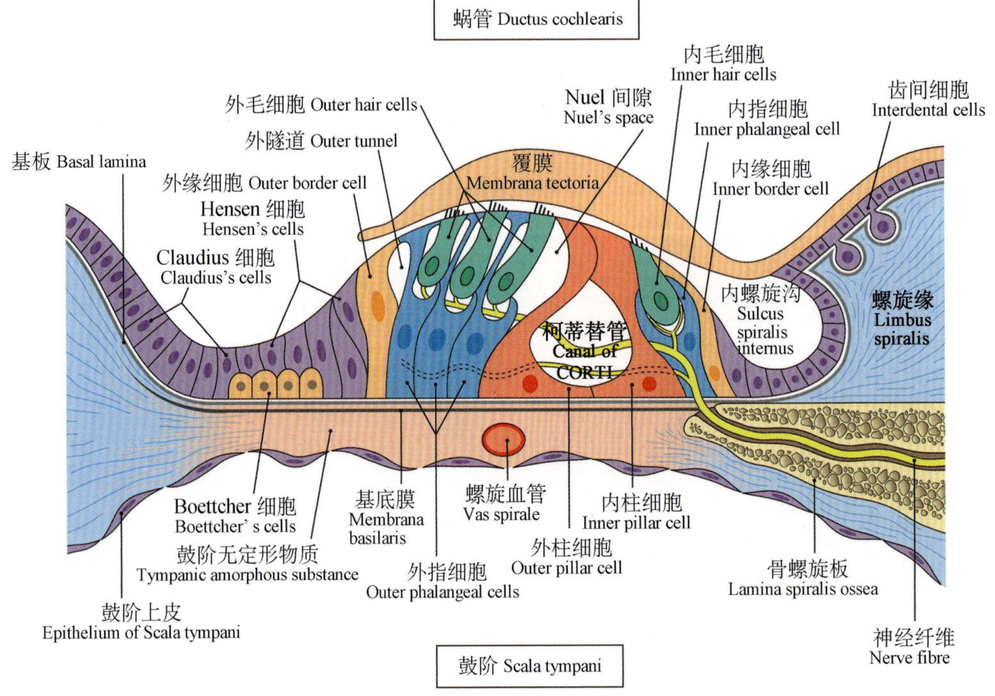

图 10.54 螺旋器(Corti 器)示意图[R170,L107]

图中以非常简单的方式呈现了毛细胞复杂的传入和传出神经分布情况。Corti 器代表实际的耳蜗听觉感受器，Corti 器中的耳蜗感觉细胞(毛细胞)与支持细胞一同居于基底膜上，并被一胶状膜(盖膜)覆盖。Corti 器存在于蜗管全长。

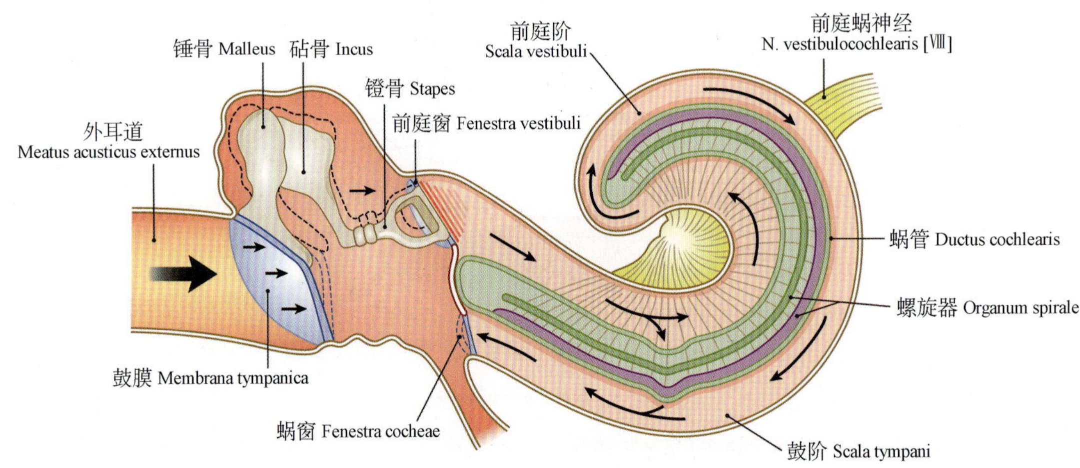

图 10.55 声音传导[L126]

声音传导是通过声波实现的，声波进入外耳(耳郭和外耳道)，经鼓膜和听骨链向内传递。在中耳，声波的振幅得到物理增强，随后经镫骨底传至外淋巴，引起外淋巴的波动(**迁移波**)。外淋巴沿着蜗管各壁(尤其是基底膜)发生移动，引起 Corti 器的偏斜，导致内毛细胞的静纤毛发生弯曲(偏斜)。最终，感觉细胞将这些生物力学活动转化为感受器电位(机械-电转换)。

临床要点

毛细胞损伤，如在听到音量过大的音乐或爆炸声(声音冲击)后，通常可导致**耳鸣**。耳鸣(Tinnitus aurium，或简写为 tinnitus)是一种症状，即无外部声源的情况下患者能够感受到声音。

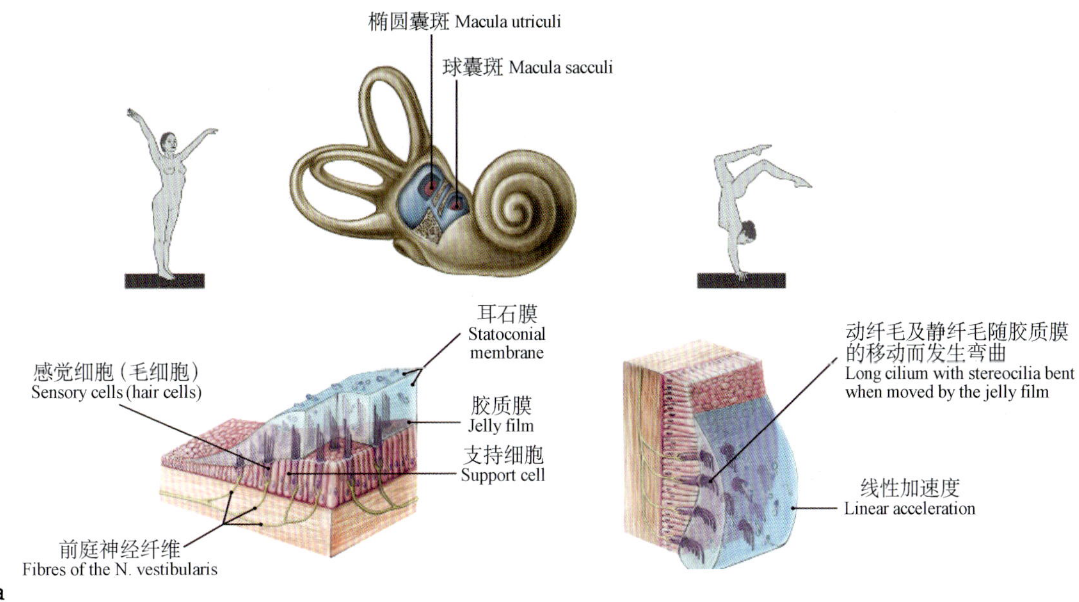

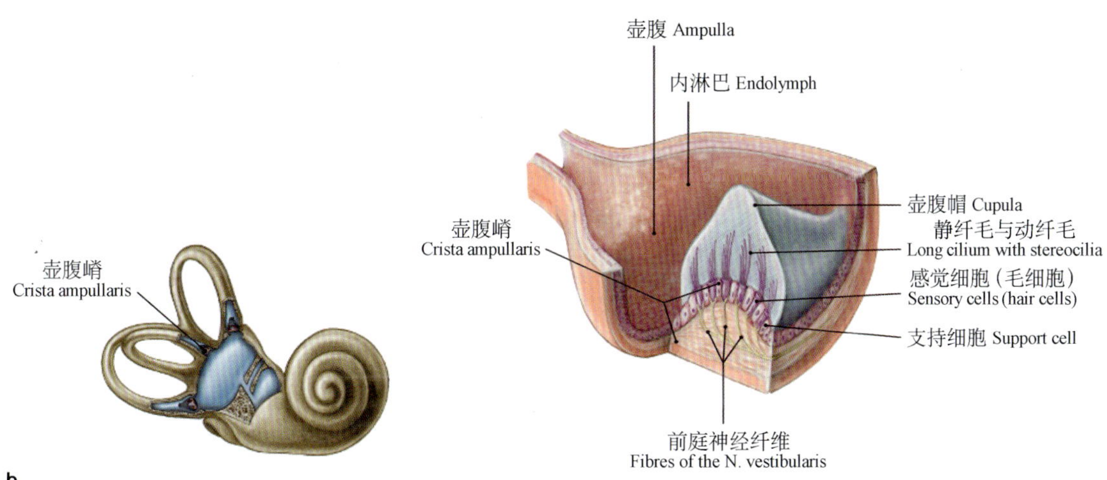

图 10.56a、b　椭圆囊斑、球囊斑和壶腹嵴的结构[L285]

充满内淋巴的前庭迷路由**球囊**（球囊斑-感受垂直直线加速运动）、**椭圆囊**（椭圆囊斑-感受水平直线加速运动）和**3个半规管**（带有壶腹帽的壶腹嵴-感受旋转变速运动）组成。在球囊和椭圆囊（a）中均有一2mm长的椭圆形上皮区段，即听斑，该结构内含有感觉细胞和支持细胞，突于其余上皮之上。在壶腹内，由感觉细胞和支持细胞组成的一水平位区段伸入扩大的壶腹内腔，形成壶腹嵴（b）。在听斑和壶腹嵴的上方均有一胶状物质，听斑上方的称为耳石膜，壶腹嵴上方的称为壶腹帽。每个感觉细胞都有1根长60μm的动纤毛和大约80根静纤毛，伸入听斑和壶腹嵴的胶质层，可接受胶质膜流体运动的刺激（纤毛弯曲，a），引起前庭神经传入纤维的突触兴奋。

临床要点

伴有头晕、眼刺激或眼球震颤的**迷路炎**，多出现于中耳胆脂瘤（症状：由多层角化鳞状上皮形成的耳膜性结节，增生至中耳，随后伴有慢性化脓性炎症）、急性中耳炎、乳突炎和颅骨损伤等病例中。感染经圆窗、前庭窗、骨迷路间隙（在受到外伤和因含气骨腔感染所致的骨侵蚀而产生的间隙）入侵，或者炎症通过神经及血管向上蔓延至耳蜗或前庭管道。迷路炎患者会出现**感知性听力减退**，甚至听力丧失及前庭器官的损伤等症状。

听觉和平衡觉

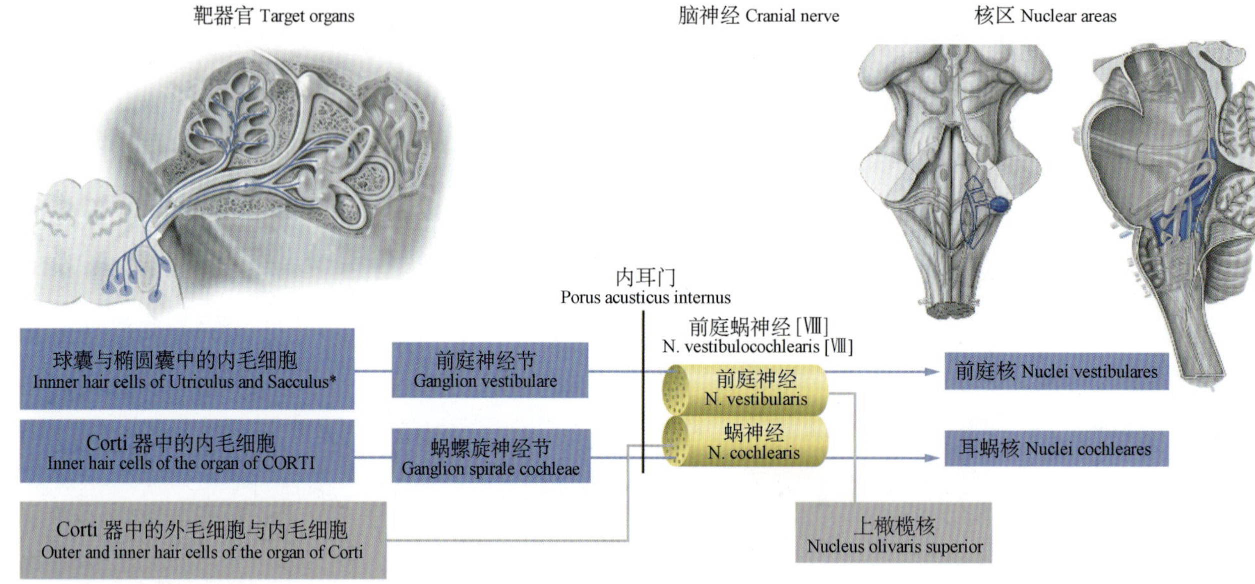

图 10.57 前庭蜗神经的神经通路、分支和纤维性质示意图[L127]

听觉和平衡觉的刺激由耳蜗 Corti 器的外毛细胞和内毛细胞(感觉细胞),或球囊、椭圆囊及 3 个半规管的毛细胞(感觉细胞)感知记录,所记录信息通过耳蜗和前庭神经束的第 1 级神经元向上传递,第 1 级神经元的胞体位于螺旋神经节或前庭神经节内,其轴突形成蜗神经或前庭神经,二者合并形成前庭蜗神经。蜗神经的轴突投射至脑干的 2 个蜗神经核,前庭神经的轴突投射至 4 个前庭神经核(各核的专有名称如图 10.53 所示)。

上橄榄复合体发出传出纤维至内耳毛细胞(橄榄耳蜗束),起初纤维伴行于前庭神经,随后在内耳道内越至蜗神经(Oort 吻合)并与之伴行到达毛细胞(→图 10.58)。

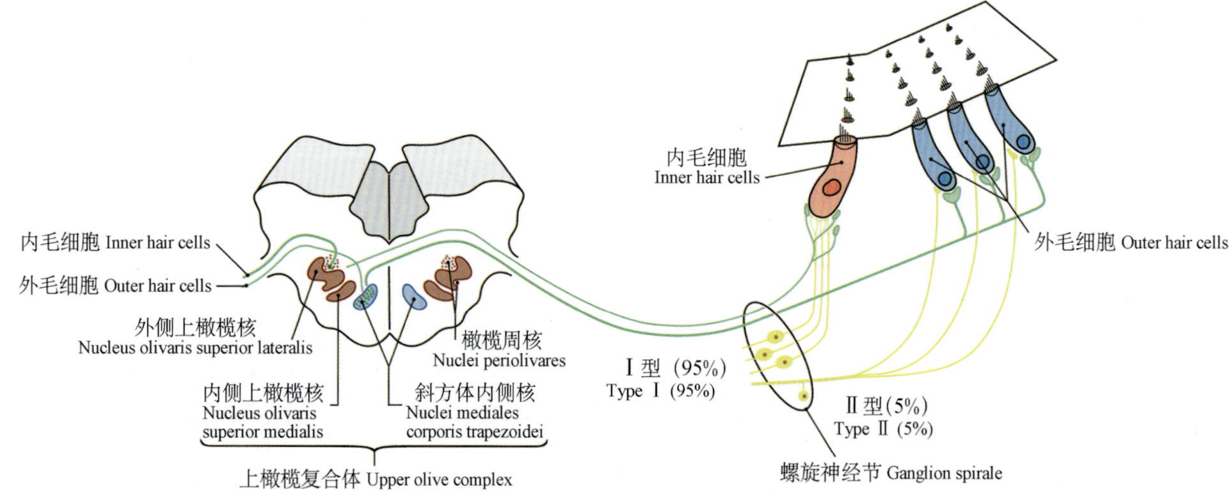

图 10.58 听觉传导通路周围部

神经节细胞和橄榄耳蜗束传出纤维的起止区示意图。[L126]

Corti 器中有 3~4 列外毛细胞和许多内毛细胞,当外毛细胞的静纤毛向最长静纤毛方向弯曲并与位于 Corti 器上方的盖膜相接触时,外毛细胞记录下信息。此时,假单极Ⅱ型神经节细胞的传入纤维得以激活,其胞体位于螺旋神经节内(仅占螺旋神经节细胞的 5%),多数轴突不参与蜗神经的形成,但具有固有的耳蜗协调功能,其在耳蜗功能的增强机制中发挥作用,是极低频听力阈值和辨别不同声音频率的前提。内毛细胞激活的Ⅰ型神经元是双极神经节细胞,1 个神经节细胞接受来自 10~20 个内毛细胞的信息传入。胞体位于螺旋神经节内的双极神经元轴突形成蜗神经,神经纤维投射至蜗腹侧核和蜗背侧核,传出纤维则自上橄榄复合体发至内、外毛细胞(橄榄耳蜗束),与内毛细胞的传入纤维及外毛细胞的基部形成突触关联。

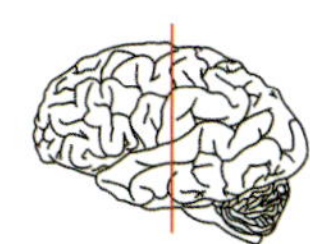

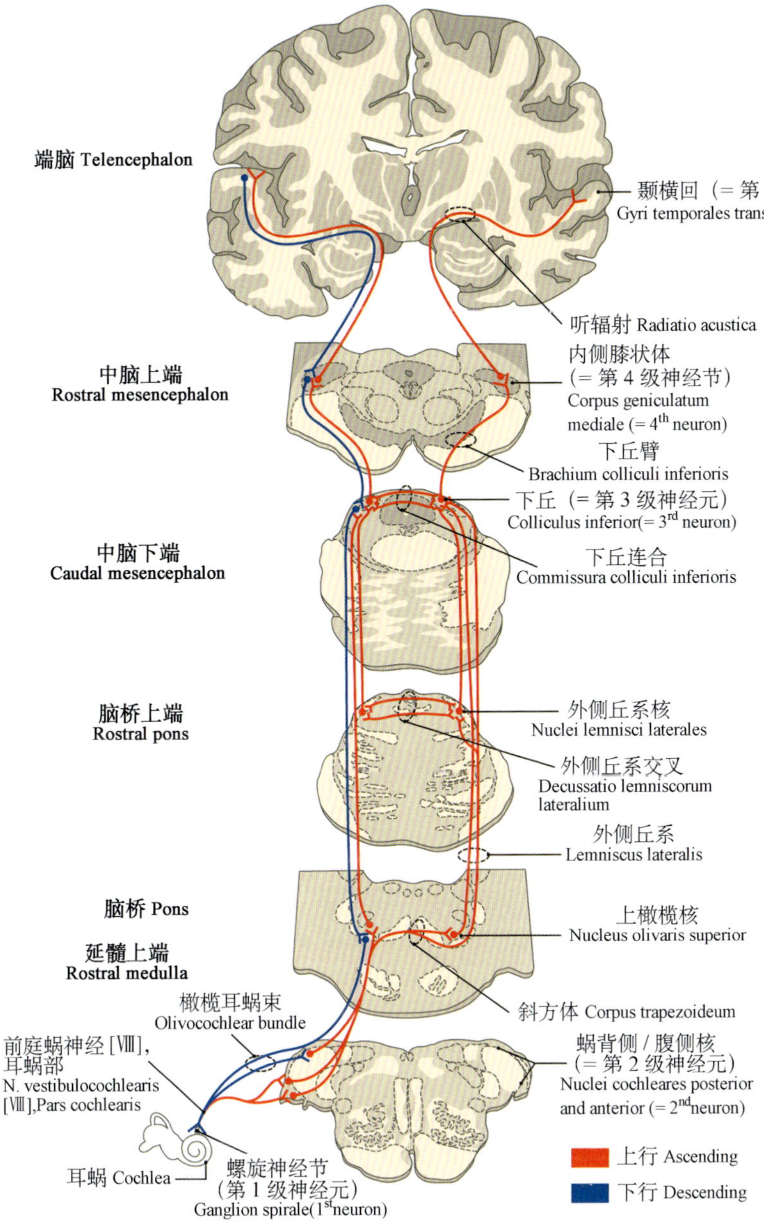

端脑 Telencephalon

颞横回（= 第 5 级神经元）
Gyri temporales transversi (= 5th neuron)

听辐射 Radiatio acustica

中脑上端
Rostral mesencephalon

内侧膝状体
（= 第 4 级神经节）
Corpus geniculatum
mediale (= 4th neuron)

下丘臂
Brachium colliculi inferioris

下丘（= 第 3 级神经元）
Colliculus inferior(= 3rd neuron)

中脑下端
Caudal mesencephalon

下丘连合
Commissura colliculi inferioris

脑桥上端
Rostral pons

外侧丘系核
Nuclei lemnisci laterales

外侧丘系交叉
Decussatio lemniscorum
lateralium

外侧丘系
Lemniscus lateralis

脑桥 Pons

延髓上端
Rostral medulla

上橄榄核
Nucleus olivaris superior

斜方体 Corpus trapezoideum

橄榄耳蜗束
Olivocochlear bundle

前庭蜗神经 [Ⅷ],
耳蜗部
N. vestibulocochlearis
[Ⅷ],Pars cochlearis

蜗背侧 / 腹侧核
（= 第 2 级神经元）
Nuclei cochleares posterior
and anterior (= 2nd neuron)

耳蜗 Cochlea

螺旋神经节
（第 1 级神经元）
Ganglion spirale(1st neuron)

上行 Ascending

下行 Descending

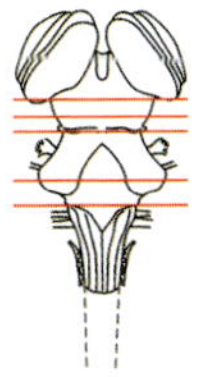

听觉传导系统	
神经元链	神经核群
第 1 级神经元	螺旋神经节中的Ⅰ型神经节细胞
第 2 级神经元	位于脑桥和延髓交界处、第 4 脑室外侧隐窝内的蜗腹侧核和蜗背侧核
（间接听觉通路）	（上橄榄核，必要时可通过斜方体核）
第 3 级神经元	位于中脑被盖的下丘中央核
第 4 级神经元	后丘脑的内侧膝状体
第 5 级神经元	颞横回（Heschl 回/曲），颞叶 Brodmann41 区

图 10.59　**听觉通路，中枢性听觉传导通路中最重要的神经元中继站和交叉部位示意图**[L127]

上行听觉通路的功能是将声音信号传送至脑，以便对这些信息进行处理并产生听觉。听觉通路由 5 组神经元链（如表所示）组成，并以拓扑形式组织起来。从耳到脑的诸多连接被构建为一种拓扑的形式，即脑内的神经网络能够反映基底膜中细胞体的毗邻关系。在耳蜗中，靠近蜗底的区域接收高频声波的刺激，蜗顶区域则接收低频声波的刺激。在**第 1 听区**（颞横回，Heschl 回/曲）中，高频声波信号被传导至其外侧区域，而低频信号则被传导至其内侧区域，该传导是通过第 4 级神经元轴突形成的**听辐射**来实现的。音调、声音和简单的听觉信息在初级听皮质被感知，而词汇、语言或旋律的信息仅在传至相邻次级听皮质（图中未显示）时才会被处理。

临床要点

为了确定听力受损是源于内耳（感觉性）还是神经元（蜗后性），可进行**听性脑干反应**（ABR）测试，该测试甚至可用于未学会语言的婴儿，以检测其内耳功能及中枢处理听觉神经冲动的能力。在测试中，将表面电极置于头皮上，通过内耳标准听觉刺激获得**听觉诱发电位**（AEP），最后对 AEP 潜伏期和振幅进行评估得出结果。

前庭神经通路

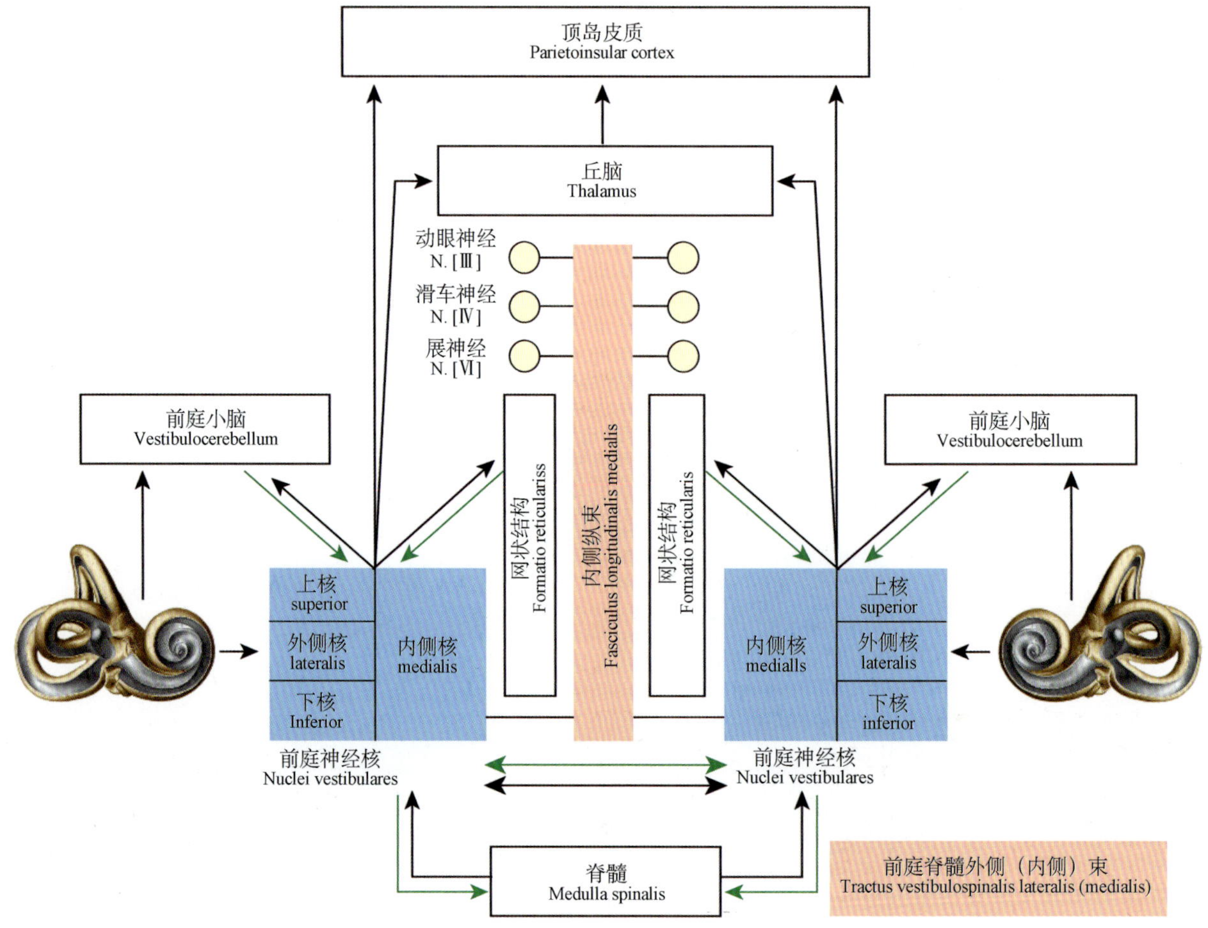

图 10.60　前庭系统，前庭神经核作为一个整合核团所具有的重要传入和传出纤维示意图[L126]

前庭系统记录位置和（或）运动的变化，以维持身体的平衡（如表所示）。为此，内耳前庭器官接受位置和运动变化的刺激，其转换的神经冲动不仅被传送至延髓的前庭神经核，亦会被传至小脑（绒球小结叶）。对于前庭器官产生的信息冲动向中枢的传导，与高尔基腱器官和肌梭产生的本体感觉冲动（经脊髓到达前庭神经核）及来自视觉系统（凝视稳定系统）的信息冲动传导密切同步。前庭神经核因此形成一个整合中心，负责快速适应身体位置或运动的变化，这一作用是在潜意识中发生的，没有皮质的联络参与。而有意识的身体平衡，则须丘脑和皮质进一步的联络参与。有趣的是，迄今为止尚没有一个初级皮质区域能够确定单独对应前庭系统，而是有多达 10 个皮质区域疑涉及平衡相关神经冲动的处理（如顶内沟、顶岛叶皮质、躯体感觉皮质及海马等）。

前庭系统	
神经元链	神经核群
第 1 级神经元	前庭神经节中的神经节细胞
第 2 级神经元	位于脑桥和延髓过渡区的前庭上核、外侧核、下核和内侧核
第 3 级神经元	丘脑（腹后外侧核）
第 4 级神经元	皮质：顶内沟，顶叶-岛叶前庭区，中央后回，Brodmann 7 区和海马

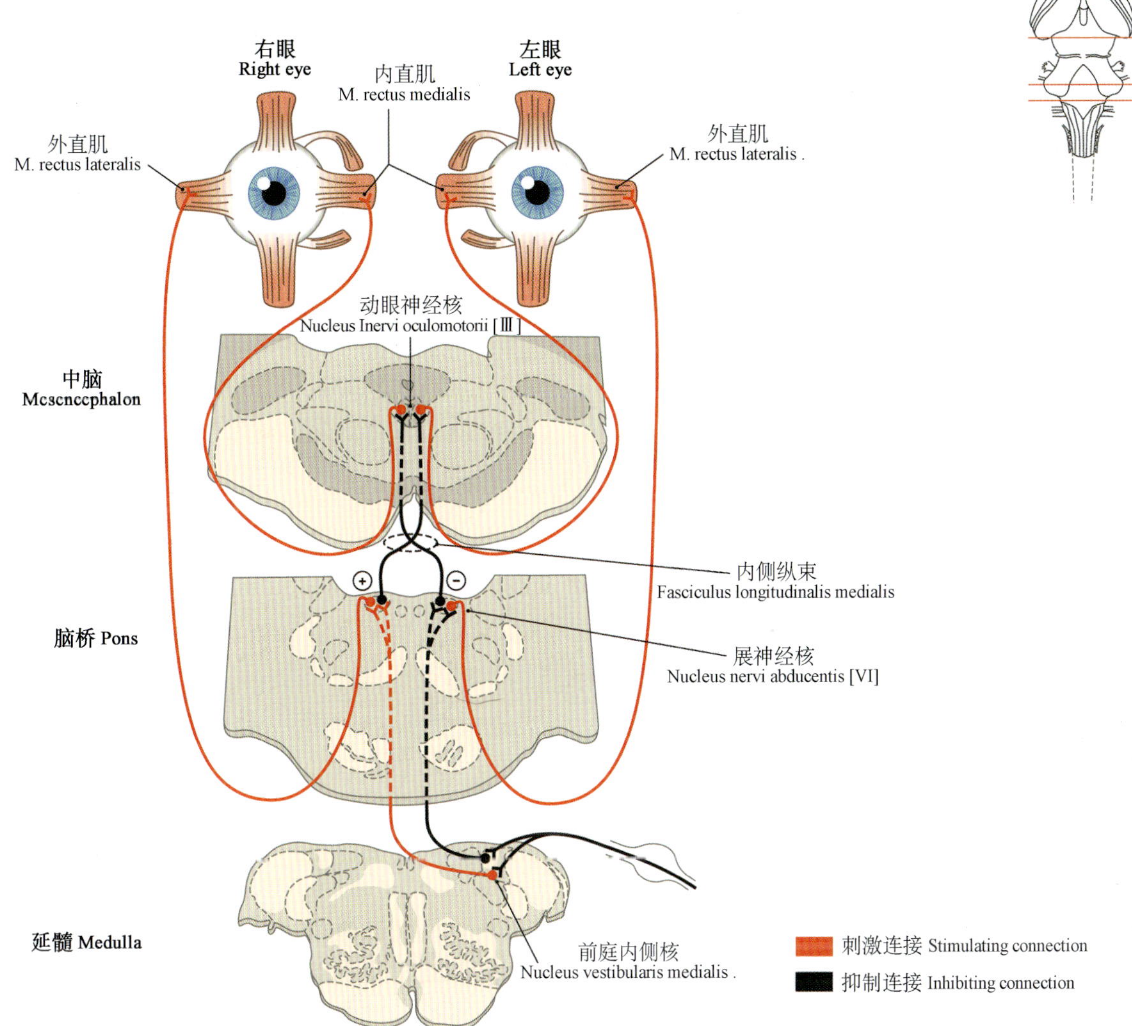

图 10.61 前庭-眼反射示意图[L127]

前庭-眼反射将前庭内侧核与控制眼肌运动的核团联系起来，头部运动时反射性地促进双眼位置的调整，从而使图像被同时投射到双眼视网膜的中央凹（视觉最清晰部位）。在这一过程中，前庭系统的内侧纵束尤为活跃（→图 10.60）。以头部向左转动为例，此时左侧外半规管壶腹嵴中的感觉细胞被激活，导致左前庭神经的冲动频率增加，进而通过前庭内侧核激活对侧展神经核的运动神经元，引起右侧外直肌的收缩。同时，中间神经元激活同侧的动眼神经核，相应地引起左侧内直肌的同步收缩。此外，通过对侧的半规管系统，在头左转时 2 块肌（左侧的外直肌和右侧的内直肌）收到相反的指令，引起肌的松弛而起拮抗作用。

临床要点

为了使患者的**眩晕症状**具体化并定位病变部位，需要对前庭器官进行检测。常用的检测方法有 Romberg **试验**（患者直立，闭目，两臂向前平伸）和 Unterberger **踏步试验**（患者闭目原地踏步），以排除跌倒倾向。另外的方法还有应用放大镜（Frenzel 眼镜）进行**眼球震颤试验**（眼球震颤＝眼震）。眼球震颤通常是指无法控制的眼球水平运动，以慢追随运动和快返回运动为特征，与在移动的火车上观察车外物体时的眼球运动相当。**眼球震颤试验**时，检查者来回快速摇动患者的头部，以测试是否可以激发眼球震颤。在这种激发性眼球震颤试验中，检查者站在不同的位置多次进行测试，以便检测出潜在的任何眼球震颤。此外，尚有**温度性眼球震颤**试验，该试验用于测试任一侧的迷路。测试中患者在黑暗的房间中处于仰卧位，头部稍抬高，以冷水和温水刺激每侧耳。冷水在生理上可触发对侧的眼球震颤，温水则触发同侧眼球震颤，若一侧低兴奋或不兴奋达到病理程度，提示患有前庭功能周围性损伤。

练习题

下列解剖学口试题可检查你对本章节内容的熟悉程度。

阐明外耳的结构

- 概述外耳的发育。
- 什么是耳丘?
- 说出一些外耳特征性结构的名称。
- 如何区别耳垂与外耳其余结构?
- 耳屏的位置在哪里?
- 你认为哪些因素能引起患者的耳屏压痛?
- 将你的小指伸入耳内,张口和闭口几次,你注意到了什么现象?

描述外耳道

- 外耳道的走行是怎样的?
- 你需要如何做才能够用耳镜看到鼓膜?
- 外耳道的构成如何?大概有多长?
- 外耳道壁上有何腺体?它们的功能是什么?

描述鼓膜的结构

- 鼓膜的构造是怎样的?
- 概述鼓膜的发育。
- 为什么临床上将鼓膜按象限分区?你知道有哪些象限吗?
- 为什么前下象限通常不明显?
- 哪些结构位于鼓膜的正后方?
- 健康鼓膜呈什么颜色?其哪个位置会出现光反射?
- 鼓膜是如何附着在骨上的?
- 空气能透过健康鼓膜吗?
- 如何测试自己鼓膜的声阻抗?

阐明鼓室结构

- 鼓室的毗邻结构有哪些?
- 鼓室的大小如何描述?
- 鼓膜至鼓室内侧壁的距离是多少?
- 围成鼓室的壁是如何划分的?
- 鼓室内有哪些结构?
- 鼓室是如何与外界平衡气压的?
- 听小骨在鼓室内是游离的吗?
- 你知道靠近鼓室处还有其他含气腔室吗?
- 描述听小骨的结构。
- 听小骨有哪些肌附着?
- 与镫骨肌相关的互感反应指的是什么?
- 为什么说中耳手术中鼓索有受损风险?
- 面神经在鼓室周围的走行如何描述?

阐明咽鼓管的结构

- 咽鼓管的结构是怎样的?
- 哪些肌与咽鼓管的功能有关?这些肌的神经支配如何?
- 咽鼓管骨部也被称为咽鼓管半管,另外半管由什么构成?
- 在腭裂的病例中,咽鼓管功能受损的原因可能是什么?

描述内耳的结构

- 骨性耳蜗位于颞骨岩部何处?
- 术语“迷路”是什么意思?
- 内耳的血供如何?
- 描述声音的传导。
- 什么是内淋巴管?
- 蜗神经的胞体位于何处?
- 螺旋器(Corti 器)是什么?
- 什么是膜迷路和骨迷路?
- 圆窗(蜗窗)的位置在哪里?
- 什么是蜗孔?

阐明听觉通路和平衡觉的调控

- 描述听觉通路的路径。
- 前庭器官与哪些神经核团相联系?

(冯治儒　译)

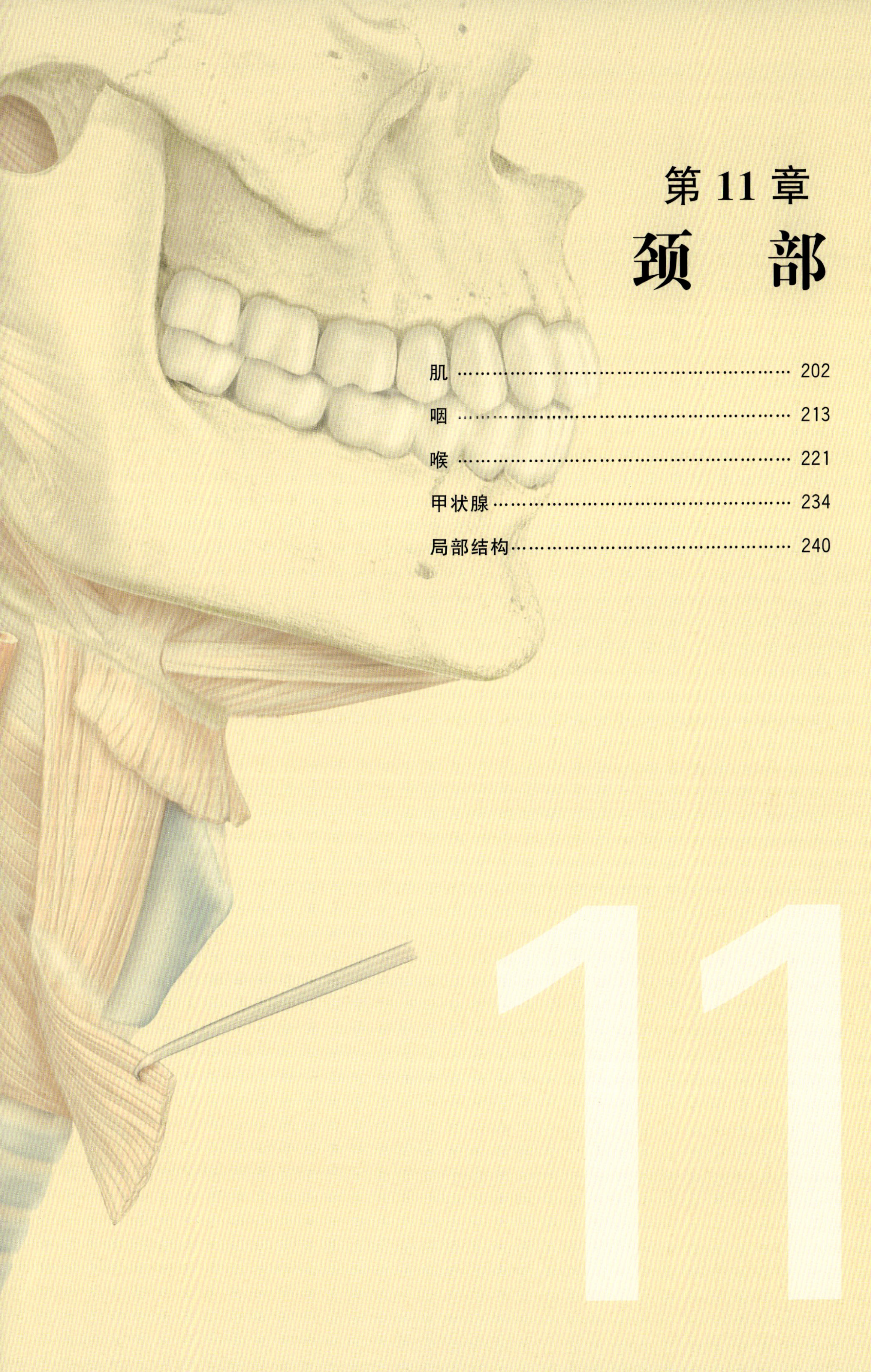

第 11 章
颈　部

肌 …… 202

咽 …… 213

喉 …… 221

甲状腺 …… 234

局部结构 …… 240

11

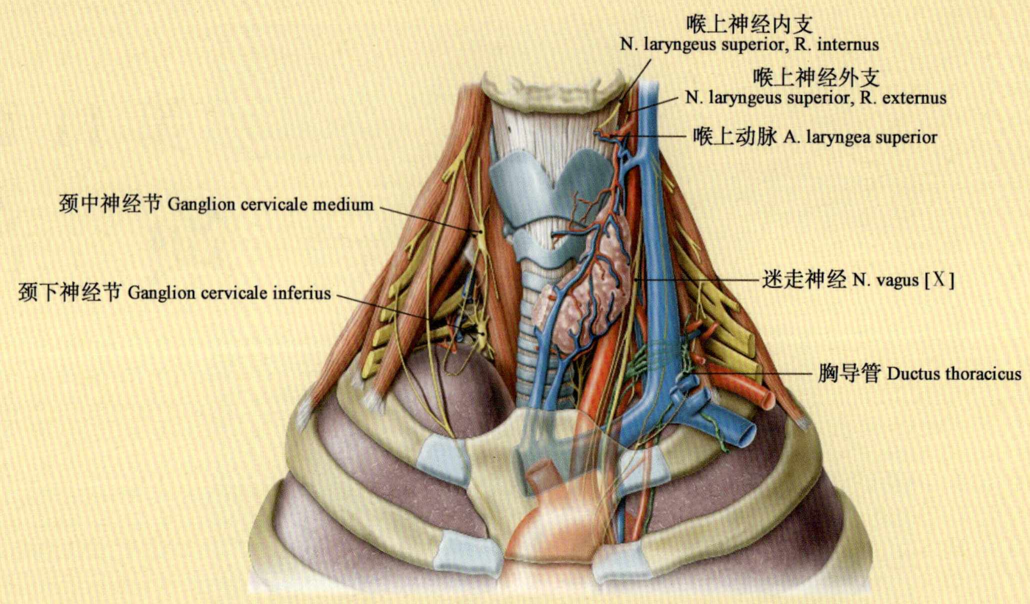

引言

颈部(Collum,Cervix)连接头部和躯干,内有呼吸道、消化道、血管神经束和中枢神经系统等结构通行。脊柱颈段是颈部的骨性支撑结构,向上承托头,并允许头部相对于躯干做最大接近 180°的自由转动。颈部内有由呼吸道特化而来的器官(甲状腺、甲状旁腺、下颌下腺和喉)。在外形上,颈部可以分为颈前区、颈外侧区和颈后区,其中颈后区也称为项区(Nucha)。颈部上界由下颌骨下缘、乳突、上项线及枕外隆凸构成,下界为胸骨柄、锁骨及肩峰、肩胛冈和第 7 颈椎棘突之间的连线。颈部肌多而重要,可控制头部、舌骨、喉和脊柱颈段的运动,并可紧张颈部皮肤。颈筋膜将颈部结构分隔为不同的部分。颈部外形不但取决于骨性结构、个体的体型类型和年龄,还取决于颈部肌和颈部皮下脂肪组织的数量及分布。

主题

学习本章后,你应该能够:

- 说出颈部各结构的名称并描述其解剖学特点;
- 了解颈部的境界并准确命名颈部各分区;
- 从功能的角度理解颈部骨骼肌系统的被动和主动运动方式;
- 理解颈筋膜各层及其境界及颈筋膜各层内所包裹结构;
- 说出颈部各解剖学间隙的名称,并描述各间隙的境界;
- 掌握颈部神经血管的分类及其支配或营养的范围;
- 说出喉软骨及韧带的名称;
- 描述喉肌的组成及其功能;
- 阐释喉的重要作用,以及喉的血供、淋巴回流和神经支配;
- 以喉腔内结构为分界对喉进行分部;
- 解释杓状软骨和声带紧张装置或发声和呼吸位等名词;
- 明确喉的血管神经与周围结构的位置关系,并说出具有重要标志性意义的结构名称;
- 描述喉发育的主要过程;
- 阐明由咽发育出甲状腺和甲状旁腺的过程;
- 阐释甲状腺和甲状旁腺的功能;
- 描述食管上份收缩过程及咽与食管移行区之间的肌性薄弱三角。

临床要点

为了充分反映解剖结构对临床工作的参考价值，下面将结合一个典型的案例，以揭示本章内容的重要性。

声门上鳞状细胞癌

个案研究

患者因持续声音嘶哑超过3周，就诊于耳鼻喉专科医师。

一位58岁的泥瓦匠出现持续的声音嘶哑3个月，主诉为咳嗽，喉部发痒，声音沙哑。最近，患者偶尔感觉颈部疼痛并放射至右耳。他自称患了感冒，希望医师予以药物治疗。虽然声音嘶哑并未特别困扰到患者，但实际上他的健康状态已欠佳。通过询问病史，医师了解到：患者有多年的吸烟史，常与同事于工作期间饮用啤酒（尽管不允许这么做）。患者的声音听起来粗糙、深沉且嘶哑。患者无吞咽困难，也无呼吸短促的情况。但他提及近来食欲不振，体重减轻。因为体重只是轻微减轻，所以患者并未在意。医师将患者转诊至耳鼻喉专科医师以求尽快明确诊断。

继发症状包括发热、盗汗和体重减轻，而所有癌症患者均需检查是否存在前述症状。

检查结果

耳鼻喉科医师因患者声音嘶哑3个月，喉癌待排除而接诊。仔细询问病史后，医师为患者进行了详细检查（耳、鼻和喉检查），包括耳鼻喉区域的淋巴结。喉镜检查示声门上区有一进展期肿瘤，其表面局部已形成溃疡，边界向外凸起（图a）。医师在患者颈部右侧喉部水平、颈内静脉引流区内触及一轻度增大淋巴结，无触痛。医师将检查结果与患者进行了交流，并为其在大学医院预约了样本活检，以此决定下周要进行的诊疗程序。

诊断过程

在耳鼻喉科诊室，医师在麻醉下为患者施行了显微喉镜检查，并在疑似肿瘤的区域切取多个组织块进行检查。此外，医师还对患者进行了全上消化道内镜检查（广视野内镜检查），以排除其他部位的继发肿瘤。显微喉镜检查显示，肿瘤局限于喉部，可移动，已侵袭至环状软骨后方、右侧杓状软骨及梨状隐窝的内侧壁。组织病理检查结果显示为轻度角化鳞状细胞癌。因此，又对患者进行了其他相关检测以明确肿瘤分期。胸部X线检查及腹部超声显示为正常。颈部CT显示右侧颈部有两个增大且发生改变的淋巴结。

诊断

右侧声门上鳞状细胞癌，cT3 cN2b cM0（图a）。

治疗

选择何种治疗方案取决于肿瘤的大小和位置，以及颈部的局部淋巴结状态。考虑到肿瘤的大小及淋巴结转移的证据，予患者喉全切除术。为治疗原发肿瘤并改善预后，术中同时进行了引流区的局部淋巴结清扫并切除患者右侧颈部Ⅱ、Ⅲ、Ⅳ区淋巴结。（→图11.85）。

后期进展

喉部全切（全喉切除术）是治疗喉癌的一种主要的术式。喉不但具有发声和说话的功能，还可在吞咽时将呼吸道与消化道分开。喉部全切后需进行永久性气管造口，这意味着气管将一直开口于体表颈静脉窝处。气管造口使得患者的消化道和呼吸道彼此完全分开，因此患者无法再经鼻呼吸。

解剖实验室

想象你正在进行第1次的颈部解剖，这一过程中请注意血管神经的局部解剖学特点。

在全球，喉部恶性肿瘤在常见恶性肿瘤中位居第5位。换而言之，喉部恶性肿瘤并不少见。在解剖学课堂上，要充分理解颈部局部淋巴结的重要性。因此，局部淋巴结检查要纳入到患者的检查中。此外，将喉分成声门上区、声门区和声门下区是十分必要的，其重要性尤其体现在以明确肿瘤分期为目的的影像学检查中。因为此种检查结果可以为癌症患者的后续治疗方案的选择提供依据。根据肿瘤的位置特点，很容易理解为何声门处的肿瘤比其他部位的肿瘤（如声门上癌）更常在早期被发现（主要症状为声音嘶哑）。

返回临床

食管发音常通俗地称为“嗳气音”。

喉全切除术使患者丧失了语言功能。这位患者在接受言语治疗师的治疗时这样写道，对他而言，语言功能的丧失是“整个手术中最糟糕的事情”。接受全喉切除术的患者可以借助不同的治疗手段获取替代语音，从而达到重建发声的目的。其中一种语音替代为食管发音。患者经过科学训练，其食管入口处可以形成一黏膜隆起，以此取代原有声带的功能。此时，患者借助自主控制食管内空气的运动，使新形成的“声襞”发生振动，即可实现食管发音。此外，语音假体植入也可以为患者重建发声功能。

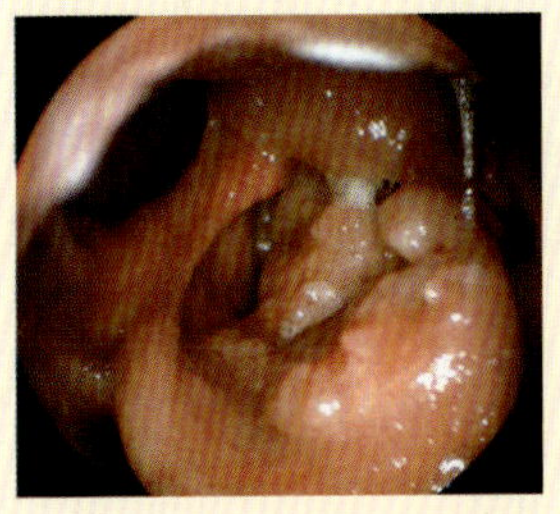

图a　检查者在会厌处可以很好地观察到右侧喉的声门上肿瘤[T872]

颈部分区

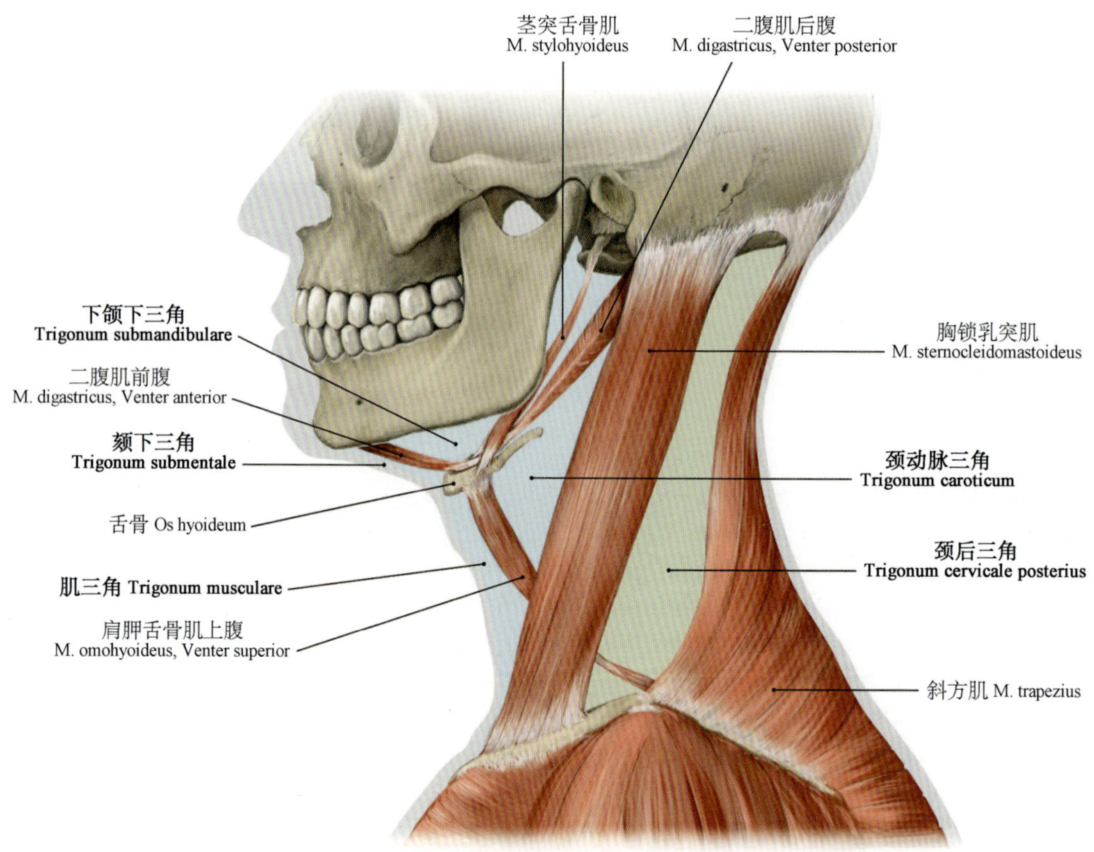

图 11.1 **左侧颈前区和颈外侧区(侧面观)[L266]**

颈前区(Regioce rvicalis anterior)[也称颈前三角(Trigonum cervicale anterius)]的境界为下颌骨下缘，胸锁乳突肌前缘和颈前正中线。颈前区又可分为下颌下三角(境界为下颌骨下缘、二腹肌的前腹和后腹)、颏下三角(境界为舌骨、二腹肌前腹、颈前正中线)、肌三角(境界为舌骨、肩胛舌骨肌上腹、胸锁乳突肌、颈前正中线)及颈动脉三角(境界为肩胛舌骨肌上腹、茎突舌骨肌下份、二腹肌后腹、胸锁乳突肌)。

颈外侧区(Regio cervicalis posterior)[也称颈后三角(Trigonum cervical posterius)]的境界为胸锁乳突肌后缘、斜方肌前缘、锁骨上缘及枕骨。

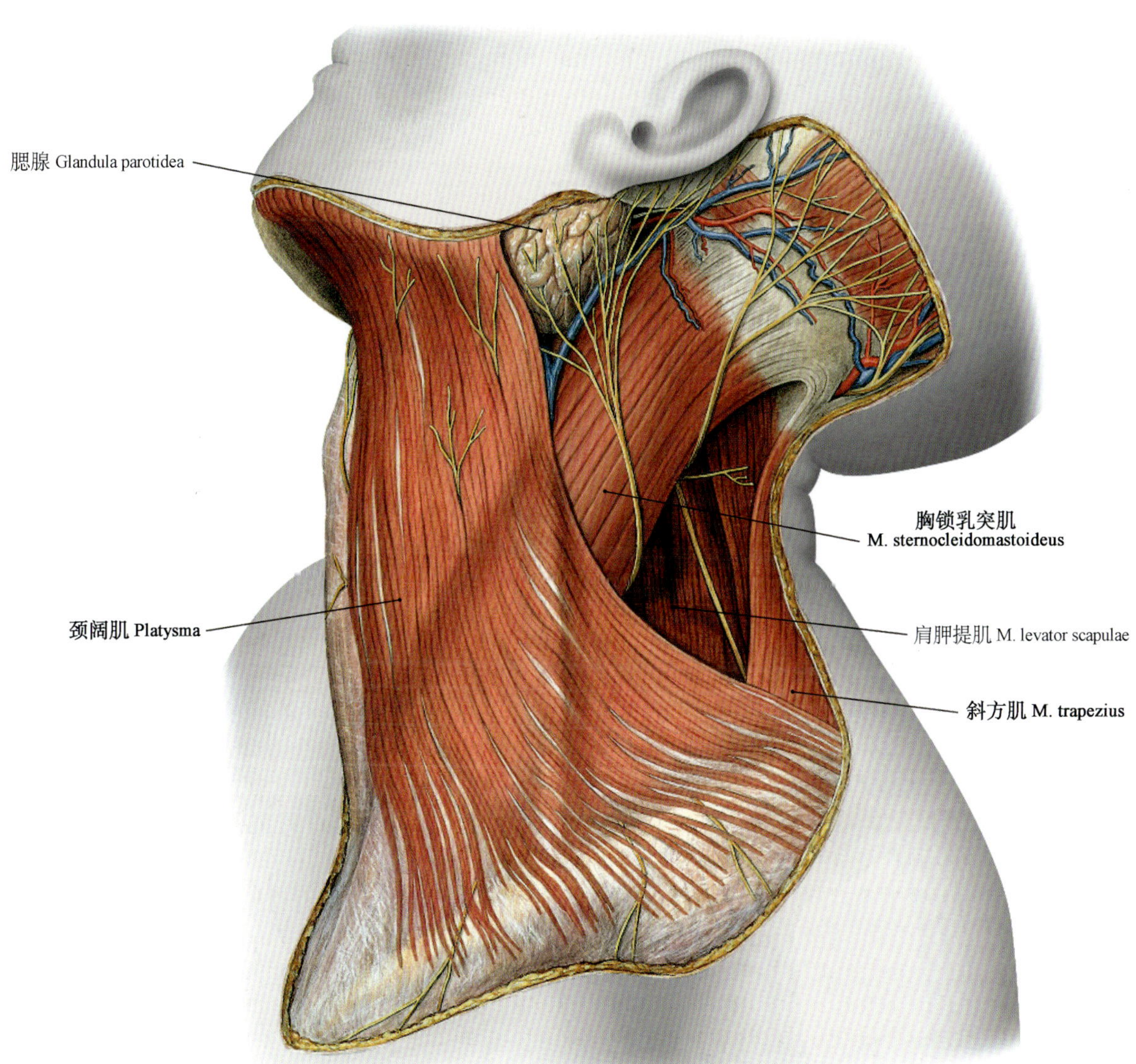

图 11.2 **左侧颈前区和颈外侧区浅层肌(侧面观)**

此图表面可见菲薄的颈阔肌紧贴于颈部浅筋膜,此肌为无筋膜的表情肌,其纤维由下颌骨向下经锁骨浅面伸至胸部。后外侧的颈浅筋膜已去除,因此可见胸锁乳突肌上份及其后方深层的斜方肌前缘。胸锁乳突肌在外科手术中可作为标志性结构。腮腺的下极位于颈阔肌与胸锁乳突肌之间,并可能不同程度地向颈部延伸。颈后三角的深面可见肩胛提肌。

→T1f,8

颈肌和气管切开术

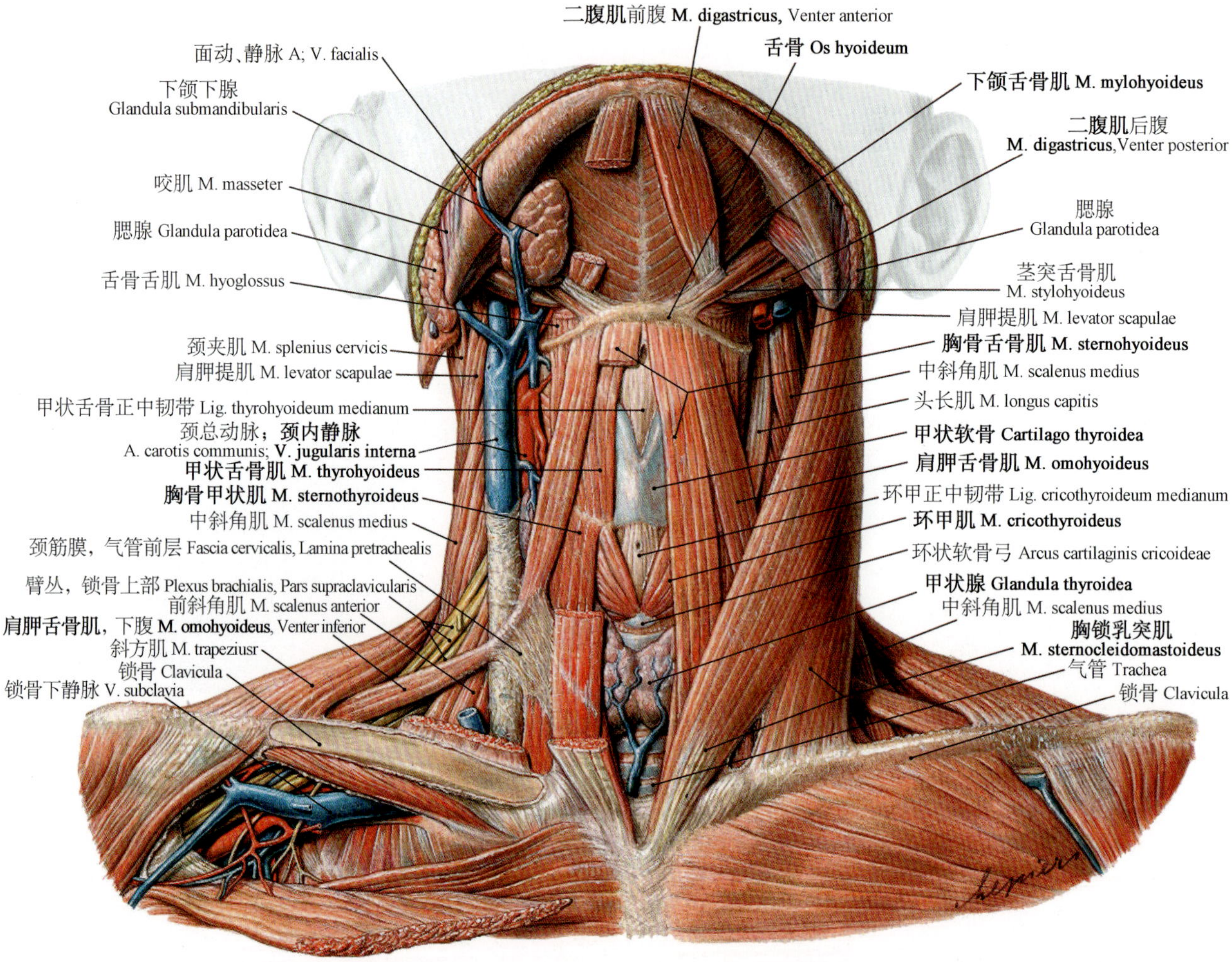

二腹肌前腹 M. digastricus, Venter anterior
舌骨 Os hyoideum
下颌舌骨肌 M. mylohyoideus
二腹肌后腹
M. digastricus, Venter posterior
腮腺
Glandula parotidea
茎突舌骨肌
M. stylohyoideus
肩胛提肌 M. levator scapulae
胸骨舌骨肌 M. sternohyoideus
中斜角肌 M. scalenus medius
头长肌 M. longus capitis
甲状软骨 Cartilago thyroidea
肩胛舌骨肌 M. omohyoideus
环甲正中韧带 Lig. cricothyroideum medianum
环甲肌 M. cricothyroideus
环状软骨弓 Arcus cartilaginis cricoideae
甲状腺 Glandula thyroidea
中斜角肌 M. scalenus medius
胸锁乳突肌
M. sternocleidomastoideus
气管 Trachea
锁骨 Clavicula
面动、静脉 A.; V. facialis
下颌下腺
Glandula submandibularis
咬肌 M. masseter
腮腺 Glandula parotidea
舌骨舌肌 M. hyoglossus
颈夹肌 M. splenius cervicis
肩胛提肌 M. levator scapulae
甲状舌骨正中韧带 Lig. thyrohyoideum medianum
颈总动脉；颈内静脉
A. carotis communis; V. jugularis interna
甲状舌骨肌 M. thyrohyoideus
胸骨甲状肌 M. sternothyroideus
中斜角肌 M. scalenus medius
颈筋膜，气管前层 Fascia cervicalis, Lamina pretrachealis
臂丛，锁骨上部 Plexus brachialis, Pars supraclavicularis
前斜角肌 M. scalenus anterior
肩胛舌骨肌，下腹 M. omohyoideus, Venter inferior
斜方肌 M. trapeziusr
锁骨 Clavicula
锁骨下静脉 V. subclavia

图 11.3　颈肌前面观(下颌向上抬起)

颈部浅层，胸锁乳突肌起自于胸骨柄前面和锁骨的胸骨端(即胸骨头和锁骨头)，两头会合，斜向后上止于乳突。胸锁乳突肌下份覆盖**舌骨下肌群**的起始部，包括胸骨舌骨肌、胸骨甲状肌、甲状舌骨肌及肩胛舌骨肌。以上各肌连接在胸骨、甲状软骨、舌骨和肩胛骨(肩胛舌骨肌)之间。肩胛舌骨肌分为上下 2 个肌腹，两者借中间腱相连。肩胛舌骨肌的中间腱附于颈动脉鞘(Vagina carotica)的结缔组织，以此维持颈内静脉处于开放的状态。舌骨下肌群的深面，由下向上可见甲状腺峡部、成对的环甲肌(喉外肌)、甲状软骨和舌骨。舌骨上方，可见下颌舌骨肌构成口腔的底。

→T8-11

舌骨
Os hyoideum
甲状软骨
Cartilago thyroidea
环状软骨
Cartilago cricoidea
甲状腺左叶
Glandula thyroidea,
Lobus sinister
颈前静脉
V. jugularis anterior
*
气管 Trachea
**
***
颈静脉弓
Arcus venosus
jugularis

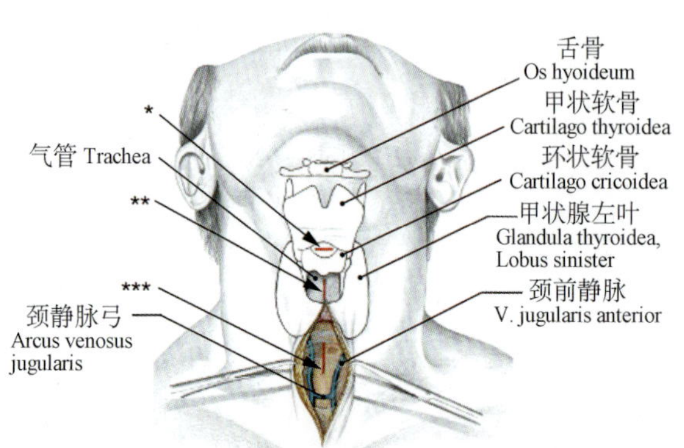

图 11.4　气管的手术入路(前面观，颈部向后过伸)

喉弹性圆锥切开术需在甲状软骨和环状软骨之间分离环甲正中韧带(Lig. conicum，→图 11.32)。此时，喉内腔隙恰至声襞的下方。

气管切开术常有 3 种可行的入路：(i)经甲状腺峡部上方的高位入路；(ii)切开甲状腺峡部的中位入路；(iii)经甲状腺峡部下方的低位入路(→图 11.50)。

* 喉弹性圆锥切开术。

** 高位气管切开术。

*** 低位气管切开术。

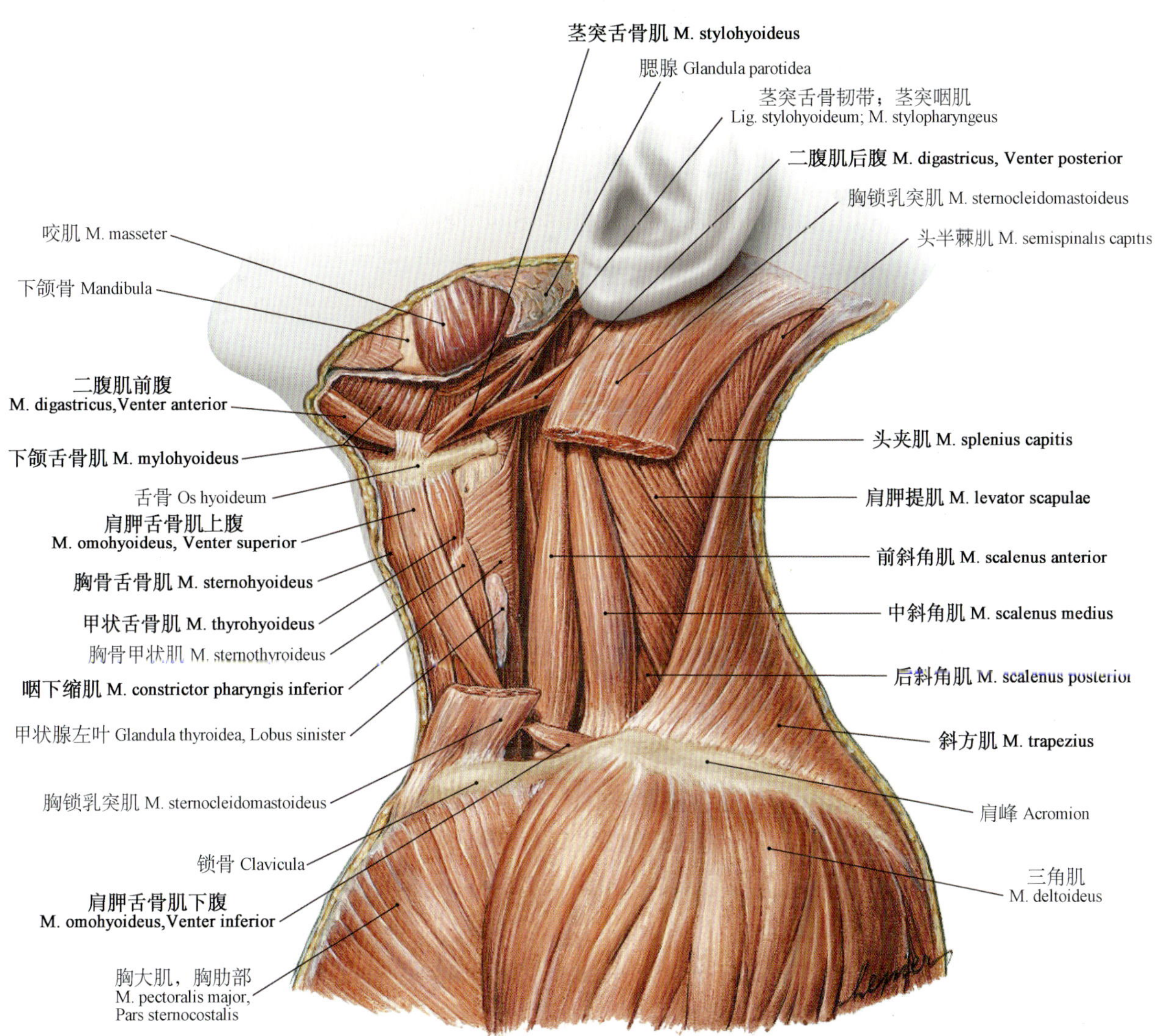

图 11.5　颈肌(侧面观)

此图中，所有肌筋膜、颈阔肌和胸锁乳突肌中份都已切除。由前向后依次可见下列结构：**舌骨下肌群**中的胸骨甲状肌、肩胛舌骨肌(上腹；下腹于颈外侧三角内行于锁骨的上方)、甲状舌骨肌和胸骨甲状肌，部分咽肌(咽下缩肌)、斜角肌(前、中、后)、肩胛提肌、头夹肌和斜方肌。在舌骨上方，可见 3 块**舌骨上肌**(二腹肌前后腹、下颌舌骨肌和茎突舌骨肌)。

→T8-11

椎前肌

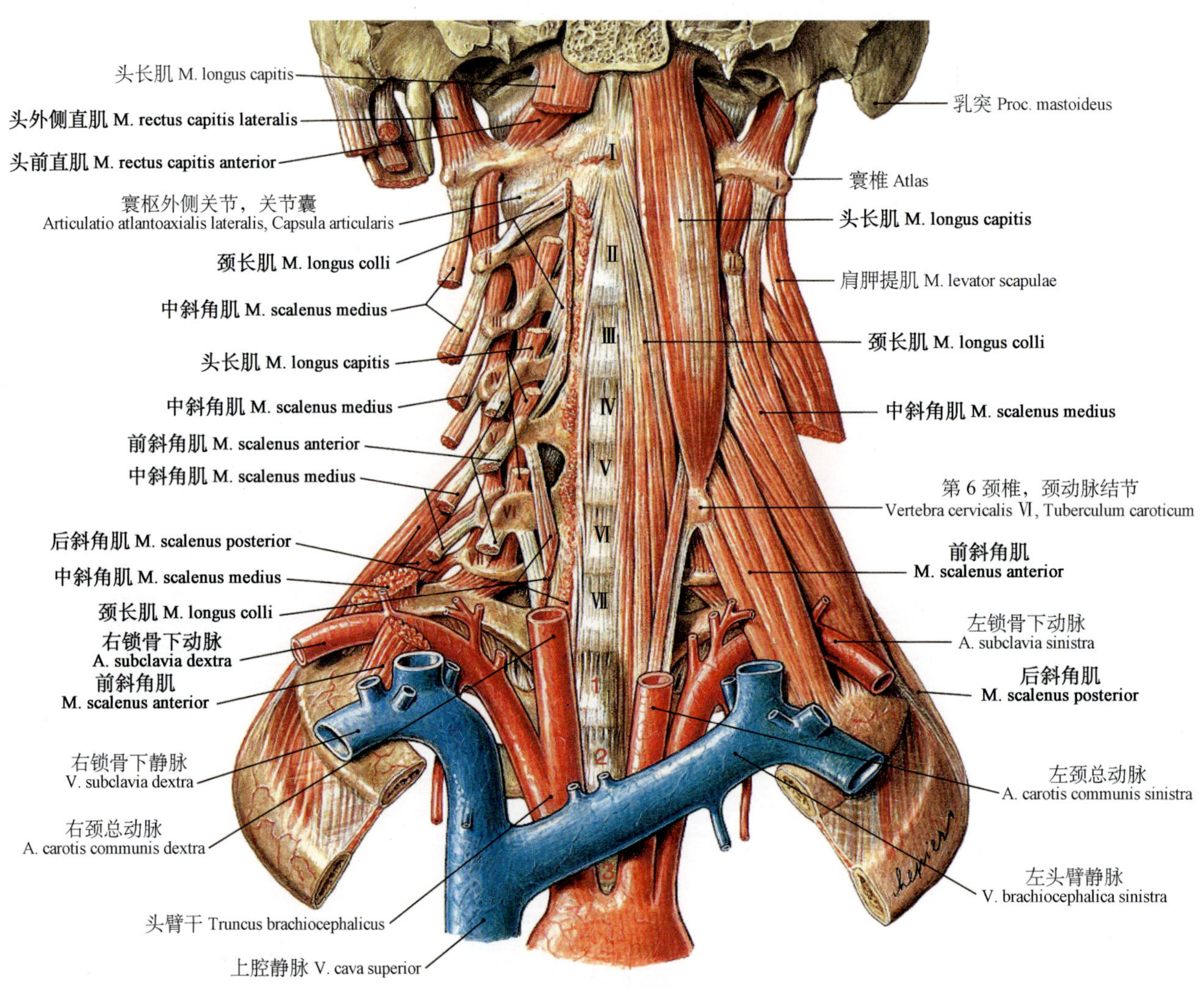

第1～7颈椎 Ⅰ～Ⅶ = 1st ~ 7th cervical vertebrae
第1～3胸椎 1～3 = 1st ~ 3rd thoracic vertebrae

图 11.6 椎前肌与斜角肌（前面观）

椎前肌位于脊柱颈段和脊柱胸段上份的椎体两侧，覆以颈筋膜的椎前层。寰椎和枢椎的前外侧借短小的头前直肌相连。除头前直肌以外，头长肌和颈长肌均为椎前肌。头外侧直肌属于前外侧肌，其纤维渐移至椎前区。

前斜角肌、中斜角肌止于第1肋，后斜角肌止于第2肋，于颈椎外侧形成一个三角形的肌板。前斜角肌、中斜角肌与第1肋的上缘围成**斜角肌间隙**，其内有锁骨下动脉和臂丛穿行（此图未显示）。

部分学者认为，有前斜角肌间隙和后斜角肌间隙之分。其中，前斜角肌间隙为锁骨下静脉经前斜角肌前方越过第1肋的通路，而后斜角肌间隙为锁骨下动脉和臂丛经前中斜角肌之间越过第1肋的通道。所谓的“前”斜角肌间隙并非为真正意义上的空隙，因此斜角肌间隙仅指前斜角肌和中斜角肌之间的间隙。

→T11,12

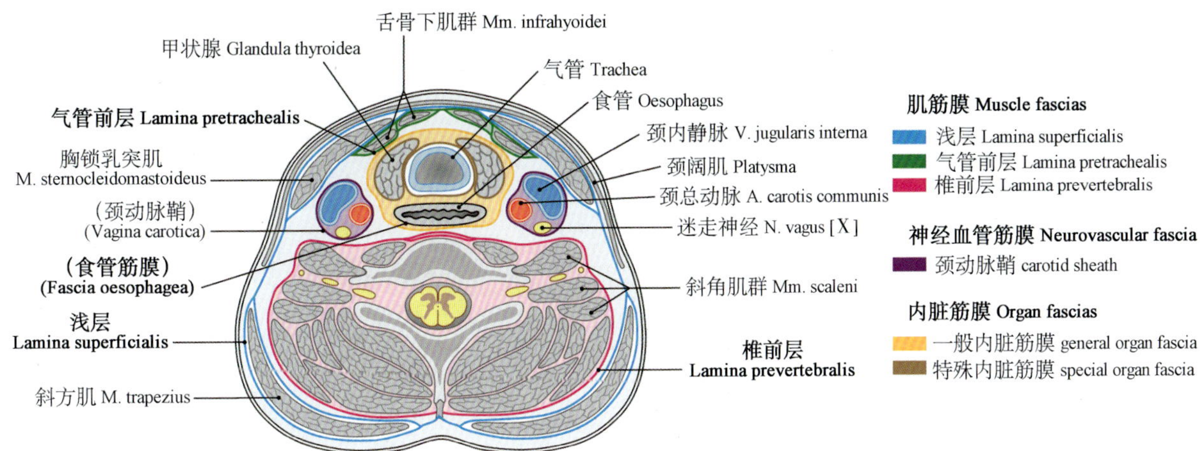

图 11.7 颈筋膜(颈部横断面)[L126]

颈筋膜包括 3 层肌筋膜、1 层神经血管筋膜和 2 层内脏筋膜。

肌筋膜

- 浅层(围绕整个颈部,并形成筋膜鞘包裹胸锁乳突肌、肩胛提肌和斜方肌)。
- 气管前层(中层,包裹舌骨下肌群群)。
- 椎前层[深层,形成筋膜鞘包裹斜角肌、椎前肌、头外侧直肌,与背部固有肌(autochthonous)的筋膜融合]。

神经血管筋膜

- 颈动脉鞘(包裹颈总动脉、颈内动脉、颈外动脉和颈内静脉、迷走神经)。

内脏筋膜

- 一般内脏筋膜(包裹颈部诸器官,如咽、喉、甲状腺、甲状旁腺、气管上份及食管颈部)。
- 特殊内脏筋膜即器官囊(包绕颈部诸器官,如食管筋膜)。

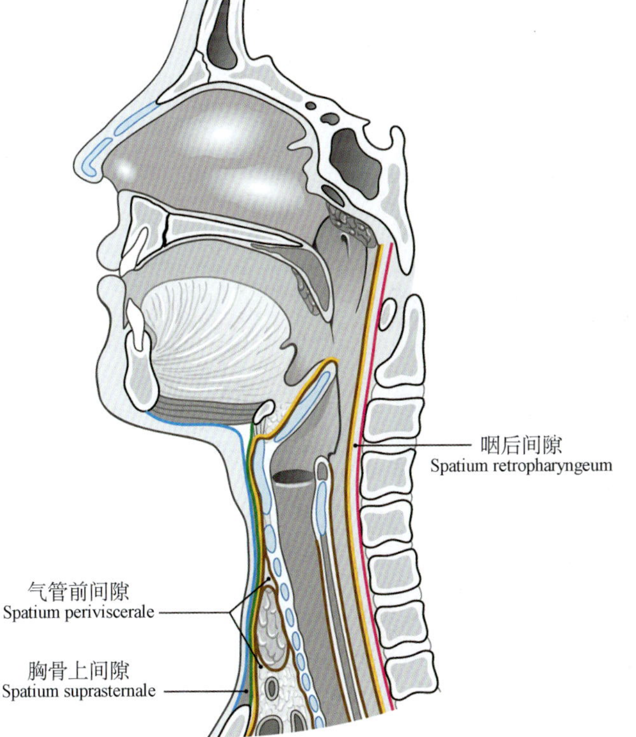

图 11.8 颈筋膜示意图(经喉的颈部矢状面)[L126]

胸骨上间隙位于胸骨上方,颈筋膜浅层和中层之间。气管前间隙位于颈前,颈筋膜中层与一般内脏筋膜之间。咽后间隙(→图 11.16)位于颈椎前方,一般内脏筋膜与颈筋膜深层之间。[译者注:内脏周隙(Spatium perivisscerale)按中文解剖学名词要求,译为气管前间隙]

颈筋膜

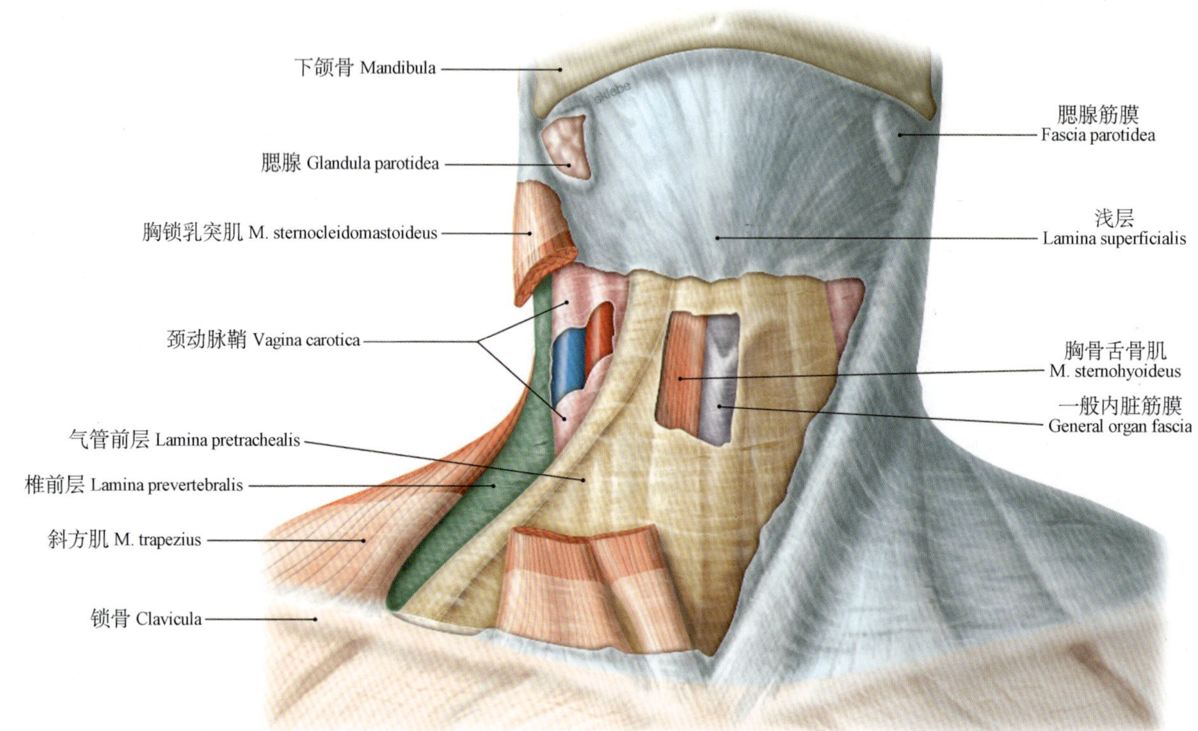

图 11.9 颈部肌筋膜(前面观)[L238]

图中两侧的颈阔肌已切除。颈筋膜浅层的左半部分完整,可见由其形成的筋膜鞘包裹胸锁乳突肌。颈部右侧,大部分肌和颈筋膜浅层已切除。喉前方的部分颈筋膜中层已切除,因此可见胸骨舌骨肌。胸骨舌骨肌常由颈筋膜中层所形成的筋膜鞘包裹,其深面可见一般内脏筋膜。肩胛舌骨肌后缘可见已部分打开的颈动脉鞘及颈筋膜深层。

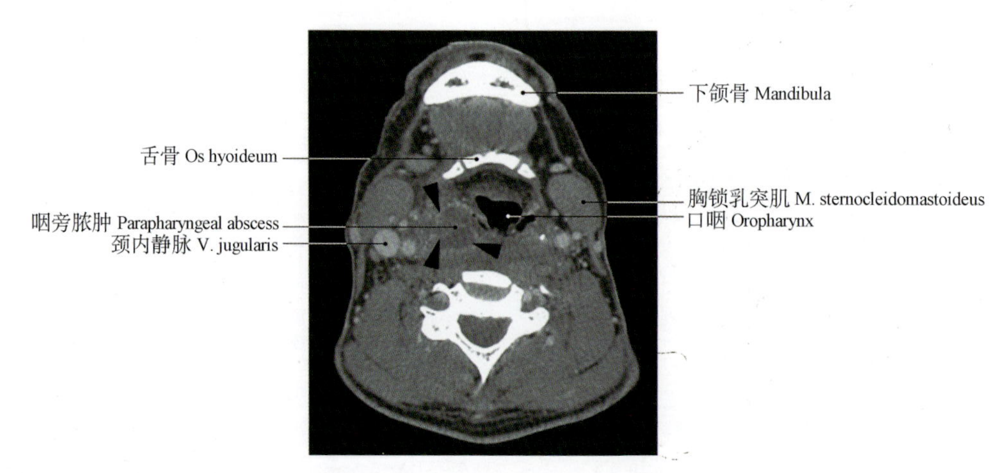

图 11.10 左侧咽旁脓肿(前面观)[R242]

脓肿沿颈部特定的解剖学间隙(咽外侧间隙)扩散(黑色箭头所示)。

临床要点

在颈部手术(如颈淋巴结清扫术)中,颈筋膜各层及各层间的结缔组织具有标志物的意义。颈筋膜各层之间的出血或脓肿可在结缔组织内扩散,向下可达纵隔(**脓肿下行**)。咽壁的薄弱区是微生物侵袭的好发部位,尤其多见于咽旁间隙和咽后间隙[**咽旁脓肿(咽周)**,图 11.10,或**咽后脓肿**]。

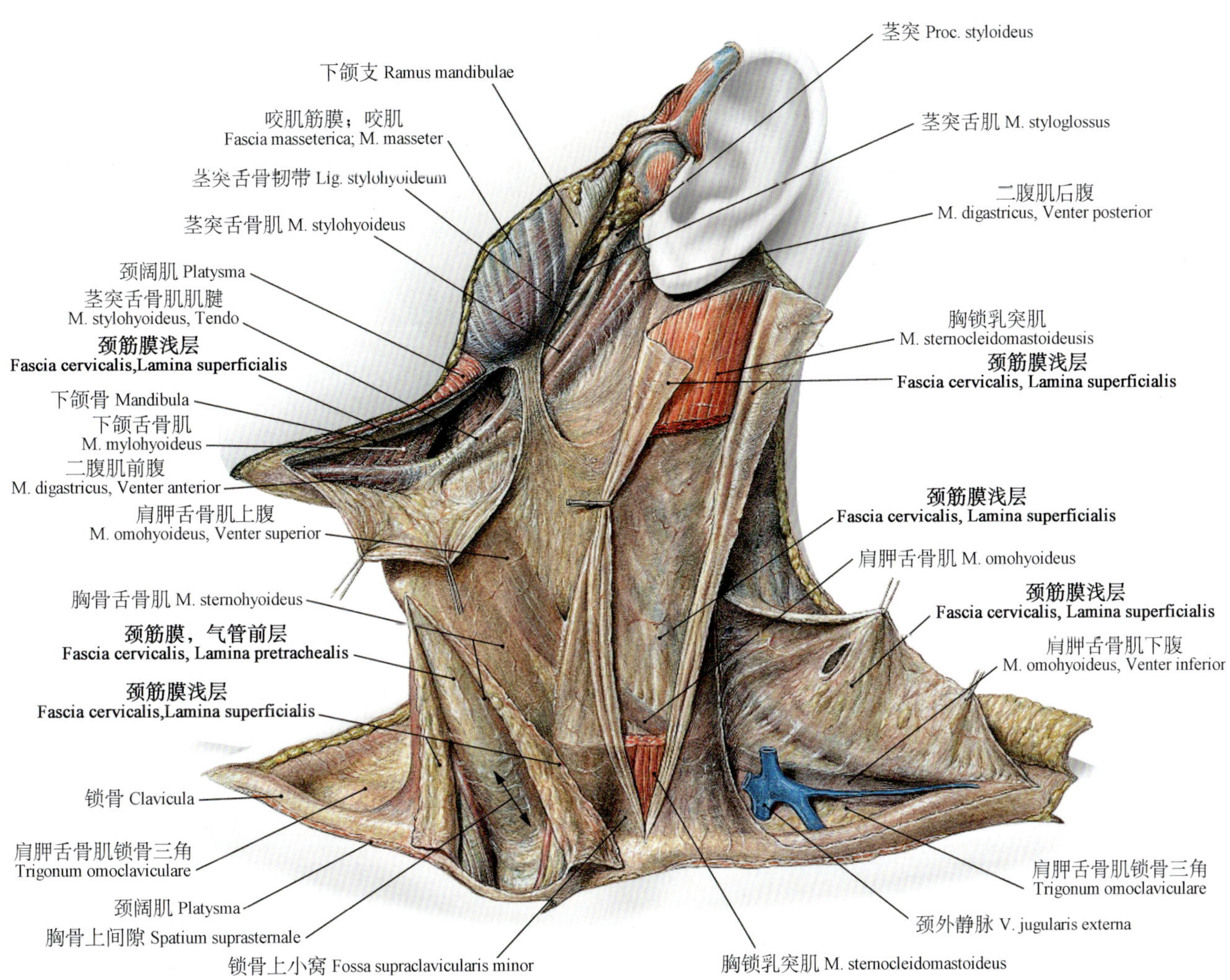

图 11.11　左侧颈筋膜(前面观)

图中多个局部的颈筋膜浅层已打开或切除。覆盖胸锁乳突肌的颈筋膜浅层打开，胸锁乳突肌中份已切除。因此，可见筋膜鞘及颈筋膜浅层的深部。在胸骨颈静脉切迹的上方，颈筋膜浅层已切开直至喉结水平，并向两侧翻起，从而使胸骨上间隙开放。因脂肪组织已切除(此处常见颈静脉弓)，故而可见颈筋膜气管前层(中层)，此层形成胸骨上间隙的后壁。沿下颌骨切开颈筋膜浅层，而后将其下拉并向后翻折，可见位于颈筋膜浅层深面的茎突舌骨肌的肌腱、下颌舌骨肌和二腹肌的前腹。在颈后三角内，由锁骨处切开颈筋膜浅层，并将其向上翻折，可见颈筋膜浅层深面的颈外静脉及具有标志性意义的肩胛舌骨肌下腹，后者由颈筋膜中层所形成的筋膜鞘所包裹。

咽肌

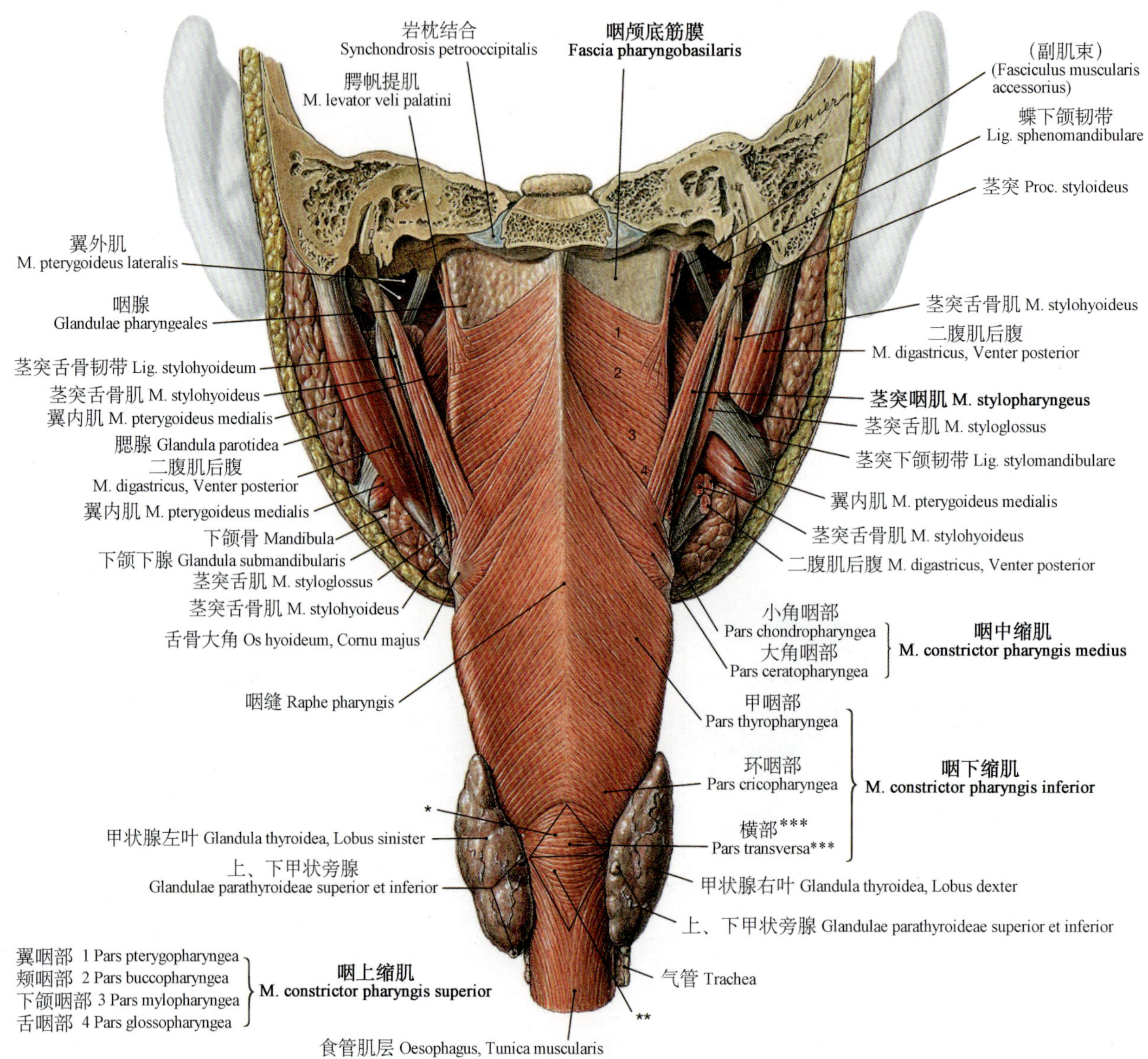

图 11.12 咽肌(后面观)

咽肌或咽肌层(Tunica muscularis pharyngis)包括咽缩肌(Mm. constrictors pharyngis)及3块成对的咽提肌(Mm. levatores pharyngis)。咽壁上份不含肌，由黏膜下层组织和外膜结合形成咽颅底筋膜。咽肌的收缩和上提主要在吞咽、哽咽、讲话和歌唱的过程中发挥作用。

咽上、中、下缩肌由不同的部分组成，将咽腔围成一马蹄形腔隙。3块**咽缩肌**叠瓦状排列，下方肌少量覆盖于上方肌的下缘。咽下缩肌的环咽部由两部分组成，两者共同形成一个三角形的肌纤维薄弱区(Killian 裂或 Killian 三角)。向下，咽下缩肌袢部与食管移行部的放射性肌纤维所形成的肌三角(Laimer 三角)。Laimer 三角的尖与 Killian 三角的尖的方向相反。咽下缩肌环咽部的袢部形成前述2个三角的底。

具有上提咽作用的肌是**腭咽肌**、**咽鼓管咽肌**和**茎突咽肌**。

* Killian 三角。

** Laimer 三角。

*** 环咽部的袢部(Killian 肌)。

→T5

临床要点

肌薄弱的 Killian 三角为易损部位，尤其是高龄老人。咽腔内压力的增高，使得咽壁由此薄弱区向咽后间隙膨出形成**咽憩室**(也称 Zenker 憩室)。被咀嚼过的食物可充填憩室，最终导致未消化的食物反流回口腔。

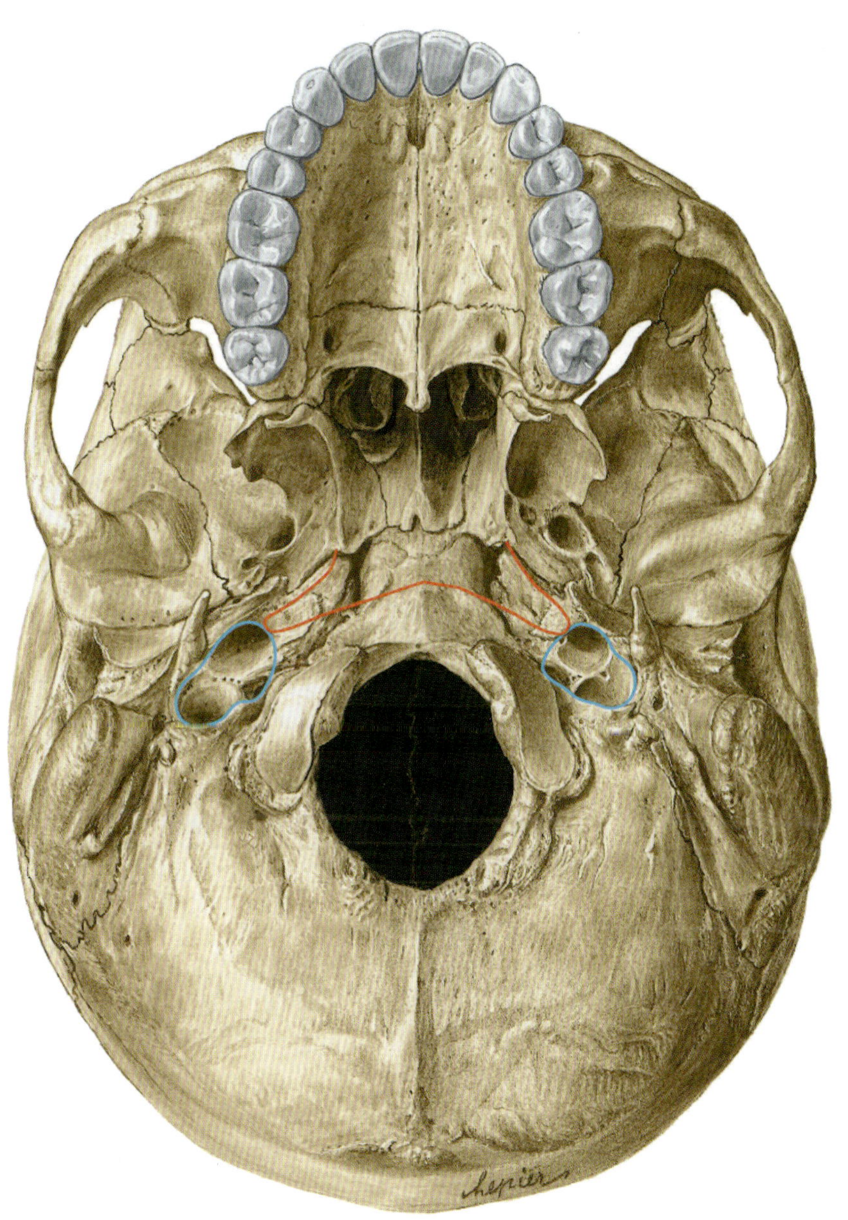

图 11.13　**颅底，示咽颅底筋膜附着区和通往咽旁间隙的通道（颅底外面观）**

咽借助**咽颅底筋膜**（红线）悬吊于颅底外面。此筋膜恰位于脊柱颈段及枕骨髁的前方，附着在两侧蝶骨和枕骨之间的颅底外面。咽颅底筋膜于颅底外面附着部位的两侧，可见颈内动脉、颈内静脉、舌咽神经、迷走神经、副神经及交感神经干（以颈内动脉丛的方式）出入颅底（→图 11.19、→图 11.20 和→图 11.21）。上述结构还穿行于咽外侧间隙（蓝色圆圈）内。

面肌和咽肌

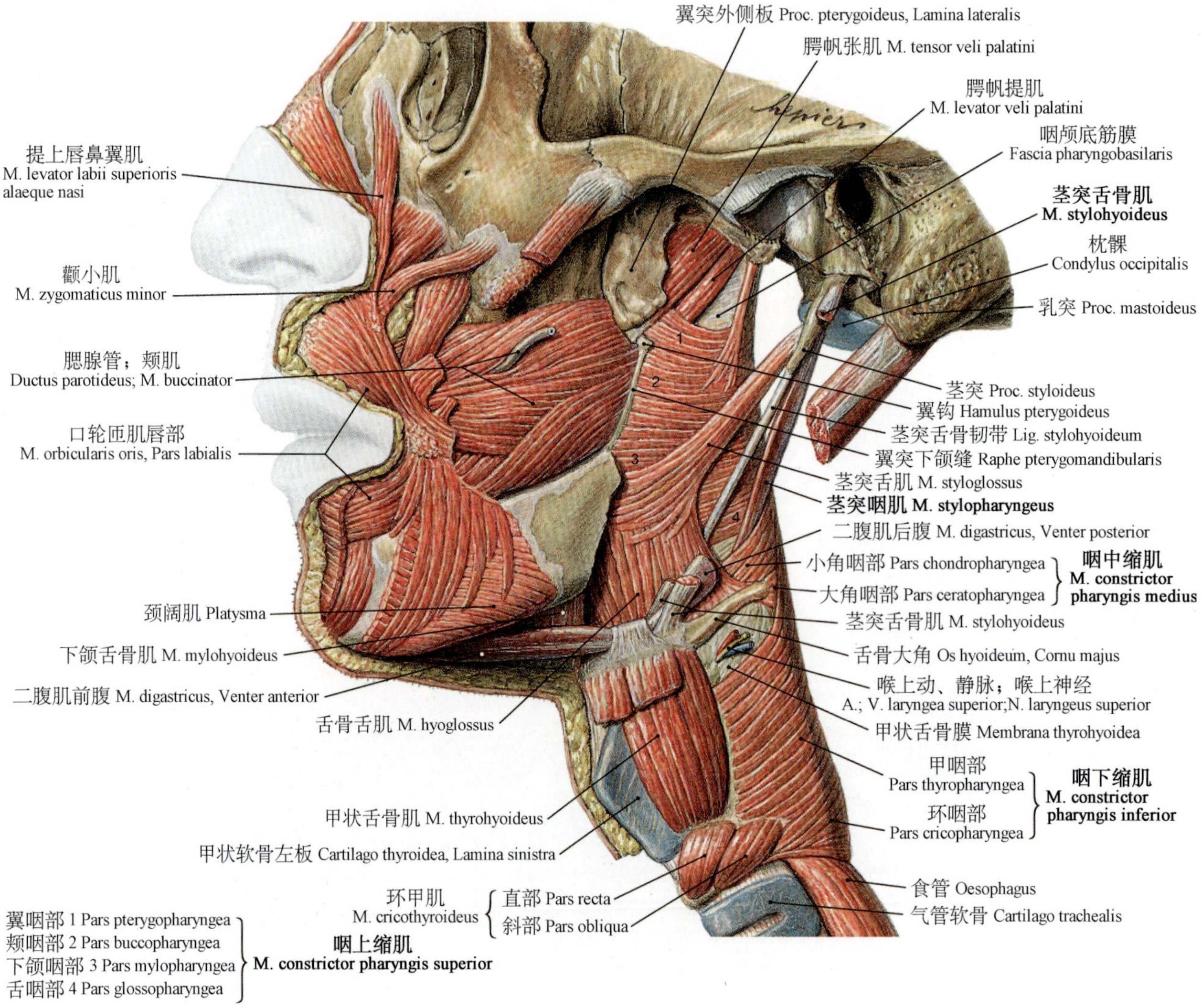

翼突外侧板 Proc. pterygoideus, Lamina lateralis
腭帆张肌 M. tensor veli palatini
腭帆提肌 M. levator veli palatini
咽颅底筋膜 Fascia pharyngobasilaris
茎突舌骨肌 M. stylohyoideus
枕髁 Condylus occipitalis
乳突 Proc. mastoideus
提上唇鼻翼肌 M. levator labii superioris alaeque nasi
颧小肌 M. zygomaticus minor
腮腺管；颊肌 Ductus parotideus; M. buccinator
口轮匝肌唇部 M. orbicularis oris, Pars labialis
茎突 Proc. styloideus
翼钩 Hamulus pterygoideus
茎突舌骨韧带 Lig. stylohyoideum
翼突下颌缝 Raphe pterygomandibularis
茎突舌肌 M. styloglossus
茎突咽肌 M. stylopharyngeus
二腹肌后腹 M. digastricus, Venter posterior
小角咽部 Pars chondropharyngea
大角咽部 Pars ceratopharyngea
咽中缩肌 M. constrictor pharyngis medius
茎突舌骨肌 M. stylohyoideus
颈阔肌 Platysma
下颌舌骨肌 M. mylohyoideus
舌骨大角 Os hyoideum, Cornu majus
二腹肌前腹 M. digastricus, Venter anterior
喉上动、静脉；喉上神经 A.; V. laryngea superior;N. laryngeus superior
舌骨舌肌 M. hyoglossus
甲状舌骨膜 Membrana thyrohyoidea
甲咽部 Pars thyropharyngea
环咽部 Pars cricopharyngea
咽下缩肌 M. constrictor pharyngis inferior
甲状舌骨肌 M. thyrohyoideus
甲状软骨左板 Cartilago thyroidea, Lamina sinistra
食管 Oesophagus
气管软骨 Cartilago trachealis
环甲肌 M. cricothyroideus
直部 Pars recta
斜部 Pars obliqua
翼咽部 1 Pars pterygopharyngea
颊咽部 2 Pars buccopharyngea
下颌咽部 3 Pars mylopharyngea
舌咽部 4 Pars glossopharyngea
咽上缩肌 M. constrictor pharyngis superior
1
2
3
4

图 11.14 咽肌和面肌(左侧面观)

咽肌分为咽缩肌(咽上缩肌、咽中缩肌和咽下缩肌)和咽提肌(茎突咽肌、咽鼓管咽肌和腭咽肌)。此侧面观显示咽缩肌和茎突咽肌的不同组成部分。

→T1e,5

咽上缩肌 M. constrictor pharyngis superior
咽缝 Raphe pharyngis
翼突下颌缝 Raphe pterygomandibularis
翼突下颌缝 Raphe pterygomandibularis
颊肌口角轴 M. buccinator Modiolus
颊肌口角轴 M. buccinator Modiolus
口轮匝肌 M. orbicularis oris

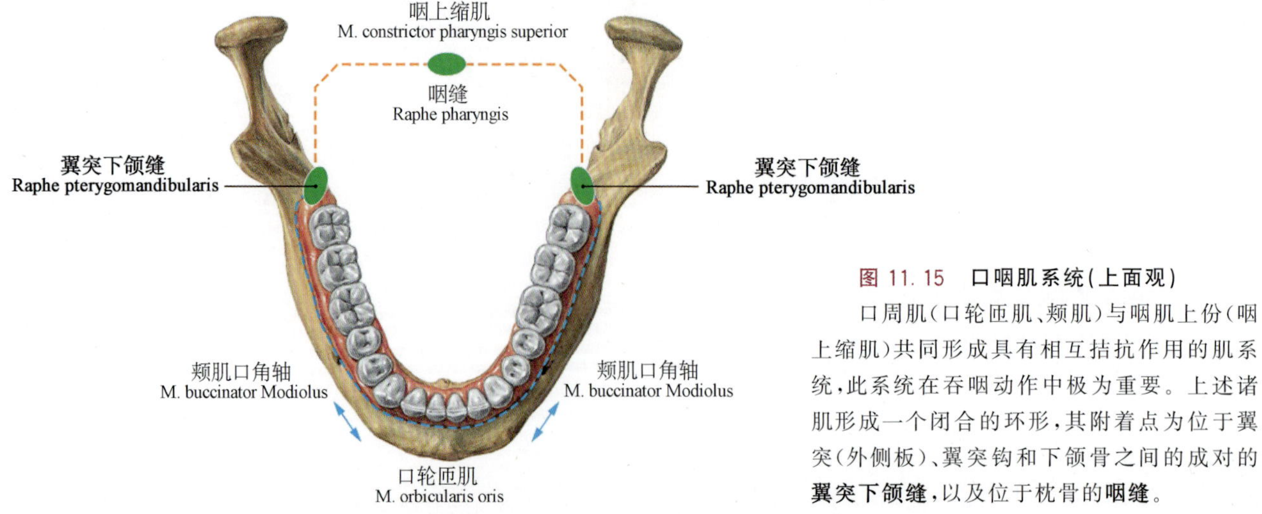

图 11.15 口咽肌系统(上面观)

口周肌(口轮匝肌、颊肌)与咽肌上份(咽上缩肌)共同形成具有相互拮抗作用的肌系统,此系统在吞咽动作中极为重要。上述诸肌形成一个闭合的环形,其附着点为位于翼突(外侧板)、翼突钩和下颌骨之间的成对的**翼突下颌缝**,以及位于枕骨的**咽缝**。

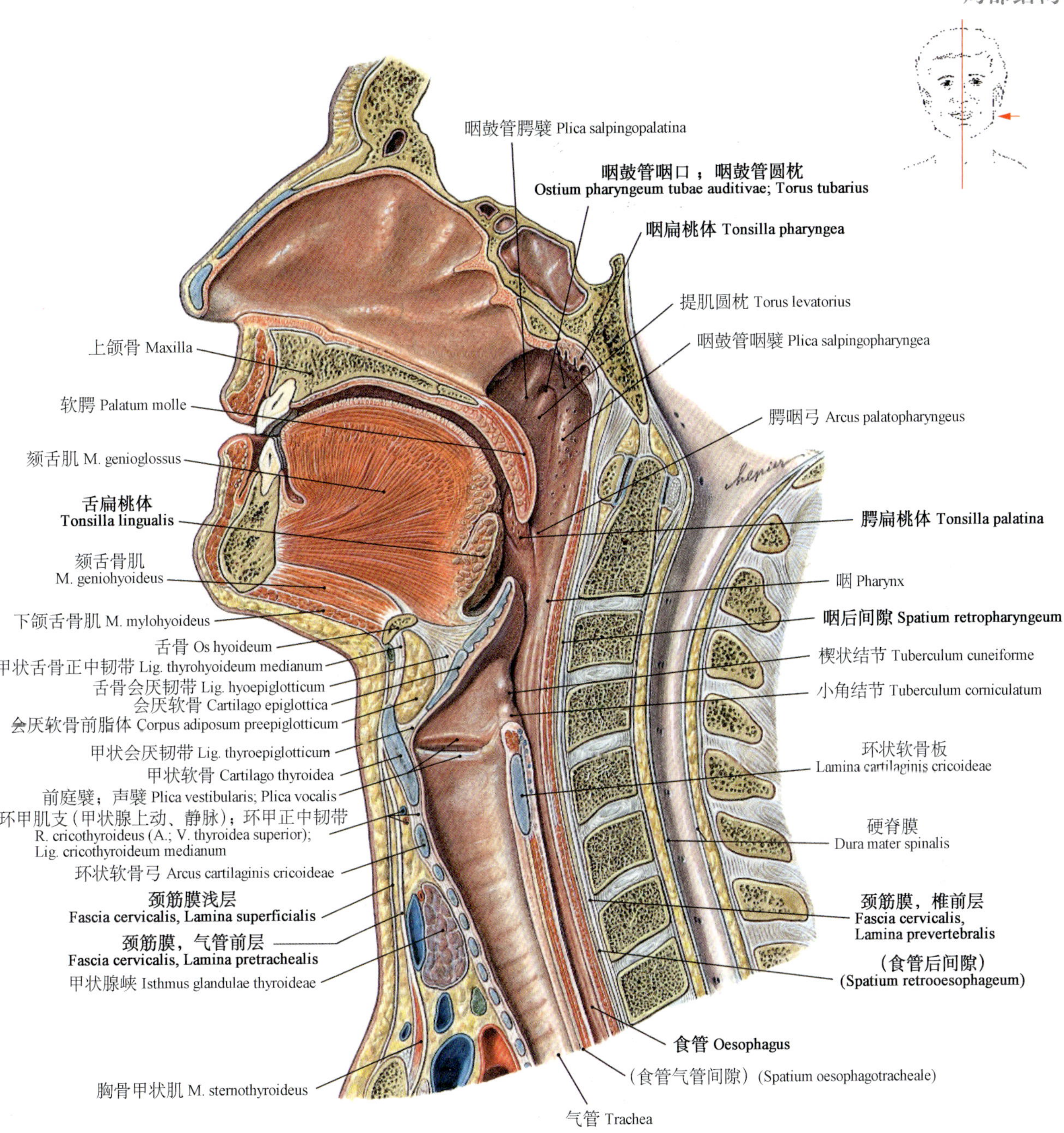

图 11.16 **口腔、咽和喉（正中矢状面）**

咽不同部分与周围结构的毗邻如下。

- **鼻咽**分别经鼻后孔及咽鼓管与鼻腔和中耳相通。
- **口咽**为咽上部和下部之间的部分，经咽峡与口腔相通。
- **喉咽**向前经喉口与喉相通，向下续为食管。

咽是呼吸道和消化道的共同通道。在鼻腔、口腔与咽的移行部位，淋巴上皮组织形成 Waldeyer 咽淋巴环，此为免疫系统的一部分。咽淋巴环由咽扁桃体、咽鼓管扁桃体（未显示）、腭扁桃体、舌扁桃体及两侧咽鼓管咽襞上的淋巴组织索组成。

临床要点

吞咽的异物常滞留于舌底两侧的梨状隐窝，由此可引发会厌部气道受压或导致**食团性死亡**（bolus death）（由异物引发咽、喉部感觉神经丛中的迷走神经兴奋而致反射性心血管停搏）。此种情况可出现于吞咽大块食物（食团）之后，食团堵住喉咽，即使用力也无法将其咳出。小而尖锐的异物，如鱼骨或鸡骨碎片，常刺入腭扁桃体。

注：bolus death 暂未查到相应的中文，将其直译为食团死亡或食团致死。

咽

咽的分部和神经支配

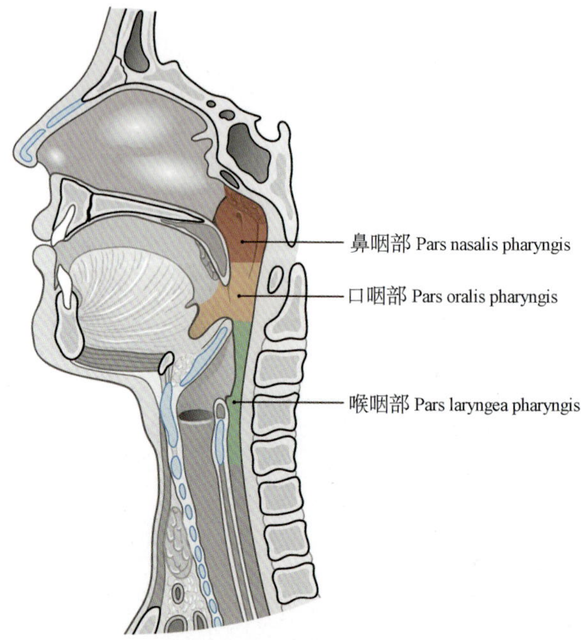

图 11.17　咽的分部(正中矢状面)[L126]

根据开口，咽可分为以下 3 个部分。

- **上部**：又称为鼻咽部或鼻咽。
- **中部**：又称为口咽部或口咽。
- **下部**：又称为喉咽部或喉咽。

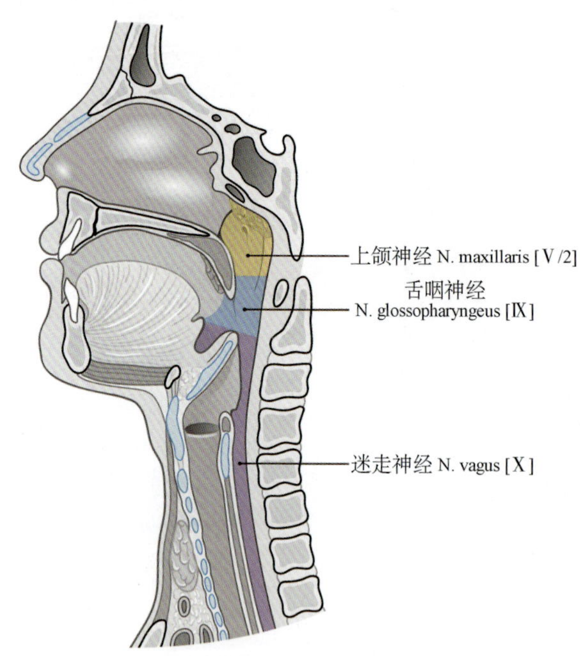

图 11.18　咽的感觉神经支配(正中矢状面)[L126]

三叉神经的第 2 分支上颌神经内的感觉神经纤维[神经节支(也称翼腭神经)发出的咽支]分布于鼻咽部。舌咽神经和迷走神经(喉上神经)的分支支配咽的其余部分。前述神经分支与交感干内所含的自主神经纤维于咽外表面形成一神经丛，即为**咽丛**(Plexus pharyngeus)。咽丛内的传入和传出神经纤维为吞咽反射和窒息反射(Choking reflexes)的组成部分，此两种反射对于生命具有极端重要的作用，即使机体处于睡眠中，两种反射依然处于活动状态，其中枢位于延髓。

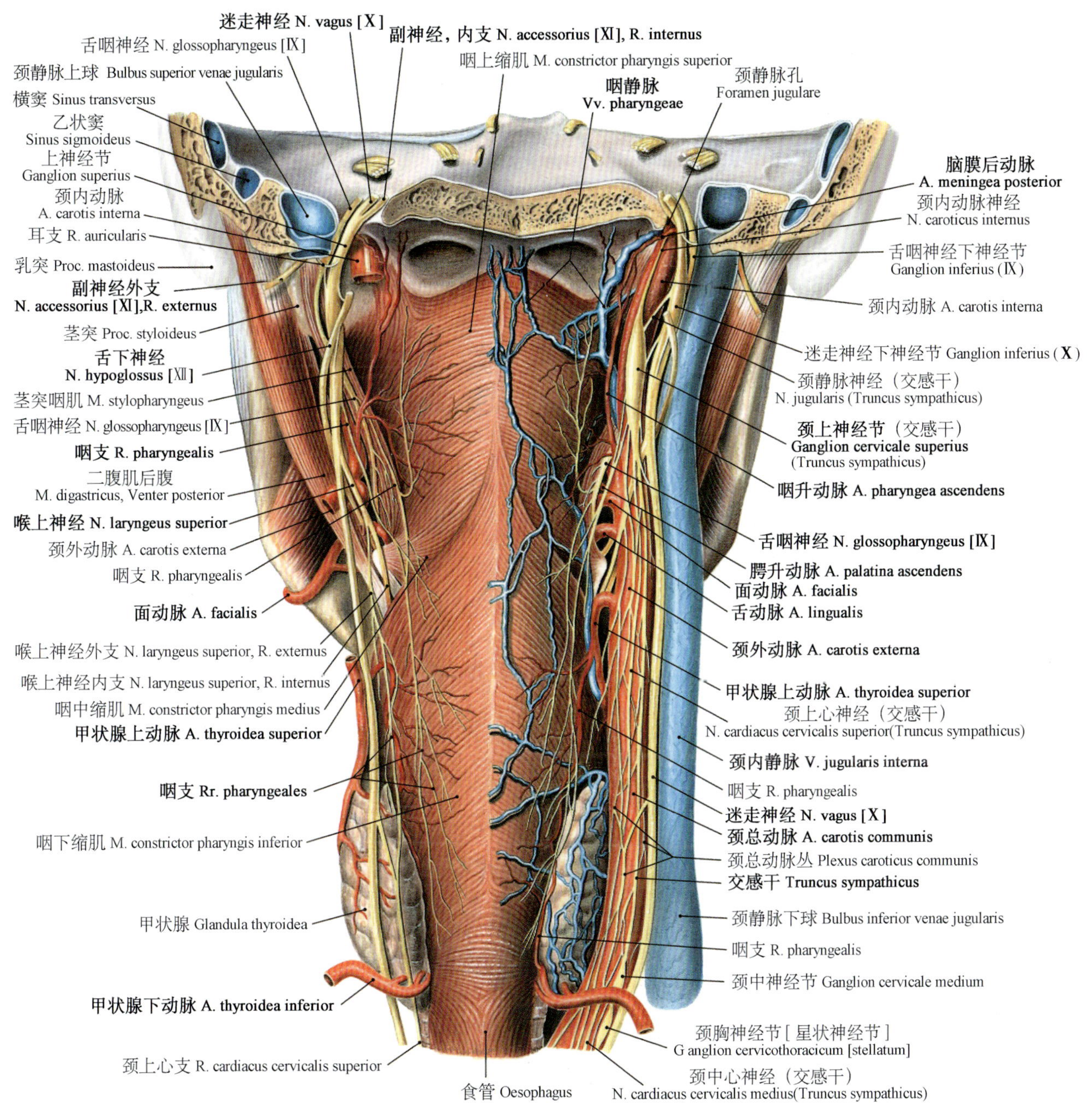

图 11.19 咽和咽旁间隙的血管和神经(后面观)

咽的**血供**主要来自于咽升动脉，此动脉于咽旁结缔组织内、颈部血管神经束的内侧上升至颅底，其终末支脑膜后动脉多经颈静脉孔进入颅后窝。此外，咽鼓管咽口周围尚有腭升动脉分布，喉咽部有甲状腺下动脉营养。

咽的黏膜下层被**静脉丛**(咽静脉丛)包绕。咽的静脉主要经咽静脉回流至颈内静脉，鼻咽部的静脉回流至脑膜静脉。

咽扁桃体和咽壁的**淋巴直接回流**至咽后淋巴结和颈深淋巴结(未显示)。

神经支配：除咽丛和上颌神经发出的咽神经外(咽的感觉神经支配，→图 11.18 和→图 12.143)，舌咽神经支配咽上缩肌、部分咽中缩肌及咽提肌的运动；咽中缩肌下份和咽下缩肌的运动神经支配来自迷走神经。

咽旁间隙的血管和神经

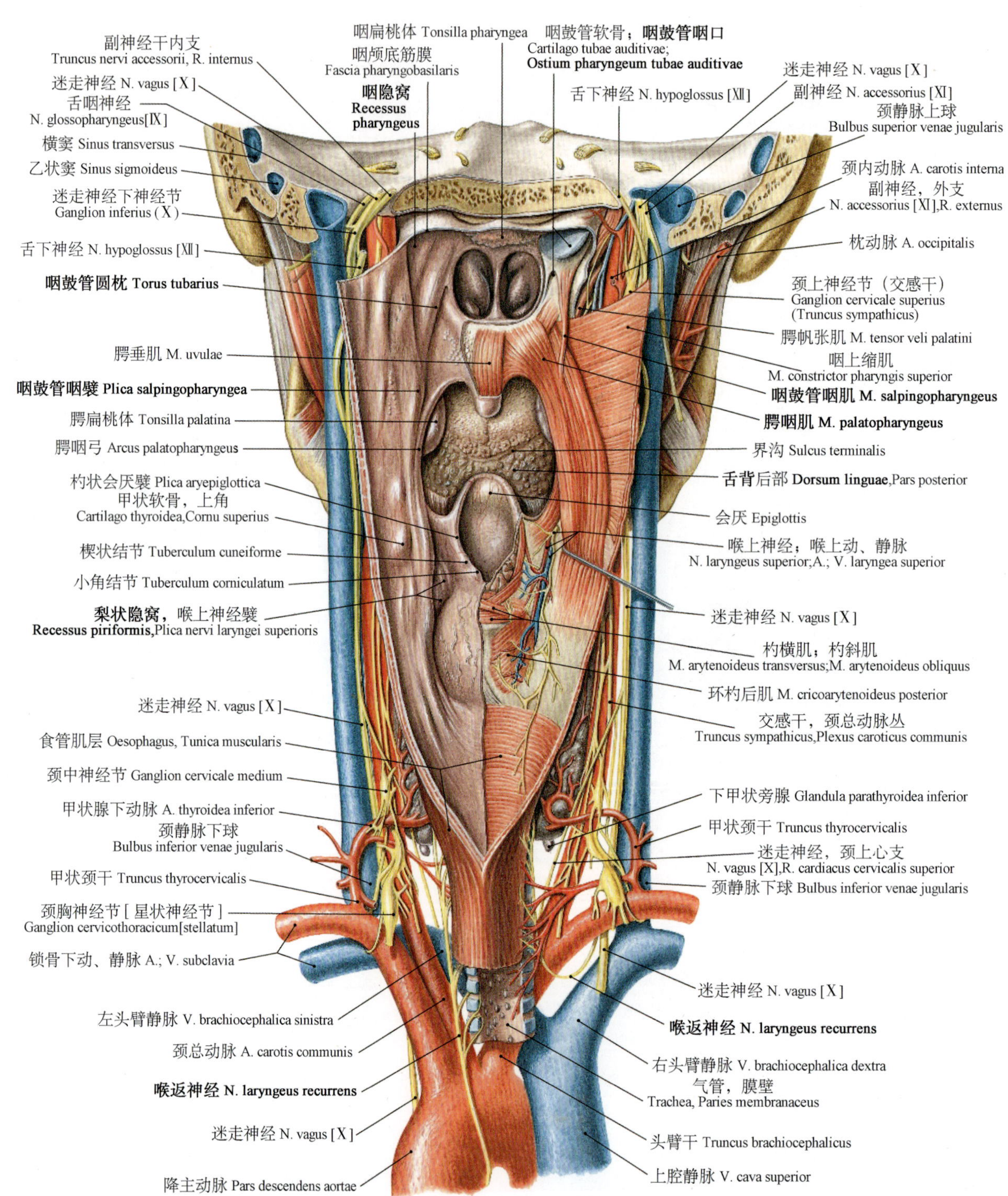

图 11.20 咽及咽旁间隙（咽外侧间隙）的血管和神经（后面观，咽后壁已打开）

咽鼓管咽口（Ostium pharyngeum tubae auditivae）几乎与下鼻道处于同一水平，其后方及顶部由**咽鼓管圆枕**（Torus tubarius）包绕。向下，咽鼓管圆枕延续为纵行的黏膜皱襞-咽鼓管咽襞（Plica salpingopharyngea），襞内含咽鼓管咽肌。咽鼓管咽口的下方另有一纵行隆起——提肌圆枕，系腭帆提肌经过所形成的黏膜皱襞。咽鼓管咽口为连接鼻咽和鼓室的咽鼓管（Eustachian 管）的入口。咽隐窝（Recessus pharyngeus）（也称 Rosenmüller 窝）恰位于咽鼓管圆枕的后方，其向上延伸至咽的顶部。腭咽肌形成咽峡的外侧缘。由舌背（Dorsum linguae）的背面向下，可见位于咽后方的食管入口。咽后壁两侧为梨状隐窝。注意：两侧喉返神经的走行不同，左侧喉返神经勾绕主动脉弓，右侧喉返神经勾绕右锁骨下动脉。

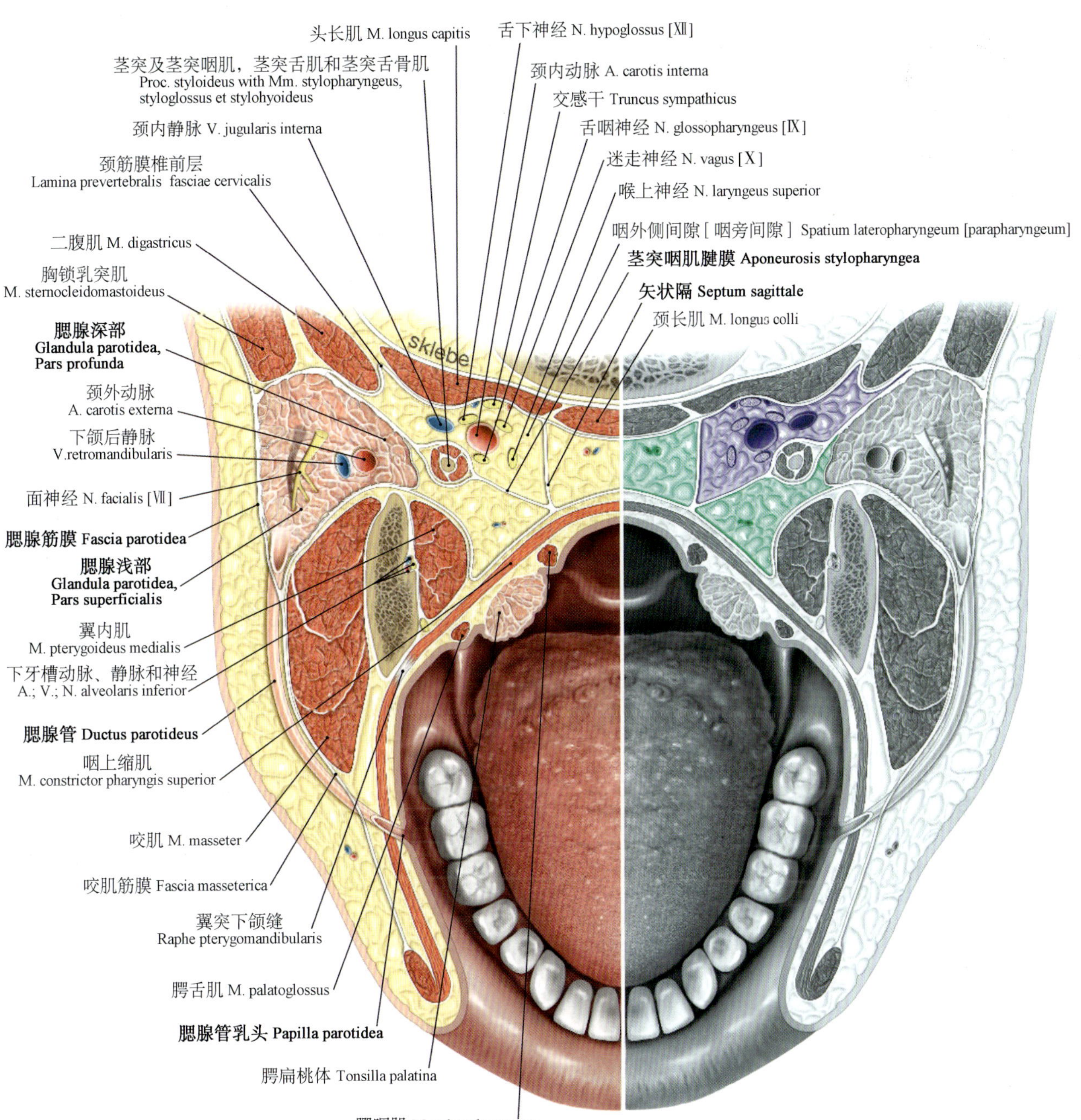

图 11.21　咽外侧间隙和咽后间隙(经口腔平面的横断面)[L238]

咽肌(咽上缩肌)和颈部椎前肌(颈长肌和头长肌)之间为**咽周间隙**(Spatium peripharyngeum)(绿色＋紫色)，包括**咽外侧间隙**(Spatium lateropharyngeum)(紫色)和**咽后间隙**(Spatium retropharyngeum)(绿色)，两者借矢状隔及茎突咽肌腱膜彼此分隔。咽后间隙可进一步分为 2 个部分。腮腺深部与咽周间隙、翼内肌和二腹肌(后腹)相邻。行经咽外侧间隙的结构有颈内动脉、颈内静脉、舌咽神经、迷走神经(及其分支喉上神经)、副神经(恰经颅底下方离开此间隙)和舌下神经。在颈部上份，交感干与前述脑神经一道穿行于咽外侧间隙，而后接近颈部中点处穿颈筋膜的椎前层，进而在颈部下份行于颈部椎前肌的前方。咽外侧间隙和咽后间隙之间有茎突，以及附着于此的茎突咽肌、茎突舌肌和茎突舌骨肌。

咽

新生儿

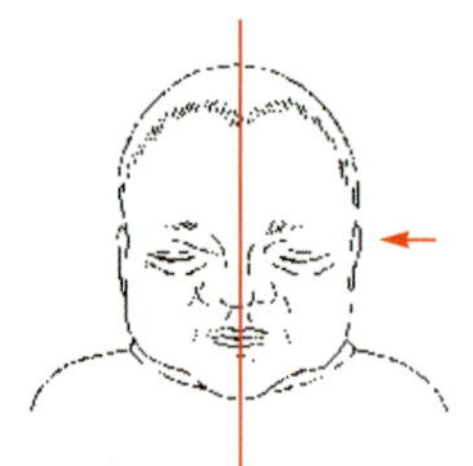

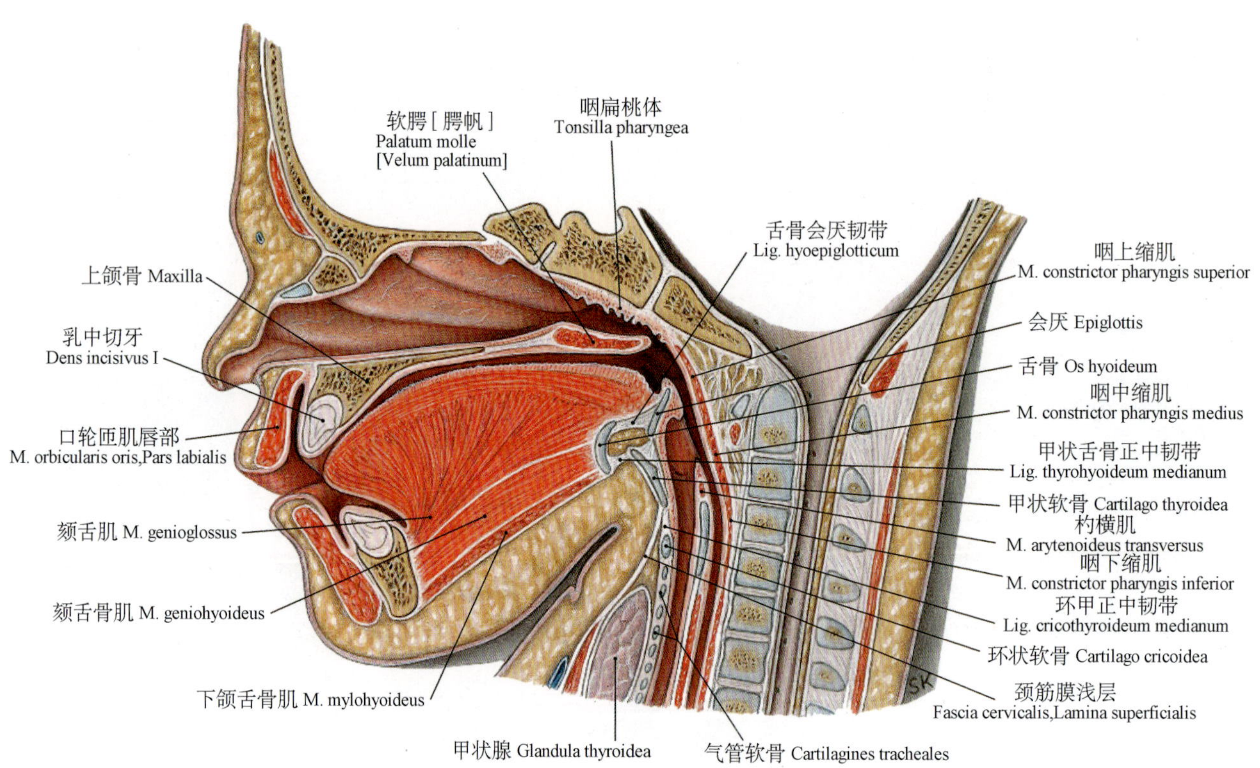

图 11.22 **新生儿的头面部和颈部(右侧正中矢状面,右侧半的内侧面观)[L238]**

新生儿和婴儿的喉部较成人高(→图 11.16)。与成人和儿童不同,婴儿可以同时吮吸乳汁和呼吸(→图 11.23)。

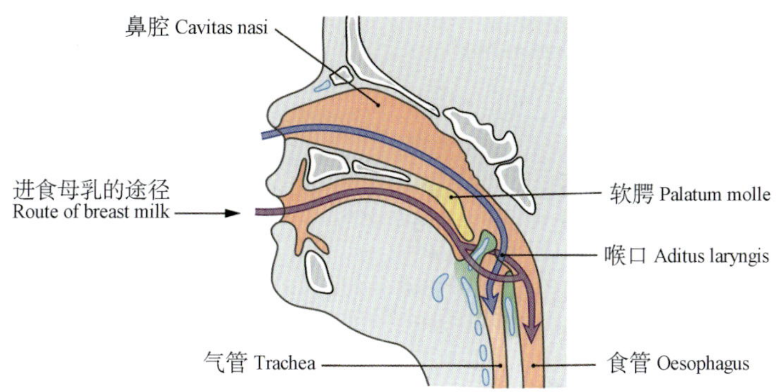

图 11.23 婴儿的头部(经鼻和喉的正中矢状面)[L126] 婴儿的喉部在颈部的相对位置较高(→图 11.22),其会厌可达鼻咽水平,因此婴儿可以同时吮吸乳汁和呼吸。液体(母乳)经喉部的梨状隐窝至食管,而不会进入下呼吸道。

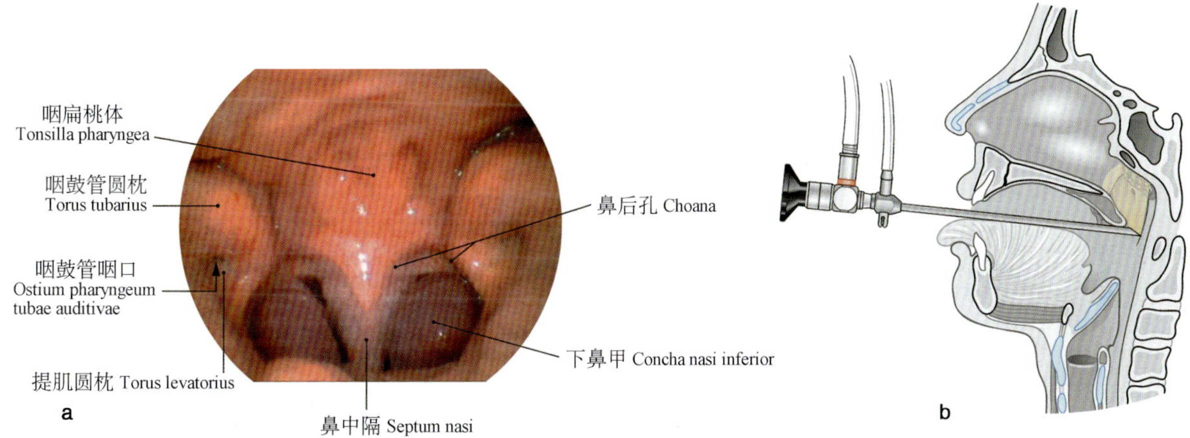

图 11.24a、b 鼻咽的内镜检查;鼻后孔、两侧咽鼓管咽口和咽扁桃体的后面观 a[T720],b[L126]
鼻咽部内镜检查由后可显示下鼻甲的后端、咽鼓管咽口(Ostium pharyngeum tubae auditivae)。咽顶部可见不明显的咽扁桃体。

临床要点

咽部扁桃体(**腺样体**)增生多见于儿童,并常因咽鼓管咽口阻塞而致中耳反复感染,最终可导致听力受损及继发性发育停滞。此种情况为咽扁桃体切除术(**腺样体切除术**)的手术指征。在咽扁桃体的前方,由胚胎 Pathke 囊茎的遗迹形成的**咽垂体**(Hypophysis pharyngealis)或可出现于蝶骨下面的结缔组织中。在年轻人,咽垂体可为**颅咽管瘤**(craniopharyngeoma)的发病部位。

(郭金萍 译)

颈内动脉走行的变异

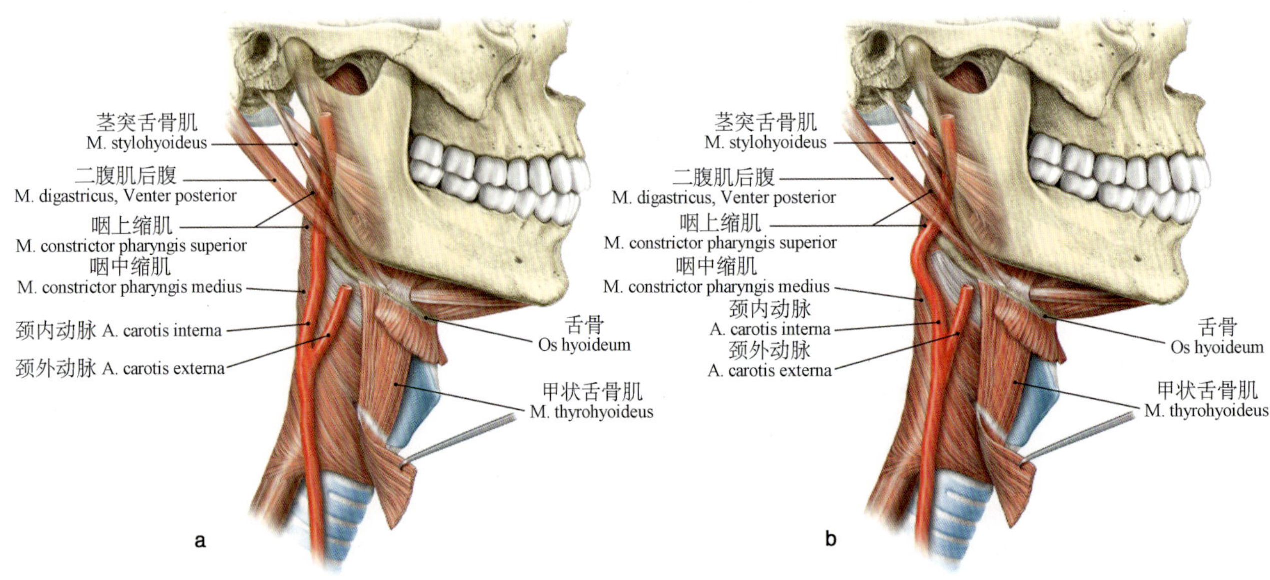

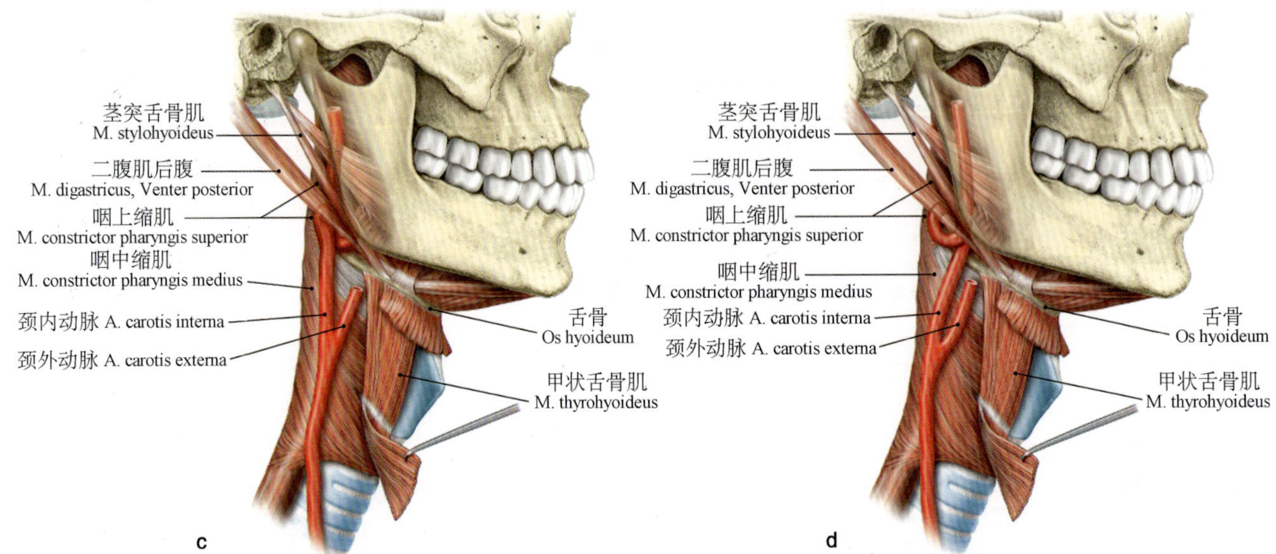

图 11.25a-d 与咽壁相关的颈内动脉颈部走行的变异 [L238]

a 直线型(频率 66%)。

b 曲线型(频率 26.2%)。

c S 型(频率 6%,其中 2.8%与咽壁密切相关)。

d 环型(频率 1.8%,其中 0.7%与咽壁密切相关)。

其中,S 型和环型被归类为**危险的颈动脉迂曲类型**(c 和 d)。

临床要点

由于颈内动脉与扁桃体之间的局部位置关系密切(腭扁桃体在咽峡后缘的位置),**危险的颈动脉环**的存在使得在实施扁桃体切除术或切开扁桃体周围脓肿时,可能损伤颈动脉而导致意外致命性出血。

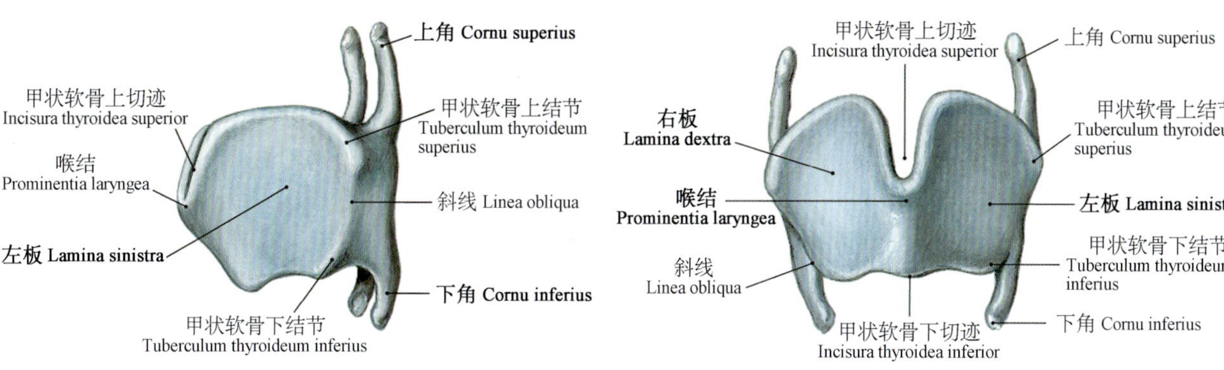

图 11.26 甲状软骨(左侧面观)

甲状软骨(Cartilago thyroidea)由两块软骨板(左板和右板)组成,每块板的后缘发出上角和下角。

图 11.27 甲状软骨(前面观)

甲状软骨的两块软骨板在男性以 90°、女性以 120°连接。

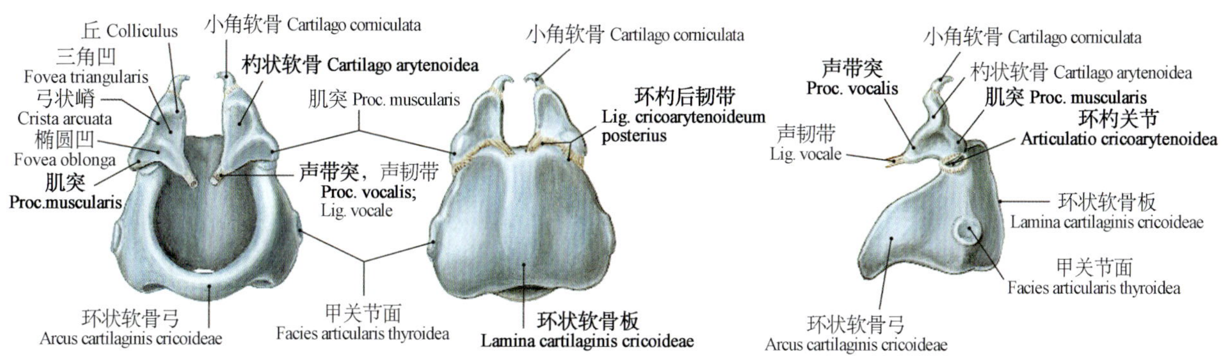

图 11.28 环状软骨和杓状软骨(前面观和后面观)

从后面观,在环状软骨和杓状软骨之间可以看到环杓后韧带。

图 11.29 环状软骨和杓状软骨(左侧面观)

环状软骨和杓状软骨通过环杓关节相连接,环杓关节为一动关节。

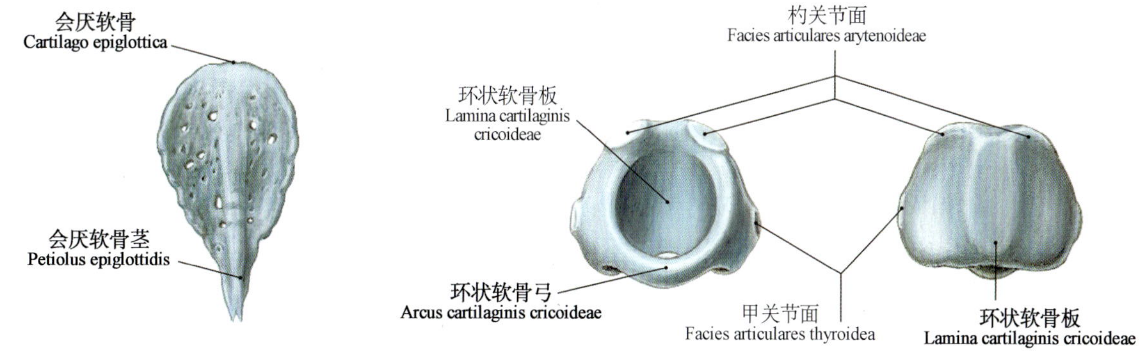

图 11.30 会厌软骨(后面观)

其他大多数喉软骨由透明软骨构成,会厌软骨与之不同,由弹性软骨构成。

图 11.31 环状软骨(前面观和后面观)

环状软骨的形状像一枚印章戒指。

临床要点

在大约 30 岁时,喉透明软骨(甲状软骨、环状软骨和杓状软骨)的骨化进程在不同性别中的表现略有不同,在男性尤为显著。**喉软骨骨折**(如车祸)可导致严重的气道阻塞,发声和呼吸困难。

在手术切除甲状软骨之后,如在喉癌的情况下实行**半喉切除术**期间,可以调整甲状软骨的剩余软骨板并借由骨接合术的材料重新连接。在极少数情况下,喉软骨的先天性软化(**喉软骨软化病**)可导致呼吸困难(呼吸障碍)。

舌骨和喉的骨骼

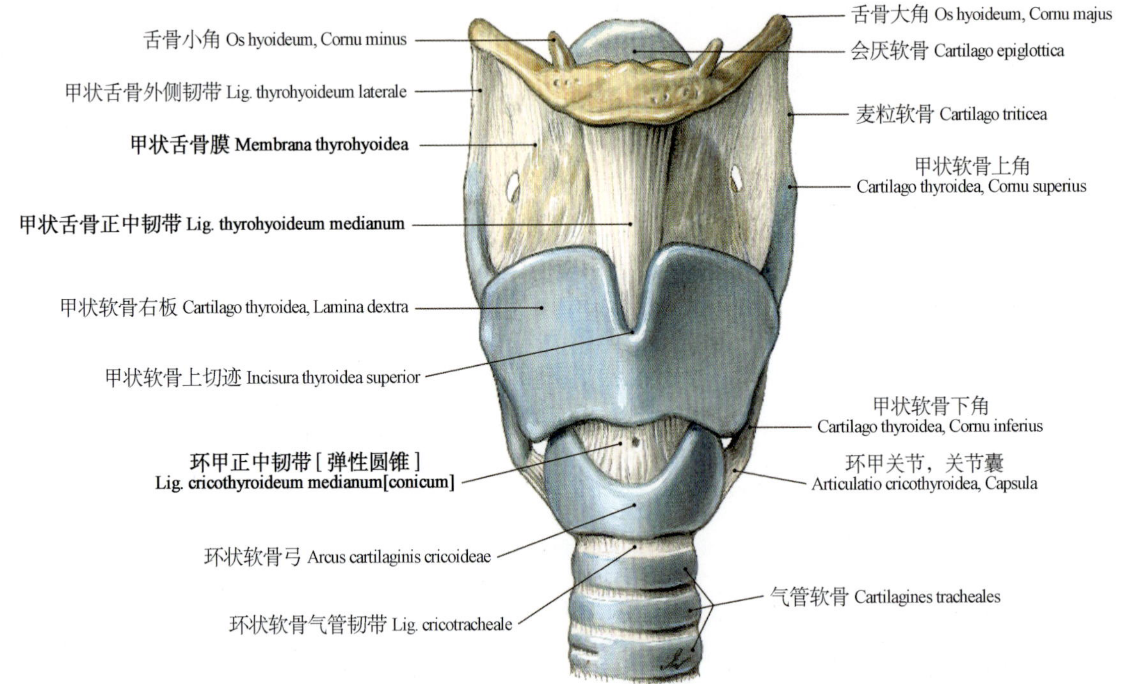

图 11.32 **喉和舌骨(前面观)**

在发育和功能上，舌骨与喉的骨骼有着密切的关系。喉的各骨骼组分通过**韧带连结**或真正的关节(**动关节**)连结。

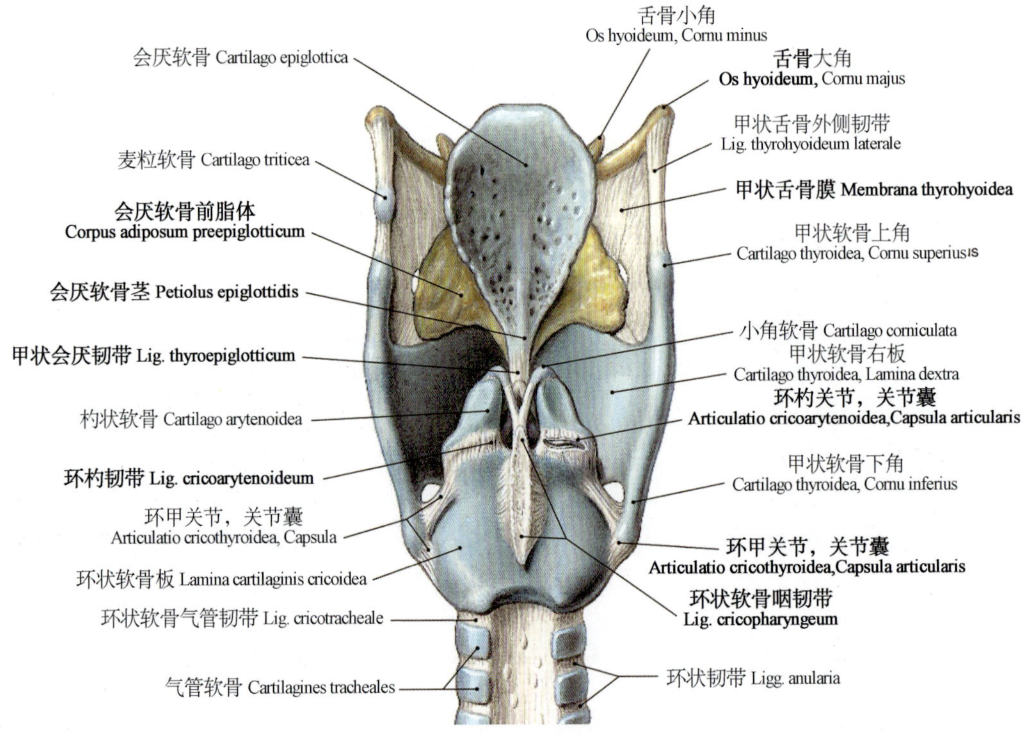

图 11.33 **喉软骨和舌骨(后面观)**

在甲状舌骨膜后面有一个脂肪体(会厌软骨前脂体)，该脂肪体向上可达舌骨会厌韧带，向后下可延至会厌的前面。会厌借其自身的茎部(会厌软骨茎)通过甲状会厌韧带附着于甲状软骨的内侧。

喉部真正的关节有**环甲关节**和**环杓关节**，前者是环状软骨和甲状软骨下角之间形成的成对关节，后者形成于环状软骨和杓状软骨之间，环杓韧带和环状软骨咽韧带是杓状软骨后面的支持带。

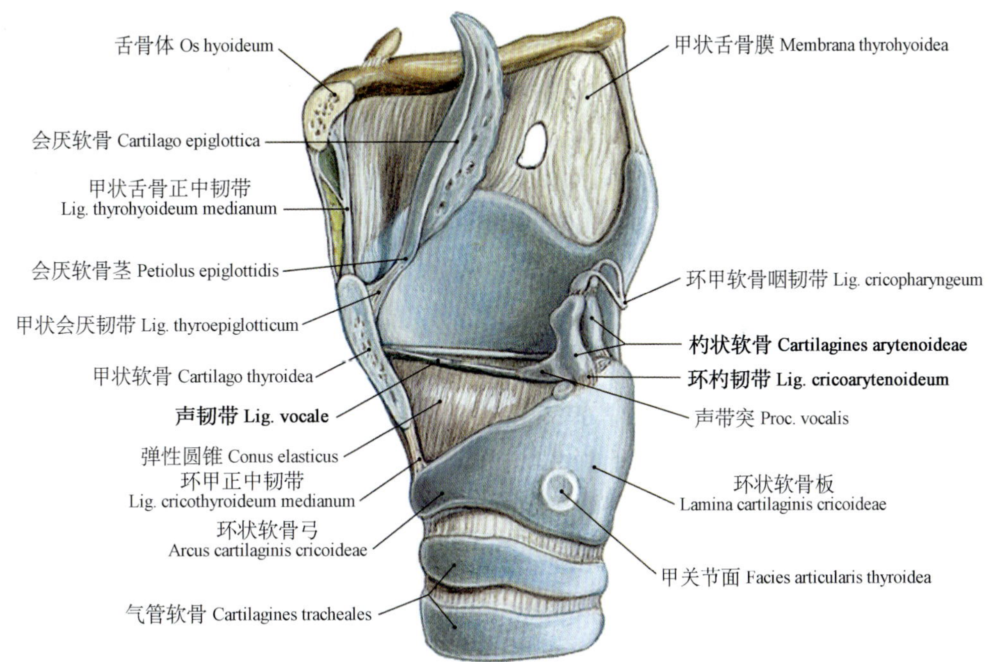

图 11.34　喉和舌骨(左侧面观)

可见声韧带和杓状软骨；甲状软骨左板已切除。

环状软骨(Cartilago cricoidea)和杓状软骨(Cartilago arytenoidea)以环杓关节相连结，环状软骨的关节面凸起，呈椭圆形(圆柱形，→图 11.31)；杓状软骨的关节面凹陷，更圆一些。除了形成关节的骨骼部分，在关节囊的后面还有环杓(后)韧带加强，确保了关节的运动。在功能上，该韧带为杓状软骨提供了附着点并抵消声韧带的弹力。

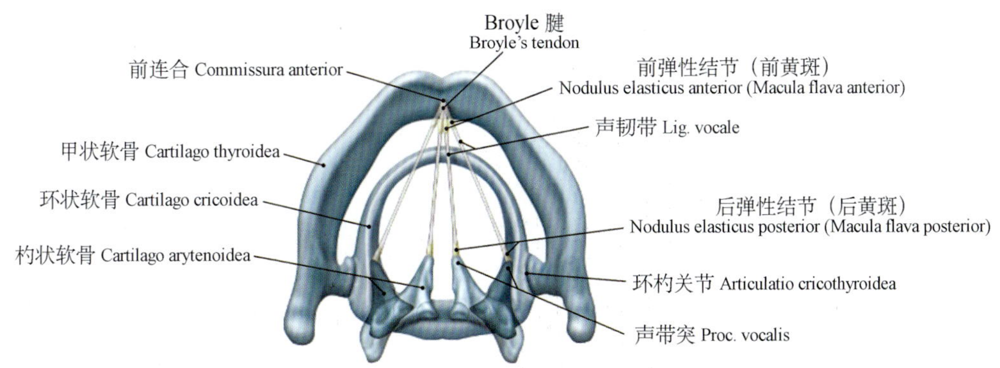

图 11.35　喉(正上面观)[L238]

环杓关节可沿平行于关节轴的方向做铰链运动和滑动运动，该关节主要支持声韧带间隙(声门，声门裂)的开合，也可以保持声韧带(Lig. vocale)的紧张状态。杓状软骨旋转时，如同铰链向外转动，使得声带突的升高并外展，**声门开大**。杓状软骨的旋内及声带突的下降和内收将引起**声门闭合**。铰链运动可以与滑动运动相结合，杓状软骨可在前、后方向上做外展和内收运动。杓状软骨和甲状软骨通过声韧带和前庭韧带保持相互接触。

临床要点

气管内插管、拔管，喉镜检查或支气管镜检查可能导致杓状软骨向后外侧或前正中方向的脱位，这被称为**杓状软骨半脱位**。由于受累一侧的声韧带无法活动，患者的声音嘶哑。杓状软骨脱位可导致关节腔出血或滑膜皱襞受损后的反应性积液，这种位置的异常会因肌的收缩而持续下去。伴随着关节表面的粘连，可能会发生强直现象的后遗症。需要注意区分杓状软骨半脱位与神经损伤症状的不同。

喉的骨骼

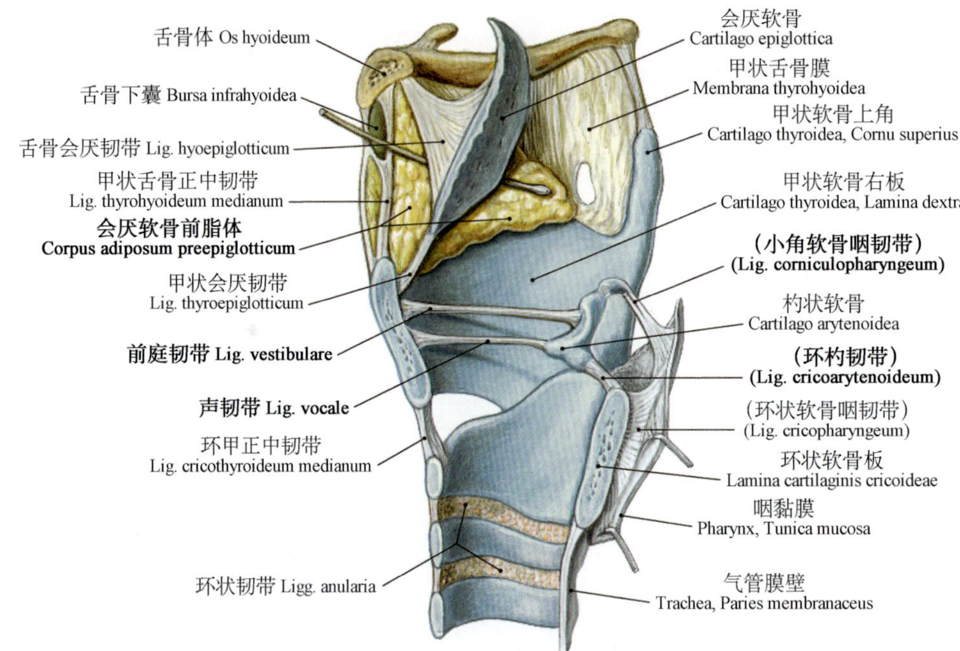

图 11.36　喉和舌骨(正中切面,内侧面观)

甲状软骨和环状软骨由环甲关节连结,环状软骨和杓状软骨通过环杓关节相连结。甲状软骨和杓状软骨通过声韧带和前庭韧带保持连结,环杓韧带和环状软骨咽韧带可作为杓状软骨的后支持带。在会厌软骨的侧面和前面,可见会厌软骨前脂体。

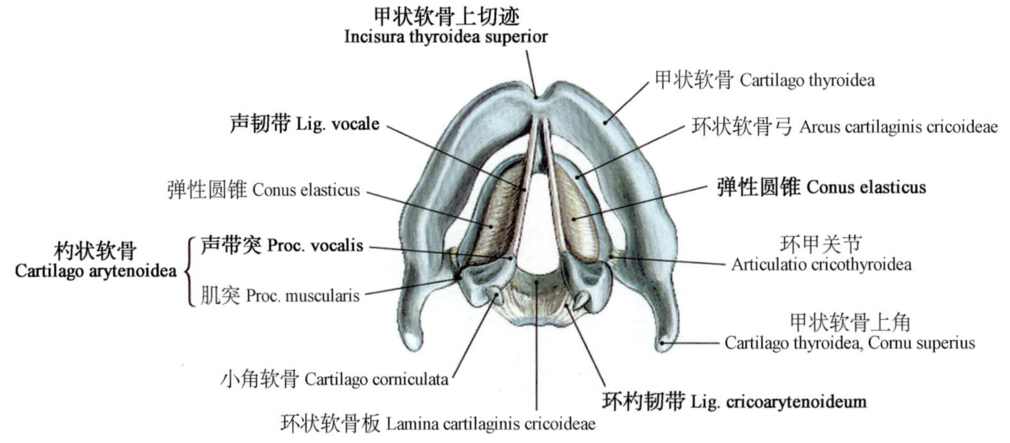

图 11.37　喉软骨和声韧带(上面观)

声韧带成对,张于杓状软骨的声带突和甲状软骨的内面,在甲状软骨上切迹的正下方。弹性圆锥张于声韧带和环状软骨上缘之间,它是一弹性膜,可引导空气从肺流向声韧带。在杓状软骨的后面可见强大的环杓韧带。

临床要点

因为环杓关节具有与四肢关节相似的细胞外基质,所以也可能发生与四肢主要关节相同的疾病。在老年人群中,此关节可发生退行性软骨病变(**退行性关节炎**),由于声韧带对声门的闭合不当而影响发声和音质。环杓关节也会发生感染(**感染性关节炎**)或风湿病(**类风湿关节炎**)。

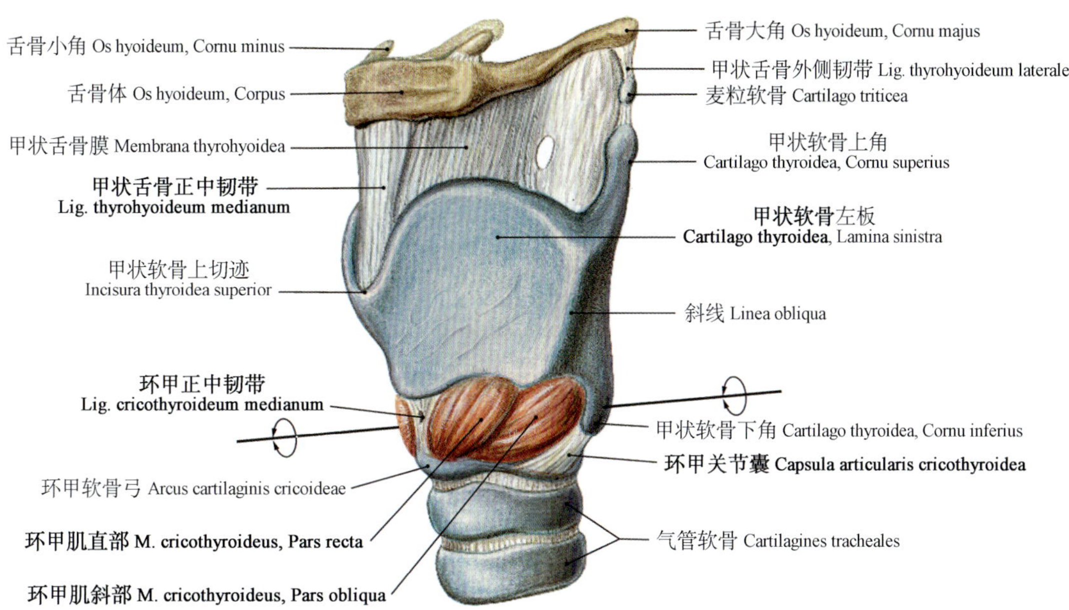

图 11.38　环甲肌(左前面观)

环状软骨和甲状软骨由左、右环甲关节连结，它们是具有坚韧关节囊的球窝关节。环甲关节可围绕水平轴做铰链运动，可在矢状面内做小幅度的平移运动(移动)。环甲肌收缩能增加声带的张力(图 11.39)。

→T6

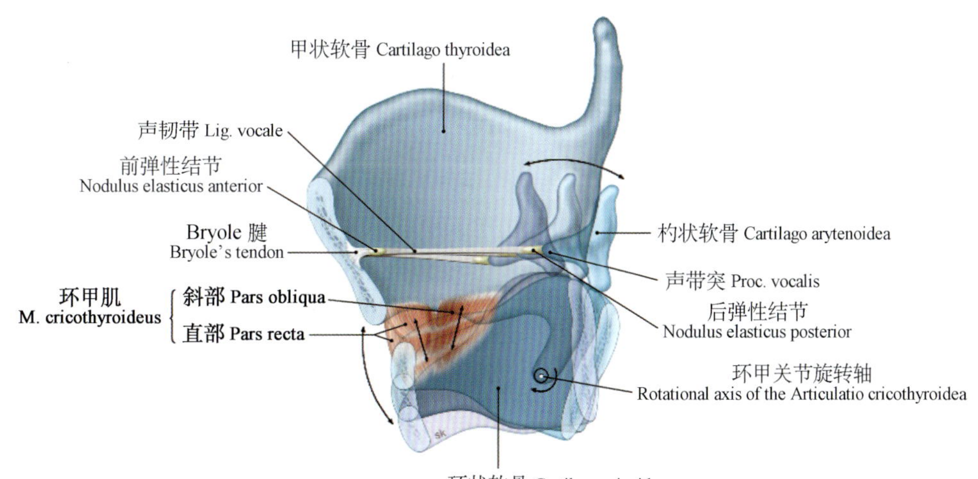

图 11.39　环甲肌(侧面观)[L238]

在环甲肌收缩的过程中，甲状软骨的前缘向环状软骨弓(Arcus cartilaginis cricoideae)方向倾斜，环状软骨的前部在更大程度上被拉向甲状软骨的前下缘(声韧带的伸展调节声襞的总机械张力)；杓状软骨在此过程中则通过环杓后肌和环杓韧带的作用而保持稳定。

声襞的生物力学：声韧带附着部位的诸结构(**前、后弹性结节**及 Broyle 腱，→图 11.56)通过协调肌腱、软骨和骨的不同弹性模量，在声襞振动的情形下发挥其生物力学功能。 →T6

临床要点

良性和恶性的**声襞区域病变**都会导致声门的闭合不完全，以及伴随声音嘶哑，在晚期会出现气短。环甲正中韧带[圆锥韧带]张于甲状软骨和环状软骨之间，易触及，在紧急情况下，可将其切开插入呼吸管以保持呼吸通畅(→图 11.4)。

喉肌

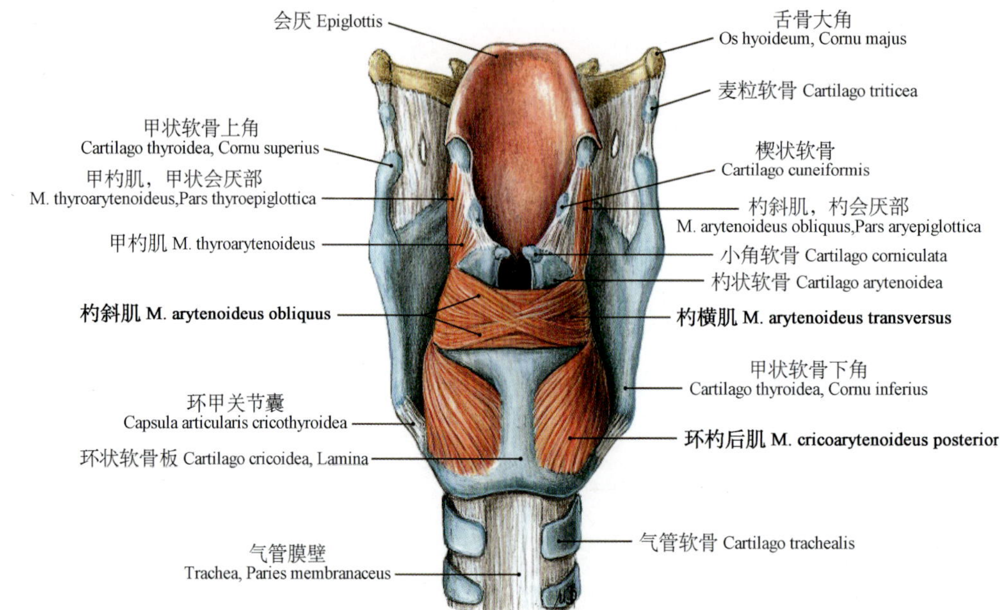

图 11.40 喉肌(后面观)

喉肌的运动决定声门裂的形状和声韧带的张力，其中最重要的肌是**环杓后肌**，其收缩可使杓状软骨声带突外展和上提，从而在吸气时声门扩大。作用于声襞间隙的所有肌可使声门变窄，这些肌包括**杓横肌**、**杓斜肌**及**环杓侧肌**(图 11.41)。环杓侧肌的单侧收缩使耳语成为可能，由此形成了所谓的**“耳语三角”**，即在声门裂后部形成的一个小三角形开口(→图 11.53)。

→T6

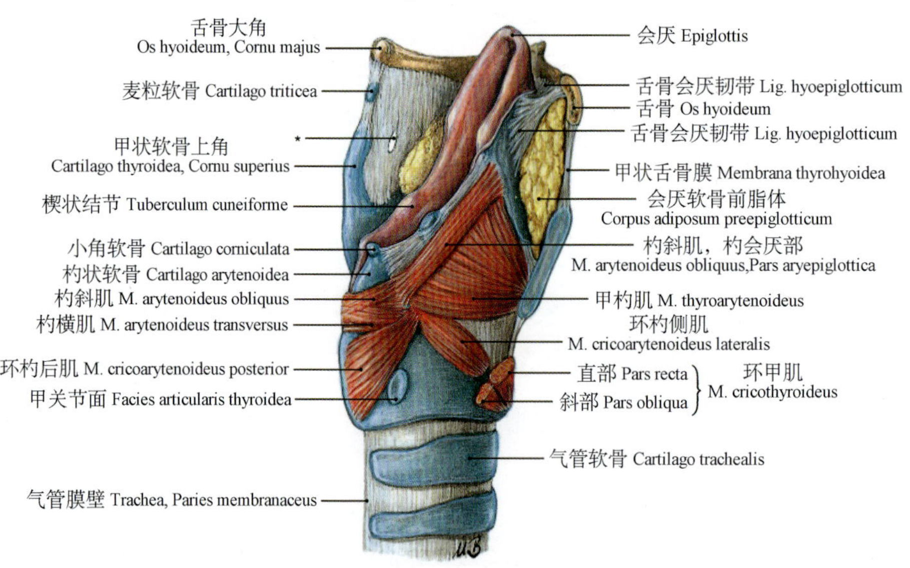

图 11.41 喉肌(右后面观)

甲状软骨右板的后部及上、下角已切除。

切除甲状软骨的后部，可见**甲杓肌**及其强大的外部肌束(→图 11.43)，以及其上方的**甲状会厌部**肌束；还可见杓斜肌的杓会厌部肌束和甲杓上肌的变异，前者收缩可使会厌下降。自环状软骨外侧下方，**环杓侧肌**一直延伸至杓状软骨肌突。

→T6

临床要点

孤立的单侧**环杓后肌麻痹**之后，声襞处于旁正中位；双侧瘫痪会使声门狭窄，导致患者呼吸窘迫，甚至死亡。**发声困难**指的是有关发声(“声音形成”)障碍的所有症状，也包括单侧环杓后肌麻痹的患者所表现的声音嘶哑症状。**失声**是指完全丧失发声能力。

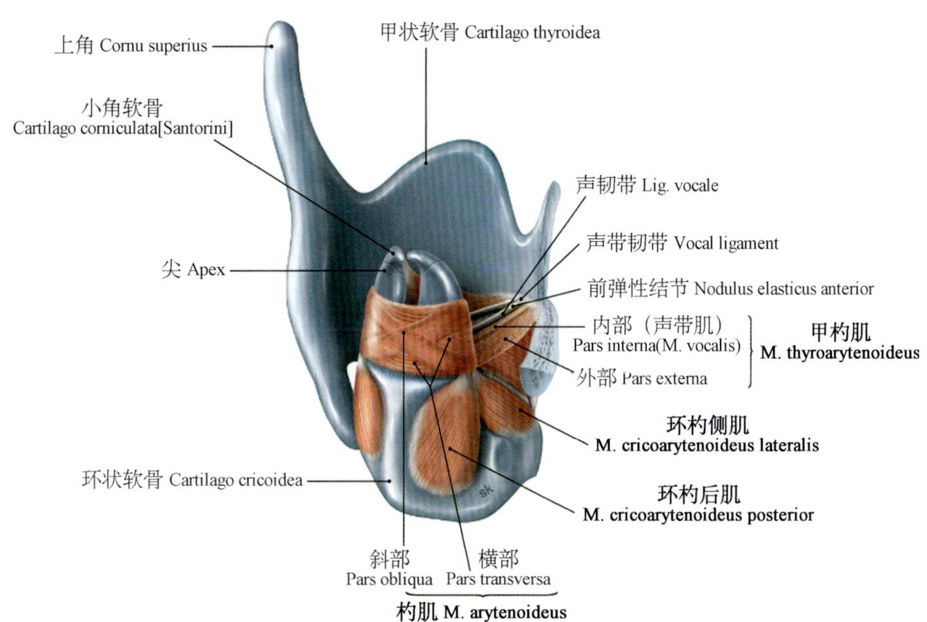

图 11.42　喉肌(后面观)[L238]

从这个角度可以看到环杓侧肌和甲杓肌的内部肌束(声带肌)。环杓侧肌属于杓状软骨副器,其收缩可缩小声门。**声带完好的张力**来自于**声带肌**(甲杓肌的内部肌束),其肌纤维与声韧带和声襞相平行。声带肌形成一个肌性垫,就像吹管的吹嘴,"吹嘴"的张力受该肌等张收缩的调节,该肌等张收缩时,其长度缩短。因此声带肌对音质和声音或发声都有决定性的作用。

→T6

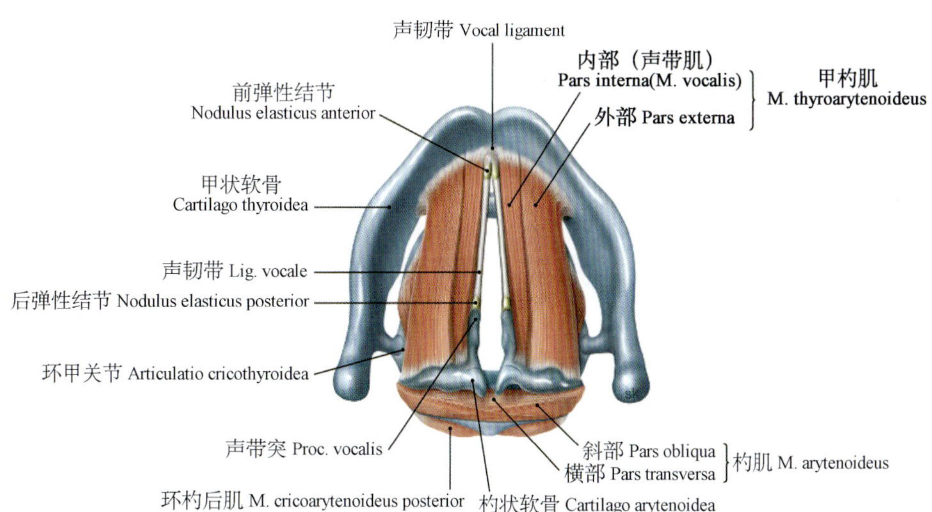

图 11.43　喉肌(后面观)[L238]

在声带肌(甲杓肌的内部肌束)的外侧是强大的甲杓肌外部肌束,其收缩可使杓状软骨的声带突内收和外展,从而关闭声门的膜间部(→图 11.47b)。

喉

喉的内面

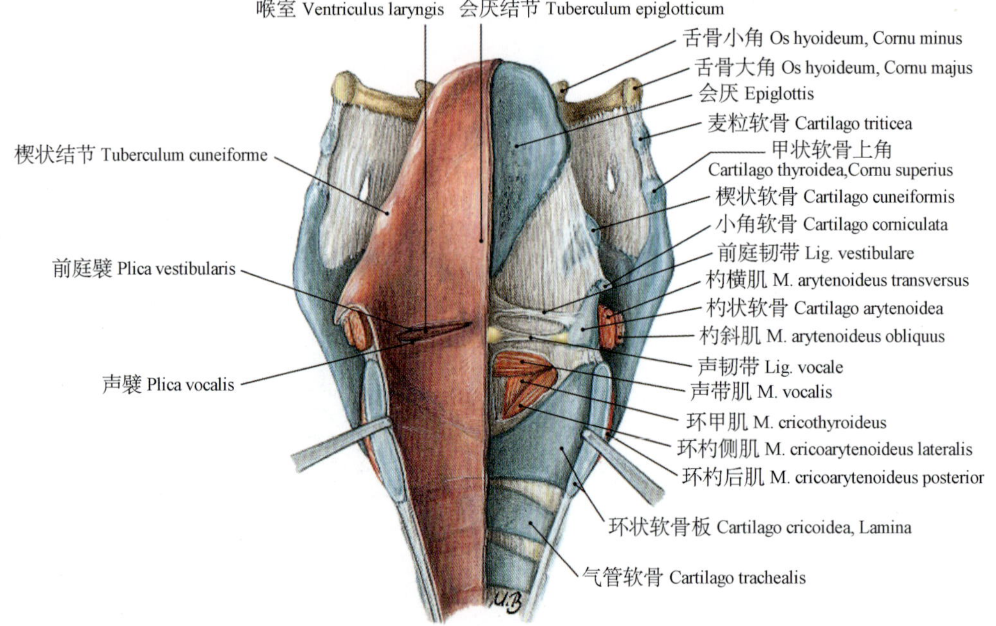

图 11.44 喉(后面观)

喉自后面正中已切开,并用拉钩分开。

在左侧面,显示内衬的黏膜;在右侧面,可见喉肌[声带肌(=甲杓肌内部肌束)、环甲肌和环杓侧肌]、软骨(会厌软骨、杓状软骨、环状软骨和甲状软骨及小的喉软骨)和黏膜皱襞(前庭襞和声襞)。

→T6

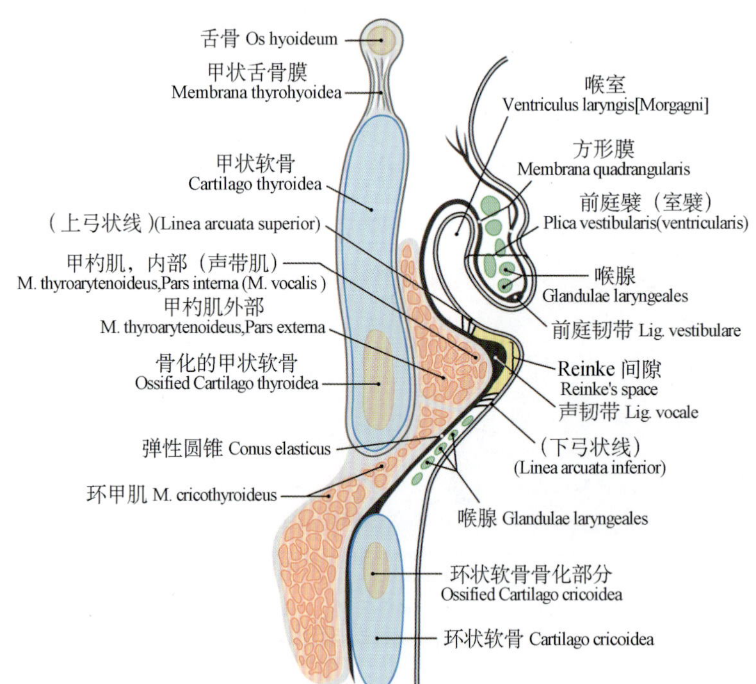

图 11.45 喉;矢状半喉的额状断面示意图[L126]

在前部可以看到喉的弹性组织(如黑色所示),其形成的**弹性圆锥**自环状软骨的顶部延伸至声襞的**声韧带**,此后形成方形膜,从喉室黏膜下方延伸至甲状软骨的顶部。在前庭襞或假声带处,**方形膜**增厚形成**前庭韧带**。声襞黏膜下的结缔组织非常疏松,上至**上弓状线**,下达**下弓状线**,并形成**Reinke 间隙**。疏松结缔组织是发声时黏膜波动的基础(→图 11.49)。在前庭襞和声门下区的黏膜中有大量腺体,产生浆液性物质以润滑声襞。

临床要点

Reinke 间隙积液使声襞肿胀,当其扩展至声门可引起声音嘶哑和呼吸困难(**Reinke 水肿**)。必须将 Reinke 水肿与"**声门水肿**"区别开来,后者是液体聚集在声门上间隙的黏膜固有层(如在过敏性反应中),因而在声门以上区域蔓延,可因喉腔狭窄而引起气喘、声音嘶哑和严重气短。

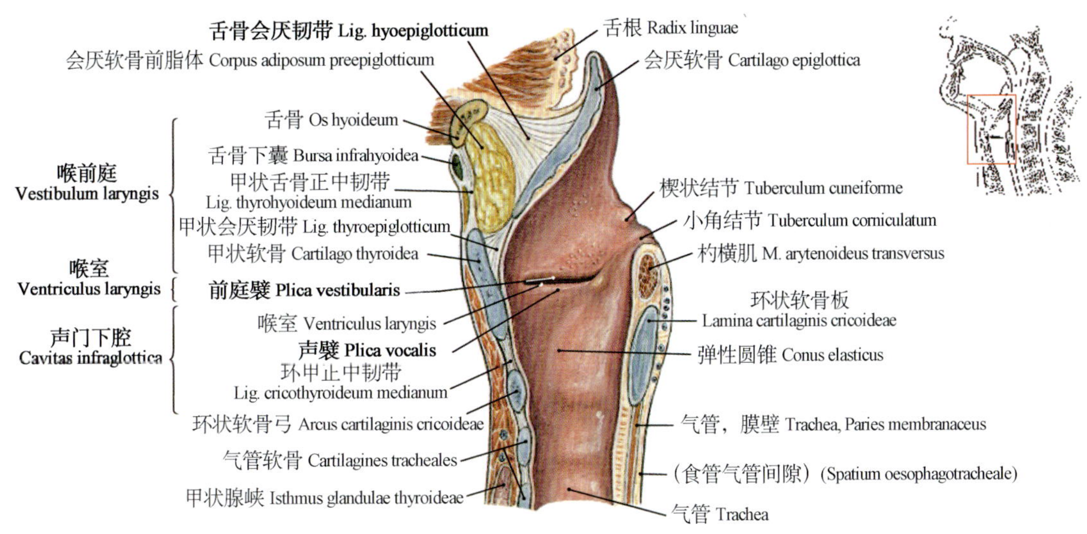

图 11.46 喉(正中矢状断面)

在喉中间腔内,成对的声襞(Plicae vocales)位于成对前庭襞(Plicae vestibulares)的下方。喉腔的最扩大部分内衬**呼吸道上皮**。此外,一些结构一致的区域被覆多层非角化层状**鳞状上皮**,这在其他部位仅偶尔出现于个体间变异。在覆盖声韧带的声襞上始终被覆此类上皮,其在杓状软骨的黏膜中进一步延伸,并延续至喉咽的鳞状上皮。会厌的舌面被覆鳞状上皮。前庭襞和整个喉腔内 2 种类型上皮的分布具有显著的个体差异。在一生中,鳞状上皮的范围一直在变化,喉部被覆鳞状上皮的面积随年龄的增长而增加。

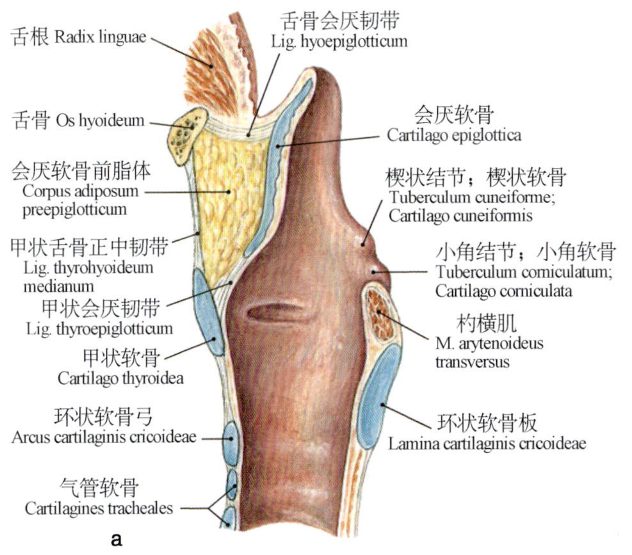

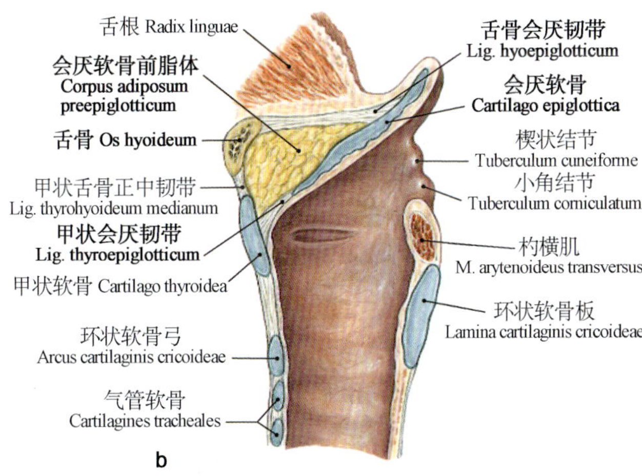

图 11.47a,b 喉在静止(a)和吞咽(b)时会厌的位置(正中矢状断面)

在吞咽过程中,喉口的结构会发生移位。在杓会厌肌(→图 11.41)的协助下,会厌被食物推向下。会厌软骨前脂肪体向后移动,进而喉口变窄。

临床要点

临床上经常使用的术语“声带(vocal cord)”,在解剖学上是不正确的。该术语应仅用于描述声韧带(Lig. vocale)。喉的鳞状上皮在一生中不断增长,可能是**喉鳞状细胞癌**的源头。

(冯治儒 译)

喉的结构及声襞的运动

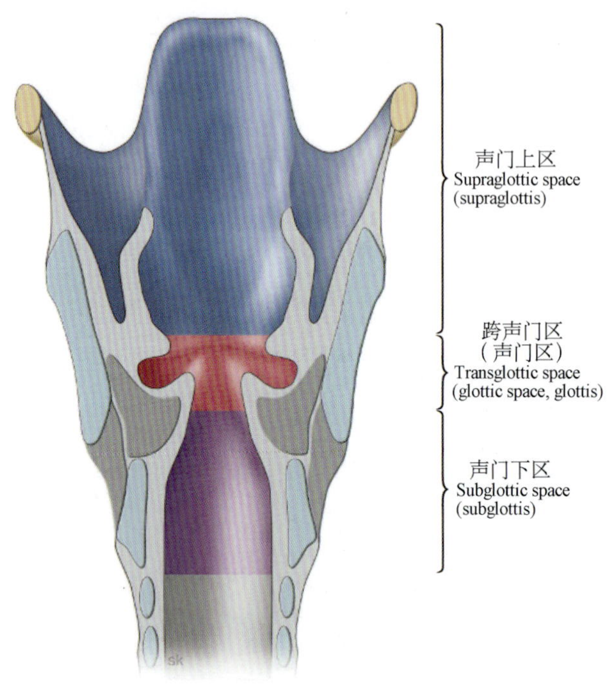

图 11.48 **喉腔的分部**[L238]

临床术语中,以下所述喉腔各部具有特定内涵。

声门上区(Supraglottis):由喉口延伸至前庭襞水平的部分,可以进一步分为喉上区和喉前庭。

- 喉上区:由会厌、杓状会厌襞和杓状软骨组成的部分喉腔。
- 喉前庭:包括会厌软骨茎、前庭襞即室带、喉室即 Morgagni 室。

声门区(glottis):声门区为包括声襞游离缘的部分,与之相对应的"跨声门区"则指包括声门、前庭襞和喉室的部分。声门前部包括前连合(Commissura anterior),被称为膜间部;位于杓状软骨之间的声门后部被称为软骨间部(→图 11.53),参与组成 2/3 的声门裂。声襞的后份止于软骨间部与杓间襞的移行部(→图 11.53b)。

声门下区(subglottis):声门下区为声襞向下延伸至环状软骨下缘的喉腔部分,包括声襞游离缘之间的锥形区及声襞与环状软骨下缘之间的部分。声门下区的上界为肉眼可见的声襞下弓状线(→图 11.45),其下界为声门下区下缘平面。声门下区的上外侧界为弹性圆锥及其下方的环状软骨。声门下区的下份呈圆柱形,其缩窄的上部与弹性圆锥的形状相一致。声门下区的前界为环甲韧带(锥形韧带),后界为环状软骨。

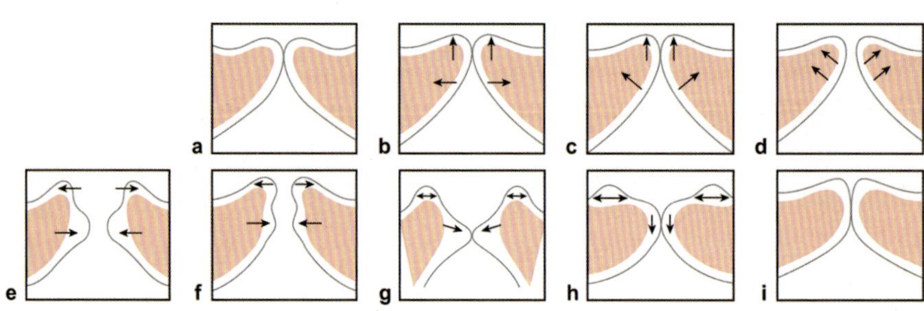

图 11.49a-i **声带开放与闭合阶段的黏膜波示意图**[L126]

为了发声,肺内呼出气流并在弹性圆锥形状的作用下成为气流束,进而驱动声襞黏膜的运动。此过程引发声襞的协调运动(振荡振动),其结构基础为 Reinke 间隙内的疏松结缔组织。足够的声带张力使声襞游离缘的黏膜产生波样运动,即形成**黏膜波**。当"黏膜波"向声门下区方向来回移动时,两侧黏膜短暂相接,完全阻止气流,从而气压升高,两侧黏膜再次分开。此过程形成气流阻滞与释放的连续性改变(振动),即声襞随气流发生摆动。a 闭合声襞的初始位置;b-d 声门下区的压力升高至一定阈值,两侧声襞分开;起初是声襞下缘分开,然后分开区逐渐上移直至两侧声襞完全分开。e-h 肺部呼出的空气直接(像通过喷嘴一样)流向声门上区和咽部,流向两侧的气流引发吸力效应(Bernoulli 原理),产生黏膜波,黏膜上皮及 Reinke 间隙内疏松结缔组织会随吸力收缩。声襞的下缘最先闭合,当声门下区的气流被阻断后,声襞的上缘也随之闭合(声韧带表面的上皮自下而上的波动);i 声门下区的压力再次使两侧声襞分开,开始新一轮周期。循环往复的开放闭合周期引发声襞节律性的振动。

临床要点

上述喉腔的分部与应用影像学技术**明确肿瘤扩散**并作为肿瘤分期的部分依据有关。在喉部疾病诊断中,建议使用的标准程序是薄层螺旋 CT 重建技术。尽管在所有影像学技术中,MRI 对于肿瘤分期的灵敏度最高,但该技术会因为患者的动作而造成明显的运动伪影。

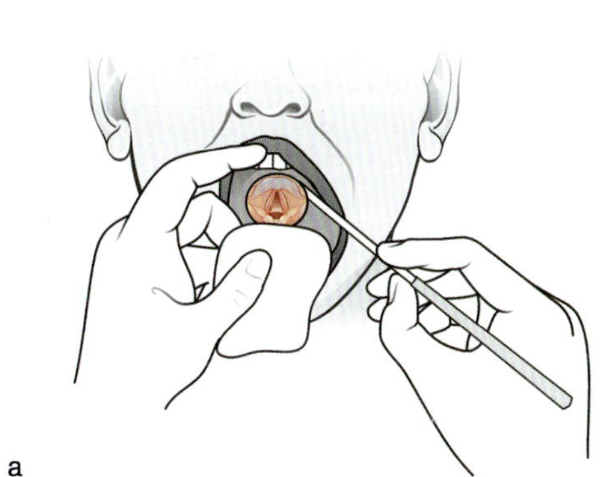
a

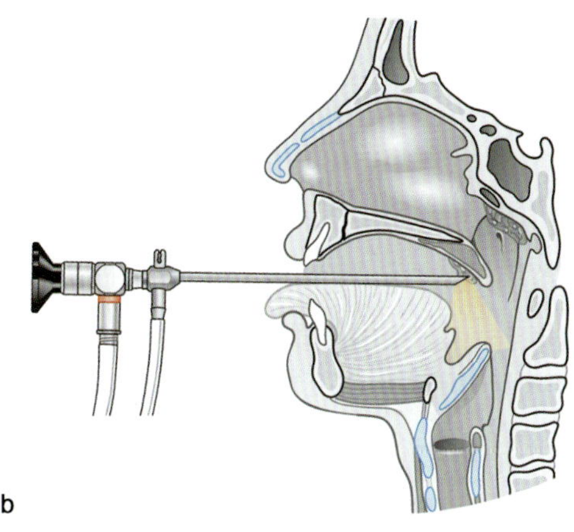
b

图 11.50a、b **喉镜检查**[L126]
a 间接喉镜检查。
b 直接内镜喉镜检查。

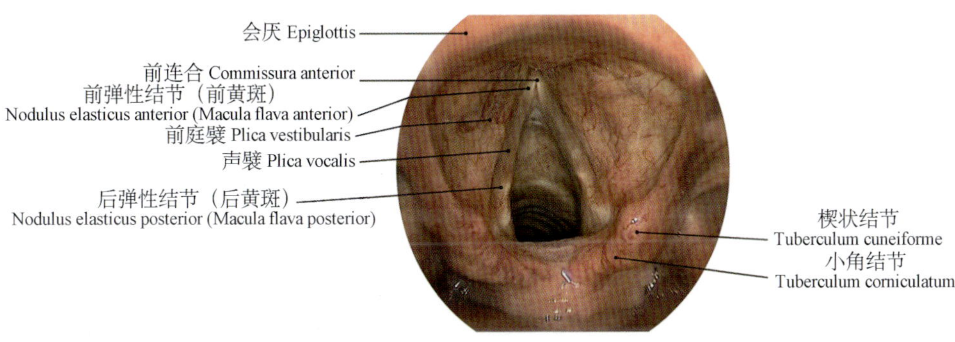

图 11.51 **直接喉镜检查（呼吸位）**[T719]

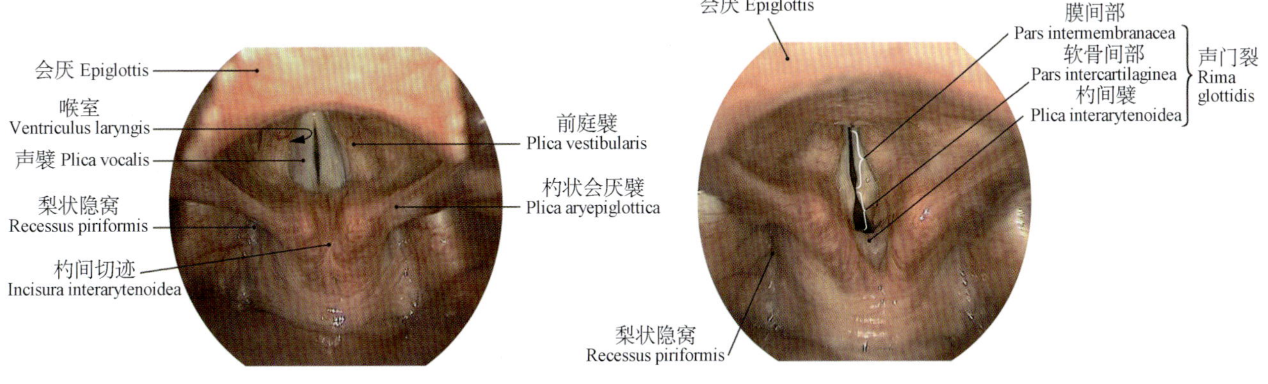

图 11.52 **直接喉镜检查（发音位）**[T719]

图 11.53 **直接喉镜检查（耳语位）**[T719]

临床要点

用声过度（职业用声者）或用声不当可导致声襞游离缘形成**由于喊叫或歌唱产生的声带小结**。声襞的软骨间部因杓肌无力而无法闭合（开放耳语三角），结果导致声音夹杂气息声。声襞最常见的良性肿瘤为**息肉**，而**鳞状上皮细胞癌**为其最常见的恶性肿瘤。对于长时间插管的患者，其声襞的软骨间部可能发生**插管后声襞肉芽肿**。

喉

喉的动脉和神经

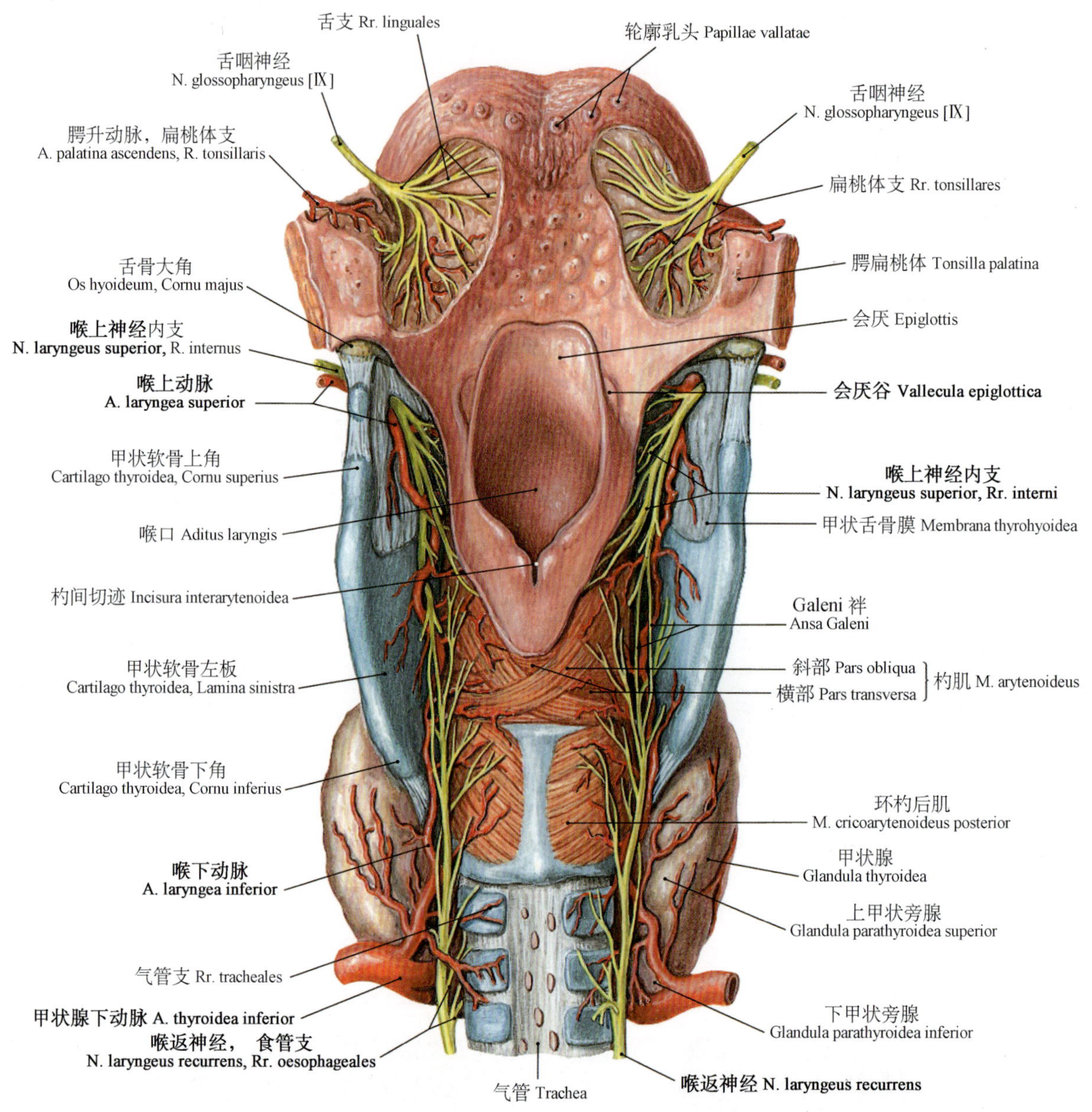

图 11.54 喉与舌根部的动脉和神经(后面观)

喉上动脉源于甲状腺上动脉，于舌骨大角下方穿甲状舌骨膜，于梨状隐窝黏膜深面发出分支。喉上动脉与喉下动脉在此处形成大量的血管吻合和血管网。喉部由左、右**迷走神经的两大分支**支配。

- **喉上神经**分为内支和外支(→图 11.91)。内支于咽侧壁内下行，与喉上动脉一同穿甲状舌骨膜入喉，其内所含感觉性纤维分布于声门上区黏膜、会厌谷及会厌黏膜。喉黏膜的感觉神经纤维分布非常致密(咳嗽反射)。除运动及感觉性神经纤维外，喉上神经内还包含大量的副交感神经纤维以支配腺体。
- 喉内肌的运动由**喉返神经**的终末支喉下神经支配。此图可见分布于环杓后肌和杓肌后面两侧的神经。喉上神经与喉下神经的交通支被称为 Galeni 袢(Galeni 吻合)。喉返神经的走行→图 11.20 和→图 11.65。

临床要点

喉上神经损伤伴有躯体感觉障碍(频繁进食/饮水呛咳)及环甲肌瘫痪。声襞的张力不足导致声门闭合不全伴发声障碍。由诸如过敏反应而造成的**喉入口处的急性水肿**可能完全扩散至疏松结缔组织，从而引起严重的气短。**会厌急性细菌感染**常发生于儿童，可引起急性、致命性的气道梗阻。

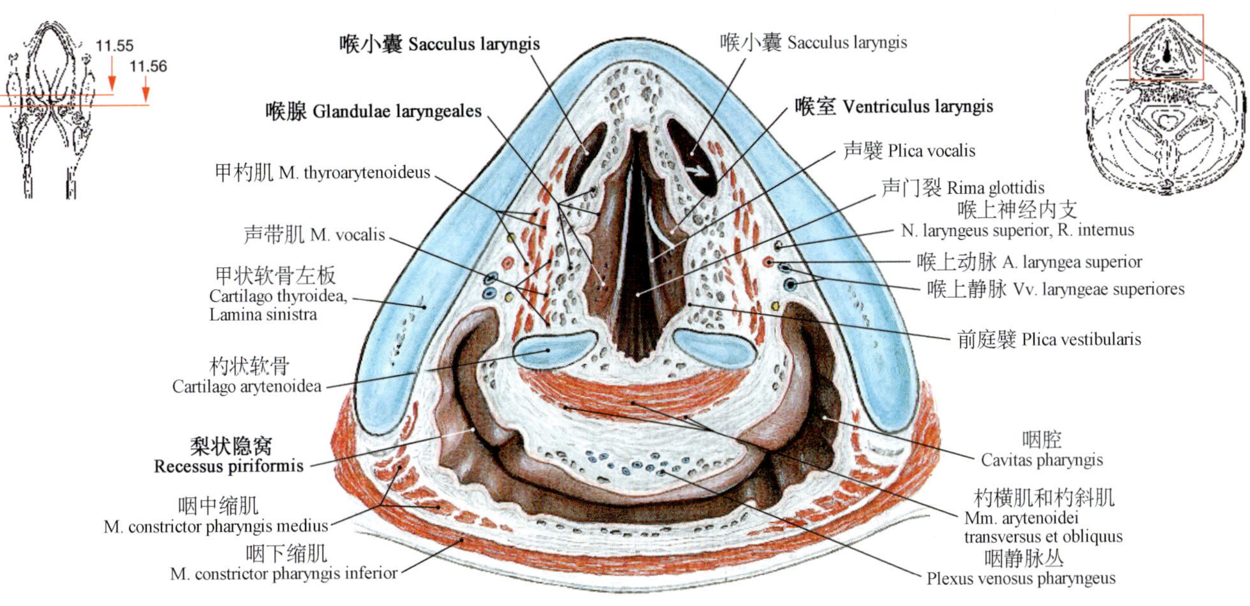

图 11.55　喉经前庭襞的横断面

前庭襞内有丰富的浆液黏液腺(喉腺),其所产生的分泌物可以湿润声襞。白色箭示喉室与喉小囊之间的交通。喉的后方可见喉咽及梨状隐窝。

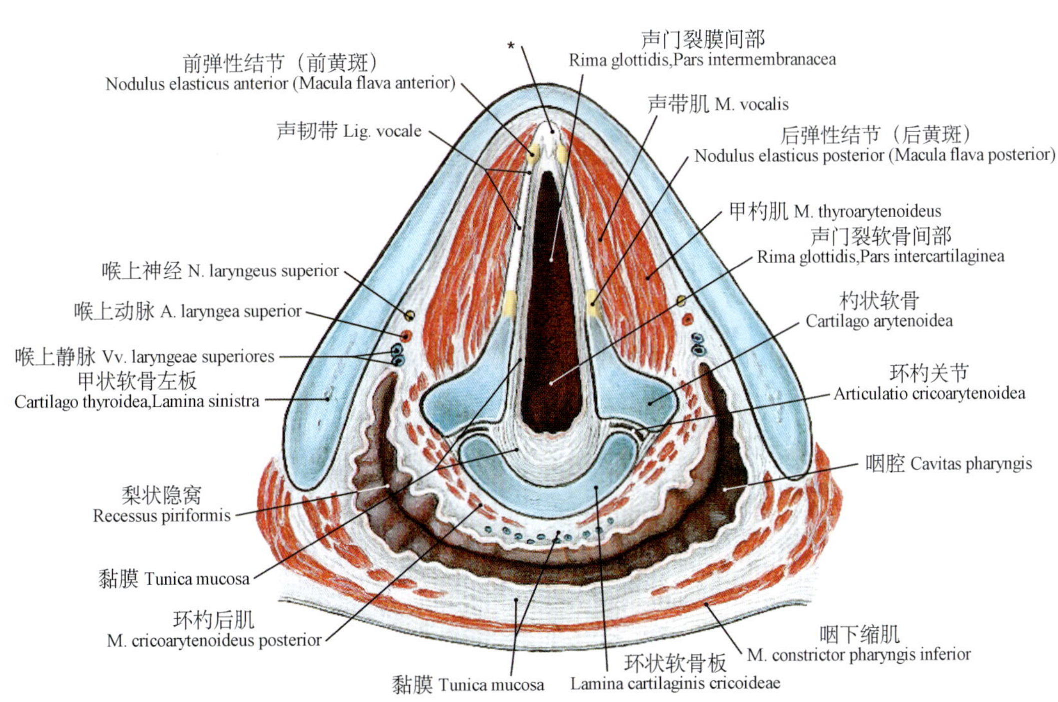

图 11.56　喉经声襞的横断面

经声韧带(声门,声门裂)水平的横断面显示声韧带黏膜(Tunica mucosa)。除此以外,此断面由内向外还显示了声韧带、声带肌(甲杓肌内侧部)及甲杓肌外侧部。声襞内不含软骨的部分为膜间部,两侧杓状软骨之间的部分为软骨间部(→图 11.53)。声襞向前伸至甲状软骨,止于被称为前连合的结构。在此处,声襞借前弹性结节及声韧带的腱性部分(Broyle 腱 *)连于甲状软骨。声韧带向后借后弹性结节附着于杓状软骨的声带突。

甲状腺

甲状腺的位置及与喉的关系

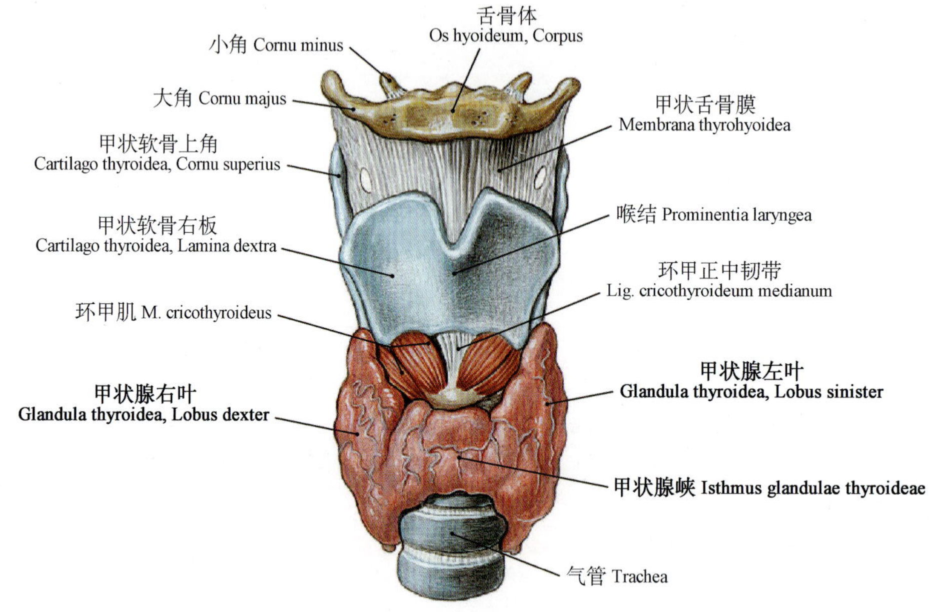

图 11.57 甲状腺的位置(前面观)
甲状腺位于喉的下方,在成人,其重量为 20~25g。甲状腺借两侧的左叶(Lobus sinister)和右叶(Lobus dexter)及前方的峡部包绕气管上份。

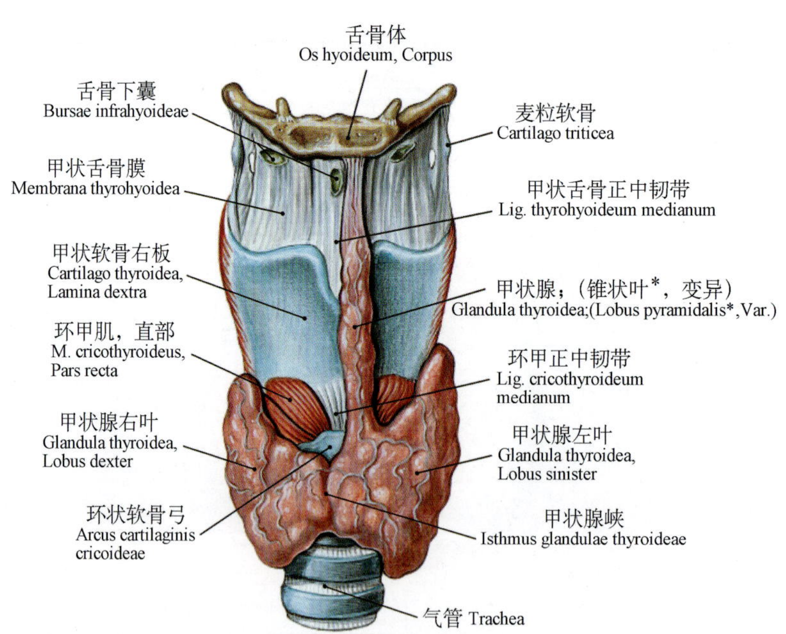

图 11.58 甲状腺及其锥状叶的位置(前面观)
锥状叶作为甲状腺下降的胚胎遗迹,几乎位于颈部正中,借一条结缔组织索连于舌骨。在环状软骨切开术中(→图 11.4),锥状叶可以成为术中意外严重出血的危险因素。

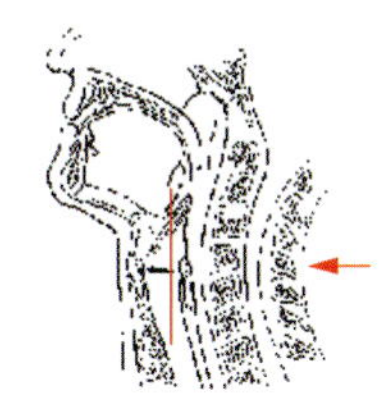

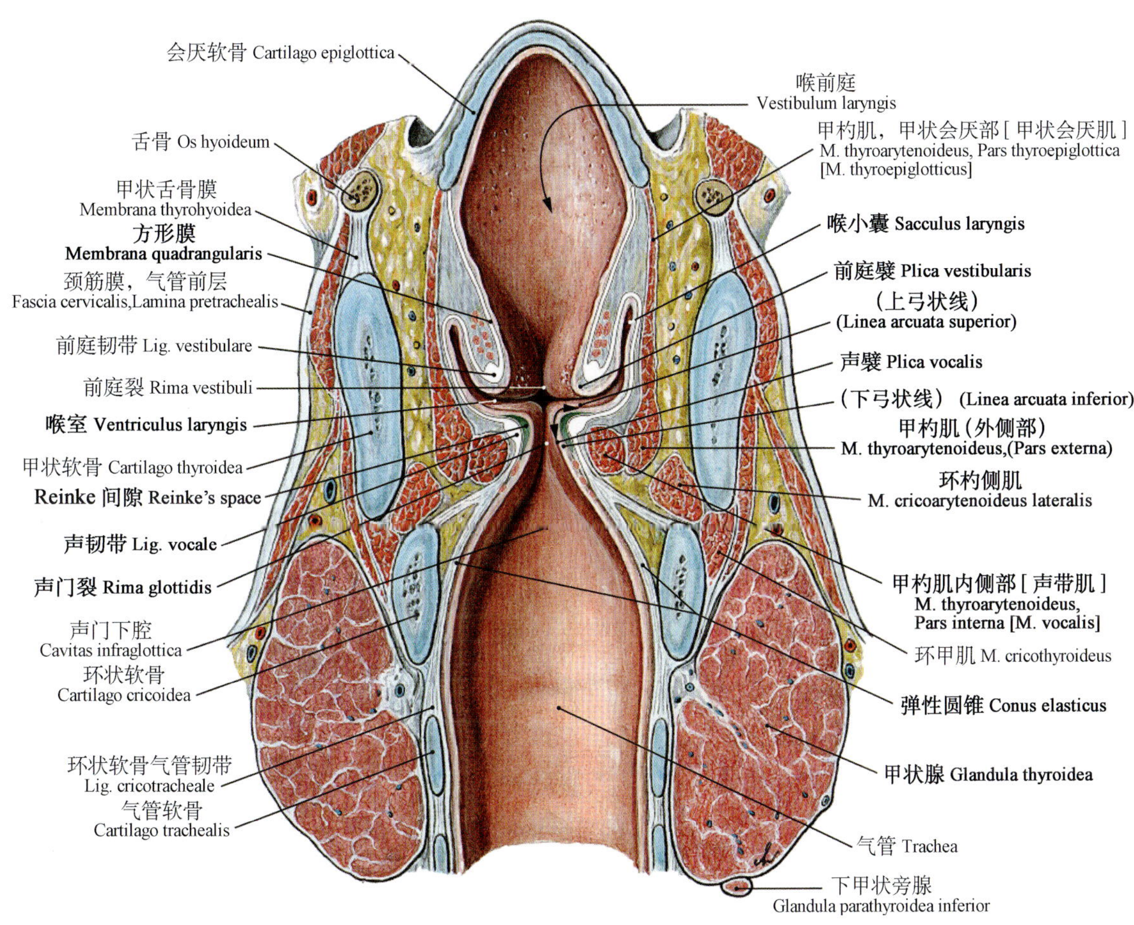

图 11.59　喉与甲状腺（冠状断面）

生理情况下，声襞较前庭襞更加突向喉腔，因而可借喉镜对其进行检查。声襞由外面的黏膜、声韧带、下方相邻的弹性圆锥、声带肌（甲杓肌内侧部）及甲杓肌外侧部构成。其中，声带肌尤为重要。环杓侧肌位于声襞外侧。两侧声襞共同界定声韧带之间的裂隙（声门，声门裂），该声襞是使喉具有发音功能的结构。在上弓状线与下弓状线之间，声韧带表面的上皮下疏松结缔组织可滑动（Reinke 间隙，箭所示）。喉室为声襞与前庭襞之间向两侧延伸的喉腔部分。方形膜的弹性结缔组织为前庭襞提供了结构基础。甲状腺左、右叶位于环状软骨与上份半环形气管软骨的过渡区。

局部结构

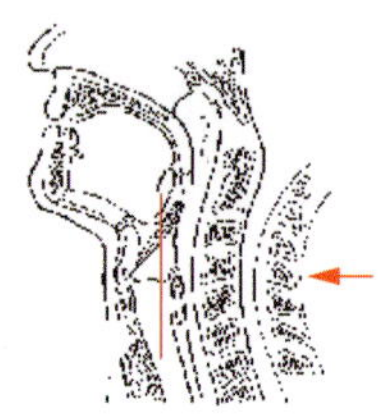

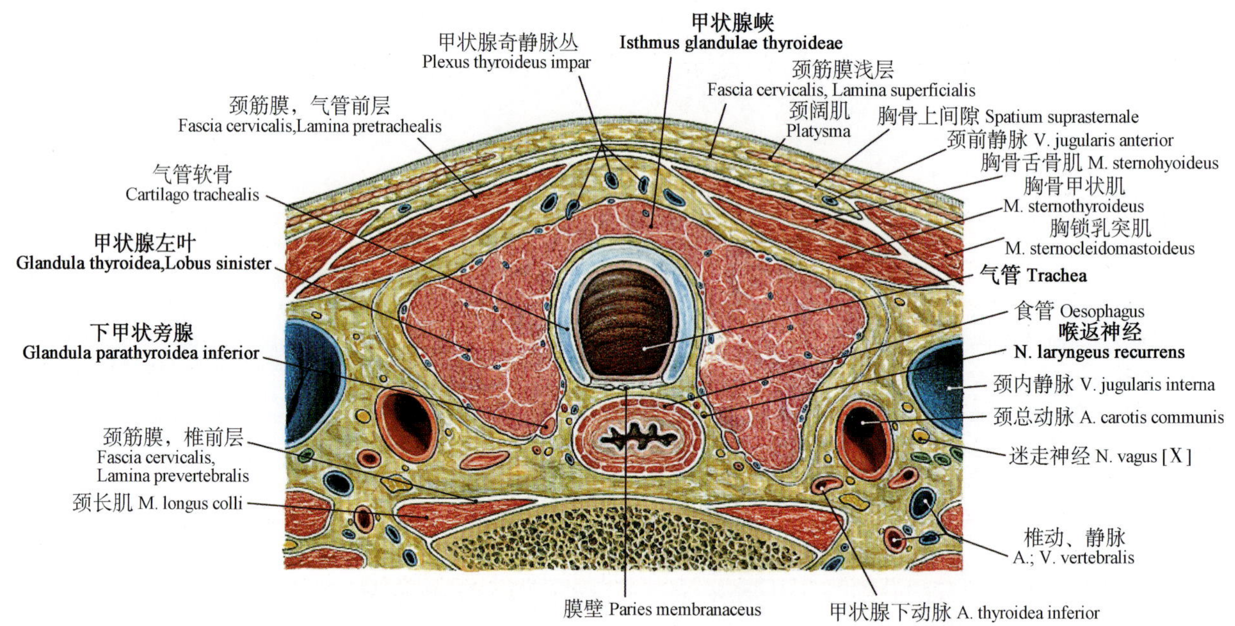

图 11.60 **甲状腺(水平断面)**

甲状腺覆盖于气管上份的两侧及前方，是人体最大的内分泌腺，可分泌甲状腺激素(甲状腺素，T4)、三碘甲状腺原氨酸(T3)及降钙素。甲状腺由其自身的纤维囊所包裹，其与喉、气管、食管及咽一同被一般内脏筋膜所包裹。

甲状腺左、右叶的后面各有两个谷粒大小的**甲状旁腺**，重 12～50mg，可产生甲状旁腺素(PTH)。在颈部两侧，**喉返神经**于气管与食管之间上行，位于一般内脏筋膜与特殊内脏筋膜之间。

临床要点

甲状腺手术要求由前方切开气管前筋膜，进而在甲状腺的前方进入特殊内脏筋膜与一般内脏筋膜之间。外科医师常称为甲状腺外层被膜(气管前筋膜)与甲状腺内层被膜(内脏筋膜)。甲状旁腺增生、腺瘤或癌症可能引发腺体功能亢进，称为原发性**甲状旁腺功能亢进**。甲状旁腺素生成增多导致血清钙浓度升高，可导致骨、肾和胃肠道出现特征性症状。

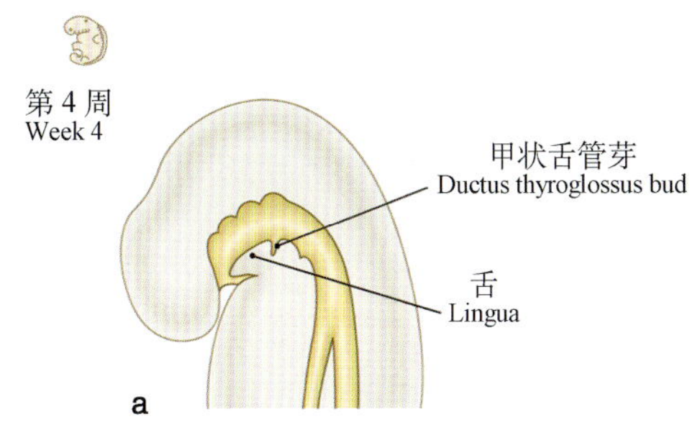

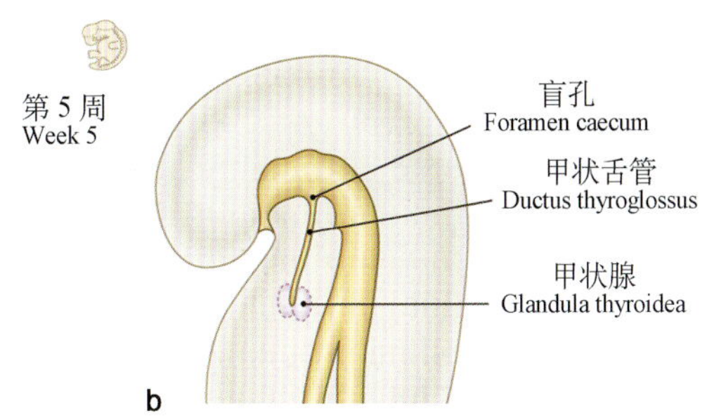

图 11.61a、b 甲状腺的发育[E838]

胚胎自第 24 天起，外胚层口凹上皮自正中平面向尾侧芽出，绕过舌骨和喉，形成**甲状舌管**(a)。胚胎第 7 周，甲状舌管最终延伸至甲状软骨的位置，形成甲状腺峡及左右两叶(b)。甲状舌管的颅侧部分退化，其近侧端的开口形成**盲孔**，位于界沟的后面。部分个体可见甲状舌管遗迹所形成的**锥状叶**，其为甲状腺组织(→图 8.191)。后腮体自第 5 咽囊伸出，衍生出 C 细胞(产生降钙素)并迁移至甲状腺。甲状旁腺(产生甲状旁腺素)发育自第 3 和第 4 咽囊。

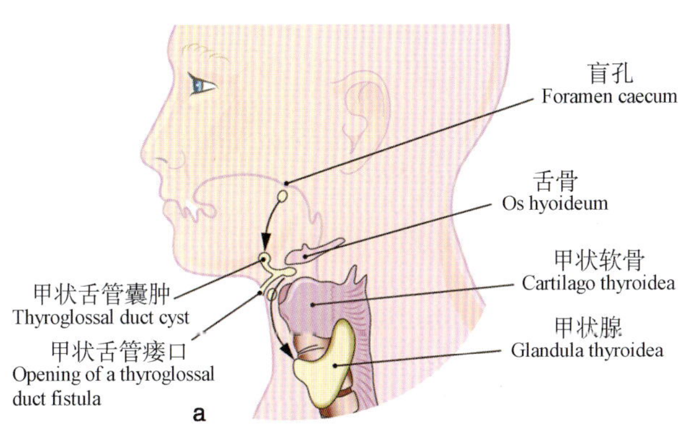

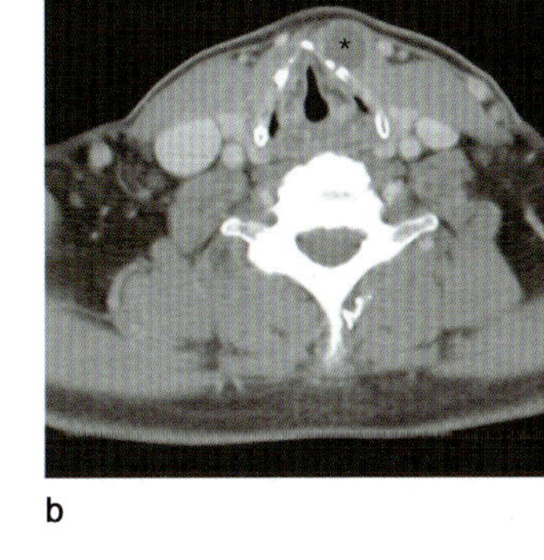

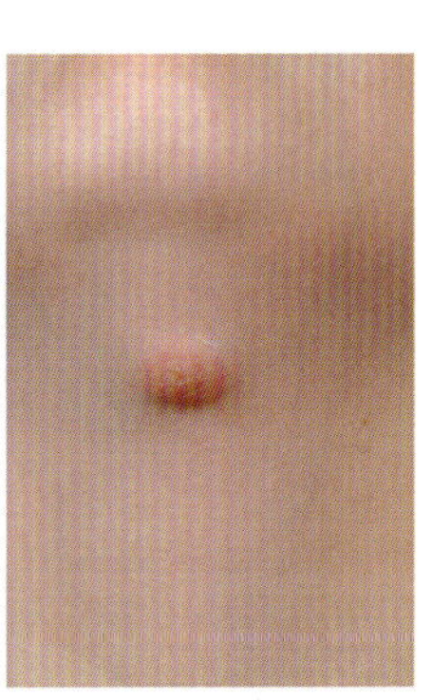

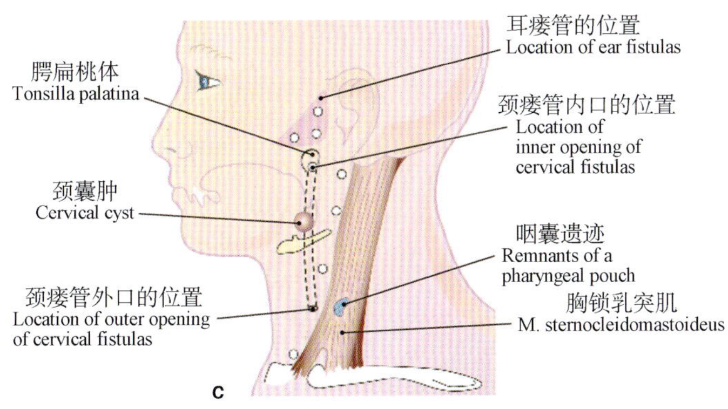

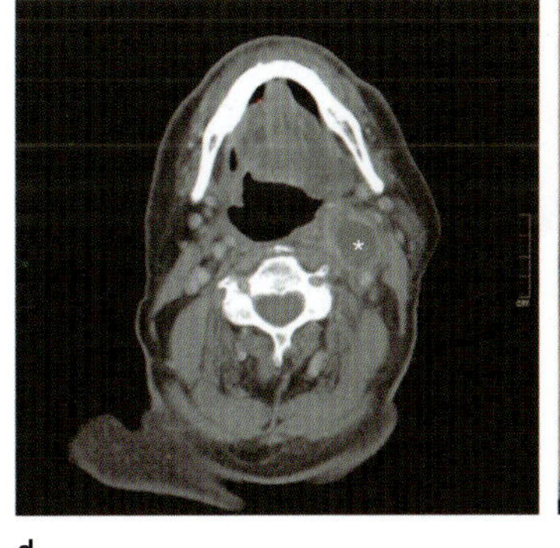

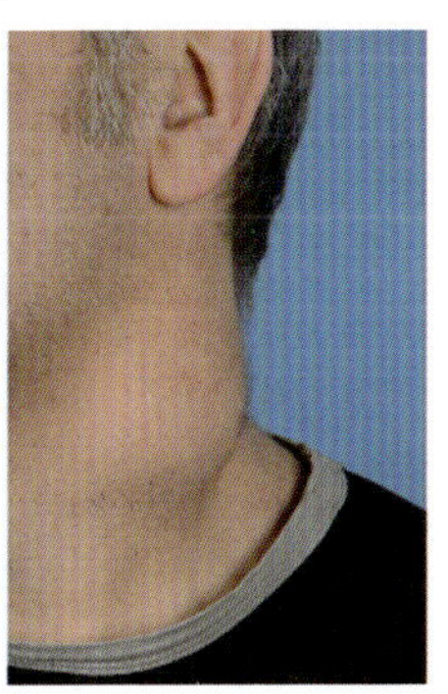

图 11.62a-d 甲状舌管颈囊肿和颈瘘管 a、c[E347-09]，b、d[T882]

a 可能发生甲状舌管囊肿的位置(箭示甲状腺由盲孔下降至其颈前区最终位置过程中甲状舌管的位置)。

b 左图为颈囊肿的 CT 图像(＊示颈囊肿)，右图为颈正中囊肿所引起的颈部隆起。

c 可能发生颈囊肿和瘘管的位置。

d 左图为颈囊肿的 CT 图像(＊示颈囊肿)，右图为颈外侧囊肿所引起的颈部隆起。

临床要点

甲状舌管退化不全，其残留部分可形成**颈正中囊肿**。某些情况下，囊肿与体外相通形成**颈正中瘘管**(图 11.62a 和 b)。若无感染，**颈正中囊肿**和瘘管并无临床意义。颈外侧囊肿的出现是由于鳃裂或颈窦未完全退化所致。**颈外侧瘘管**常开口于胸锁乳突肌前缘(图 11.62c)；**颈外侧囊肿**内液体的蓄积可导致颈部侧方出现隆起(图 11.62d)。

甲状腺

甲状腺的血管和神经

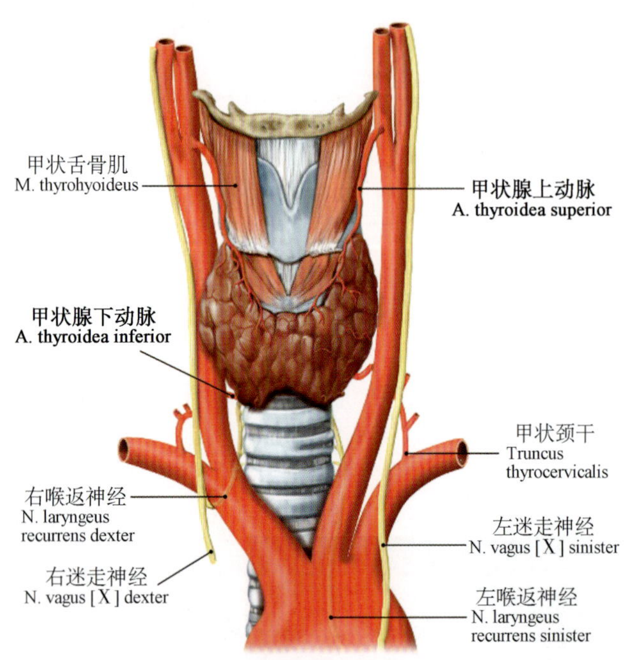

图 11.63 甲状腺的动脉(前面观)[L275]

作为一种内分泌器官,甲状腺的血供丰富,其动脉营养来自颈外动脉发出的**甲状腺上动脉**(前腺支和后腺支)及发自甲状颈干的**甲状腺下动脉**。部分个体中,头臂干或主动脉弓发出细小的甲状腺最下动脉参与营养部分甲状腺(此图未显示)。上述动脉同样也营养甲状旁腺(→图 11.65)。

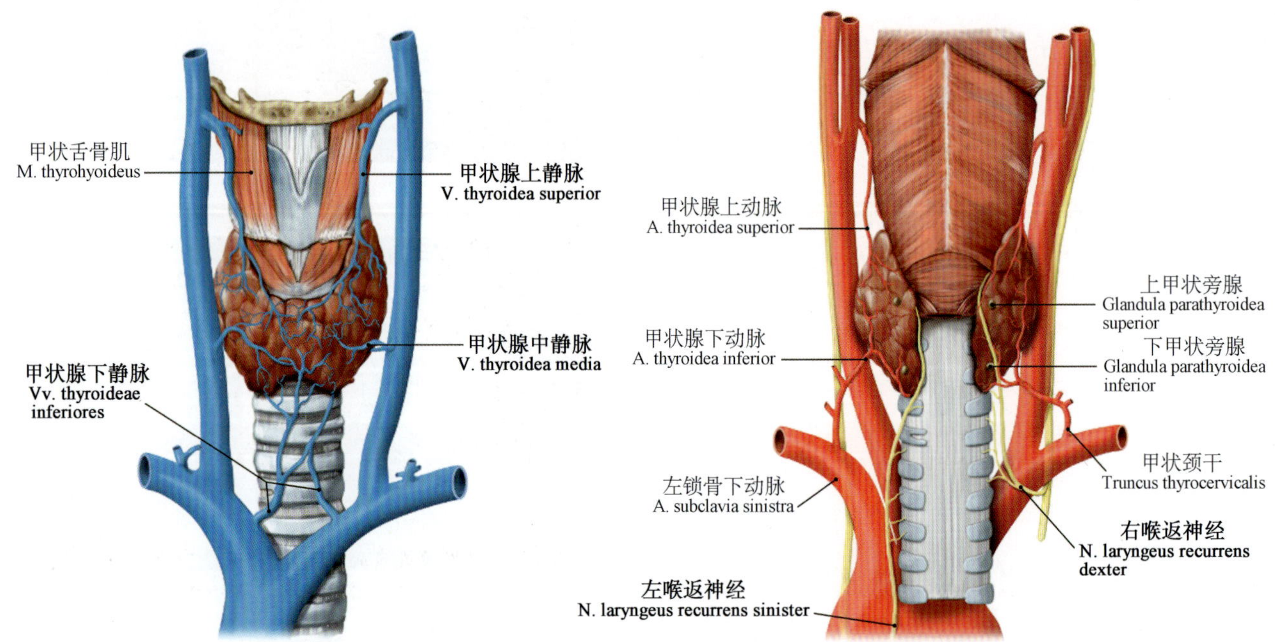

图 11.64 甲状腺的静脉(前面观)[L275]

3 对静脉引流甲状腺的静脉血。**甲状腺上静脉**和**甲状腺中静脉**汇入颈外静脉,**甲状腺下静脉**汇入左头臂静脉。

图 11.65 甲状腺上、下动脉及左、右喉返神经(后面观)[L275]

甲状腺与喉返神经(喉下神经)具有密切的局部毗邻关系。喉返神经于气管食管沟内上行至喉(→图 11.46)。

临床要点

喉肌麻痹的最常见原因是甲状腺肿手术(甲状腺切除术,更多见的是甲状腺肿次全切除术)。肿大的甲状腺破坏了喉返神经正常的局部结构。**甲状腺肿**患者的喉返神经与甲状腺及甲状腺下动脉尽管依然保持着紧密的毗邻关系,但神经的定位更加困难,因而神经极易受损。肿大的甲状腺可以压迫气管,或在后期还可能引起呼吸困难,因此常需手术治疗。

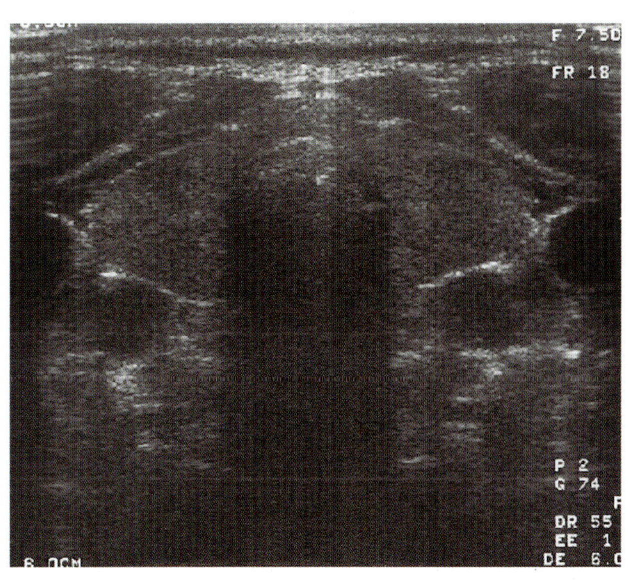

图 11.66 **正常甲状腺的超声影像（经甲状腺的横断面）**［R316-007］

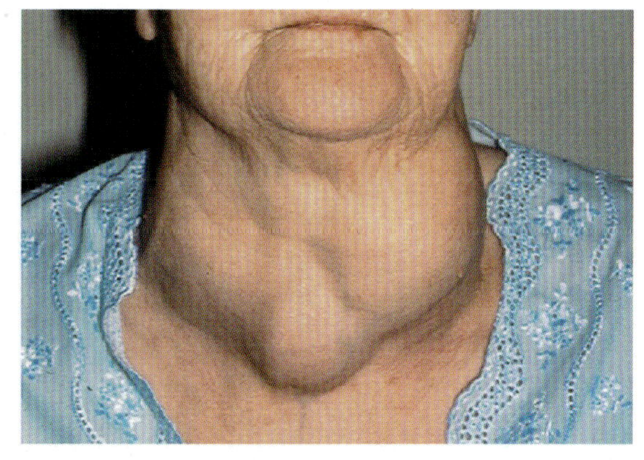

图 11.67 **甲状腺肿**［T908］

图中可见重度肿大的甲状腺，并伴有结节性改变，即多结节性甲状腺肿。

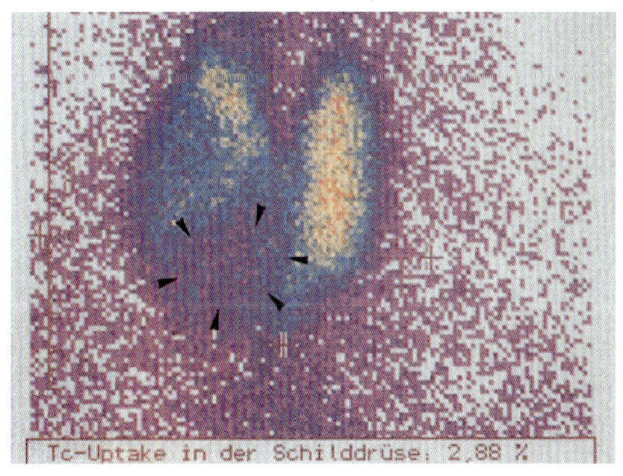

图 11.68 **甲状腺的闪烁扫描图像（前面观）**［R132］

甲状腺闪烁扫描是一种功能性检查。静脉注射高锝酸盐（锝^{99m}）后 20 分钟可获得此图像。图像上可见甲状腺右叶有一冷结节（箭头所示），并延伸至甲状腺峡部。甲状腺左叶内核素均匀分布。冷结节内未见活性甲状腺组织。

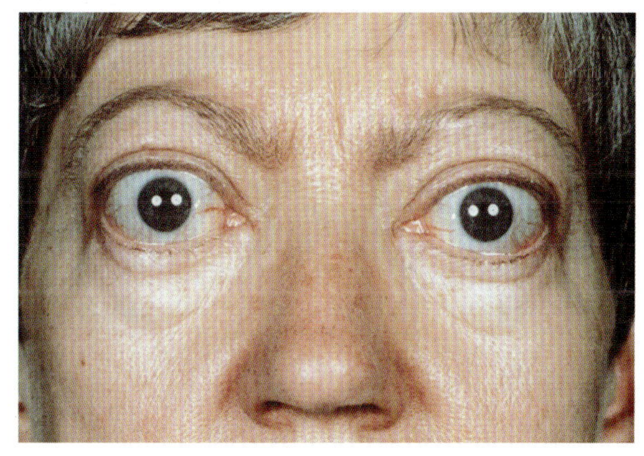

图 11.69 **内分泌性眼病患者**

甲状腺功能亢进造成的眼球突出及上睑退缩［T127］。

临床要点

甲状腺的病理性改变复杂，由多种原因造成的**弥漫性**（→图 11.67）和**局灶性**（→图 11.68）**甲状腺改变**是其病理改变的主要特征。此外，甲状腺激素及三碘甲状腺原氨酸的生成不足（**甲状腺功能减退症**）或过量（**甲状腺功能亢进症**）也可发生。例如，由免疫反应造成的弥漫性甲状腺肿（Graves **病**）即伴有甲状腺功能亢进，常出现甲状腺眼病，这可能是由于循环抗体与源自眼外肌的抗原发生免疫反应所致。抗体还会与甲状腺滤泡上皮细胞的微粒体发生交叉反应。眶后水肿、糖胺聚糖沉积、淋巴细胞浸润和进行性纤维化均可导致**眼球突出**（图 11.69）。

颈部的血管和神经

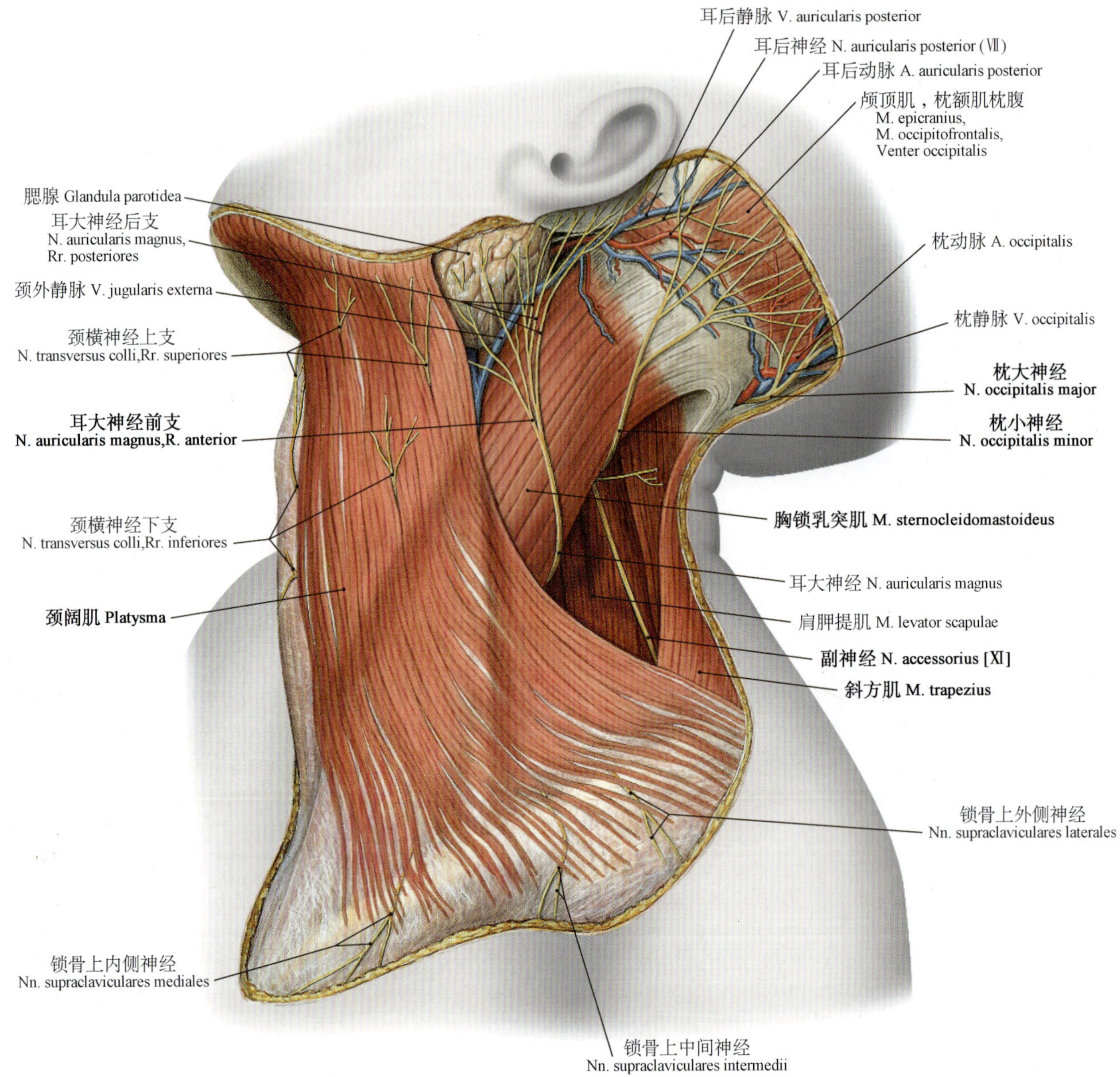

图 11.70　**颈前区和颈外侧区的血管神经(外侧面观)**

颈浅筋膜位于颈阔肌的深面。**耳大神经**和**枕小神经**位于胸锁乳突肌深面，向前、向上绕过该肌后缘至其浅面；此二神经均为颈丛(C1-C4)的感觉支，分布于耳郭前方及下方至枕区的皮肤。**枕大神经**穿经斜方肌在上项线的腱性起始部分，分布于枕区皮肤；枕大神经为第 2 颈神经(C2)的后支。**副神经**位于肩胛提肌的上方，行经颈外侧区，依次支配胸锁乳突肌和斜方肌；副神经由来自脑干和上位颈髓的神经根丝汇合而成(→图 12.172)。

临床要点

在颈外侧区的手术操作(如颈淋巴结清扫术)中，可致**副神经**损伤。该区域的副神经损伤通常仅造成斜方肌的瘫痪，致手臂不再能举至水平面以上。

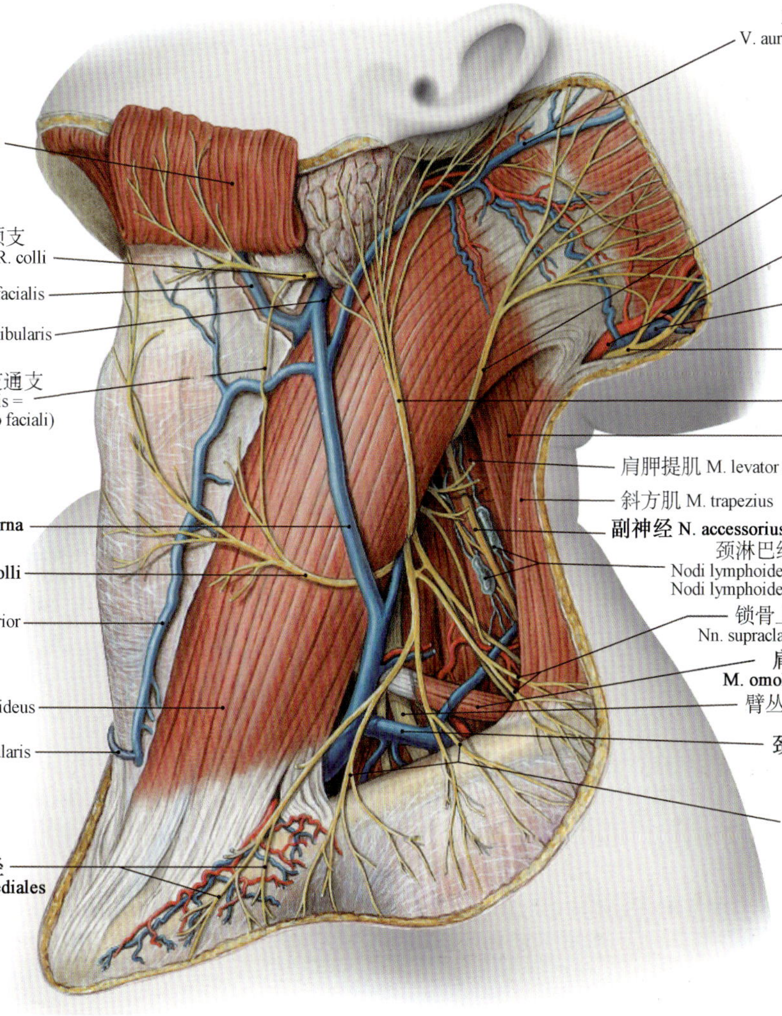

图 11.71　左侧颈外侧区的血管和神经(外侧面观)

部分颈阔肌向上翻起，大部分的颈筋膜浅层已切除。

颈丛皮支自胸锁乳突肌后缘穿颈部浅筋膜浅出，锁骨上神经、颈横神经和耳大神经汇集于胸锁乳突肌后缘中点，该处被称为**神经点**(Erb 点)。神经点内也包含枕小神经，虽然枕小神经明显浅出于胸锁乳突肌后缘中点的上方。在颈外侧区的后份，尚可见副神经、肩胛舌骨肌及颈横静脉。颈横静脉注入颈外静脉，而颈外静脉跨过胸锁乳突肌的形式多样。

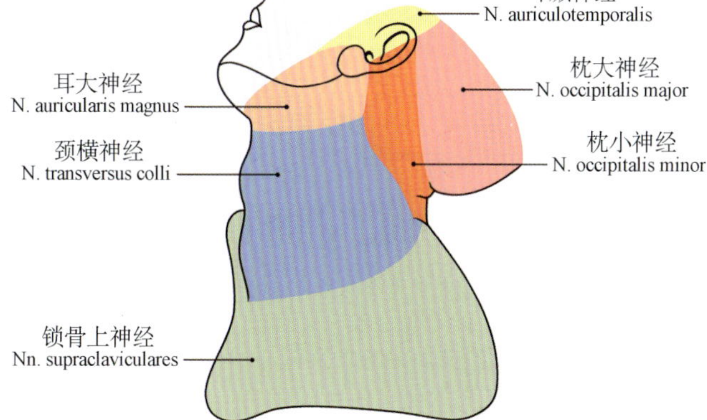

图 11.72　颈部皮肤的感觉神经支配(皮神经)[L126]

颈部皮肤的感觉神经支配来自于锁骨上神经、颈横神经、耳大神经、枕小神经、枕大神经和第 3 枕神经(此图未显示)。

颈部的血管和神经

三叉神经
N. trigeminus [V]
眼神经
N. ophthalmicus [V/1]
上颌神经
N. maxillaris [V/2]
下颌神经
N. mandibularis [V/3]
前支（C2-C4）
Rr. anteriores (C2-C4)
锁骨 Clavicula
C2
C2
C3
C3
C4
C4
枕外隆凸
Protuberantia occipitalis externa
后支（C2-C4）
Rr. posteriores (C2-C4)
肩峰 Acromion

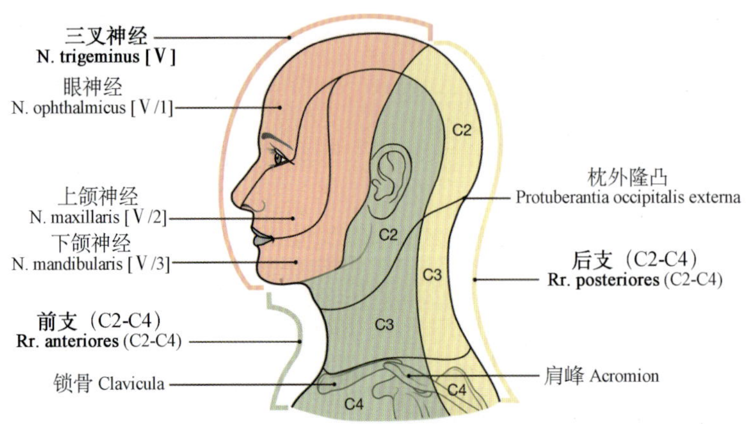

图 11.73 颈部和头部皮肤的感觉神经支配及皮支的节段性分布[L126]

颈部皮肤的神经支配来自于颈髓 C2、C3 和 C4 节段。颈神经前支分布于颈部前面的皮肤，其后支分布于颈部背面的皮肤。

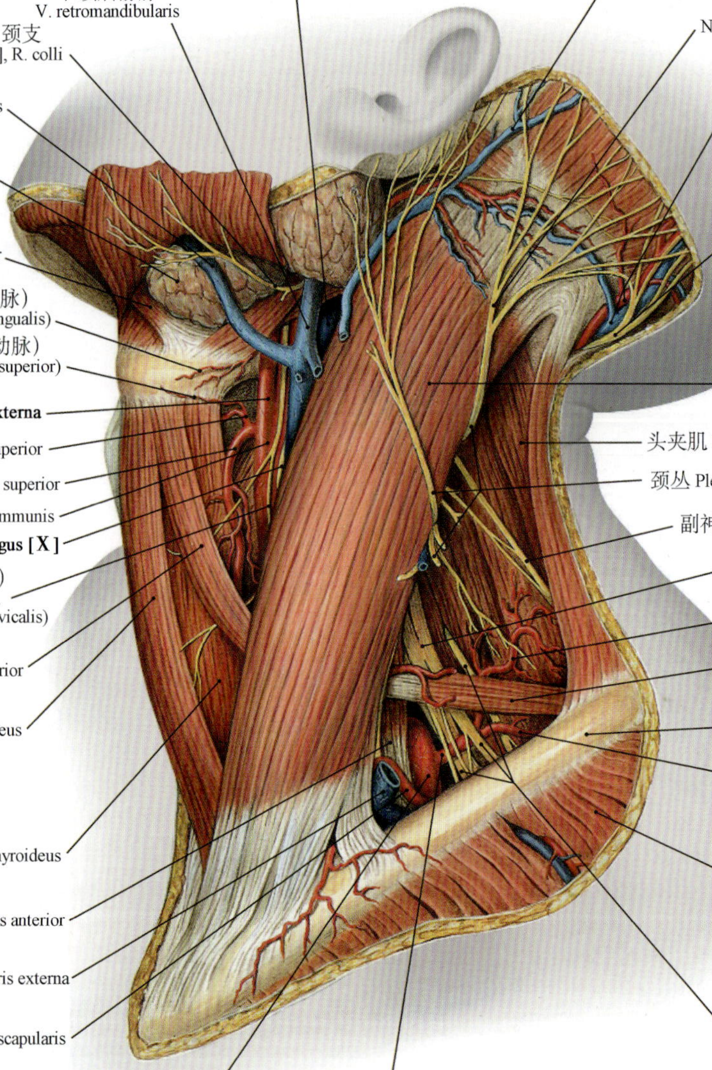

颈内静脉
V. jugularis interna
下颌后静脉
V. retromandibularis
面神经，颈支
N. facialis [Ⅶ], R. colli
面静脉 V. facialis
下颌下腺
Glandula submandibularis
二腹肌前腹
M. digastricus, Venter anterior
舌骨上支（舌动脉）
R. suprahyoideus (A. lingualis)
舌骨下支（甲状腺上动脉）
R. infrahyoideus(A. thyroidea superior)
颈外动脉 A. carotis externa
喉上动脉 A. laryngea superior
甲状腺上动脉 A. thyroidea superior
颈总动脉 A. carotis communis
迷走神经 N. vagus [X]
颈深袢上根（颈丛）
(Ansa cervicalis profunda),
Radix superior (Plexus cervicalis)
肩胛舌骨肌上腹
M. omohyoideus, Venter superior
胸骨舌骨肌 M. sternohyoideus
胸骨甲状肌 M. sternothyroideus
前斜角肌 M. scalenus anterior
颈外静脉 V. jugularis externa
肩胛上动脉 A. suprascapularis
锁骨下动脉 A. subclavia
颈横动脉 A. transversa colli
耳后静脉
V. auricularis posterior
枕小神经
N. occipitalis minor
枕动、静脉
A.; V. occipitalis
枕大神经
N. occipitalis major
胸锁乳突肌
M. sternocleidomastoideus
头夹肌 M. splenius capitis
颈丛 Plexus cervicalis
副神经 N. accessorius [XI]
臂丛上干
Plexus brachialis, Truncus superior
（颈横动脉浅支，变异）
(A. transversa colli, R. superficialis, Var.)
肩胛舌骨肌下腹
M. omohyoideus, Venter inferior
锁骨 Clavicula
（颈横动脉深支，变异）
(A. transversa colli,
R. profundus, Var.)
三角肌 M. deltoideus
臂丛锁骨上部
Plexus brachialis, Pars supraclavicularis

图 11.74 颈前区和颈外侧区的血管神经

左侧，外侧面观，颈筋膜浅层及中层已切除。

在颈前三角内可见通常由颈动脉鞘所包裹的结构（颈外动脉、迷走神经和颈内静脉）。在颈后三角斜角肌间隙内可见臂丛和锁骨下动脉，二者表面有肩胛舌骨肌下腹越过。

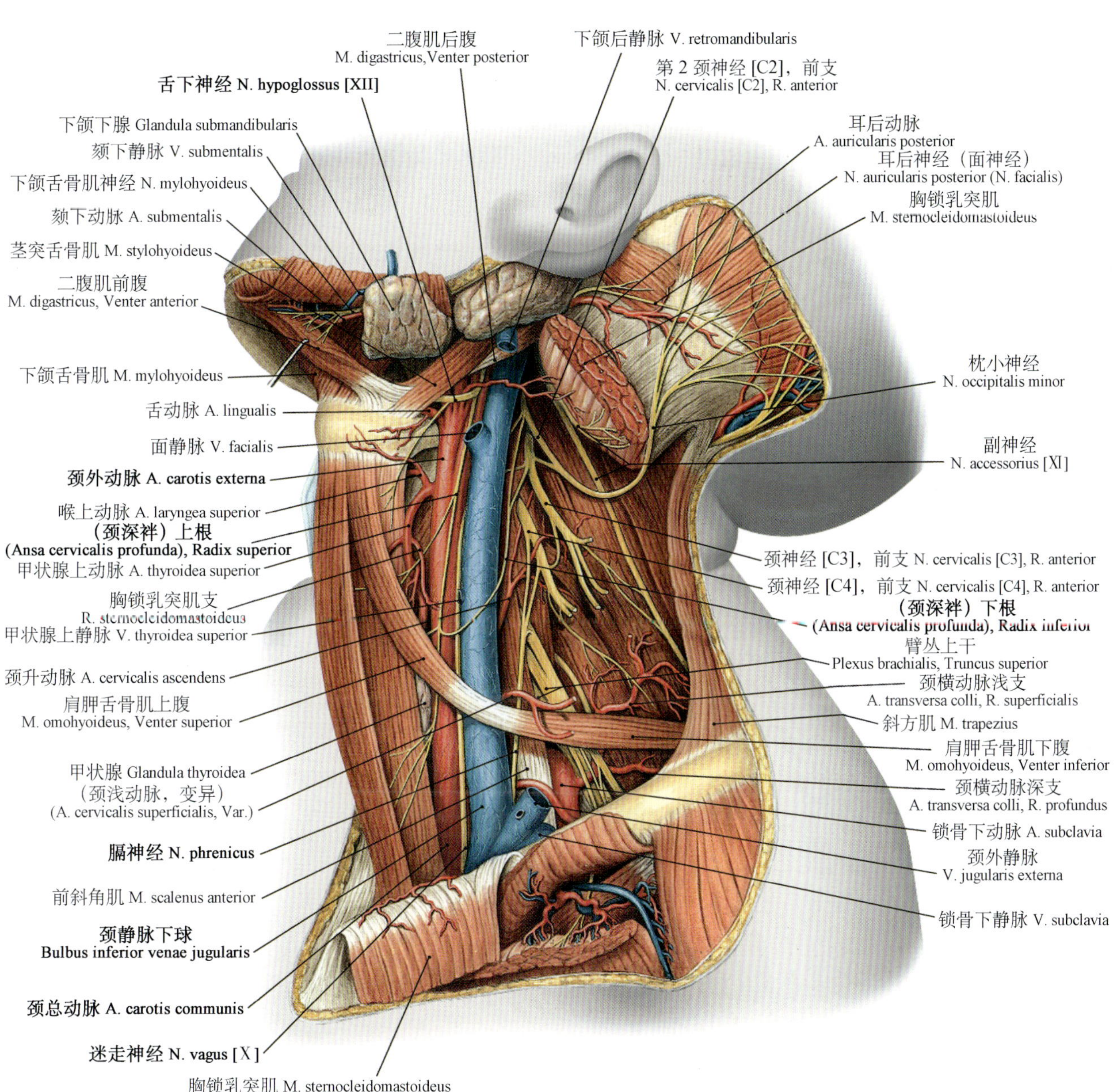

图 11.75 颈外侧区的血管和神经（左侧；外侧面观；大部分胸锁乳突肌已切除）

切除胸锁乳突肌，可以清晰显露位于下颈部的**颈总动脉**、位于上颈部的**颈外动脉**及**迷走神经**和**颈内静脉**。**颈袢（深袢）**位于上颈部，其上根和下根环绕颈内静脉，发出分支至舌骨下肌群。在下颈部颈内静脉的外侧，发自颈丛的**膈神经**于前斜角肌表面行至胸廓上口。在上颈部，**舌下神经**向前越过颈外动脉，而后与舌动脉伴行至茎突舌骨肌深面。

颈部的血管和神经

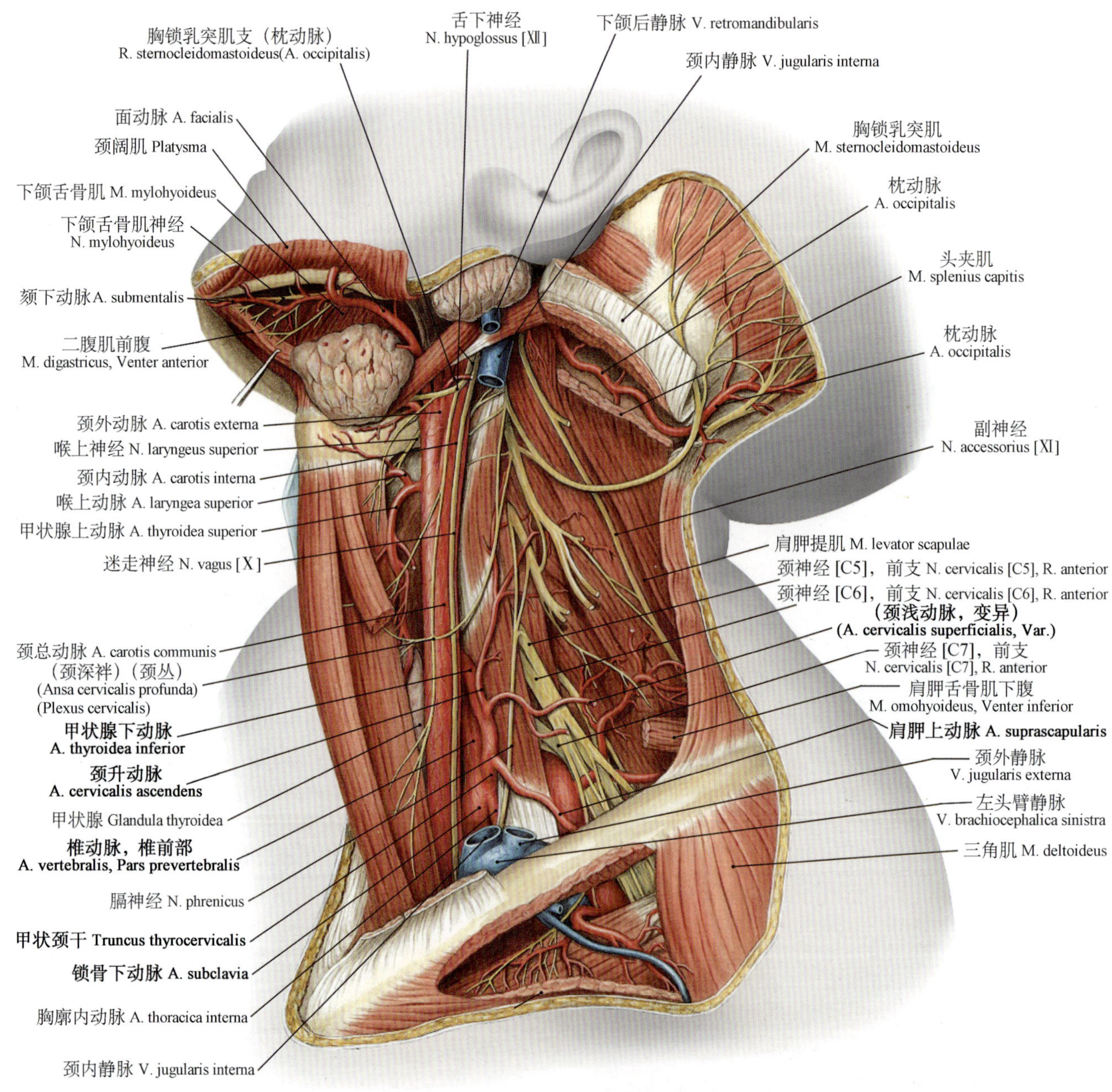

图 11.76 左侧颈外侧区深层的血管和神经(外侧面观)

切除颈内静脉后，可见**锁骨下动脉**及其发出的**椎动脉**和**甲状颈干**。锁骨下动脉行于前斜角肌的后面，与臂丛一起穿经斜角肌间隙。

甲状颈干的分支	
• 甲状腺下动脉 - 喉下动脉 - 腺支 - 咽支 - 食管支 - 气管支	• 肩胛上动脉 - 肩峰支 • 颈横动脉 - 浅支 - 深支
• 颈升动脉 - 脊支	•（肩胛背动脉）

临床要点

锁骨下动脉近心端重度狭窄，或少见于右侧，可造成上肢在剧烈活动过程中椎动脉内的血流逆流（**锁骨下动脉盗血综合征**；SSS）。由此引发的脑部血流减少可产生头晕和头痛。

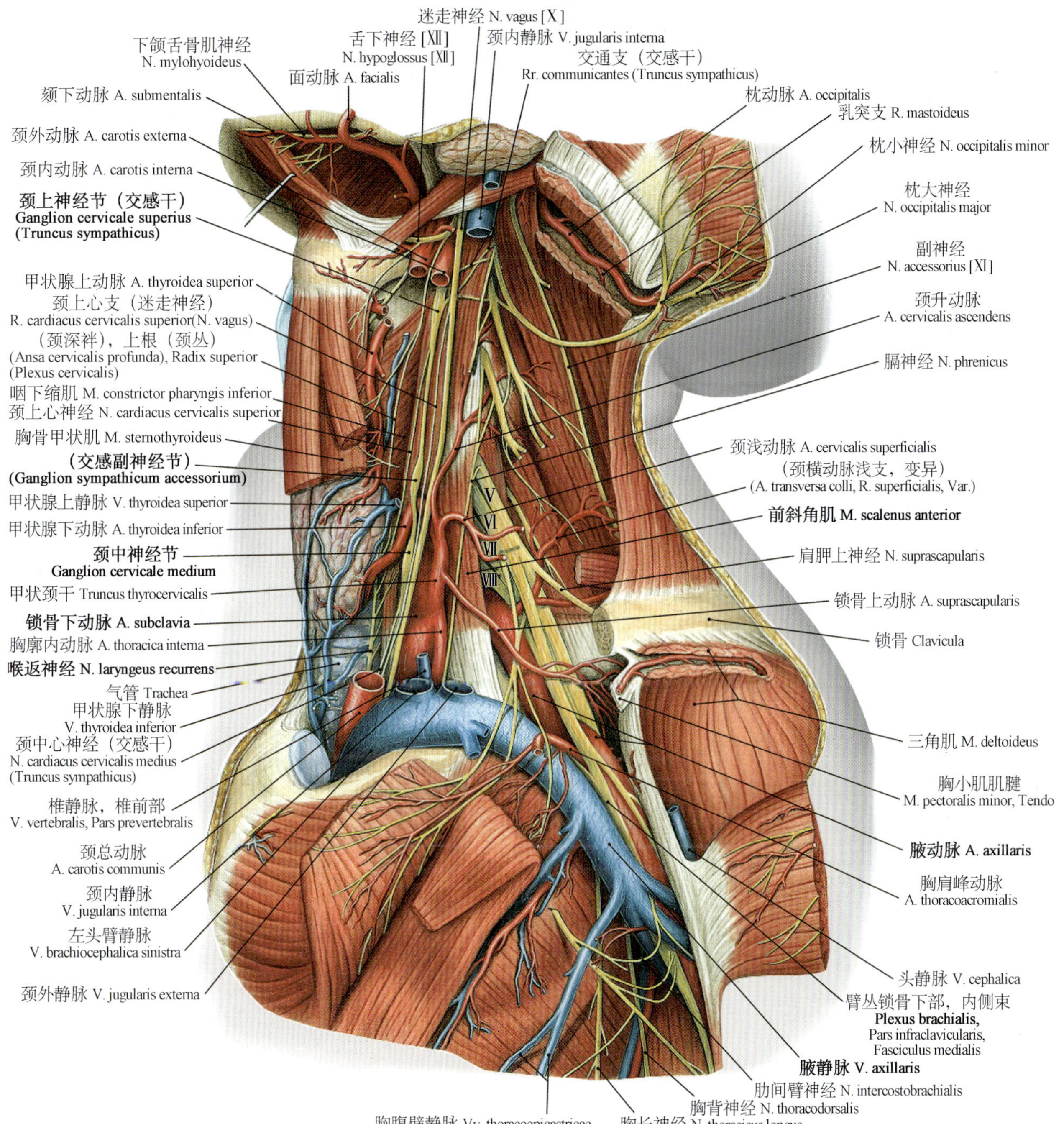

图 11.77　颈外侧区和腋区的血管神经（V-VIII指相应颈神经的前支）

锁骨内侧 2/3 段被切除后，可见**臂丛**和**锁骨下动脉**穿经斜角肌间隙（前斜角肌和中斜角肌之间），亦可见锁骨下静脉（经前斜角肌前方）越过第 1 肋汇入头臂静脉。在部分个体中，臂丛上干可穿中斜角肌。在颈部，臂丛发出几支较小分支，而后其纤维相互交织成束。臂丛各束恰位于锁骨的深处、锁骨下动脉的外侧。仅在腋窝中央，臂丛 3 束的位置与各自的名称相一致。在颈部深层肌的前面可见**交感干**及颈上神经节和颈中神经节（在上颈部，交感干行于一般内脏筋膜内；而在下颈部，交感干位于椎前筋膜与一般内脏筋膜之间，此图未显示）在气管与食管之间，可见走行于甲状腺下方的**喉返神经**。

（刘　镇　译）

颈丛

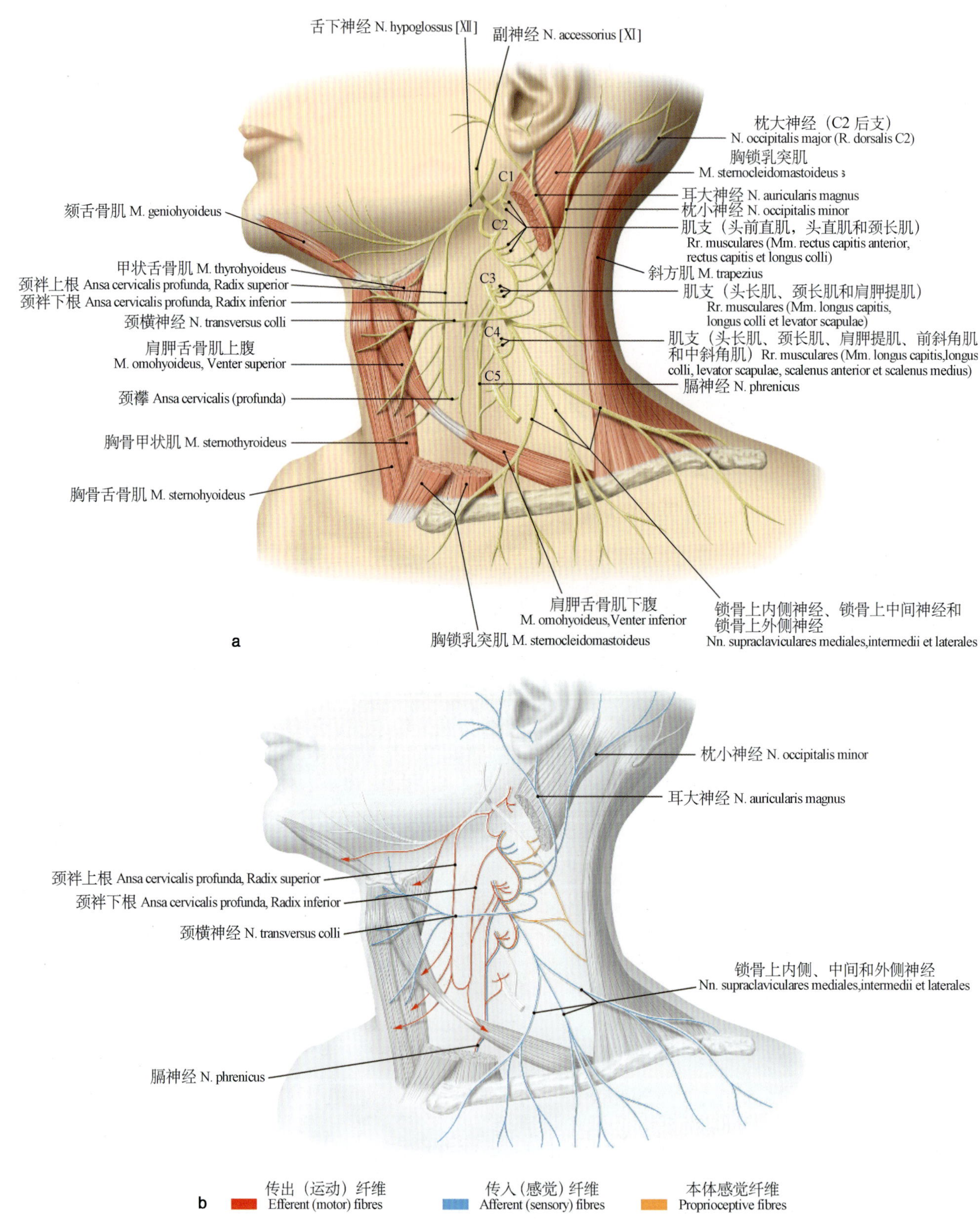

图 11.78a,b 颈丛感觉支和运动支示意图[L127]

出于教学目的，图中的神经、肌和骨骼被投射到身体表面，而忽略其局部解剖层次。因此，看上去颏舌骨肌似乎位于下颌骨的外侧，舌下神经看起来像是皮神经。颈袢和膈神经构成了颈丛的运动分支。**颈袢**由来自第1颈神经(C1)的上根和来自第2、3颈神经(C2、C3)的下根组成，分支支配舌骨下肌群(甲状舌骨肌、胸骨舌骨肌、胸骨甲状肌和肩胛舌骨肌)。颈丛还发出运动支支配舌骨上肌的颏舌骨肌、椎前肌、头前直肌、前斜角肌和中斜角肌，以及部分肩胛提肌。**膈神经**来自第3～5颈神经，向下延伸，经胸廓上口进入胸腔。

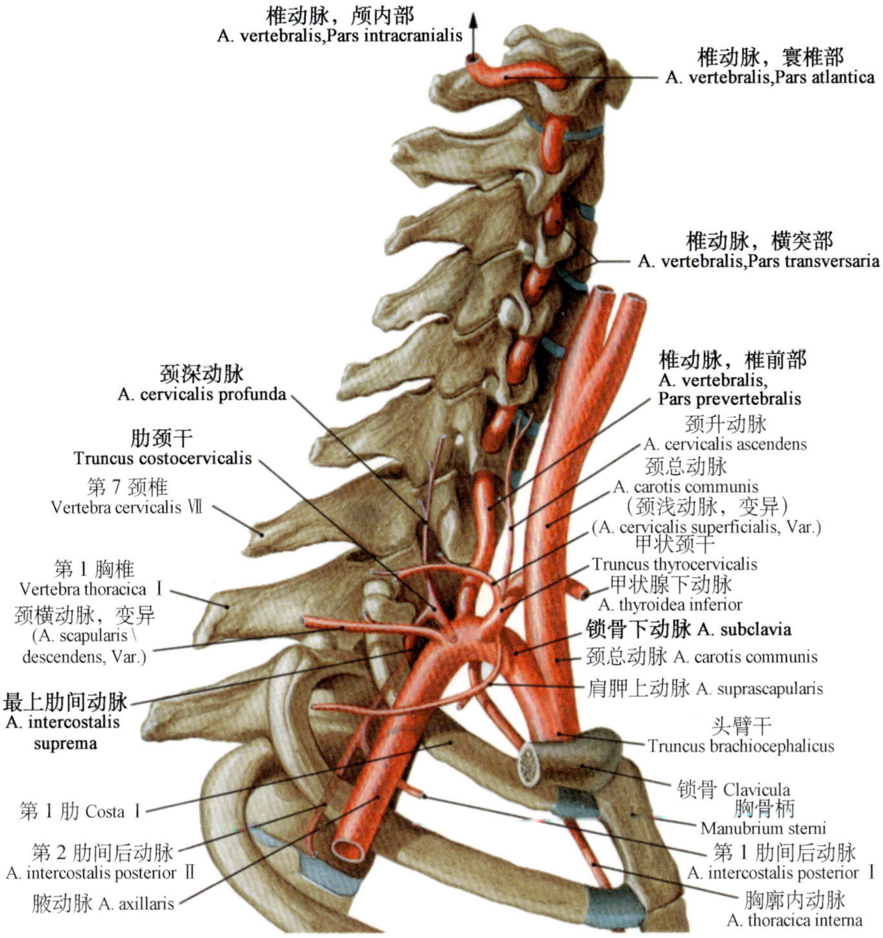

椎动脉，颅内部
A. vertebralis,Pars intracranialis
椎动脉，寰椎部
A. vertebralis,Pars atlantica
椎动脉，横突部
A. vertebralis,Pars transversaria
颈深动脉
A. cervicalis profunda
椎动脉，椎前部
A. vertebralis,
Pars prevertebralis
颈升动脉
A. cervicalis ascendens
肋颈干
Truncus costocervicalis
颈总动脉
A. carotis communis
第 7 颈椎
Vertebra cervicalis Ⅶ
（颈浅动脉，变异）
(A. cervicalis superficialis, Var.)
甲状颈干
Truncus thyrocervicalis
第 1 胸椎
Vertebra thoracica Ⅰ
甲状腺下动脉
A. thyroidea inferior
颈横动脉，变异
(A. scapularis \
descendens, Var.)
锁骨下动脉 A. subclavia
颈总动脉 A. carotis communis
肩胛上动脉 A. suprascapularis
最上肋间动脉
A. intercostalis
suprema
头臂干
Truncus brachiocephalicus
锁骨 Clavicula
第 1 肋 Costa Ⅰ
胸骨柄
Manubrium sterni
第 2 肋间后动脉
A. intercostalis posterior Ⅱ
第 1 肋间后动脉
A. intercostalis posterior Ⅰ
腋动脉 A. axillaris
胸廓内动脉
A. thoracica interna

图 11.79　锁骨下动脉、椎动脉及肋颈干的分支(侧面观)

椎动脉的分支

- 椎前部
- 横突部[颈部]
  - 脊支
    - 根支
    - 脊髓节段性动脉
  - 肌支
- 寰椎部
- 颅内部
  - 脑膜支
  - 小脑下后动脉
    - 脊髓后动脉
    - 小脑扁桃体支
    - 第四脑室脉络丛支
  - 脊髓前动脉
  - 延髓内侧支和外侧支

肋颈干的分支

- 颈深动脉
- 最上肋间动脉
  - 第 1 肋间后动脉
  - 第 2 肋间后动脉
    - 背侧支
    - 脊支

30%
10%
30%
a
b
c
8%
1%
4%
d
e
f

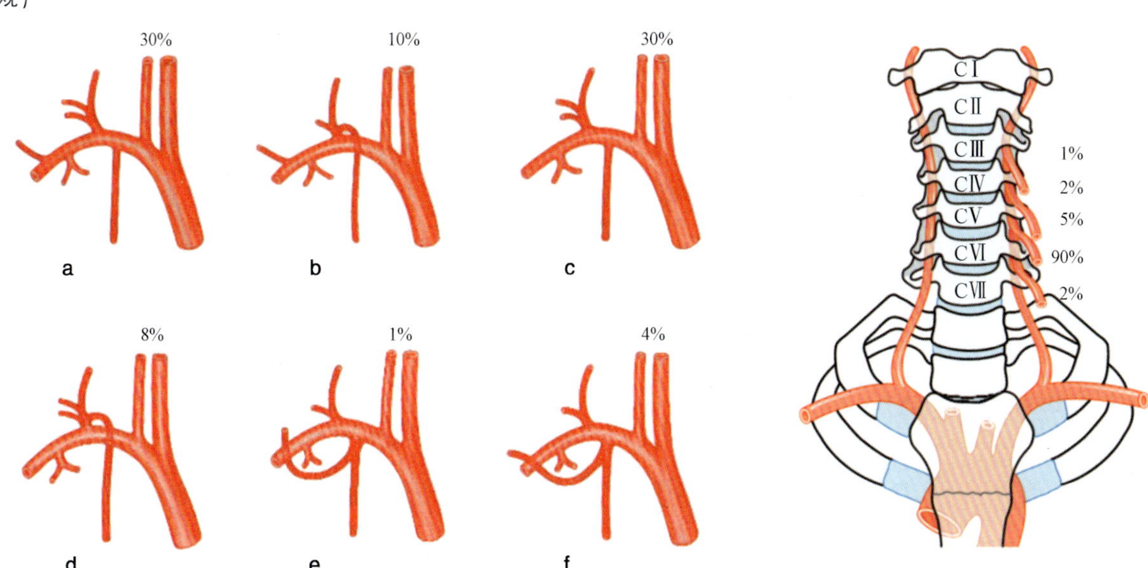

图 11.80a-f　甲状腺下动脉、肩胛上动脉、颈横动脉及发自肋颈干的胸廓内动脉的分支变异

CⅠ
CⅡ
CⅢ
CⅣ
CⅤ
CⅥ
CⅦ
1%
2%
5%
90%
2%

图 11.81　椎动脉进入横突孔水平的变异[L126]

颈部的静脉

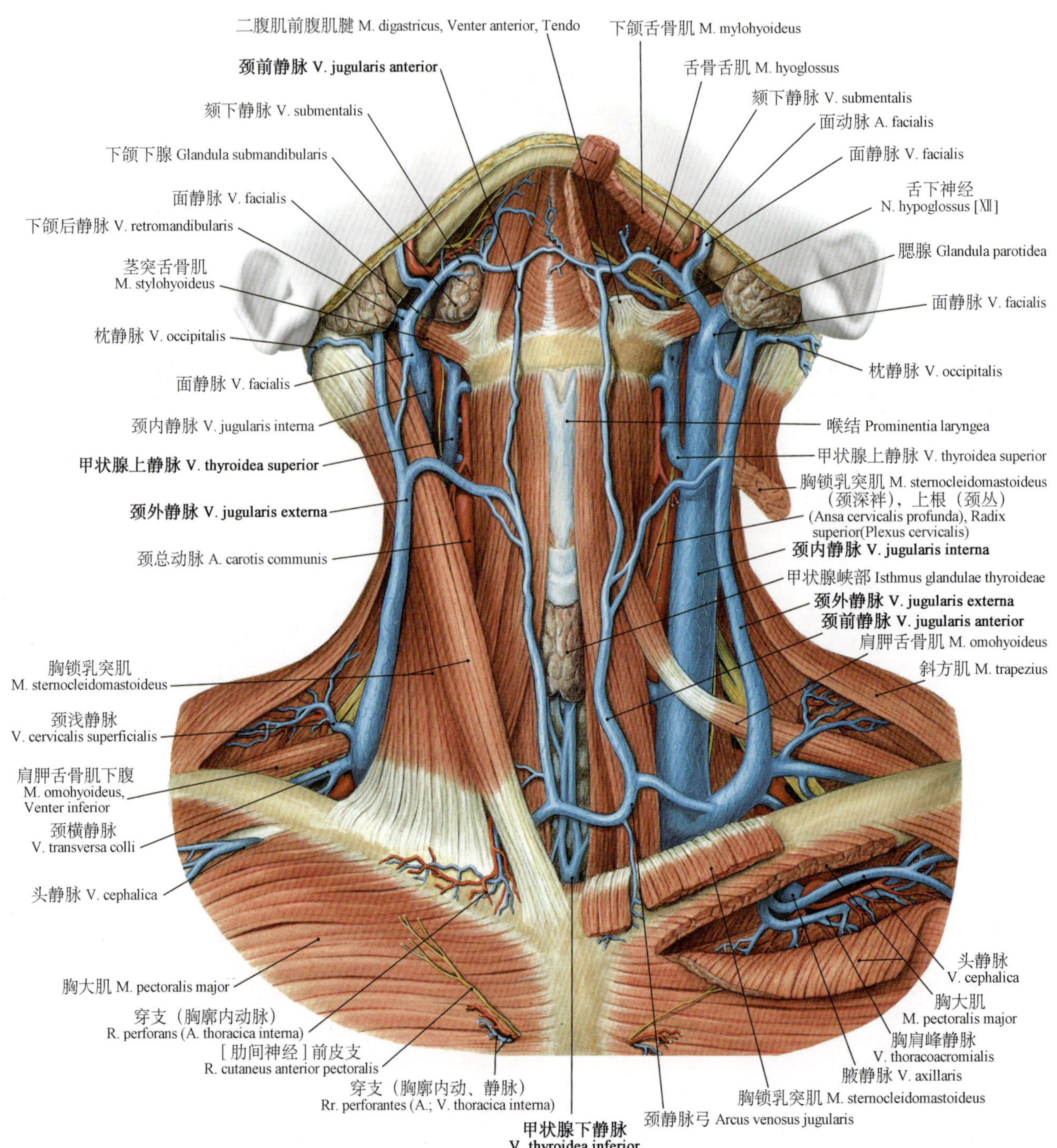

图 11.82　颈部的静脉（前面观）

左侧的大部分胸锁乳突肌已切除，切除了所有的颈筋膜。

颈部的**浅静脉**有颈前静脉和颈外静脉，其收集静脉血汇入颈内静脉、锁骨下静脉和头臂静脉。颈部的**深静脉**包括颈内静脉和甲状腺奇静脉丛（图中未显示）。浅静脉的走行存在很多变异。

临床要点

静脉通路的建立是最常用的有创临床前急救技术。即使在静脉状况不佳的情况下，颈外静脉也可以很好地进行静脉穿刺。《心血管复苏指南》建议将其作为静脉通路的首选方案。

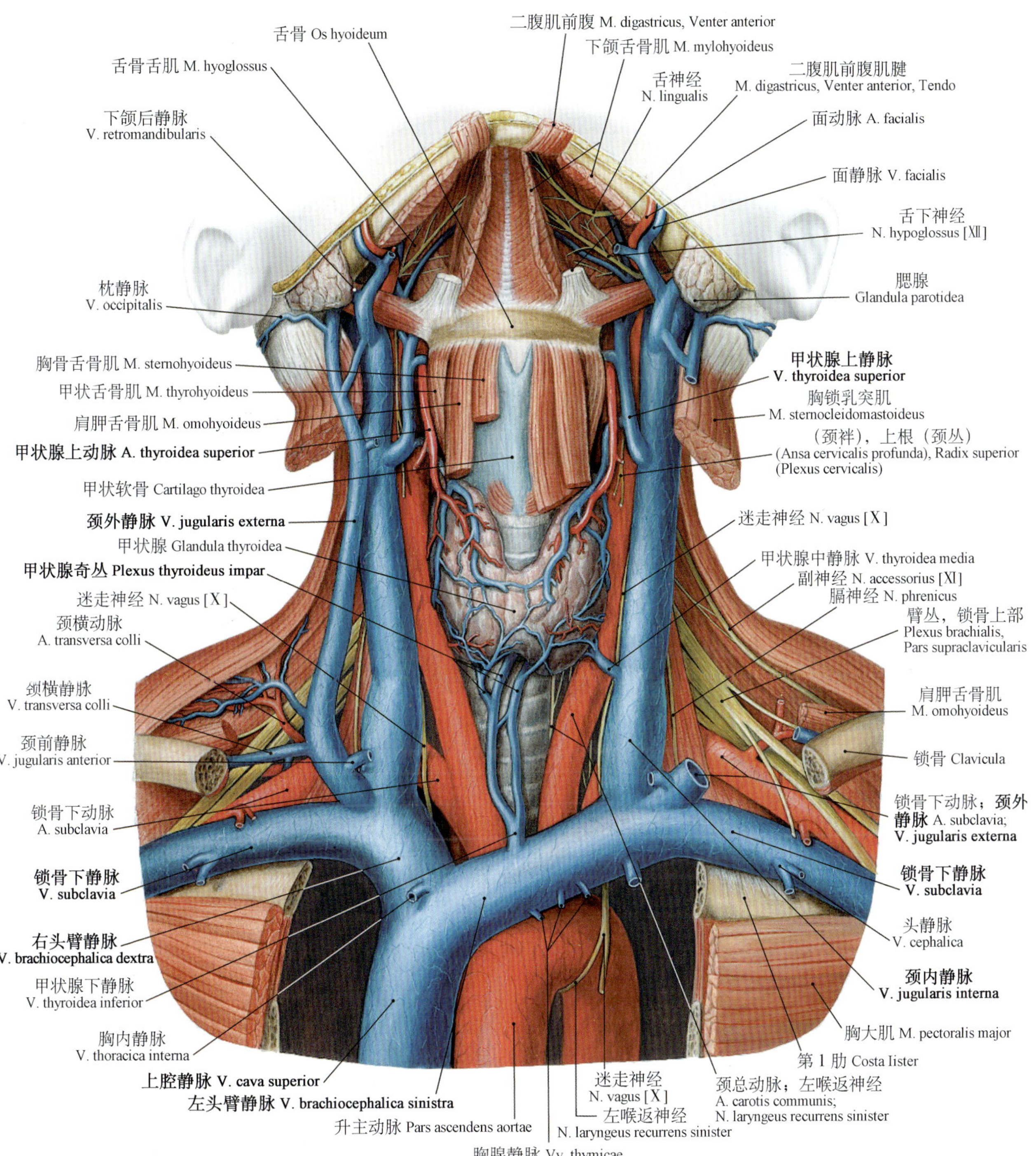

图 11.83　颈部及胸廓上口的血管和神经（前面观）

切除了胸骨、部分锁骨、胸锁乳突肌和部分舌骨下肌群。示**上腔静脉**的属支（头臂静脉、颈内静脉、颈外静脉和锁骨下静脉），着重显示甲状腺的静脉回流（→图 11.64）。此外，可见臂丛的分支，行于锁骨和第 1 肋之间的锁骨下动、静脉，膈神经在前斜角肌前面及左喉返神经绕过主动脉弓的走行。

临床要点

Pancoast 瘤（肺上沟癌）是一种在肺尖（Apex pulmonis；→图 11.89）的进展迅速的外周支气管肺癌，该肿瘤可相对较快地扩散到肋、颈部软组织、臂丛和椎骨处。其他可受其影响的结构包括膈神经，喉返神经，锁骨下动、静脉及交感星状神经节（伴 Horner 三联征：眼球内陷、瞳孔缩小、眼裂狭小）。

颈部的淋巴结和淋巴管

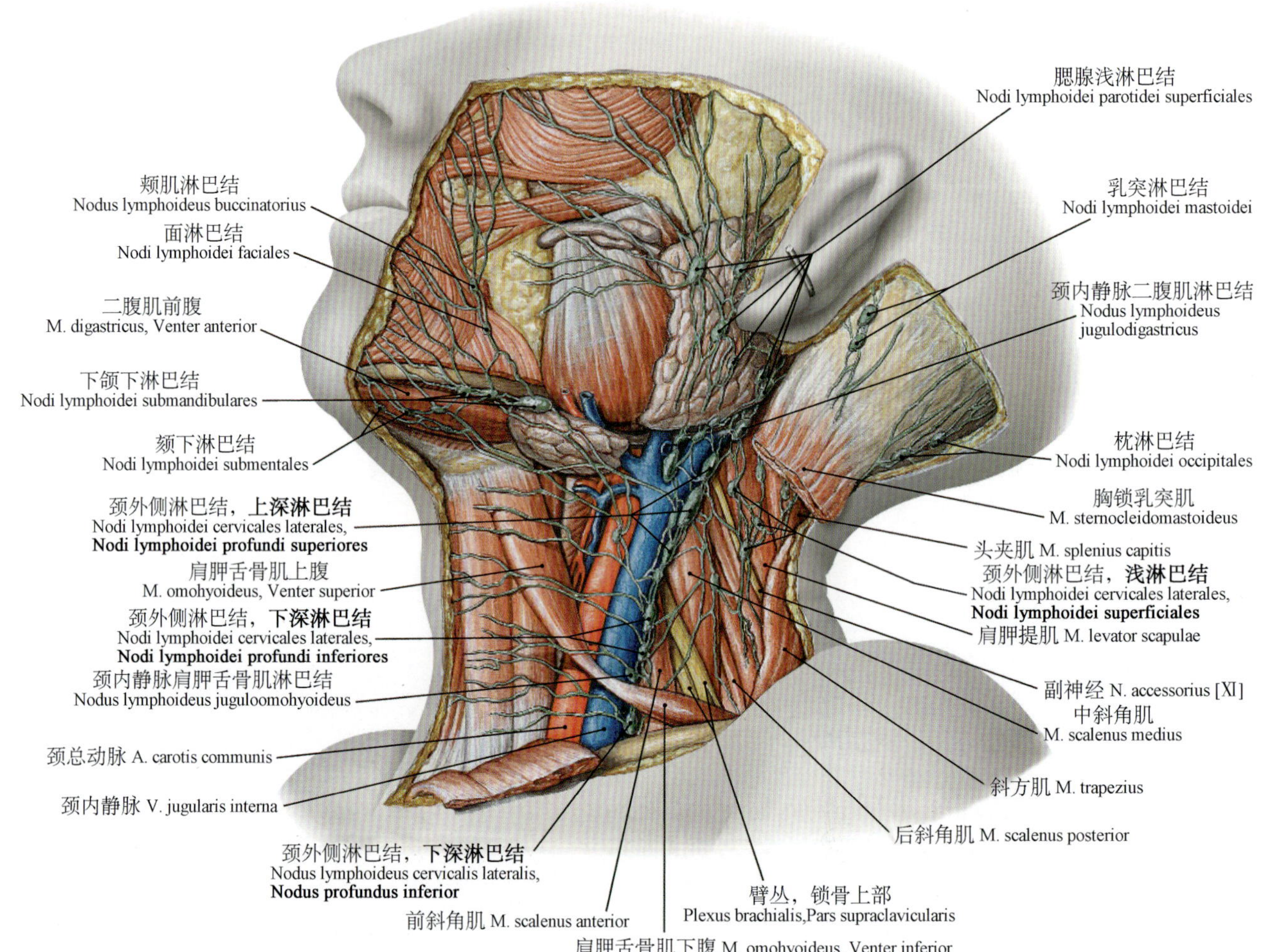

图 11.84　儿童头颈部的浅表淋巴管和淋巴结

颈部区域包含 200～300 个淋巴结，其大多沿血管神经束排列（见表，→图 8.98）。头部和颈部右侧的淋巴液汇入**右淋巴导管**（→图 8.99），而左侧的则汇入**胸导管**。胸导管汇入左静脉角→图 11.91。

颈部淋巴结	
颈前淋巴结	**颈外侧淋巴结**
• 浅淋巴结	• 浅淋巴结
• 深淋巴结 - 舌骨下淋巴结 - 喉前淋巴结 - 甲状腺淋巴结 - 气管前淋巴结 - 气管旁淋巴结 - 咽后淋巴结	• 上深淋巴结 - 颈内静脉二腹肌淋巴结 - 外侧淋巴结 - 前淋巴结
	• 下深淋巴结 - 颈内静脉肩胛舌骨肌淋巴结 - 外侧淋巴结 - 前淋巴结
	• 锁骨上淋巴结
	• 副神经淋巴结 - 咽后淋巴结

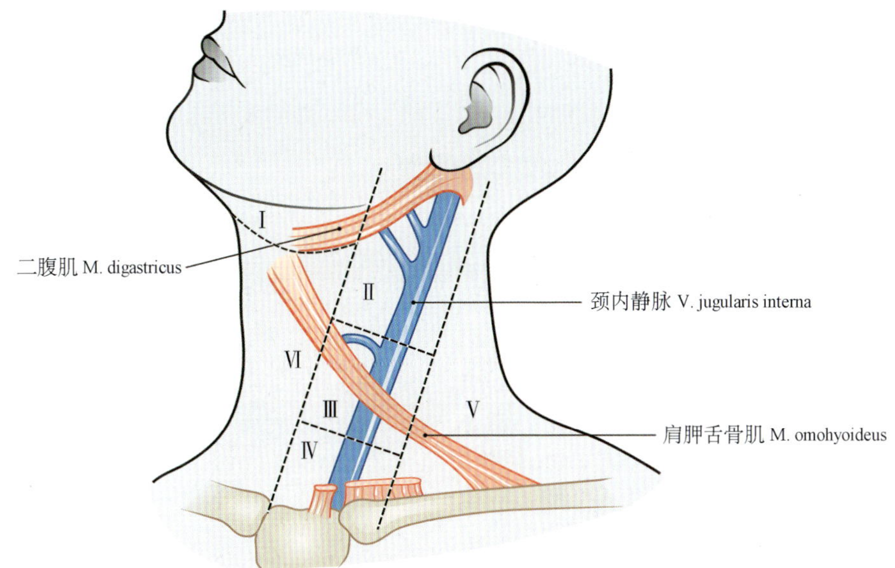

图 11.85　头、颈部的淋巴引流分区

基于美国癌症联合委员会(AJCC)的分类[L126]

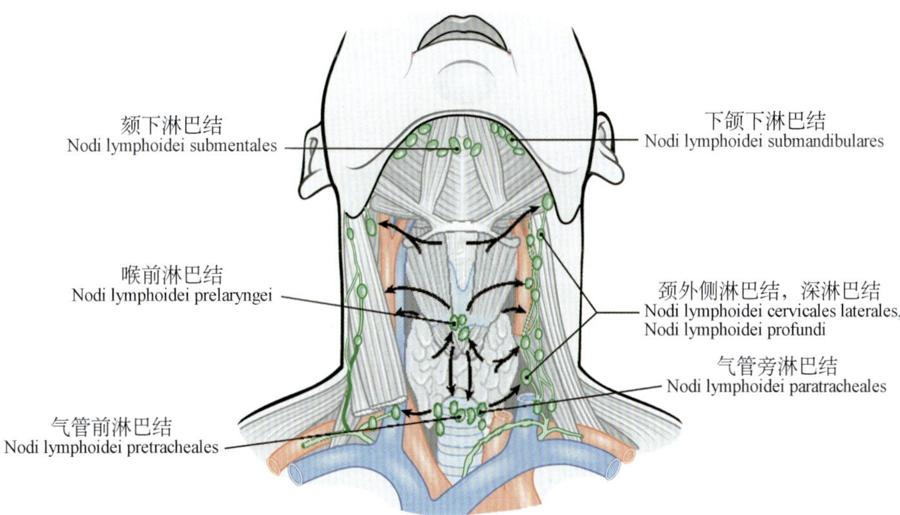

图 11.86　喉、甲状腺及气管的淋巴管和淋巴结(前面观)[L126]

这 3 个器官的淋巴均引流至颈深淋巴结。

临床要点

根据美国癌症联合委员会(AJCC)的分类，根据局部**淋巴结转移**的情况，将颈部淋巴结分为 6 个区(Ⅰ-Ⅵ区，图 11.85)。这些分区可用作头颈部恶性肿瘤淋巴转移时进行选择性淋巴结清扫手术的参考区域(颈部淋巴结清扫术)。

在颈部手术过程中对胸导管的损伤可导致**乳糜漏**。

下颌下三角的血管和神经

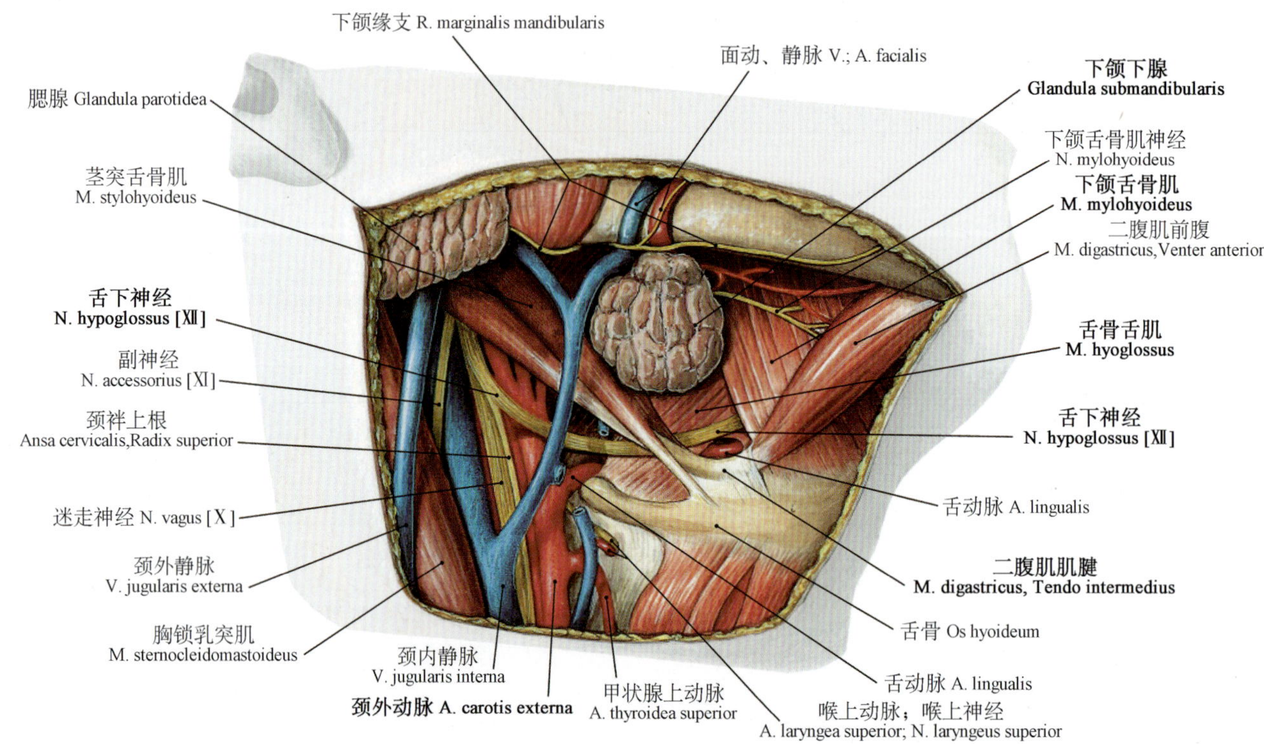

图 11.87 下颌下三角的血管和神经(下外侧面观)

去除全部筋膜以显露下颌下腺及其神经血管走行。可见弓形走行的**舌下神经**，该神经在咽旁间隙内离开神经血管束，向前越过颈外动脉，在舌骨舌肌和二腹肌中间腱之间走行，直至下颌舌骨肌深面。

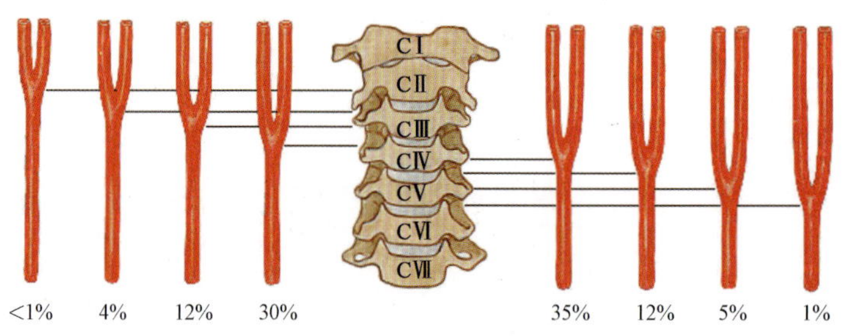

图 11.88 颈总动脉的分叉平面，以颈椎为参照(前面观)

通常颈总动脉的分叉处位于第 3 和第 4 颈椎之间。在极少数情况下，它也可位于更高处(第 2 颈椎)或更低处(第 5 颈椎下缘)。

临床要点

下颌磨牙区域的炎症可导致**下颌下腺和舌下腺筋膜间隙脓肿的形成**。来自智齿的脓肿甚至可以蔓延到下颌后窝的筋膜间隙，沿着颈筋膜下行至纵隔，导致危及生命的感染。**舌下神经的损伤**易于诊断，如由于颈部淋巴结转移的肿瘤浸润而受损：当伸舌时，由于健侧的肌将舌推出而患侧肌没有任何拮抗作用，舌尖会偏向患侧。

颈动脉杈常受**血管病变**(颅外动脉硬化：斑块、狭窄、闭塞)的影响。位于颈动脉分叉处的颈动脉小球(图 11.87 中未显示)是包含化学感受器的副神经节，可对血液的 pH、血氧和二氧化碳含量的变化起反应。

颈动脉窦综合征是颈动脉窦压力感受器的超敏反应，其通常是在头部的旋转运动时被触发的一种反射，该反射可使心率骤降(血管-迷走神经反射)，可能导致严重的循环系统并发症和心搏骤停。

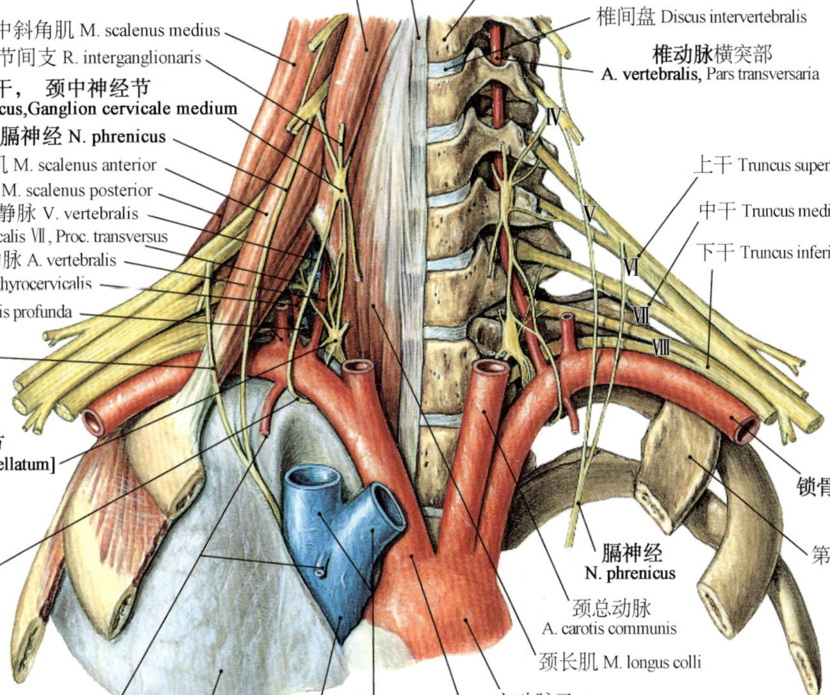

前纵韧带 Lig. longitudinale anterius
第 3 颈椎 Vertebra cervicalis Ⅲ
头长肌 M. longus capitis
椎间盘 Discus intervertebralis
中斜角肌 M. scalenus medius
节间支 R. interganglionaris
椎动脉横突部
A. vertebralis, Pars transversaria
交感干， 颈中神经节
Truncus sympathicus,Ganglion cervicale medium
膈神经 N. phrenicus
Ⅳ
前斜角肌 M. scalenus anterior
上干 Truncus superior
后斜角肌 M. scalenus posterior
臂丛
Plexus brachialis
中干 Truncus medius
椎静脉 V. vertebralis
Ⅴ
第 7 颈椎横突 Vertebra cervicalis Ⅶ, Proc. transversus
下干 Truncus inferior
椎动脉 A. vertebralis
Ⅵ
甲状颈干 Truncus thyrocervicalis
Ⅶ
颈深动、静脉 A.; V. cervicalis profunda
（副膈神经）
(Nn. phrenici accessorii)
Ⅷ
颈胸[星状]神经节
Ganglion cervicothoracicum[stellatum]
锁骨下动脉 A. subclavia
膈神经
N. phrenicus
第 1 肋骨 Costa Ⅰ
锁骨下袢 Ansa subclavia
颈总动脉
A. carotis communis
颈长肌 M. longus colli
主动脉弓 Arcus aortae
胸廓内动、静脉
A.; V. thoracica interna
头臂干 Truncus brachiocephalicus
壁胸膜 Pleura parietalis
左、右头臂静脉
Vv. brachiocephalicae
dextra et sinistrar
上腔静脉 V. cava superior

图 11.89 颈根部的血管和神经

可见胸膜顶及斜角肌间隙，颈下、颈中交感神经节（第 1 肋肋头处的颈下/颈胸/星状神经节和颈长肌上的颈中神经节），膈神经的走行，椎动脉的走行，臂丛的上、中、下干和锁骨下动脉。数字Ⅳ-Ⅷ表示相应脊神经的前支。

颈肋 Costae cervicales

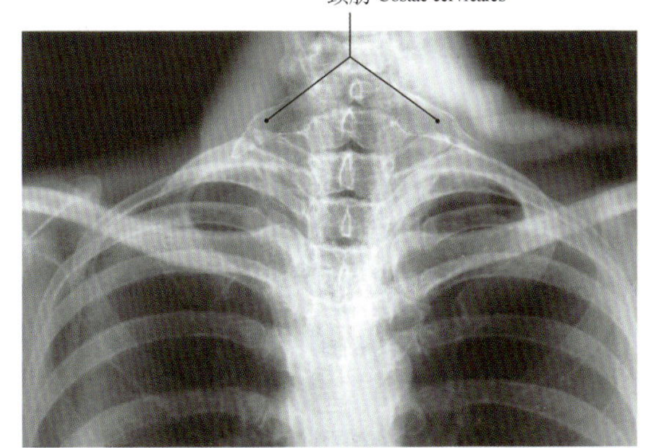

图 11.90 颈部 X 线（前后位）[E402]

两侧可见颈肋（Costa cervicalis）。

临床要点

斜角肌间隙区域的解剖学变异[颈肋（颈肋综合征）、斜角肌间隙狭窄、附属小斜角肌，或是异常的肌纤维（统称为前斜角肌综合征），或者第 1 肋与锁骨之间的间隙狭窄（**肋锁综合征**）]均可引起**胸廓出口综合征**（TOS）。TOS 可导致臂丛和锁骨下动脉受压。

在斜角肌间隙内，**肌间沟臂丛阻滞**可用于臂丛的局部麻醉。

胸膜顶和胸导管入口

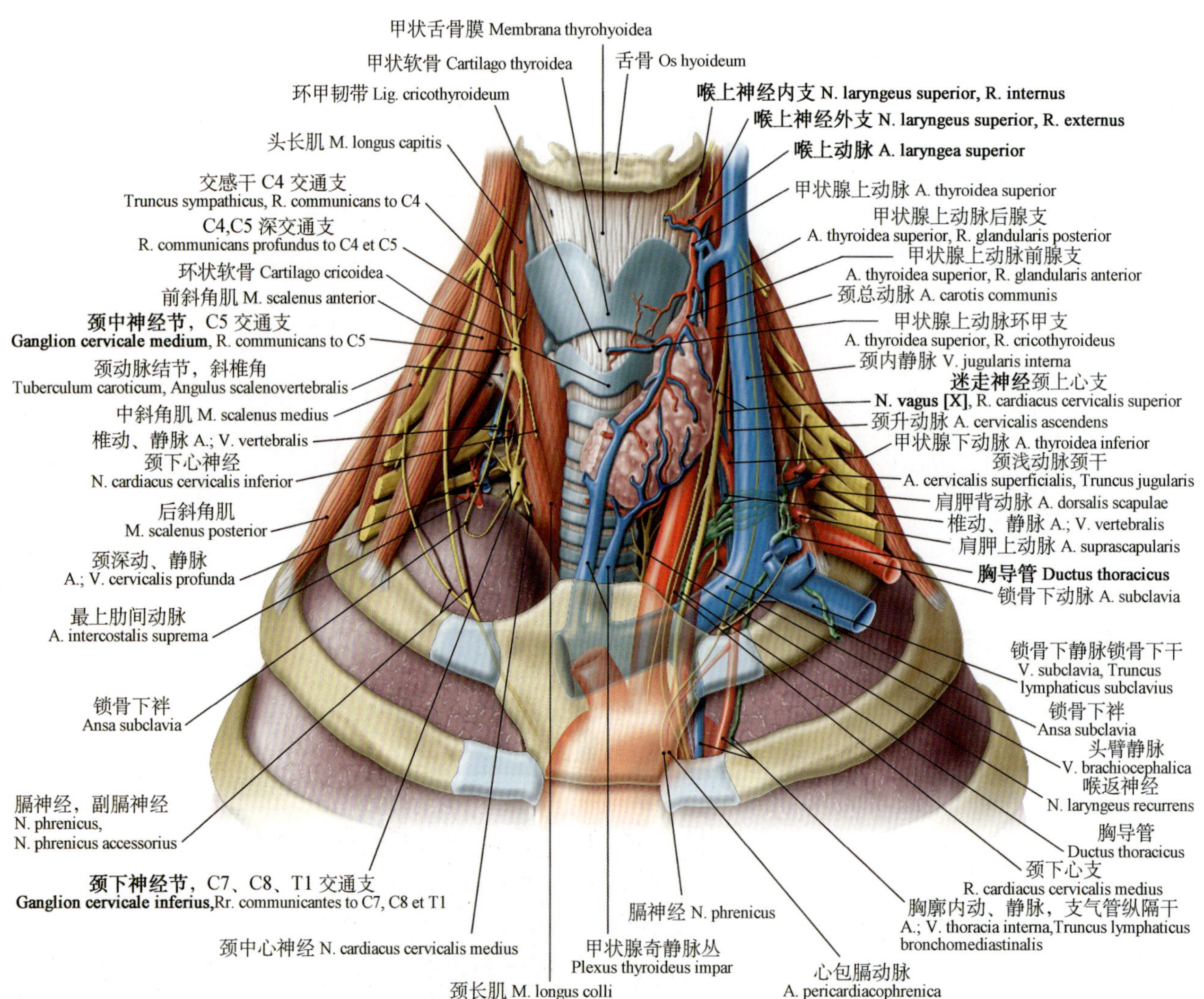

图 11.91　颈部和胸廓上口的椎前及椎旁结构(前面观) [L238]

切除身体右侧的大血管，胸膜顶和交感干便一览无余。可见第 1 肋肋头处的**颈下神经节**[颈胸(星状)神经节]和颈长肌表面的**颈中神经节**。胸膜顶突出于胸廓上口之外。在左侧，大血管和甲状腺左叶留在原位，从而可以看到甲状腺的血供、喉上神经内支和喉上血管，胸导管注入左静脉角，以及在颈总动脉和颈内静脉之间穿行的迷走神经。

练习题

为了检查你是否完全熟悉这一章的内容，这里列出了解剖学口试的练习题。

阐明颈部的结构

- 颈部分哪些区域？它们是如何划分的？
- 颈前区是如何细分的？其边界如何？
- 在咽部可以找到哪些骨性结构？
- 舌骨的功能有哪些？
- 咽部是否有表情肌？
- 阐明胸锁乳突肌的走行、功能、血供和神经支配。
- 舌骨下肌群位于何处？它的功能是什么？受什么神经支配？
- 你知道哪些舌骨上肌？阐明它们的位置、功能和神经支配。
- 椎前肌群的功能是什么？位于何处？各自的名称是什么？它们的神经支配如何？

描述颈筋膜的结构

- 如何对颈筋膜进行分类？
- 你能说出颈筋膜浅层所包裹的肌吗？
- 颈动脉鞘内包含哪些结构？
- 哪些颈部器官拥有其独立的筋膜（内脏筋膜）？
- 说出颈部结缔组织内由筋膜包绕形成的潜在间隙的名称。
- 咽外侧间隙中有哪些结构？
- 咽后间隙向上方和下方延伸多远？
- 什么是咽周间隙？

描述咽部的神经血管路径

- 甲状颈干和肋颈干的分支通常有哪些？
- 椎动脉如何穿过咽部区域？
- 颈动脉杈通常位于哪个高度？在分叉处可以找到什么器官？
- 说出颈外动脉的分支。
- 位于咽部的大静脉有哪些？

阐明咽部神经的走行

- 什么是 Erb 点？位于何处？有哪些分支？Erb 点又称什么？
- 什么是颈袢？
- 描述膈神经在咽部区域的走行。
- 颈丛的运动支有哪些？
- 哪块肌是由颈丛与舌下神经的吻合支支配的？
- 什么是斜角肌间隙？穿经它的结构有哪些？
- 描述副神经的走行，该神经支配什么肌？这些肌的功能是什么？
- 交感干在咽部的走行如何？你知道颈部有哪些神经节吗？
- 描述迷走神经自颅底穿出后的走行，哪些分支经过颈部？它们支配颈部的哪些肌？

阐明颈部的淋巴引流

- 颈部有多少个淋巴结？
- 颈部有哪些淋巴结群？
- 为什么颈部被分为不同的淋巴引流区？
- 哪些结构的淋巴引流至颈淋巴结？

描述甲状腺和甲状旁腺的结构

- 阐明甲状腺的位置、结构和功能。
- 甲状腺是怎样发育的？
- 什么是锥状叶？何操作对它会有破坏性影响？
- 当部分甲状舌管在发育过程中持续存在时会发生什么？它应该与什么结构相区别？
- 甲状腺的血供如何？
- 甲状旁腺通常位于何处？
- 在甲状腺手术中哪个结构特别容易受损？

阐明喉的位置和结构

- 喉的结构是怎样的？
- 哪些肌可以使声带紧张？
- 喉的供血如何？
- 描述喉的神经支配。
- 什么是喉弹性圆锥切开术？它在何处进行？
- 深呼吸时，哪块肌尤为活跃？
- 什么是弹性圆锥和方形膜？
- 哪些结构参与构成了声襞？
- 什么是 Reinke 间隙？
- 声襞的功能是什么？
- 前庭襞的功能是什么？
- 什么是（声带）黏膜波动？
- 你知道哪些喉部的间隙？
- 声门旁间隙从何处延伸至何处？
- 喉上神经支配什么？
- 描述左右两侧喉返/喉下神经的走行。
- 会厌的结构如何？它附着于何处？会厌的运动中是否有肌的参与？
- 你是否知道随着年龄增长，喉的结构变化会导致声音的变化？
- 展示梨状隐窝。

（朱光浩　译）

第 12 章

脑和脊髓

发育 ………………………………………… 260

基本原则 ……………………………………… 270

脑 …………………………………………… 272

脑膜和血供 …………………………………… 295

大脑区域 ……………………………………… 317

脑神经 ………………………………………… 345

脊髓 …………………………………………… 392

断面 …………………………………………… 425

12

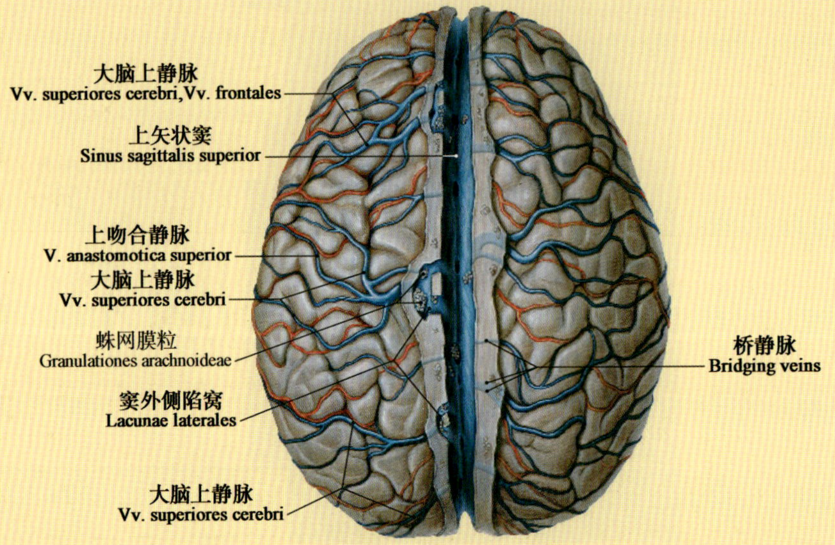

引言

人类的神经系统由300亿～400亿个神经细胞组成，神经细胞之间通过突触相互联系。从功能上，神经系统可分为躯体（随意）神经系统和自主（不随意）神经系统。**躯体神经系统**控制所有动作过程，受人的意识控制，并通过交感、副交感和肠神经系统来控制内脏活动。**自主神经系统**主要在体力消耗、消化、休息和应急等方面调节内脏的活动和功能。从部位上，神经系统可分为中枢神经系统（CNS）和周围神经系统（PNS）。中枢神经系统由**脊髓**（Medulla spinalis）和**脑**（encephalon）组成。脑由5部分组成，自上而下分别为**端脑或大脑**、**间脑**（“中间”脑）、**中脑**（midbrain）、**脑桥**和**延髓或末脑**。**小脑**位于脑桥的背面，与延髓和脑桥共同构成**后脑**。**脑干**包括延髓、脑桥和中脑。除两对脑神经外，从脊髓和脑发出的神经都属于周围神经系统（PNS）。

主题

学完本章后，你应该能够：

- 阐明神经系统发育的原理；
- 说出端脑的内部结构，包括脑断面/切面上的神经核；
- 说出脑脊膜的名称，将脑脊膜与脑和脊髓及周围的骨性结构联系起来，并阐明其神经支配和血液供应；
- 详细阐明脑脊液系统；
- 识别脑的大血管，描述大血管的分段和分布，找到并说出它们的主要分支和终支；
- 勾勒出颅底大脑动脉环的轮廓并说出其各血管的名称；
- 将大脑皮质功能区与大脑各动脉的分布区域联系起来；
- 说出内囊的血管名称；
- 阐明由硬脑膜窦、桥静脉和大脑静脉及静脉吻合构成的静脉系统；
- 阐明脑的纤维连系及其功能；
- 描述新皮质的各个部分；
- 描述属于海马的结构并阐明其与侧脑室的关系；
- 阐明扣带回各部、旧皮质和嗅皮质各区及其功能；
- 阐明旧皮质与其他脑区的联系，特别是与边缘系统的联系；
- 阐明皮质下中枢核团的排列、位置和功能；
- 阐明间脑、丘脑、下丘脑和上丘脑的组成、结构和功能；
- 阐明脑干各组成部分，并描述其功能体系，包括重要的脑干反射；
- 阐明小脑的皮质、结构、血供、功能和神经核，以及小脑的中间神经元和纤维联系；
- 正确说出十二对脑神经及其神经核、出入脑的部位、行程分布和纤维成分，第Ⅰ和第Ⅱ对脑神经的特殊位置及各自的分布情况；
- 描述脊髓的节段；
- 定义锥体系和锥体外系；
- 了解不同的神经功能系统；
- 描述嗅觉和味觉系统；
- 介绍不同形式疼痛的基本知识；
- 描述内脏运动神经系统的分布，交感和副交感神经系统的结构，包括椎旁神经节和椎前神经节，并在解剖标本上进行显示；
- 阐明肠神经系统；
- 描述内脏感觉系统及其自主反射弧和控制环路的重要性；
- 说出自主神经系统的分部，指示其中枢部位，如呼吸中枢和心血管中枢，并描述下丘脑；
- 阐明边缘系统及其相关结构。

临床要点

为了充分反映解剖结构对临床工作的参考价值，下面将结合一个典型案例，以揭示本章内容的重要性。

脑膜瘤

个案研究

一位成功的金融项目经理，48岁，既往体健。近几个星期她一直头痛，少有缓解，于是便去看了她的全科医师。经过全面的询问病史和体格检查，医师给她开了强效镇痛药，并建议她减少工作量，适当运动。镇痛药可以改善症状，但并不能消除头痛。之后的两个月，她听从医师的建议，休假并进行适当的运动（慢跑），然而头痛依然存在。一次，在与其丈夫一起骑自行车旅行时，她突然摔倒，出现抽搐和昏迷，丈夫立即寻求医疗救助。当救护车到达时，患者已经恢复意识，但仍然虚弱无力。在丈夫的陪护下，救护车把她送到最近的医院。

检查结果

该患者在救护车上接受了检查，自诉除头痛和下颌及右前臂擦伤疼痛外，无其他症状，不过她仍有些头晕。在医院初步检查时，值班医师观察到该患者似乎有自发性尿失禁，并向其丈夫询问有关跌倒的细节和既往病史。丈夫说他的妻子在摔倒后出现"抽搐"，但过往健康；在过去的几个月里，妻子经常诉说头痛严重，考虑是工作繁重所致，之前已看过医师并开了镇痛药。值班医师为患者进行了全面体检，排除了骨折和内伤，并安排了头部CT检查。

诊断过程

头部CT显示在颅顶上矢状窦中1/3处右侧有一圆形、边缘光滑、造影剂密度强且分布均匀的肿块，形似雪球（图a）。排除自行车摔倒的因素。根据CT结果及癫痫发作史，放射科医师诊断为脑膜瘤。

诊断

脑膜瘤。

治疗

鉴于肿瘤的位置、大小、临床表现及患者良好的身体状况，医师建议立即进行肿瘤切除。征得患者同意后转至神经外科，经术前准备后于第2天进行手术。开颅后，神经外科医师切除了一个局限的、圆形灰白色的坚硬肿瘤，包括周边的硬脑膜，以最大限度地降低复发风险。

HE染色的组织病理学检查显示均匀的肿瘤细胞来自蛛网膜，由胶原隔膜包裹。

许多脑膜瘤内含有小钙化灶。

病理解剖学评估为脑脊膜瘤型的脑膜瘤，WHO Ⅰ级。这种分类对于预后尤其重要，90%的脑膜瘤属于这种类型。它们生长非常缓慢，不会侵入大脑，并且不会发生转移。因此，该类脑膜瘤为良性肿瘤。

解剖实验室

解剖实验室是了解脑膜位置的最佳场所。3层脑膜（硬脑膜、蜘蛛膜和软脑膜）紧密相连，对脑膜的观察可揭示脑膜瘤是从蛛网膜细胞发展而来。由于蛛网膜也包绕脊髓，因此脑膜瘤可见于整个脑和脊髓轴。

9%的患者为多发性脑膜瘤。

在解剖过程中，应检查以下脑膜瘤的颅内易发部位：大脑镰、上矢状窦、蝶窦、鞍结节、嗅沟和视神经。

血液供应来自颈外动脉的脑膜支。

返回临床

手术指征取决于肿瘤的位置、大小、临床症状及患者的健康状况等因素。由于脑膜瘤多为生长缓慢的良性肿瘤，无临床症状且非常小的脑膜瘤常需进行定期检查。如遇脑膜瘤快速生长或有如上述患者的早期临床症状，则需要进行外科手术。

进一步的治疗方案是分次或立体定向放射（放射疗法）或伽马刀治疗。

Ⅰ级脑膜瘤的预后比较好。肿瘤完全切除后，未来5年复发率约为9%，使用MRI进行长期监测即可。案例中的项目经理已经出院，现正在康复诊所进行康复治疗。8周后，就可以回到工作岗位继续工作。

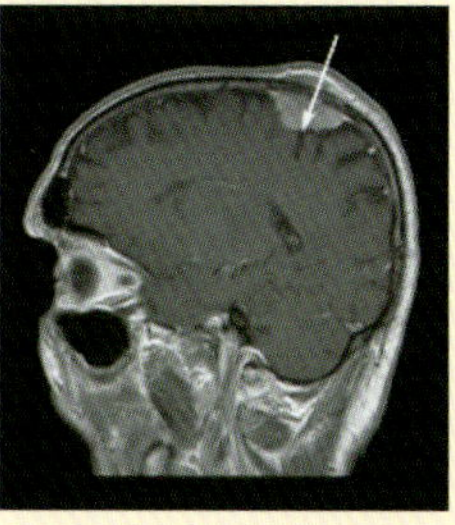

图a 旁正中CT（右侧，矢状面）

箭指向一个圆形、边缘平滑的肿块，其内造影剂密度分布均匀[T534]。

神经系统和脑的发育

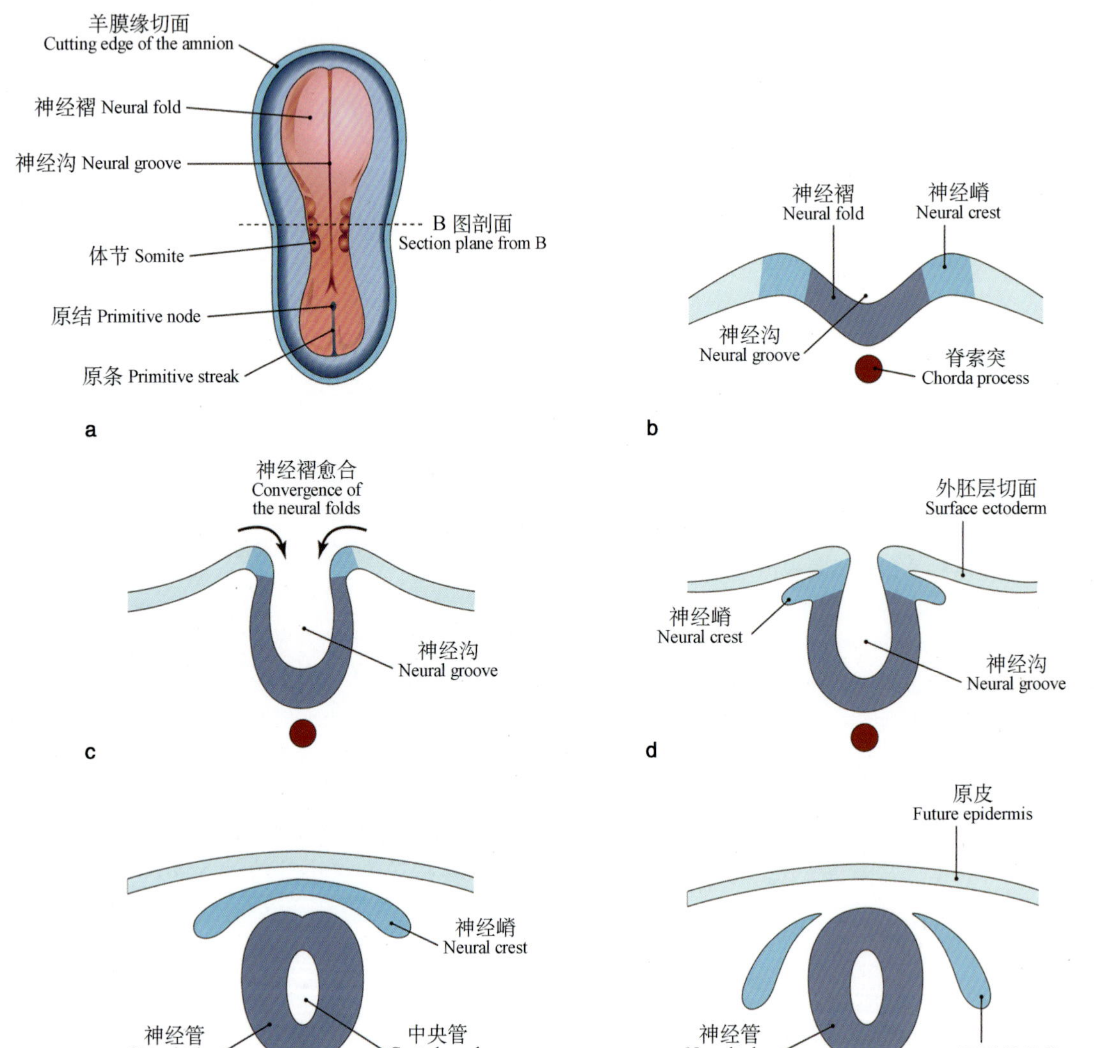

图 12.1a-f **神经沟、神经褶、神经管和神经嵴的形成** [E347-09]

a:上面观,去除羊膜腔。

b-f:发育各阶段的胚胎横断面。

中枢神经系统和周围神经系统均来自外胚层。中枢神经系统由神经板发育而成,在神经板的中央形成神经沟,在神经沟的两侧分别形成两个神经褶和神经嵴。随着神经沟的加深,左、右神经褶彼此靠近并融合,形成神经管,其内管腔为中央管(始于第4~6体节)。起初神经管仍然通过前神经孔(吻侧)和后神经孔(尾侧)向羊膜腔开放;第24天,前神经孔闭合;第26天,后神经孔闭合。左、右神经嵴也相互接近并在神经管上方融合,之后再次分离。周围神经系统开始发育,其由神经嵴细胞分化而来。

临床要点

如果神经管的吻侧没有闭合(前神经孔未闭),3个脑泡无法正常发育。由于诱导过程出错,仅形成弥散的神经组织簇。大脑发育不全导致颅骨的发育不正常,只形成面颅,而脑和脑颅缺失(**无脑畸形**)。这种发育畸形常常是致命的。

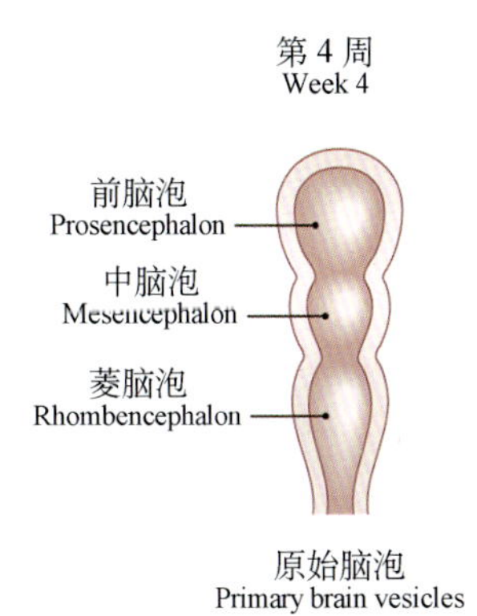

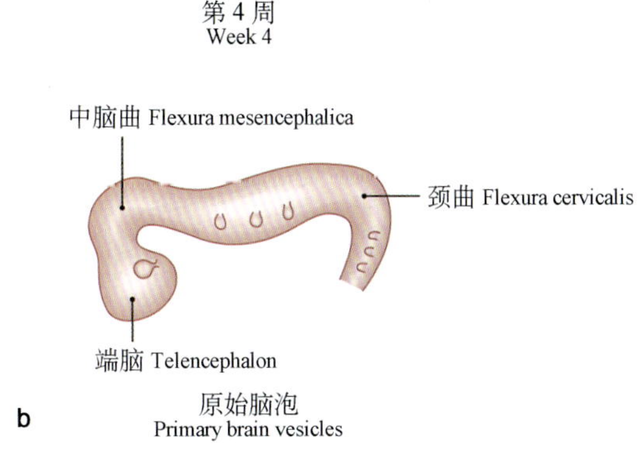

图 12.2a、b 脑的发育：原始脑泡

a 冠状切面示意图；b 外侧面示意图[E838]。

a 在第 4 周，神经管两端闭合。吻端膨大并形成 3 个连续的**原始脑泡**：前脑泡（prosencephalon）、中脑泡（mesencephalon）和菱脑泡（rhombencephalon）。

b 在**第 4 周**，**中脑曲**（Flexura mesencephalica）出现于前脑和中脑之间，**颈曲**（Flexura cervicalis）形成于后脑（菱形）和脊髓之间。

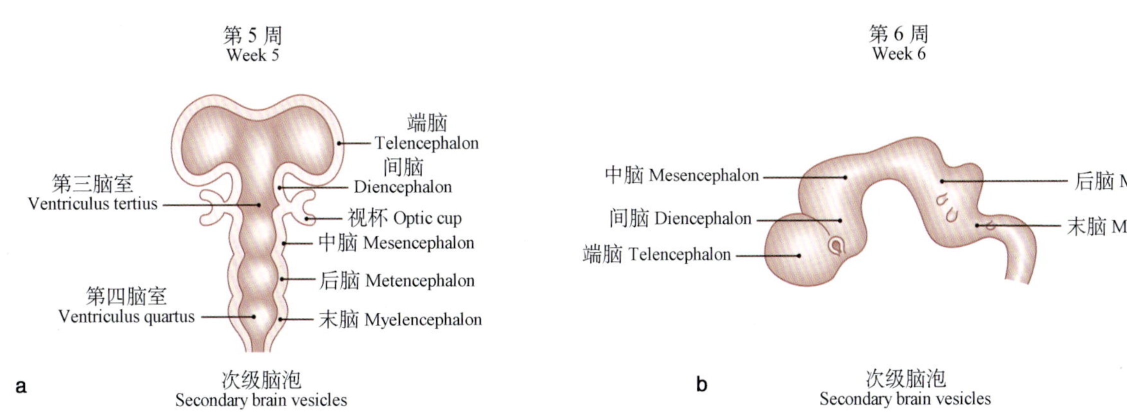

图 12.3a、b 脑的发育：次级脑泡

a 冠状切面示意图；b 外侧面示意图[E838]。

a 在**第 5 周**，部分前脑泡自正中线向左、右两侧扩大，形成**端脑**，大脑半球由此发育而来。间脑也起源于前脑泡，第三脑室在间脑和中脑之间形成。菱脑泡前部在中脑下方演化为**后脑**，之后主要发育为脑桥和小脑；位于尾侧的菱脑泡后部发育为**末脑**，形成第四脑室和延髓，并向下移行为脊髓。

3 个初级脑泡产生 6 个**次级脑泡**（端脑的成对脑泡和间脑、中脑、后脑及末脑）。

b 在**第 6 周**，可以明确区分端脑、间脑、中脑、后脑和末脑。在端脑和间脑之间可见视杯。小脑的发育始于菱脑向外侧的延伸。在后脑的背侧，已经可以看到发育中的小脑。

脑的发育

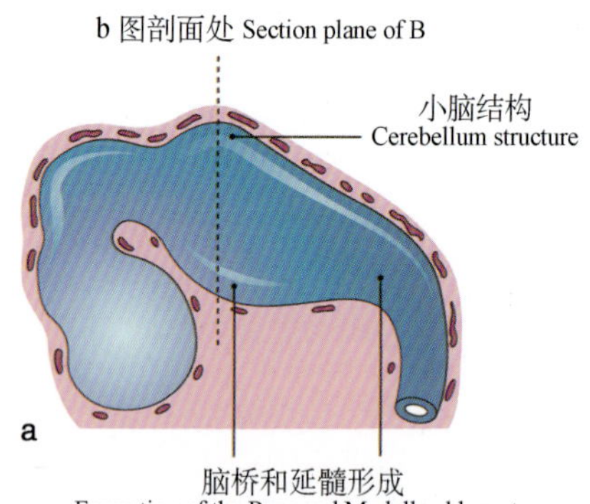

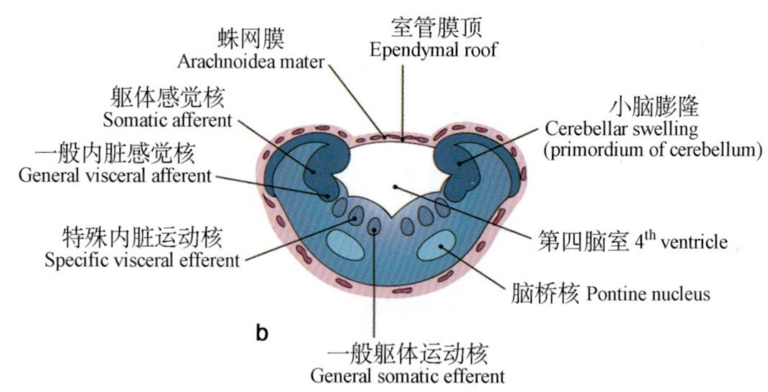

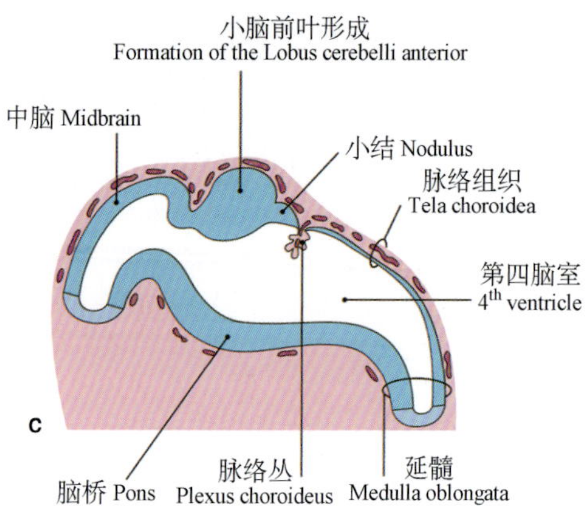

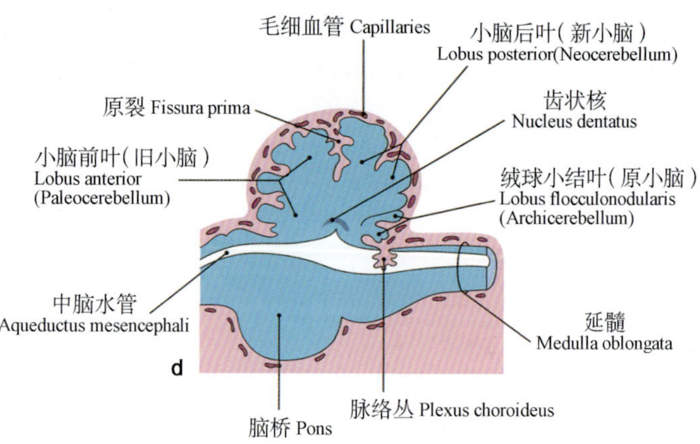

图 12.4a-d 脑的发育

a 外侧面示意图；b 横截面示意图；c、d 矢状切面示意图［E347-09］。

a 在**第 5 周**，形成原始的脑桥、延髓和小脑（来自末脑泡）。

b 后脑中央管扩大，背侧翼板打开，形成一薄层顶板覆盖于中央管之上（形成菱形窝）。

在这个过程中，翼板和基板分别位于界沟两旁。脑神经核彼此对称。因此，小脑原始结构进一步向背侧扩大，两侧在正中线处合并，进而包绕菱形窝（图中未显示）。在**第 6 周**(c)和**第 17 周**(d)，通过后脑的矢状切面上，清楚地显示了正在发育的脑桥和小脑。

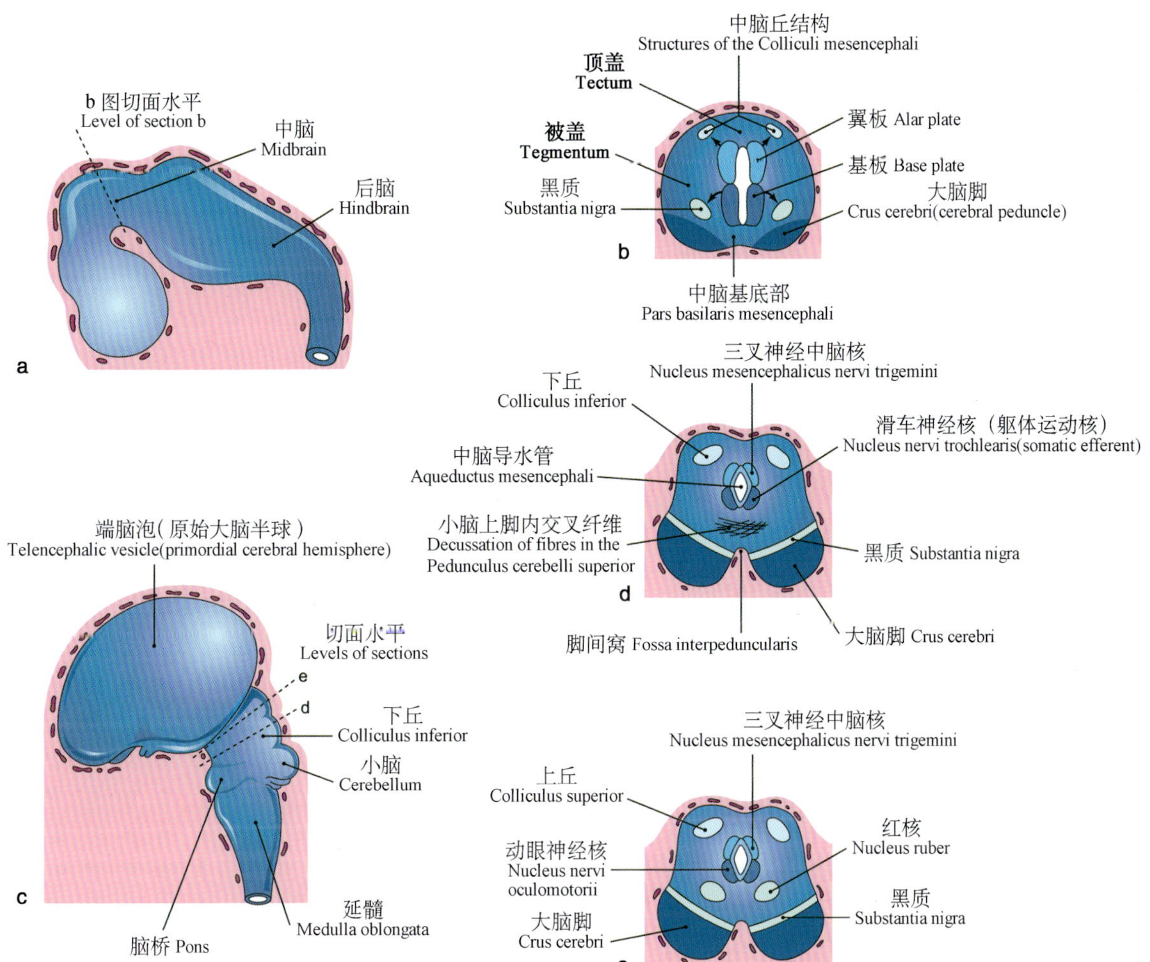

图 12.5a-e　**中脑的发育**[E347-09]

a 外侧面示意图。在**第 5 周**，原始中脑出现于中脑曲区域。相较于脑的其他部分，中脑泡变化很小。

b 横截面示意图。由于原始中脑外侧壁的迅速生长，其位于中央的管腔变窄，形成中脑导水管（SYLVII）。与脑脊液系统其他内腔结构相比，中脑导水管是一个相对纤细的结构，它连接第三脑室和第四脑室，其周围的组织形成顶板（**顶盖**）和腹侧较大的**被盖**，被盖及其前面的大部分结构包括大脑脚，组成**中脑基底部**。成神经细胞从源于神经管背外侧部的翼板迁移至中脑顶盖，形成成对的上丘和下丘。至于红核和黑质是否起源于翼板或顶板的成神经细胞（图中呈现的黑质源自基板），尚存在争议。

c **第 11 周**的中脑矢状切面和横截面（d 和 e）示意图。前基板的成神经细胞迁移至中脑被盖，形成运动核群（如动眼神经核）。在第 11 周，中脑的结构已经发育完全。

脑的发育

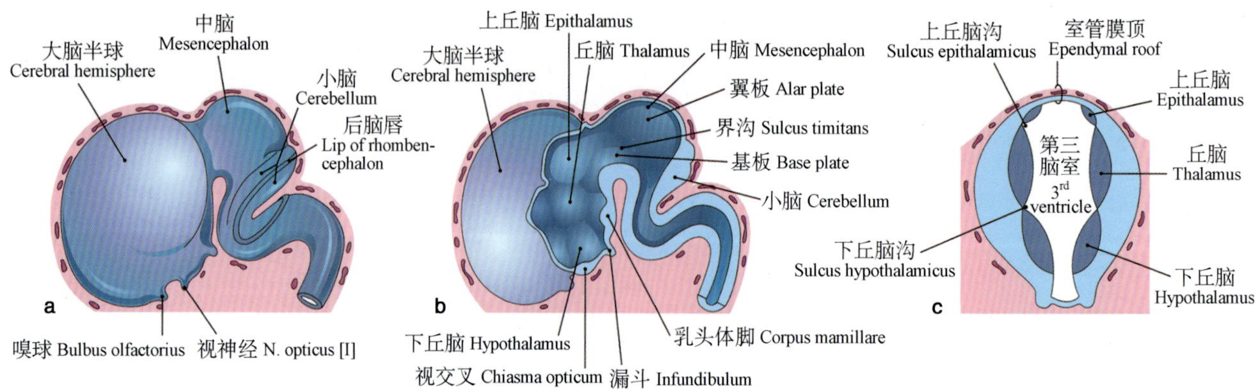

图 12.6a-c 第 7 周脑的发育[E347-09]

a 脑表面示意图。由于端脑的快速发育增长，间脑仅在外部几个特定位置可见。

b 前脑和中脑的正中切面示意图。间脑前脑泡进一步分化为间脑的各组成部分，包括下丘脑及垂体、丘脑、上丘脑和底丘脑。原始眼的发育也始于间脑。

c 间脑横截面示意图。位于中央的管腔扩大形成第三脑室。上丘脑、丘脑和下丘脑在神经管的外侧壁上分化。核区之间形成沟或压迹（上丘脑沟、下丘脑沟）。

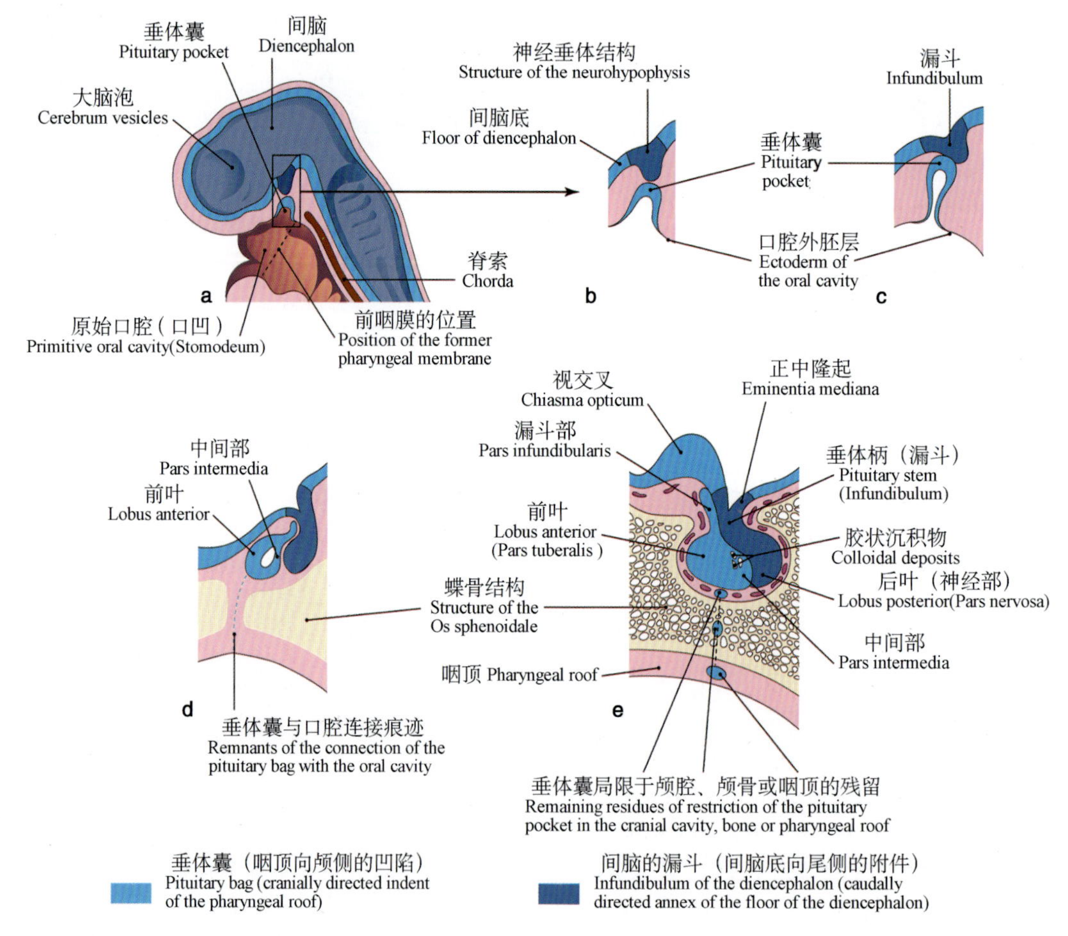

图 12.7a-e 垂体的发育[E347-09]

a 口凹顶（Rathke 陷凹）和间脑底的正中切面示意图概观。

b-d 口凹顶的上皮折叠（Rathke 陷凹，最终形成腺垂体），并与漏斗融合（最终形成神经垂体）。垂体源自两种组织：①在发育第 36 天左右，外胚层口凹顶的上皮形成一个折叠或复层（所谓的 Rathke 陷凹），之后发育为腺垂体（垂体前叶）。②口凹顶的上皮折叠向漏斗部生长，漏斗部为原始神经垂体（垂体后叶），在短时间内此二结构合并形成垂体。

e 垂体在蝶鞍中的位置。

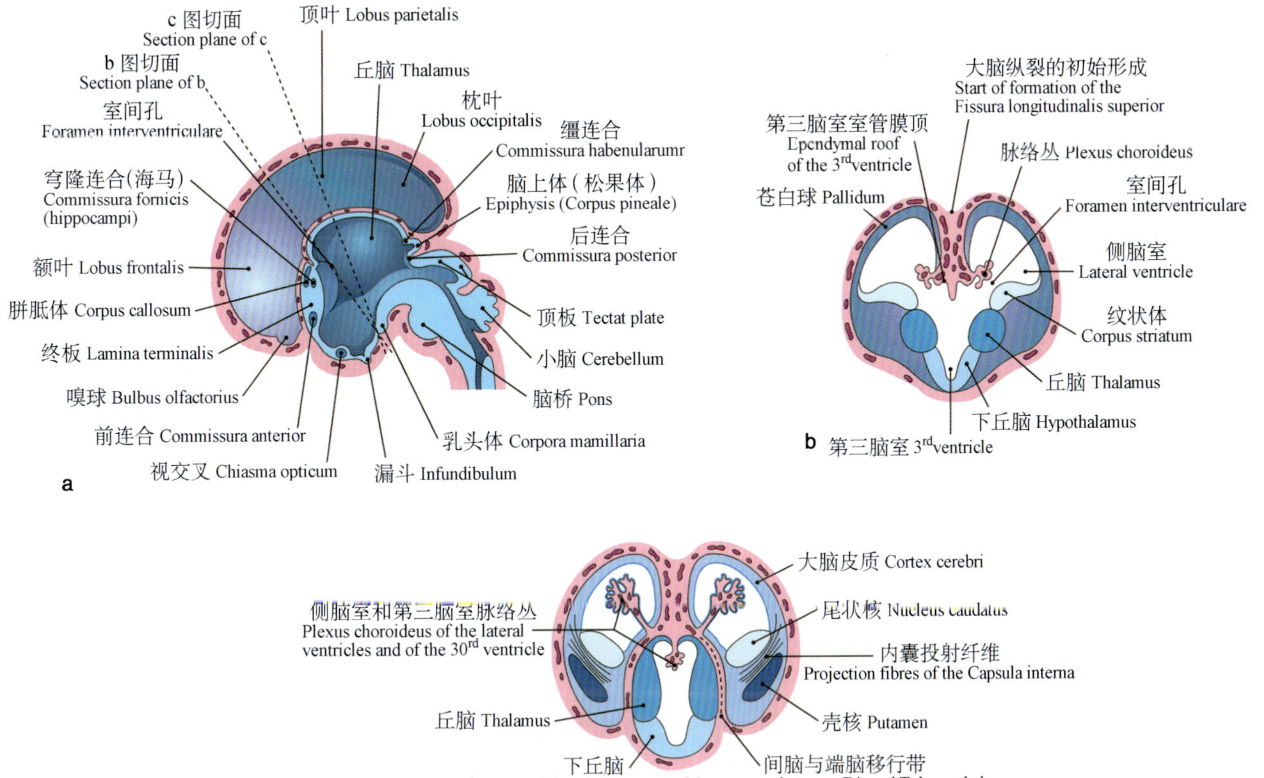

图 12.8a-c 前脑(中脑)的发育[E347-09]

a 第 10 周的中脑近中面外侧面观示意图。端脑脑泡发育为 1 个正中部和两个外侧附属部,后者最终分化为完善的大脑半球。

b 中脑经室间孔平面的横切面显示纹状体和侧脑室的脉络丛。由于盖板的生长速度相当缓慢,快速生长的大脑半球拱起越过盖板。因此,在大脑半球之间形成大脑纵裂。而盖板则移至后来的胼胝体区域。基板和翼板演变为灰质,形成大脑皮质。基板增厚,在侧脑室底部形成基底神经节。充满脑脊液的内腔(蛛网膜下隙)由神经管的管腔演化而来。侧脑室及其相交通的管腔是由于不同部位因生长速度不同而形成。在端脑内,两侧呈新月形或 C 形方向生长的大脑半球产生了第一和第二侧脑室的典型结构。两个侧脑室和第三脑室的脉络膜丛由盖板演化而来。

c 第 11 周的类似切面。向内生长的内囊将纹状体分为壳核和尾状核。所有到端脑的传入神经纤维(束)和从端脑发出的传出神经纤维(束)均经过间脑。其中大部分神经纤维束形成内囊。位于底丘脑区域的神经核被这些神经纤维(束)推开,其中外侧部的神经核团称为苍白球,位于端脑,但起源于间脑基板。

脑的发育

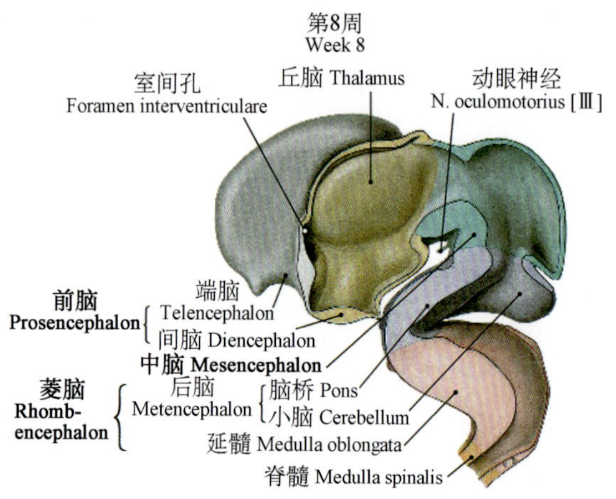

图 12.9 **脑的发育(正中切面)**

在**第 8 周**,脑的各部分结构已清晰可辨。端脑和间脑源自前脑。在间脑已能识别丘脑,在中脑可见其发出的动眼神经。菱脑演化为后脑和延髓,脑桥和小脑从后脑演化而来,脊髓续接延髓。

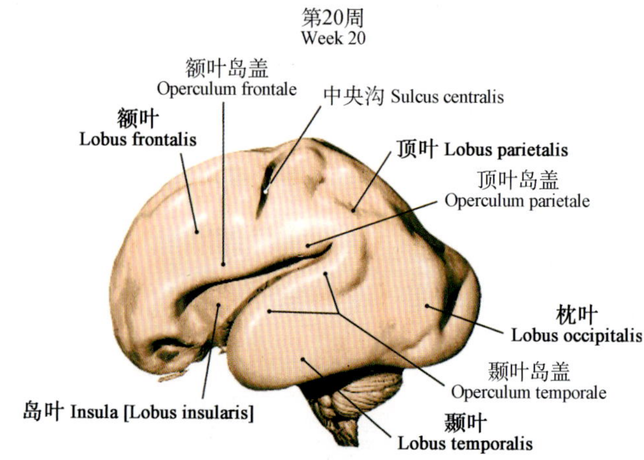

图 12.10 **脑的发育(左侧面观)**

在胎儿发育的第 20 周(冠-臀长 20cm),端脑已经发育得相当完善,大脑半球中的额叶、顶叶、枕叶和颞叶已经形成。此时岛叶还没有完全被额叶、顶叶和颞叶覆盖。部分脑桥、延髓和小脑可见。

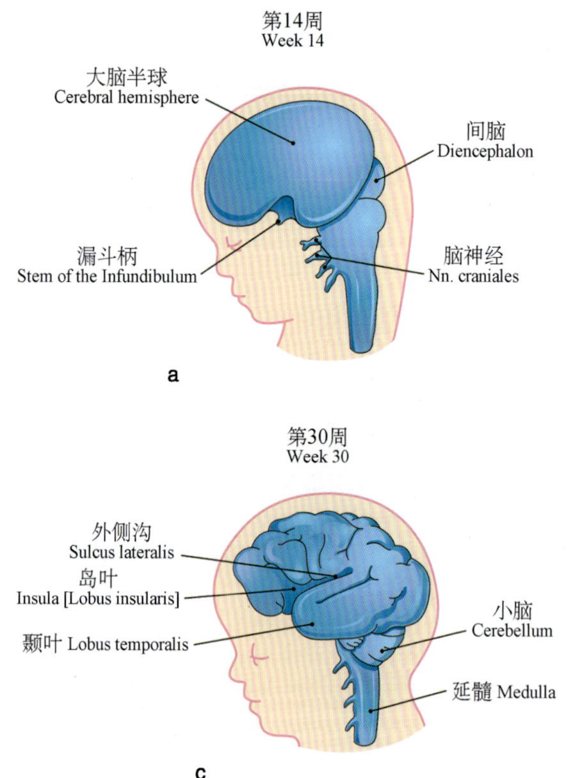

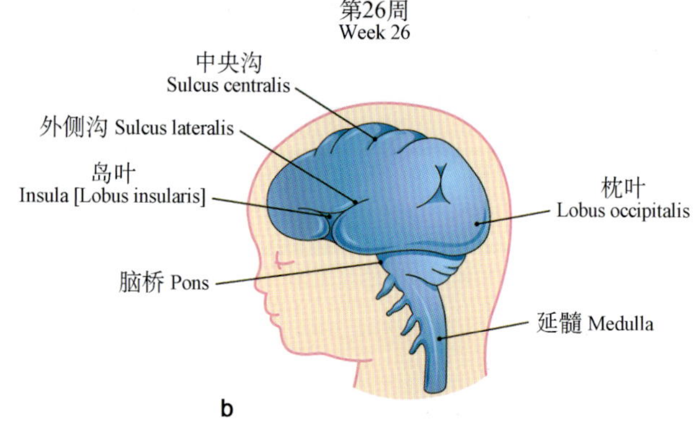

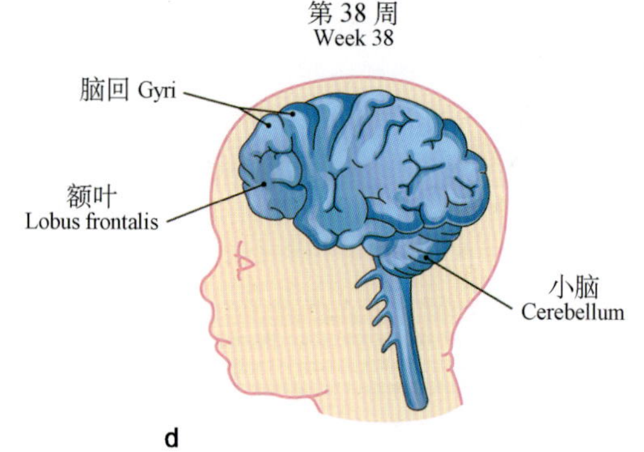

图 12.11a-d **左侧大脑半球、间脑和脑干的发育示意图(外侧面观)**[E347-09]

在第 14 周,端脑表面完全光滑。之后脑回和沟(脑沟)逐渐发育(**回化**,脑表面扩大),伴随着脑岛的形成,其上有额叶、顶叶和颞叶覆盖。

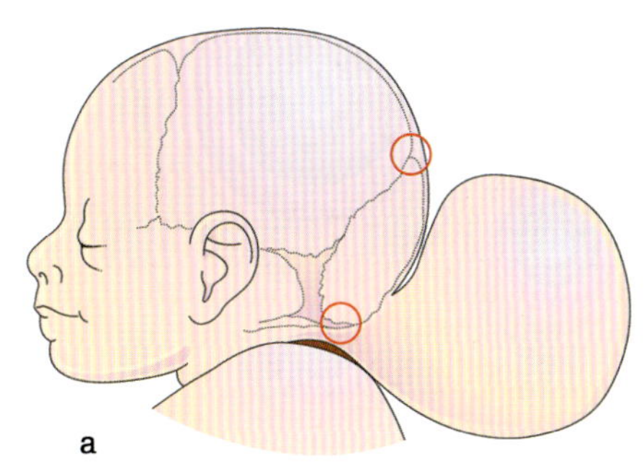

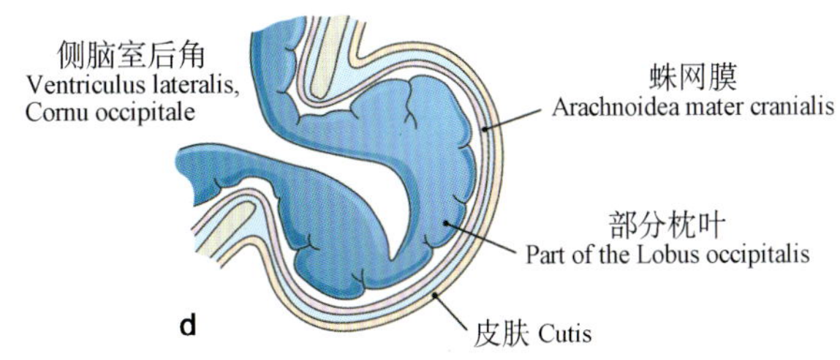

图 12.12a-d **颅裂形成和各种类型的脑/脑膜疝示意图**［E347-09］

a 新生儿头部枕区的巨大脑疝。上方的红色圆圈标示后囟区域缺如，下方的红色圆圈标示枕骨大孔区域缺如。

b **脑（脊）膜膨出**：疝囊由皮肤和脑膜形成，其中充满脑脊液。

c **脑膜脑膨出**：疝囊包含部分小脑，被覆脑膜和皮肤。

d **积水性脑膨出**：疝囊的内容物由部分枕叶和部分侧脑室后角形成。

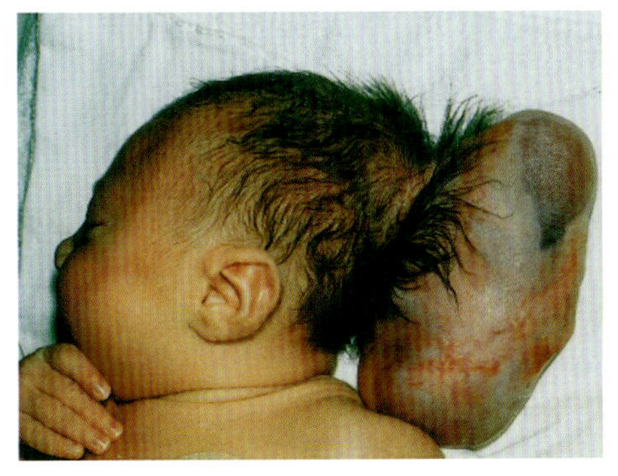

图 12.13 **积水性脑膨出**［E347-09］

临床要点

脑膨出（脑疝、大脑疝、脑外脱出、颅裂）是指因发育畸形而存在缺陷的颅正中间隙（位于鼻根、额部、颅底或枕部）中有部分脑膜（**脑膜膨出**）或部分脑（**脑膜脑膨出**）膨出。此类膨出不涉及脑脊液腔隙（**脑膨出**）或部分脑室（**积水性脑膨出、脑膜积水性脑膨出**）。

脊髓的发育

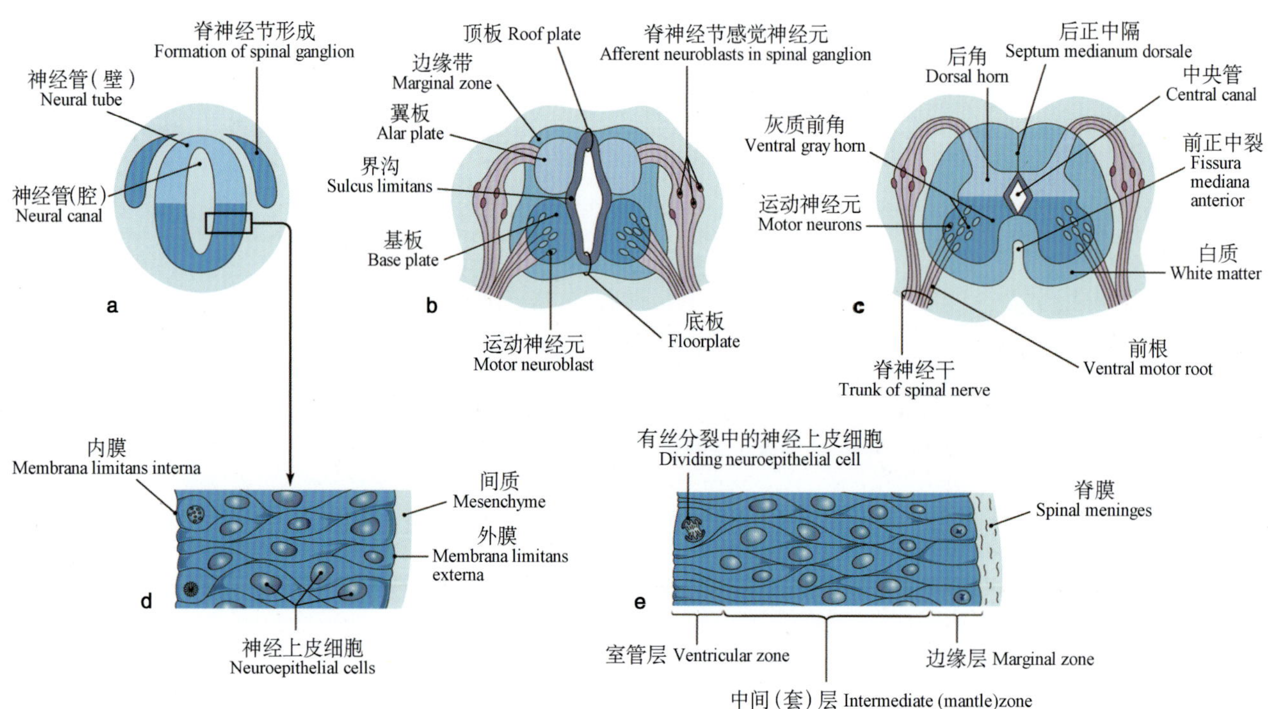

图 12.14a-e 神经管尾端脊髓的发育示意图[E347-09]

a **第 23 天**，在神经管的尾端，翼板和基板的外侧部开始变厚。

b **第 6 周**，传出纤维从基板(之后发育为前角运动神经元)发出，形成前根；传入纤维沿翼板(之后发育为后角感觉神经元)方向传入，形成后根。

c **第 9 周**，由于其他结构的快速生长，基板和顶板生长迟缓而移入深部，由此前正中裂和后正中沟形成。神经管的管腔几乎不再扩大，成为中央管(Canalis centralis)。

d 神经管管壁增厚，并且如 e 图所示 分化为 3 层：①室管层；②套层；③边缘层。

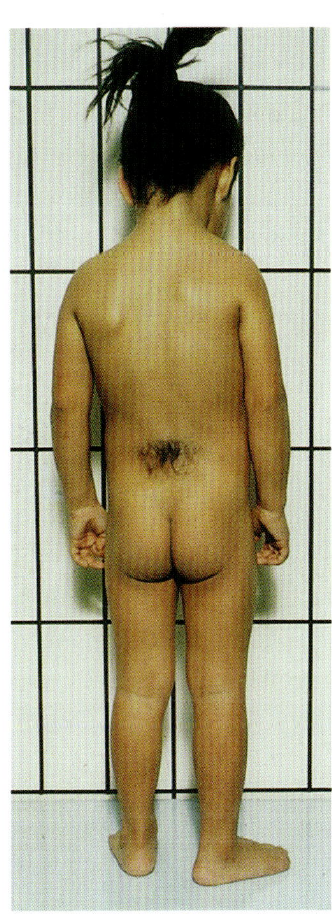

图 12.15　隐性脊柱裂[E347-09]
腰骶部的皮肤多毛是隐性脊柱裂的一个外在标志。

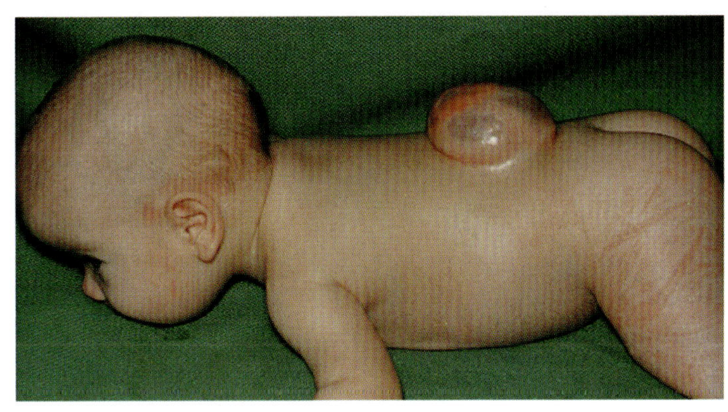

图 12.16　囊性脊柱裂[E347-09]
患儿腰部有囊性脊柱裂(脊膜脊髓膨出)。

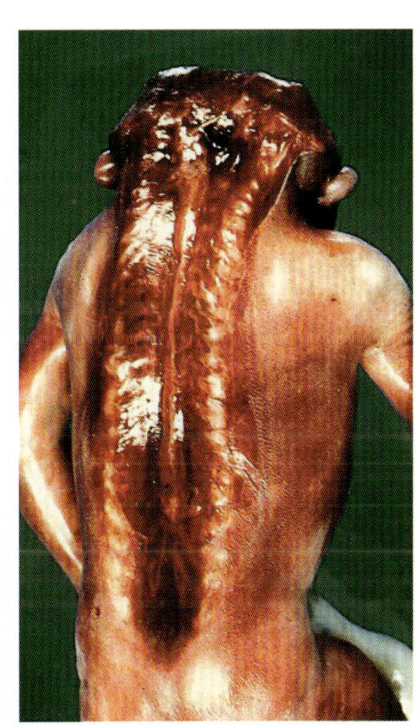

图 12.17　无脑脊柱裂[E347-09]
明显脊柱裂的新生儿。

临床要点

脊柱裂是脊柱和脊髓的先天性裂口,由致畸物质(如乙醇、药物)或脊索形成缺失而引起。

隐性脊柱裂(图 12.15)仅椎弓受到影响,椎骨的裂开通常是由于 1～2 个椎骨融合不全而造成。覆盖于缺损区域的皮肤通常多毛且色素沉着。隐性脊柱裂常无临床症状。

在**囊性脊柱裂**(图 12.16),几个相邻椎骨的闭合或融合不全,脊膜呈囊肿样突入缺损处(脊膜膨出)。如果该囊肿还包含部分脊髓和神经,则可确定为脊髓脊膜膨出(通常与缺损程度有关)。

开放性脊柱裂(脊柱裂、脊髓裂、脊髓膨出;图 12.17)是椎弓融合或闭合障碍的最严重形式,合并发生神经褶的不连缺陷。在这种情况下,未分化的神经板开放于背部,无皮肤覆盖。有此缺陷的新生儿通常在出生后不久死亡。如果缺损延伸到神经沟的头端,原始大脑也不会发育(无脑)。

神经系统组成

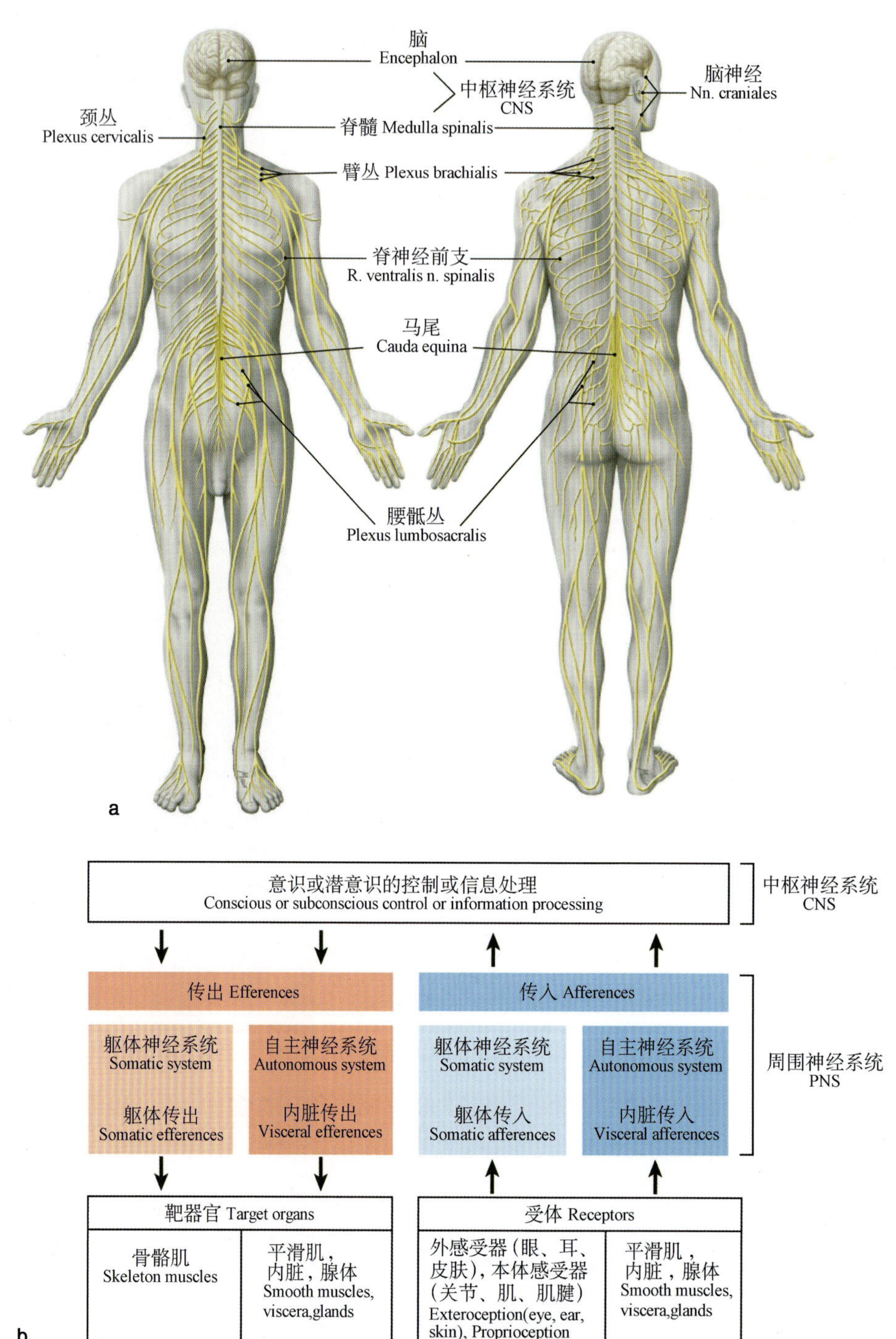

图 12.18a-b 神经系统的组成

a 形态结构，前面观和后面观［L127］；b 功能结构［L126］。

按照部位，神经系统分为中枢神经系统（CNS）和周围神经系统（PNS）。**中枢神经系统**由脑和脊髓组成，完成经验存储（记忆）、想法（思维）和情绪的产生等复杂功能，并使整个机体迅速适应外部环境和身体内环境的变化。中枢神经系统在颅腔和椎管内受到很好的保护。**周围神经系统**主要由脊神经（与脊髓相连）和脑神经（与大脑相连）组成，连系着靶器官和中枢神经系统，控制肌和内脏的活动，并联系着人体内、外环境。脊神经通过脊柱的椎间孔离开椎管。

按照功能，神经系统分为**自主神经系统**（自主/内脏神经，控制内脏活动，大部分是不随意的）和**躯体神经系统**（动物的，支配骨骼肌，感觉传入的主动感知，与环境相联系）。两个系统紧密相连，相互作用。各部分的功能结构与形态结构不完全相同。

除了神经系统之外，内分泌系统也参与整个机体的调节。

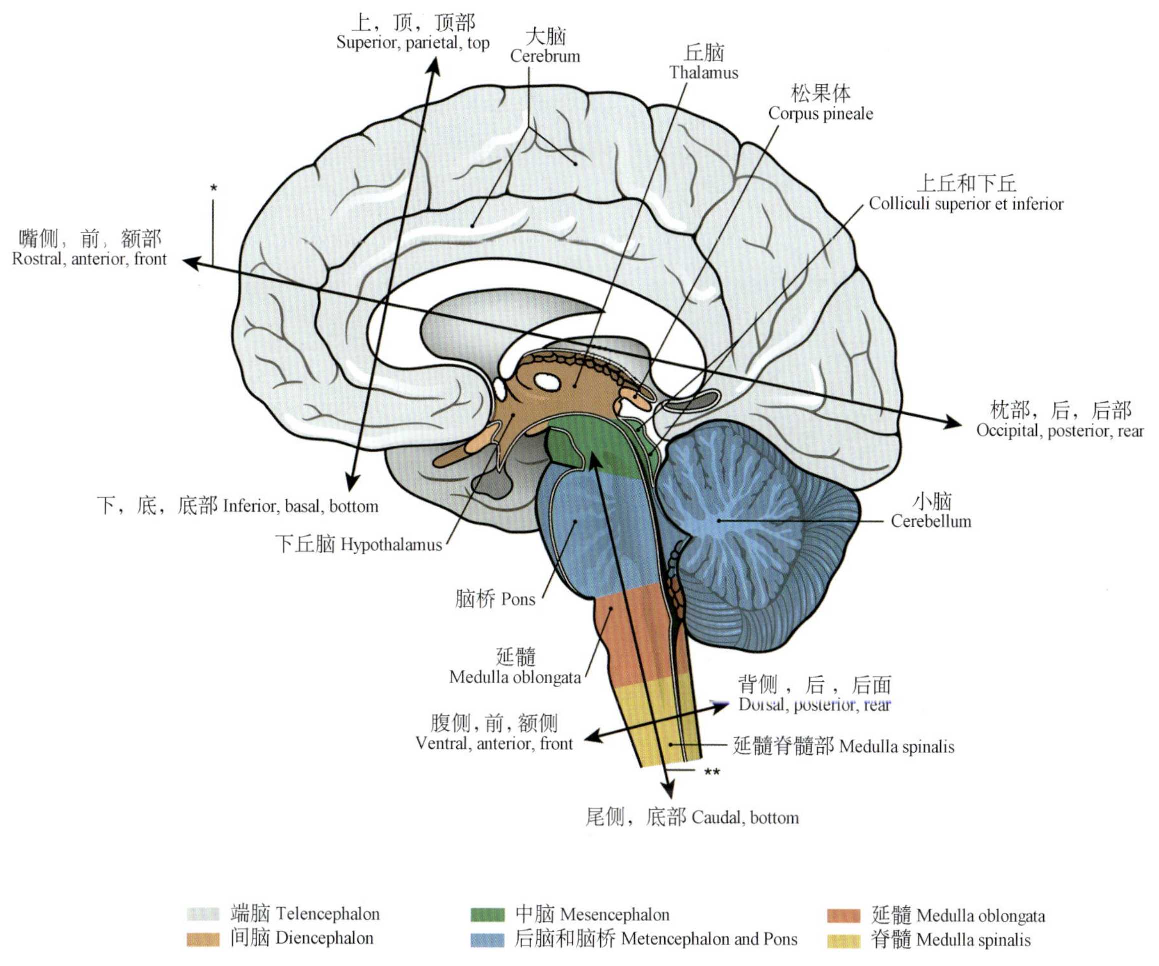

图 12.19 中枢神经系统的方位术语(正中切面)[L126]

在脑的发育过程中，神经管发生弯曲，前脑(前脑=间脑和端脑)的长轴向前倾斜。因此，脑有其独特的命名方法，如图中所示。例如，虽然后脑由之前的背侧移至颅顶侧，其仍被描述为背侧。端脑和间脑之间的轴称为Forel **轴**(*)，穿过脑干中心的轴称为Meynert **轴**(**)。

临床要点

临床神经病学检查包括体格检查和病史询问，以获得特别是有关既往神经系统疾病、颅脑损伤、先天性或家族性神经系统疾病、危险因素和自主功能的信息。以症状为中心的病史和特定的诊断技术可以帮助评估脑神经及其相应的功能系统。此外，医师还应尝试对患者的意识、时空定位、记忆功能、注意力和基本情绪进行初步评估。临床上将意识障碍分为**嗜睡**(异常睡眠状态，但容易醒来；语言交流反应迟缓，对疼痛刺激有即时反应)、**酣睡**(异常深度睡眠状态，难以醒来；对疼痛刺激反应迟缓，但有针对性的防御反应)和**昏迷**(外部刺激不能唤醒)。对于意识障碍状态的定量评估，如在随访过程中，可以通过Glasgow **昏迷评分标准**对意识障碍状态进行评定。意识障碍的严重程度可通过测试患者的自发活动，以及患者对话语指令和疼痛刺激的反应来定量评估，并以分数对这些反应进行评分。定向障碍、精神错乱和知觉障碍(如在乙醇或药物谵妄的情况下)可导致意识的实质性障碍。

端脑分叶

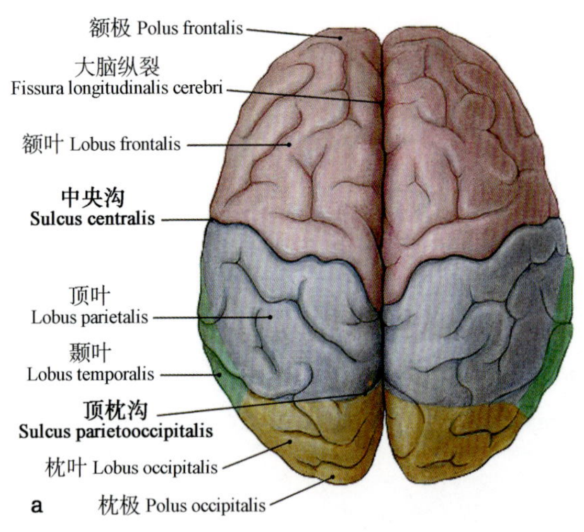

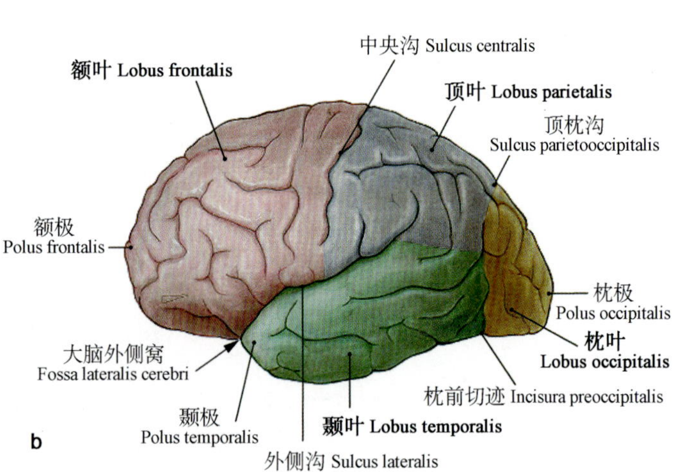

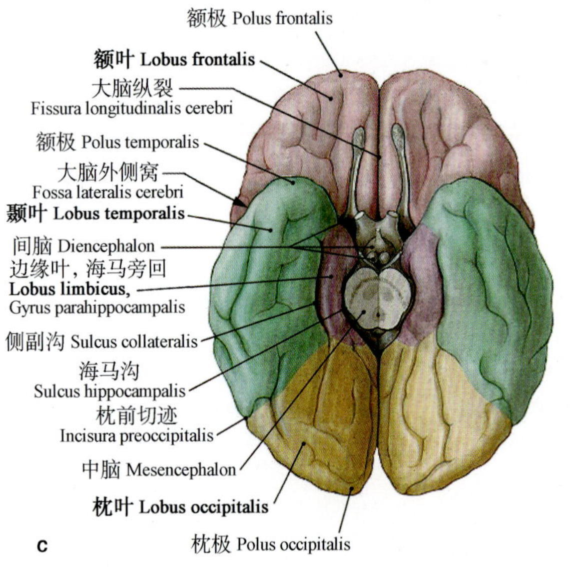

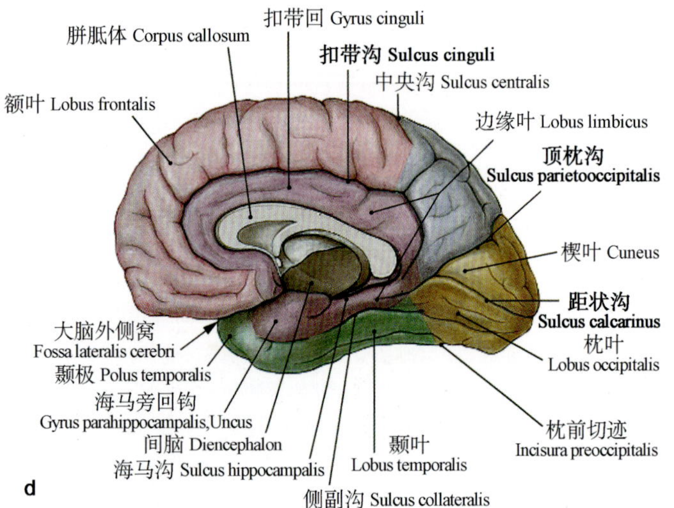

图 12.20a-d 大脑的分叶

上面观(a)、左外侧面观(b)、下面观(c)、右侧大脑半球矢状切面内侧面观(d)。

在胚胎第 8 个月末，端脑的原始沟发育，这些沟在人类永久存在。每个大脑半球(从表面)可分为**4 个叶**。

- 额叶(Lobus frontalis)。
- 顶叶(Lobus parietalis)。
- 颞叶(Lobus temporalis)。
- 枕叶(Lobus occipitalis)。

除了上述 4 个大脑叶，还可区分出**边缘叶**(主要由扣带回、海马旁回和海马旁回钩组成)和**岛叶**(脑岛，因其被额叶、顶叶和颞叶所覆盖而不可见)(→图 12.21)。端脑的第二级和第三级脑沟具有个体差异性。因此，单个脑叶之间的边界多数是可变的(如枕前切迹)。

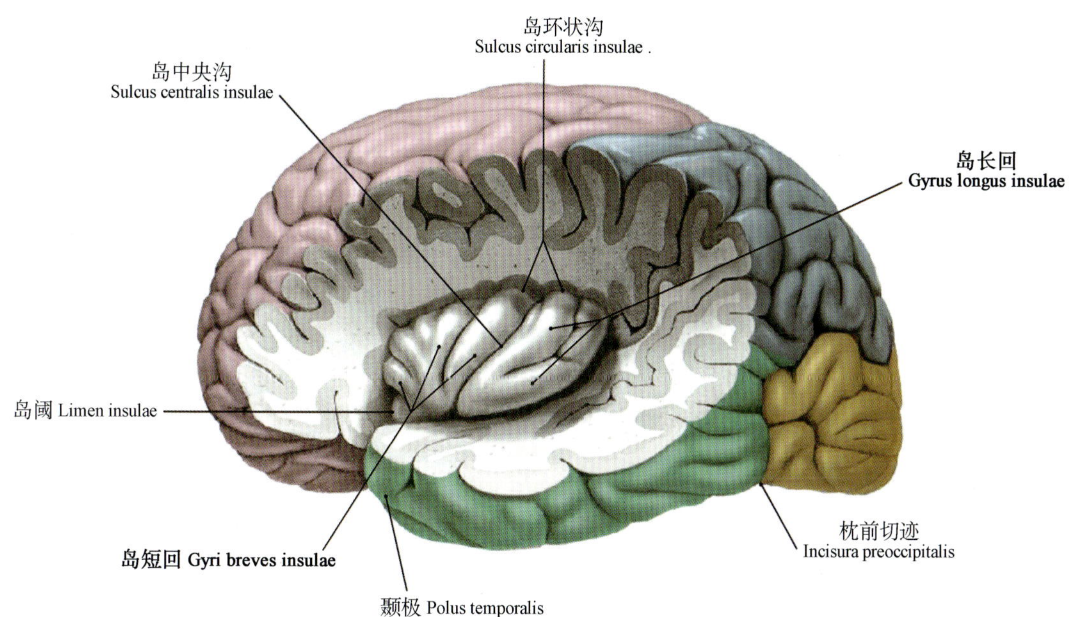

图 12.21 大脑回和大脑沟

左侧面观；切除部分覆盖岛叶的额叶、顶叶和颞叶。

环绕外侧沟的额叶、顶叶和颞叶的皮质区称为岛盖，移除后露出岛叶（图 12.20）。嗅觉、味觉和内脏的信息处理发生在岛叶，通常认为此叶为一独立脑叶。

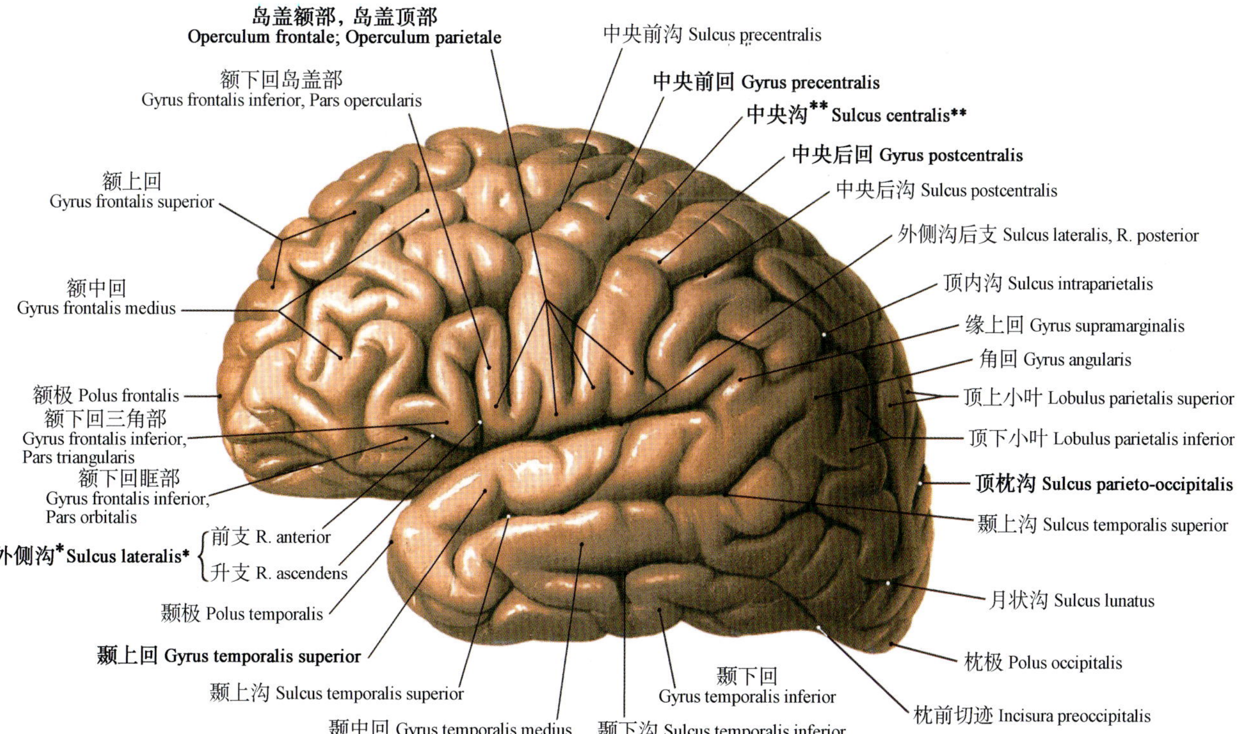

图 12.22 大脑回和大脑沟（左侧面观）

尽管在每个人的大脑上都可识别图中所示的大脑回和大脑沟（如中央沟、外侧沟或颞上回），但即使是同一大脑的两个半球也可呈现出不同形态的沟回。大脑表面形态的个体独特性可与指纹相媲美。

* Sylvian 裂或沟 ** Rolando 裂或沟

端脑皮质

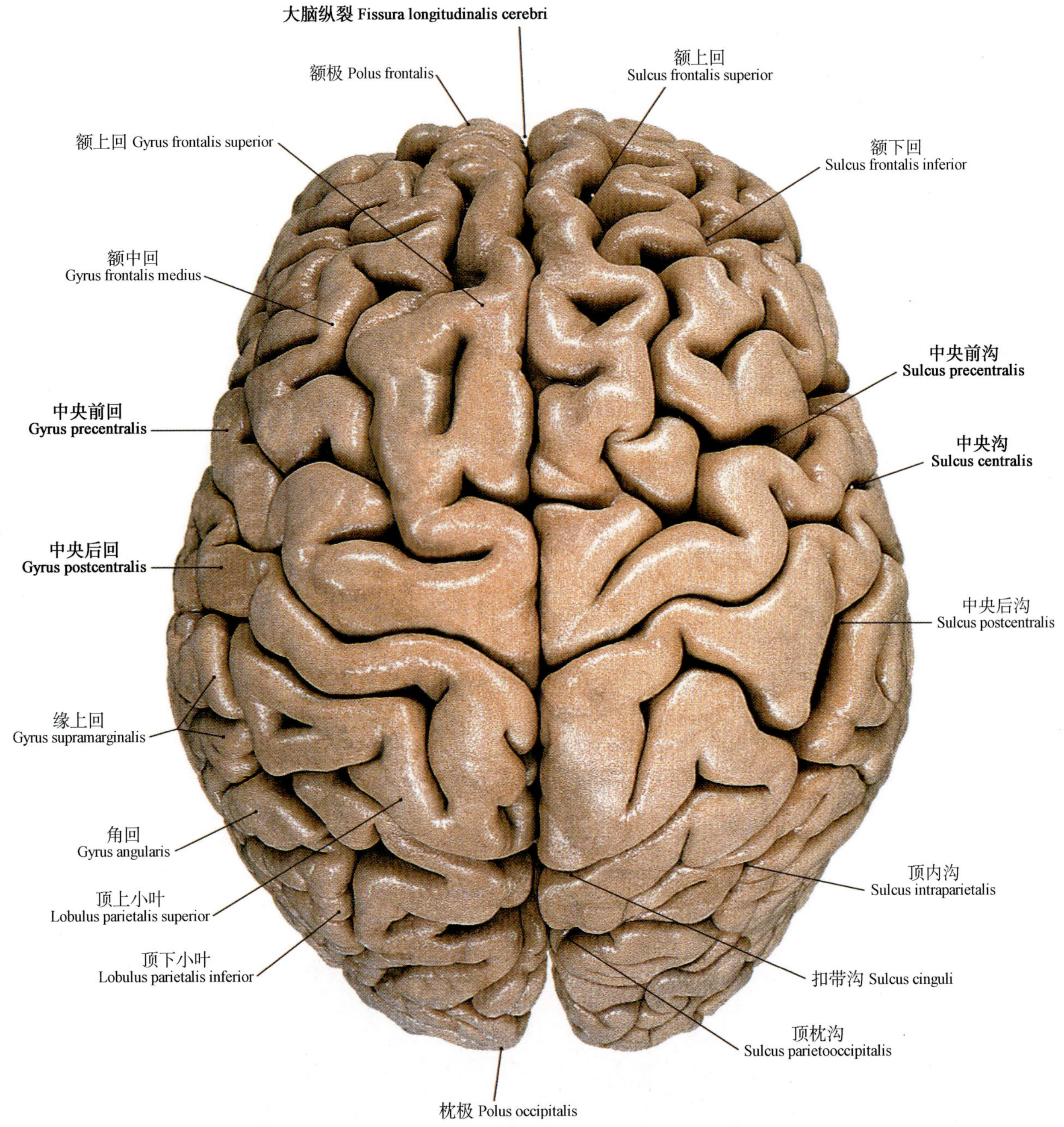

图 12.23 大脑(上面观,软脑膜已移除)

大脑是脑的主要组成部分,**大脑纵裂**将其分为**两个大脑半球**。在发育早期,大脑表面光滑,其后因大脑的快速生长发育而形成了形态各异的**沟**和**回**。由于这种沟回的折叠,大脑的表面积显著增加。在大脑表面,有2/3的皮质不可见。

临床要点

脑萎缩随着年龄的增长而发生,此过程与大脑沟的扩大和大脑回变窄有关。然而,由于年龄增长而导致的记忆力下降与脑萎缩没有直接关系,记忆力下降主要是深度睡眠时间减少而引起。随着年龄的增长,深度睡眠的比例将显著下降。26岁时,深度睡眠占总睡眠时间的19%;36—50岁时,此百分比下降至3%。研究表明,深度睡眠时间大幅缩短与记忆力显著下降有关。

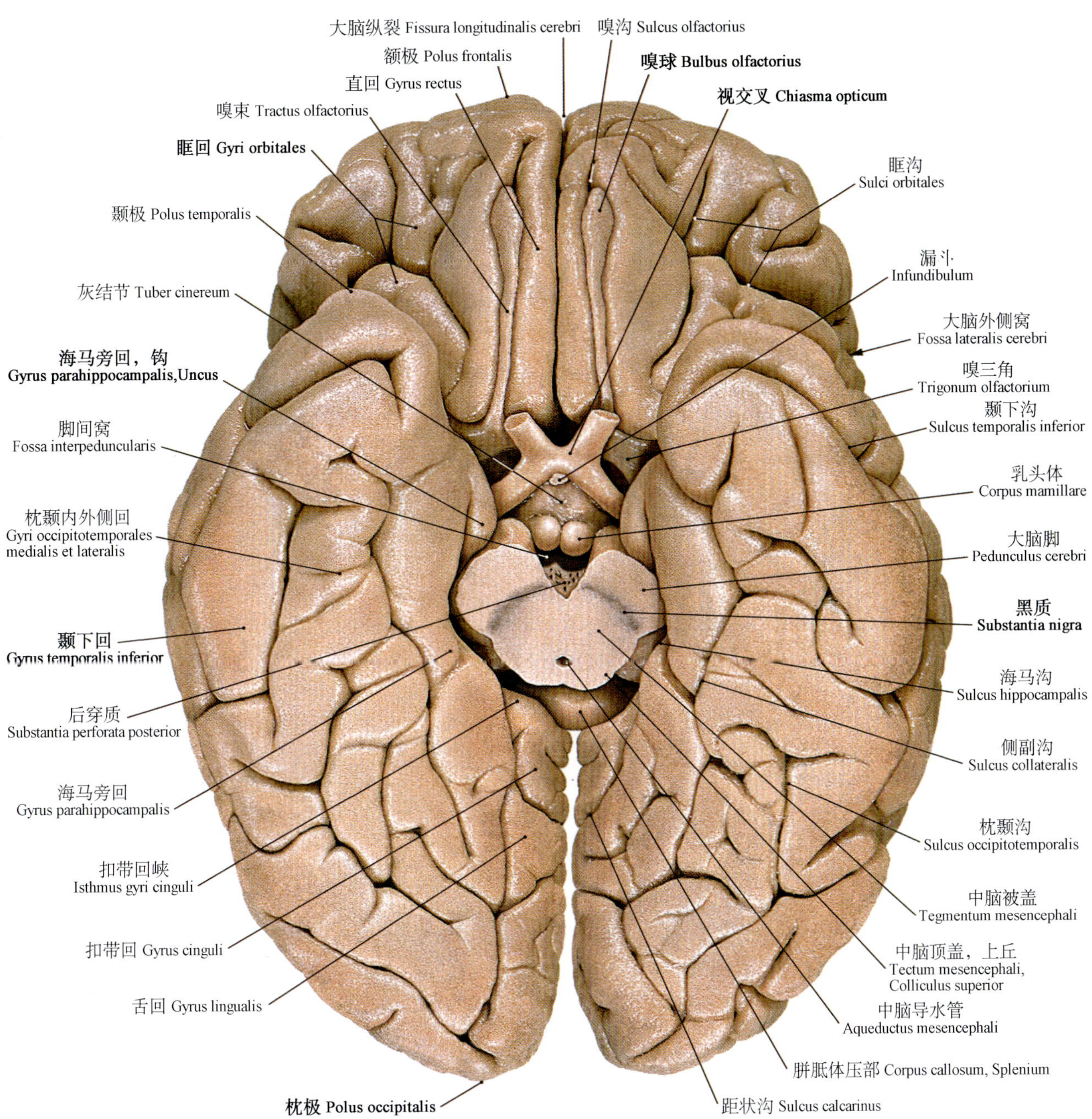

图 12.24　大脑回、大脑沟(下面观，中脑已切除)
端脑占颅底的最大部分。在眶回上可见嗅球和嗅束；除了视交叉，还可见颞叶的海马旁回及钩、颞部的脑回和枕极；中脑内微黑色的黑质也清晰可见。

端脑皮质

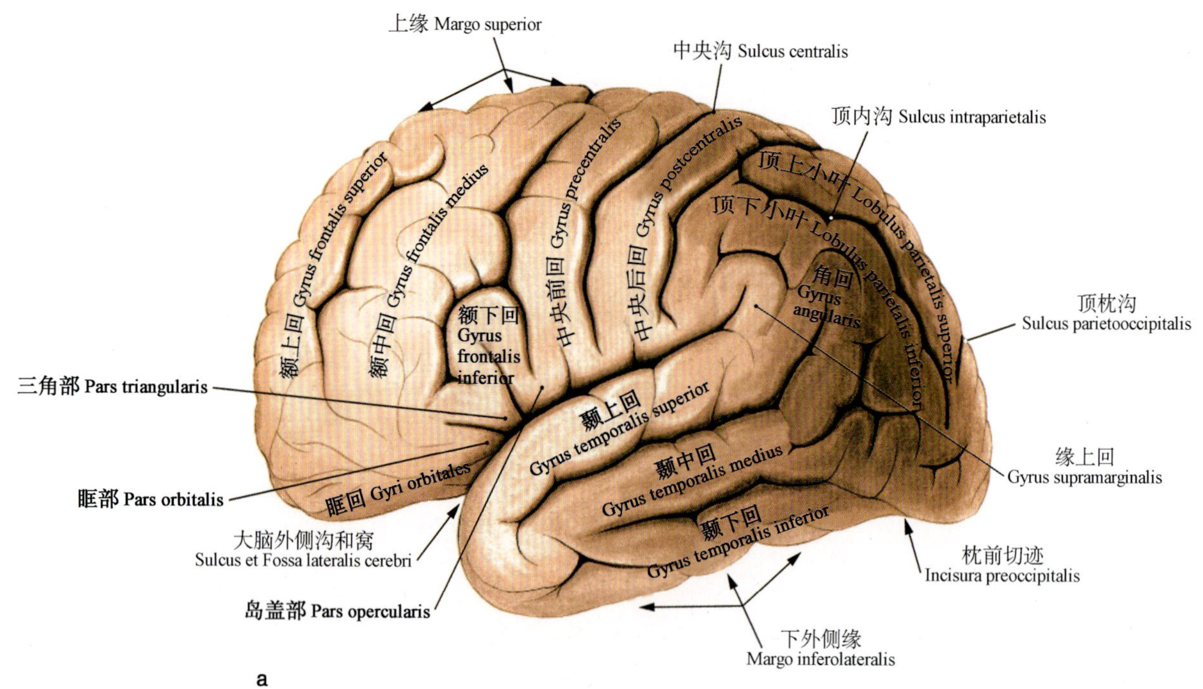

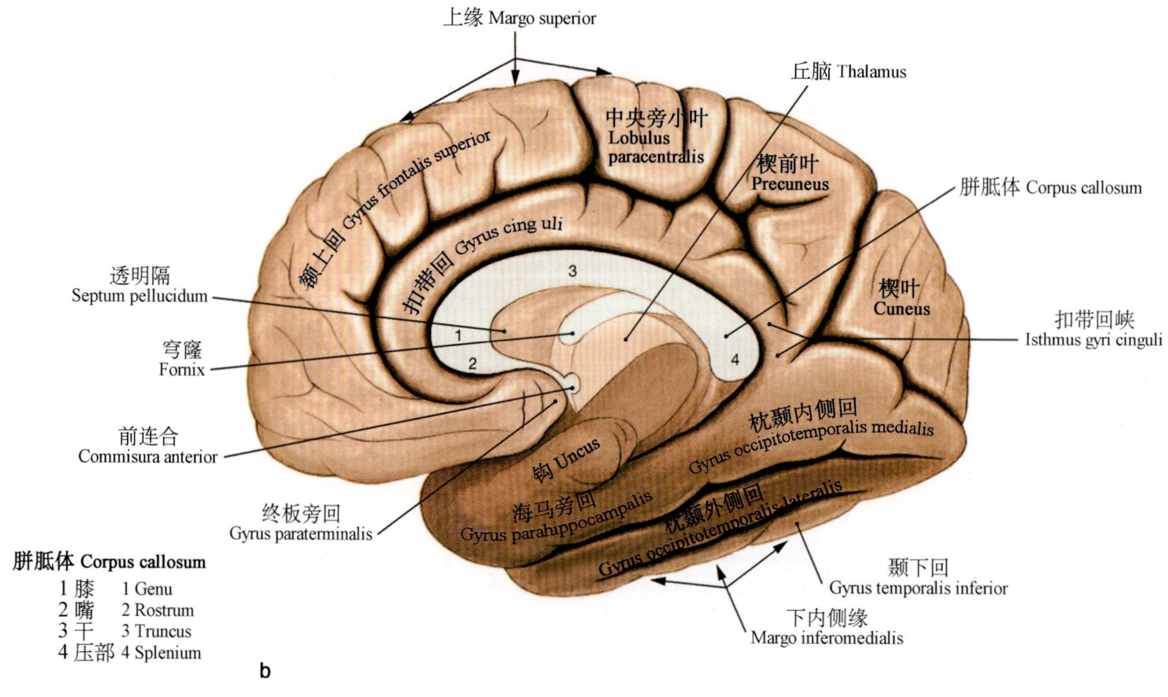

图 12.25a、b 大脑回
a 左侧面观，额下回分为眶部、三角部和岛盖部。
b 内侧面观。胼胝体由嘴、膝、干和压部组成。此外，穹、前连合、丘脑和透明隔均可见。

（夏克言　译）

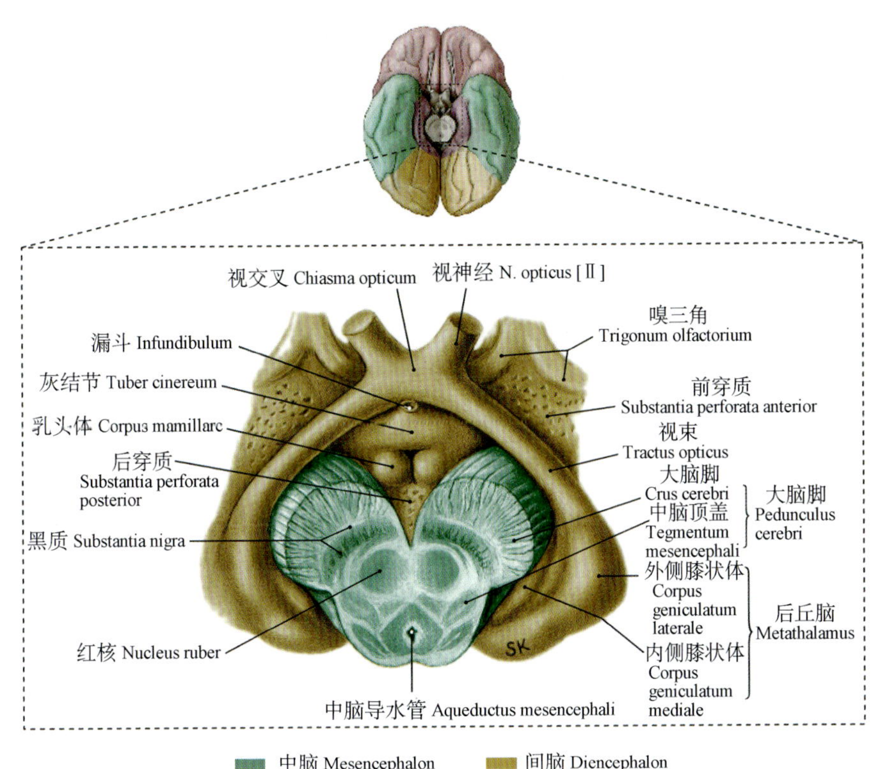

图 12.26 间脑(下面观)

在中脑平面(如图 12.27 虚线所示)切除脑干[L238]。

间脑既可以控制脑干与大脑之间的联系，又可以调节神经系统和内分泌系统。由于胚胎发育过程中大脑半球高度发展，大部分间脑被端脑掩盖，从外面几乎不可见，仅在下面观时可看到间脑的一小部分，如视神经、视交叉、视束、外侧膝状体、内侧膝状体、前穿质、漏斗、灰结节和乳头体。

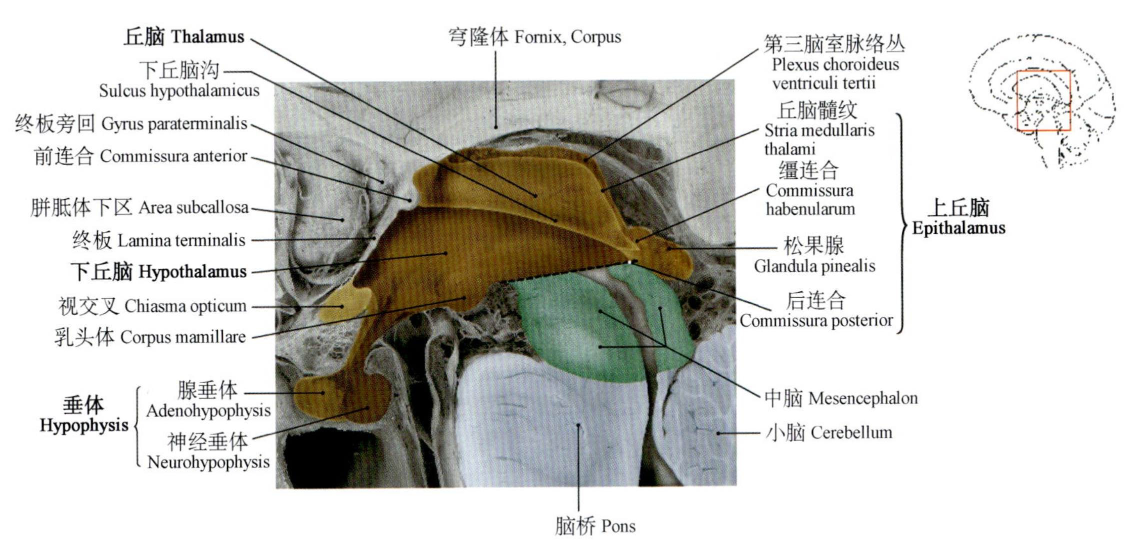

图 12.27 第三脑室及间脑的组成(正中切面)

间脑可分为几个不同的部分。

- 上丘脑。
- 丘脑。
- 下丘脑。
- 底丘脑。

在正中切面看不到底丘脑，因为底丘脑是由一些神经元胞体聚集形成，随着第三脑室的发育而逐渐移向外侧(→图 12.8)。

中脑和脑干

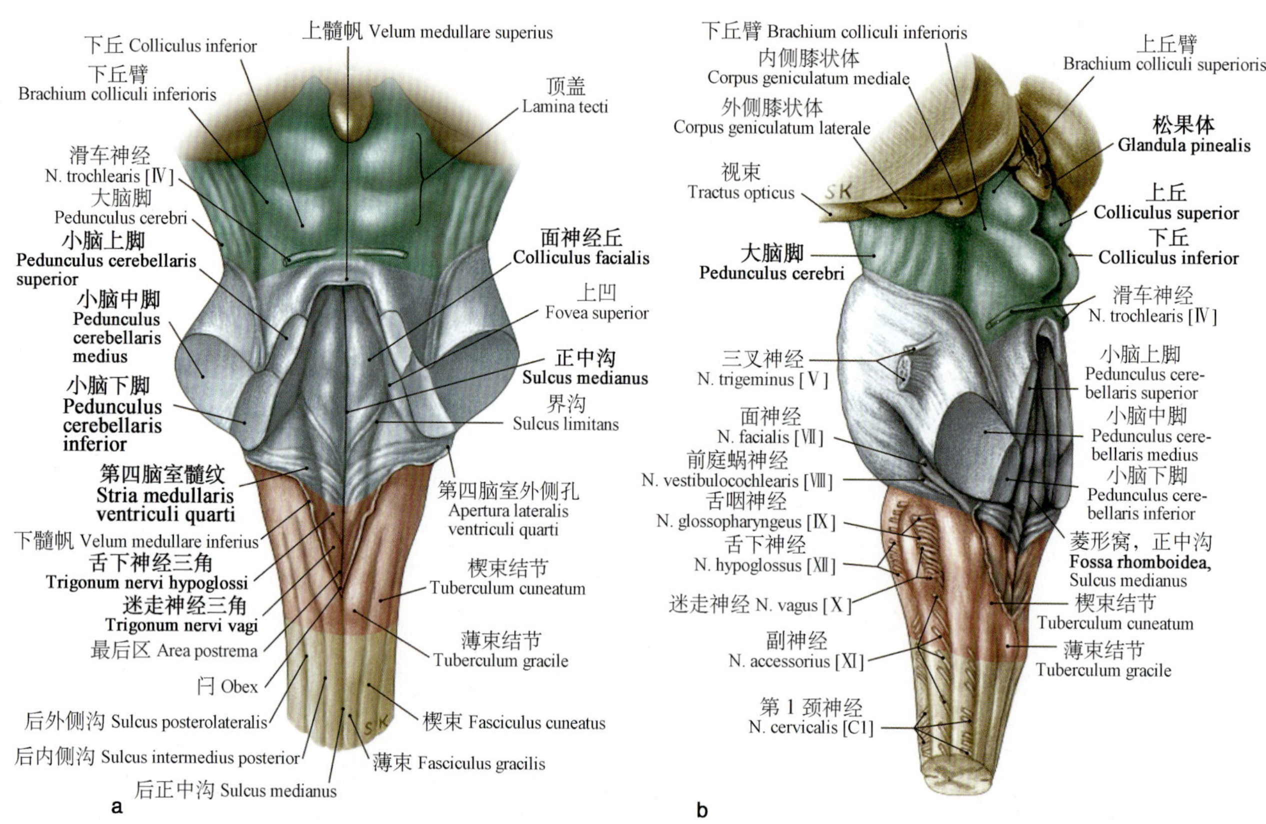

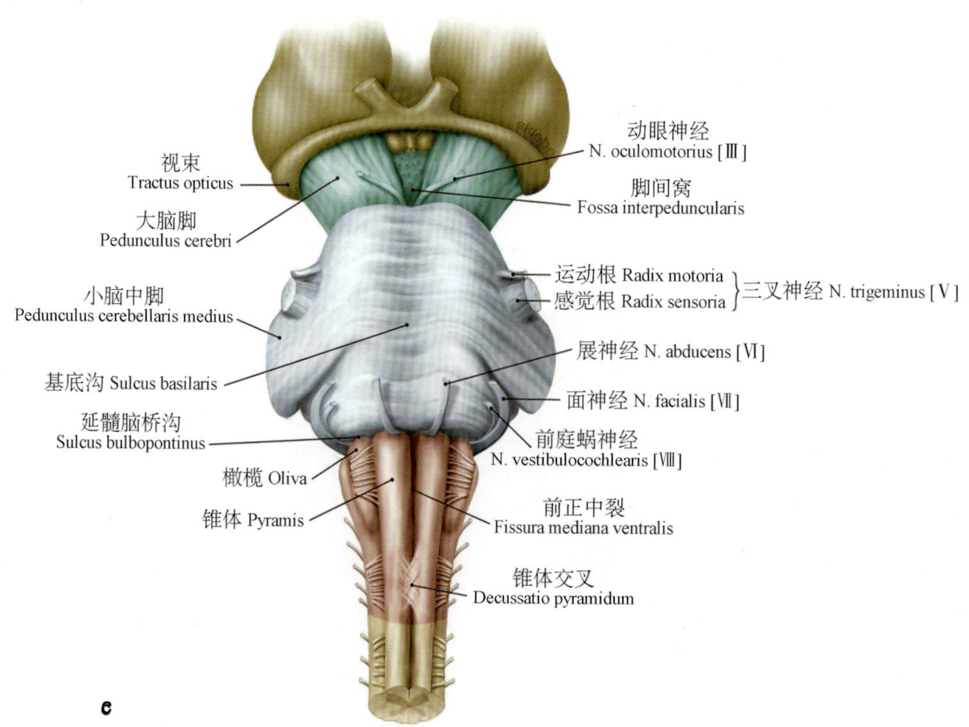

图 12.28a-c 脑干[背侧面观(a),侧面观(b)和腹侧面观(c)][L238]

脑干由**中脑**(绿色)、**脑桥**(蓝色)和**延髓**(红色)组成。**中脑**从间脑延伸至脑桥上缘。

图中**小脑**已从小脑脚(Pedunculi cerebellares)处切除。在脑干上还可以看到第Ⅲ-Ⅻ对脑神经的连脑部位,这些脑神经的核团位于脑干内。

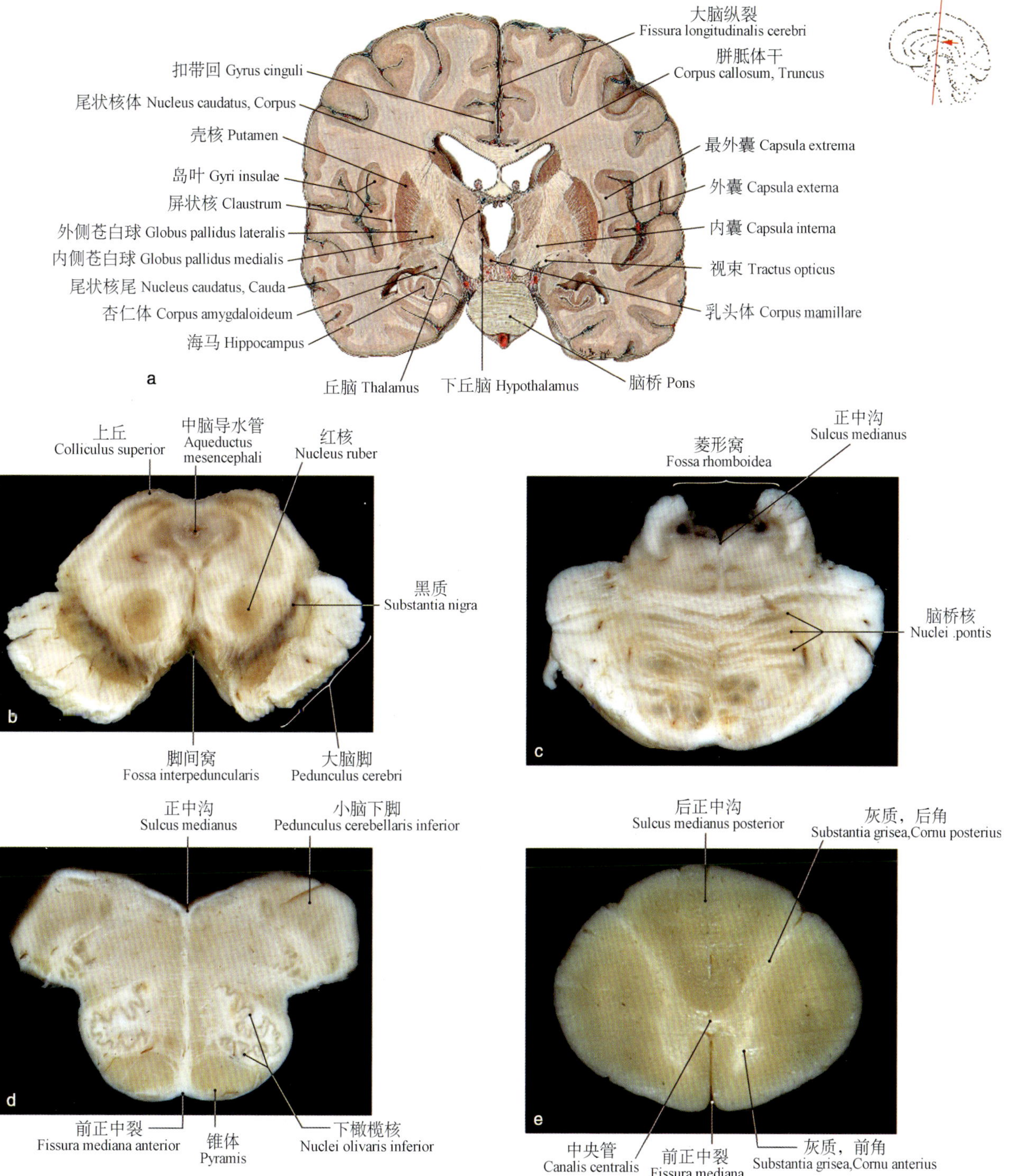

图 12.29a-e 中枢神经系统中灰质和白质的分布

端脑(经乳头体水平的冠状切面，a)；中脑(b)；脑桥(c)；延髓(→图 12.28d)和脊髓(e)。b-e［R247］。

端脑的沟回有一层约 0.5cm 厚的灰质（Substantia grisea)，称为大脑皮质。同型皮质的神经元和神经胶质细胞排列成 6 层。相对地，异型皮质只有 3～4 层。异型皮质是进化上出现比较早的部分，包括旧皮质(如嗅觉皮质)和古皮质(如海马)。在 0.5cm 厚的灰质深面是端脑白质，白质深面有基底核(尾状核、屏状核、壳、苍白球和杏仁体)及属于间脑的丘脑。脑干内的灰质聚集成团断续分布于白质内，如中脑的黑质和红核、脑桥的脑桥核、延髓的下橄榄核。脑干内的白质和灰质可划分为几个不同的区域：腹侧的纤维束(白质，如大脑脚)、中间的脑神经核和背侧的高级反射中枢(顶盖、小脑)。因此，就中脑而言，可分为中脑基底部、中脑被盖和中脑顶盖。

联络纤维和连合纤维

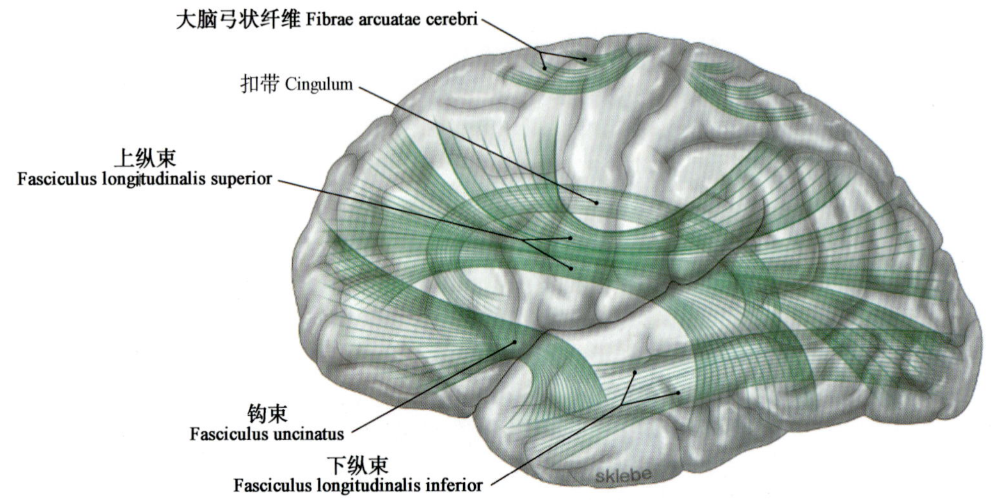

图 12.30 **联络纤维和弓状纤维(概况,左侧面观)**[L238]

联络纤维(表格,见第 281 页)占白质纤维的大部分。联络纤维是联系同侧大脑半球内各部分皮质的纤维,将各部皮质的功能整合在一起。

短联络纤维也称为弓状纤维(Fibrae arcuatae cerebri)。弓状纤维靠近皮质,呈"U"型连接相邻脑回。**长联络纤维**位于髓质深面,连系各脑叶。

功能重要的**联络纤维**有:上纵束、下纵束、钩束及弓状纤维和扣带。

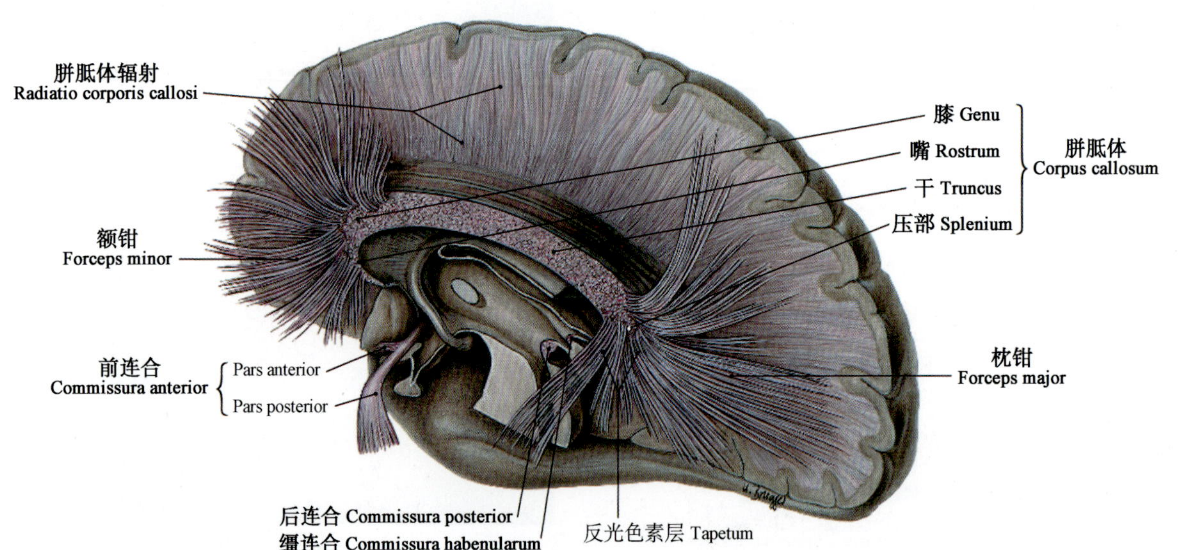

图 12.31 **连合纤维(局部观,左侧面观)**

胼胝体主要位于近正中断面处,可以看到单个神经纤维。

连合纤维(见表格,见第 281 页)交换两侧大脑半球之间的信息,如处理来自双侧大脑半球的视觉信息,形成完整的视觉印象。**同位**连合纤维联系两侧大脑半球的相应部位,**异位**连合纤维则交换两侧大脑半球非相应部位的信息。

大脑半球不同的系统发生部分,均有各自不同的联络纤维:旧皮质为前连合纤维,古皮质为穹隆连合,新皮质为胼胝体。胼胝体由胼胝体嘴、胼胝体膝、胼胝体干及胼胝体压部组成。由于胼胝体比大脑半球短,嘴部和枕部的纤维呈扇形辐射到相应的脑叶(**胼胝体辐射**,包括枕钳和额钳)。

部分大脑半球的等位区域没有连合纤维,包括第一视觉皮质、第一听觉皮质及手和足的躯体感觉皮质区。

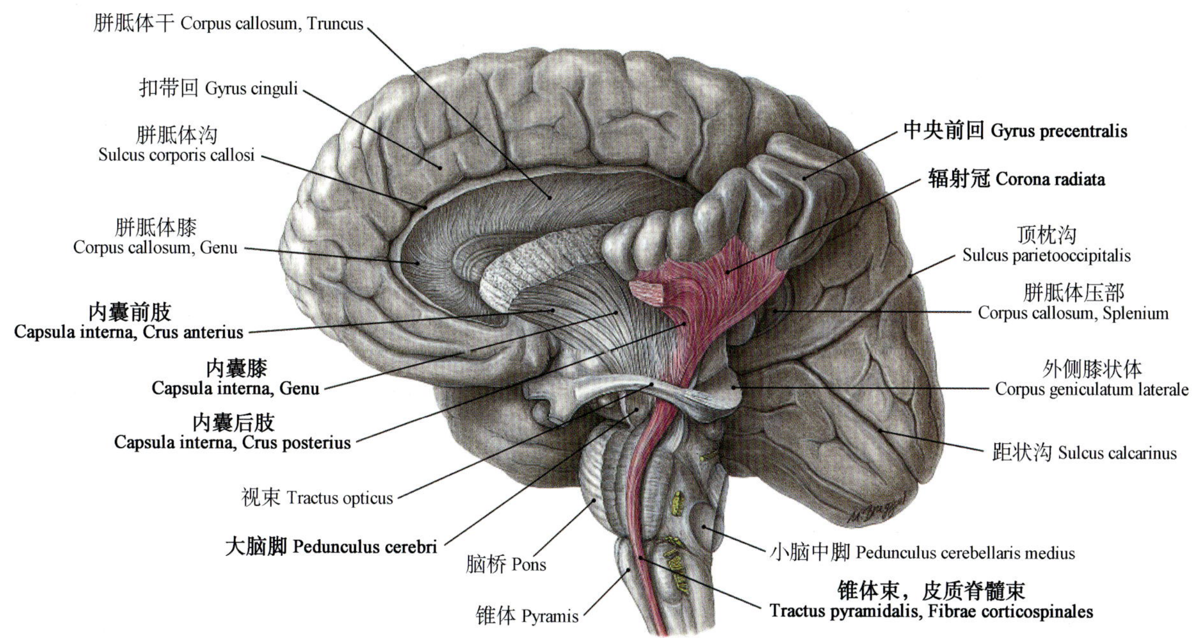

图 12.32 投射纤维(左侧面观,显露内囊和锥体束)

投射纤维由连接大脑皮质和皮质下中枢(如丘脑、脑干)的神经纤维组成。这些纤维在纹状体和苍白球区因通路狭窄而聚集在一起形成内囊、外囊和最外囊。内囊和外囊位于豆状核和屏状核之间,最外囊位于岛叶与屏状核之间。大部分投射纤维经过**内囊**、**外囊**和**最外囊**主要有长联络纤维经过。大脑皮质和内囊之间呈放射状排列的投射纤维称为**辐射冠**。

白质纤维系统	
纤维系统	**联系**
联络纤维	
上纵束	额叶与顶、枕叶
下纵束	额叶与颞叶
弓状束	额叶与颞叶(Broca 区与 Wernicke 区)
钩束	额叶与颞叶底部
扣带	额叶下部与顶叶下部及海马旁回
连合纤维	
胼胝体	两侧大脑半球的额、顶、枕叶
前连合	两侧大脑半球的嗅束;颞叶前部(杏仁体;海马旁回)
后连合	两侧大脑半球的后连合核
穹隆连合	两侧大脑半球的海马
投射纤维	
皮质脊髓束	皮质(尤其是中央前回)与脊髓
皮质脑桥束	皮质与脑桥核
皮质核束	皮质与中脑、脑桥和延髓的脑神经核
穹隆	海马与部分边缘系统及间脑
丘脑皮质束	丘脑与皮质

临床要点

胼胝体发育不全是一种相对常见的先天畸形,发病率为 3‰~7‰。胼胝体发育不全的病因很多,可能与左右大脑半球的纤维联系缺乏或发育不良有关,一般不会导致行为改变,其临床症状和体征主要取决于发病原因。胼胝体发育不全的患者往往在解决问题、理解语言和语法或表达情绪等方面出现神经精神障碍。切开胼胝体(**胼胝体切开术**)可以治疗药物抵抗型癫痫,但目前这一疗法仅在个别病例中开展。这类患者(**裂脑人**)术后右侧大脑半球的信息不能传递到左侧优势半球的语言中枢,导致其能够识别并且描述物体的信息但不能准确命名。

被膜

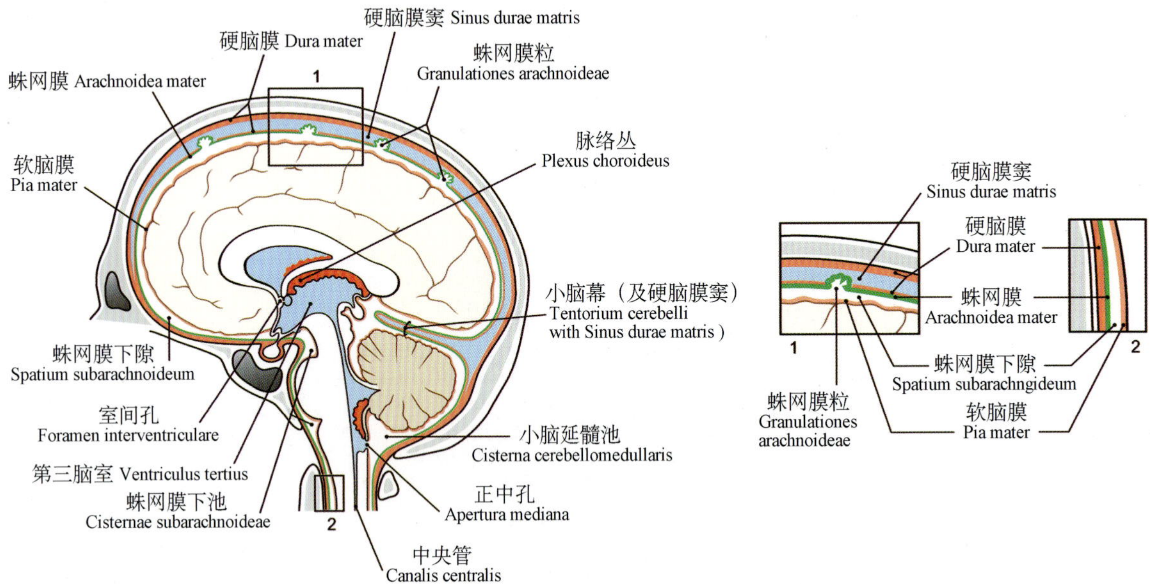

图 12.33 脑膜的层次关系(矢状切，内侧面观)[L126]

脑和脊髓由膜性纤维系统(被膜)所包裹。脑膜包括硬性脑膜(**硬脑膜**)和**柔性脑膜**，柔性脑膜又分为2部分。最外层的**硬脑膜**(Dura mater)由致密结缔组织构成，与颅骨内面的骨膜融合在一起。柔性脑膜在硬脑膜的深面，由脑膜细胞和薄层胶原纤维组成。在脑膜发育过程中，柔性脑膜内形成间隙，将柔性脑膜分成2层：外层为**蛛网膜**，靠近硬脑膜；内层为**软脑膜**，覆盖在脑的表面，并伸入到脑的沟裂内。蛛网膜和软脑膜之间的间隙称为**蛛网膜下隙**，蛛网膜下隙内充满脑脊液，并有蛛网膜小梁穿过。因此，脑和脊髓完全浸于脑脊液中。

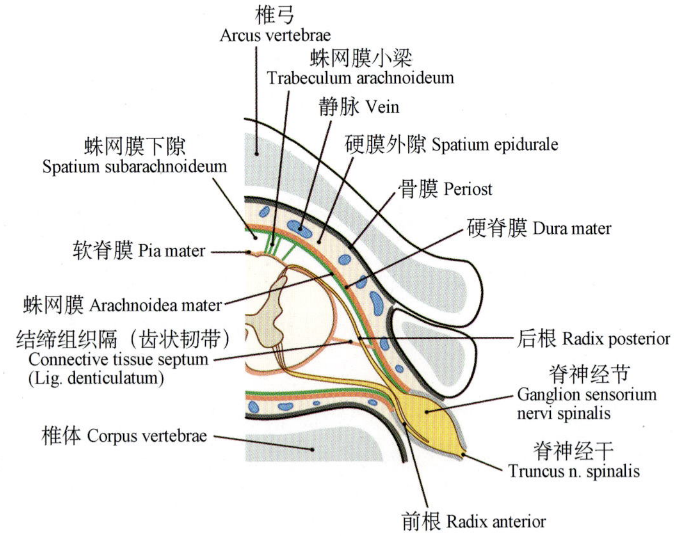

图 12.34 椎管内脊髓被膜的层次关系(经第4颈椎水平的横切面)[L126]

与颅骨内和骨膜融合的硬脑膜不同，硬脊膜与骨性椎管不融合(图12.33)，而是围绕脊髓形成一个管状的硬膜囊，上端附着于枕骨大孔，下端附着于骶骨。硬膜囊与椎管内面骨膜之间有硬膜外隙(Spatium epidurale)，其内充满脂肪组织及致密静脉丛(椎内静脉丛)。

临床意义

颅脑外伤伴硬脑膜和蛛网膜撕裂，如发生在鼻腔或耳，可导致**脑脊液漏**，也就是脑脊液从鼻腔或耳流出，即**脑脊液鼻漏**或**脑脊液耳漏**。为明确是否为脑脊液漏，可取少量漏出液检测其 β_2-转铁蛋白的含量，因为该蛋白仅存在于脑脊液中。

硬膜外麻醉(Peridural anaesthesia，PDA)是一种标准的麻醉方法，将套管插入硬膜外隙后(不穿过硬膜)，注入局麻药物。这种麻醉方法作用于脊神经根和脊神经节。PDA用于消除外科手术中的局部疼痛，一些不适合或不需要采用全麻的手术，如产科手术，可以采用PDA进行局麻。

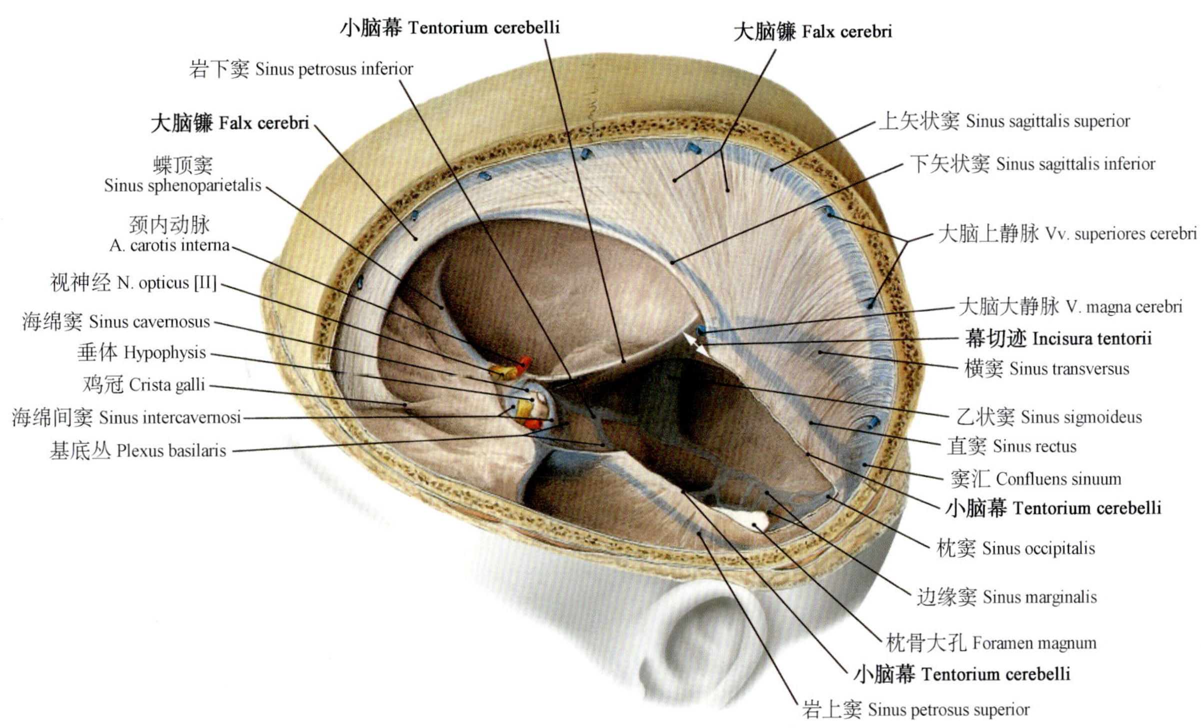

图 12.35　硬脑膜和硬脑膜隔(侧面观)

硬脑膜有 2 层:**外层**紧贴于骨膜,**内层**靠近蛛网膜。硬脑膜在某些部位内、外 2 层分开,形成狭长的腔隙,内面衬以内皮细胞,称为**硬脑膜窦**(Sinus durae matris)。硬脑膜窦形成脑内的静脉管道系统,其内大部分的静脉血回流入颈内静脉。硬脑膜内层也可以形成坚硬的板状间隔(硬脑膜隔),把脑的不同部分彼此隔开,维持脑在颅腔内的稳定。硬脑膜隔包括:**大脑镰**、**小脑幕**、**小脑镰**及**鞍膈**。**小脑幕切迹**(Incisura tentorii)之间的狭长裂隙内有脑干通过。

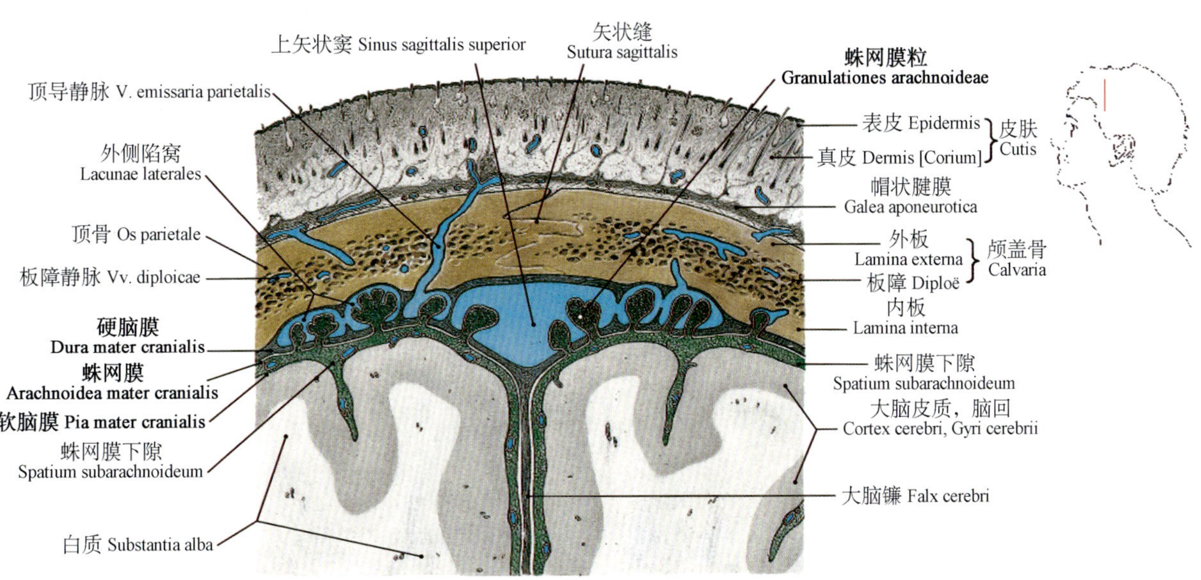

图 12.36　颅顶、脑膜和硬脑膜静脉窦(冠状切面)

成人脑脊液主要通过**蛛网膜粒**或**Pacchionian 粒**(蛛网膜粒突入上矢状窦或外侧陷窝)重吸收(→图 12.33),部分通过软脑膜小血管的淋巴鞘及脑神经和脊神经的神经周围鞘进行重吸收(图中未显示)。

柔性脑膜

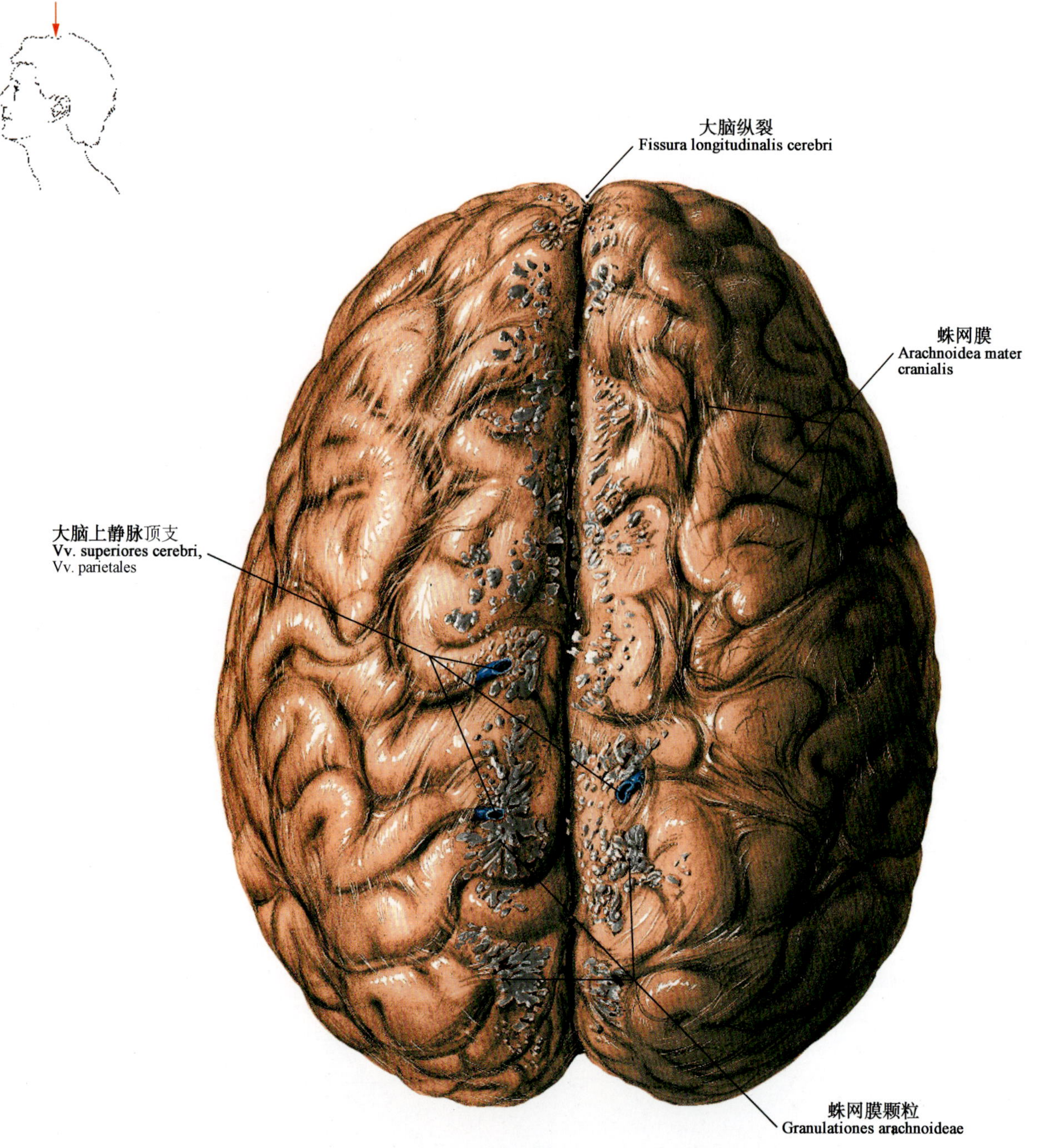

图 12.37 **脑和蛛网膜(上面观)**

脑的表面有蜘蛛网一样的蛛网膜覆盖。大脑镰伸入**大脑纵裂**(→图 12.35),分隔左右大脑半球,下端延伸至胼胝体(图中未显示)。大脑纵裂的两侧可见有很多突出的蛛网膜粒或 Pacchionian 粒,蛛网膜粒与脑脊液的重吸收有关。此外,尚可见一些脑的静脉(大脑上静脉、顶静脉),将脑从颅腔取出时,这些静脉即与桥静脉离断(桥静脉是穿入硬脑膜并汇入上矢状窦的小静脉)。

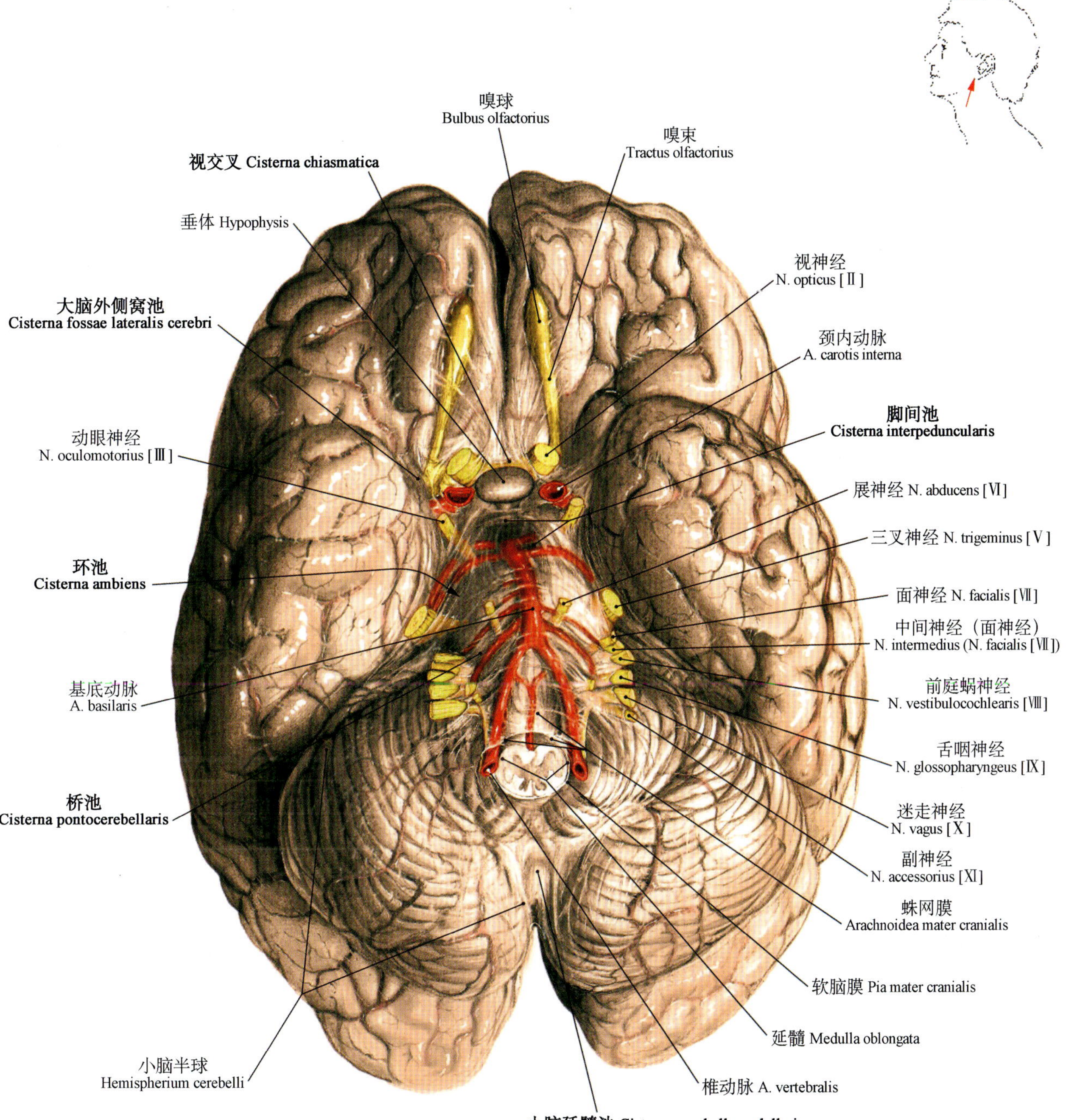

图 12.38 脑和蛛网膜(下面观)

脑的表面有蜘蛛网一样的蛛网膜覆盖。神经和血管出入蛛网膜下隙。从下面观可见大脑额叶、颞叶、枕叶和小脑。图中保留了大脑动脉环(Willisii 环；→图 12.58)，但仅部分可见。蛛网膜并非全部贴覆于脑的表面，脑表面或颅底的不平整导致某些部位的蛛网膜下隙扩大，其中特别扩大的蛛网膜下隙称为池(脑脊液池)。以下是一些最常见的池。

- 小脑延髓池(枕大池)。
- 交叉池。
- 脚间池。
- 环池。
- 大脑外侧窝池。
- 桥池。

脑室

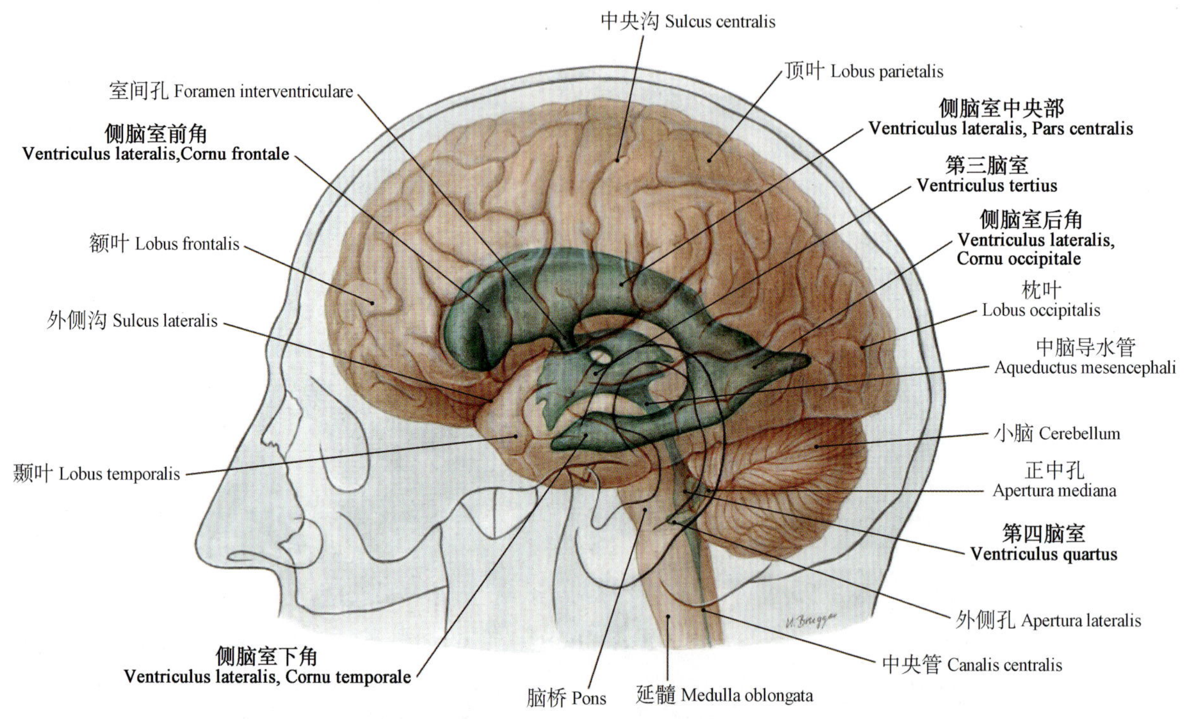

额叶 Lobus frontalis

侧脑室前角
Ventriculus lateralis, Cornu frontale

室间孔 Foramen interventriculare

侧脑室中央部
Ventriculus lateralis, Pars centralis

外侧沟 Sulcus lateralis

第三脑室 Ventriculus tertius

中脑导水管
Aqueductus mesencephali

颞叶 Lobus temporalis

侧脑室下角
Ventriculus lateralis, Cornu temporale

脑桥 Pons

第四脑室 Ventriculus quartus

外侧孔 Apertura lateralis

小脑 Cerebellum

延髓 Medulla oblongata

中央管 Canalis centralis

b

图 12.39a、b 脑室[左侧面观(a);前面观(b)]

a 内在的充满脑脊液的腔隙包括脑室系统和脊髓中央管。脑室系统包括成**对的侧脑室**(由前角、中央部、后角和下角 4 部分组成)、**第三脑室**、中脑导水管和**第四脑室**组成。

b 前面观显示成对的侧脑室及位于正中线上的第三和第四脑室的投影。

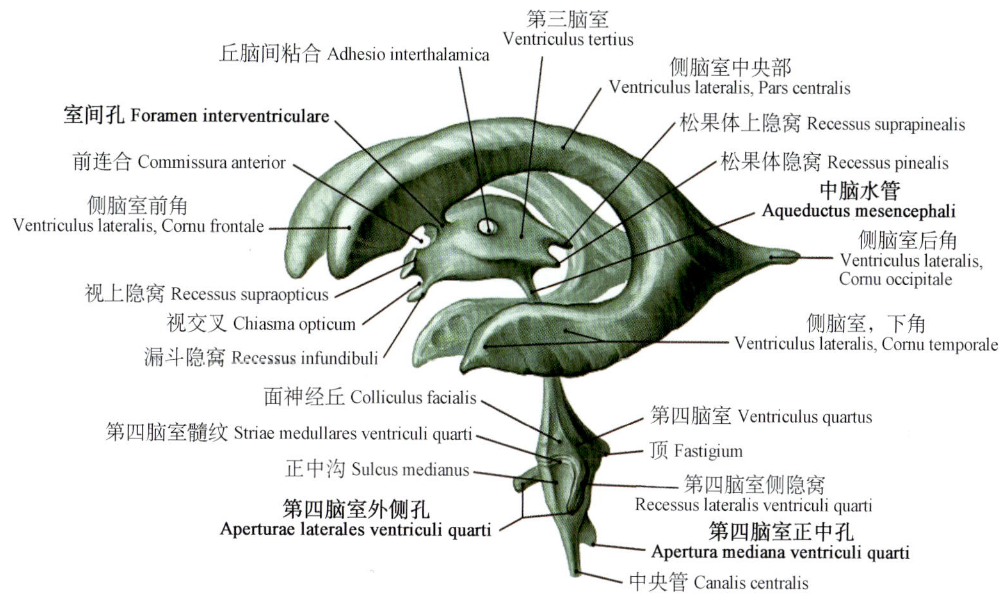

图 12.40 脑室系统铸型标本[左侧斜面观]

侧脑室通过室间孔(Monro 孔)与第三脑室相通，第三脑室通过**中脑导水管**与第四脑室相通。第四脑室通过 3 个孔通入蛛网膜下隙：正中孔（Magendie 孔）和成对的外侧孔（Luschka 孔）。

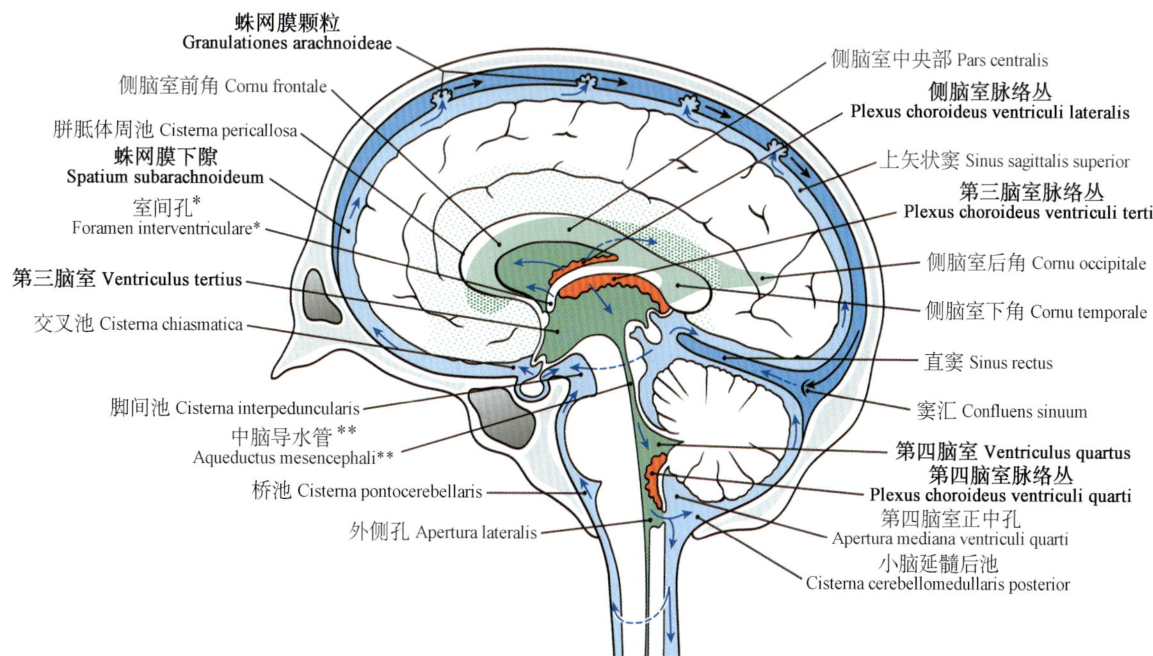

图 12.41 脑室和蛛网膜下隙；从脑室系统到蛛网膜下隙的脑脊液循环模式图[L126]

蛛网膜下隙位于蛛网膜和软膜之间，包围着脑和脊髓。脑脊液主要是由脑室内的脉络丛产生。

循环脑脊液的体积(150ml)是不断变化的(每天产生的脑脊液约 500ml)。

在功能上，脑脊液对中枢神经系统起缓冲、减重(脑脊液产生的浮力可以把 1400g 减重至 45g，约减去原重的 97%)的作用；脑脊液还支持中枢神经系统的新陈代谢、清除有毒物质、运输激素(如瘦素)。

* 临床术语：Monro 孔(室间孔)。

** 临床术语：Sylvius 水管(中脑导水管)。

硬脑膜的血液供应

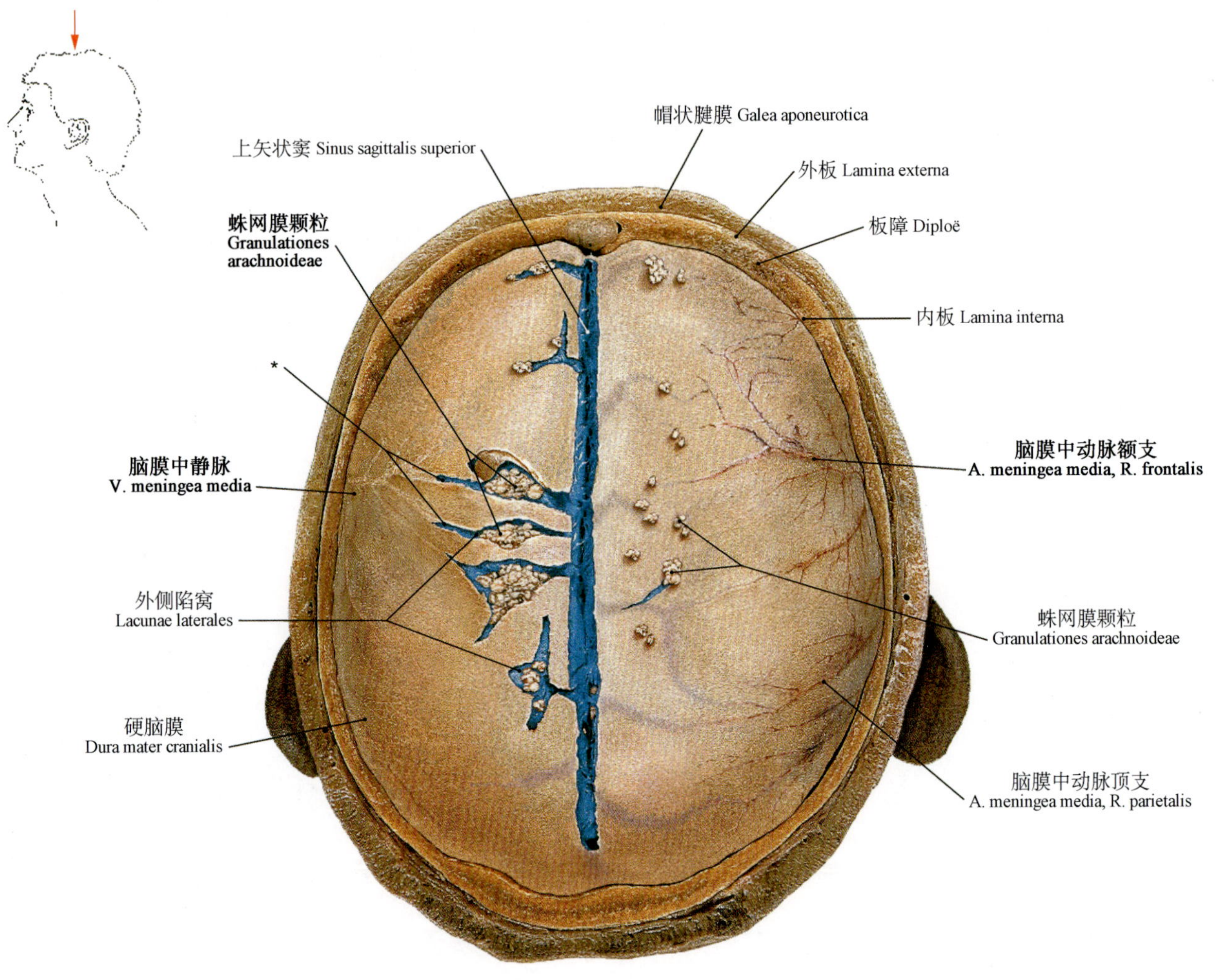

图 12.42 **硬脑膜，上矢状窦及外侧陷窝（上面观）**

将颅盖骨除去，左侧硬脑膜沿着**外侧陷窝**打开，可见**脑膜中静脉**开口于陷窝，陷窝内有蛛网膜粒。右侧面可见突出于硬脑膜的蛛网膜粒。蛛网膜粒延伸至颅骨，在颅骨上形成压迹，并与板障静脉相联系。

* 脑膜中静脉在外侧陷窝的开口。

临床意义

脑膜瘤生长缓慢，通常为良性的颅内肿瘤。该肿瘤好发于蛛网膜粒、大脑镰、蝶骨翼区和嗅沟，主要来自蛛网膜的间皮细胞。由于生长缓慢，肿瘤周围组织可以适应而不产生症状，因此脑膜瘤在早期不易被发现；当其生长至体积很大时患者才会出现症状，如突发癫痫或越来越严重的头疼。如果可以手术切除，则预后很好。

与脑和脊髓不同的是，脑膜的神经分布很丰富，因此对疼痛很敏感。**脑膜炎**患者表现最为明显，有剧烈头痛，伴颈部僵硬和脊柱过伸（**假性脑膜炎**）。下面两个检测可用于诊断假性脑膜炎。

（1）患者仰卧位，头主动向前弯，腿反射性弯曲以减轻疼痛（缓解脑膜压力），此为**Brudzinski 征**阳性。

（2）**Kernig 征**阳性的患者，由于脑膜受刺激，腿伸直抬高时会伴随膝关节弯曲。

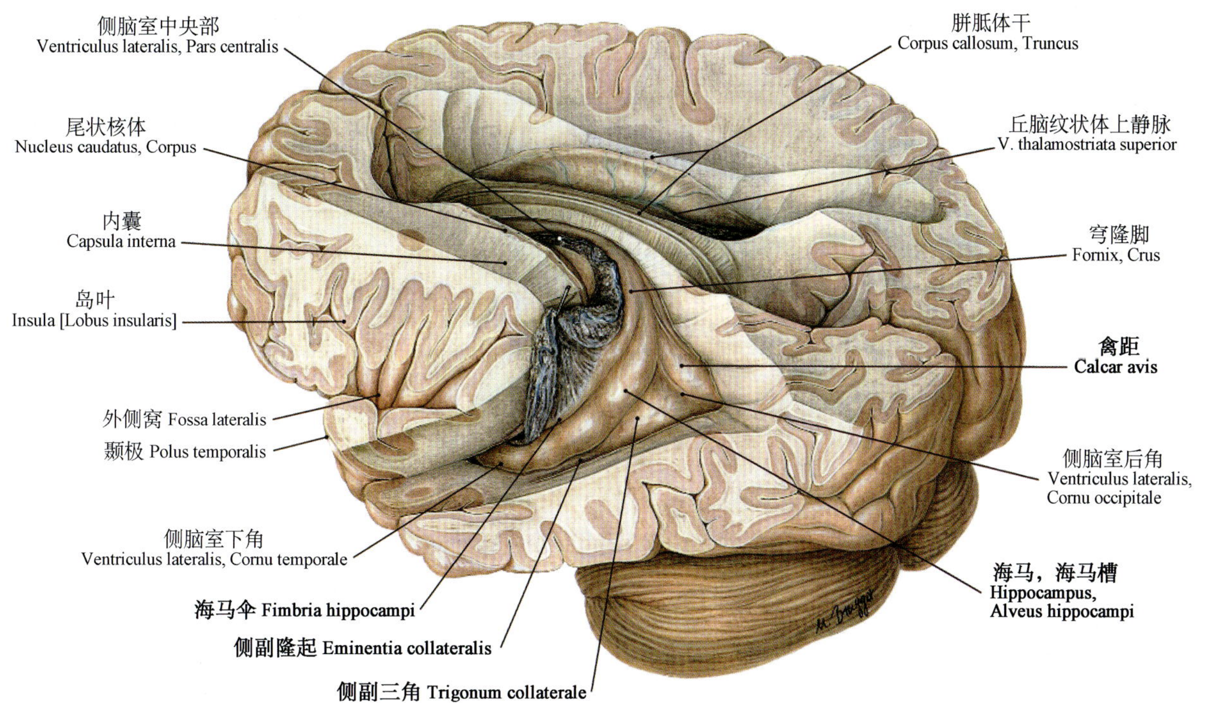

图 12.43　**侧脑室**

左侧后上面观，去除大脑半球上部。

图中显示了两个侧脑室的内面观，左侧脑室内可见**脉络丛**，探针在中央部转折处将脉络丛挑起。脉络丛是**产生脑脊液**的场所。

脑室各壁如下表所示。

脑室的分布			
脑室分部	脑室壁	毗邻结构	脉络丛
侧脑室前角	顶	胼胝体(干)	无
	前壁	胼胝体(膝)	
	内侧壁	透明隔	
	外侧壁	尾状核头	
侧脑室中央部	顶	胼胝体	有
	底	丘脑	
	内侧壁	透明隔，穹隆	
	外侧壁	尾状核体	
侧脑室后角	顶	枕叶髓质	无
	底	枕叶髓质	
	内侧壁	禽距	
	外侧壁	视辐射	

脑室的分布			
脑室分部	脑室壁	毗邻结构	脉络丛
侧脑室下角	顶	尾状核尾	有
	底	海马	
	内侧壁	海马伞	
	外侧壁	尾状核尾	
	前壁	杏仁体	
第三脑室	顶	第三脑室脉络组织	有
	底	下丘脑	
	前壁	第三脑室终板	
	外侧壁	丘脑，上丘脑	
第四脑室	顶	小脑上、下髓帆	有
	底	菱形窝	
	外侧壁	大脑脚	

脑室的区分

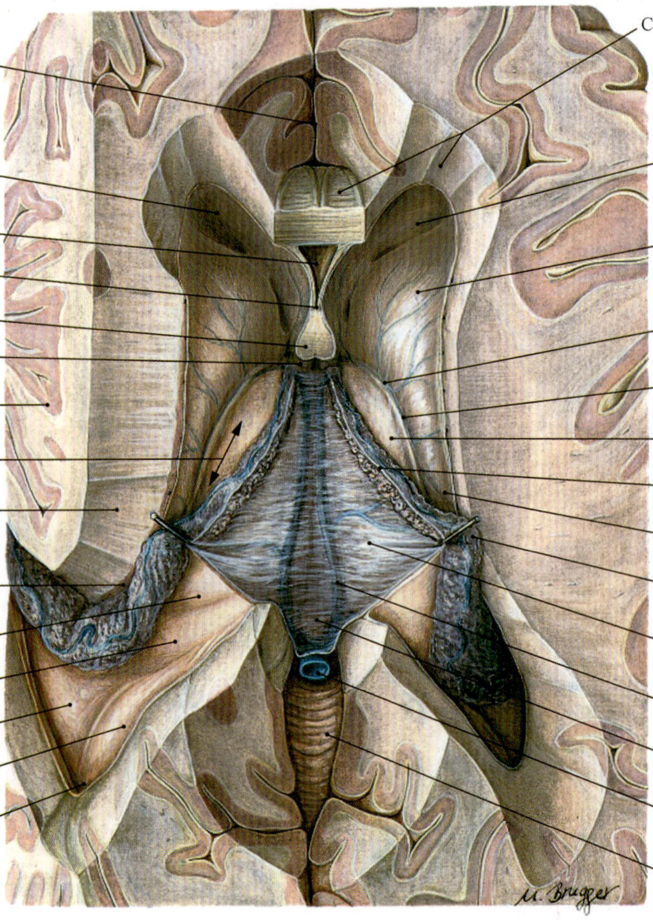

胼胝体膝
Corpus callosum, Genu
大脑纵裂
Fissura longitudinalis cerebri
胼胝体嘴
Corpus callosum, Rostrum
侧脑室前角
Ventriculus lateralis, Cornu frontale
透明隔腔
Cavum septi pellucidi
尾状核头
Nucleus caudatus, Caput
透明隔 Septum pellucidum
丘脑纹状体上静脉
V. thalamostriata superior
穹隆柱 Fornix, Columna
室间孔 Foramen interventriculare
终纹 Stria terminalis
岛叶 Insula [Lobus insularis]
侧脑室中央部
Ventriculus lateralis, Pars centralis
附着板 Lamina affixa
穹隆带 Taenia fornicis
内囊 Capsula interna
尾状核体
Nucleus caudatus, Corpus
尾状核尾
Nucleus caudatus, Cauda
第三脑室脉络丛
Plexus choroideus ventriculi tertii
穹隆脚 Fornix, Crus
第三脑室脉络组织
Tela choroidea ventriculi tertii
海马 Hippocampus
大脑内静脉 V. interna cerebri
侧副三角 Trigonum collaterale
松果体 Glandula pinealis
禽距 Calcar avis
侧脑室后角
Ventriculus lateralis, Cornu occipitale
大脑大静脉 V. magna cerebri
小脑蚓 Vermis cerebelli

图 12.44 侧脑室

上面观，去除胼胝体中央部和穹隆脚。

脉络组织贯穿第三脑室，大脑内静脉注入大脑大静脉。可见侧脑室前角、中央部和后角，**脉络丛**在外侧经海马延续至侧脑室下角。

纵裂
Fissura longitudinalis
穹隆 Fornix
胼胝体
Corpus callosum
侧脑室中央部
Ventriculus lateralis,
Pars centralis
尾状核
Nucleus caudatus
大脑内静脉
V. interna cerebri
丘脑纹状体上静脉
V. thalamostriata superior
第三脑室脉络组织
Tela choroidea
ventriculi tertii
脉络丛
Plexus choroideus
丘脑带
Taenia thalami
丘脑 Thalamus
第三脑室
Ventriculus; tertius
丘脑间黏合
Adhesio interthalamica
端脑
Telencephalon
间脑
Diencephalon

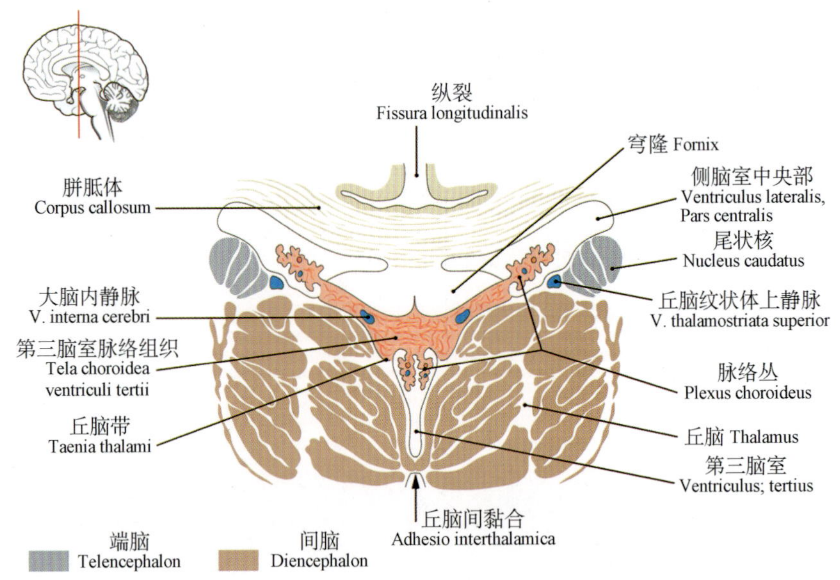

图 12.45 侧脑室和第三脑室脉络丛(冠状切面模式图)[L126]

脉络丛产生脑脊液；脉络丛存在于成对的侧脑室(左侧为第一侧脑室、右侧为第二侧脑室)、第三脑室及第四脑室(未显示)。脉络丛内的毛细血管和蛛网膜下隙间有**血-脑脊液屏障**相隔。

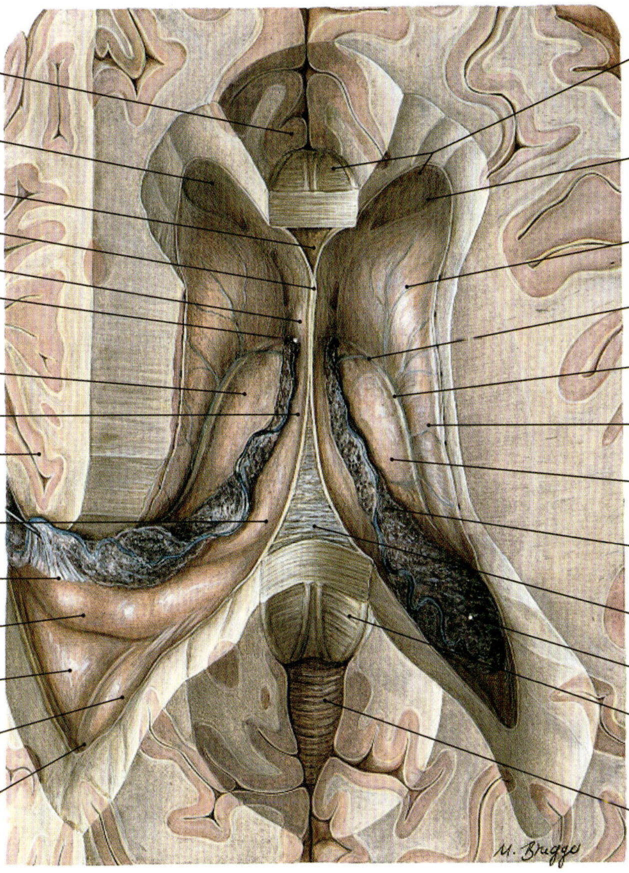

扣带回Gyrus cinguli
侧脑室前角
Ventriculus lateralis, Cornu frontale
透明隔腔 Cavum septi pellucidi
透明隔 Septum pellucidum
穹隆柱 Fornix, Columna
室间孔 Foramen interventriculare
侧脑室中央部
Ventriculus lateralis, Pars centralis
穹隆体 Fornix, Corpus
岛叶 Insula [Lobus insularis]
穹隆脚 Fornix, Crus
海马伞 Fimbria hippocampi
海马 Hippocampus
侧副三角 Trigonum collaterale
禽距 Calcar avis
侧脑室后角
Ventriculus lateralis, Cornu occipitale
胼胝体膝
Corpus callosum, Genu
胼胝体嘴
Corpus callosum, Rostrum
尾状核头
Nucleus caudatus, Caput
丘脑纹状体上静脉
V. thalamostriata superior
终纹 Stria terminalis
尾状核体
Nucleus caudatus, Corpus
附着板 Lamina affixa
侧脑室脉络丛
Plexus choroideus ventriculi lateralis
第三脑室脉络组织
Tela choroidea ventriculi tertii
脉络球 Glomus choroideum
胼胝体压部
Corpus callosum, Splenium
小脑蚓 Vermis cerebelli
M. Brugger

图 12.46 侧脑室

上面观；去除大脑半球上部和胼胝体中央部。

图中所示为侧**脑室前角**、中央部、后角和下角。前角的前壁为胼胝体膝，顶为胼胝体干(图中未显示，自胼胝体膝和压部平面切除)，内侧壁为透明隔，外侧壁为尾状核头，底为胼胝体嘴。另外，在前角可见室间孔(Monro 孔)。和前角的顶一样，中央部的顶也是由胼胝体干(已去除)组成，其内侧壁为穹隆脚和透明隔，外侧壁为尾状核体，而底则是由脉络丛附着板和穹隆脚组成。

侧脑室脉络丛
Plexus choroideus ventriculi lateralis
室管膜 Ependymum
侧脑室下角
Ventriculus lateralis, Cornu temporale
海马槽 Alveus hippocampi
海马角 Pes hippocampi
灰质 Substantia grisea
白质 Substantia alba
侧副沟 Sulcus collateralis
枕颞内侧回 Gyrus occipitotemporalis medialis
海马伞 Fimbria hippocampi
齿状回 Gyrus dentatus
海马 Sulcus hippocampalis
海马旁回
Gyrus parahippocampalis

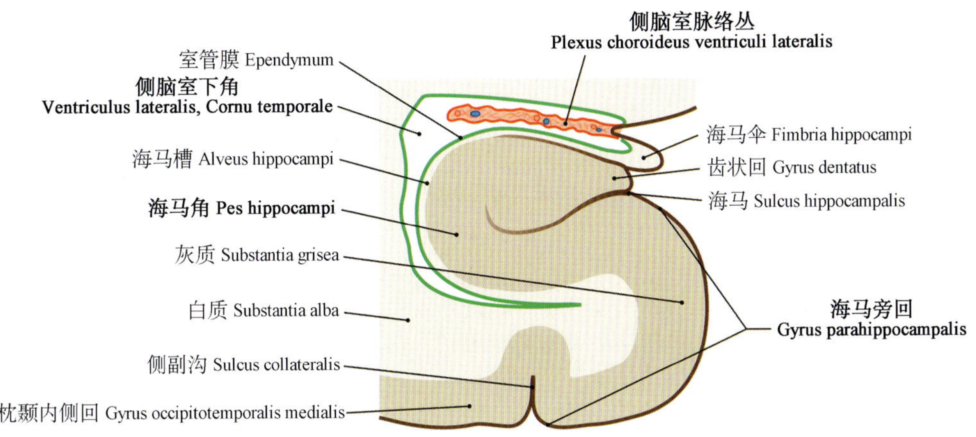

图 12.47 侧脑室下角(冠状切面模式图)[L126]

图中显示了侧脑室围绕海马结构分布的情况。脉络丛突入侧脑室。脑室壁用亮绿线表示，脑室内腔或液体用白色表示。

脑室的区分

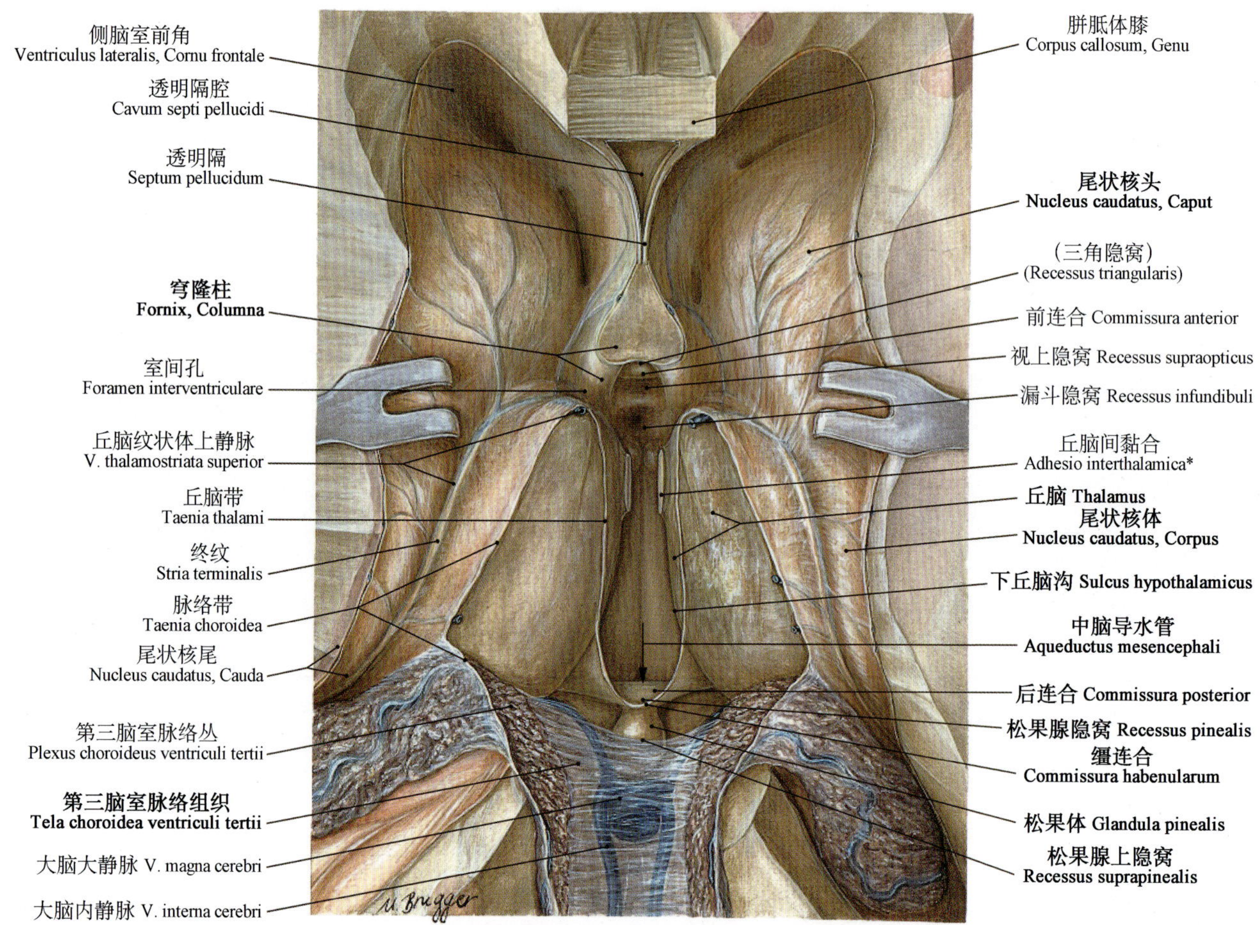

图 12.48 侧脑室和第三脑室

上面观，去除大脑半球上部、胼胝体中央部、穹隆及脉络丛，翻起第三脑室脉络组织。

第三脑室的境界见第 289 页的表格。

＊沿正中面切开的丘脑间黏合。

脉络丛的动脉供应(图 12.63)	
脑室	**动脉**
侧脑室	脉络丛前动脉(发自颈内动脉) 脉络丛后外侧动脉(发自大脑后动脉)
第三脑室	脉络丛后内侧动脉(发自大脑后动脉)
第四脑室	小脑下后动脉(发自椎动脉) 小脑下前动脉(发自基底动脉)

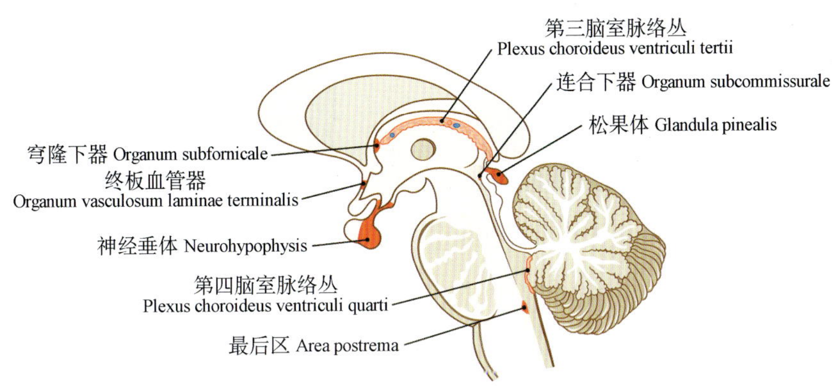

图 12.49　**脑室周围器(正中矢状切面)**[L126]

脑室周围器的特征是血管丰富、室管膜特化(紧密联系的伸展细胞)及血-脑脊液屏障代替血-脑屏障。

脑室周围器分为感觉性室周器和分泌性室周器；分泌性室周器包括神经垂体、(垂体)漏斗的正中隆起及松果体。狭义的感觉性室周器包括终板血管器、穹隆下器(二者都可以调节血容量和动脉压，释放激素如血管紧张素、生长激素抑制素，诱导发热)、连合下器(仅存在于胎儿和新生儿阶段；释放富含糖蛋白的分泌物)及最后区(恶心/呕吐反应发动区)。

临床意义

因为脑室周围器有血-脑脊液屏障，而不是血-脑屏障，所以脑室周围器可以作为药物作用区域。如发热时，**阿司匹林**作为环氧化酶抑制药可以通过减少前列腺素的生成起到解热作用；发热时终板血管器的温度敏感神经元对内源性前列腺素的敏感性降低，这些神经元在正常情况下可随前列腺素浓度的升高而启动降温机制，但在发热情况下其发挥的作用很小，甚至没有。阿司匹林通过减少前列腺素生成，增强神经元的敏感性。由此，使发热时下调的调定点恢复至正常水平，温度降低。阿片样物质等导致的中枢性呕吐可以用**神经安定药**治疗，安定药与最后区的多巴胺受体结合，起到抗呕吐的作用。

临床要点

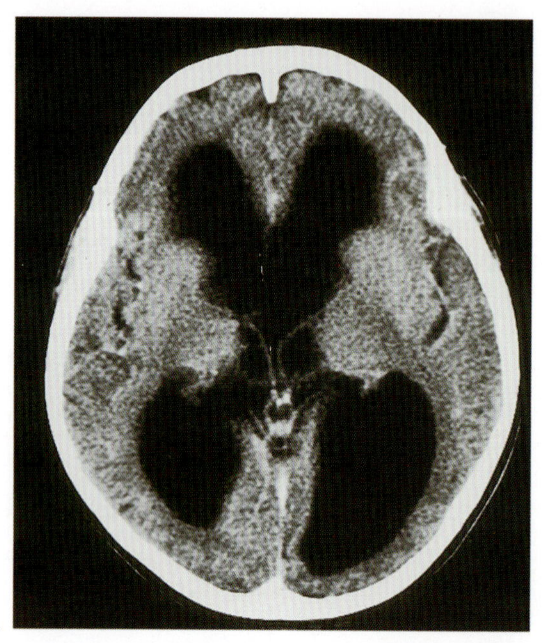

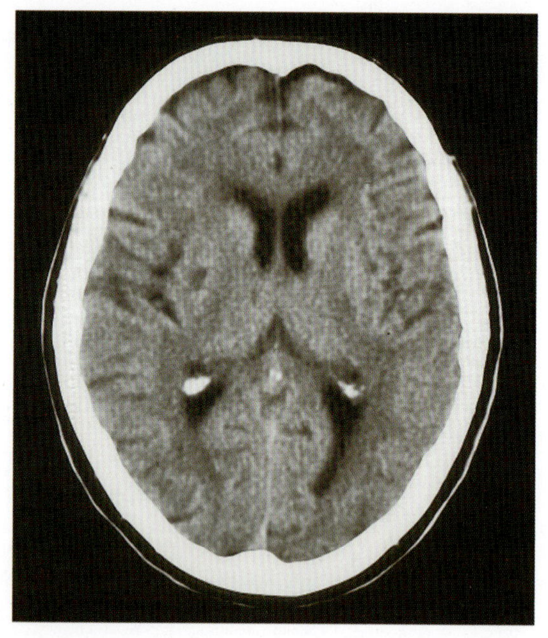

图 12.50a、b 头颅水平切面计算机断层扫描(CT) [R317]

a 中脑导水管狭窄导致脑脊液循环障碍患者的 CT 扫描。脑室明显扩大造成脑实质变薄(脑积水)。患者有严重智力缺陷和步态失调。

b 健康者的 CT 扫描。

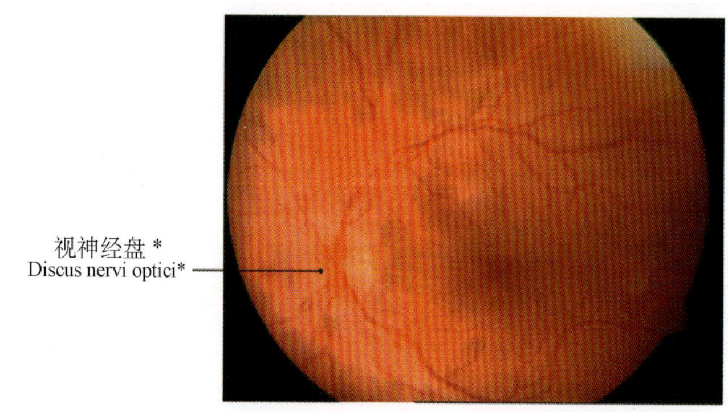

图 12.51 左侧眼底

前面观;检眼镜像的中部可见颅内压增高引起的视神经乳头充血。

眼底所见视神经盘充血是脑室内神经细胞瘤 WHO Ⅱ级临床表现之一。由于视神经被脑膜和脑脊液所包绕,视神经盘向眼球内突出。

* 临床术语:视盘或盲点。

临床要点

肿瘤、畸形、出血等因素可导致**脑脊液循环阻塞**,进而颅内压增高,引发头痛、恶心和视神经盘水肿(图 12.51)。脑室内脑脊液循环阻塞可导致**脑内积水**(图 12.51),脑室外或蛛网膜下隙脑脊液循环阻塞可导致**脑外积水**。**真空性脑积水**这一术语指的是由于脑组织的萎缩如患阿尔茨海默病时,脑室明显增大的状况。

脑室周围器(图 12.49)**缺少血-脑屏障**,因此可以用来检测血浆-血液环境。可见脑室周围器的价值不仅仅表现在药物水平的检测方面。如在最后区含有大量多巴胺受体和 5-羟色胺受体,应用多巴胺或 5-羟色胺受体拮抗药很可能有抗呕吐作用。另外,最后区生化受体的可兴奋性是对全身的一个保护机制,如摄入变质食物时引发的中枢性呕吐可以把主要的有害物质从体内排出。

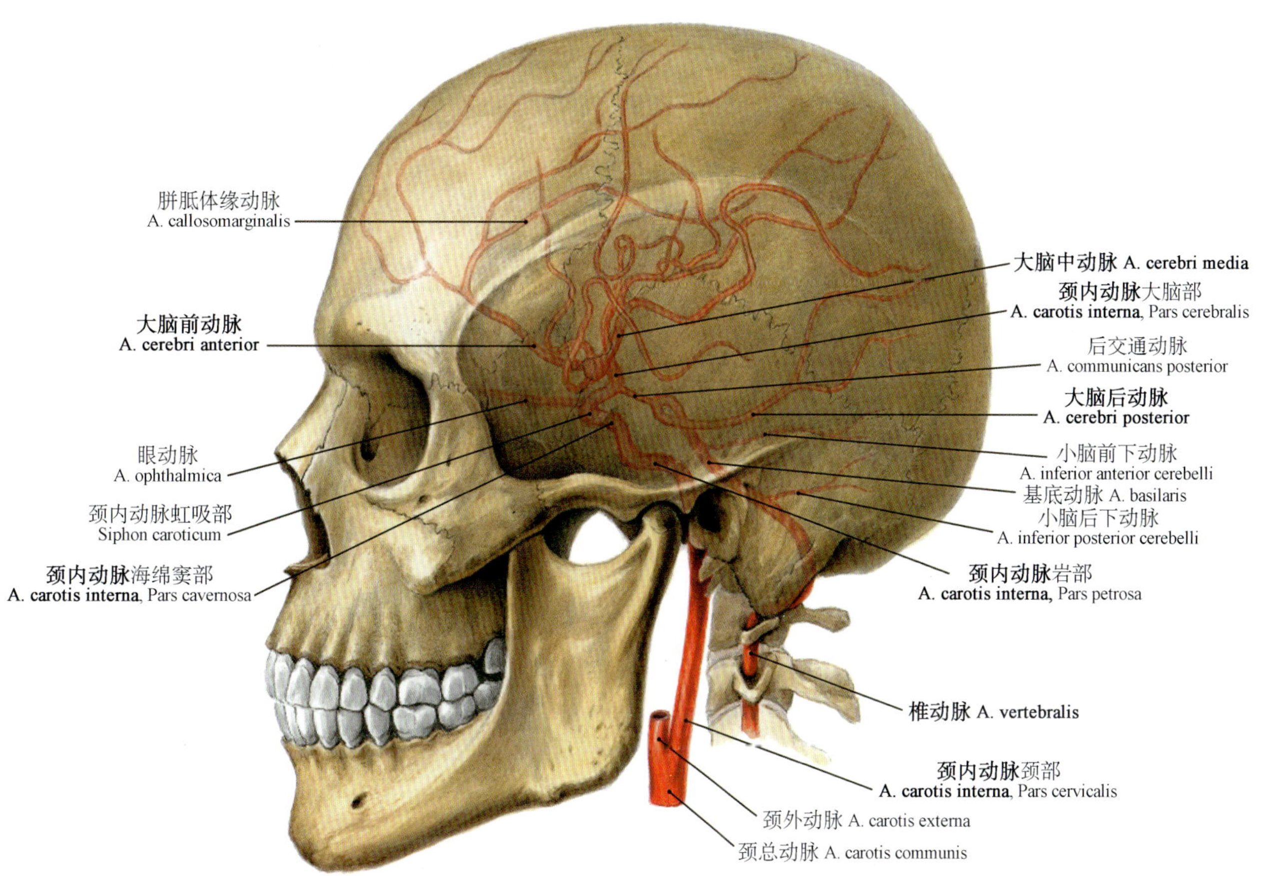

图 12.52 **颅内动脉**

脑的血供主要来自 4 条动脉：2 条颈内动脉和 2 条椎动脉。这 4 条血管在脑底吻合成**大脑动脉环**（**Willisii 环**；→图 12.58），从大脑动脉环发出成对的大脑动脉（大脑前动脉、大脑中动脉、大脑后动脉）。大脑动脉环的吻合支通常很细，对血供作用不大。正常情况下，每侧大脑半球主要是由同侧**颈内动脉**和同侧**大脑后动脉**供应。约 10％的双侧大脑前动脉均起自单侧颈内动脉，10％的大脑后动脉借后交通支也起自颈内动脉。颈内动脉和颈外动脉都起自颈总动脉。颈动脉小球位于颈总动脉分叉处。

临床意义

大脑的动脉血流具有很重要的临床意义。**缺血**7～10 分钟会造成不可逆的脑组织损伤，这一点在对心搏骤停的患者进行循环复苏时一定要注意。因突然站立而出现的眩晕就是因为脑未能立刻得到充足的血供所致，因此脑循环的重要性不言而喻。晕厥也是一样的原理。当脑的血供不足时，患者会摔倒。仰卧位时大脑血流改善，脑功能恢复。

血管改变（颅外动脉硬化：斑块、狭窄、闭锁）通常位于颈动脉杈处。颈动脉小球（图 12.52、→图 12.161 中未显示）位于颈总动脉分叉处，含有化学感受器，能够感受血液中 pH、氧分压和二氧化碳分压的变化。

颈动脉窦综合征指颈动脉窦的压力感受器过度敏感，在头部旋转时反射性引起心率快速下降（心-迷走反射）。颈动脉窦综合征可能导致心血管性虚脱和心搏骤停。

头部的动脉

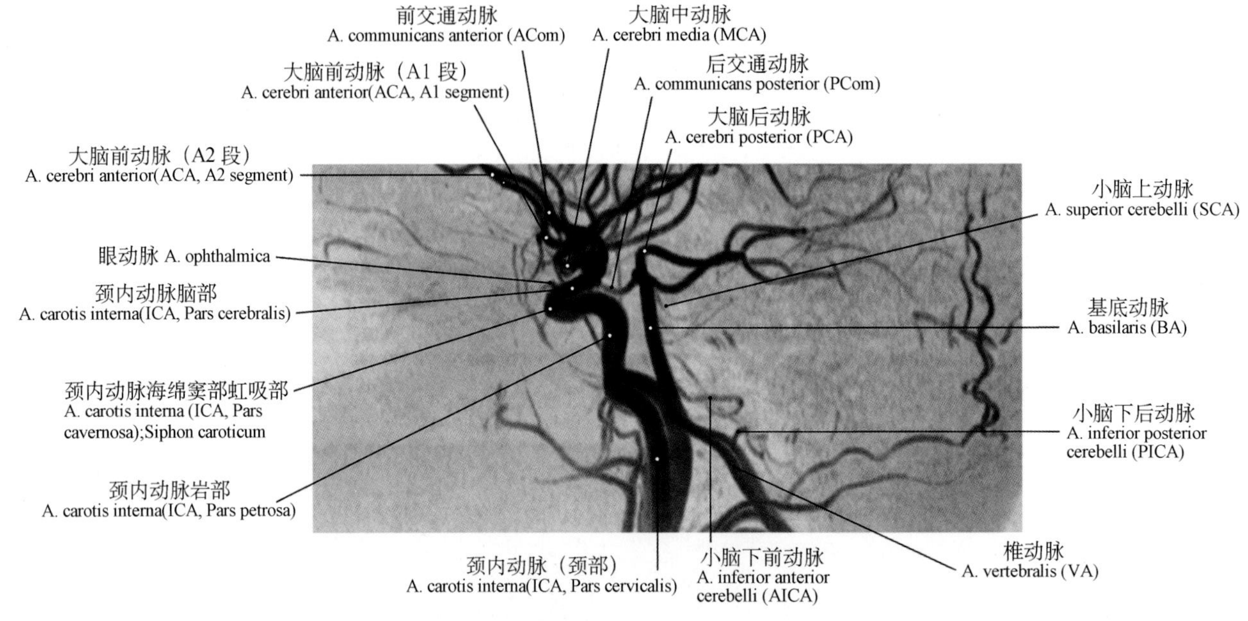

图 12.53 脑动脉血供的 MR 血管造影(侧面观)[T786]

此图可见颈内动脉虹吸部(Siphon caroticum;→图 12.52)。

供应脑的主要血管分段临床(放射科)命名

动脉	分段	走行/解剖学结构
颈内动脉（ICA）	C1-颈部	颈部
	C2-岩部	至颈动脉管末端
	C3-破裂孔部	至蝶骨小舌与岩部尖端的韧带(岩舌韧带)
	C4-海绵窦部	位于海绵窦内，由前床突下方穿出硬脑膜
	C5-床突部	位于前床突和蝶骨基底部之间
	C6-眼部	至后交通动脉起始处；眼动脉起始处
	C7-交通部	至颈内动脉分为大脑前动脉和大脑中动脉处
大脑前动脉（ACA）	A1	前交通部；从其起点到前交通动脉发起处
	A2	后交通部；从前交通动脉的发起处到胼胝体缘动脉起始处；也称胼胝体下部
	A3	后交通部；胼胝体缘动脉起点远端；一些学者分段更多(A4 和 A5 段)。

动脉	分段	走行/解剖学结构
大脑中动脉（MCA）	M1	蝶部；从其起点到发出 2～3 条主要分支处
	M2	岛部；岛叶上方的外侧窝内
	M3	岛盖部；在外侧窝内，皮质表面的外侧分支
	M4	终部；出外侧沟后发出的所有血管
大脑后动脉（PCA）	P1	前交通部；从其起点处到后交通动脉；经过脚间池
	P2	环池部；从后交通动脉到颞叶前支起始处(环池水平)
	P3	四叠体部；从颞叶前支到枕内、外侧动脉分叉处(四叠体池水平)
	P4	距状沟部；终支：枕内、外侧动脉
椎动脉(VA)	V1	椎前部
	V2	横突部
	V3	寰椎部
	V4	颅内部

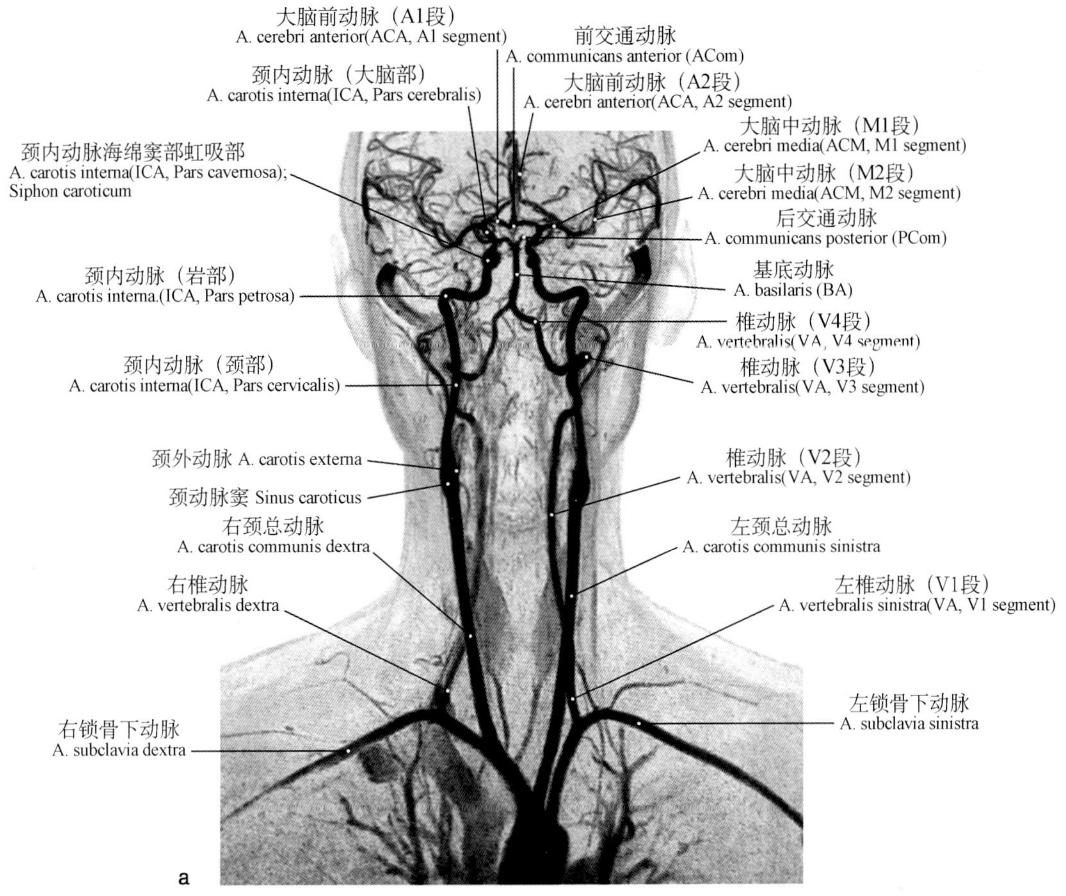

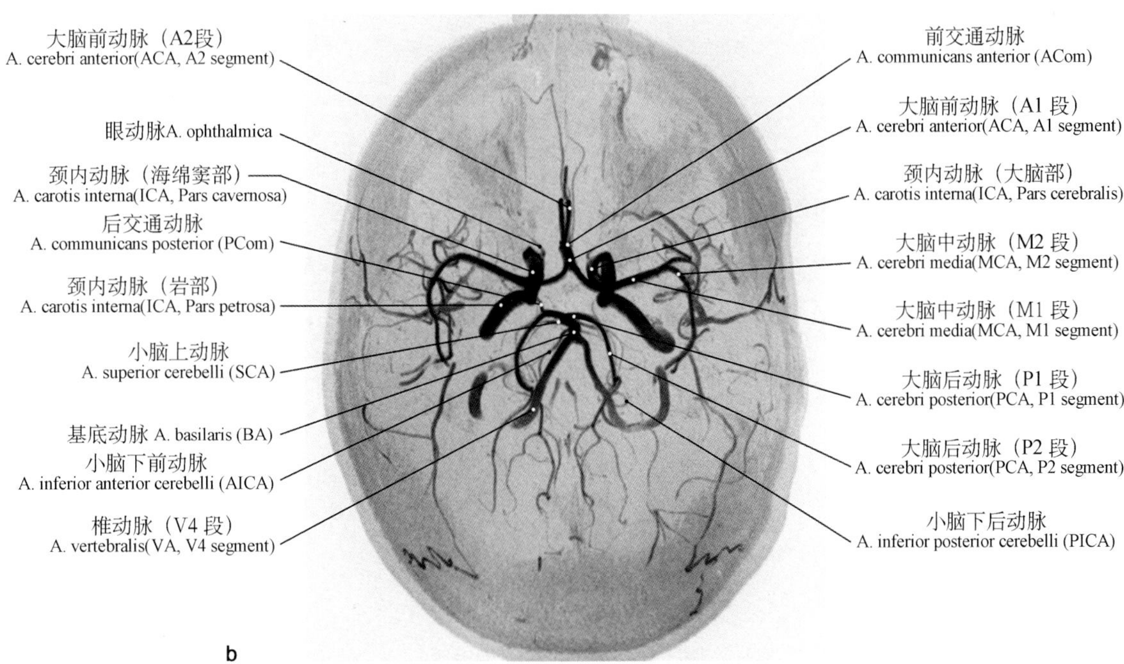

图 12.54a、b　脑的动脉血供 MR 血管造影

a 前面观，b 后面观[T786]。

静脉窦

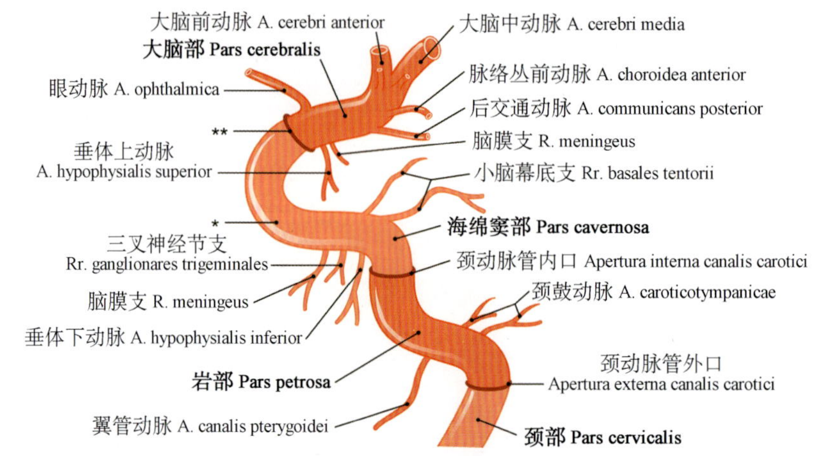

图 12.55 颈内动脉的分段[L126]

颈内动脉形成一个 S 形环状结构(颈内动脉虹吸部),可以分成 4 段:颈部、岩部、海绵窦部和大脑部。颈内动脉在颅底穿经颈动脉管外口、颈动脉管内口和硬脑膜。颈内动脉在颈部无分支,入颅后的第一个较大分支是眼动脉,颈内动脉末端发出大脑前动脉和大脑中动脉。颈内动脉供应垂体、三叉神经节、眼、端脑和间脑的前部。血管变异常见于颈内动脉岩部发出的翼管动脉。大部分翼管动脉起自上颌动脉蝶腭部。

参考:Tillmann B. N. Atlas der Anatomie. 2. Aufl. Springer,2010

* 颈内动脉虹吸部。

** 穿过鞍膈区的硬脑膜。

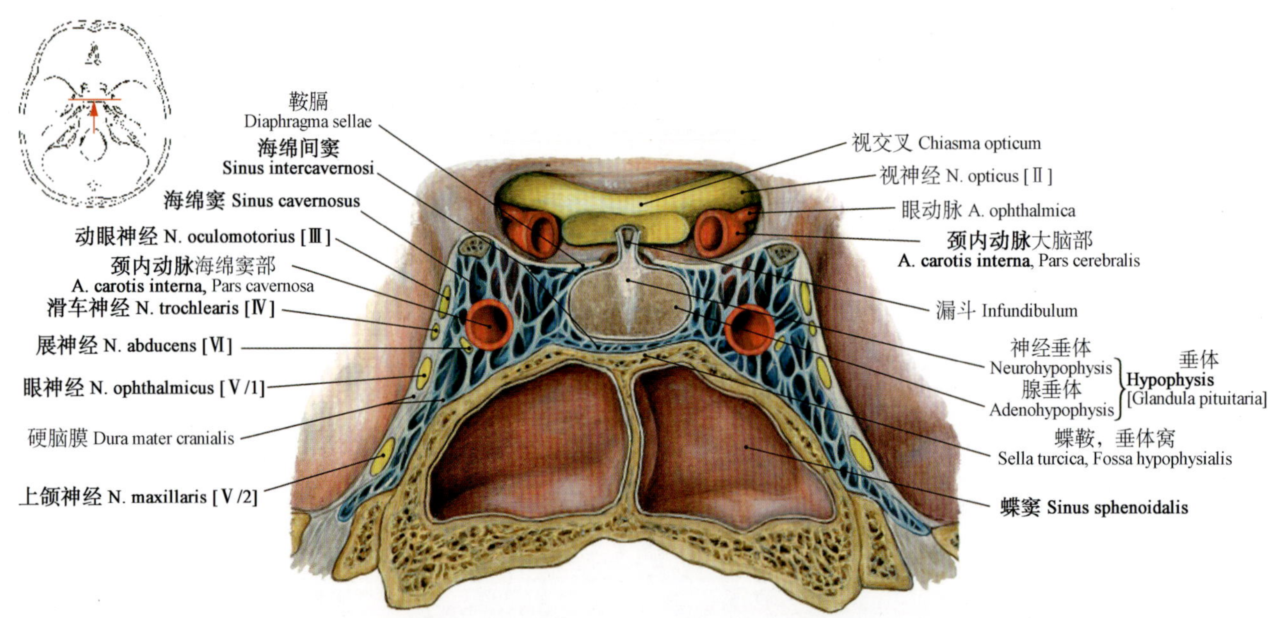

图 12.56 颈内动脉,海绵窦部(冠状切,后面观)

左、右海绵窦包绕垂体,借海绵间窦相交通。颈内动脉海绵窦部与其外侧的展神经穿过海绵窦中央部;动眼神经、滑车神经、眼神经和上颌神经位于海绵窦的侧壁。蝶窦位于蝶鞍下方,蝶鞍内含有垂体。

临床意义

颈内动脉在颈总动脉起始处和海绵窦部的**血管壁动脉硬化性改变**较为常见。

超过 90% 的**大脑动脉瘤**发生在脑底的大脑动脉环(Willisii)血管,最常受累的是前交通动脉(高达 40%)和颈内动脉。在手术治疗前交通动脉瘤的过程中,一定要注意远端内侧纹状体动脉(Heubner 返动脉,长中央动脉),该动脉与大脑前动脉的起始段反向平行走行(→图 12.65)。另外,也要注意避免损伤前交通动脉的其他分支,否则可能发生术后记忆功能紊乱(前交通动脉综合征)。

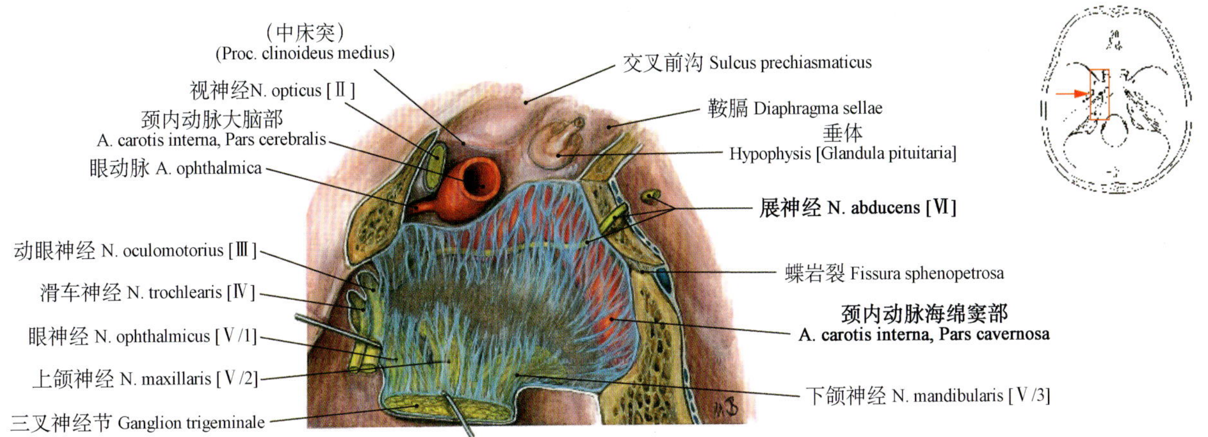

图 12.57 左侧颈内动脉海绵窦部和海绵窦（外侧面观） 移除由部分硬脑膜形成的外侧壁；三叉神经节翻向后外侧。此图可见颈内动脉海绵窦部和海绵窦中走行的展神经。

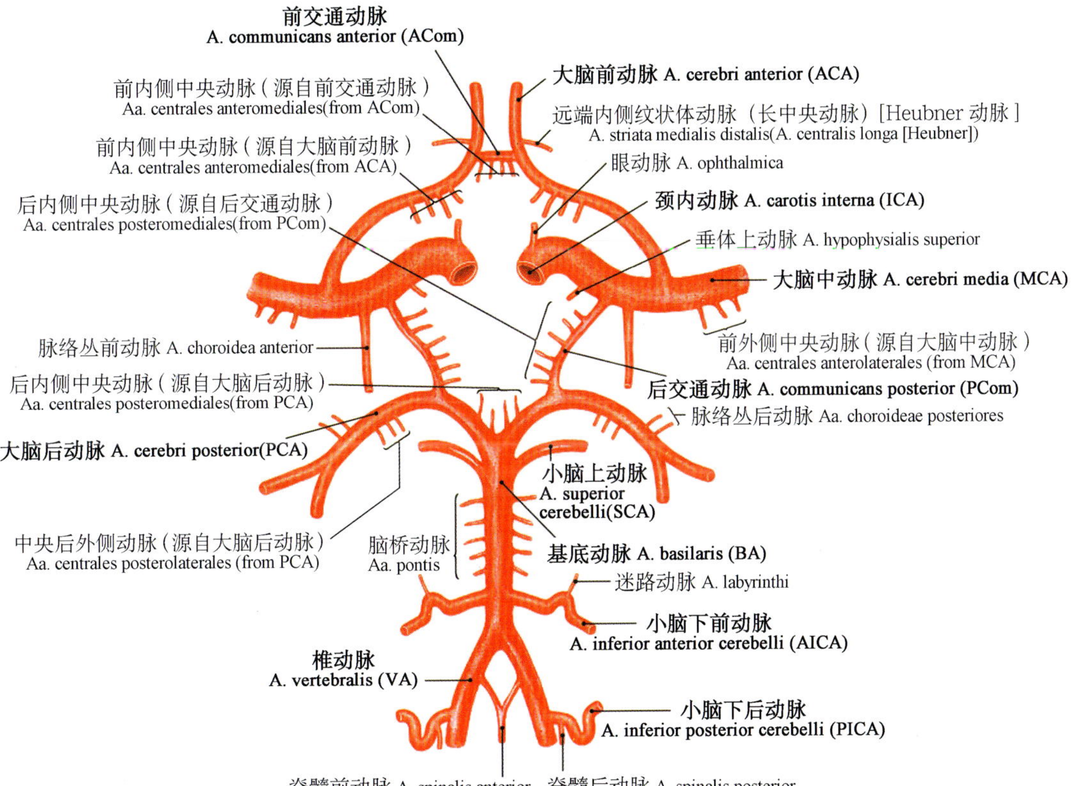

图 12.58 大脑动脉环（Willisii）（上面观） 两侧的大脑后动脉借后交通动脉与颈内动脉大脑部相连，两侧的大脑前动脉在前部借前交通动脉相连。由此，一个联系两侧颈内动脉和椎动脉的封闭动脉环就形成了。

临床意义

大部分大脑动脉瘤是由靠近动脉分支处的血管壁中膜先天性缺陷而引起。动脉瘤通常伴有其他疾病，如多囊肾或肌纤维发育不良。大脑动脉瘤通常没有临床症状，但动脉瘤囊可压迫脑神经。

大脑动脉瘤有**破裂**倾向，且最可能引起蛛网膜下腔出血。当发生破裂时，可突发剧烈头痛，并伴有呕吐和意识障碍。

（谢境默　译）

脑的动脉

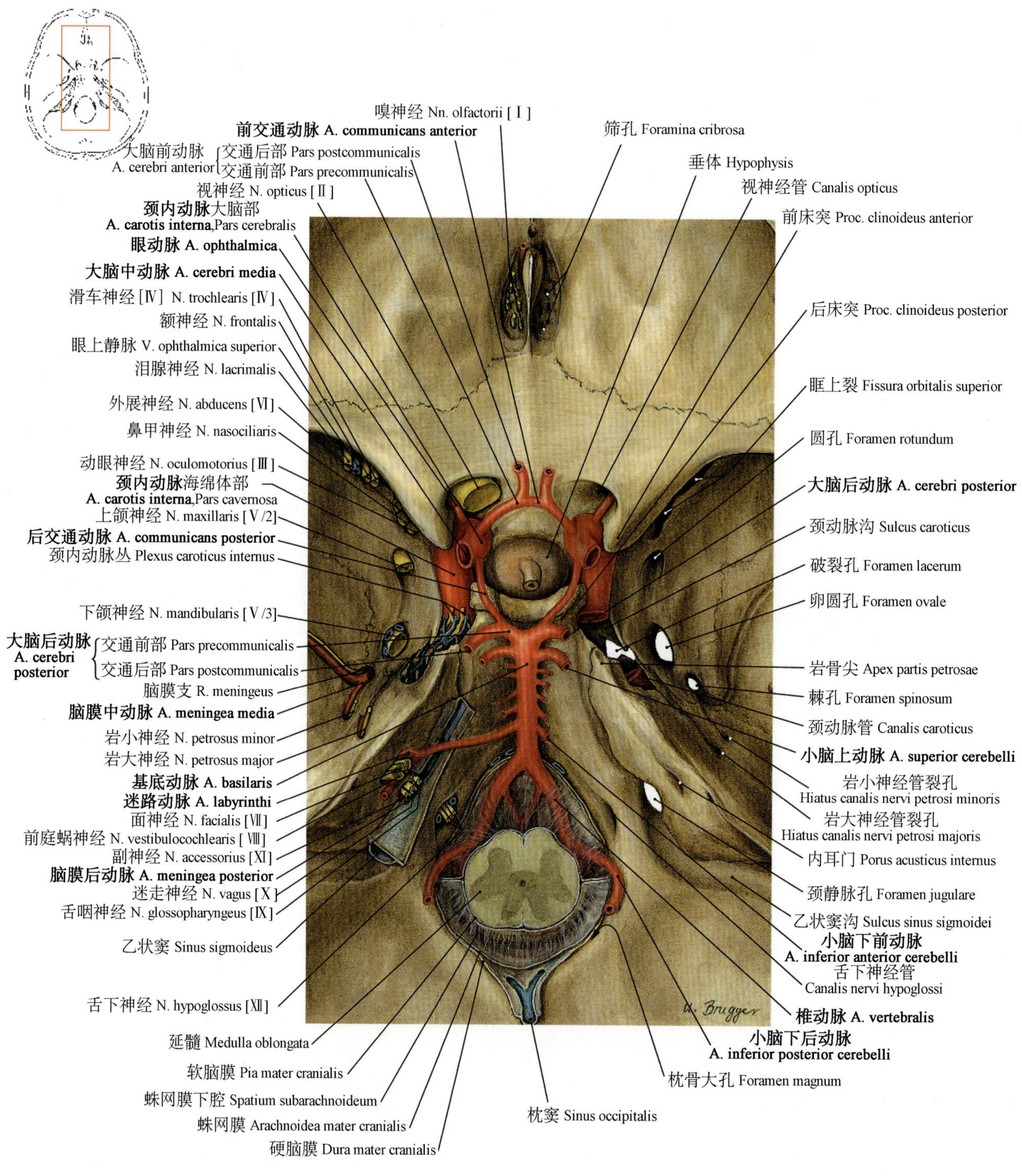

图 12.59 颅底内面的血管、神经及大脑动脉环(Willisii)(上面观)

大脑动脉环环绕垂体窝周围,并突于其上。眼动脉在视神经管处发自**颈内动脉**,与视神经一起穿视神经管入眶。**基底动脉**走行于斜坡之上,**小脑下前动脉**从基底动脉发出,穿经内耳道或呈环形进入内耳道,继而发出**迷路动脉**。

颅底的各种通道详见图 8.23 和图 8.24。

临床要点

脑的血管模式呈现出相对较大的变异,这主要是由于其所供应区域的变异所致。这些**"非典型"血管**的血流障碍可导致卒中症状,而无法用常规的"教科书"解剖学来解释。我们有理由相信存在"常规中的例外"。

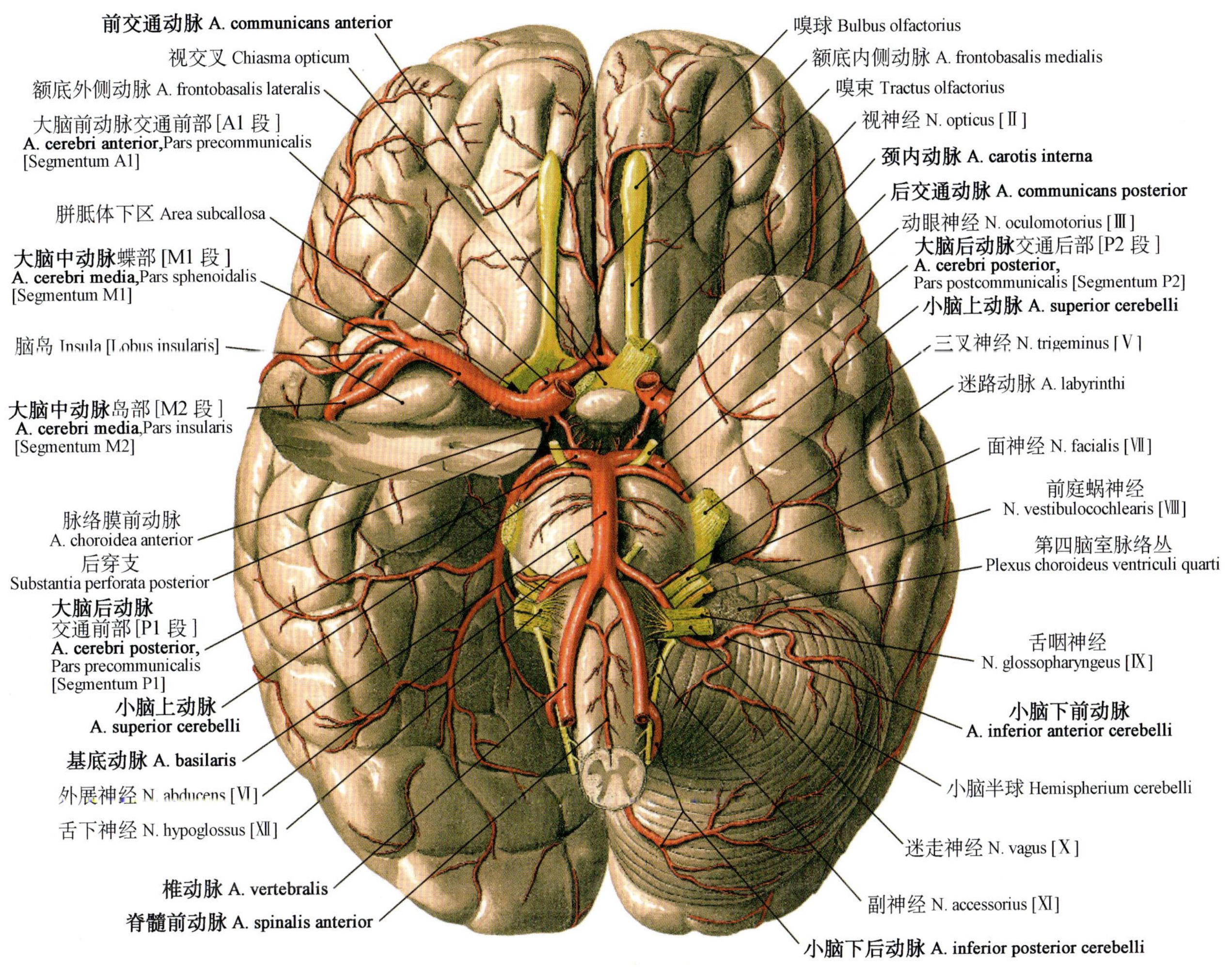

图 12.60 脑的动脉(下面观)

该图显示了颅底动脉的位置。两侧椎动脉汇合形成基底动脉，之后发出大脑后动脉及供应脑干、小脑和内耳的血管(**椎动脉系**)。大脑后动脉通过细小的连接动脉(后交通动脉)与两侧颈内动脉相连。两侧颈内动脉发出大脑中动脉和大脑前动脉，共同供应大脑半球的大部分区域(**颈内动脉系**)。两侧大脑前动脉通过前交通动脉相连。在临床上，大脑前、中、后动脉可分为若干节段(见第 296 页的表格)。本图中可见部分节段。

临床要点

椎动脉系中最常见的脑循环障碍(缺血)类型之一是所谓的**Wallenberg 综合征**(延髓背外侧综合征)。在这种情况下，小脑下后动脉(PICA)闭塞或血流受阻而产生广泛症状，包括眼球震颤、平衡障碍、头晕(前庭神经核、下橄榄核)、病灶侧共济失调(小脑下脚、小脑)、对侧感觉分离(薄束和楔束、脊髓丘脑束)、吞咽困难、呃逆(打嗝)和构音障碍(疑核)、霍纳综合征和速脉(中枢交感神经系统和延髓头端腹外侧区的心血管中心)及呼吸障碍(延髓腹外侧区呼吸中枢和前 Bötzinger 复合体)。

脑的动脉

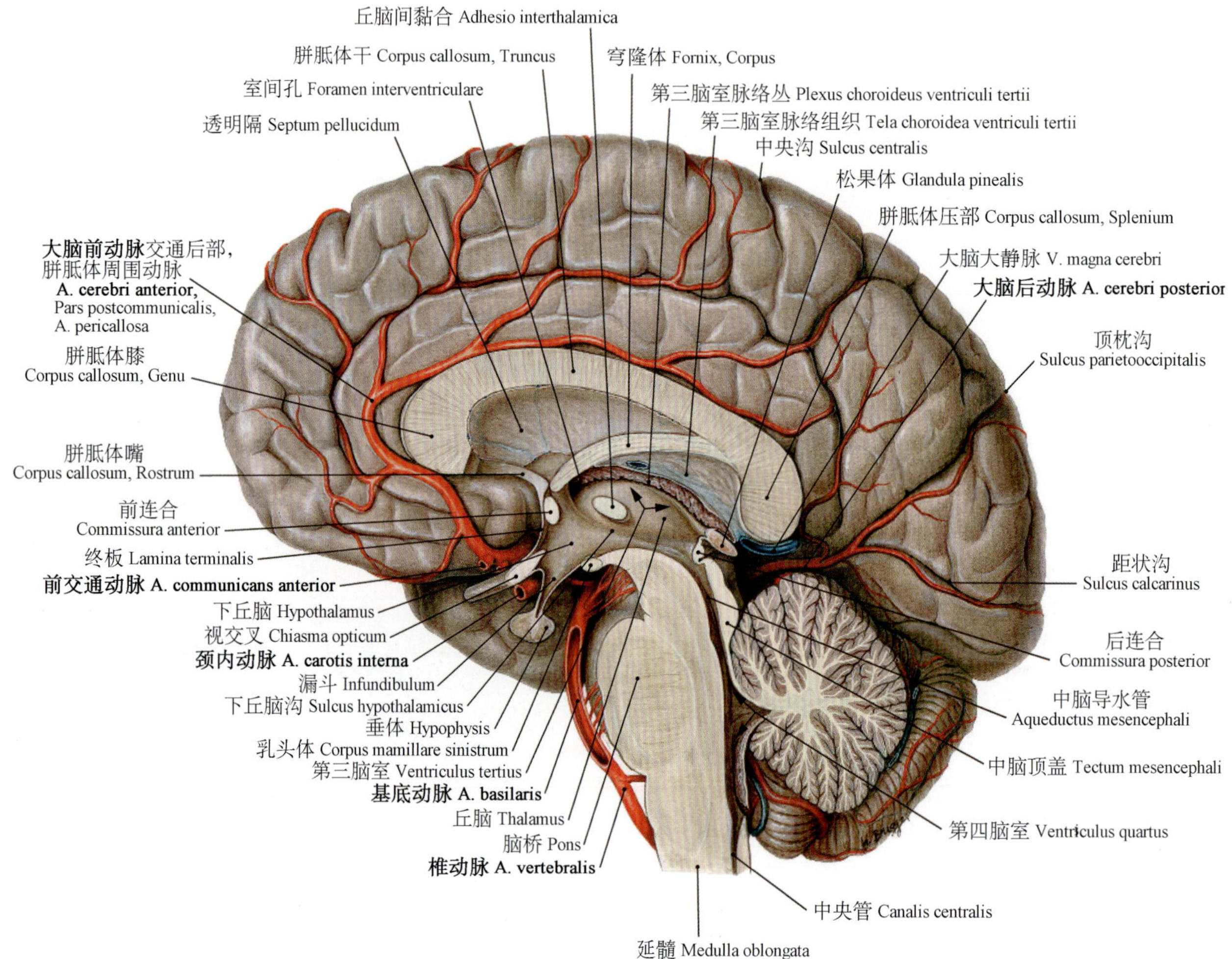

图 12.61　大脑半球内侧面、间脑和脑干(正中切面，左侧面观)

大脑前动脉在发出前交通动脉之后，与其交通后部(胼胝体周围动脉)一同绕过胼胝体嘴部和膝部，并沿胼胝体表面向后延续，其分支延伸至顶枕沟。大脑前动脉供应额叶和顶叶的内侧面、大脑半球边缘及大脑外侧面与其相邻的一个较小区域(见第 308 页)。**大脑后动脉**供应枕叶、颞叶基底部、纹状体下部(图中没显示)和丘脑。

临床要点

在大多数情况下，**卒中**是由供应较小或较大脑区的脑动脉发生急性循环障碍所引起(缺血占 80%～90%)。急性脑出血占所有脑卒中的近 10%，其次为蛛网膜下腔出血(约占 3%)。**头颅 CT 扫描**是确认或排除出血、缺血及各种原因引起的神经系统症状的首要诊断措施。与 MRI 相比，其最大优点是快速。在现代化设备的辅助下，现在只需不到半分钟就可以获得头颅 CT 扫描结果。

如果缺血是由血栓引起的，可以尝试药物治疗(**溶栓**)。治疗结果主要取决于发生卒中后到接受治疗的时间间隔(“时间就是大脑”)。因此，许多临床中心设有专门的卒中科室(卒中病房)。然而，脑出血患者需禁用溶栓治疗。因此，快速诊断评估对于脑卒中治疗起着至关重要的作用。

在胎儿期，3 条脑动脉(大脑前、中、后动脉)均来自同侧的颈内动脉。一旦**大脑后动脉**与椎-基底动脉系的血管建立联系后，原始(初始)血管萎缩变细，以形成后交通动脉。然而，有 20%的病例未发生此类情况，因此在成人中(与胎儿相同)，原始大脑后动脉持续存在并供应相应脑区。

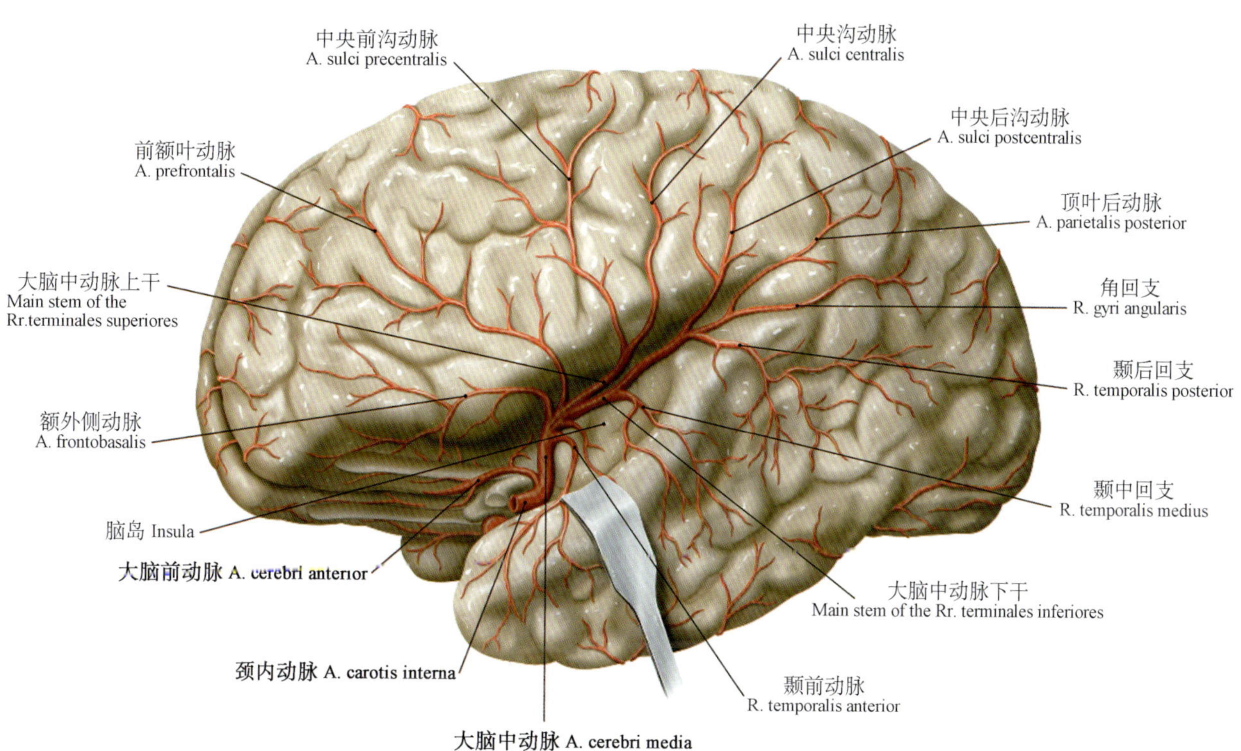

图 12.62 **大脑外侧面的大脑中动脉(左侧面观)**[L127]

大脑中动脉供应大脑半球外侧面的大部分和岛叶，还通过其中央支供应内囊(部分内囊前肢，内囊膝部)和基底节。

临床要点

大脑中动脉分叉处的动脉硬化或血栓栓塞所导致的**脑梗死**(卒中或中风)可伴有神经功能严重缺失，包括对侧的面臂偏瘫伴感觉减退(皮肤触觉和压觉受限或普遍降低)。如果优势半球受到影响，则会导致失语症(语言障碍)、失写症(虽然手的活动及智力正常，但无法书写单词和文字)和失读症(无法阅读)。在高血压患者中，脑血管壁的变化可引起血管破裂出血并进入脑实质(可能导致大出血)，尤其是基底神经节常受此影响。

动脉硬化引起的血管壁改变常见于颈内动脉，这些斑块形成的小血栓可通过眼动脉引起视网膜中央动脉闭塞，从而导致突发性、无痛性单侧失明。如果血栓在很短的时间内溶解，患者表现为**一过性黑蒙**(短时失明)，作为脑血液循环障碍的常见体征，它可能是预示卒中发生的一个危险信号。

脑的动脉

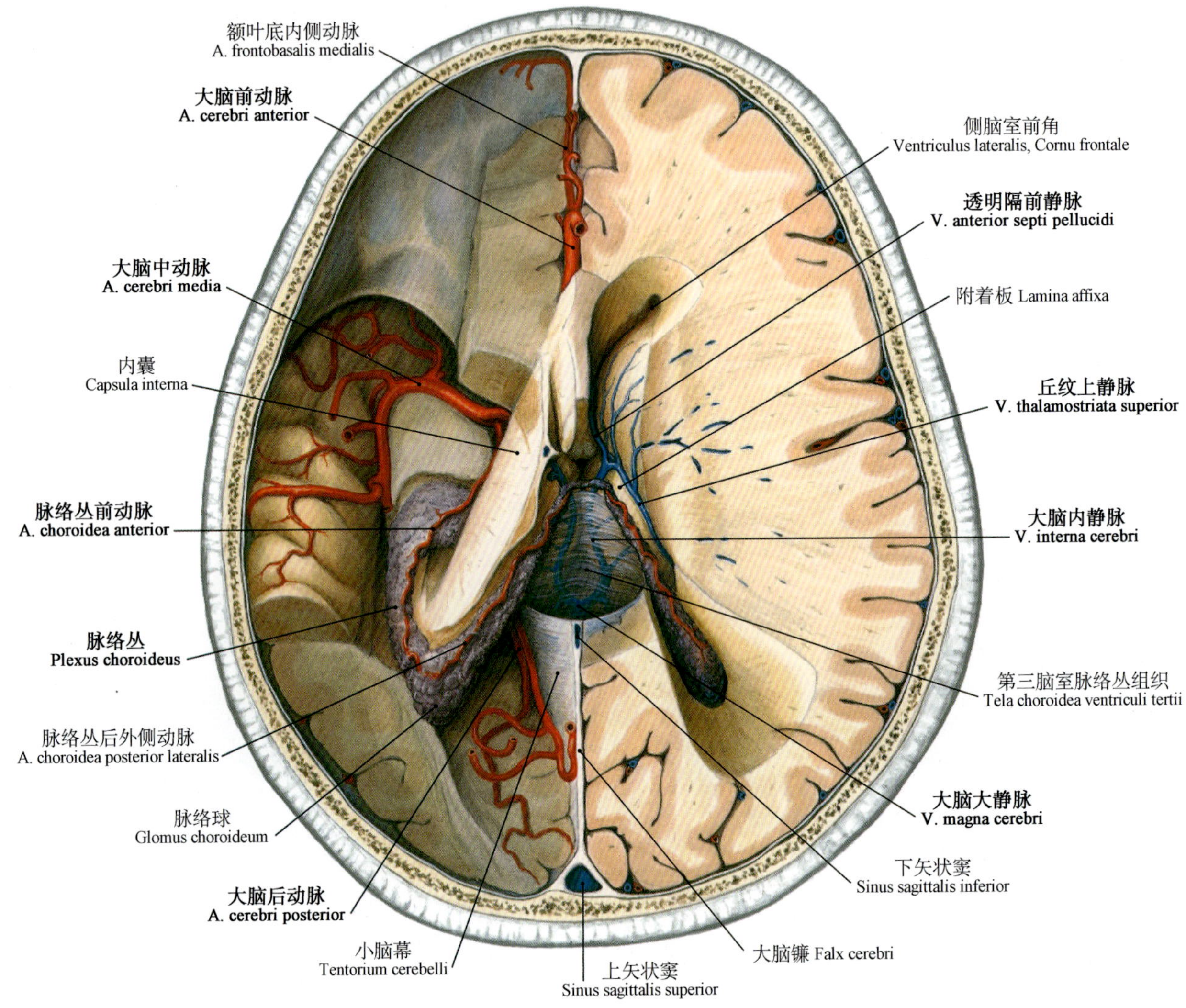

图 12.63 **大脑中动脉在岛叶和大脑外表面的分支、脉络膜动脉和大脑内静脉**

切除大部分脑组织，显露外侧窝（左侧）和侧脑室。

大脑中动脉从外侧入颅窝，分为4段（图12.60）。

- **蝶骨部**（M1），发出脉络膜前动脉（见下表）。
- **脑岛部**，发出短支至岛叶皮质（M2）。
- 颞叶皮质的**岛盖部**（额叶底外侧动脉和颞动脉；M3）。
- **终部**（M4），发出下终支和上终支分布于中央沟和顶叶皮质。

在侧脑室内，**脉络丛前动脉**（从前下方发自大脑后动脉）和**脉络丛后外侧动脉**（从后上方发自大脑后动脉）形成血管丛。此外，在右侧第三脑室脉络组织附近可见到脑内静脉系统。

脉络丛血管		
血管	**起源**	**分支**
脉络丛前动脉	颈内动脉	• 视束 • 内囊（后肢） • 海马前部 • 大脑脚、中脑被盖 • 脉络丛
脉络膜后动脉	大脑后动脉	• 外侧膝状体 • 海马和穹隆 • 丘脑（后部） • 中脑背侧 • 松果体

临床要点

脉络丛前动脉综合征是由脉络丛前动脉的循环障碍引起的，与运动、感觉和视觉功能障碍有关：偏瘫（大脑脚运动纤维功能丧失）、半身感觉障碍（内囊后肢功能丧失）和偏盲（视束和部分视辐射功能丧失）。大脑后动脉循环障碍可导致视觉缺失，但也可能与暂时性记忆功能障碍（遗忘）有关，因为部分海马结构也由此获得血供（→图12.85）。

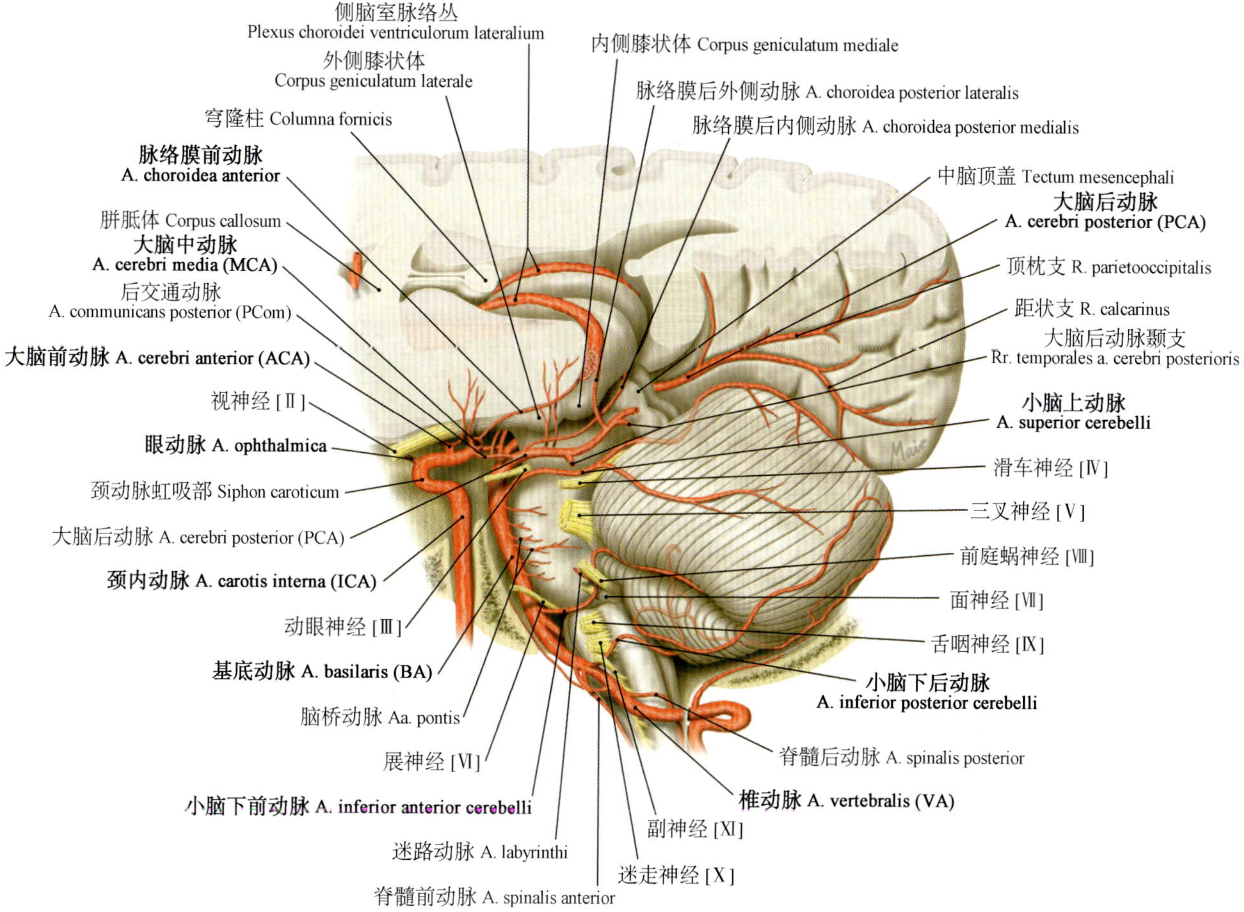

图 12.64 颅后窝的动脉：椎动脉、基底动脉及其分支(左侧面观)[L127]

大脑皮质后部、小脑和脑干主要由椎-基底动脉系统供血。**椎动脉**在第 1 胸椎水平发自锁骨下动脉，可分为 4 段(见第 307 页表格)。

- **椎前部**(V1)，从锁骨下动脉发起处(第 1 胸椎水平)至第 6 颈椎横突孔。
- **横突部**(V2)，第 6-2 颈椎横突孔内。
- **寰椎部**(V3)，从寰椎、寰椎弓到枕骨大孔。
- **颅内部**(V4)，颅内部至基底动脉起始处。

在其走行过程中，椎动脉发出许多分支至颈肌、脑膜、小脑和脊髓。其中 2 个最重要的分支是**小脑下后动脉**(常发出脊髓后动脉)和**脊髓前动脉**。两侧椎动脉在脑桥延髓交界处汇合形成不成对的、位于中央的**基底动脉**(→图 12.60)，该动脉走行于脑桥的中央，发出分支供应脑干和小脑的大部分。基底动脉的分支有**小脑下前动脉**(发出供应内耳的迷路动脉)、**脑桥动脉**和**小脑上动脉**。在近中脑(脚间池)水平，基底动脉分支为大脑后动脉。后者供应中脑的大部分和大脑半球的枕颞部。**大脑后动脉**的分支包括**后内侧中央动脉**(见第 307 页表格)和**脉络膜后动脉**(见第 304 页表格)。

临床要点

椎动脉可在枕下三角(由头上斜肌、头下斜肌和头后大直肌围成)内进行评估(→图 2.77)，当低头时，用**多普勒超声检查**可监控其血流情况。

在卒中的情况下，由于某些区域的血液供应障碍可产生不常见的症状：如**脑桥动脉的循环障碍**可能导致脑桥腹侧部分的运动纤维束功能障碍，这可能与急性截瘫相关。由于脑桥背侧由小脑上动脉的分支供应，因此重要的意识相关区域如脑干网状结构及眼球运动功能保持完好。尽管截瘫，这些所谓的**闭锁综合征**患者是完全清醒的，没有认知障碍，但他们只能通过眼球运动和眨眼进行交流。

脑的动脉

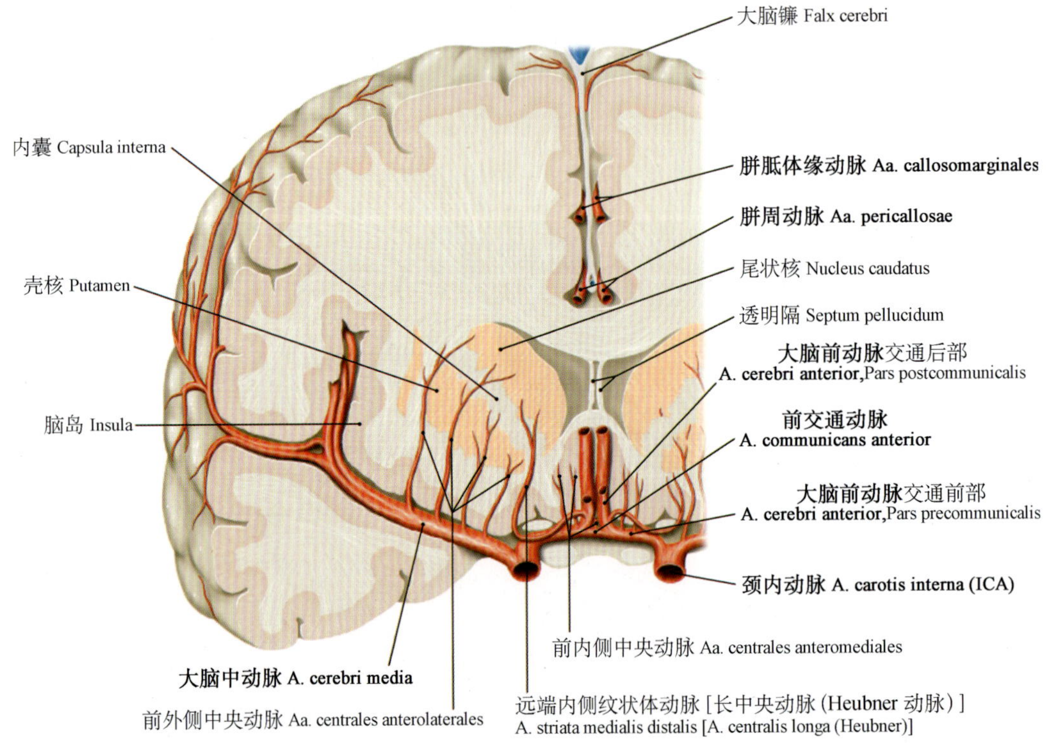

图 12.65 **中央动脉；颈内动脉分叉水平的冠状切面** [L127]

中央动脉供应大脑前内侧与皮质下核团、白质及内囊和间脑。这些穿通血管形成进入大脑底的血管群，并穿透脑组织（穿质，见下表）。它们供应的结构有：

- 前内侧中央动脉供应前内侧结构，如尾状核。
- 前外侧中央动脉（豆纹动脉）供应前外侧结构，如苍白球和壳核。
- 后内侧中央动脉和后外侧中央动脉供应后部结构，如丘脑和下丘脑。

大脑的内部结构还接受脉络膜血管的供应（见第 304 页的表格）。侧脑室的脉络膜血管通过脉络丛相联系，形成血管冠或血管丛（→图 12.63），并连接颈内动脉和椎动脉/基底动脉的分支。

临床要点

由于**前外侧中央动脉**的分支几乎与大脑中动脉成直角，此处特别容易出现血液湍流和继发性动脉硬化改变。在高血压患者中，这些分叉处经常可见**血管闭塞**。这些血管的闭塞和**出血**可导致端脑的神经核区域（基底节）和内囊的组织坏死，从而引起（对侧）偏瘫。根据损伤部位的不同，**端脑的神经核损伤**可引起严重的多动障碍或运动功能减退（肌张力障碍）。

内囊的血液供应

内囊	动脉	起源
内囊前肢	前内侧中央动脉	大脑前动脉
	远端内侧纹状体动脉（长中央动脉；返动脉/Heubner 动脉）	大脑前动脉
	前外侧中央动脉	大脑中动脉
内囊膝	前外侧中央动脉	大脑中动脉
内囊后肢	前外侧中央动脉	大脑中动脉
	脉络膜前动脉	颈内动脉

供应大脑的动脉局部解剖	
动脉	局部解剖及特征
颈内动脉(ICA)	• 4个解剖学分部：颈部、岩部、海绵窦部、大脑部 • 在视交叉外侧离开海绵窦
眼动脉	• 颈内动脉第一大血管 • 自视神经下方起自颈内动脉，穿经视神经管入眶 • 鼻背动脉与面动脉(内眦动脉)吻合
脉络膜前动脉	• 颈内动脉分支 • 沿着视束到达侧脑室下角
大脑前动脉(ACA)	• 在视交叉外侧行向头端 • 进入大脑纵裂 • 在胼胝体上方行向枕部
前交通动脉(ACom)	• 在两侧大脑前动脉之间 • 位于视交叉前方
大脑中动脉(MCA)	• 绕过颞极到达大脑外侧窝 • 分支至岛叶，离开外侧沟，分支分布于端脑外侧面
椎动脉(VA)	• 4个解剖学分部：椎前部、横突部、寰椎部和颅内部 • 行于腹侧并汇合形成基底动脉(在脑桥下缘)
小脑下后动脉(PICA)	• 在橄榄平面由椎动脉发出(可能缺如) • 在小脑扁桃体水平呈环形(放射学特征) • 进入小脑蚓上方的小脑谷内
基底动脉(BA)	• 在脑桥基底沟内走行 • 末端分叉形成大脑后动脉(在中脑水平)
小脑下前动脉(AICA)	• 由基底动脉下段发出，位于第Ⅵ、Ⅶ、Ⅷ脑神经的腹侧 • 行向内耳道，发出迷路动脉(正常情况下)，继而行经小脑的下面
小脑上动脉(SCA)	• 由基底动脉发出，位于动眼神经下方 • 行于小脑幕的下面 • 向后行至小脑表面
大脑后动脉(PCA)	• 位于动眼神经的颅侧 • 行于小脑幕的上面 • 向后行至端脑枕叶底面
后交通动脉(PCom)	• 连接颈内动脉和大脑后动脉 • 行于垂体和乳头体的外侧

中央血管			
血管组	穿经结构	起源	供应区域(举例)
前内侧中央动脉	前穿质	• 大脑前动脉 • 前交通动脉	• 尾状核头 • 苍白球 • 前连合 • 内囊
前外侧中央动脉(豆纹动脉)	前穿质	• 大脑中动脉	• 尾状核 • 壳核 • 苍白球 • 内囊(内侧血管)
后内侧中央动脉	后穿质	• 大脑后动脉 • 后交通动脉	• 丘脑 • 下丘脑 • 苍白球
后外侧中央动脉	后穿质	• 大脑后动脉(交通后部)	• 丘脑 • 内侧膝状体 • 下丘 • 松果体

脑的动脉

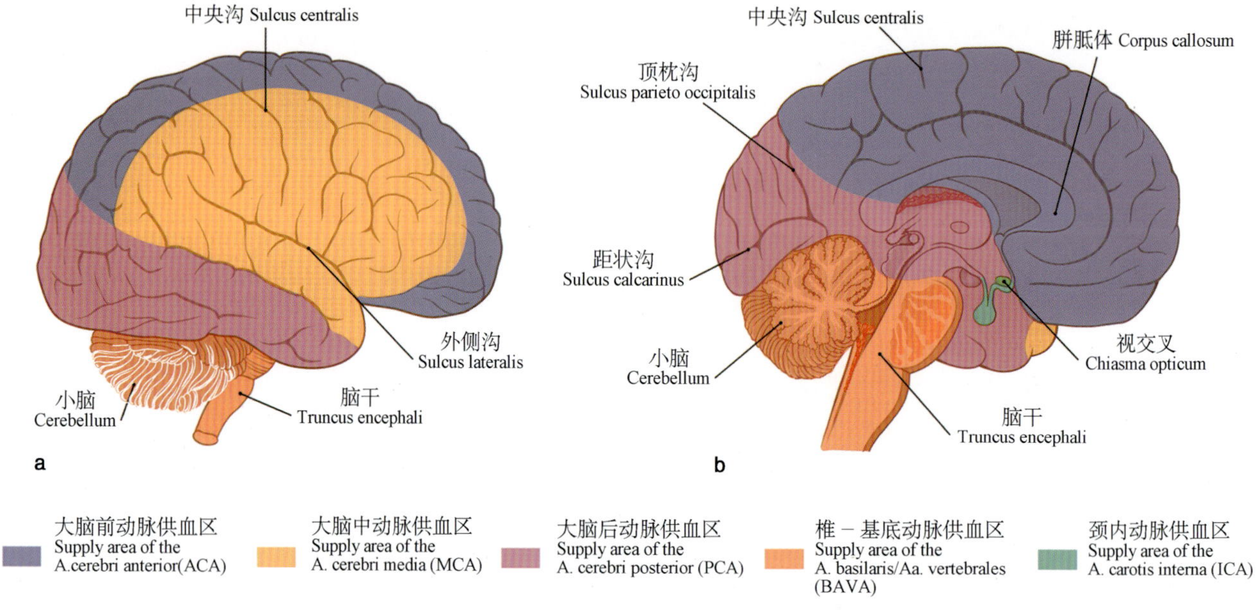

图 12.66a、b 大脑动脉(端脑)供应区域
a 外侧面观，b 矢状面上脑内侧面观[L126]。

大脑前动脉供应大脑皮质的额叶和顶叶区域，超出大脑半球边缘约 1cm(见第 307 页表格)。**大脑后动脉**供应枕极和颞叶下缘。剩余大脑皮质的外表面由**大脑中动脉**供应。中央前回和中央后回由**大脑前动脉**和大脑中动脉的部分分支共同供应。在内侧面，大脑前动脉供应额叶和顶叶的内侧面并越过大脑半球边缘，直至顶枕沟。枕叶和颞叶底部由**大脑后动脉**供应。小脑和脑干由椎-基底动脉系供应。

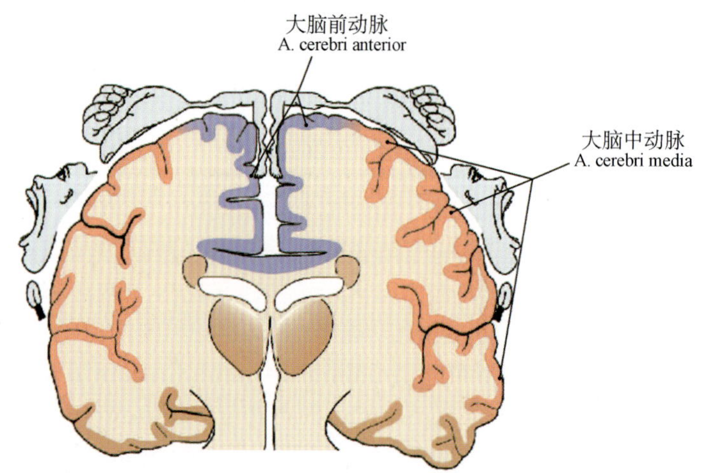

图 12.67 中央前回的动脉及其在初级运动皮质的矮人投影[L238]

大脑前动脉越过大脑半球边缘约 1 cm 供应中央前回的皮质，此处对应于下肢、骨盆和胸腔的皮质代表区。**大脑中动脉**供应区域对应于上肢和整个头部的皮质代表区。

临床要点

由于中央前回区域的血液供应特点，大脑前动脉的循环障碍主要与**腿部麻痹**相关，而大脑中动脉的循环障碍主要与**手臂面部麻痹**相关。因此，根据患者的临床症状(腿部或手臂面部麻痹)，可以推测相关血管是否受到影响。

内囊区域的卒中或出血的责任血管通常为大脑前动脉的分支远端内侧纹状体动脉(又称 Heubner 返动脉、长中央动脉，属于前内侧中央动脉)，或大脑中动脉的分支豆纹动脉(属于前外侧中央动脉)(→图 12.65)。

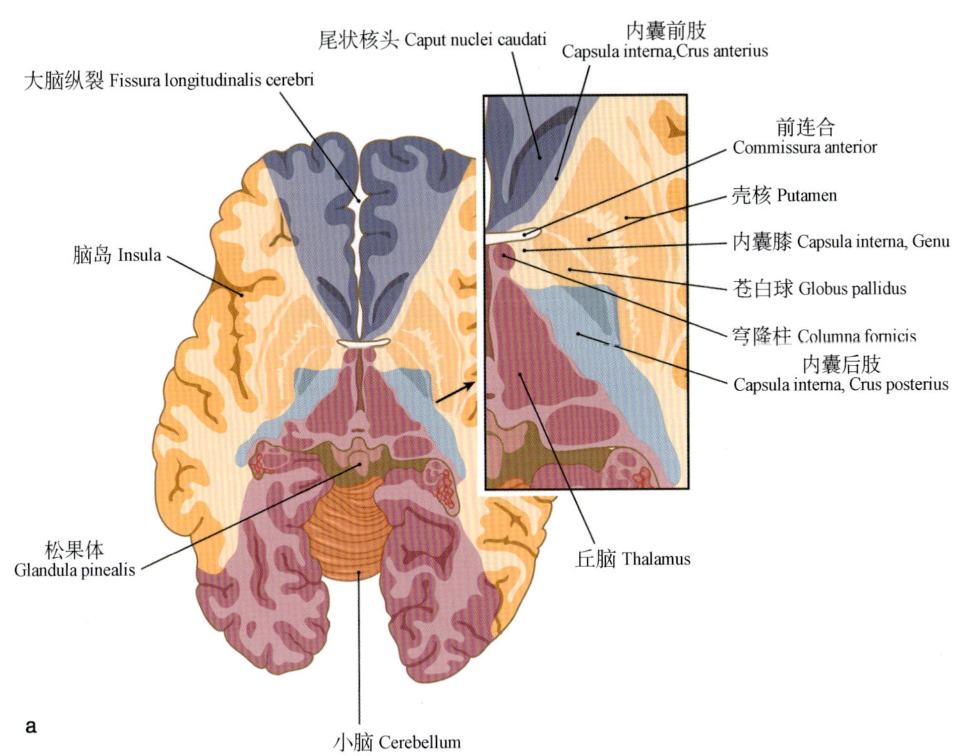

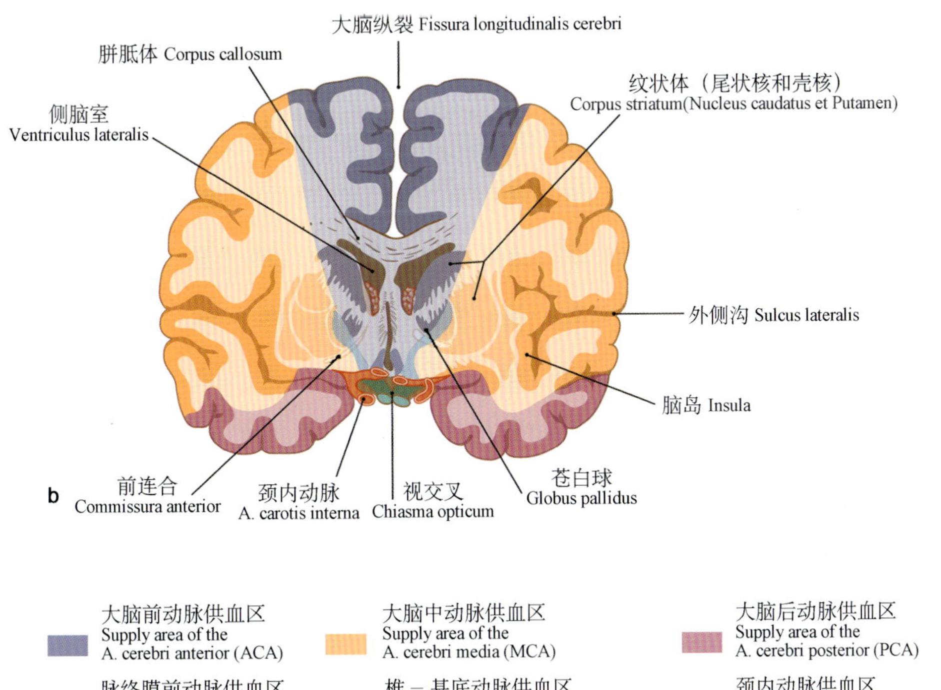

■	大脑前动脉供血区 Supply area of the A. cerebri anterior (ACA)	■	大脑中动脉供血区 Supply area of the A. cerebri media (MCA)	■	大脑后动脉供血区 Supply area of the A. cerebri posterior (PCA)
■	脉络膜前动脉供血区 Supply area of the A. choroidea anterior	■	椎－基底动脉供血区 Supply area of the A. basilaris/Aa. vertebrales (BA/VA)	■	颈内动脉供血区 Supply area of the A. carotis interna (ICA)

图 12.68a、b **大脑动脉的供血区域(端脑)**

a 水平切面，b 冠状切面[L126]。

脑的动脉

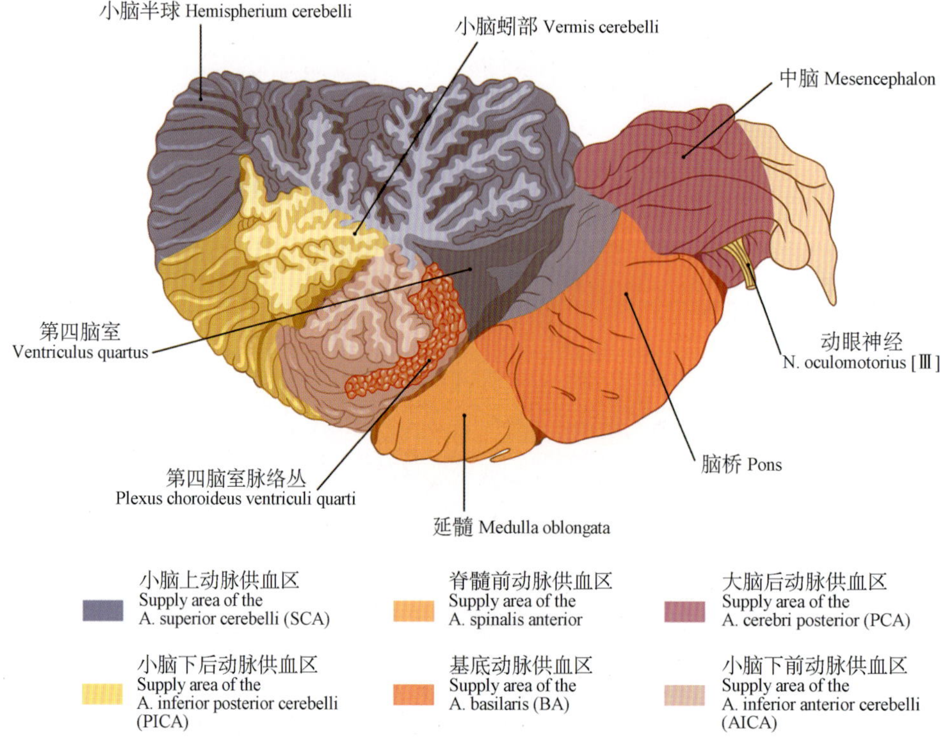

图 12.69 大脑动脉供应区域(脑干和小脑)(矢状切面)
[L126]

脑干的动脉供应		
脑干的分部	**内侧供应区**	**外侧供应区**
中脑	• 大脑后动脉	• 小脑上动脉 • 大脑后动脉
脑桥	• 基底动脉(脑桥动脉)	• 小脑上动脉 • 小脑下前动脉(变异很大)
延髓	• 椎动脉 • 脊髓前动脉 • 脊髓后动脉	• 小脑下后动脉

小脑的动脉供应		
动脉	**皮质区**	**中央区**
小脑上动脉(SCA;恒定)	小脑上部	齿状核
小脑下前动脉(AICA,可变异)	小脑前下部	
小脑下后动脉(PICA,可变异)	小脑后下部	其他核团

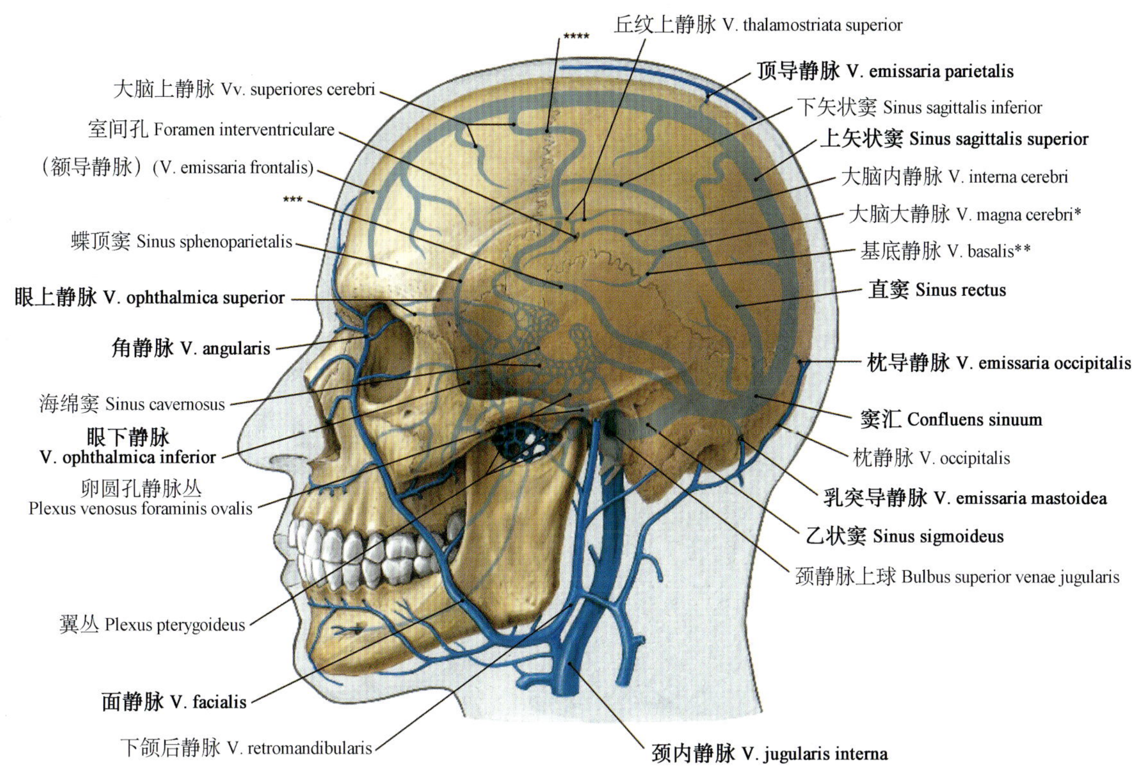

图 12.70 **颅内、外静脉**

颅内、外静脉通过许多吻合支相连，包括导静脉和眼静脉以及静脉丛。

* Galen 静脉。

** Rosenthal 静脉。

*** Labbé 静脉或吻合。

**** Trolard 静脉或吻合。

导静脉穿颅的通道

导静脉	通道
顶导静脉	顶骨孔
乳突导静脉	乳突孔
枕导静脉	枕外隆凸附近的开口
髁导静脉	髁管
舌下神经管静脉丛	舌下神经管
卵圆孔静脉丛	卵圆孔
颈内静脉丛	颈动脉管

临床要点

由于头皮的静脉缺乏静脉瓣，头皮损伤可导致血液逆流，从而促使**细菌通过导静脉**和板障静脉（→图 12.71）进入硬脑膜窦，继而进入颅内。

硬脑膜窦的行程

硬脑膜（静脉）窦	行程和特点
上矢状窦	• 脑颅骨矢状窦沟内、前后方向 • 桥静脉，汇入上矢状窦或其外侧陷窝 • 流向窦汇
下矢状窦	• 沿大脑镰下缘至直窦
直窦	• 起源于大脑镰和小脑幕交汇处的上矢状窦和大脑大静脉
窦汇	• 横窦、直窦、上矢状窦和枕窦的汇合处
枕窦	• 流向窦汇
边缘窦	• 围绕枕骨大孔 • 与枕窦和椎内静脉丛相连
横窦	• 从窦汇外侧进入乙状窦
乙状窦	• 呈 S 形经颞骨乳突部至颈静脉孔和颈内静脉
海绵窦	• 蝶鞍两侧的多腔隙静脉间隙 • 通过基底静脉丛与对侧海绵窦相连
岩上窦和岩下窦	• 沿着颞骨岩部的上缘或下缘 • 连接海绵窦和乙状窦

头部静脉

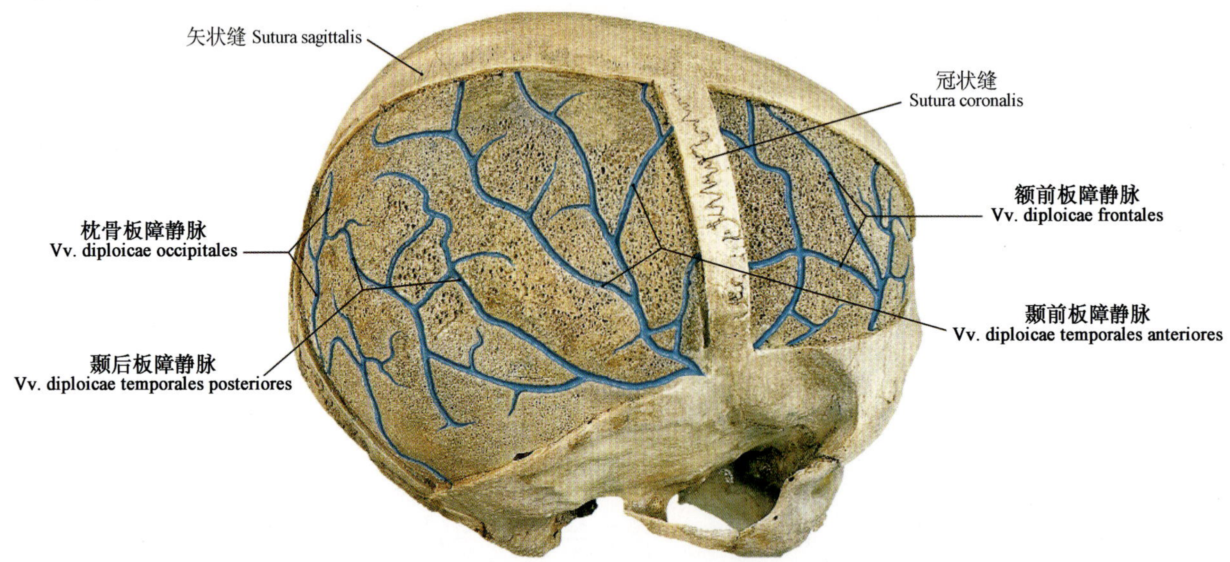

图 12.71 右侧颅盖骨的板障管和板障静脉（斜位上面观；去除颅盖骨外层）

板障内散布有板障管，其中有板障静脉，它们与导静脉和硬脑膜窦相连。

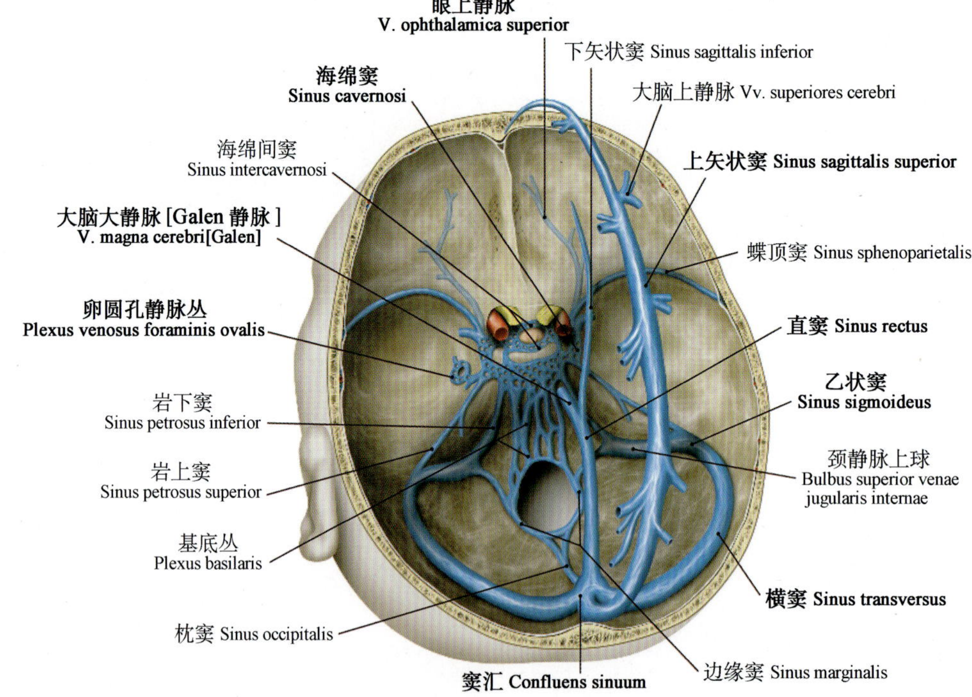

图 12.72 硬脑膜窦在颅底的投影（斜位上面观；去除颅盖骨）

硬脑膜窦是脑周围的大静脉血管，来源于硬脑膜折叠或反折（→图 12.36，见第 311 页表格）。

临床要点

高原反应是指在短时间内上升高度超过海平面 2500 米，且事先未经过适应（如海拔 3600 米的拉巴斯/玻利维亚之旅）而突然发生的头痛、头晕和恶心。高达 25％的人可受到影响。据推测，由于高海拔地区氧分压较低，流向脑的动脉血流量显著增加，以便为其提供更多的氧气。只有脑静脉强烈扩张时，才能充分引流出这些增多的大量血液，但它们只能扩张到一定程度，由此引起充血，而产生高原反应。

静脉窦血栓形成（硬脑膜窦血栓形成）通常是一种严重疾病。可能的原因包括：面部的迁延性感染（海绵窦血栓形成）或中耳感染（乙状窦血栓形成）（＝脓毒性窦内血栓形成），但也包括凝血增加的凝血病。患者会发生头痛、癫痫发作、瘫痪和意识模糊。

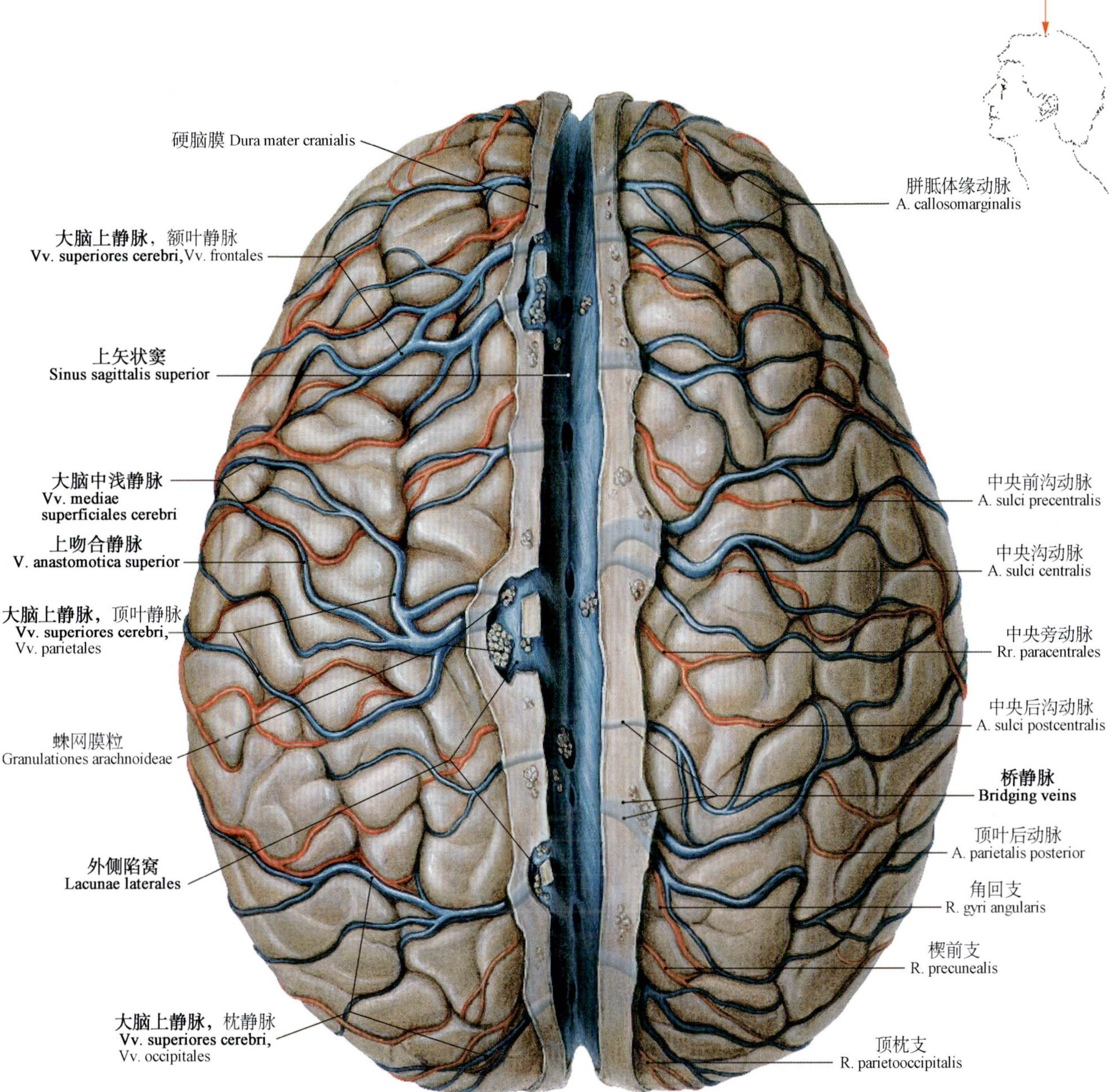

图 12.73 **大脑浅层动脉和静脉(上面观;切除硬脑膜和上矢状窦开口;同时移除蛛网膜)**

大脑表层动、静脉供应大脑皮质及其深面的基底节。浅层的静脉包括大脑上静脉、大脑中浅静脉和大脑下静脉(此处不可见)。大静脉通常通过吻合[上吻合静脉(Trolard 静脉)和下吻合静脉(Labbé 静脉);→图 12.70]相互连接。大脑上静脉通过穿经硬脑膜的小的桥静脉汇入上矢状窦,或通过桥静脉汇入外侧陷窝,然后汇入上矢状窦。

临床要点

桥静脉损伤可导致硬膜与蛛网膜之间的出血,从而引起硬膜下血肿(→图 12.78)。特别是与年龄相关的脑萎缩和桥静脉易损的老年患者倾向于发展为**慢性硬膜下血肿**,由于轻微外伤后静脉出血隐匿,患者往往不能记住受伤史,容易被忽视。

脑的静脉

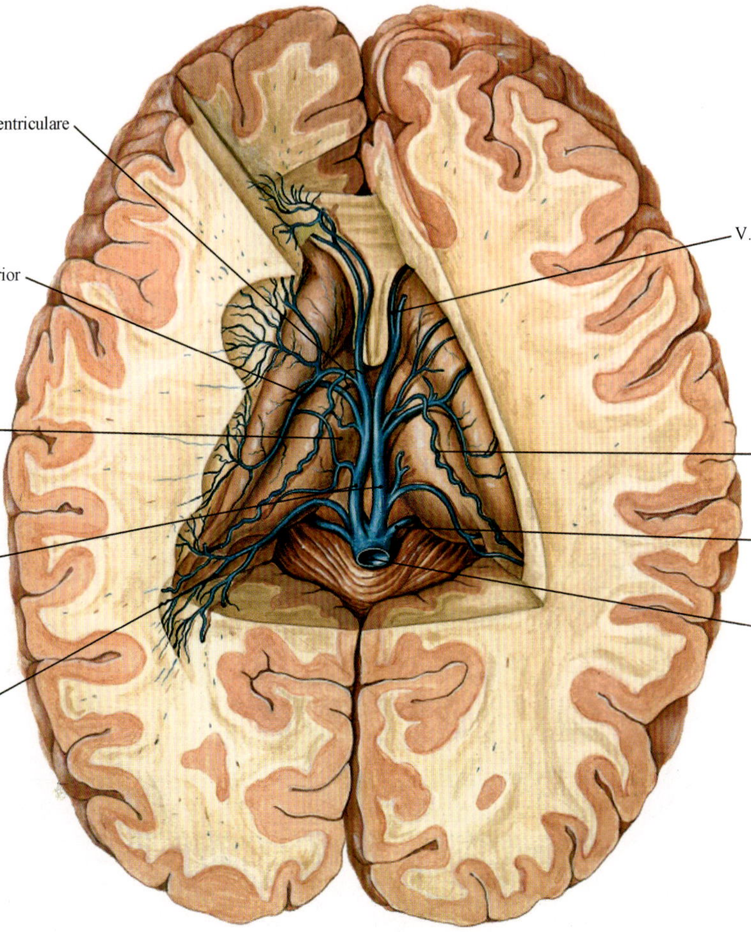

图 12.74 **大脑深静脉(上面观)**

大脑内静脉走行于第三脑室脉络组织内。脑室系统、基底节和内囊的静脉也属于大脑深静脉。来自这些结构的血液通过丘纹上静脉流向大脑内静脉，继而汇入大脑大静脉(Galen 静脉)。

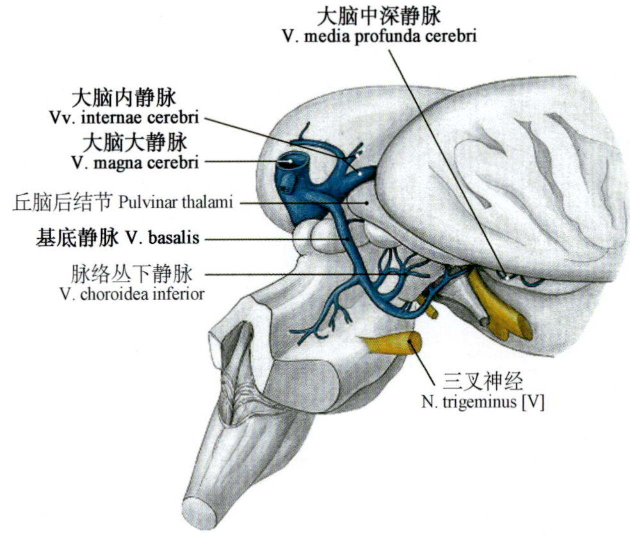

图 12.75 **大脑深静脉(右侧后面观)**

切除小脑后可见大脑基底静脉，引流后脑、中脑和脑岛的静脉血。该区域的静脉血管是成对的大脑中深静脉和基底静脉(Rosenthal 静脉)，与大脑内静脉一样，最终汇入大脑大静脉(Galen 静脉)。

大脑大静脉的属支

静脉	最重要的属支	引流的脑区
大脑内静脉	脉络丛上静脉	脉络丛、海马
	透明隔静脉	透明隔
	丘纹静脉	尾状核
基底静脉	大脑前静脉	胼胝体和邻近脑回
	大脑深静脉	壳核、苍白球

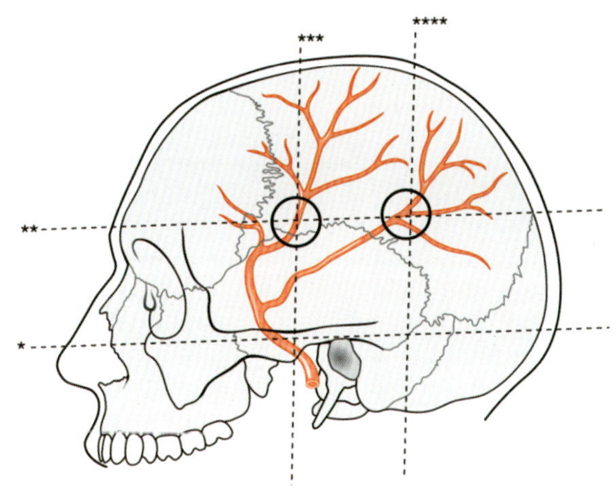

图 12.76 脑膜中动脉膜的额支和顶支在颅骨外侧壁的投影

圆圈标记脑膜中动脉主要分支的投影[L127]

脑膜中动脉的主要分支走行于上水平线与经过颧弓中部的垂直线的交汇处，并分支分布至乳突后部。

* 临床术语：耳-眶水平线[Frankfort（德国）水平线]。

** 临床术语：水平眶上线。

*** 经过颧弓中部的垂直线。

**** 经过乳突后部的垂直线。

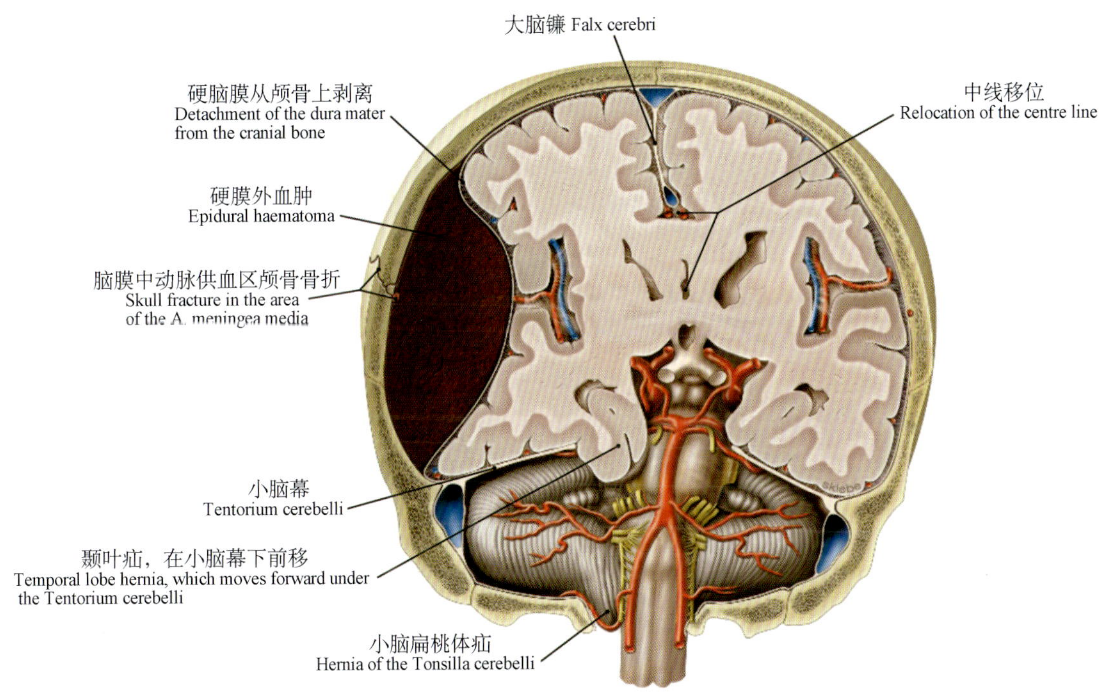

图 12.77 硬膜外血肿（冠状切面，前面观）[L238]

右侧脑膜中动脉损伤引起颅骨和硬脑膜之间的动脉出血。血肿导致中线移位；此外，部分颞叶经小脑幕切迹前移至小脑幕的下方。

临床要点

作用于颅侧面的头部钝器伤通常导致上图区域（图 12.76）的**颅骨骨折面**，这容易导致脑膜中动脉的额支或顶支破裂出血，脑膜中动脉为硬脑膜供血。通常情况下，患者在最初 30 分钟内没有明显的损伤或症状。动脉出血使得硬脑膜与颅盖骨分离，形成**硬膜外血肿**（图 12.77），可导致脑组织部分移位，增大对大脑、脑干和脑神经的压力，结果可使病理反射严重缺失。头颅 CT 显示血肿为高密度影（即比周围组织密度大），呈双凸形，并且不超越颅缝的界限，此为硬脑膜与颅缝的连接所致。尽快开颅手术结扎出血血管并清除血肿以缓解颅内高压（减压）是决定临床预后的重要因素。

颅内出血

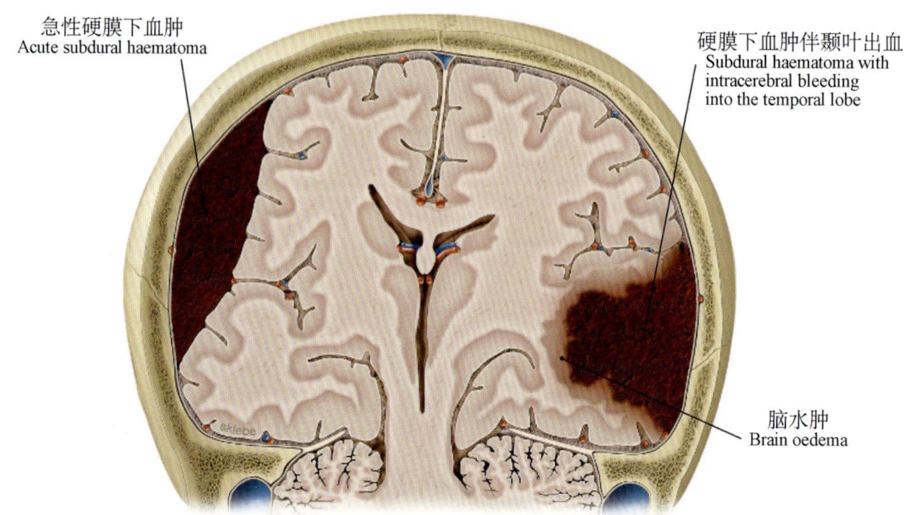

图 12.78 **硬膜下血肿和脑出血(冠状切面,前面观)**[L238]

桥静脉破裂导致右侧头部急性硬膜下血肿和左侧硬膜下血肿伴颞叶出血。

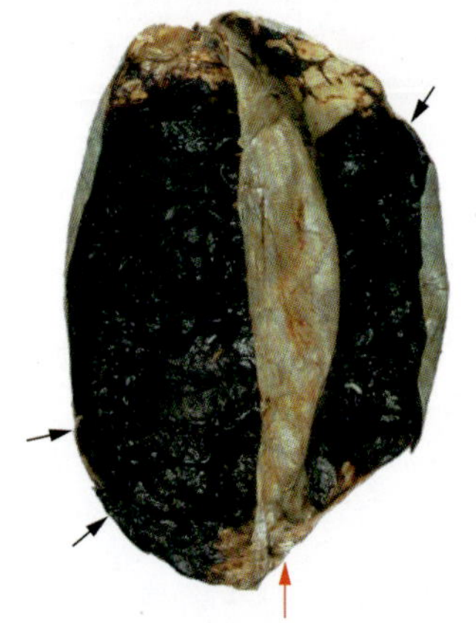

图 12.79 **硬膜下血肿(大脑上面观)**[R235]

硬膜内面(红色箭示大脑镰)延伸性双侧急性外伤性硬膜下血肿(箭)。血肿上方的硬膜向上翻起。

临床要点

由于老年人的静脉与年轻人相比弹性较差,轻伤可导致桥静脉(连接脑静脉和硬脑膜窦)破裂或撕裂,随后发展为**硬膜下血肿**(图 12.78,图 12.79)。在这种急性或隐匿的过程中(有时需要数周时间),静脉血聚集在硬脑膜和蛛网膜之间,与诸如头晕、头痛、疲劳、缺乏精神或精神错乱等非特异性症状有关。硬膜下血肿也可能与脑出血和相应的急性神经功能缺损有关(见第 299、306、326 和 408 页)。在头颅 CT 中,硬膜下血肿表现为高密度的新月形影,可延伸至颅缝界限之外。治疗方式包括通过外科手术插入引流管引流血液。

蛛网膜下血肿通常是由于动脉瘤破裂(动脉病理性膨出)引起。动脉瘤常见于大脑动脉环(Willisii 环),其破裂可导致蛛网膜下腔出血。蛛网膜下腔出血在 CT 中也表现为高密度影,但血液仅局限于蛛网膜下隙,在相应的脑池中可以特别清楚地看到出血。早期通过手术结扎出血血管对于临床预后非常重要。

(薛盖茨 译)

新皮质 Neocortex
灰被，古皮质的一部分
Indusium griseum,part of the archicortex
纹状体 Striatum
旧皮质 Paleocortex

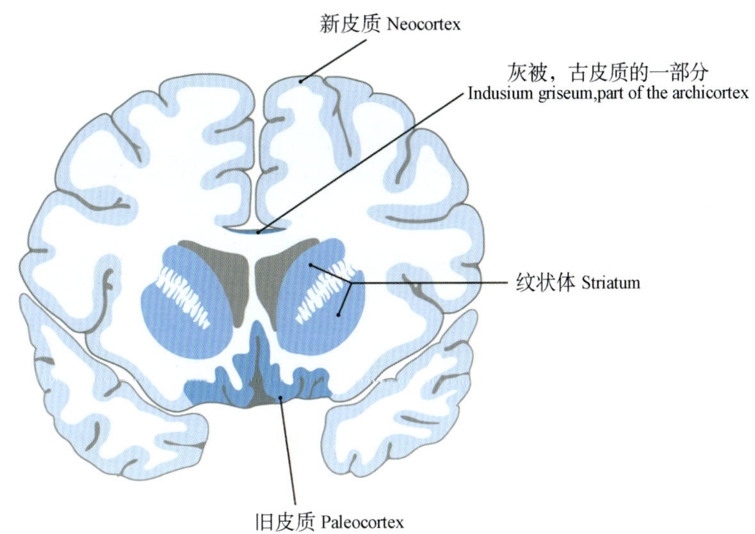

图 12.80　端脑的分部(冠状切面，示意图)[L126]

端脑的皮质可分为 3 个部分。

- 新皮质——主要由 6 层组成并占比最大。
- 古皮质——主要包括边缘系统的 3 层(异型皮质)。
- 旧皮质——也主要是由 3 层组成(异型皮质)，并基本包含嗅叶(嗅脑)。

此外，皮质下核团属于端脑，如纹状体。

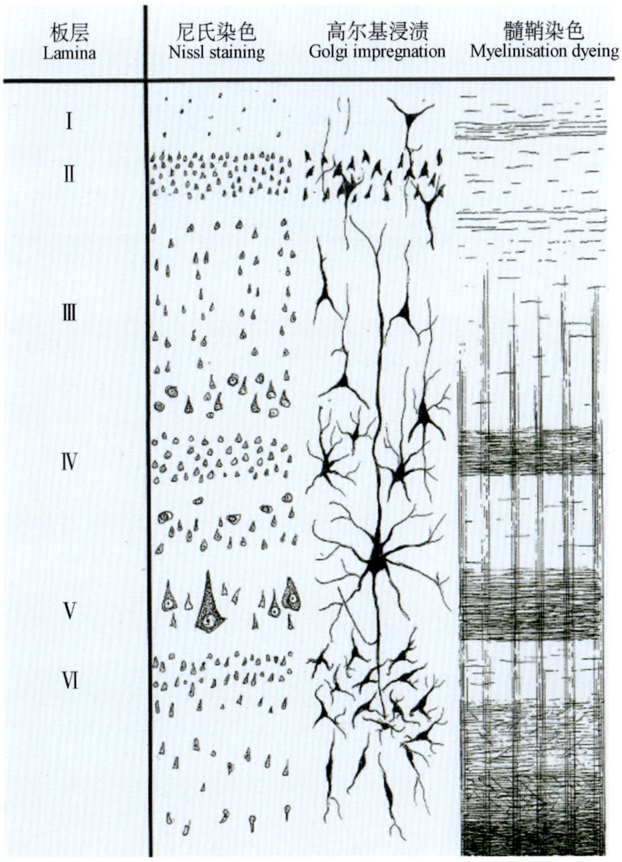

板层
Lamina
尼氏染色
Nissl staining
高尔基浸渍
Golgi impregnation
髓鞘染色
Myelinisation dyeing
I
II
III
IV
V
VI

图 12.81　同型皮质(新皮质)分层示意图[L240/S010-2-16]

大脑皮质的层状结构由 6 层组成，大部分厚约 4 mm(但在第 1 视区只有 2 mm)，这些结构在垂直于大脑表面的组织学制片中清晰可见。各层从外到内编号为：

- 板层Ⅰ-分子层(Lamina molecularis)-有少数神经元，无锥体细胞，但有 Cajal-Retzius 细胞。
- 板层Ⅱ-外颗粒层(Lamina granularis externa)-致密，有小的“非锥体细胞”(颗粒细胞)及少量的谷氨酸能锥体细胞。
- 板层Ⅲ-外锥体细胞层(Lamina pyramidalis externa)-由 3 个子层和小锥体细胞组成。
- 板层Ⅳ-内颗粒层(Lamina granularis interna)-致密，有小的“非锥体细胞”(颗粒细胞)。
- 板层Ⅴ-内锥体细胞层(Lamina pyramidalis interna)-有不同大小的锥体细胞，包括巨大 Betz 细胞。
- 板层Ⅵ-多形细胞层(Lamina multiformis)-通常由板层Ⅵa(细胞密集)和板层Ⅵb(神经元少，有小锥体细胞)组成。

端脑，新皮质

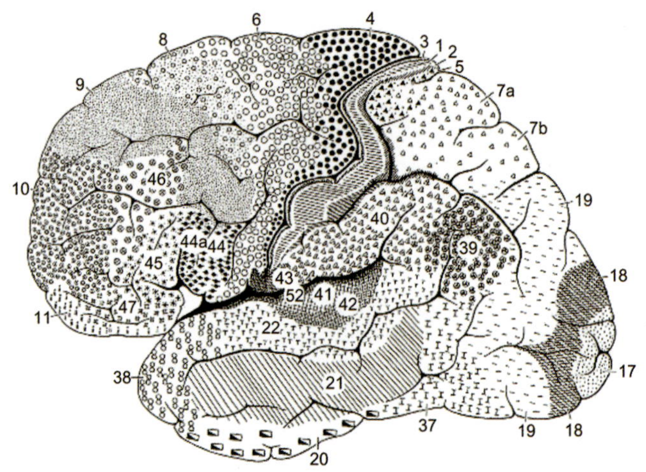

图 12.82 Brodmann 分区（左侧面观，示意图）[S010-2-16]

根据组织学标准，大脑被划分为所谓的 Brodmann 分区。

同型皮质的 6 层结构因区域而异。层状结构曾经被分析并映射到皮质区（Brodmann 分区），从中央后回开始编号。个别的皮质区不仅在组织学上相似，而且在功能上也相似。

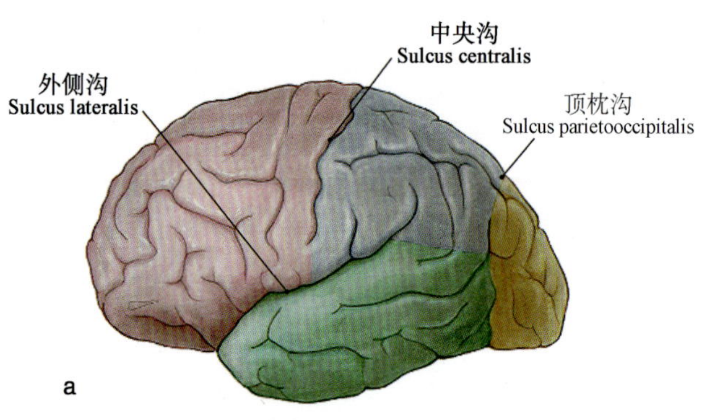

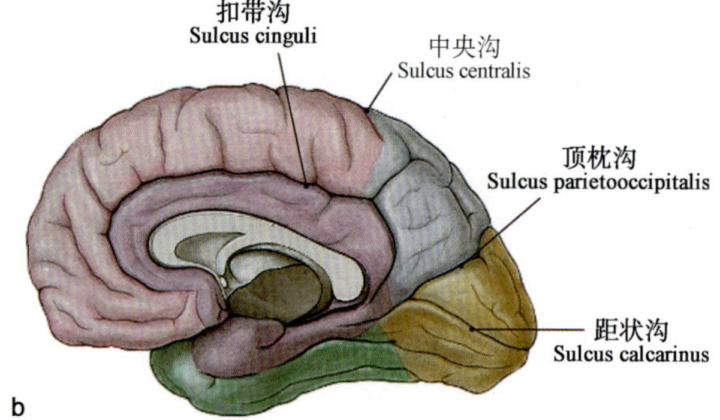

图 12.83a,b 皮质主要的沟

a 左侧面观，b 内侧面观。

每侧大脑半球上可辨识的主要深浅不同的沟（见下表），将新皮质分为从外部可见的 5 个叶（Lobi）。

皮质主要的沟

沟	位置/走行
中央沟	在额叶和顶叶之间延伸；分隔中央前回（运动中枢）和中央后回（感觉中枢）
外侧沟	将额叶、顶叶和颞叶彼此分开；外侧窝和岛叶位于其深面
顶枕沟	从大脑半球内侧面的旁矢状皮质行至距状沟；分隔顶叶和枕叶
距状沟	沿大脑半球内侧面走行，与顶枕沟类似，并与之共同围成楔叶
扣带沟	分隔扣带回（边缘叶）与额叶和顶叶

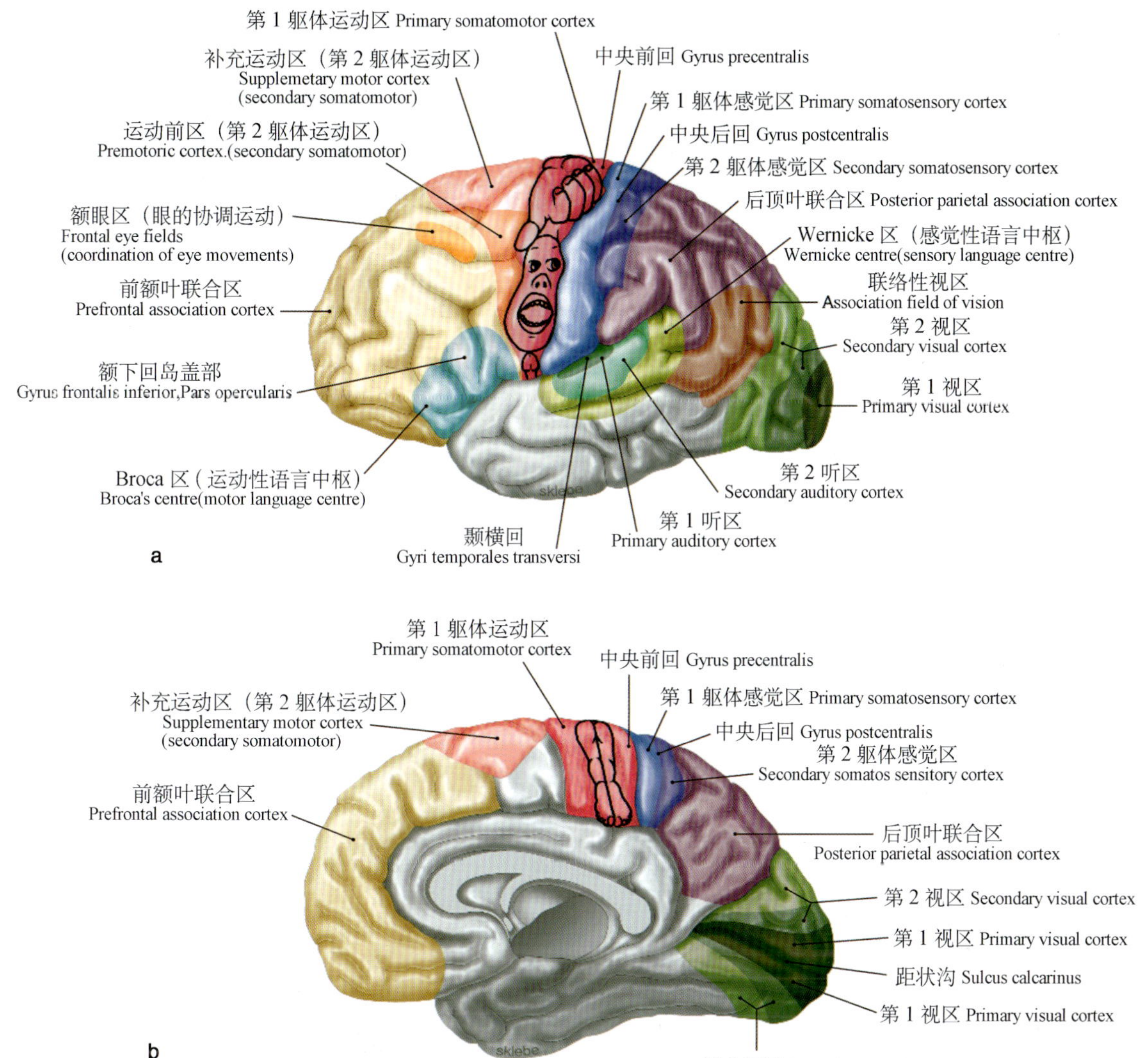

图 12.84a,b **大脑半球的功能皮质区**

左侧面观(a)，小矮人(图中插入的人体模型)展示了第 1 躯体运动区的躯体定位；内侧面观(b)可见第 1、第 2 听区，以及 Wernicke 区从颞叶的上缘延伸至其内侧面[L238]。

更高级的皮质功能，如语言，只有通过不同皮质区的相互作用才能实现。在新皮质，第 1 区(如中央前回、第 1 躯体运动区)与第 2 区及联合区(如运动前区、补充运动区)是不同的。第 1 和第 2 皮质区具有一定的感觉功能，而联合区(如前额叶联合区)占据新皮质的大部分，并对不同的复杂信息起到整合的作用。

临床要点

Broca 失语症由 Broca 语言中枢受损而引起(如卒中)。尽管说话(语言的产生)能力受到严重限制，但对事物的命名和对语言的理解能力(领悟能力)常得以保留。患者说话的句法通常不正确，并伴有发音缺陷。

第 1 听区的单侧损伤会导致定向听力受损，以及声音频率和强度的鉴别问题。如果影响到邻近的 Wernicke 区，将会严重影响患者对语言的理解能力(**Wernicke 失语症**)。虽然语言的产生和语言旋律得以保留，但言语往往是无意义的并没有句构(句法或语构)。

单侧**第 1 视区受损**可导致**皮质盲**，并伴有同向偏盲。对侧视野完全缺失。如果第 2 视区受到影响，患者仍然可以接受视觉刺激，但不能理解和协调这些信息(**视觉失认症**)。额叶视区的损伤通常伴随 8 区的病变，导致双眼的目光偏离损伤侧(**共轭偏斜**)。

端脑，古皮质

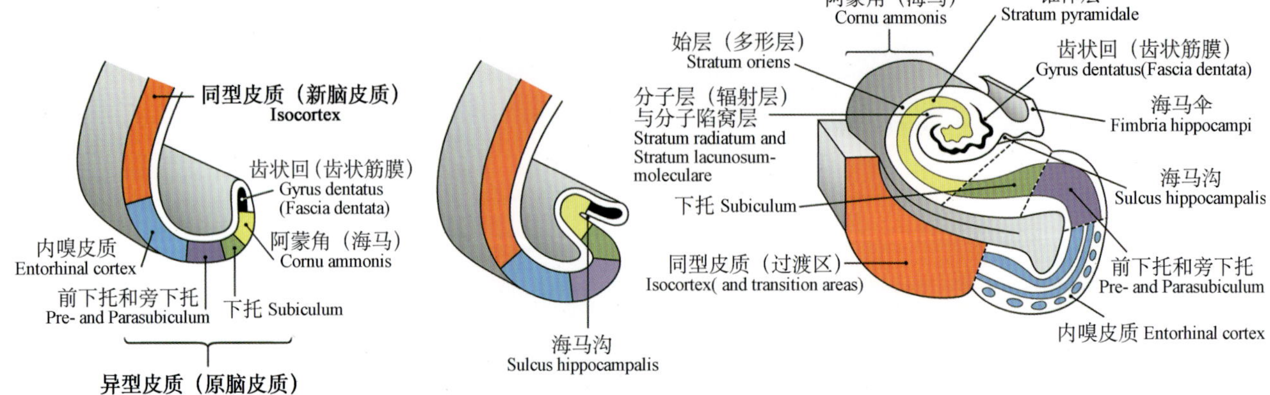

图 12.85 **海马结构的发育(冠状切面，示意图)**[L126]

海马以海马结构的总称命名，海马结构包括以下几个皮质区：内嗅区(内嗅皮质)、齿状筋膜(齿状回)、阿蒙角(CA1，海马体)、下托、前下托和旁下托。脑的这些区域基本上是单向连接的，并形成一个功能单元。海马的发育早在孕 9 周开始，因其内侧基底皮质的“S”形皱褶与神话生物中的海马(海马的一种)相似而得名。在人的一生中，齿状筋膜可持续产生新的神经细胞(神经组织侥每天可产生 700 个新神经细胞)。古皮质是边缘系统的一部分，在学习和记忆过程中起重要作用。它通过边缘系统与大脑的多个区域紧密相连，这对于自主控制和情感过程很重要。

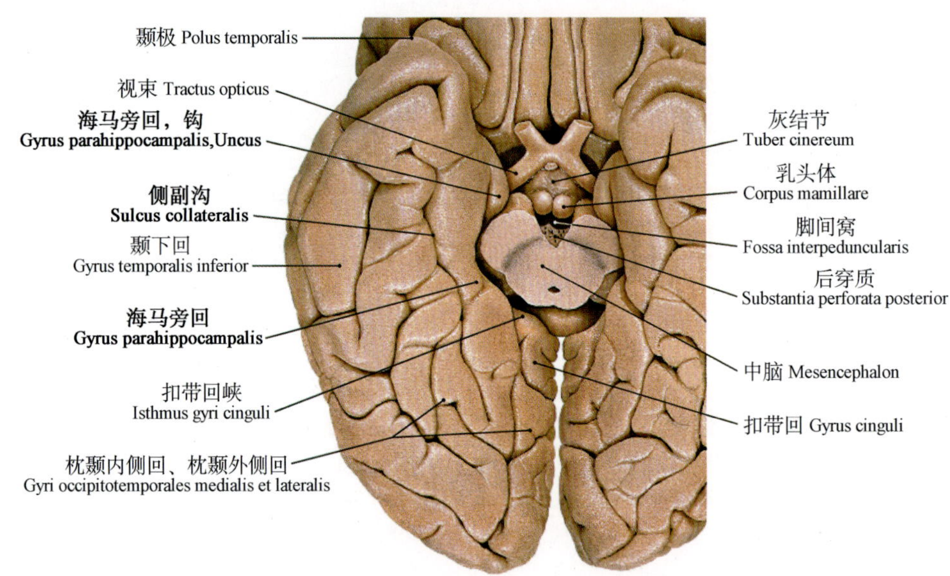

图 12.86 **海马的功能皮质区(底面观，切除中脑)**

由于海马结构所在皮质的皱褶(图 12.85)，海马结构只能部分地从脑的后内侧面观察可见(→图 12.87)。海马只有在打开侧脑室的下角后才能肉眼可见(→图 12.88)，该视野是从脑的底面观察大脑半球的脑回和脑沟，显示了海马旁回和钩及邻近的侧副沟。

临床要点

海马具有重要的临床意义，因为它在伴有记忆丧失的神经退行性疾病(如阿尔茨海默病)、神经精神疾病(如精神分裂症、抑郁症、自闭症)和颞叶癫痫(最常见的癫痫形式)中起重要作用。

颞叶癫痫(temporal lobe epilepsy，TLE)通常有先兆(如看到灯光闪烁以示癫痫发作的不适)，随后出现运动症状(在局灶性癫痫发作中，如咂嘴和咀嚼动作直至全身强直、阵挛性发作等)和失去意识。治疗方面主要以药物治疗为主，针对抗药性病例还应考虑切除单侧海马。

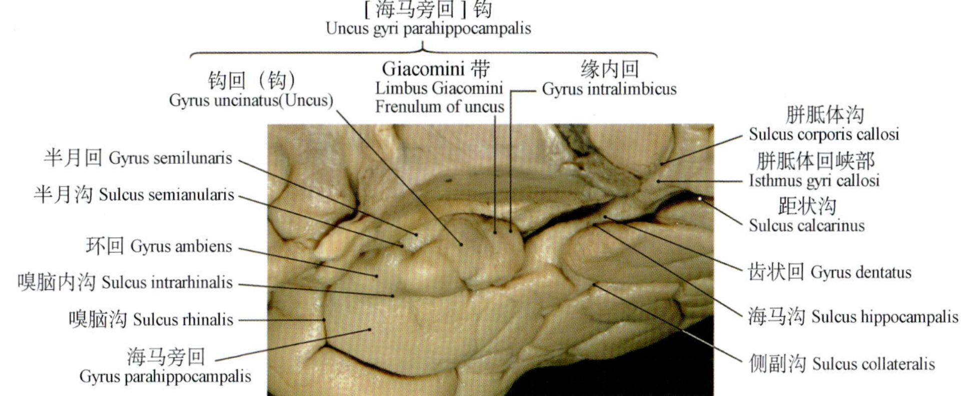

图 12.87　海马的功能皮质区（颞叶后内侧面观）[R247]

由于海马结构所在皮质的皱褶（→图 12.85），海马结构只能部分地从脑的下面观察可见（→图 12.86）。海马只有在打开侧脑室的下角之后才能肉眼可见（图 12.88）。本图从后内侧面显示了部分钩、齿状回、半月回、环回、海马旁回和邻近的脑沟。

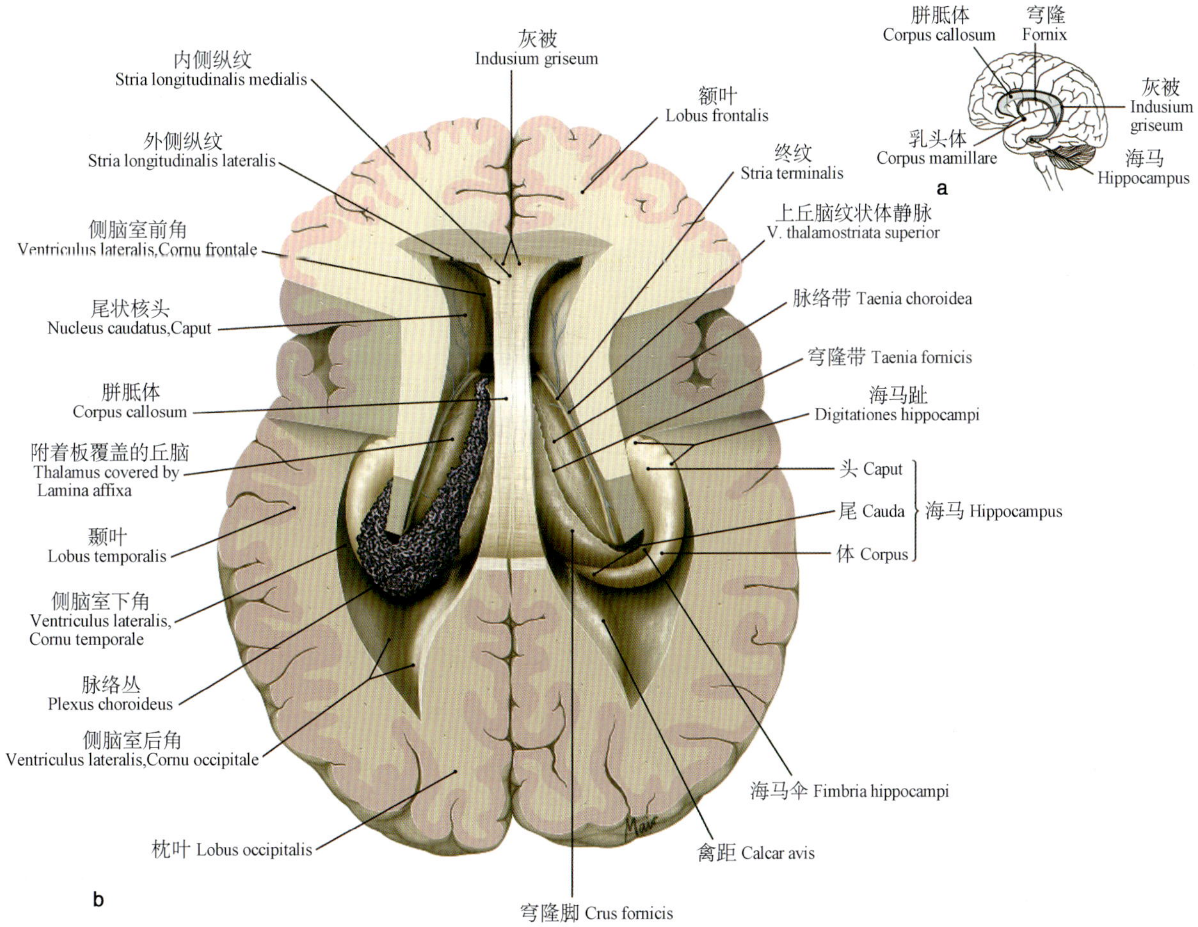

图 12.88a、b　打开侧脑室示海马

左侧面观中(a)，为了使海马的三维结构可视化，大脑呈透明状；b 图为打开侧脑室的背面和外侧之后的上面观(b)[L127]。

海马结构位于颞叶内侧和胼胝体上方的弓部。根据其与胼胝体的位置关系，大致可分为 3 个部分。

- **海马后连合**（颞叶皮质）＝“海马”的本来意义和临床术语。
- 海马上连合（胼胝体上方）。
- 海马前连合（位于胼胝体膝下方），海马的头、体、尾位于侧脑室下角的底部。图中左侧覆盖有脉络丛，右侧去除了脉络丛。

端脑，古皮质

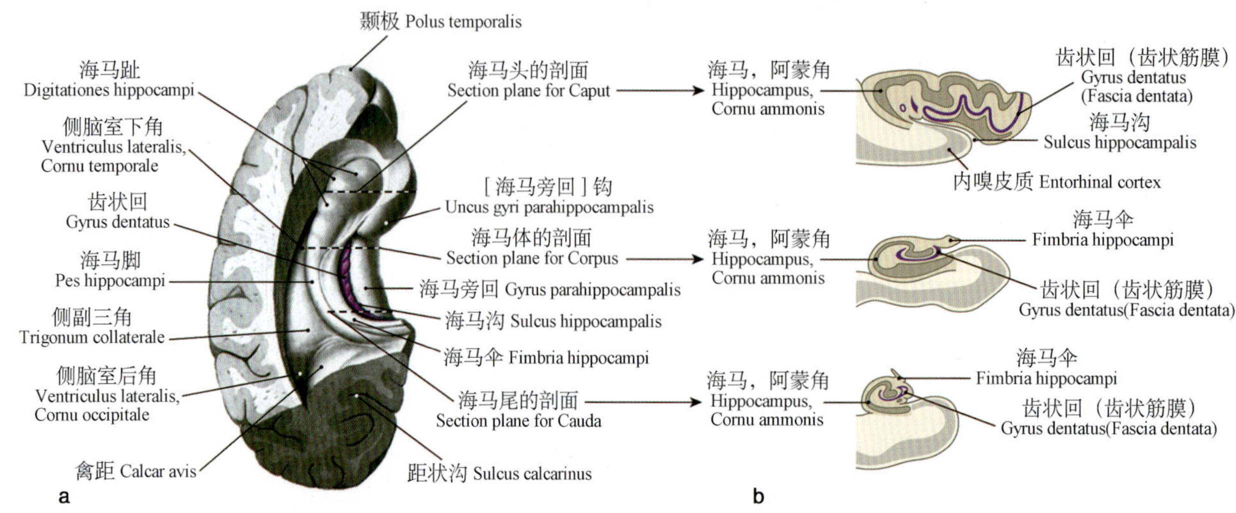

图 12.89a、b 海马

打开侧脑室下角的上后面观(a)；海马头、体、尾水平的横断面(b)[L127]。

在齿状回（紫色）中，主细胞的排列有显著差异。前部的冠状切面多次经过海马区，在海马体和尾的切面可见该区域的“经典”结构排列。

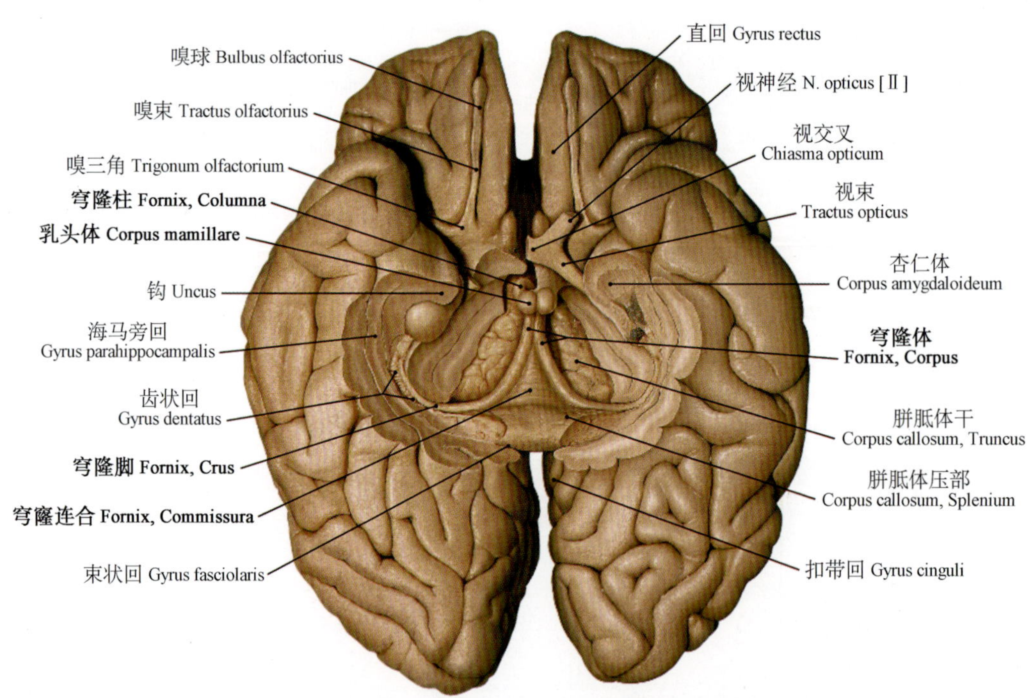

图 12.90 穹隆（下面观，切除脑的基底部）

穹隆成对，由穹隆脚、穹隆连合、穹隆体和穹隆柱构成。在其起始处，也就是海马和颞叶中的海马下托，它在第三脑室上方形成一个朝向乳头体的弓形结构。在到达乳头体之前，两侧的穹隆连接在一起（穹隆连合）。在此处发生两侧的**纤维交换**（→图 12.91）。

临床要点

神经退行性疾病与神经细胞的潜在性结构损坏有关。如果海马结构受到影响，将导致空间记忆和定向功能紊乱。新知识和新经验不再能存储。**阿尔茨海默病**是神经退行性疾病中最典型的一种，它与脑内细胞外蛋白沉积（淀粉样斑块）和细胞内蛋白聚集有关。海马结构在疾病早期受到影响，除空间定向障碍，还有记忆功能丧失。如果随后涉及新皮质，其余的记忆也将被删除。因此，在疾病晚期，患者将无法记起他们自己及个性，也无法记忆他们所经历过的生活事件。

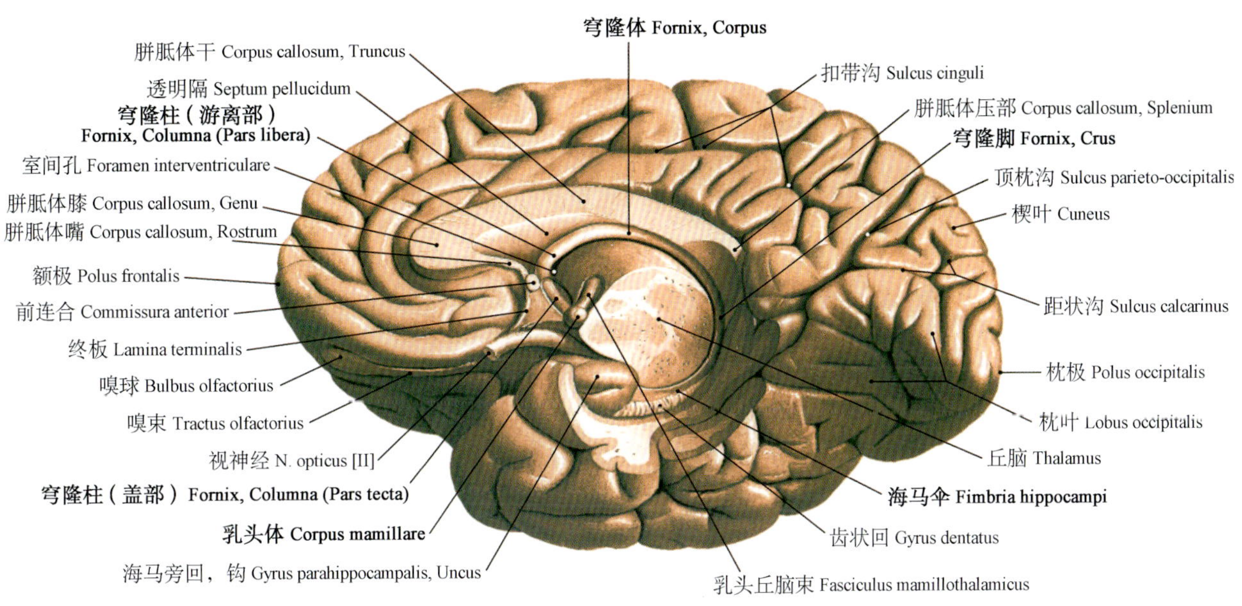

图 12.91　穹隆(下内侧面观)

穹隆是边缘系统的一个重要的纤维束，与下丘脑前核、丘脑和缰核之间存在着**纤维联系**。图中显示了穹隆的局部位置关系。

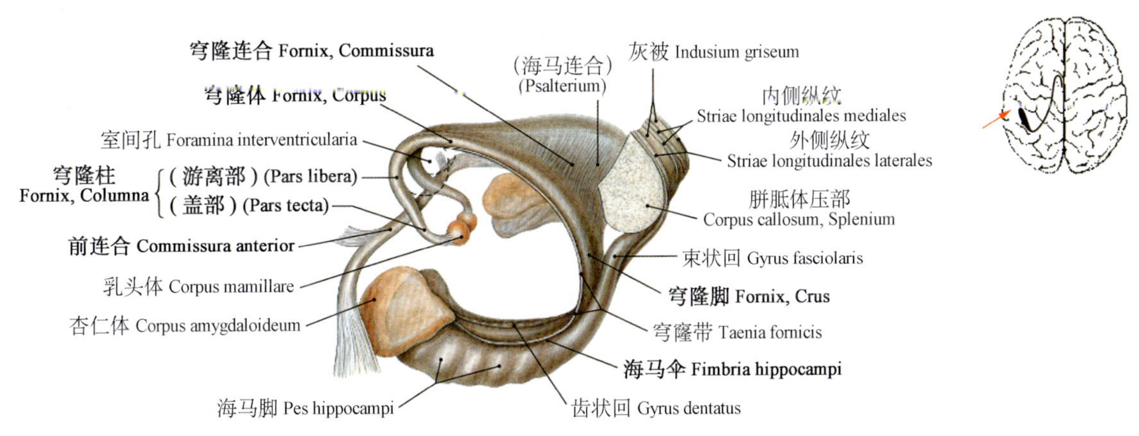

图 12.92　前连合、穹隆、海马结构和灰被(左侧面观)

此图显示的所有结构均属于**边缘系统**，该系统是一个功能性的概念，它接受来自端脑、间脑和中脑等诸多结构的输入信息。最相关的结构是两侧的海马、杏仁体、扣带回和隔核。边缘系统控制诸如冲动、学习、记忆、情绪等功能，还包括食物摄入、消化和生殖的自主调节。

前连合(→图 12.31，见第 281 页的表格)属于连合系，由前部和后部组成。前部连接两侧的嗅束和嗅皮质，后部连接颞叶的前壁(尤其是大脑皮质和杏仁体)。杏仁体与海马相连系。

图中海马的可见结构是海马脚的海马趾和海马伞，继而过渡为穹隆脚。在穹隆柱区域，两侧纤维发生交叉。在上方，穹隆在柱内延伸为穹隆体，每个穹隆柱均包括游离部和盖部，盖部与乳头体相连。

临床要点

与穹隆和海马一样，乳头体也是边缘系统的一部分，它们可能在记忆功能中起作用。然而，具体细节尚不清楚。硫胺素(维生素 B_1)的缺乏，如由于长期酗酒，可能导致乳头体损坏，并伴有严重的记忆丧失(**健忘症**)、运动协调障碍(**共济失调**)及定位障碍和不真实的语言陈述(**虚构症**；**Wernicke-Korsakoff 综合征**)，患者试图虚构“故事”以掩盖其记忆的空白。

端脑，古皮质

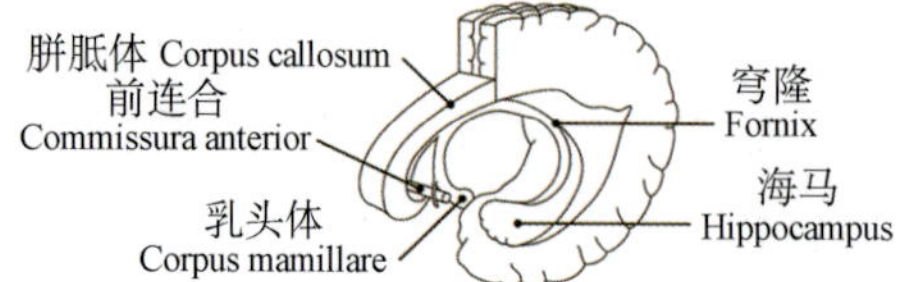

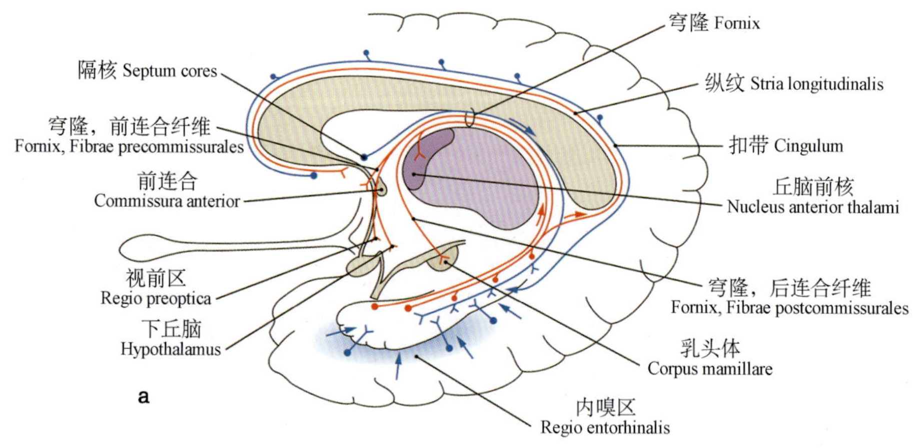

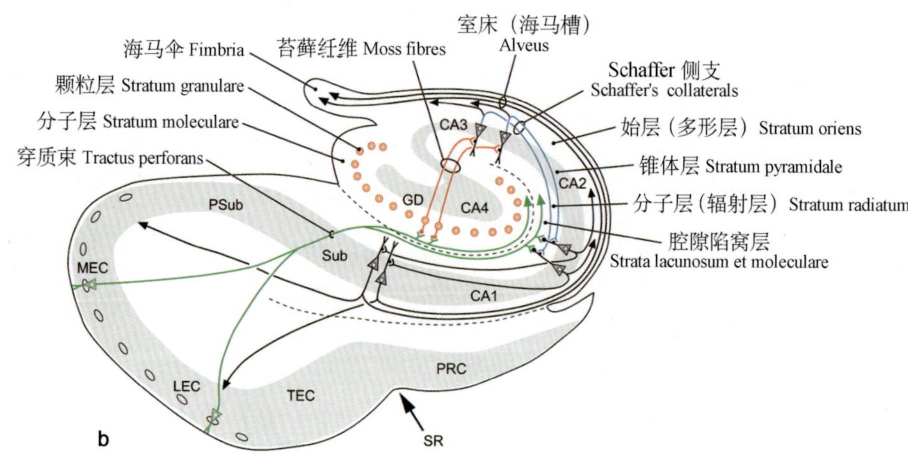

图 12.93a、b 海马结构的纤维联系

Papez 环路(a)；海马结构的分区及其内在联系(b)。海马体的冠状切面；CA＝阿蒙角，GD＝齿状回，Sub＝下托，PSub＝前下托，MEC/LEC＝内侧/外侧内嗅皮质，TEC＝横向内嗅皮质，PRC＝嗅周皮质，SR＝嗅沟 a[L127]，b[L141]

海马结构的纤维联系有：

- 新皮质(通过内嗅皮质、“海马通路”、下托复合体)。
- 内在联系(内嗅皮质-齿状筋膜-CA3-CA1-下托复合体-内嗅皮质)。
- 穹隆连合(特别是内嗅皮质和下托)。
- 皮质下结构(隔核、乳头体、杏仁体、脑干等)。

广义上讲，神经元环路(Papez 环路)通过穹隆将海马与乳头体相联系，并继续通过乳头丘脑束连于丘脑前核，然后与扣带回相联系。扣带回通过扣带投射到海马旁回的内嗅区，转而通过穿质束连于海马，以此完成回路的闭合。如今多数学者认为，Papez 环路有利于记忆的存储，其可将初级记忆的内容转化为二级和三级记忆。

临床要点

有时切除一侧部分受影响的海马结构可用于治疗严重的**药物治疗抵抗型颞叶癫痫**。这一策略似乎不会导致记忆障碍，但切除双侧海马会导致严重的顺行性遗忘症(无法存储和回忆新的记忆内容)

扣带皮质区损伤可导致认知改变，这也发生在复杂的神经精神疾病中，如抑郁症、精神分裂症、焦虑症、嗜睡。

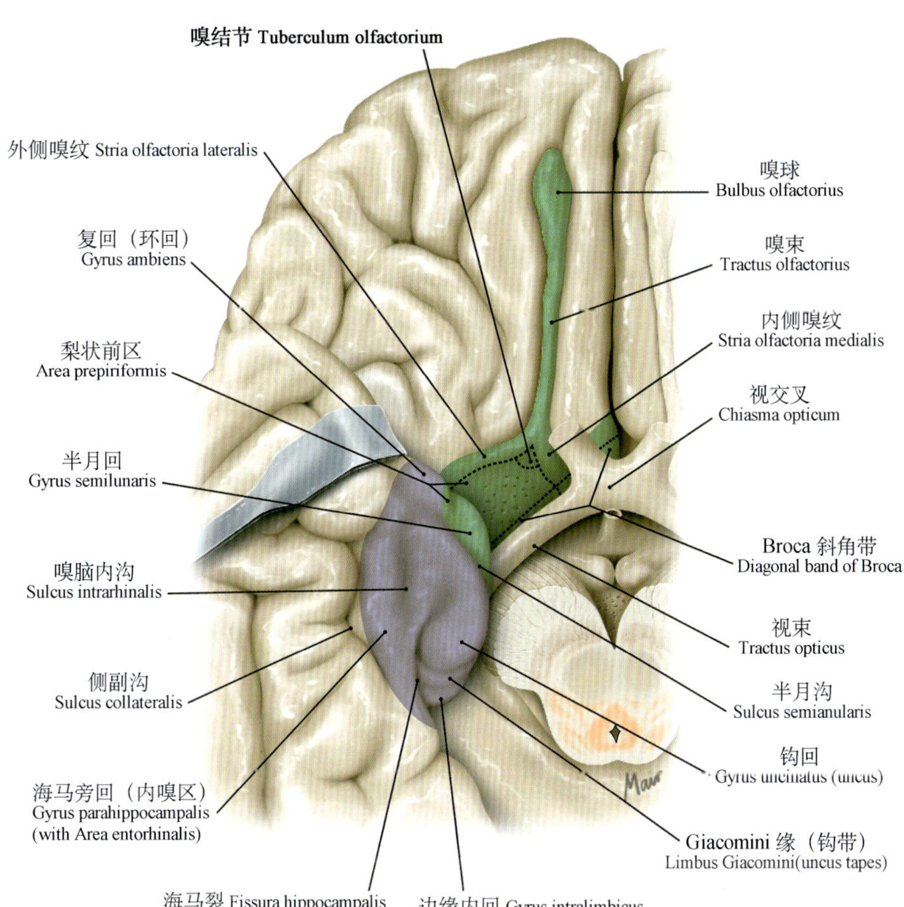

图 12.94　旧皮质（绿色）和相邻的古皮质（紫色）结构（底面观）[L127]

旧皮质在系统发生上是最古老的，包括嗅球、嗅束、嗅前核、嗅结节、隔核、杏仁体周围区和梨状前区。嗅球和嗅束的组织学结构与同型皮质的 6 层结构不同，因此它们属于异型皮质(allocortex，allo＝不同，与 6 层同型皮质完全不同)。旧皮质负责嗅觉，鼻黏膜中的嗅觉感受细胞(→图 12.129)直接通过嗅球将嗅觉刺激传递到初级嗅觉皮质，而无须在丘脑中继。这将嗅觉与所有其他感官或感觉区分开来。然而，边缘系统的不同部分之间有着密切的联系，嗅觉皮质区通过其与丘脑和脑岛的联系而作用于大脑的其他区域。

临床要点

神经退行性疾病，如阿尔茨海默病和帕金森病，往往在早期与嗅觉障碍有关。因此，使用标准化(嗅觉)测试体系对嗅觉进行评估，被认为是这些疾病早期诊断的一个指标。

端脑，皮质下核

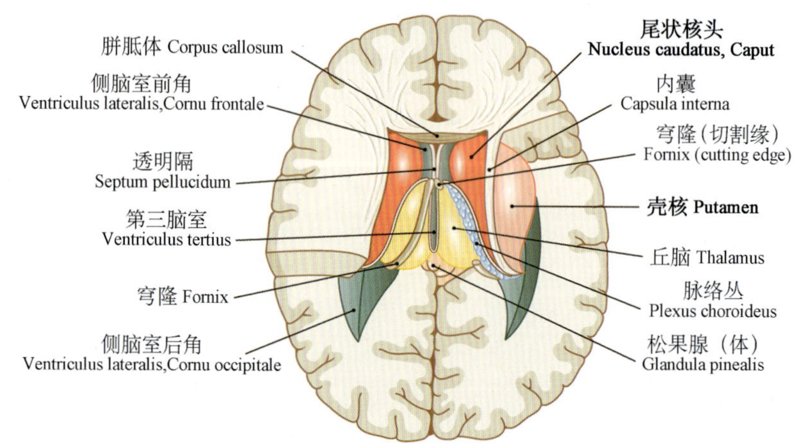

图 12.95　基底神经节、丘脑和侧脑室概观

侧脑室后部与外侧打开，上面观[L126]。

基底神经节属于皮质下核团，更多的皮质下核团有杏仁体和 Meynert 基底核（图中均未显示）。基底神经节（核）参与了运动程序的设计，也参与了高级脑功能的调节，如学习、记忆、动机和情绪。它们主要属于锥体外运动系统（extrapyramidal motor system，EPMS）。基底神经节包括：

- 纹状体（Corpus striatum），由尾状核和壳核组成。
- 苍白球（Globus pallidus；图中不可见）。

译者注：有专著认为基底神经节（核）包括尾状核、豆状核、屏状核和杏仁体，豆状核由壳核和苍白球组成。

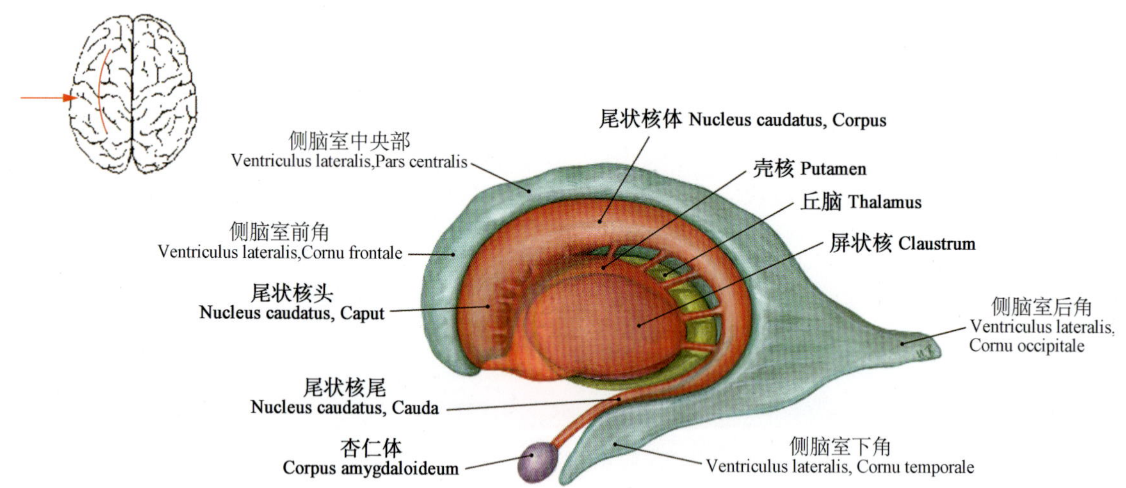

图 12.96　基底神经节和丘脑（左侧面观）

图示为侧脑室、尾状核、杏仁体、壳核、苍白球和丘脑的位置关系。**基底神经节**是对端脑诸多核团的统称，基底神经节包括纹状体（尾状核和壳核，如图所示）和苍白球，以及中脑的底丘脑核和黑质（此 3 个结构图中均未显示）。

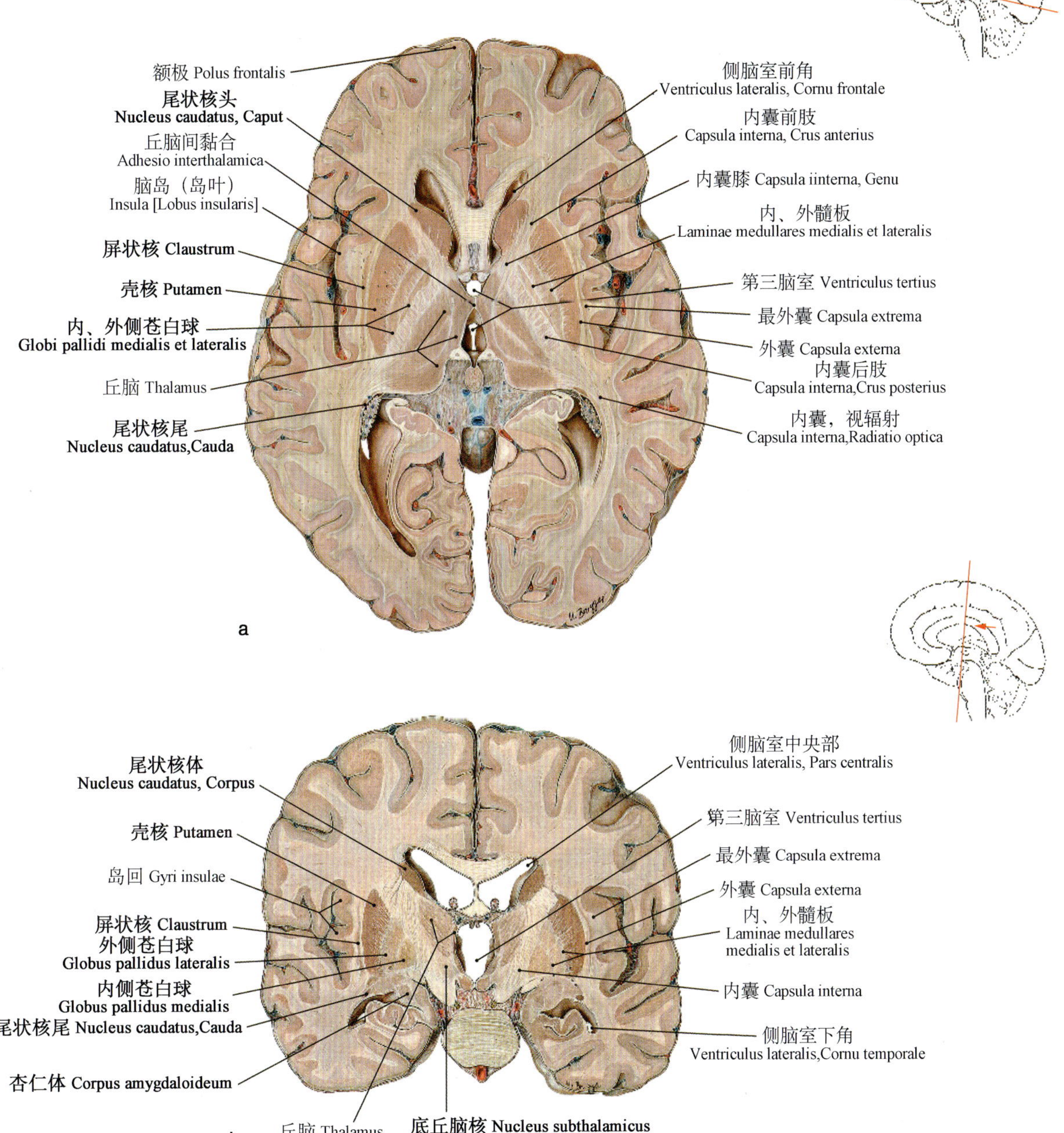

图 12.97a、b 皮质下核团
经第三脑室中心的水平切面(a)；经乳头体水平的冠状切面(b)。

临床要点

Morbus-Parkinson（帕金森病）是由多巴胺能神经元变性引起的，因此可以追溯到黑质纹状体纤维（黑质和纹状体之间的纤维）的丢失。其结果是带有运动驱动限制的广泛运动活动抑制（从运动功能衰退到运动不能＝身体不能活动），其特点是小步行走且缺乏伴随的手臂摆动。此外，患者在休息时通常会出现单侧震颤（手的颤抖），以及全身肌强直（僵硬，如面无表情）。另外，这些患者还伴有唾液、眼泪、汗液和皮脂分泌的增加，并且他们的心理反应也更慢，情绪也更不稳定。在 60 岁以上的老人中，约有 1%的人患有此病。类似于帕金森病的情况也可能发生在脑炎、中毒、长期使用精神药物等之后。

端脑，皮质下核

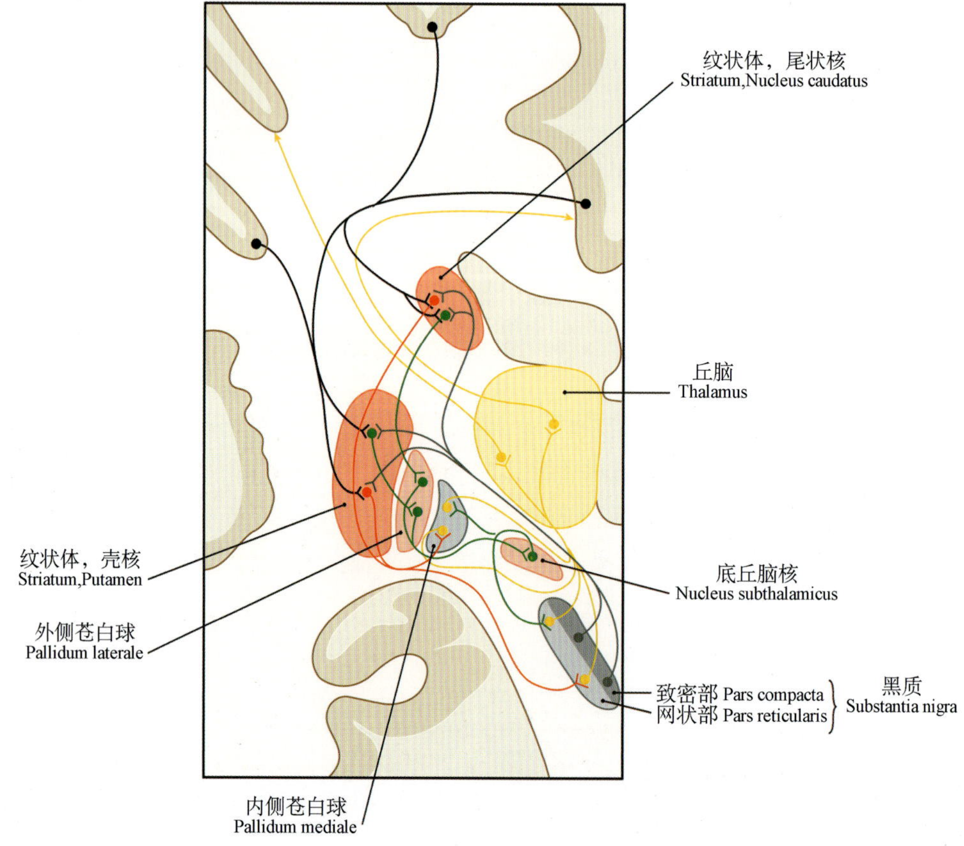

图 12.98 **皮质下核团的神经环路示意图(冠状切面)** [L126]

基底神经节的内部结构和纤维联系。纹状体是基底神经节接受纤维传入的主要站点(图 12.99)。

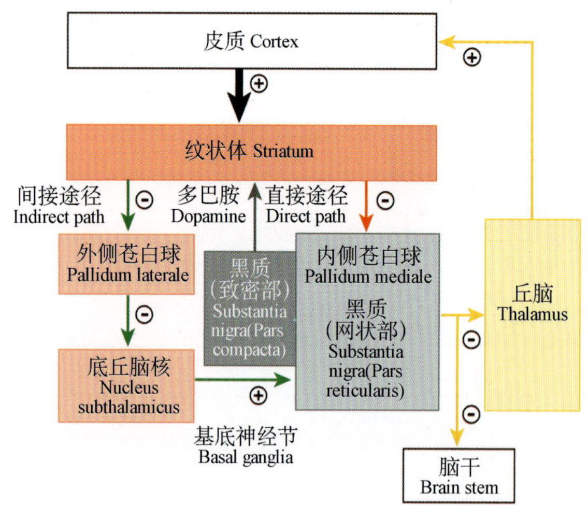

图 12.99 **皮质下核团的神经环路示意图**[L126]

基底神经节通过整合到各种皮质反馈回路(皮质-基底神经节-丘脑-皮质)参与**运动计划**的制定，其主要任务是调节运动(力量、方向、误差)。进入基底神经节的信号冲动以直接方式促进运动，或以间接方式抑制运动。

临床要点

亨廷顿基因的改变导致常染色体显性遗传的**亨廷顿病**，该神经退行性疾病与纹状体氨基丁酸能神经元的退化有关，特别是间接处理模式，导致过度的非自主运动伴肌张力下降(舞蹈性运动亢进)。

底丘脑核的损伤导致间接处理模式紊乱，患者对侧肢体下部表现出剧烈的弹跳运动(**偏身颤搐**)，同侧肢体未受影响。

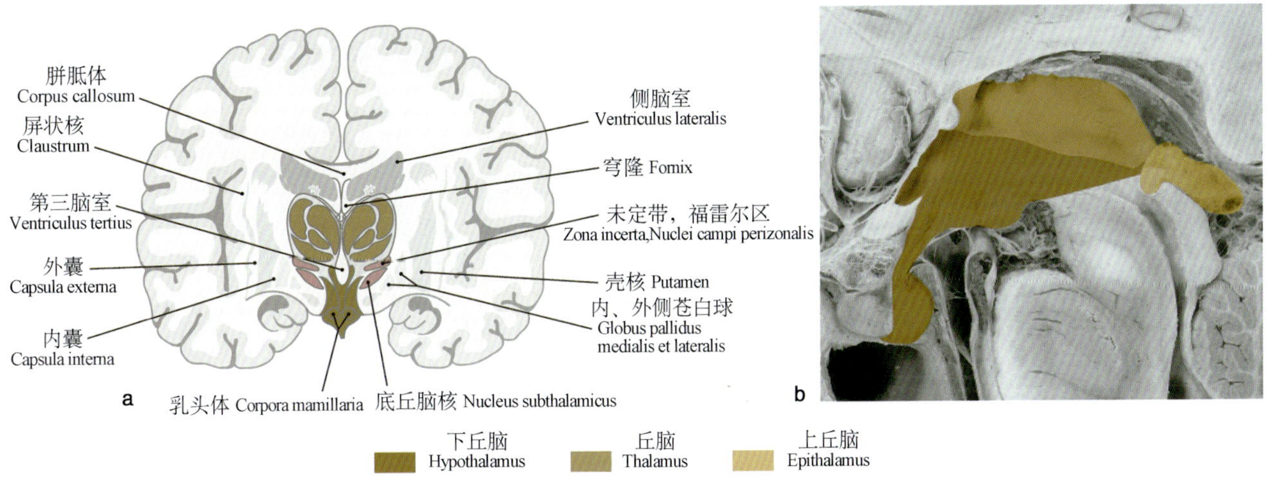

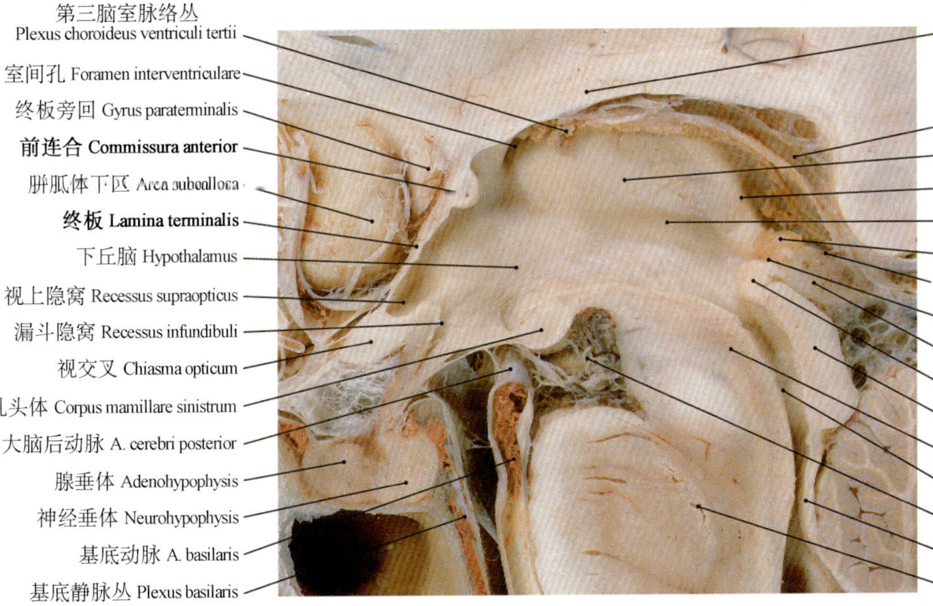

图 12.100a-c　间脑的分部

冠状切面示意图(a);正中矢状切面(b),以及 b 图的原始图像(c)a[L126]。

间脑在结构和功能上可分为 4 个部分。

- 上丘脑(丘脑上部,包括松果体、缰区和后连合)。
- 背侧丘脑(大而紧致的核团复合体,在第三脑室的两侧呈豆形扩展,包括膝状体=后丘脑)。
- 底丘脑(腹侧丘脑、间脑和中脑之间的过渡区、间脑的运动区、控制运动功能的核团,如苍白球和底丘脑核)。
- 下丘脑(所处位置最低,第三脑室底部和侧脑室下部的核团与纤维束)。

在系统发生上,间脑属于前脑泡并位于端脑和中脑之间。间脑包绕着第三脑室。间脑的前界为前连合(上至视交叉)和终板,后界由后连合、缰连合和松果腺(体)(Glandula pinealis)构成。

间脑，上丘脑和丘脑

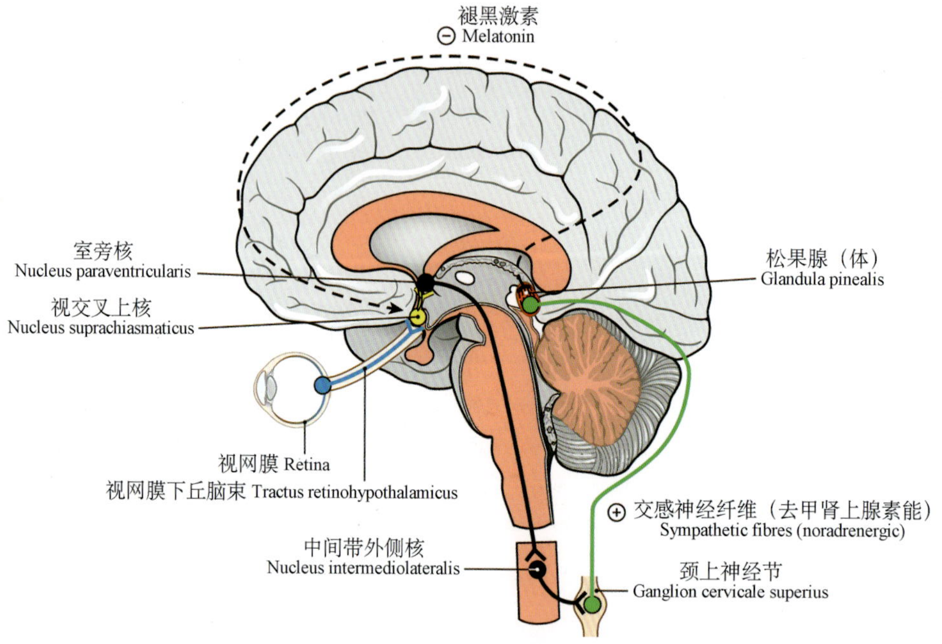

图 12.101 **松果体的控制环路（正中切面示意图）**［L126］

上丘脑由丘脑髓纹、缰区、缰核、缰连合、后连合（上丘脑）、顶盖前区和松果体组成。松果体内的松果体细胞**褪黑激素**的产生具有光依赖性；褪黑激素通过影响其他内分泌器官的功能来调节昼夜节律。此外，褪黑激素对视交叉上核具有反馈作用，使内源性节律与外源性环境节律同步。

该**环路**从视网膜的光感受器开始，并向下丘脑的视交叉上核发送信号（视网膜下丘脑束）。在下丘脑，信息通过室旁核传递到颈上交感神经节，然后再传递到松果体的松果体细胞。褪黑激素主要在夜间大量产生。

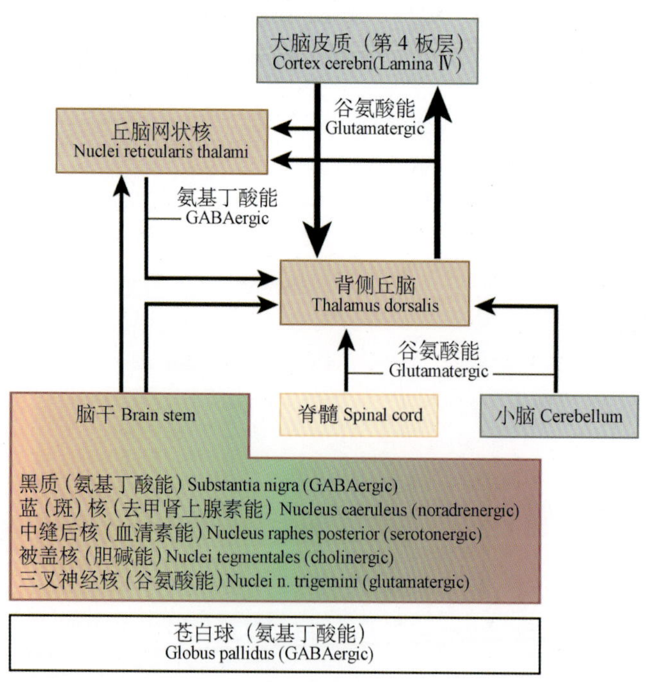

图 12.102 **背侧丘脑的传入和传出纤维联系示意图**［L126］

背侧丘脑在大脑皮质与周围结构及从周围到大脑中枢区域的沟通中起关键作用（**“意识通道”**）。除嗅觉外，所有感觉都通过丘脑传递，像一个开关板。此外，特定的核团/核区参与运动（动作）控制，并集成到不同的皮质下反馈环路中，如边缘系统。最后，丘脑也参与自主神经的运动活动。

（张善强　译）

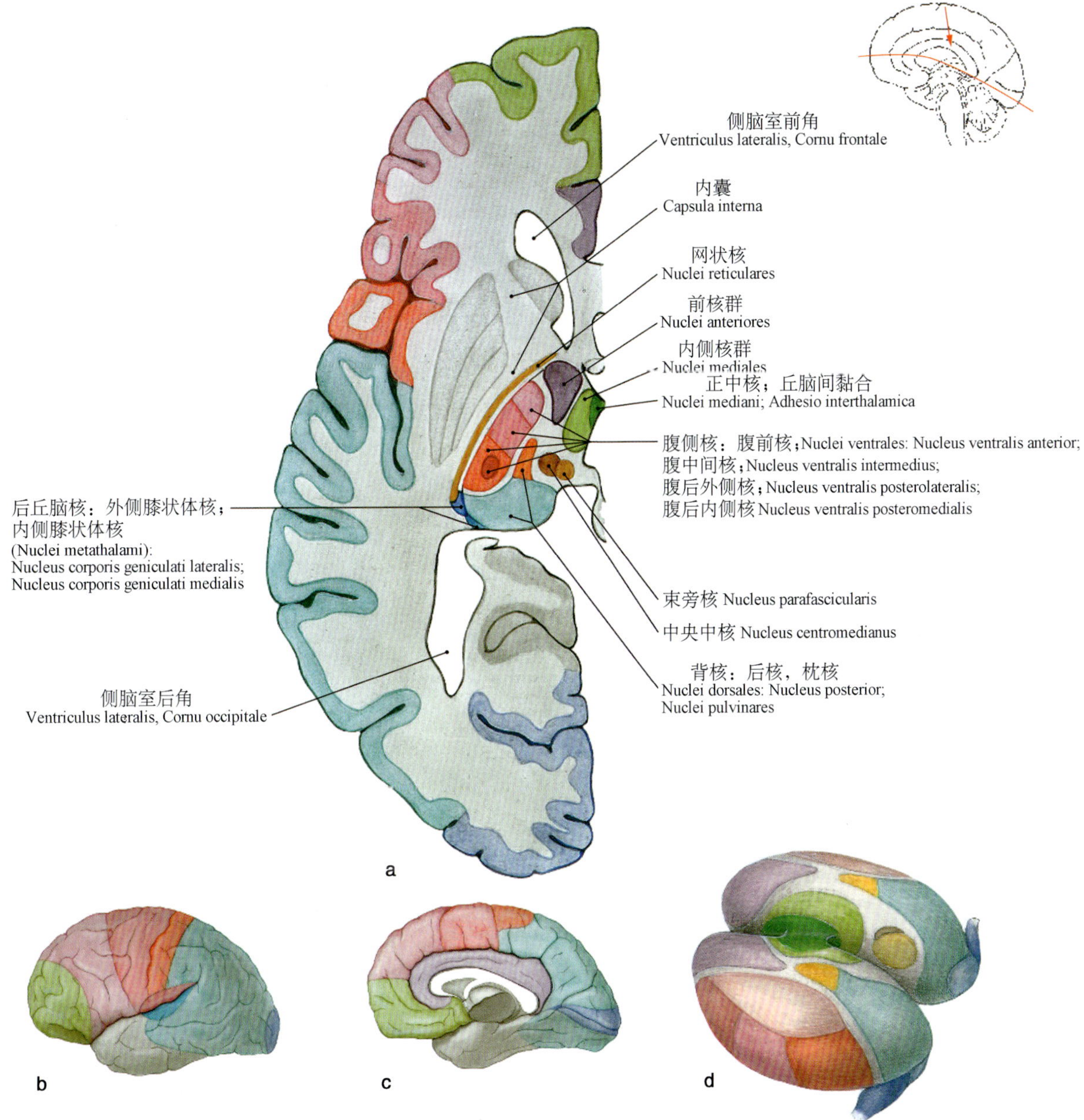

图 12.103a-d　丘脑核团及其皮质投射

对应的核团和皮质区分别以相同的颜色标记。

a 经左大脑半球的水平切面。

b 左大脑半球的左侧面观。

c 右大脑半球的内侧面观。

d 双侧丘脑的斜上面观。

所有来自躯体的感觉冲动均传导至丘脑进行中继（嗅觉除外）、整合并投射至大脑皮质。另外，丘脑还参与自主和随意运动的调节。结构上，丘脑内的众多核团被**丘脑内髓板**分成 3 个核群。

- 腹外侧核群（**丘脑腹外侧核**）。
- 内侧核群（**丘脑内侧核**）。
- 前核群（**丘脑前核**）。

此外，丘脑内髓板内的正中核、丘脑后部的丘脑枕和网状核之间截然不同。各核群可细分为较小的功能核团（超过 100 个核团）。特异性投射核团（苍白球丘脑）发出纤维至特定的大脑皮质区（初级皮质投射和联络区域）；非特异性投射核团（脑干丘脑）发出纤维至脑干和较广泛的大脑皮质区。

临床要点

非特异性投射核团部位的损伤，如循环系统障碍，常导致患者意识状态下降伴知觉障碍。根据损伤位置不同，**丘脑特异性核团**病变可以引起感觉障碍（腹后外侧核）、偏盲、疼痛（丘脑性疼痛）；或者运动障碍，如瘫痪、共济失调（腹前外侧核）及人格改变。

间脑，丘脑和下丘脑

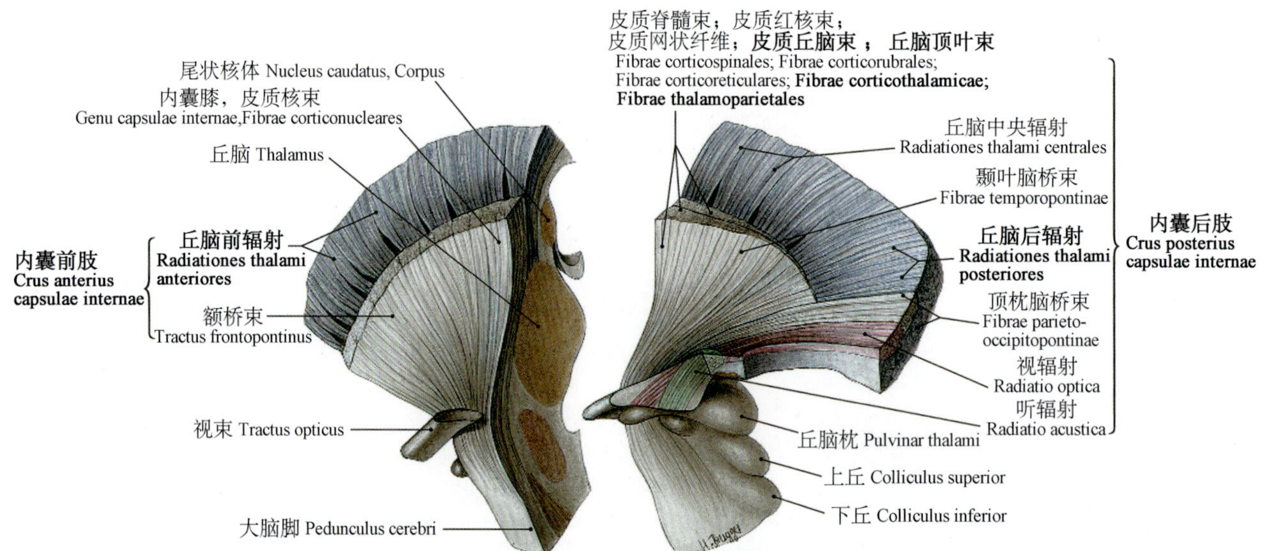

图 12.104 丘脑辐射和内囊(左侧面观，经额状面切开)
丘脑核团发出的纤维束主要投射至大脑皮质，并参与组成内囊前肢和后肢。这些纤维束包括丘脑前辐射和丘脑后辐射，以及皮质丘脑束和丘脑顶叶束。

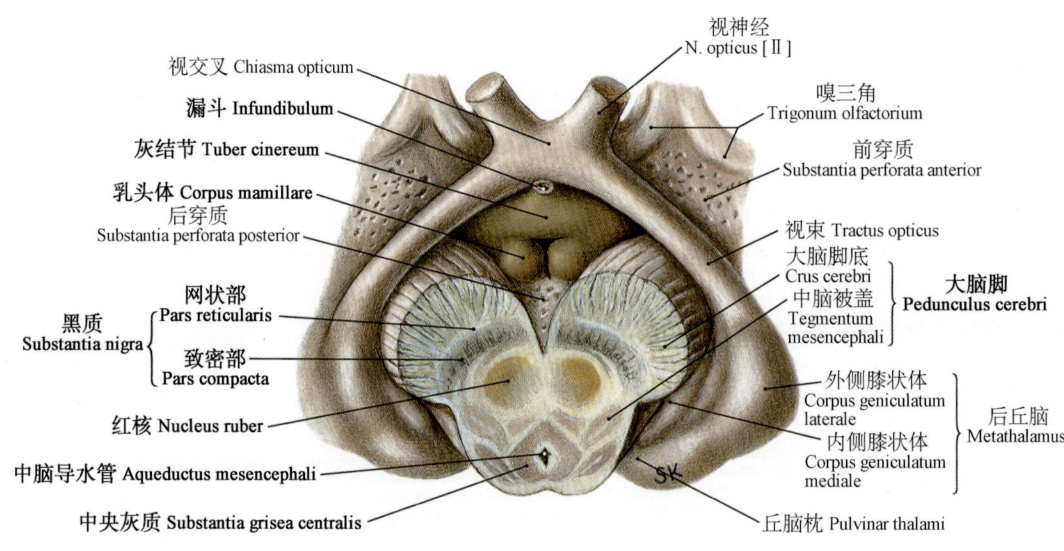

图 12.105 下丘脑的分部[下(底)面观][L238]
由脑底面可见位于视交叉、视束和乳头体之间的下丘脑各部。

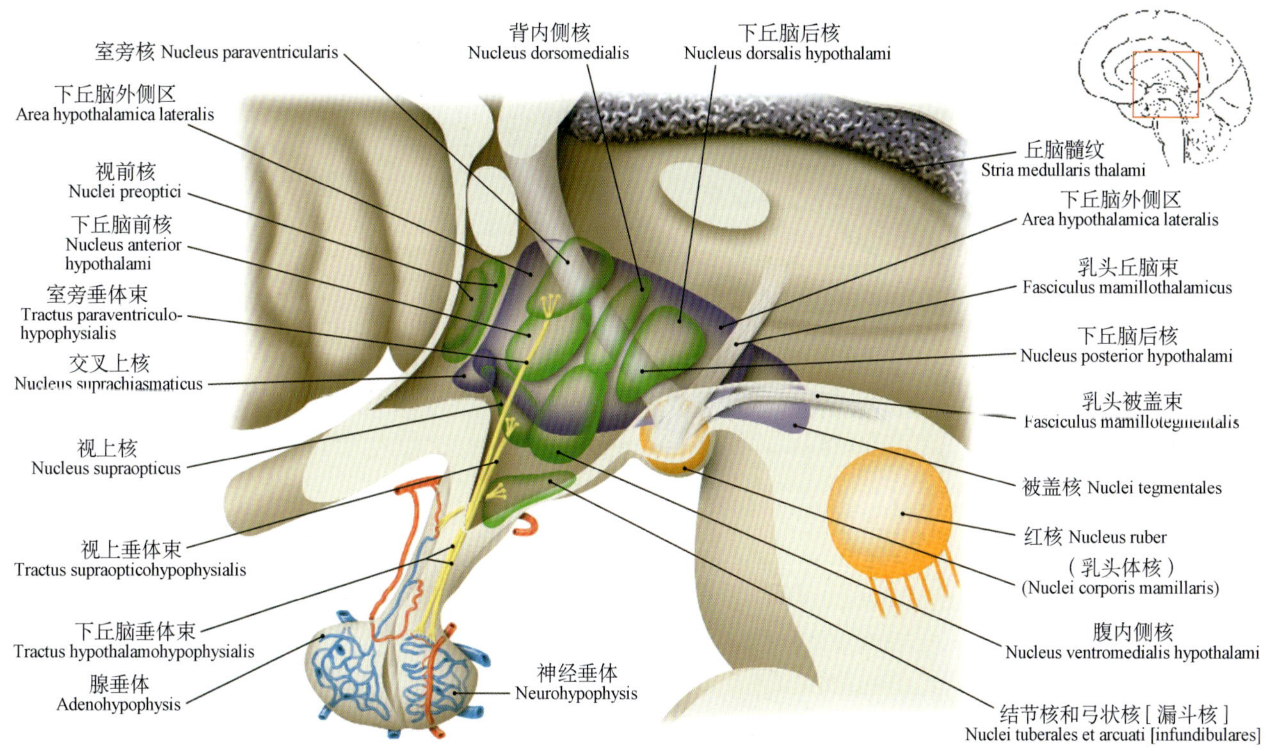

图 12.106 下丘脑（内侧面概观，核团经透明处理）[L127]

下丘脑形成间脑的底，是自主神经系统的管理调节中枢。

根据所处位置，下丘脑内众多核团被分为前、中间和后核群。

- **前（视交叉）核群**包括视交叉上核（是昼夜节律、睡眠-觉醒周期、体温、血压的调节中枢）、室旁核和视上核［产生抗利尿激素（ADH）、催产素，以及神经垂体的轴突运输（下丘脑垂体束）］及视前核（参与血压、体温、性行为、月经周期和促性腺激素的调节）。
- 内侧核群包括结节核、背内侧核、腹内侧核、弓状核（漏斗核=半月核?）（产生并分泌促释放及释放抑制激素，参与调节水和食物的摄入）。
- **后核群**包括乳头体内的乳头体核，其接受来自于穹隆的传入神经，并发出纤维至丘脑（乳头丘脑束），属边缘系统的一部分。后核群主要调节性功能，并且在有关记忆和情绪的活动中扮演重要作用，并通过乳头被盖束与中脑被盖相联系。

下丘脑向下经连与垂体，后者可分为神经垂体和腺垂体2部分。垂体门脉系统接收颈内动脉大脑部（海绵窦部?）发出的垂体上动脉的血液。血流向下依次经过两支静脉，其中的第一支位于下丘脑的正中隆起（内含小细胞神经元的神经分泌轴突末梢），这些神经元所分泌的促释放激素或抑制激素进入静脉血流中。第二个静脉系统位于腺垂体，接收产生于该部位的激素入血，并进而将其输送至全身（见第334页列表）。

下丘脑区带构筑及其亚区和核团

室周带	内侧（中间）带	外侧带
视上（交叉）区		
• 视前正中核 • 室旁核，视前核及下丘脑前核 • 交叉上核	• 视前内侧亚区（视前内侧核） • 下丘脑前亚区（下丘脑前核） • 室旁核 • 视上核 • 下丘脑间质前核	• 视前外侧亚区 • 下丘脑外侧亚区 • 下丘脑间质前核
内侧（结节）区		
• 弓状核	• 腹内侧核 • 背内侧核	• 下丘脑外侧亚区 • 结节外侧核 • 结节乳头核
后（乳头体）区		
• 后室旁核 • 下丘脑后亚区（下丘脑后核）	• 乳头体内侧核和外侧核	• 下丘脑外侧亚区 • 结节乳头体核

间脑，下丘脑和垂体

下丘脑传入和传出神经纤维	
下丘脑接受的重要传入纤维	下丘脑发出的重要传出纤维
• 边缘系统 • 海马 • 杏仁体 • 隔区 • 嗅皮质 • 网状结构、脊髓后角、脑神经的感觉性核团 • 视网膜 • 下丘脑内 • 岛叶皮质	• 大脑皮质，丘脑核团 • 脑神经核团，网状结构 • 脊髓 • 下丘脑内 • 作为大细胞系统的一部分至神经垂体

腺垂体(垂体前叶)分泌的激素			
激素	**染色特性**	**功能**	**下丘脑调节途径**
远侧部			
催乳素(PRL)	嗜酸性	泌乳	催乳素释放抑制素(多巴胺)
生长激素(GH，STH)	嗜酸性	促生长	GHRH(生长激素释放激素)
促肾上腺皮质激素(ACTH)	嗜碱性	促肾上腺皮质激素生成	CRH(促肾上腺皮质激素释放激素)
促黑素细胞激素(α-MSH)	嗜碱性	皮肤色素沉着	CRH(促肾上腺皮质激素释放激素)
β-内啡肽	嗜碱性	结合阿片样受体	CRH(促肾上腺皮质激素释放激素)
卵泡刺激素(FSH)	嗜碱性	促进卵子/精子成熟	GnRH
黄体生成素(LH)	嗜碱性	排卵，形成黄体	GnRH
促甲状腺激素(TSH)	嗜碱性	刺激甲状腺细胞	TRH(促甲状腺素释放激素)
中间部			
促肾上腺皮质激素(ACTH)	嗜碱性	促肾上腺皮质激素生成	CRH(促肾上腺皮质激素)
促黑素细胞激素(MSH)	嗜碱性	皮肤色素沉着	CRH(促肾上腺皮质激素释放激素)
β-内啡肽	嗜碱性	结合阿片样受体	CRH(促肾上腺皮质激素释放激素)
结节部			
结节部的特殊细胞	嫌色	昼夜节律	？(褪黑激素)

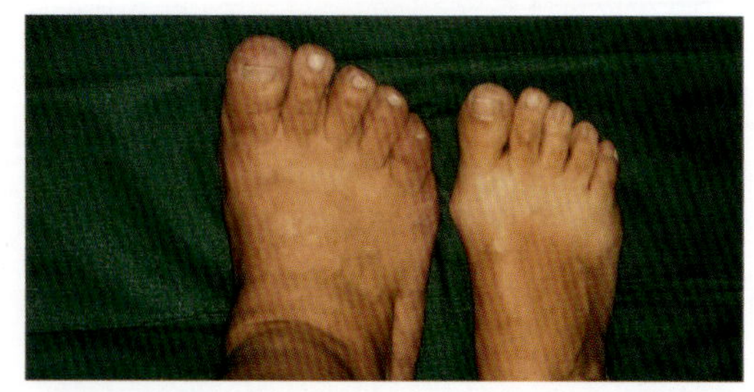

图 12.107　肢端肥大症患者右足(图中左侧)与相同身高健康人右足的比较[R236]

该病的发生是由于垂体前叶产生过量的生长激素而导致，其常见病因为垂体前叶(间脑的一部分)内的良性肿瘤。

临床要点

室旁核和视上核的病变可致**抗利尿激素**(**ADH＝血管加压素**)生成不足，从而引起肾集合管水重吸收减少，该病称为**中枢性尿崩症**。此种情况下，患者每天排尿可达20升。腺垂体可受多种肿瘤所累及，这些肿瘤大多可分泌催乳素、生长激素(GH)和促肾上腺皮质激素(CRH)。在女性，催乳素瘤(分泌催乳素的腺瘤)可抑制月经周期以致闭经，亦可促进乳腺生成乳汁(溢乳)，还可引发不育及男性化特征出现。**肢端肥大症**的典型症状为四肢或身体突出部分(肢端)的肥大，如手、足(图12.107)、下腭、下颌骨、耳、鼻、眉或外生殖器。该病通常是由于垂体前叶良性或极少情况下的恶性肿瘤所导致的生长激素(GH)过量分泌所致。若分泌生长激素的垂体前叶肿瘤发生于纵向发育完成之前，则会导致**巨人症**(垂体性巨人症)。若发生于骨骺骨化之后，则仅仅导致肢端肥大。生成促肾上腺皮质激素的肿瘤较为罕见，患者会出现**Cushing综合征**(以高血压、紫纹、向心性肥胖和满月脸为特征)。

垂体肿瘤可压迫视交叉(导致双颞侧偏盲，→图12.132)或穿行于海绵窦内的神经(→图12.56)。

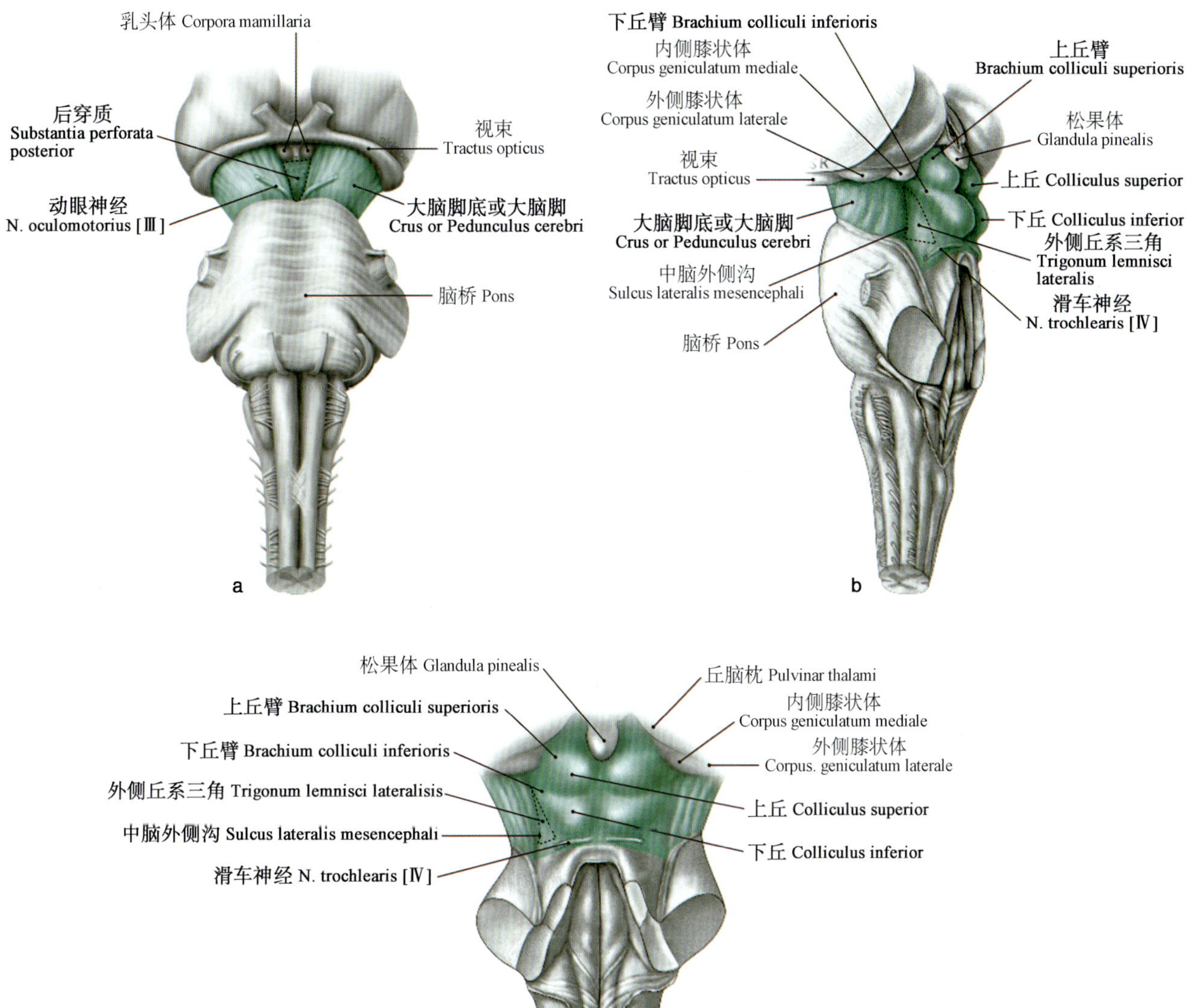

图 12. 108a-c 中脑

前面观(a),侧面观(b),后面观(c)[L238]。

中脑为脑干的最上部分,上界为间脑,下界为脑桥,大脑脚由其前面经过。中脑顶盖的上丘和下丘位于其背侧,两者因其所具有的特征性结构被合称为四叠体。松果体是间脑的一部分,位于四叠体的上方。中脑向下为脑桥和延髓背面的第四脑室。

临床要点

幕上(小脑幕之上)扩张性疾病(如出血、肿瘤),可将单侧或双侧颞叶内侧部挤压至中脑和小脑幕之间(**幕下疝**),这可能会导致同侧动眼神经功能障碍而引起瞳孔扩大,大脑脚内的锥体束受压会引起运动障碍、四肢伸肌痉挛及反射增强,还可能会压迫中脑中央灰质内部的神经束和自主神经系统中枢,后者会导致循环系统和自主神经系统调节紊乱,引发意识丧失(**中脑综合征**)。

内源性内啡肽通过结合阿片类受体发挥作用,这与阿片类物质(如吗啡及其衍生物)的作用机制相似。因此,内源性内啡肽可用于**中枢性镇痛**。它们可以激活中央灰质内的神经元,进而激活内源性镇痛系统。

中脑

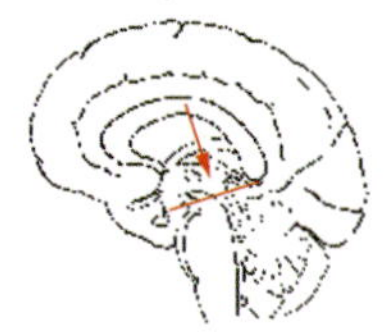

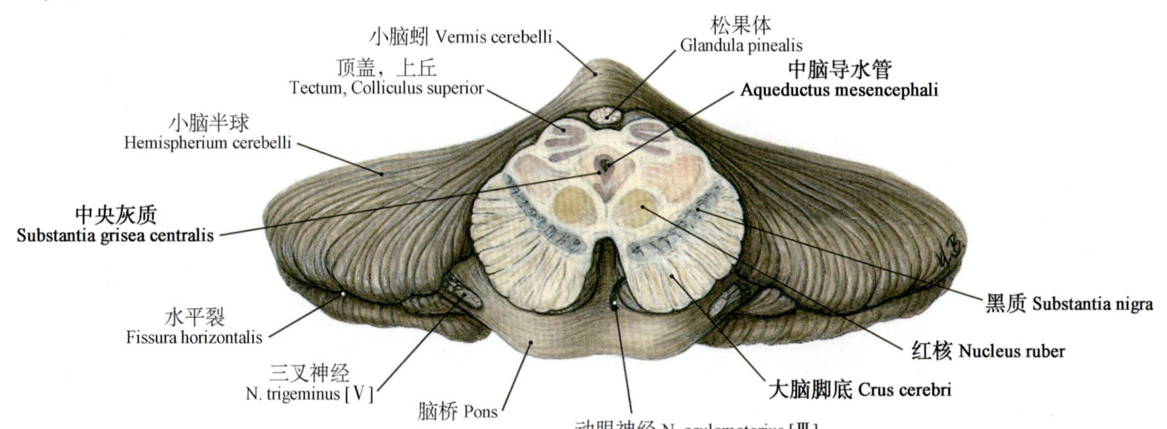

图 12.109 **中脑经上丘的横断面(前面观)**

中脑导水管行经中脑，并借此将中脑分为中脑基底部、中脑被盖和中脑顶盖 3 部分。其中，中脑被盖和中脑基底部合称为大脑脚。

中脑基底部参与组成大脑脚，其内有若干神经束（如皮质核束）穿行。

中脑被盖包括中央灰质和黑质，前者为中脑导水管周围的灰质（参与中枢性镇痛、介导恐惧逃跑反射并调节自主行为），后者属于基底神经节。中脑被盖还包括红核（运动通路上重要中继站）、网状结构的中脑部分、第Ⅱ和Ⅳ对脑神经的神经核及上行和下行纤维束。

中脑顶盖包括上丘和下丘，前者为重要的视觉反射中继站，后者为听觉反射中枢。

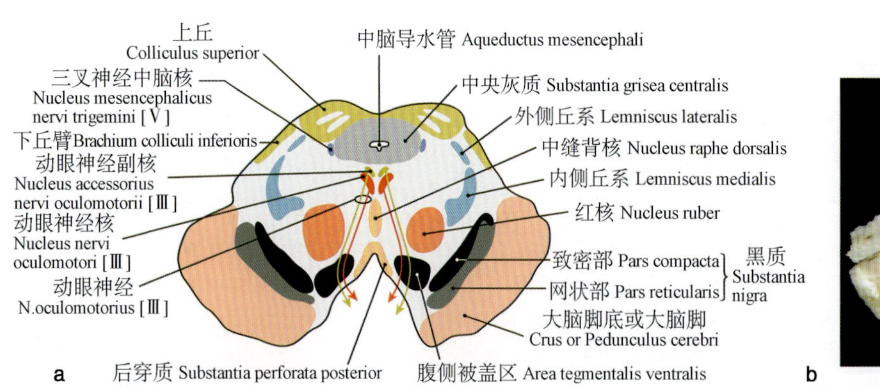

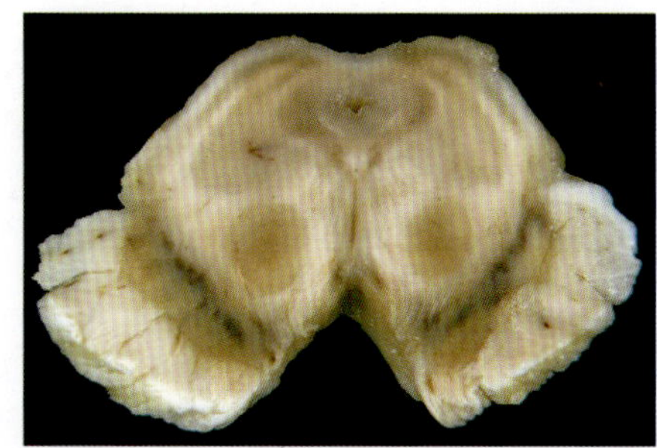

图 12.110a,b **中脑**

经中脑下份动眼神经出脑部位的横断面；示意图(a)[L126]，标本图(b)[R247]。

中脑内有诸多重要的神经核团，如动眼神经核、滑车神经核、动眼神经副核（Edinger-Westphal 核）、三叉神经中脑核、红核、黑质和网状结构等。另有许多重要的神经束于其内穿行，如皮质脊髓束、脊髓丘脑前束和侧束、中央被盖束、内侧丘系和外侧丘系、内侧纵束和背侧纵束，皮质脑桥纤维、皮质核纤维、颞桥束。

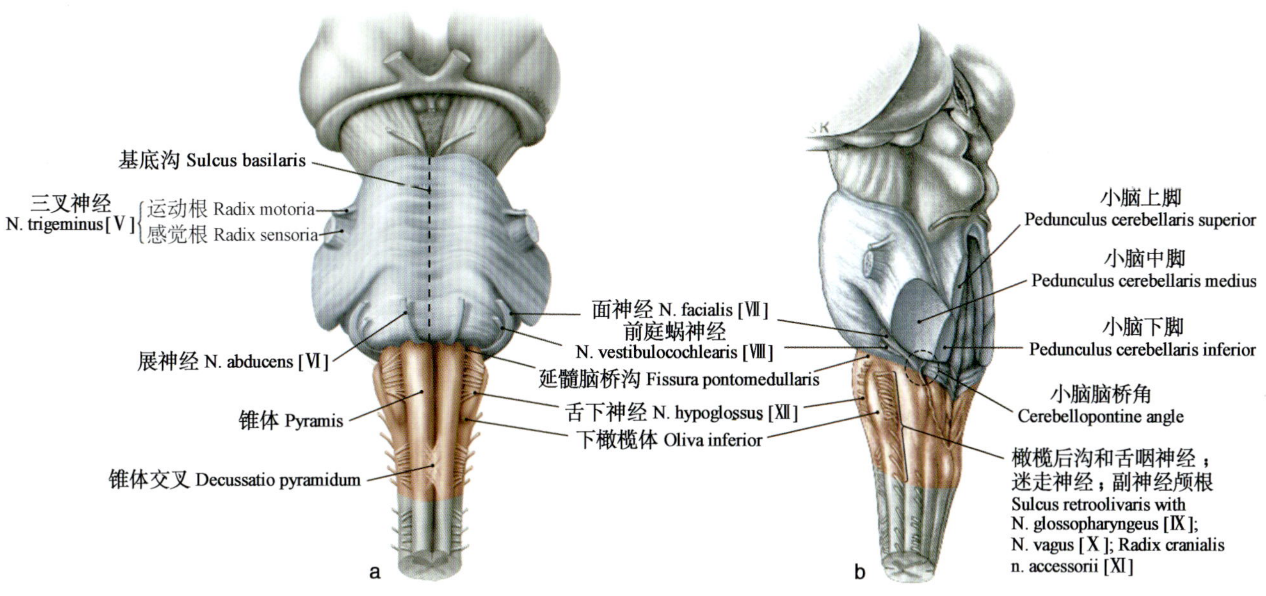

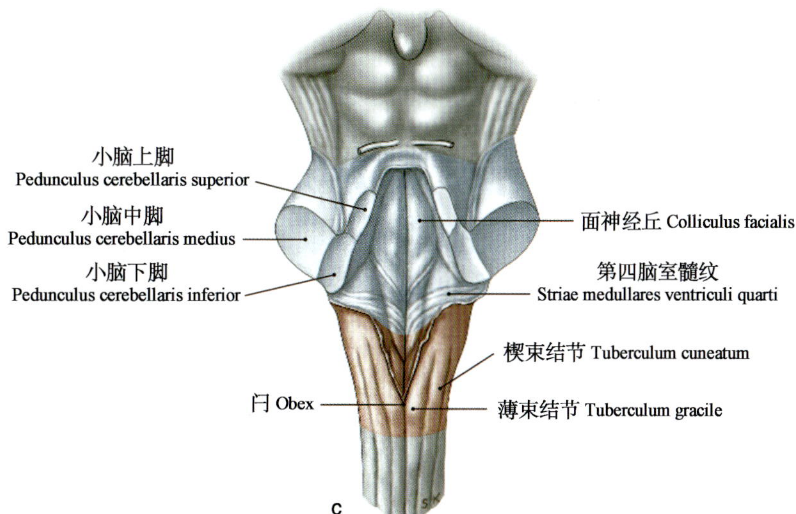

图 12.111a-c **脑桥和延髓**

前面观(a)，侧面观(b)，背面观(c)[L238]。

脑桥和延髓及小脑统称为菱脑。菱脑一词源于菱形窝(Fossa rhomboidea)，后者介于小脑脚(Pedunculi cerebellares)、脑桥和延髓之间，构成第四脑室底。菱形窝内可见正中沟、面神经丘(面神经纤维束)及第四脑室髓纹，后者为听觉中枢通路的一部分。

脑桥和延髓

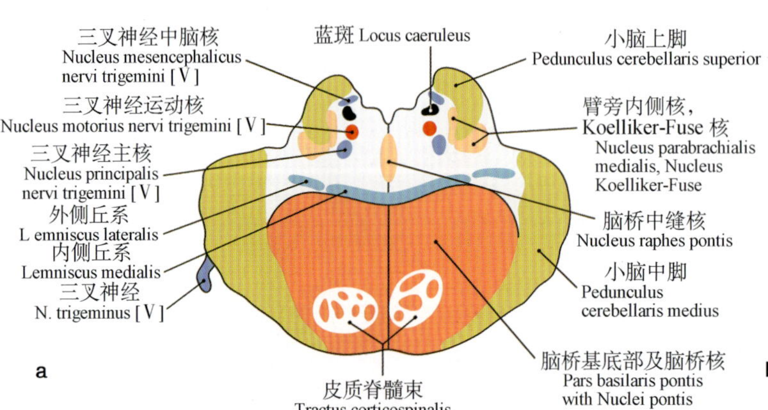

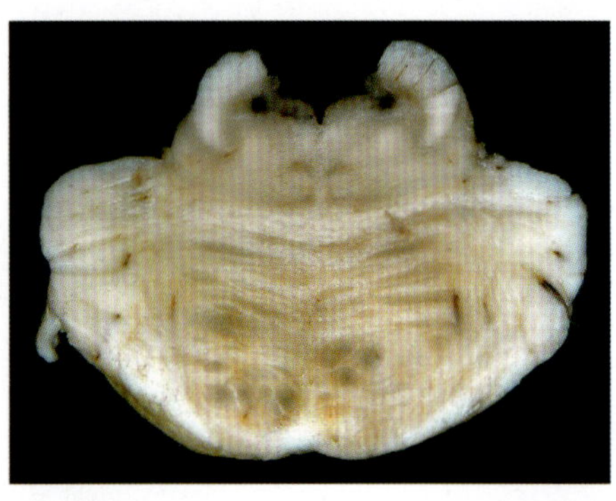

图 12.112a、b 脑桥

经脑桥下份三叉神经出脑部位的横断面示意图(a)[L126]，标本图(b)[R247]。

脑桥和延髓内重要的**负责调节体循环的神经核团**、第Ⅴ-Ⅹ对**脑神经**的神经核(→图 12.127，→图 12.128)，以及第Ⅺ和Ⅻ对脑神经的部分核团均位于菱形窝区。脑桥接收感觉信息，尤其是来自咽鼓管和面部的感觉，并将其传递至小脑。

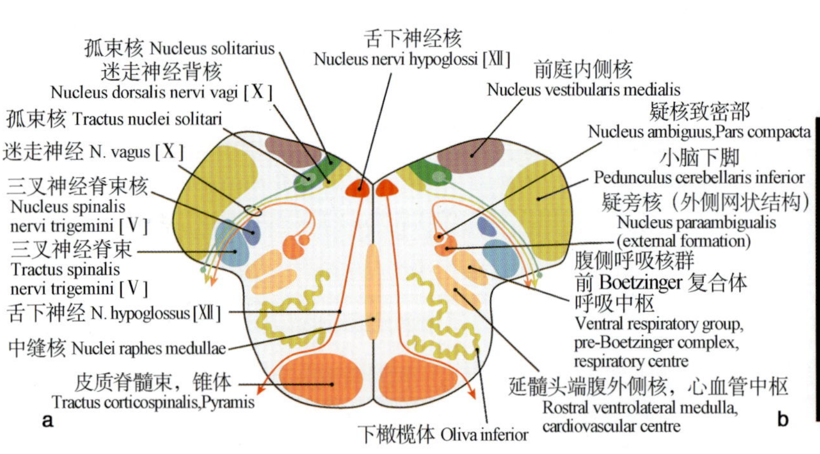

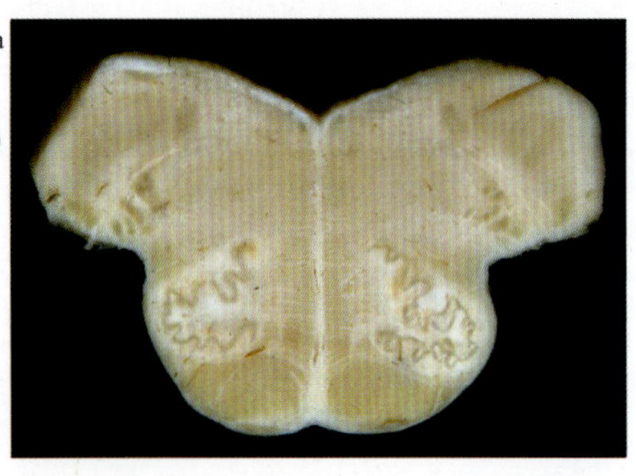

图 12.113a、b 延髓

经延髓下份迷走神经出脑部位的横断面示意图(a)[L126]，标本图(b)[R247]。

功能上，延髓可分为 3 个部分：被盖、锥体和橄榄。被盖内有脑神经核团，位于延髓的背侧，椎体和橄榄位于其腹侧。控制许多重要生理活动的神经中枢均位于延髓，如血液循环中枢、呼吸中枢、呕吐中枢，以及控制喷嚏、咳嗽、吞咽和吸吮反射中枢。另外，调节酸碱平衡的感受器也位于延髓内(见第 339 页的表格)。

临床要点

延髓性麻痹指的是延髓中双侧运动性脑神经核的病变。此种病变可导致舌肌和咽肌的麻痹及继发性的肌萎缩，吞咽和言语障碍(言语不清)。可能的发病原因是运动神经元的退行性疾病，如肌萎缩侧索硬化症(ALS)。

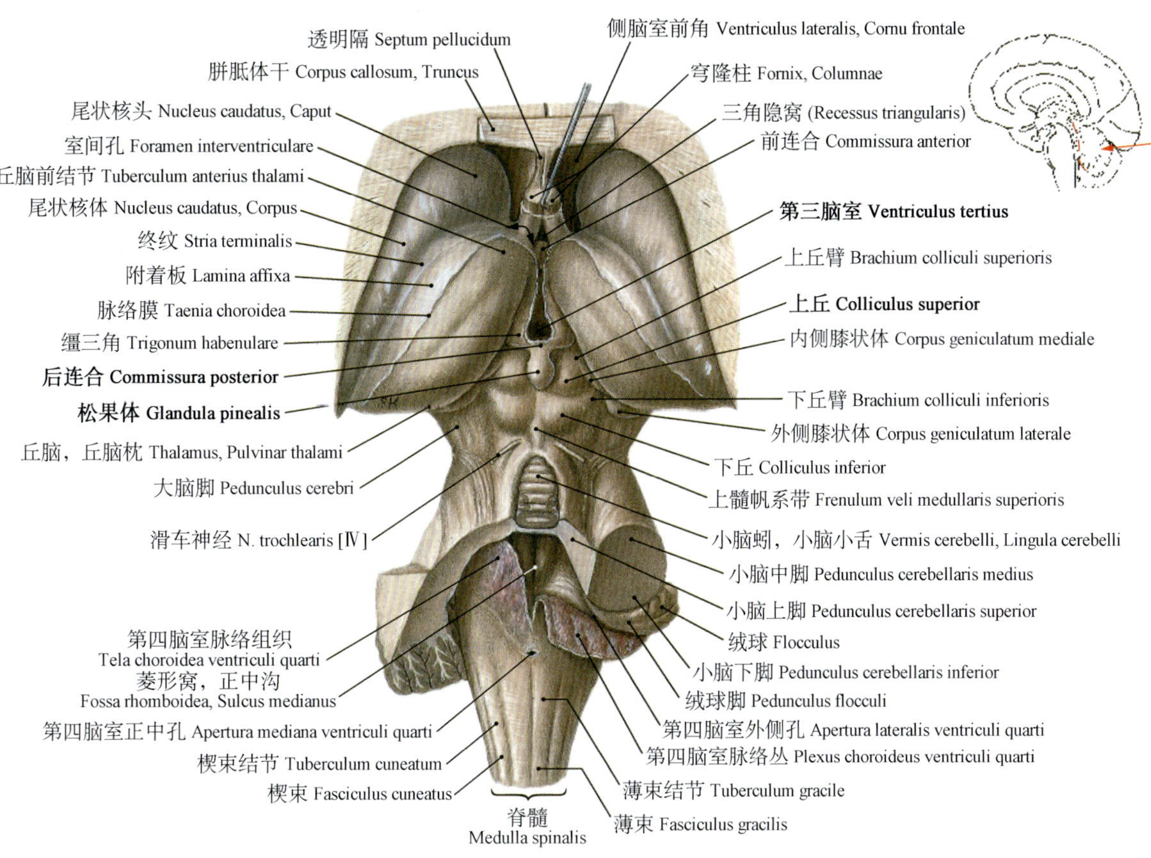

图 12.114 脑干(背侧面观)
移除胼胝体和小脑大部分，第四脑室脉络组织由中间分开并将其右侧下翻[L238]。

脑干内的重要功能**中枢**列于下表。

脑干功能解剖概述

中心结构/功能系统	功能/反射	核团或脑区	参与传入的脑神经	传出脑神经的核团或脊髓
眼/视觉	瞳孔对光反射	顶盖前区	视神经[Ⅱ]	动眼神经副核[Ⅲ]
	动眼功能	动眼前中枢，上丘	视神经[Ⅱ]	动眼神经核[Ⅲ]，滑车神经核[Ⅳ]，展神经核[Ⅵ]
	角膜反射，闭眼		三叉神经主核[Ⅴ]	面神经核[Ⅶ]
耳/听觉	方向性听觉，头向声源方向转动	上橄榄核，斜方体，下丘	蜗神经核[Ⅷ]	脊髓(颈段前角)
平衡/平衡觉	体位，空间定位	下橄榄核，小脑	前庭神经核[Ⅷ]	脊髓
鼻	喷嚏反射	呼吸中枢，延髓腹外侧区	三叉神经主核[Ⅴ/2]	疑核(Ⅸ，Ⅹ)，脊髓(前角)
胃肠道	味觉，唾液		孤束核头端部分(Ⅶ，Ⅸ，Ⅹ)	上泌涎核[Ⅶ]和下泌涎核[Ⅸ]
	吞咽	吞咽中枢，延髓腹外侧区	三叉神经主核[Ⅴ/2，Ⅴ/3]，孤束核内侧亚核(Ⅸ，Ⅹ)	三叉神经运动核[Ⅴ/3]，面神经核[Ⅶ]，疑核(Ⅸ，Ⅹ)，舌下神经核[Ⅻ]
	呕吐	最后区	孤束核内侧亚核[Ⅹ]	迷走神经背核[Ⅹ]
	消化(分泌消化液和蠕动)		孤束核内侧亚核[Ⅹ]	迷走神经背核[Ⅹ]
呼吸/呼吸作用	呼吸反射(包括肺扩张反射和咳嗽反射)	呼吸中枢，延髓腹外侧区	孤束核外侧亚核[Ⅹ]	疑核(Ⅸ，Ⅹ)，舌下神经核[Ⅻ]，脊髓(前角)
心/循环	循环反射(包括压力感受性反射和化学感受性反射)	循环中枢，延髓腹外侧区头部(RVLM)	孤束核背外侧亚核(Ⅸ，Ⅹ)	疑核，外网状结构[Ⅹ]，交感神经系统，脊髓(侧角)

脑干和小脑

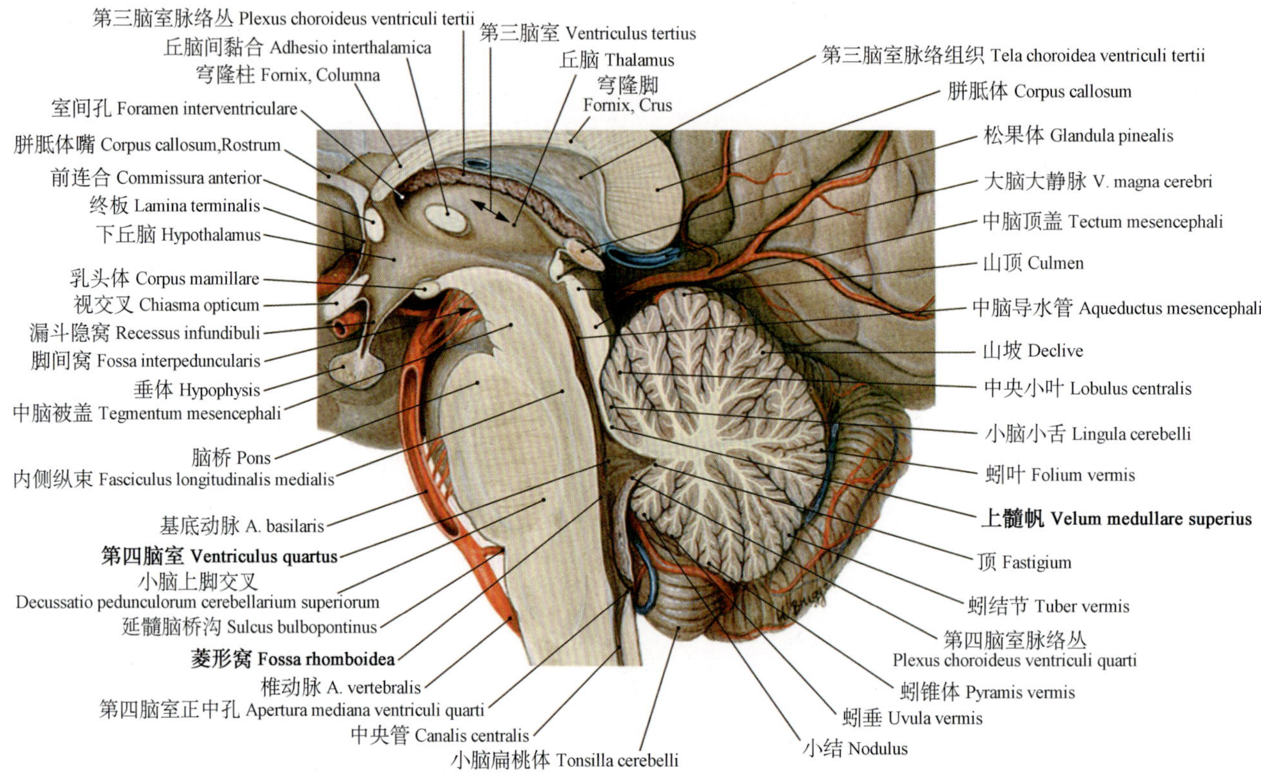

图 12.115 脑干与第四脑室及小脑(正中矢状面)

脑干内少量较小的神经核通过5-羟色胺能和其他胺能(如多巴胺能、组胺能和去甲肾上腺素能)系统,并借多分支的轴突纤维向大部分脑和脊髓传递信息(见下表)。

除了脑干,正中矢状面还显示由小脑皮质的沟(表面扩大)所形成的所谓的**小脑活树**(arbor vitae)的特征结构。

菱形窝位于小脑前方,形成第四脑室底。脑室前方为中脑、脑桥和延髓所组成的脑干。基底动脉由紧贴于脑干腹侧面而逐渐行于其前方。正中矢状面可见第四脑室后壁由小脑与上髓帆相续,继而至四叠体[Lamina tecti (Lamina quadrigemina)]。松果体(Glandula pinealis)和胼胝体位于其上方。

脑干的单胺能神经传导系统

神经核区	脑干内定位	神经递质	投射区
黑质致密部	介于中脑基底部和中脑被盖之间	多巴胺	纹状体
腹侧被盖区(VTA)	中脑被盖	多巴胺	大脑皮质,边缘系统,伏隔核
蓝斑或蓝斑核	脑桥被盖网状结构的一部分	去甲肾上腺素	大脑皮质,边缘系统,丘脑,下丘脑,小脑
中缝核	中脑至延髓的中缝核群	5-羟色胺	中枢神经系统

临床要点

如抑郁之类的**情感障碍**是很常见的精神疾病。现有知识表明,蓝斑核的去甲肾上腺素能投射系统和中缝核的5-羟色胺能投射系统在其中发挥了重要作用。许多患者在连续服用选择性去甲肾上腺素和(或)5-羟色胺选择性再摄取抑制药以缓解神经递质缺乏之后,症状得以明显好转。据此推测,突触间隙内去甲肾上腺素和(或)5-羟色胺缺乏或为本病的病因。

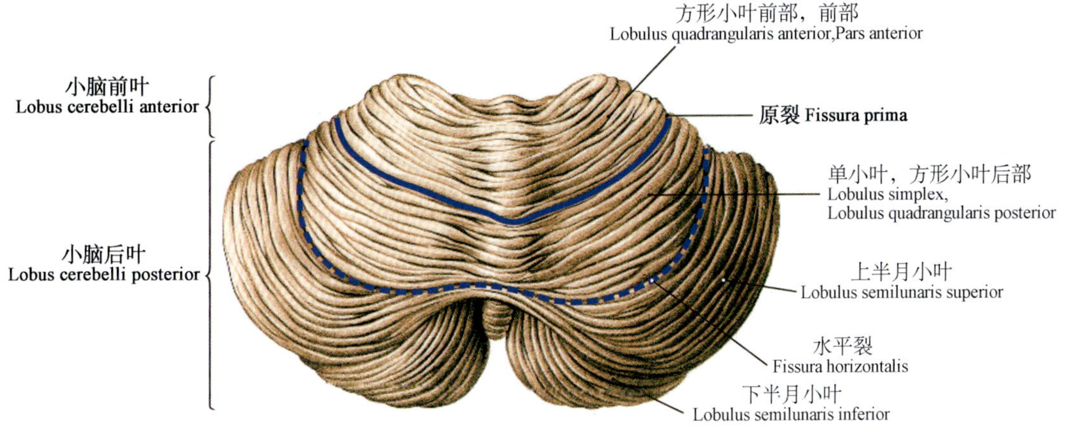

图 12.116　**小脑[上后面观(上面)]**

小脑由**小脑蚓**(Vermis cerebelli)和2个**小脑半球**组成。小脑蚓内可见小结、蚓叶、山坡和山顶，以及小脑中央小叶及小脑小舌。两侧小脑半球均可分为**3叶**(→图12.122)。

- 小脑前叶。
- 小脑后叶。
- 绒球小结叶(小结+绒球，图12.118)。

小脑各叶可进一步分为若干**小叶**，如方形小叶前部、方形小叶部(单小叶)，以及上半月小叶和下半月小叶。

小脑上面朝向小脑幕，原裂和水平裂清晰可见。水平裂对小脑功能分部虽无意义，但形成小脑上面和下面之间的界线。

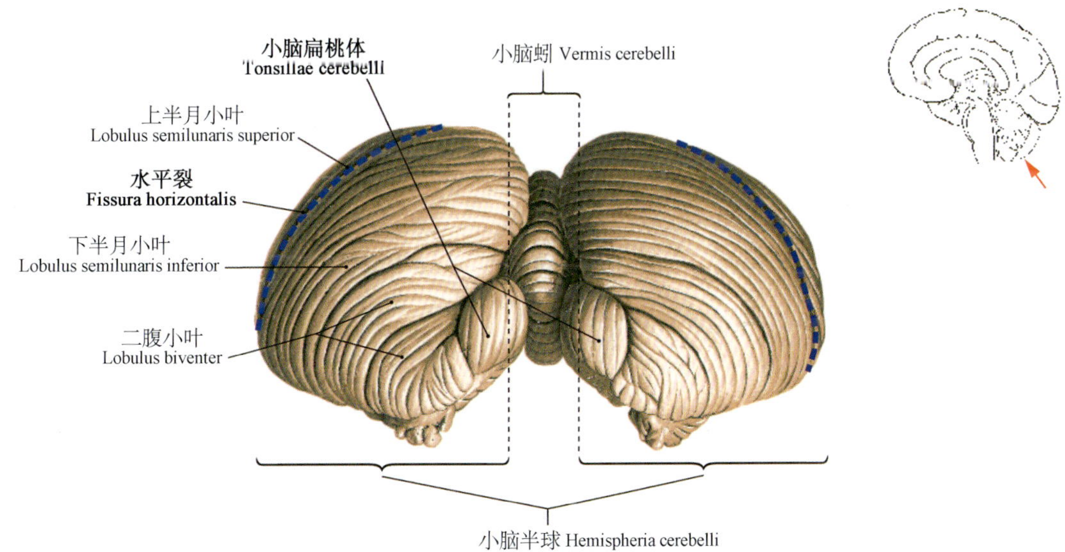

图 12.117　**小脑[下后面观(下面)]**

小脑下面朝向枕骨和小脑延髓池。小脑下面的底面观可见小脑蚓和两侧小脑半球。此外，还可见一对小脑扁桃体(Tonsilla cerebelli)及被水平裂分隔的上半月小叶和下半月小叶，二腹小叶自下方连于下半月小叶。

临床要点

随着颅内压增高(如肿瘤或出血)，小脑最尾端的小脑扁桃体可被挤压至枕骨大孔内，位于骨和延髓之间，从而导致延髓中的重要结构(如呼吸中枢)受到致命性的压迫。与**幕下疝**相比，**幕上疝**(中脑从幕切迹疝出)可引发中脑综合征(网状结构、皮质延髓束和红核脊髓束功能障碍)。同样病因下，幕上疝先于幕下疝出现。

小脑

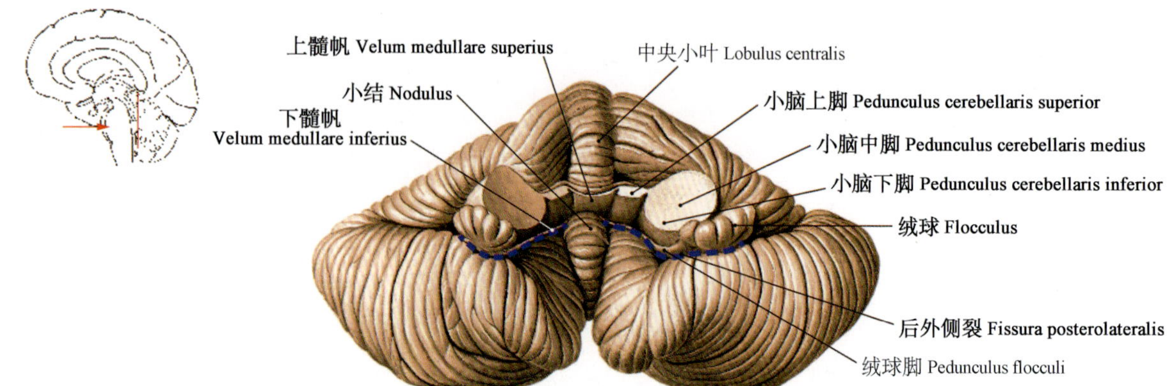

图 12.118 **小脑[前面观;切除小脑脚(前面)]**

前面观显示连于脑干的小脑脚,包括小脑上、中、下脚。上髓帆分隔小脑蚓并连接两侧小脑脚。不成对的下髓帆位于小结的左右两侧,并向两侧连接至绒球。小脑半球组成了小脑的外侧部分。

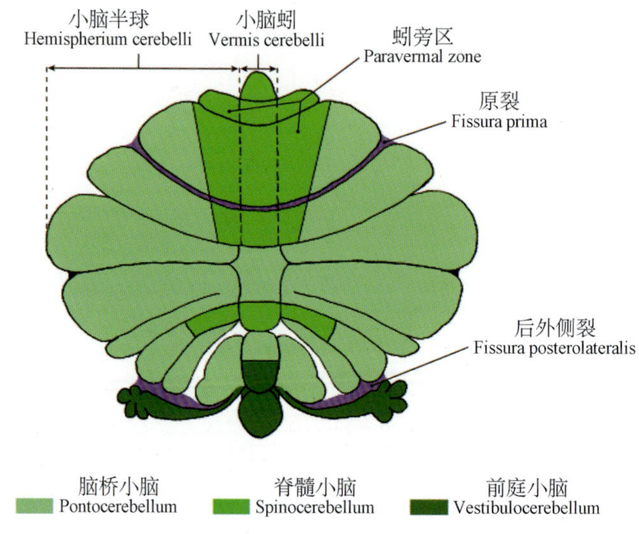

图 12.119 **展开的小脑皮质功能解剖分区示意图** [R247]

功能上,小脑分为以下 3 个部分。

- **脑桥小脑**(协调精细随意运动功能及系统,协调发声相关肌肉运动)。
- **脊髓小脑**(调节肌张力,与前庭小脑一起控制体位运动功能/系统)。
- **前庭小脑**(控制体位运动系统,即稳定躯体姿势与步态、眼球运动的精细调节,与前庭系统共同作用以维持身体平衡)。

临床要点

脑桥小脑损伤的典型症状是在进行定向自主运动时出现意向性震颤。越接近目标物,四肢的震颤越明显。肌肉运动或协调能力受损与共济失调相关,表现为辨距障碍(即不能判断距离或范围)及轮替运动障碍(即不能进行快速、交替运动)。

脊髓小脑损伤导致协调性运动障碍且不易纠正。主动肌和对抗肌协调丧失或严重受损可导致姿势和步态共济失调(静态共济失调和动态共济失调)及过大或过短的运动(辨距障碍)。

前庭小脑损伤与平衡能力受损尤为相关。患者只能在很有限的程度上使用前庭信息以控制在头部转动时的眼球运动,以及行走、站立、坐姿时的躯干和四肢肌肉运动(躯干、姿势和步态共济失调,运动协调障碍)。当嘱患者注视某个方向时,运动协调能力不足可导致自发性眼球震颤和无意识的眼球跳动。

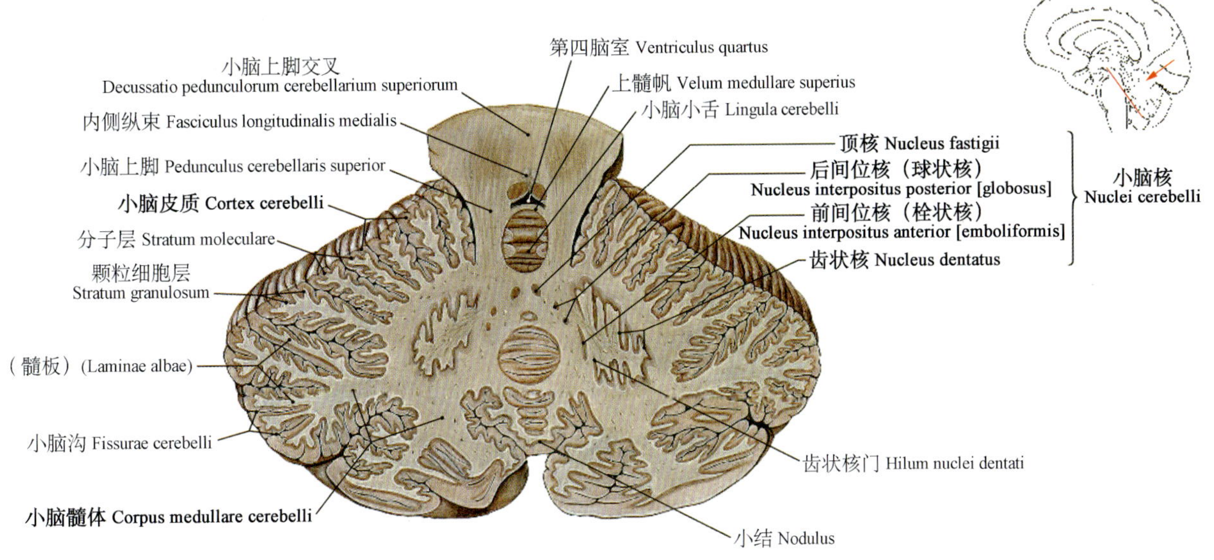

图 12.120　小脑及小脑核(经小脑上脚的水平切面，后面观)

小脑由包绕小脑核的小脑髓体和**小脑皮质**(Cortex cerebelli)组成。此切面显示两侧小脑半球(脑桥小脑)内的所有4个核团。**齿状核**("齿样"核)呈U形、锯齿状；**栓状核**("门栓样"核)位于齿状核内侧，与位于更内侧的球状核("球样"核)一起组成小脑**间位核**。栓状核和球状核的功能相似，均与蚓旁带和小脑蚓部(脊髓小脑)相联系。左、右**顶核**位于蚓部的半卵圆形中央，与绒球小结叶的皮质功能密切相关。小脑核主要包含多极神经元，其传出纤维投射至大脑的其他区域。

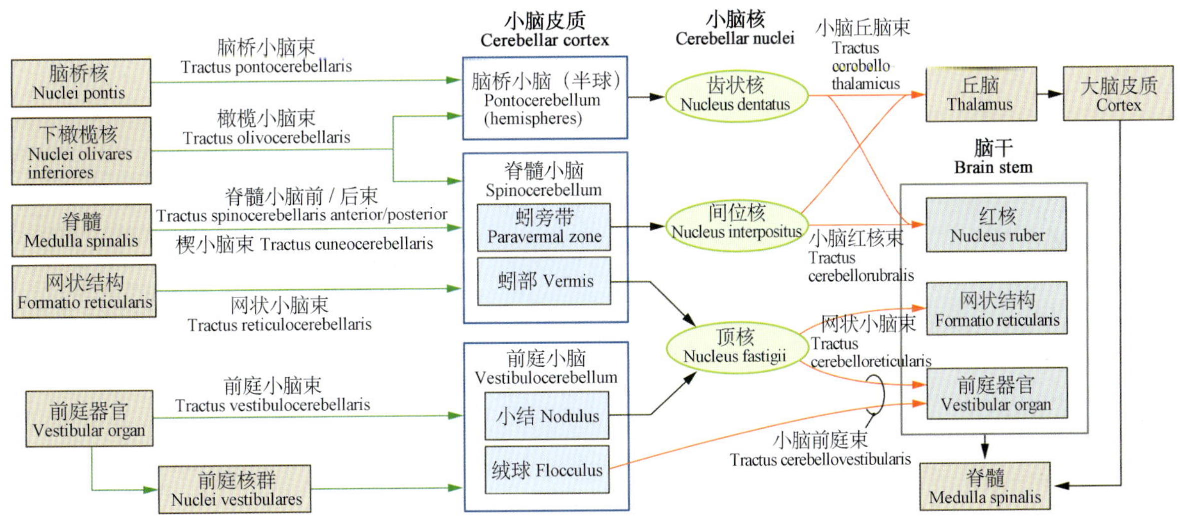

图 12.121　小脑分布及其传入和传出纤维联系示意图 [R254]

临床要点

在过去，人们认为小脑及其神经回路与诸如社交和沟通等高级大脑功能无关。通过对小脑功能障碍的研究，科学家们逐渐认识到事实并非如此。作为小脑特征性细胞类型，浦肯野细胞的完整性在其间似乎发挥了重要作用。**自闭症**患者死后脑解剖的结果显示，小脑皮质特定区域中的浦肯野细胞数量减少。

乙醇中毒(**慢性乙醇滥用**)可导致小脑的不可逆损伤，尤其是小脑蚓萎缩。此外，乙醇中毒还可致小结(前庭小脑)及小脑蚓和蚓旁带(脊髓小脑)的部分破坏。患者不再能够协调眼球运动，并且患有平衡障碍(站立和步态障碍，蹒跚和站立不稳)。

红核在"小脑-红核-小脑-橄榄-小脑"环路中发挥重要的作用，因此**红核损伤**可引起患者出现与小脑病变相同的症状，如意向性震颤和肌张力降低。

小脑

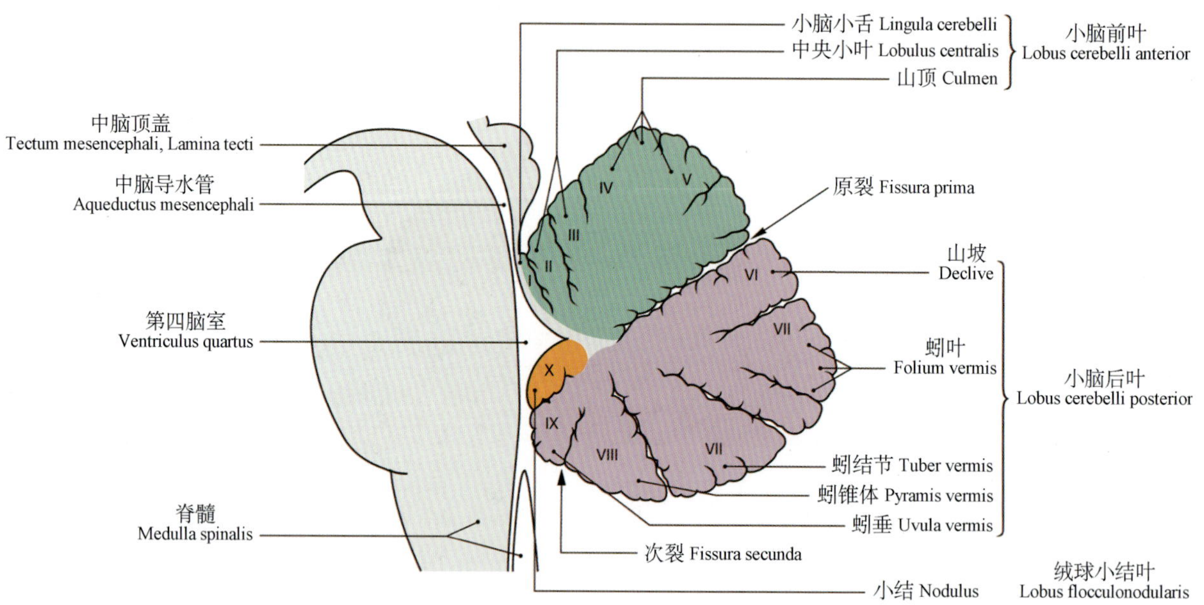

图 12.122 小脑蚓概观(Ⅰ-Ⅹ小叶,正中切面)
小脑蚓为小脑的正中部分,其连接两侧小脑半球(Hemispheria cerebelli)。

小脑蚓结构(根据 Larsell 的罗马字命名系统分类)	
Ⅰ	小脑小舌
Ⅱ,Ⅲ	中央小叶
Ⅳ,Ⅴ	山顶
原裂	
Ⅵ	山坡
ⅦA	蚓叶
水平裂	
ⅦB	蚓结节
Ⅷ	蚓锥体
次裂	
Ⅸ	蚓垂
后外侧裂	
Ⅹ	小结

(吴敏靓　译)

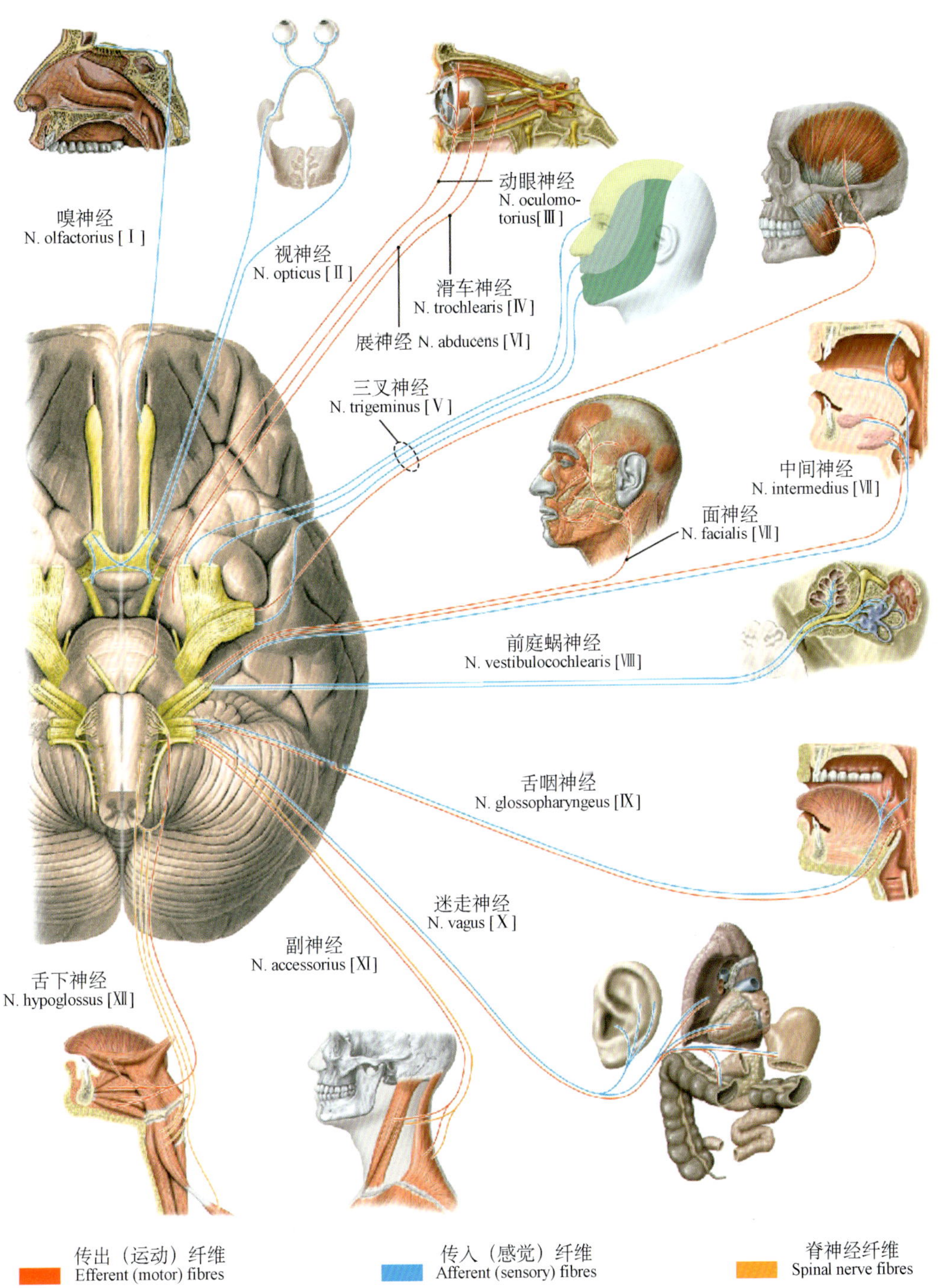

图 12.123 **脑神经；大脑、脑干、小脑功能概况（下面观）** [L127]

12 对脑神经经颅底孔裂离开或进入颅内，按其穿出顺序（从前向后）用罗马数字（Ⅰ-Ⅻ）编序。第Ⅰ对脑神经是由嗅丝形成，称为**嗅神经**[Ⅰ]。其双极的嗅神经元（在嗅黏膜中的感觉神经节未命名）的中央突构成嗅丝，进入嗅球，嗅球是端脑的一部分，在发育过程中向颅侧移位。嗅球代表嗅神经的终核，其在筛板上伸向前，并不位于脑干。因此，第Ⅰ对脑神经不同于其他脑神经，其神经元的突起很短，且终核不在脑干内。**视神经**[Ⅱ]为另一个例外，是视觉通路的第三级乃至第四级神经元，与所有其他脑神经相比，视神经是间脑的突出部分，并不是狭义上的周围神经。

→T56,58

脑神经

概述

12 对脑神经及其重要的神经支配部位概述[R254]

所有脑神经的神经支配部位的更详细描述见 352-391 页。

GSA:一般躯体传入神经;GSE:一般躯体传出神经;GVA:一般内脏传入神经;GVE:一般内脏传出神经;SSA:特殊躯体传入神经;SVA:特殊内脏传入神经;SVE:特殊内脏传出神经

脑神经	性质	重要支配区域
嗅神经[Ⅰ]	SSA	嗅觉黏膜
视神经[Ⅱ]	SSA	视网膜(视部)
动眼神经[Ⅲ]	GSE,GVE	眼肌[眼球内肌(瞳孔括约肌和睫状肌),眼球外肌(上斜肌和外直肌除外)]
滑车神经[Ⅳ]	GSE	上斜肌
三叉神经[Ⅴ]	SVE,GSA	咀嚼肌,面部皮肤
展神经[Ⅵ]	GSE	外直肌
面神经[Ⅶ]	GVE,SVE,SVA,GSA	面肌,味觉器官,腺体
前庭蜗神经[Ⅷ]	SSA	位置觉和听觉器官
舌咽神经[Ⅸ]	GVE,SVE,GSA,GVA,SVA	咽肌,腮腺
迷走神经[Ⅹ]	GVE,SVE,GSA,GVA,SVA	咽肌,喉,内脏器官
副神经[Ⅺ]	SVE	斜方肌和胸锁乳突肌
舌下神经[Ⅻ]	GSE	舌肌

脑干中有 2 个或 2 个以上核团的脑神经概述[R254]

滑车神经、展神经、副神经和舌下神经都只有一个同名核团,因此不在此处描述。

神经	相应核团
动眼神经[Ⅲ]	• 动眼神经核 • 动眼神经副核
三叉神经[Ⅴ]	• 三叉神经运动核 • 三叉神经中脑核 • 三叉神经脑桥核 • 三叉神经脊束核
面神经[Ⅶ]	• 面神经核 • 上泌涎核 • 三叉神经脊束核 • 孤束核
前庭蜗神经[Ⅷ]	• 前庭神经核 • 蜗神经核
舌咽神经[Ⅸ]	• 下泌涎核 • 疑核 • 三叉神经脊束核 • 孤束核
迷走神经[Ⅹ]	• 迷走神经背核 • 疑核 • 三叉神经脊束核 • 孤束核

发出纤维至两个或两个以上脑神经的核团概述[R254]

所有其他核团分别只发出纤维至一个脑神经。

核团	相应的脑神经
疑核	• 舌咽神经[Ⅸ] • 迷走神经[Ⅹ] • 副神经[Ⅺ]
孤束核	• 面神经[Ⅶ] • 舌咽神经[Ⅸ] • 迷走神经[Ⅹ]
三叉神经脊束核	• 三叉神经[Ⅴ] • 面神经[Ⅶ] • 舌咽神经[Ⅸ] • 迷走神经[Ⅹ]

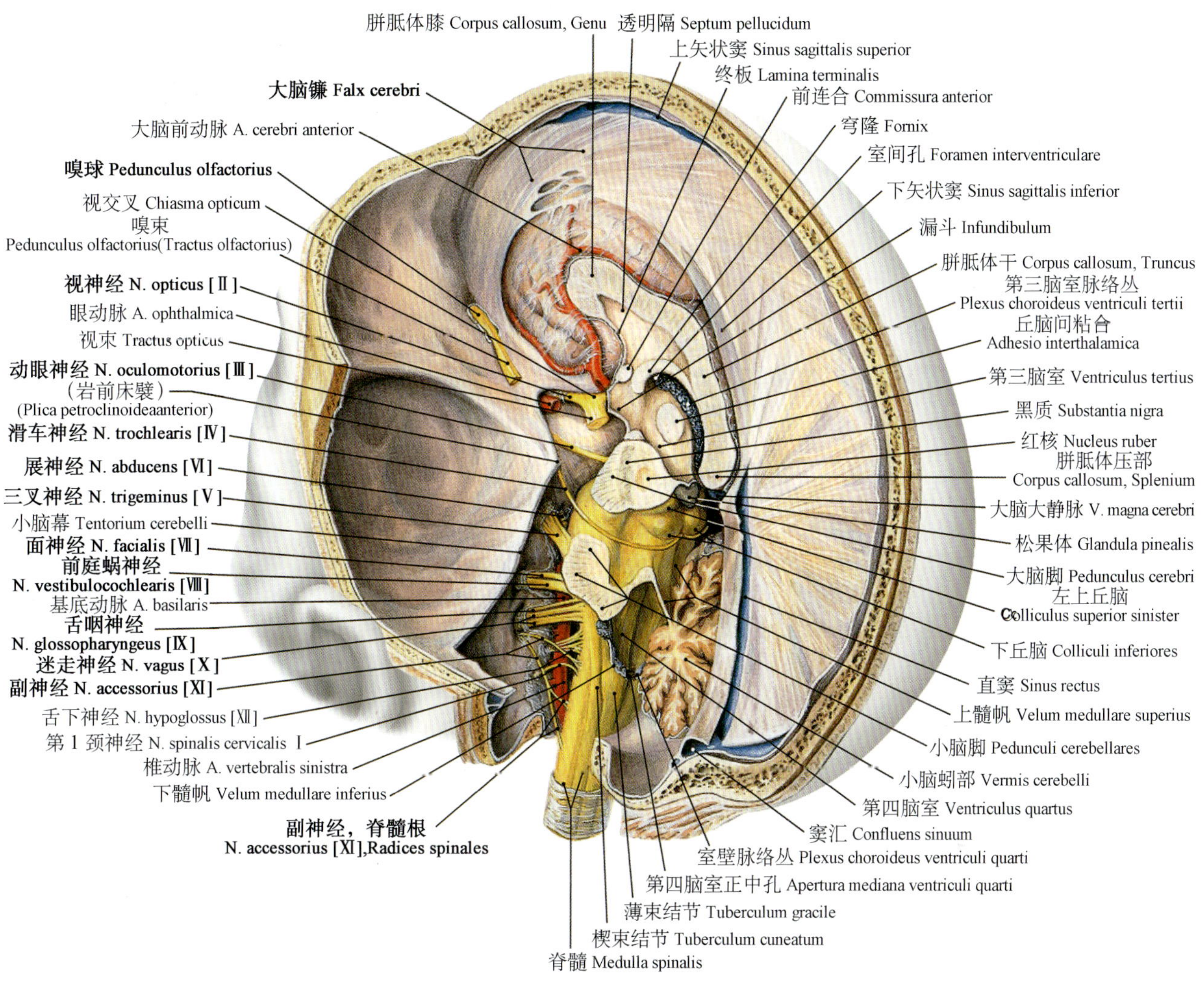

图 12.124 脑神经在蛛网膜下隙的走行

左侧后上面观；切除左侧大脑和小脑半球及小脑幕。

第Ⅲ-Ⅻ对脑神经按照顺序自上而下离开或进入脑干。一些神经先以神经根的形式穿出脑干，之后再形成脑神经（Ⅸ-Ⅻ）。滑车神经是所有脑神经中最细小的，也是唯一一从脑干背面发出的神经。展神经在出颅之前，在硬膜内的行程最长。

→T58

脑神经与脊神经的特点比较

脊神经	脑神经
呈节段性分布	无节段性分布
31 对脊神经	12 对脑神经
与脊髓相连	与脑干相连（Ⅰ和Ⅱ除外）
穿经节段性排列的椎间孔	穿经非节段性分布的颅底孔裂
有 4 种功能性质的神经纤维	有 1～7 种功能性质的神经纤维
主要分布于胸廓上口以下的靶器官	主要分布于胸廓上口以上的靶器官

脑神经

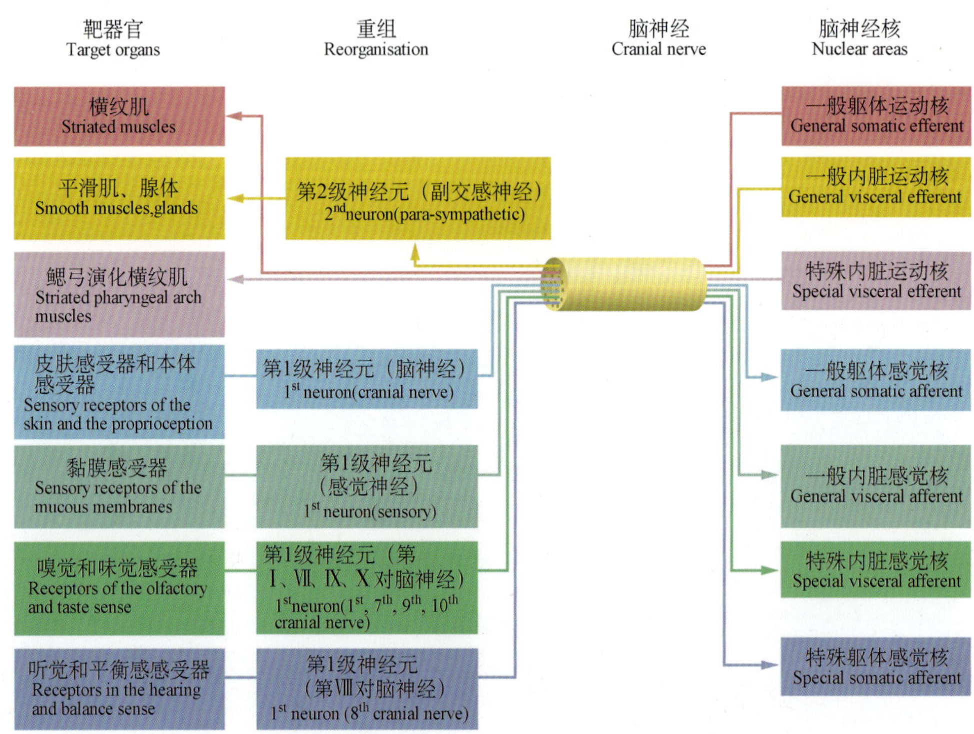

图 12.125 脑神经(核)的纤维性质

不同的颜色显示脑神经(核)的不同纤维性质，有的可能有回路或中继站，以及各自的靶器官[L127]。

脑神经有 7 种不同的纤维类型(见下表)，但并非每一种脑神经都含有所有这些纤维。

传出和传入神经纤维的纤维性质	
纤维性质	**神经支配**
传出神经纤维	
一般躯体传出纤维	运动：骨骼肌
一般内脏传出纤维	副交感神经：腺体，平滑肌
特殊内脏传出纤维	运动：鳃弓肌
传入神经纤维	
一般躯体传入纤维	本体感受器(关节、肌)和外感受器(皮肤感觉)
一般内脏传入纤维	内感受器(黏膜的敏感性；血管)
特殊内脏传入纤维	嗅觉和味觉器官
特殊躯体传入纤维	感觉器官：视觉、听觉和前庭器官

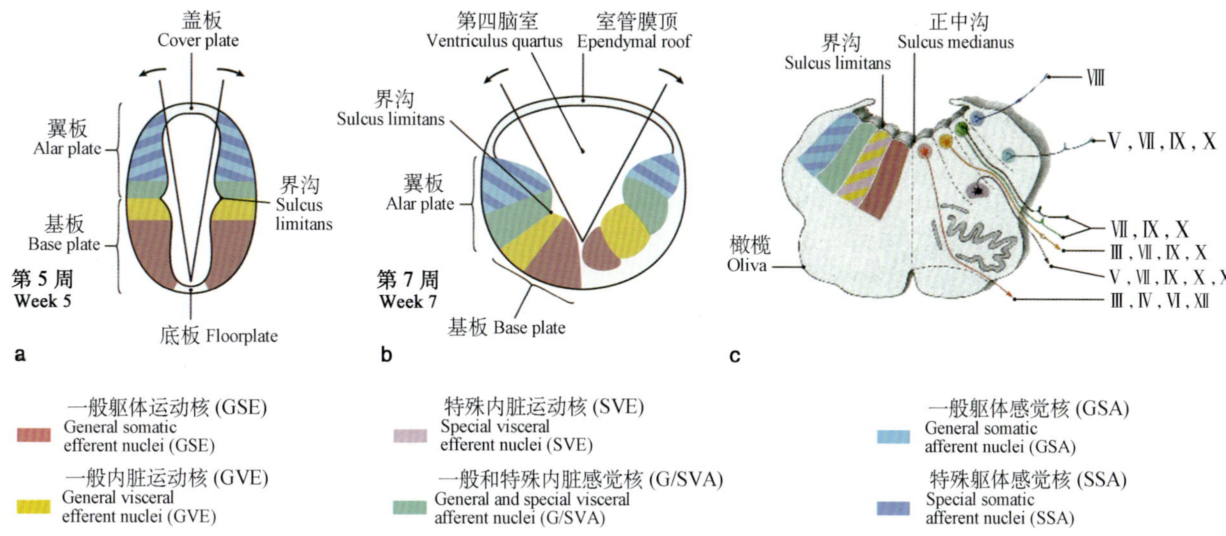

图 12.126a-c **菱脑的发育及脑神经核按照它们的功能由内向外排列 a、b [L126]**

a 神经管的主要排列方向是背腹方位(发育第 5 周)。

b 这种排列随着中央管向第四脑室的扩大而逐渐改变(发育第 7 周),成为一种由内侧向外侧的排列方位。

c 脑神经相应核团的纤维性质。

在脑干中,具有类似功能的核团排列成柱。由于空间的限制,神经核团形成 4 个彼此平行的纵向**核柱**。由内侧向外侧包括躯体传出、内脏传出、内脏传入和躯体传入核柱。

在内脏传入核和躯体传入核柱内,区分了一般传入核和特殊传入核。

鳃弓及鳃弓演化肌最重要脑神经的配布		
鳃弓	**鳃弓的神经**	**鳃弓演化肌**
第一鳃弓 (颌弓)	三叉神经[Ⅴ] 下颌神经[Ⅴ/3]	• 咬肌 • 下颌舌骨肌 • 二腹肌前腹 • 鼓膜张肌 • 腭帆张肌
第二鳃弓 (舌弓)	面神经[Ⅶ]	• 面肌 • 茎突舌骨肌 • 二腹肌后腹 • 镫骨肌
第三鳃弓	舌咽神经[Ⅸ]	• 咽肌 • 茎突咽肌 • 腭帆提肌
第四鳃弓 (喉弓)	迷走神经[Ⅹ]和喉上神经	• 喉肌 • 咽肌;环甲肌
第五鳃弓	退化	退化
第六鳃弓	迷走神经[Ⅹ]和喉下神经(喉返神经)	• 喉内肌 • 食管上部肌

脑神经核

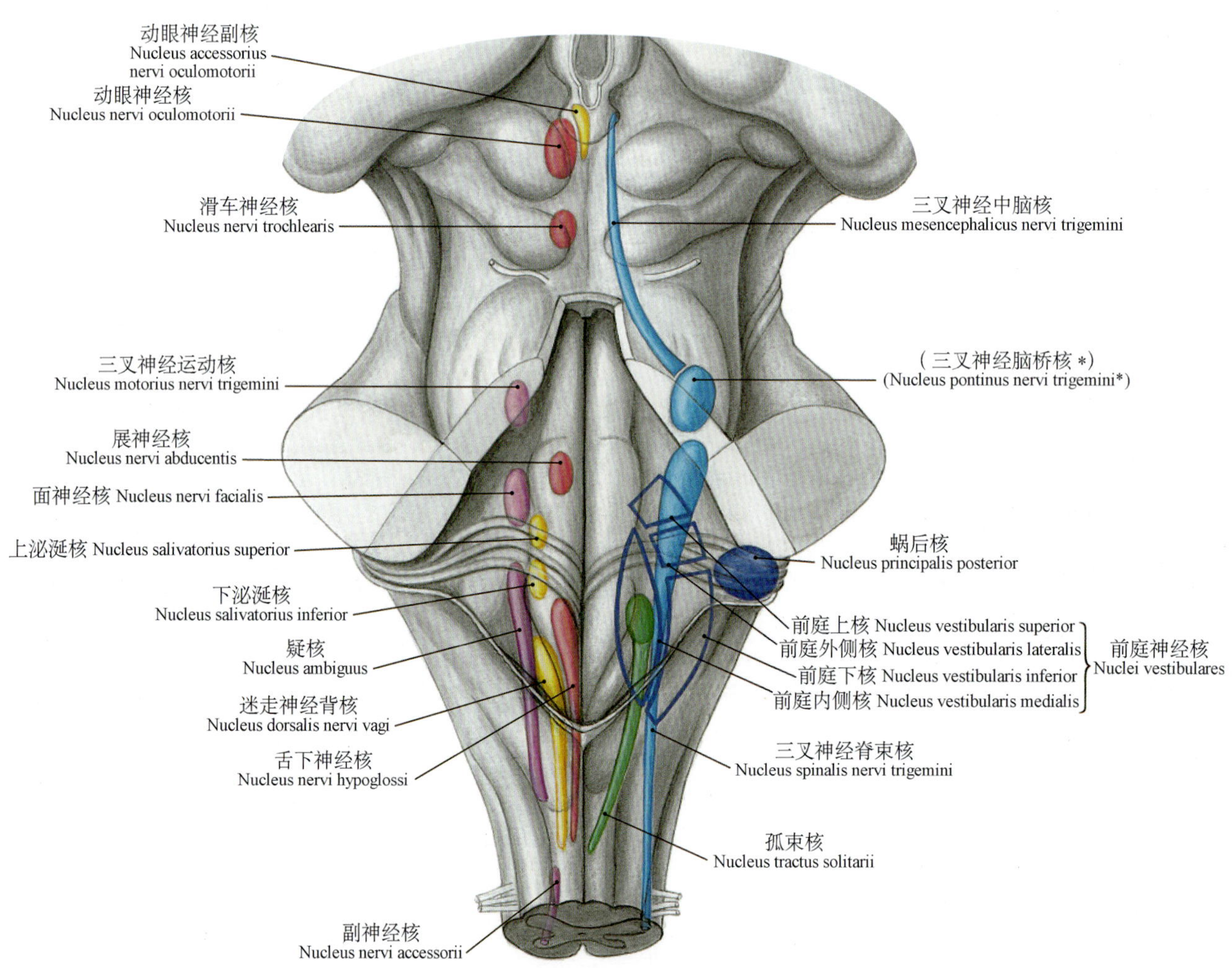

图 12.127 脑神经核概况（后面观）

除第Ⅰ和第Ⅱ对脑神经外，其他所有脑神经（Ⅲ-Ⅻ）的**核团**都位于脑干。第Ⅲ、Ⅳ对脑神经核位于中脑，第Ⅴ-Ⅶ对脑神经核位于脑桥，第Ⅷ-Ⅻ对脑神经核位于延髓。

将脑神经核按功能的不同进行分类，便于理解脑神经核的排列（图 12.126）。左侧为运动性核团（起始核），其神经元向周围发出传出神经纤维。右侧为感觉性核团（终核），其神经元接受来自周围的传入神经纤维。

＊临床术语：三叉神经感觉主核。

→T57

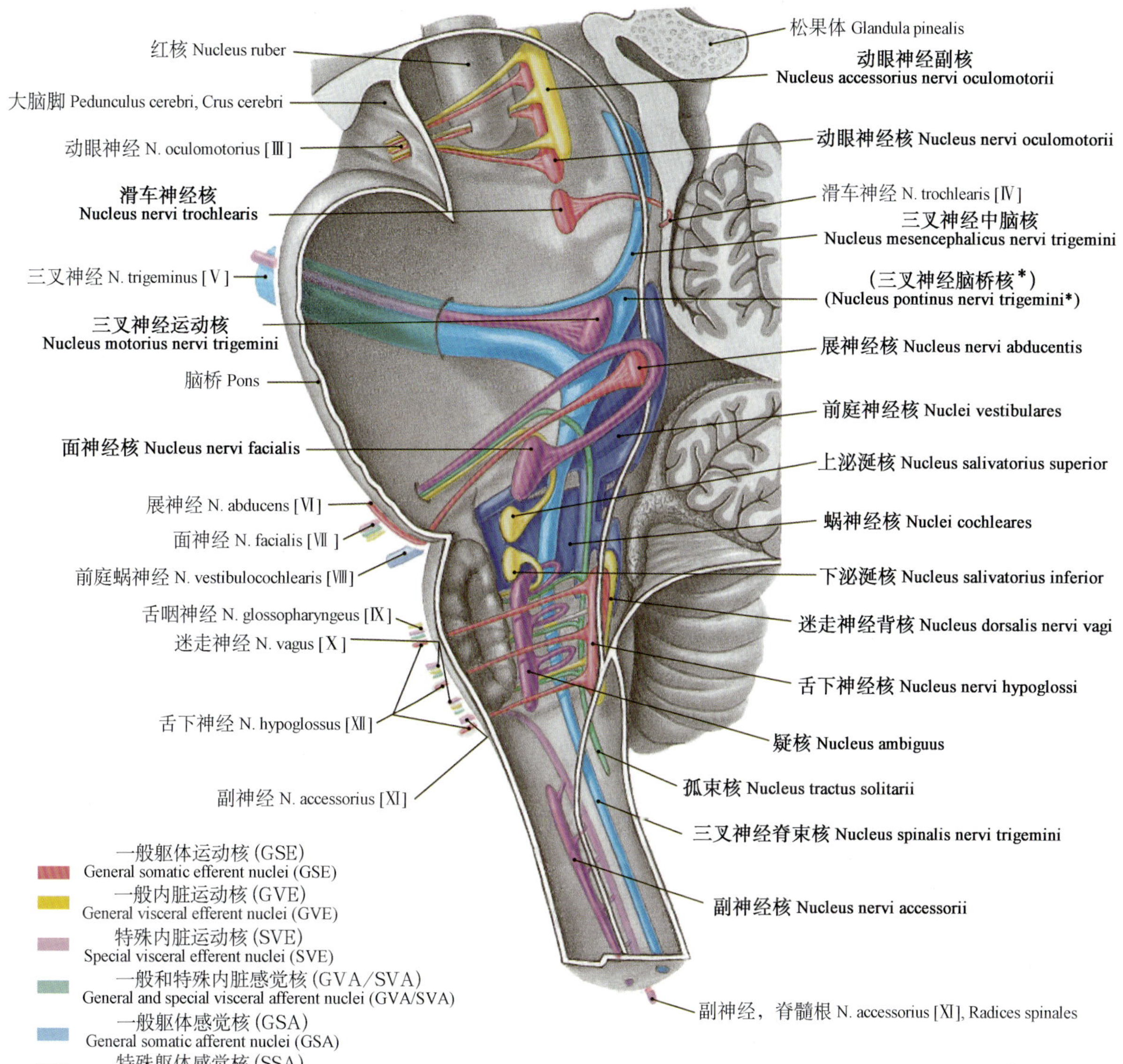

图 12.128 脑神经；正中矢状面上第Ⅲ-Ⅻ对脑神经核团的位置概况[L238]

发出传出（运动）神经纤维的**起始核**，包括：

- 一般躯体运动核　动眼神经核（动眼神经，支配上睑提肌、上直肌、下直肌、下斜肌和内直肌）、滑车神经核（滑车神经，支配上斜肌）、展神经核（展神经，支配外直肌）和舌下神经核（舌下神经，支配舌肌）
- 一般内脏运动核　动眼神经副核（动眼神经，支配瞳孔括约肌和睫状肌）、上泌涎核（面神经，支配下颌下腺、舌下腺、泪腺、鼻黏膜腺和腭黏膜腺）、下泌涎核（舌咽神经，支配腮腺）和迷走神经背核（迷走神经，支配内脏平滑肌和腺体）
- 特殊内脏运动核　三叉神经运动核（下颌神经，支配咀嚼肌、二腹肌前腹、下颌舌骨肌、腭帆张肌和鼓膜张肌）、面神经核（面神经，支配面肌）、疑核（舌咽神经、迷走神经和副神经颅根，支配咽喉肌）和副神经核（副神经脊髓根，支配胸锁乳突肌和斜方肌）。

接受传入（感觉）神经纤维的**终核**，包括：

- 一般内脏感觉核　孤束核（下部），接受来自舌咽神经、迷走神经分布于内脏平滑肌的纤维。
- 特殊内脏感觉核　孤束核（上部），接受来自面神经、舌咽神经和迷走神经的味觉纤维。
- 一般躯体感觉核　三叉神经中脑核，三叉神经，管理咀嚼肌的本体感觉；三叉神经感觉核，三叉神经，管理触摸、振动、颞下颌关节位置；三叉神经脊束，三叉神经，管理头部疼痛和温度觉。
- 特殊躯体感觉核　前庭上核、下核、外侧核和内侧核（前庭神经，管理平衡），蜗背侧核和蜗腹侧核（蜗神经，管理听觉）。

* 临床术语：三叉神经感觉主核。

→T 57

嗅神经[I]

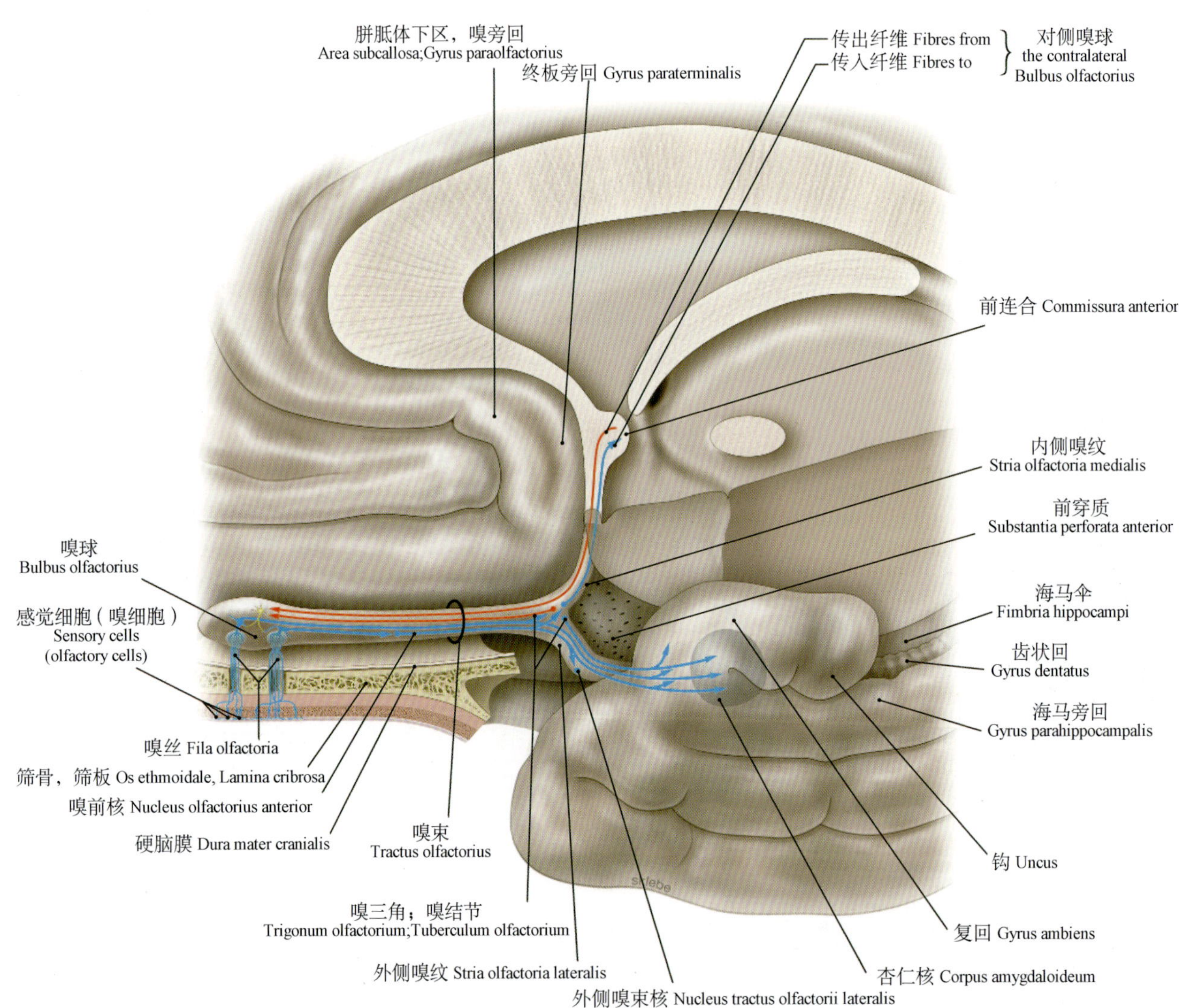

图 12.129 **嗅神经、嗅丝和嗅束(左侧面观)**[L238]

在两侧鼻腔顶部有一 $3cm^2$ 的黏膜区(嗅区)。含有约3000万个能感受化学信息的感觉细胞(嗅觉感受细胞)。这些双极细胞(嗅细胞，第一级神经元，SSA)的周围突与外界环境相联系，中枢突形成**嗅丝**。嗅细胞的寿命只有30～60天，由神经干细胞不断产生并补充嗅细胞。嗅丝汇集成为嗅神经，在每个嗅球中，嗅丝大约与1000个**嗅小球**发生联系，由此将嗅觉信息传送至颅底和颞叶的不同区域(初级嗅觉皮质区)，继而直接或间接地传送至次级嗅觉皮质区和大脑的其他区域，如下丘脑。此时，嗅觉产生并与其他感官感知相关联。

→T58a

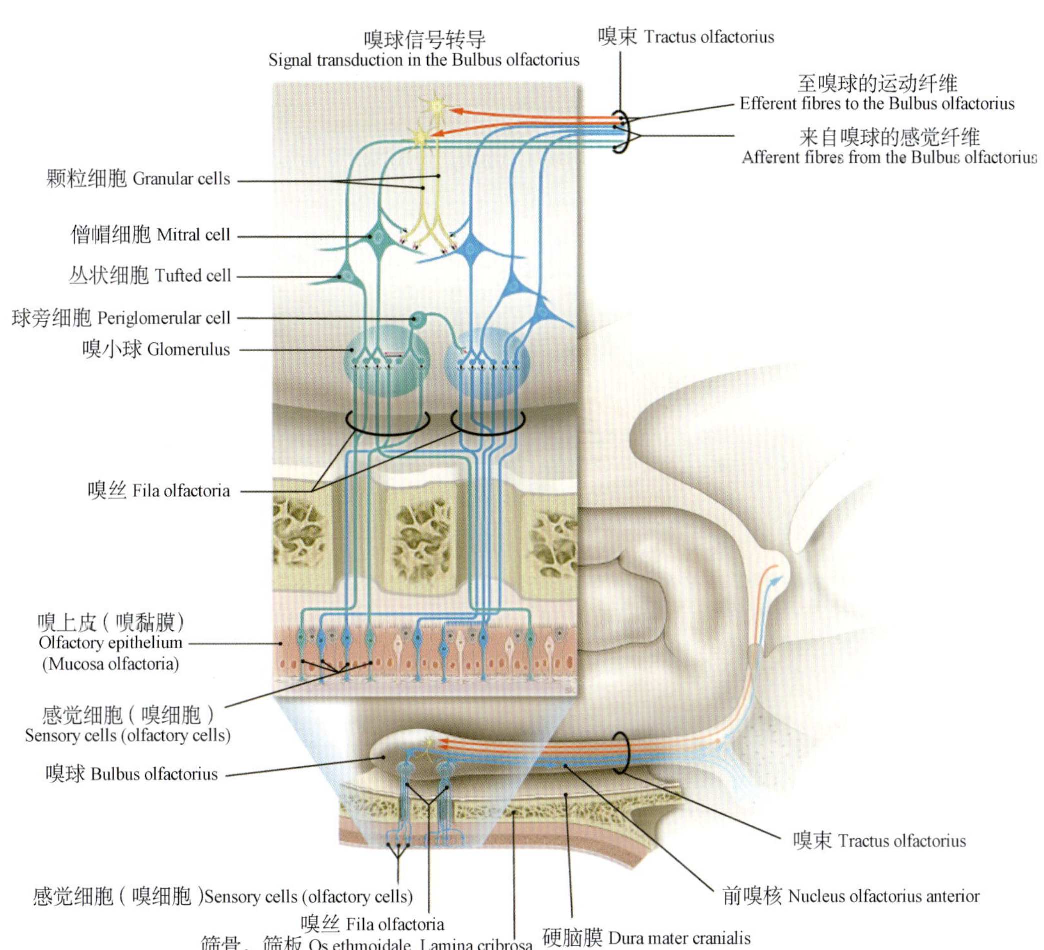

图 12.130 **嗅丝投射和突触联系示意图(左侧面观)** [L238]

在每个嗅球中，全部嗅丝汇聚于大约 1000 个**嗅小球**(图中所示为 2 个嗅小球)，其发出的纤维共同形成嗅束。通过嗅小球内大量的突触联系，信号被传递到**僧帽细胞**(第二级神经元)。相同嗅细胞的轴突可精准到达特定的嗅小球，大约有 1000 个不同的嗅觉感受器。嗅球双极细胞投射到颅底和颞叶的不同部位(→图 12.129)。僧帽细胞作用于颗粒细胞的反馈机制有利于更好地辨别嗅觉刺激。

临床要点

病毒感染、慢性鼻旁窦炎、因嗅黏膜充血肿胀而引起的气道阻塞如过敏反应、药物不良反应、脑部肿瘤或头部外伤伤及穿经筛板的嗅神经等，均可导致**嗅觉减退**或**嗅觉丧失**。

视神经[Ⅱ]

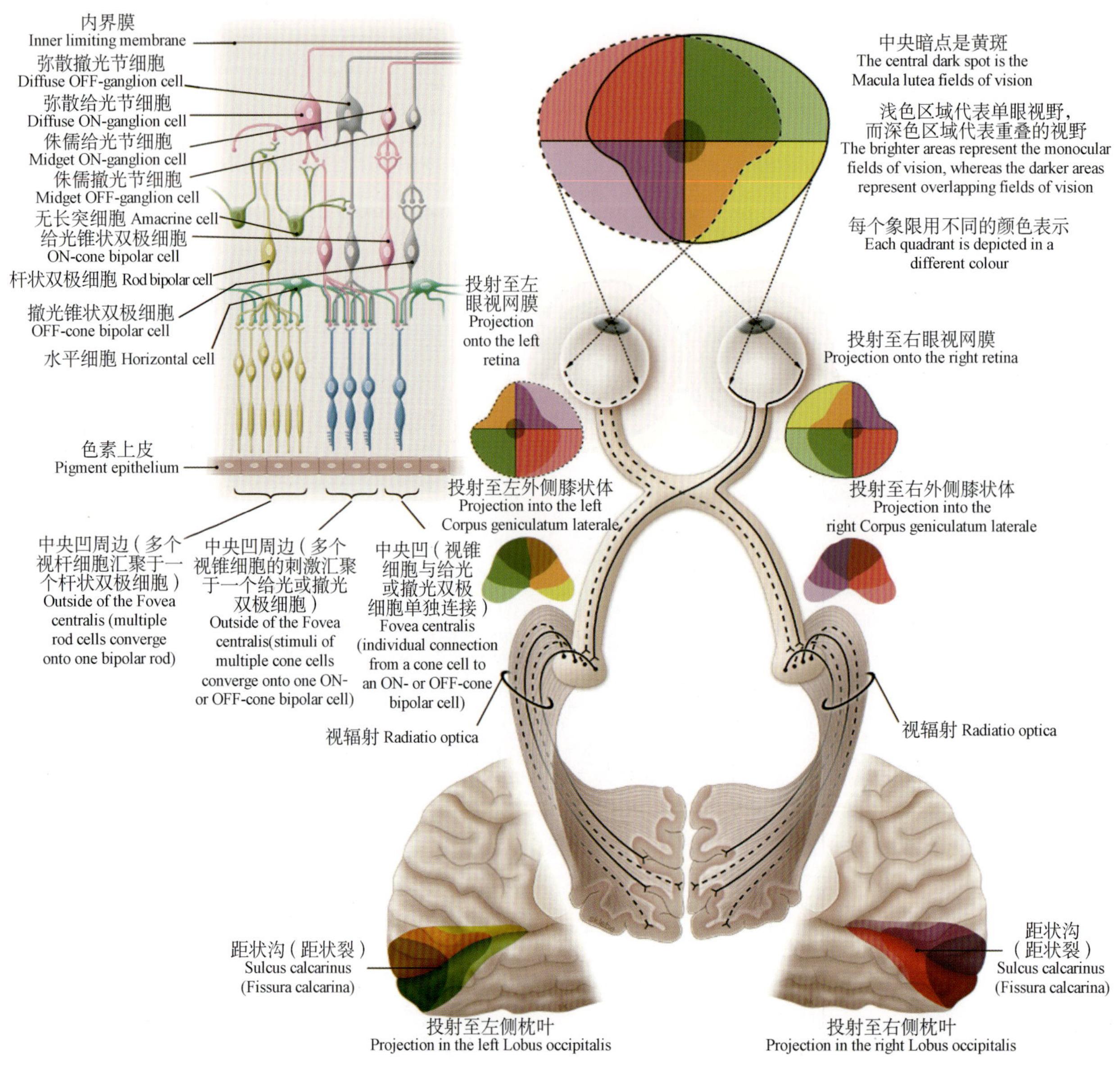

图 12.131 视网膜及视束中的神经环路高度简化的示意图[L238]

视锥细胞（第一级神经元）将信息发送到**视锥双极细胞**（第二级神经元），继而至**神经节细胞**（第三级神经元）。水平细胞和无长突细胞对信息传递具有调节作用。神经节细胞的轴突汇聚形成视神经。图示由 3 个神经元组成的**视网膜内链接**环路仅适用于视锥细胞（视杆细胞，→图 9.84 和组织学教科书）。视束见图 9.84 至图 9.86。

→T58b

临床要点

突然发生的潜在可逆单侧失明可能表明视神经的急性炎症（**视神经炎，球后神经炎**）。医师检查未见患者的眼部受到严重影响或根本没有，患者却因眼部受伤而看不到任何东西。在大约 1/3 的病例中，视神经炎是多发性硬化症（MS）的首发症状，多发性硬化症是一种中枢神经系统较常见的自身免疫性疾病。

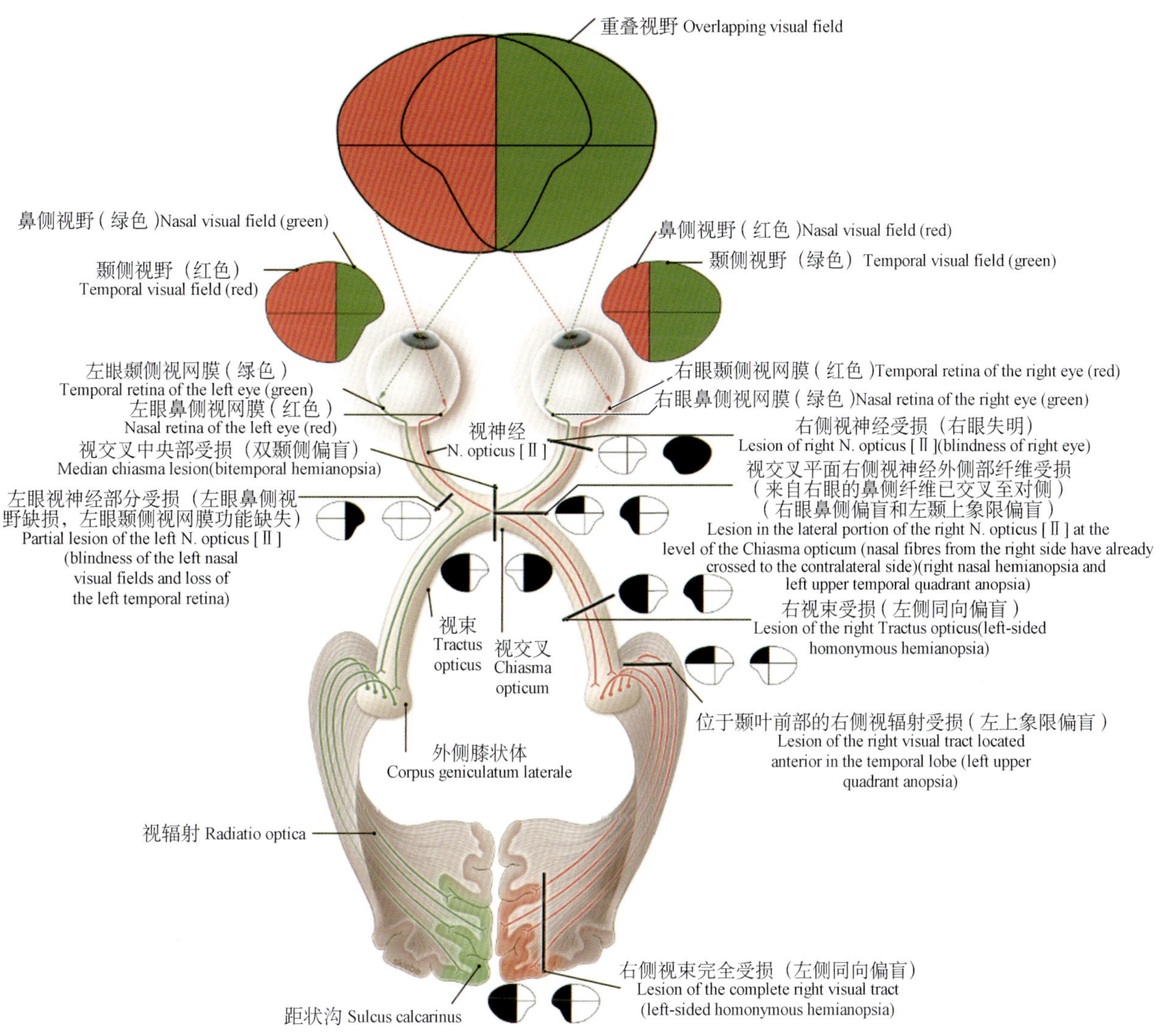

图 12.132 视神经和视束[L238]

视束(视神经)起自视网膜。在图中可见前 3 个投射神经元和视束中间神经元(水平细胞和无长突细胞)(→图 9.84)。

多达 40 个**视杆细胞**将它们的信号传递给**双极细胞**,而双极细胞通过无长突细胞(文献报道有 20～50 种不同类型的无长突细胞)将这些信号间接传递给单个**节细胞**(因此,视杆细胞的前 4 个神经元位于视网膜)。

节细胞的轴突通过视神经至**视交叉**。鼻侧视网膜的纤维交叉到对侧(红色),颞侧的纤维不交叉(绿色)。交叉后直接构成视束,视束中含有传递对侧半视野信息的纤维。大部分纤维(外侧根)在外侧膝状体(Corpus geniculatum laterale, CGL)交换神经元,一些纤维(内侧根)在到达 CGL 之前已经开始分叉,并投射到前庭、上丘和下丘脑。外侧膝状体的纤维通过**Gratiolet 视辐射**(Radiatio optica)在距状沟区域传到大脑皮质的第 17 和 18 区(纹状区)。

临床要点

- 位于视交叉前方的视神经损伤,如头部外伤,导致患眼失明(图 12.132)。
- 右侧视交叉(右侧视网膜鼻侧纤维已经交叉至对侧)外侧纤维损伤,如肿瘤,导致右眼鼻侧视野**偏盲**,左眼颞上**象限偏盲**(图 12.132)。
- 视交叉正中位损伤主要由垂体肿瘤引起,导致双侧颞侧视野偏盲(图 12.132)。
- 视束损伤(以右侧为例),如出血,导致左侧同向偏盲(图 12.132)。
- 位于颞叶的视辐射前部损伤(以右侧为例),如缺血,导致左上象限视野偏盲(图 12.132)。
- 视辐射损伤(以右侧为例),如大出血,导致左侧同向偏盲(图 12.132)。

动眼神经[Ⅲ],滑车神经[Ⅳ],展神经[Ⅵ]

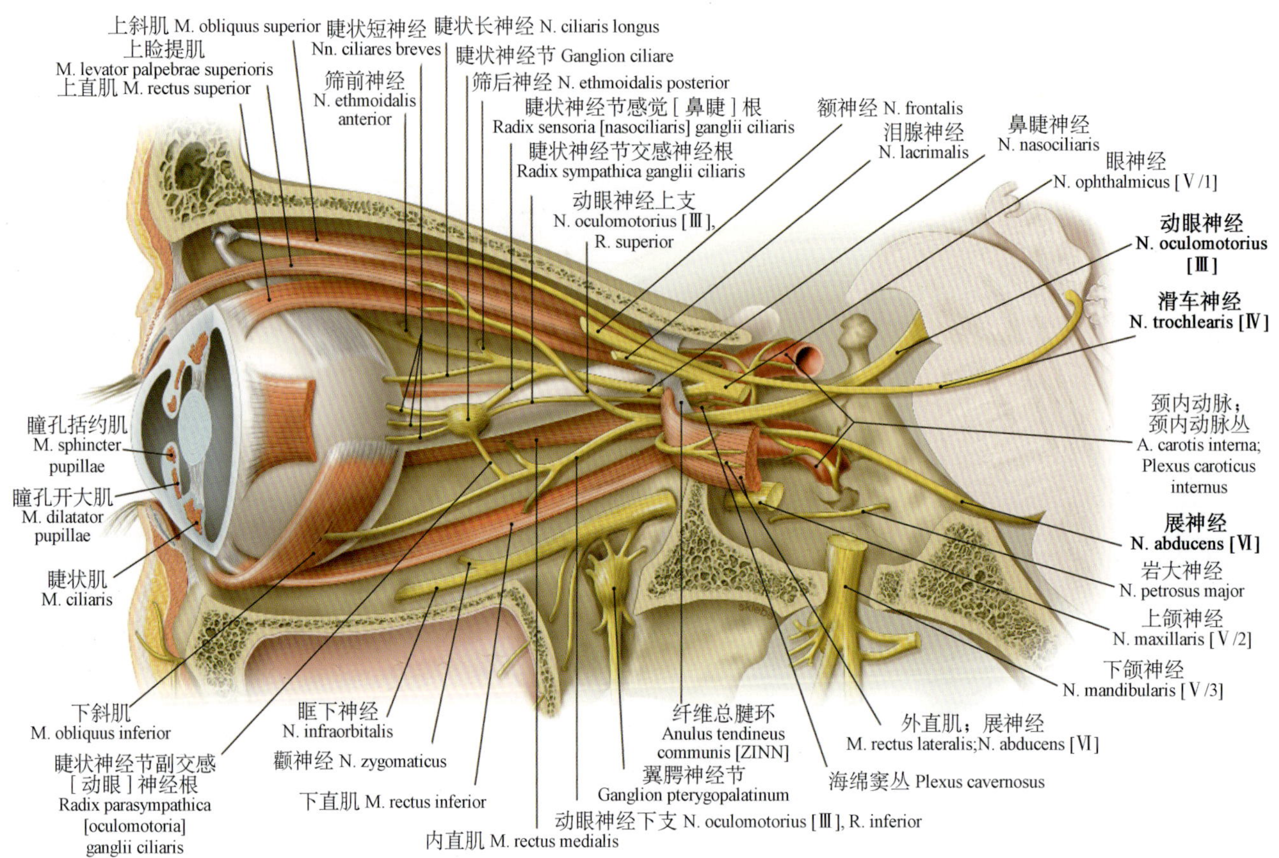

图 12.133 **动眼神经、滑车神经、展神经(左外侧面观)**

已打开眼眶,移除眶脂体,在外直肌起点附近切断该肌并翻向后[L238]。

动眼神经支配除上斜肌(滑车神经支配)和外直肌(展神经支配)以外的眼球外肌。动眼神经的副交感神经纤维还支配两块眼球内肌,即瞳孔括约肌和睫状肌。

→T58c,d,f

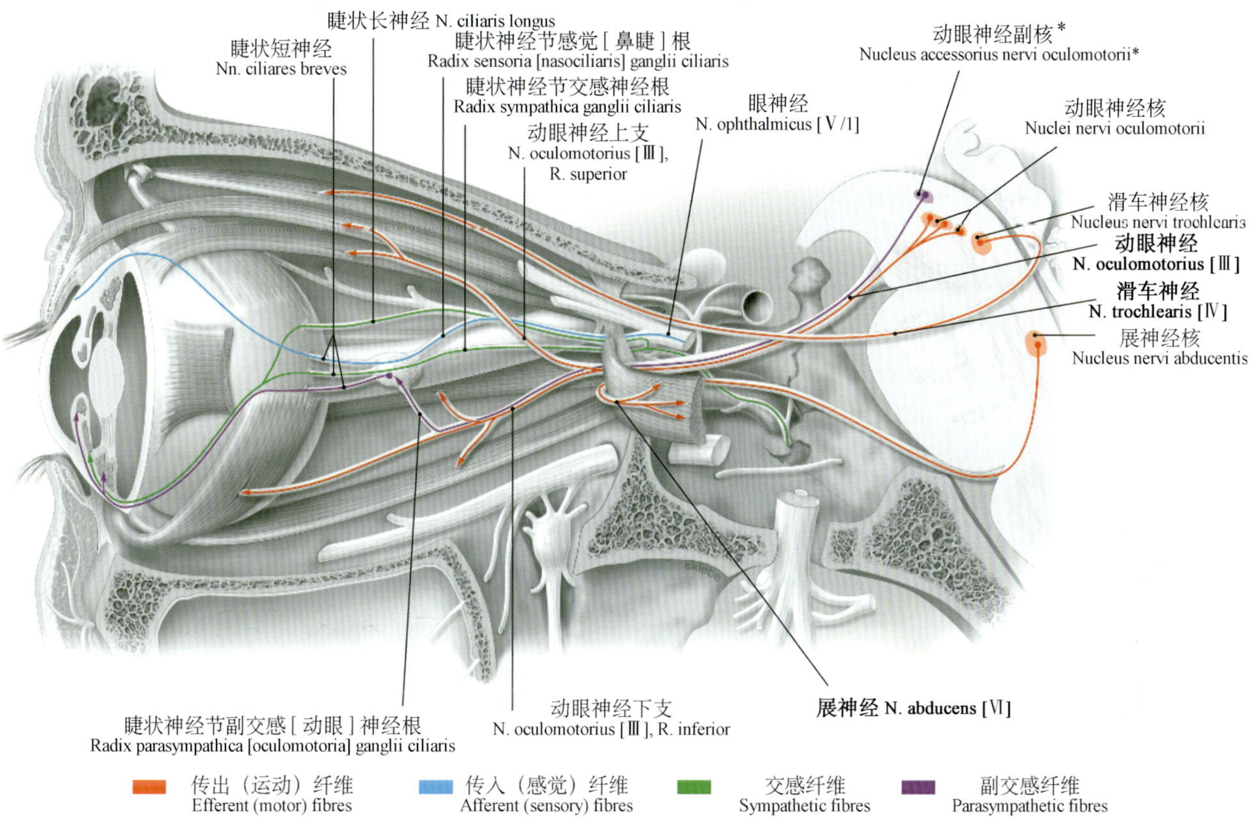

图 12.134 **动眼神经、滑车神经、展神经的纤维性质(左外侧面观)**[L238]

动眼神经包含动眼神经核发出的一般躯体运动纤维(GSE),支配大部分眼球外肌。动眼神经在眶内分两支:上支支配上直肌和上睑提肌,下支支配内直肌、下直肌和下斜肌。动眼神经内的副交感神经纤维(GVE)由动眼神经副核(Edinger-West-Phal)发出,经动眼神经下支、副交感神经根到达睫状神经节。交换神经元后,节后纤维伴随着睫状短神经至眼球,支配睫状肌和瞳孔括约肌。

滑车神经包含滑车神经核(位于中脑上丘平面)发出的一般躯体运动纤维,支配上斜肌。

展神经包含展神经核发出的一般躯体运动纤维,支配外直肌。

* Edinger-West-Phal 核。

临床要点

支配眼球外肌的脑神经单独受损,导致相应的眼球外肌瘫痪,眼球斜视。斜视方向和程度取决于未受损的肌(即未受损神经)对抗瘫痪肌肉的主导作用。更多细节见图 9.49。

展神经和动眼神经的单侧麻痹合并三叉神经第 1 支(眼神经)受累,提示海绵窦病(**海绵窦综合征**;海绵窦血栓、肿瘤、癌转移、颈内动脉瘤、炎性浸润)。急性疾病引起的症状应结合临床的引流障碍体征,如眶内静脉回流受阻、眼睑和结膜水肿、眼球突出,需考虑静脉血栓和(或)颈内动脉和海绵窦之间形成的血管瘘。

动眼神经[Ⅲ]

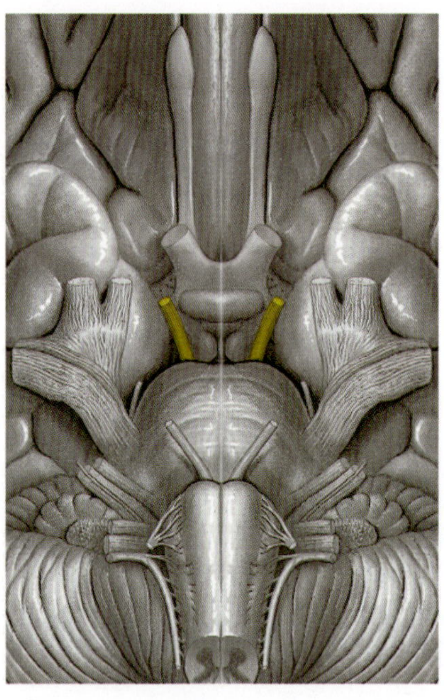

图 12.135 动眼神经出脑干的部位(下面观)

动眼神经在脑桥正上方发出。

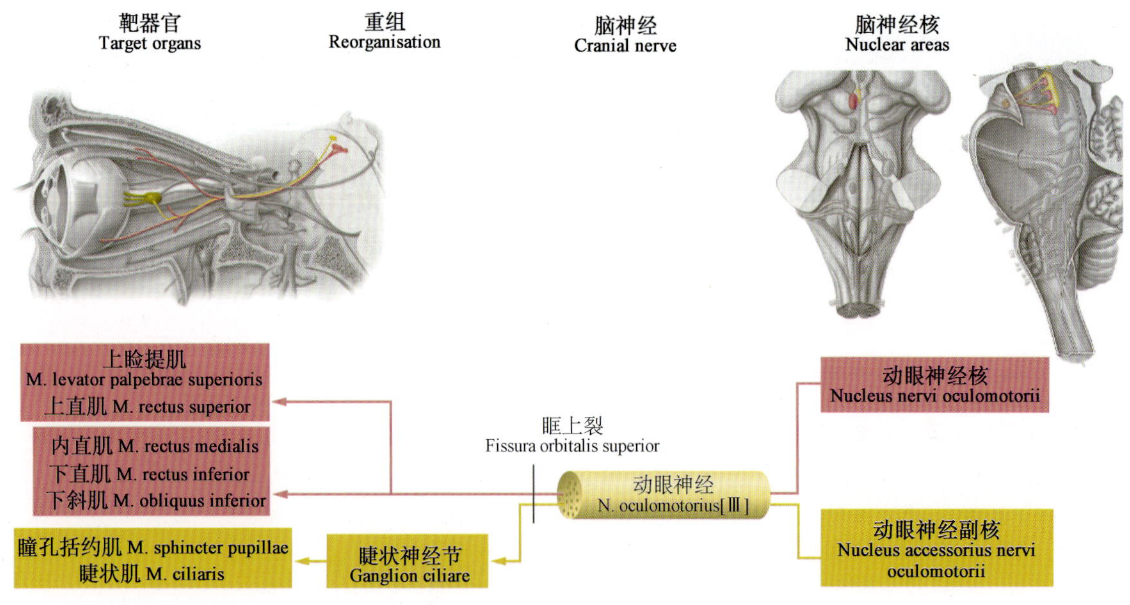

图 12.136 动眼神经的走行、分支和纤维性质;外侧面观[L127]比较,见图 12.134

临床要点

动眼神经完全麻痹导致上睑提肌瘫痪,出现上睑下垂。由于上直肌、内直肌、下直肌和下斜肌瘫痪,**眼球转向外下方**(由外直肌和上斜肌收缩引起)。由于瞳孔括约肌瘫痪,交感神经支配的瞳孔开大肌有扩大瞳孔的作用,瞳孔扩大(**瞳孔开大**)。此外,由于睫状肌功能丧失,眼的晶体调节功能失常,同时内直肌瘫痪,医师或患者自己上拉眼睑,患者会有复视。

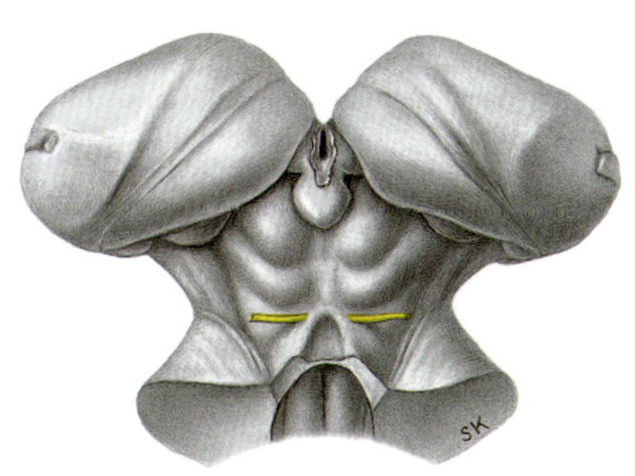

图 12.137 滑车神经出脑干的部位(后面观)[L238]
滑车神经从下丘下方发出。

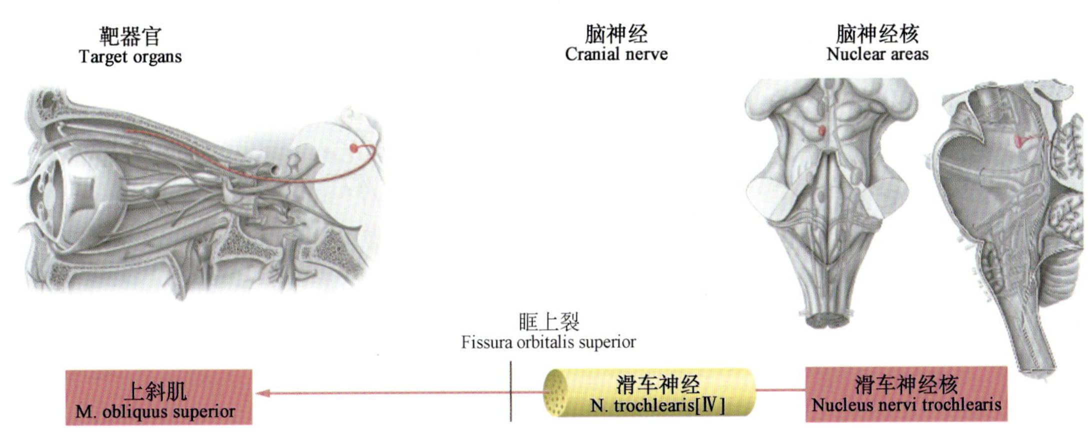

图 12.138 滑车神经的走行、分支和纤维性质;外侧面观[L127] 比较,见图 12.134

临床要点

在**滑车神经麻痹**的病例中,其他眼球外肌的作用超过了上斜肌,导致眼球转向内上方。患者诉说出现重影,尤其是向内下方视物时。他们试图将头偏向健侧以补偿。

三叉神经[Ⅴ]

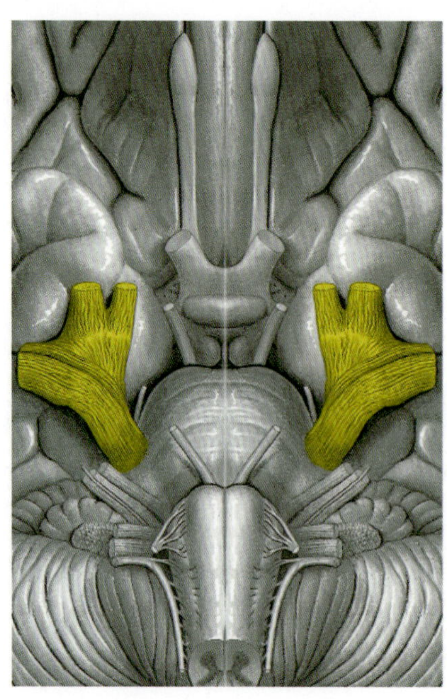

图 12.139 三叉神经出脑干的部位(下面观)

三叉神经在脑桥外侧发出。

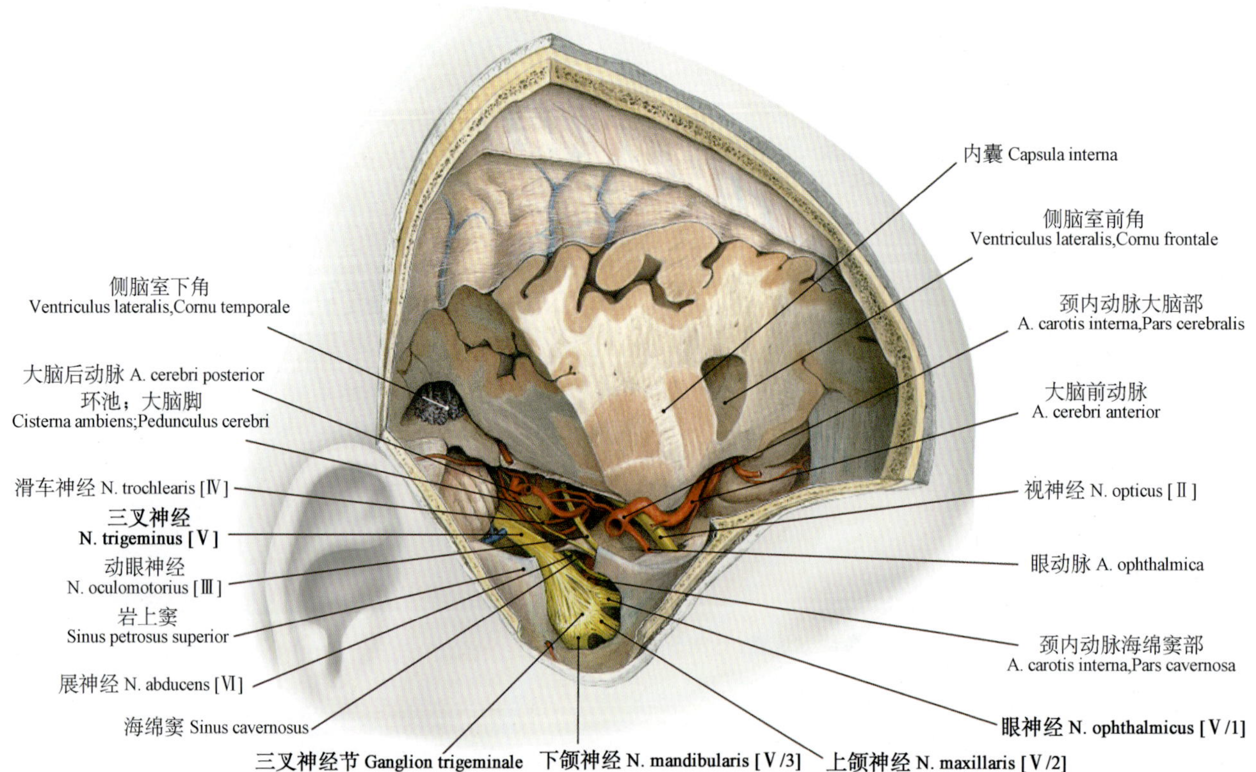

图 12.140 三叉神经在颅中窝的走行(右侧面观)

切除大部分额叶和颞叶，可见颅底内面。此外，打开三叉神经腔（Meckel 腔）。三叉神经节(半月神经节，临床术语：Gasseri 节)位于腔内。三叉神经发出 3 个分支(眼神经、上颌神经、下颌神经)。除三叉神经外，图中在颅底还可见视神经、动眼神经、滑车神经及颈内动脉发出的分支(眼动脉、大脑前动脉)。

→T58

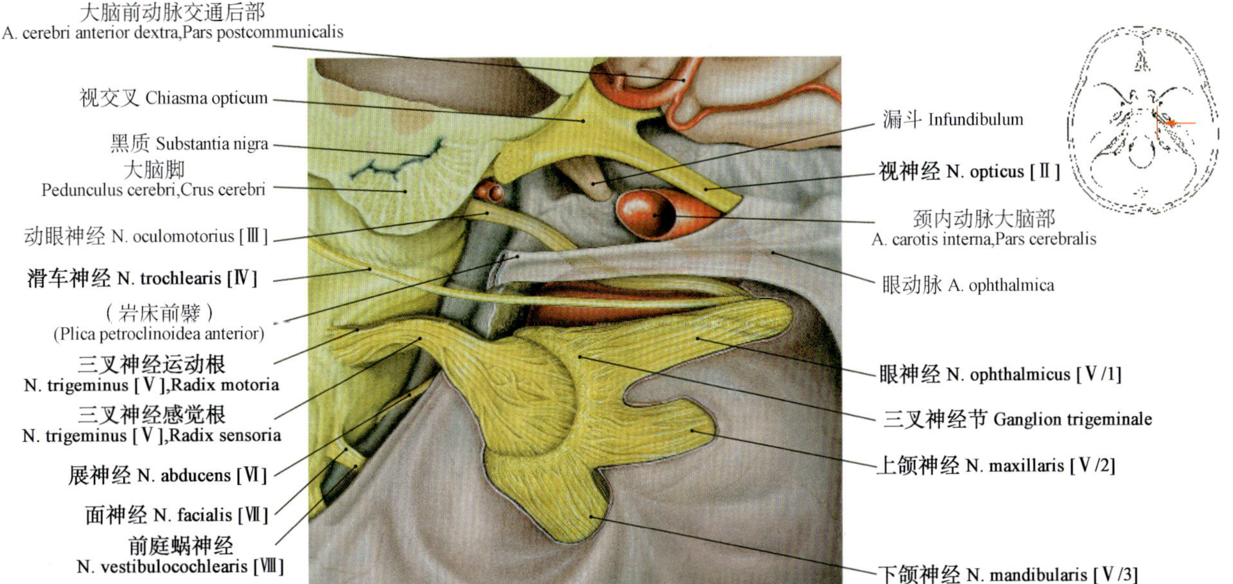

图 12.141 蝶鞍和海绵窦区动脉和神经(右侧面观)

移除硬脑膜和蛛网膜，打开三叉神经腔(Meckel 腔)，可见三叉神经节(半月神经节，临床术语：Gasseri 节)及三叉神经的 3 个分支。此外，可见动眼神经、滑车神经、展神经和前庭蜗神经自脑干发出后走行于颅底。颈内动脉海绵窦部续于大脑部，与视神经伴行。视交叉位于垂体柄的上方。

→T58

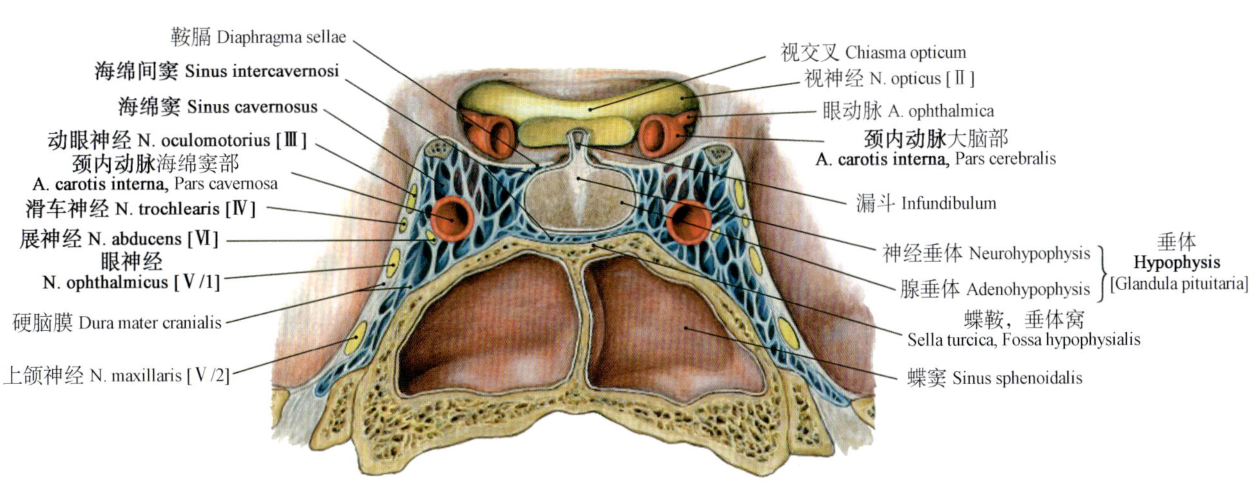

图 12.142 蝶鞍和海绵窦区动脉和神经(冠状切，后面观)

眼神经、上颌神经、动眼神经和滑车神经在海绵窦壁内走行。展神经和颈内动脉在两侧海绵窦中央通过，垂体居于正中，左、右海绵窦位于其两侧。

临床要点

机械刺激包括视觉(强光)或听觉刺激触发**角膜反射**(眼睑闭合反射、眼轮匝肌反射或眨眼反射，为眼保护机制)。角膜反射是一种多突触反射，在周围神经损伤后消失，脑干严重损伤时也可消失。测试方法通常是用一棉签刺激角膜，刺激信号经眼神经到达三叉神经感觉核。该多突触反射弧通过上丘、网状结构和面神经核进行传递，面神经核发出的运动纤维作用于眼轮匝肌，引起眼睑闭合。

三叉神经[Ⅴ]

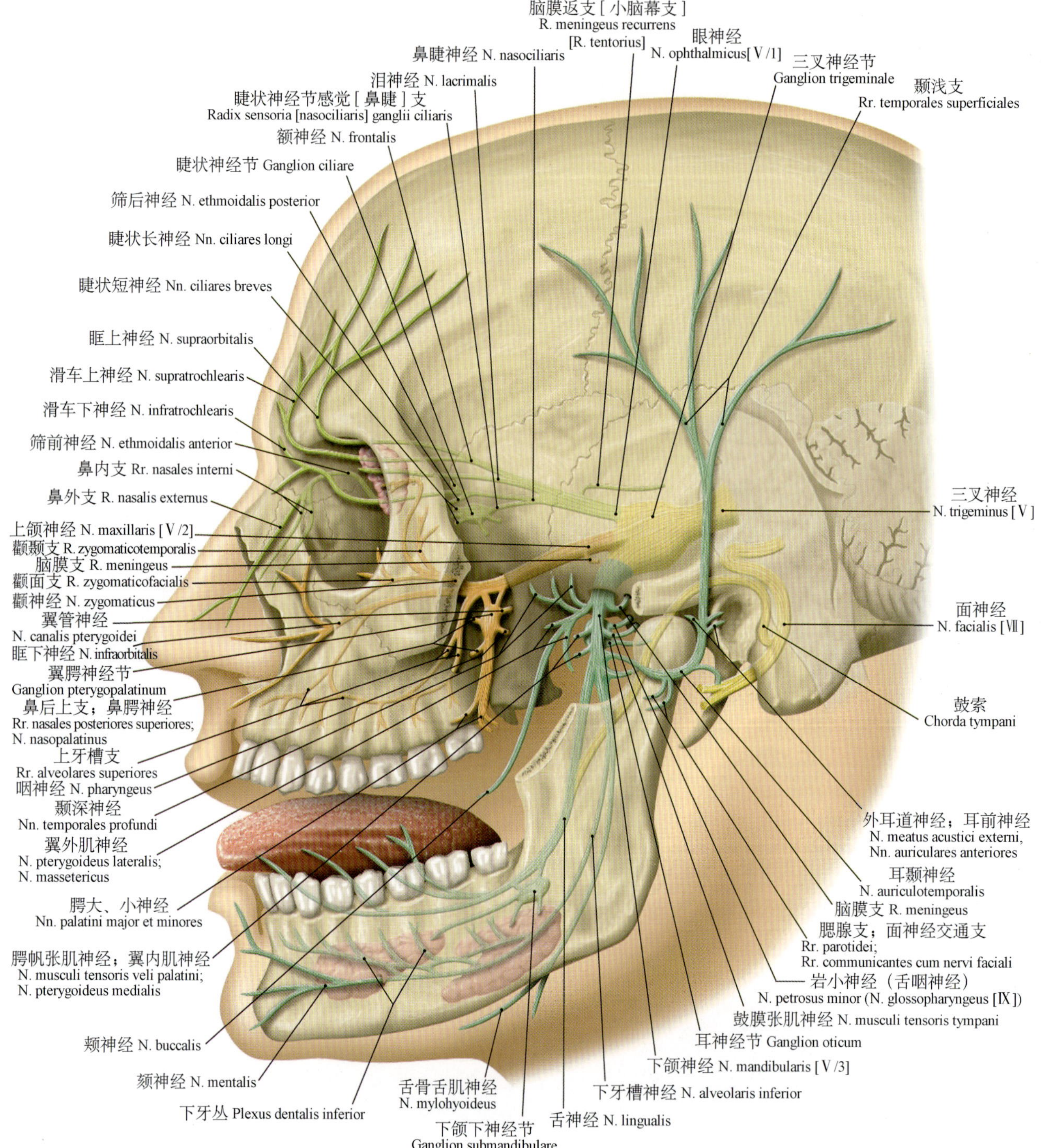

图 12.143 三叉神经(左侧面观)[L127]

三叉神经由第1鳃弓形成，分出3大分支，即眼神经(浅绿色)、上颌神经(橙色)和下颌神经(蓝绿色)。主要由一般躯体传入纤维(GSA)组成，还有特殊内脏传出纤维(SVE)。

眼神经分布于眼(包括角膜和结膜)、上眼睑皮肤、前额、鼻背、鼻黏膜和鼻旁窦黏膜。眼神经内的副交感神经还分布于泪腺。

上颌神经分布于颞前区、颊上部和下眼睑下方的皮肤。此外，还分布于腭、上颌牙和牙龈及上颌窦的黏膜。

下颌神经支配咀嚼肌、下颌舌骨肌、二腹肌前腹、腭帆张肌和鼓膜张肌，其感觉支分布于颞后区、颊和口裂以下皮肤，还分布于下颌牙及其牙龈。接受舌前2/3的一般躯体感觉。下颌神经的副交感神经还分布于舌下腺、下颌腺和舌前2/3味蕾。

→T58e

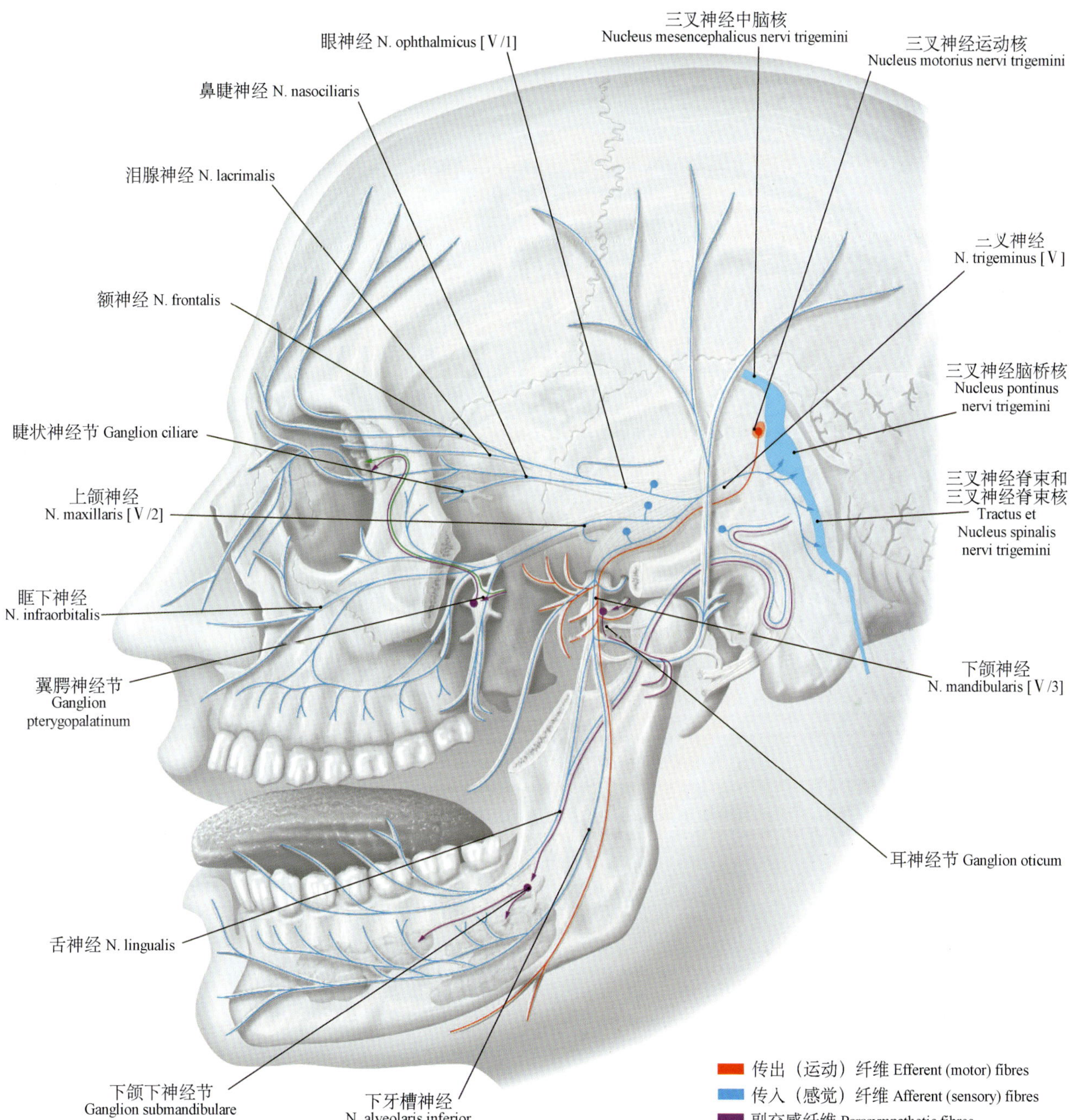

图 12.144　三叉神经纤维性质(左外侧面观)[L127]

三叉神经**起始核**和**终核**分别是三叉神经中脑核(躯体感觉核)、三叉神经脑桥核(感觉主核)(躯体感觉核)、三叉神经脊束核(一般躯体传入，GSA)和三叉神经运动核(特殊内脏传出，SVE)。三叉神经由**感觉根**(大部分)和**运动根**(小部分)组成。离开桥脑后，越过斜坡到达三叉神经节(半月神经节，临床术语：Gasseri 神经节；含有假单极神经元，向三叉神经脑桥核和脊束核传递感觉刺激)，之后分为 3 支，即眼神经、上颌神经和下颌神经。

三叉神经[V]

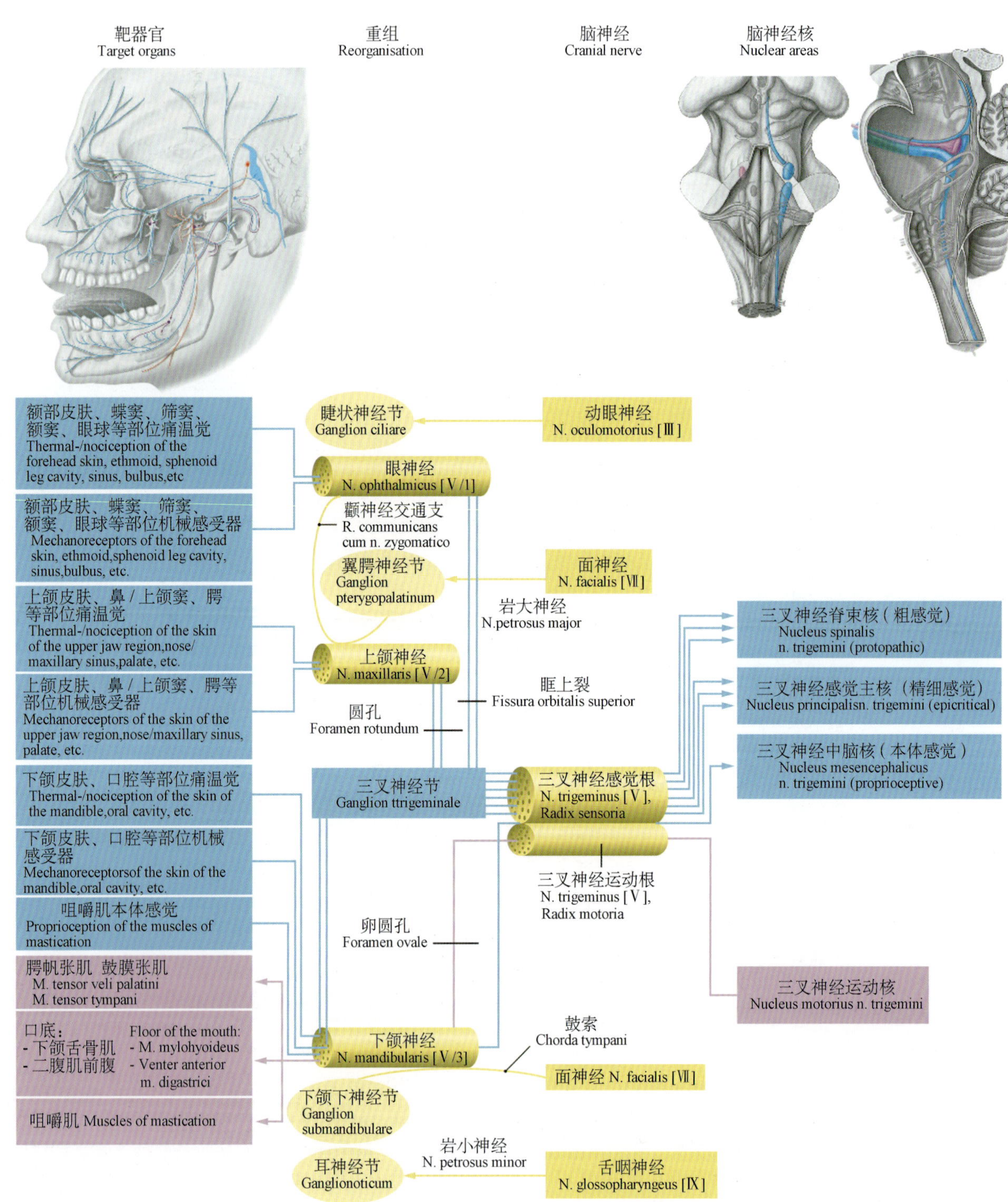

图 12.145 三叉神经纤维性质、脑神经核和靶器官(外侧面观)[L127]

眼神经的分支(仅含躯体传入纤维)		
分支	小分支	神经支配区域
脑膜返支(小脑幕支)		部分脑膜
额神经	眶上神经	前额皮肤,额窦黏膜
	滑车上神经	眼内眦(鼻侧)的皮肤和结膜
泪腺神经		泪腺(颧神经的副交感节后纤维分布于泪道黏膜)、眼外眦(颞侧)的皮肤和结膜
鼻睫神经	见下表	鼻旁窦、鼻腔前部及眼的虹膜、睫状体和角膜(见下表)

鼻睫神经的分支(来自眼神经)		
分支	走行	神经支配区域
[睫状神经节]感觉根(睫状神经节交通支)	睫状短神经构成睫状神经节感觉纤维	眼球和结膜(连同睫状长神经)
睫状长神经	汇入视神经,与睫状神经节发出的睫状短神经伴行进入眼球;颈总动脉丛发出的交感纤维也并入睫状长神经	眼球和结膜;交感神经支配瞳孔开大肌
筛后神经	通过筛孔进入后筛窦和蝶窦	后筛窦和蝶窦的黏膜
筛前神经	通过筛孔进入颅前窝,穿筛板入鼻腔;鼻支分布于鼻背皮肤	前筛窦和鼻腔前部的黏膜,鼻背皮肤
滑车下神经	从滑车以下到内眦	内眦皮肤

上颌神经(仅含躯体传入纤维)		
分支	小分支	神经支配区域
脑膜支		部分脑膜
颧神经	颧颞支	颞区皮肤
	颧面支	颊区上部皮肤;泪腺神经含副交感节后纤维与颧神经伴行,支配泪腺(排泄管)
神经节分支和翼腭神经节	(见第366页上表)	感觉纤维进入翼腭神经节;分布于腭部和鼻部[见第366页上表],其交感和副交感纤维分布于鼻腺、腭腺(特殊内脏传出纤维)及味蕾
眶下神经	上牙槽神经和上牙槽神经的后支、中支和前支	上颌窦黏膜、上颌牙和牙龈
		下眼睑的皮肤和结膜,鼻翼外侧皮区,下眼睑与上唇之间的皮肤

三叉神经[V]

翼腭神经节分支(来自上颌神经)		
分支	走行	神经支配区域
腭大神经	经腭大管直接进入腭大孔	硬腭黏膜、腭腺、腭部味蕾
腭小神经	离开腭大管后进入腭小孔	软腭黏膜、腭扁桃体、腭腺、腭部味蕾
鼻后上外侧支和内侧支	经蝶腭孔进入鼻腔,鼻腭神经通过切鼻管分布于硬腭	鼻甲、鼻中隔和硬腭前部的黏膜,上切牙、牙龈,鼻腺

下颌神经(含躯体传入和内脏传出纤维)		
分支	小分支	神经支配区域
脑膜支		部分脑膜
咬肌神经		咬肌
颞深神经		颞肌
翼外肌神经		翼外肌
翼内肌神经		翼内肌
腭帆张肌神经		腭帆张肌
鼓膜张肌神经		鼓膜张肌
颊神经		颊部皮肤和黏膜,下颌牙龈
耳颞神经	腮腺支	由耳神经节发出副交感神经节后纤维,支配腮腺
	面神经交通支	由耳神经节发出副交感神经节后纤维,支配腮腺
	外耳道神经	外耳道、鼓膜
	耳前支	耳郭前面皮肤
	颞浅神经	颞后区皮肤
舌神经	咽峡支	软腭黏膜
	舌底神经	口底黏膜
		支配舌前2/3的一般感觉,舌前2/3的味觉。来自鼓索的副交感节后纤维支配下颌下腺
下牙槽神经		下颌牙和牙龈
	下颌舌骨肌神经	下颌舌骨肌和二腹肌前腹
	颏神经	口裂以下皮肤

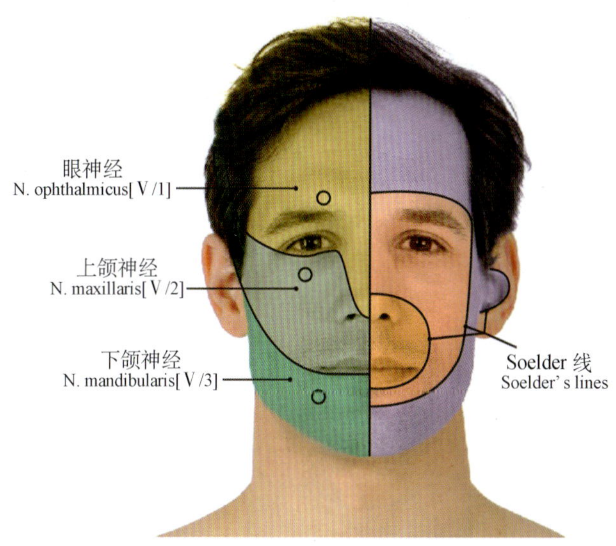

图 12.146 面部皮肤神经支配区，神经浅出部位和分布范围[J803]

在左侧面部，显示粗感觉的躯体神经节段分布情况。在右侧面部，显示三叉神经 3 大分支的支配区域和浅出部位。

临床要点

在循环障碍的情况下，尤其可能发生**三叉神经损伤**。以三叉神经核单个或部分受损多见，整个三叉神经损伤较为少见。这种损伤可能表现为同侧咀嚼肌瘫痪或选择性地皮肤感觉丧失。经粗感觉传入纤维到达三叉神经脊束核(图 12.146)。三叉神经脊束核节段性支配面部皮肤，可以沿着呈同心排列的**Soelder 线**测试粗感觉，以评估核团受损程度。

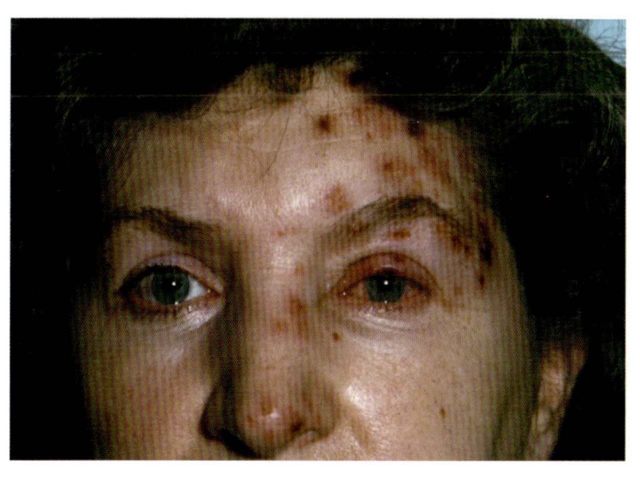

图 12.147 眼带状疱疹[E943]

眼带状疱疹患者(水痘-带状疱疹病毒感染的皮肤在三叉神经第一分支的支配区域，即所谓的面部带状疱疹)。眼表面上皮(角膜和结膜)受累严重(有失明的风险)并伴有疼痛。清晰可见其结膜明显发红，左眼裂变窄。

临床要点

三叉神经支配区感觉丧失，一般提示该神经的**周围性损伤**。眼神经和上颌神经病变的潜在原因是海绵窦血栓(见第 357 页)、肿瘤和颅底骨折。下颌区感觉障碍或咀嚼肌瘫痪往往由医源性因素引起(由牙医操作所致)。

三叉神经痛虽然常见，但其发病机制还不完全清楚(通常认为是小脑上动脉和三叉神经出脑干处的神经血管病变所致)，三叉神经在急性超敏期可出现强烈的刺痛感，即使是轻微的触碰(→图 12.146)也会引发极其严重的刺痛发作。

眼神经痛可表现为疱疹后神经痛(水痘-带状疱疹病毒感染三叉神经的第一分支，即所谓的**眼带状疱疹**；→图 12.147)。

(宋家璇　译)

展神经[Ⅵ]

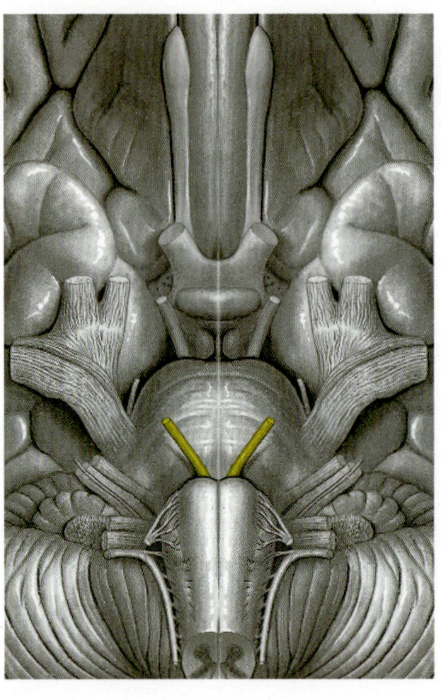

图 12.148 展神经出脑干的部位(下面观)
展神经由脑桥下方出脑。

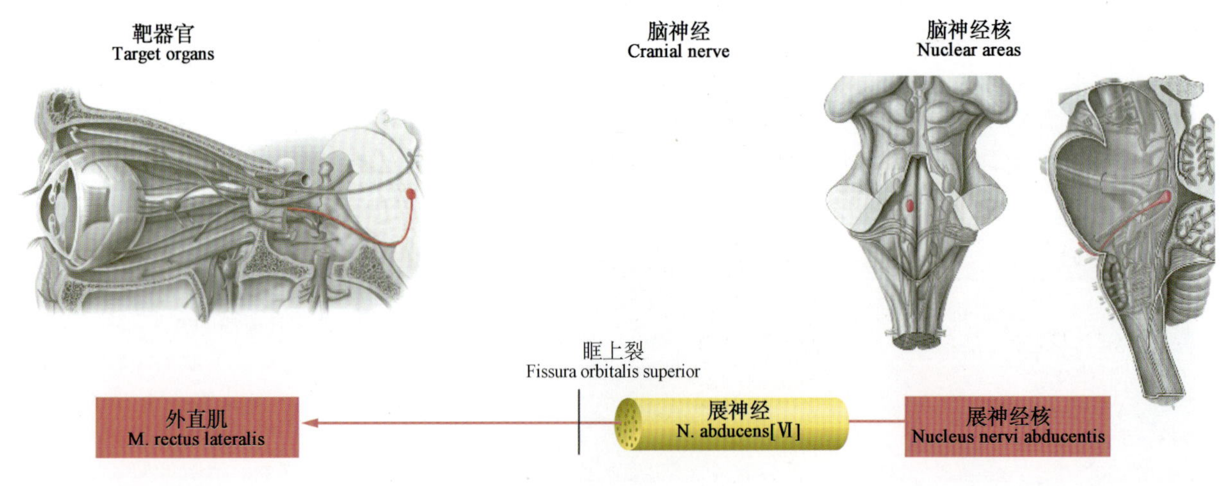

图 12.149 展神经的走行、分支和纤维成分;外侧面观
[L127] 对比,→图 12.134

临床要点

展神经麻痹尤为常见,其原因在于展神经于硬膜外的行程较长。展神经沿斜坡走行,颅底骨折可伤及此神经。再者,展神经穿经海绵窦,海绵窦血栓形成亦可将其损伤。展神经麻痹致外直肌瘫痪,当嘱患者转向颞侧时,患侧眼球会一直直视前方。此外,患者视物会出现重影。

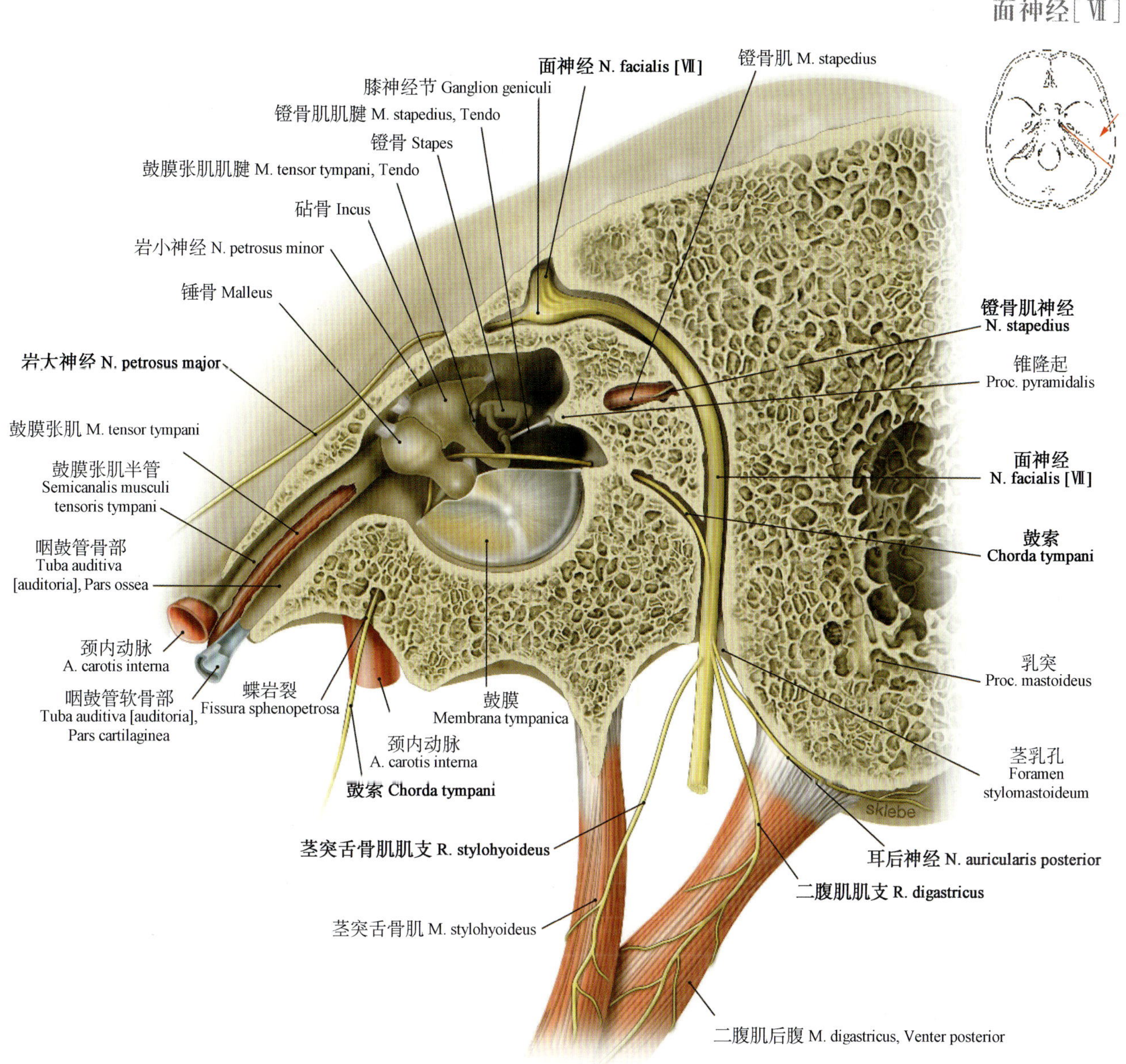

图 12.150 **面神经的走行，经面神经管的垂直切面(左侧面观)**[L238]

面神经经内耳门进入颞骨岩部约 1 cm 后(此图未显示)，形成其外膝部(膝神经节)。面神经主干行于面神经管内，直至于茎乳孔出颅。面神经行于颞骨岩部时，发出岩大神经、镫骨肌神经和鼓索等分支(见第 373 页表格)。

→T 58g

临床要点

面神经管与鼓室紧密相邻，使得面神经易于在颞骨岩部骨折、中耳和乳突炎症、中耳和内耳手术中受损。面神经损伤所出现的症状取决于其病变部位。如神经损伤部位为**膝神经节或神经节之前**，则会导致所有面肌(表情肌)瘫痪。此外，此类面神经损伤还可导致镫骨肌功能丧失(听觉过敏)、味觉障碍和泪腺、鼻腺和唾液腺的分泌功能受损。

如面神经**损伤位于其发出镫骨肌神经以下**，由**鼓索**控制的味觉和腺体分泌受损，面肌亦将受累。鼓索行于锤骨和砧骨之间，且无其他结构保护，因此，中耳感染(见第 180 页)或中耳和内耳手术可造成鼓索的单独损伤。周围性面神经麻痹患者的最显著症状为**兔眼症**(眼轮匝肌瘫痪导致眼无法正常闭合；→图 12.155c)，引起角膜干燥(由眨眼缺乏及泪液湿润作用减少而引起，最终可导致患者失明)。

面神经[Ⅶ]

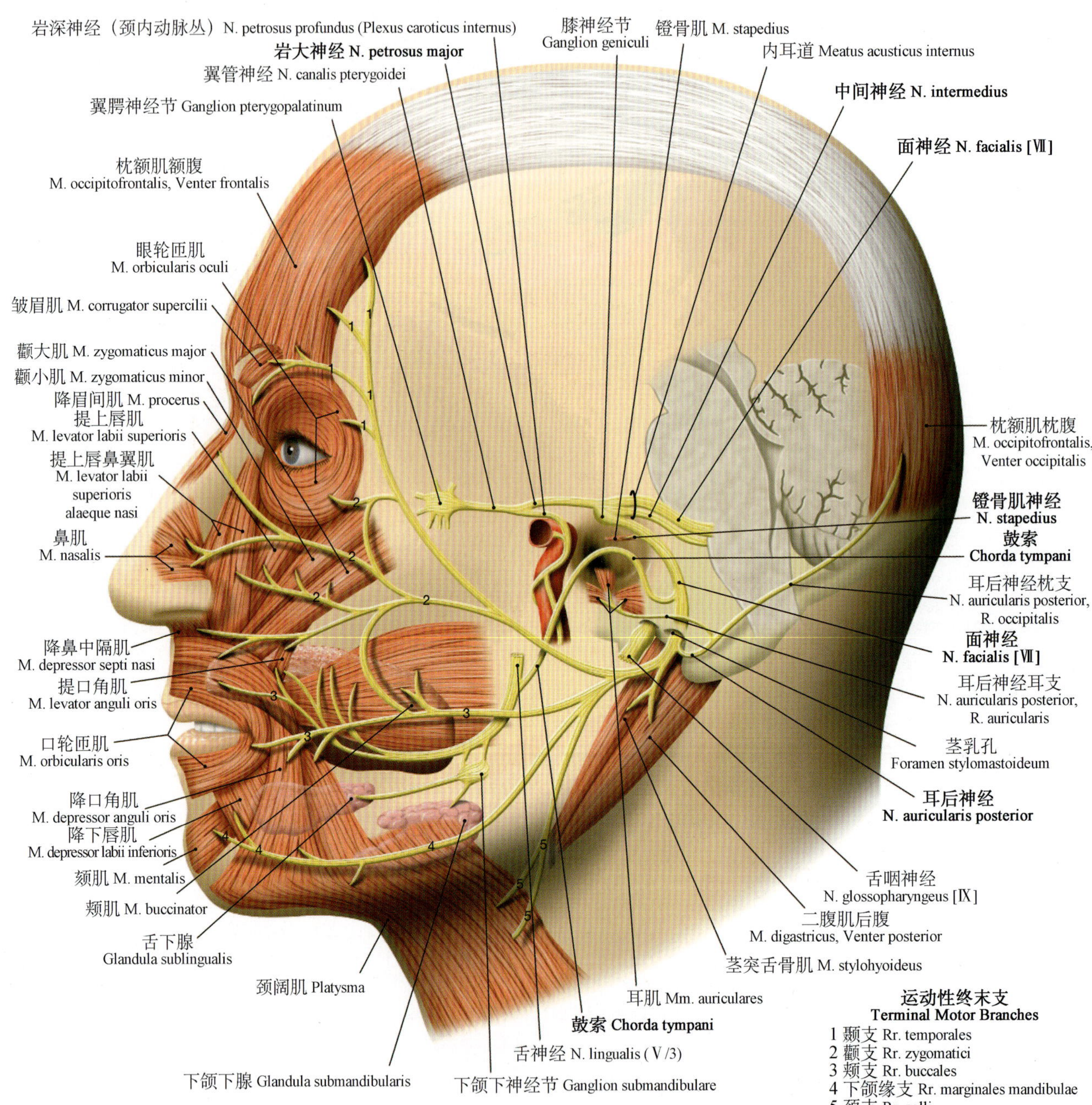

图 12.151 左侧面神经(外侧面观)[L127]

面神经与中间神经(面神经的一部分,常视为一支独立的神经)和前庭蜗神经一起,自小脑脑桥角处出脑。前行不远,中间神经汇入面神经。面神经和前庭蜗神经继续前行,后经内耳门和内耳道进入颞骨岩部。此时,前庭蜗神经与面神经分开,呈现为蜗神经和前庭神经不同分支,面神经则继续前行进入面神经管(→图 12.159)。在面神经管内,面神经以近似直角的方式行向后下(面神经外膝部;→图 12.150)。膝神经节恰位于面神经转折处的前方。行经面神经管时,面神经沿途发出多条分支(见第 373 页表格)。经茎乳孔出颅后,面神经折向口腔方向并发出其他分支,而后进入腮腺,并在腮腺内分为多条运动性终末支(腮腺内丛;见第 373 页表格)。

→T 58g

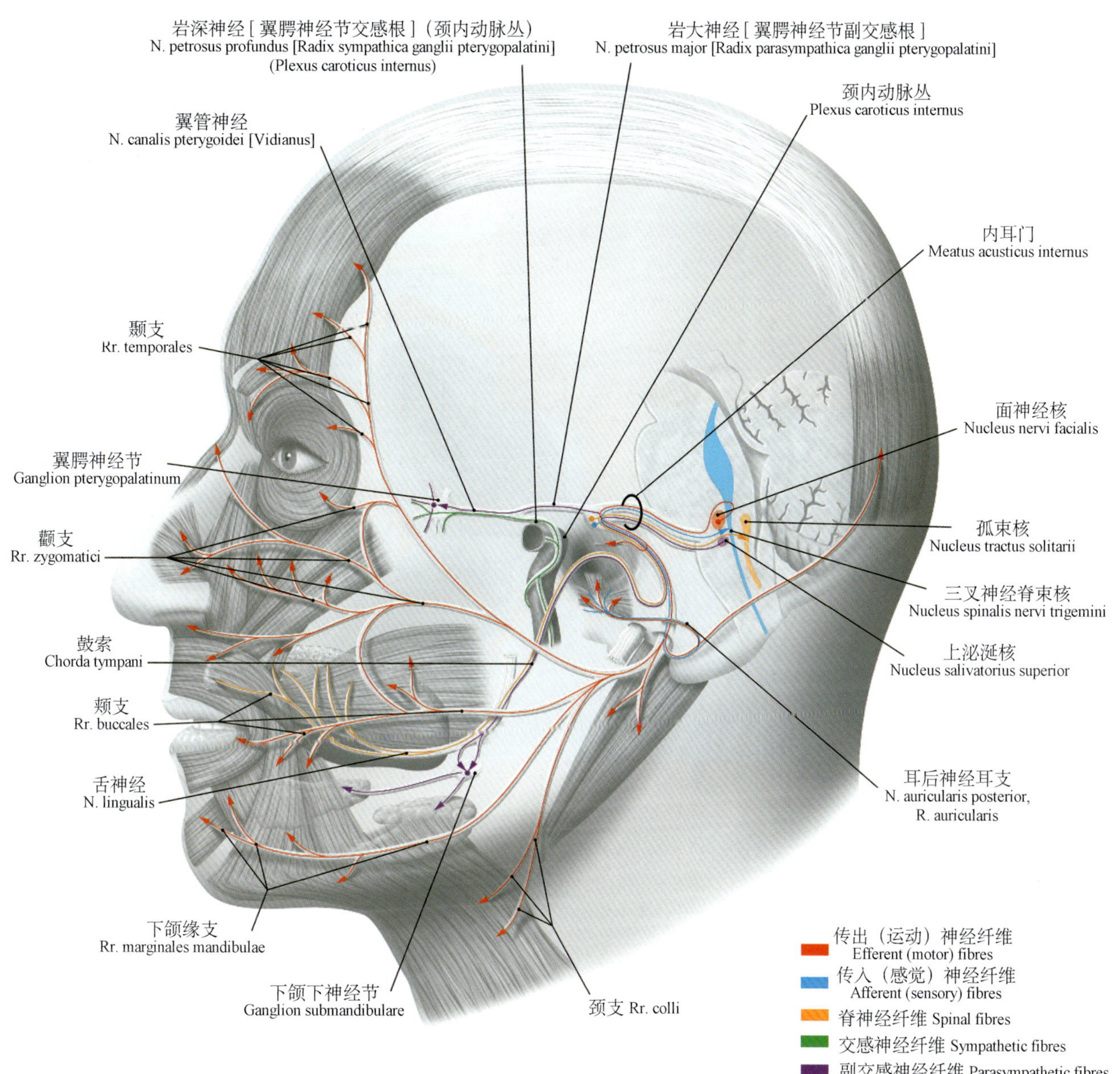

图 12.152 **左侧面神经的纤维性质(外侧面观)**[L127]

面神经源于第2鳃弓,为内含多种不同性质神经纤维的混合型脑神经。

面神经所含**运动纤维**(特殊内脏传出纤维,SVE)来自于**面神经核**,此部分纤维向后呈弓形绕过展神经核(形成面神经内膝),而后前行。面神经核上部包含支配前额和眼裂以上面部面肌的神经元,其下部具有支配眼裂以下面部面肌的神经元。面神经核上部受双侧大脑半球所支配(→图12.156)。换而言之,面神经核上部同时接受同侧和对侧的皮质核束支配,而面神经核下部仅接受对侧皮质核束的支配。

面神经所含**副交感神经节前纤维**来自于**上泌涎核**(一般内脏传出纤维,GVE),其先行于中间神经内,而后汇入面神经,经岩大神经至翼腭神经节,其节前纤维与神经节内的节后神经元形成突触,节后神经元发出**节后纤维**分布至泪腺、鼻腺和腭腺;面神经在出茎乳孔之前发出鼓索,穿岩鼓裂出颅底后,经舌神经(来自下颌神经)至下颌下神经节。节后纤维分布于舌下腺和下颌下腺(见第365页三叉神经)。

管理舌前2/3味觉的特殊内脏传入神经(SVA)投射至**孤束核**的上部。这些神经纤维先行于舌神经内,而后经鼓索进入面神经,最终至脑干。分布于外耳道后壁、耳后、耳郭及鼓膜的一般躯体传入纤维(GSA)先行于迷走神经内,前行不久即与其分开,加入面神经。面神经行于颞骨岩部时,其内已包含一般躯体传入纤维。一般躯体传入纤维和味觉纤维的神经元胞体位于膝神经节内,其所发出的纤维经面神经的中间神经内至三叉神经脊束核。

面神经[Ⅶ]

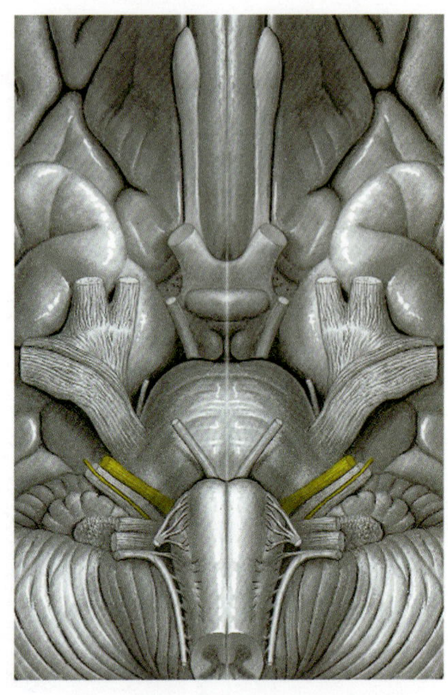

图 12.153 面神经出脑干部位(下面观)

面神经由小脑脑桥角出脑。图中,行于前庭蜗神经表面的中间神经以黄色显示。

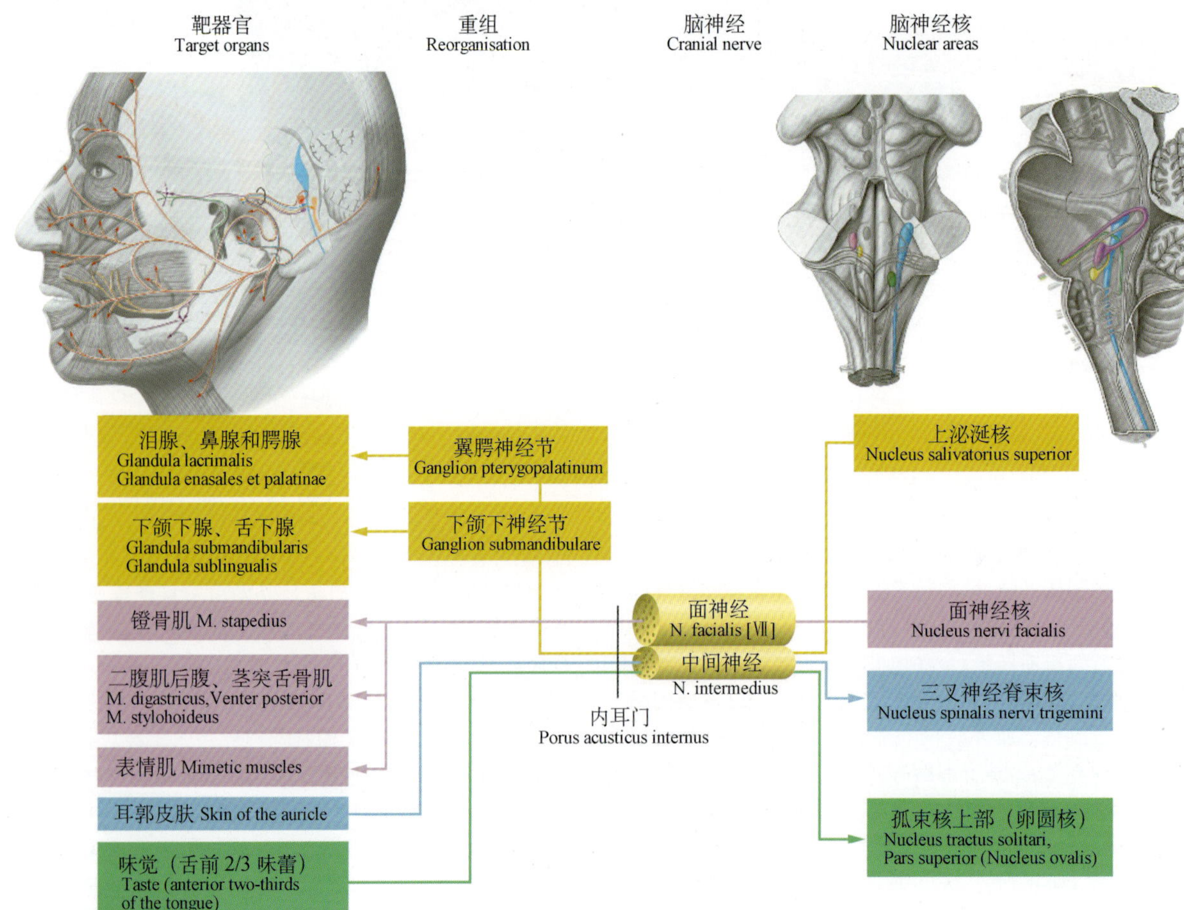

图 12.154 面神经的走行、分支、纤维性质、脑神经核及靶器官(外侧面观)[L127]

面神经的分支		
分支	走行	支配范围
岩大神经（翼腭神经节副交感根）	由面神经外膝部经岩大神经管进入颅中窝；经破裂孔进入翼管，与岩深神经的交感纤维汇合后更名为翼管神经，前行至翼腭神经节交换神经元	**一般内脏传出纤维**（经上颌神经的分支）：泪腺、鼻腺、腭腺和咽腺 **特殊内脏传入纤维**（经下颌神经的分支）：腭部味蕾
镫骨肌神经	面神经管段下份的分支	**特殊内脏传出纤维**：镫骨肌
鼓索	面神经出茎乳孔之前在面神经管内发出鼓索，其以相反的方向穿经鼓索小管至鼓室。在鼓室内，鼓索行于鼓膜后面，锤骨柄与砧骨长脚之间。此时，鼓索并无骨性结构保护；由岩鼓裂穿出后，加入舌神经（来自下颌神经）。	**一般内脏传出纤维**（于下颌下神经节内交换神经元）：下颌下腺和舌下腺 **特殊内脏传入纤维**（经舌神经）：舌前 2/3 的味蕾
耳后神经	出面神经管后不久发出的分支	**特殊内脏传出纤维**：枕额肌、耳肌
二腹肌肌支和茎突舌骨肌肌支	小的肌支	**特殊内脏传出纤维**：二腹肌后腹、茎突舌骨肌
腮腺内丛	支配面肌的面神经运动性终末支于腮腺内分为颞面干和颈面干，随后以放射状发出 5 个终支：颞支、颧支、颊支、下颌缘支、颈支（→图 8.94）	**特殊内脏传出纤维**：包括颊肌和颈阔肌在内的面肌

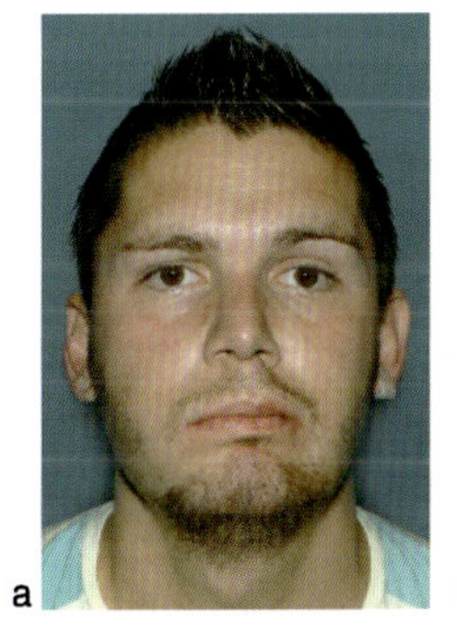
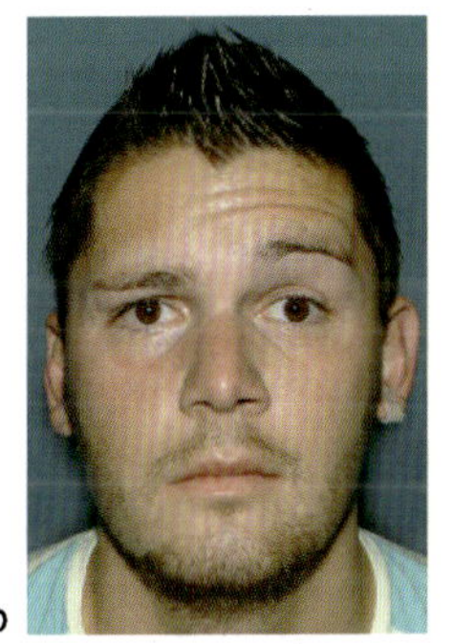
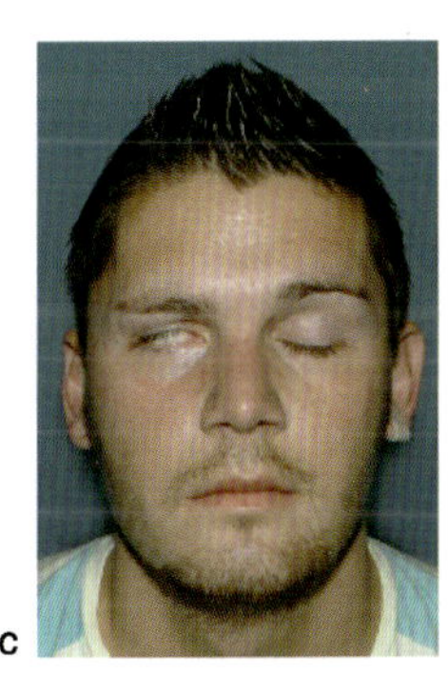
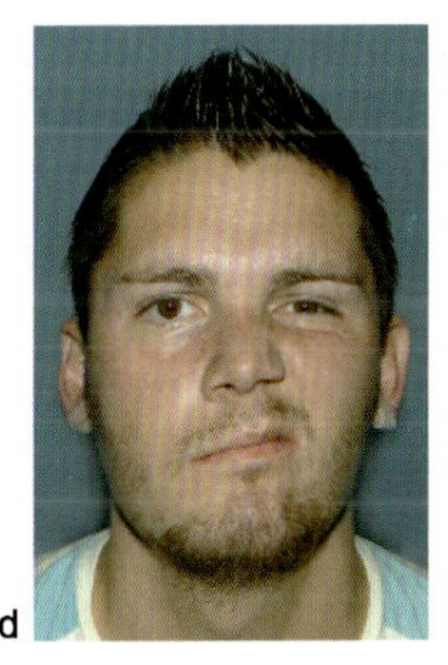
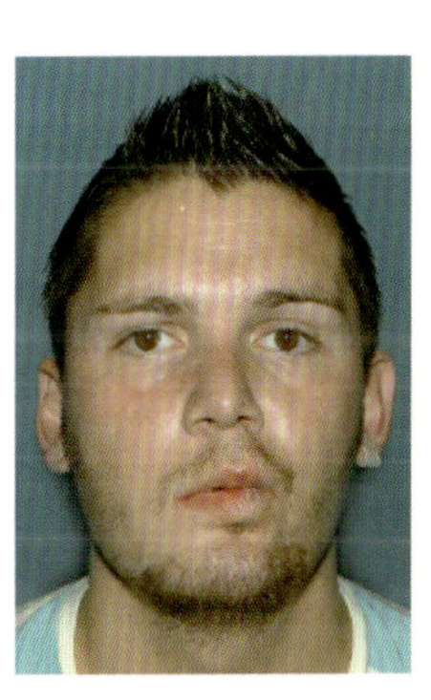

图 12.155a-e **右侧周围性面瘫**[T887]

a 入院时，患者右侧面部皱纹消失（平滑）。

b 嘱患者扬眉，只可见其左侧额纹（枕额肌功能丧失为周围性面瘫的特征性表现）。

c 嘱患者闭合双眼时，面神经损伤侧眼睑无法完全闭合（兔眼症）。闭眼时，眼球不自主地转向上方。由于患侧眼睑无法完全闭合，因此可见白色巩膜（Bell 麻痹）。

d 嘱患者皱鼻，右侧无法完成此动作。

e 嘱患者吹口哨，无声音发出，但患侧有空气自嘴唇漏出。

临床要点

核上病变（皮质核束纤维受损，如内囊梗死）导致**中枢性面瘫**（即所谓的核上瘫）。由于眼裂以上和额部的面肌接受双重支配，因此面神经核上瘫只会造成损伤对侧面部下半部分的面肌瘫痪，与面神经核下瘫不同（→图 12.156）。

诸如腮腺恶性肿瘤所引发的面神经**核下病变**（病变部位位于面神经核以下，可导致损伤同侧面神经运动性终末支功能丧失（**周围性面瘫**）。

听神经鞘瘤（见第 377 页）是起自前庭蜗神经或面神经施万细胞的肿瘤。听神经鞘瘤为良性肿瘤，生长缓慢，但迟早会造成前庭蜗神经和面神经的移位及损伤。此时，患者常表现出周围性面瘫症状。患者局部诊断性检查（见第 374 页）均呈阴性，需借助 MRI 或 CT 像以明确诊断。

面神经[Ⅶ]

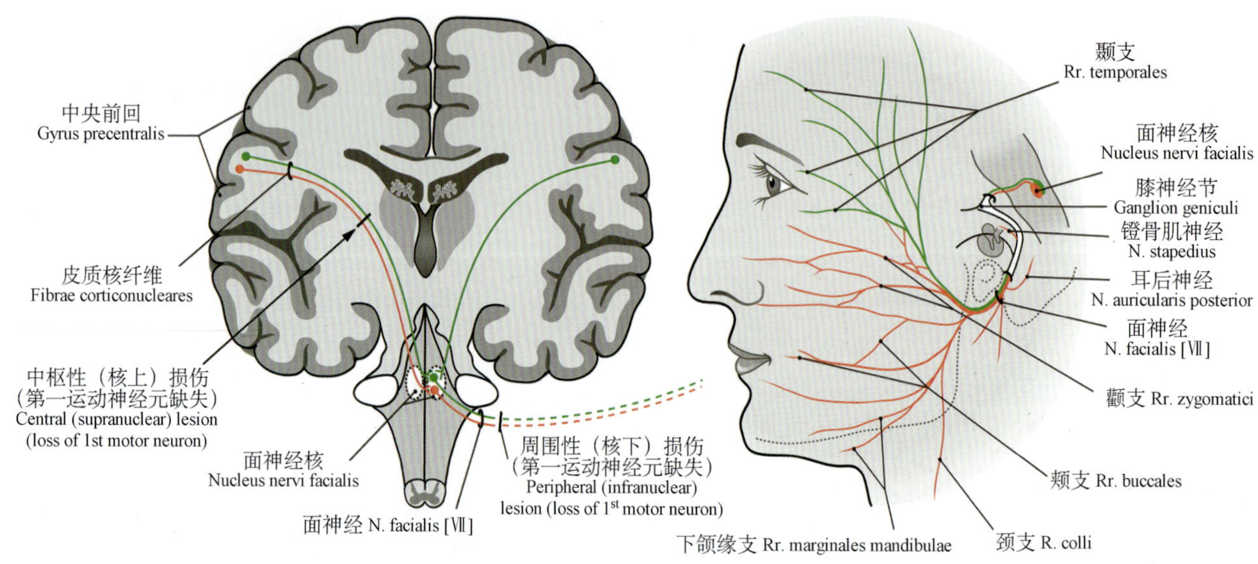

图 12.156 面神经与皮质核束的联系及其周围部的走行[L126]

左图以简图的方式呈现面神经核与中枢的纤维联系。面神经核上部(纤维形成颞支;以绿色表示)接受双侧大脑半球发出的皮质核束。面神经核下部(纤维形成颧支、颊支、下颌缘支和颈支;以红色表示)仅接受对侧大脑半球的皮质核束支配。

右图显示面神经核上部和下部发出的特殊内脏传出纤维(SVE)的走行。

临床要点

周围性面神经麻痹的病变部位

随着现代高分辨率成像技术的进步,经典的局部诊断检查在很大程度上失去了它们的重要性。与电子诊断检查相比,局部诊断检查对面神经麻痹而言并无特异性,其对治疗结果和治疗时间预测的敏感性较低。尽管如此,每项检查依然具有各自的临床价值。

- Schirmer 试验可检测泪液生成的情况(→图 9.32)。
- 通过对听反射的检测,可了解镫骨肌的功能。
- 通过味觉测试,可评估鼓索的完整性。
- 面肌功能可通过电刺激或神经兴奋性进行检测。
- 利用神经电描记术可以比较两侧神经的传导速度,借此找出健侧和伤侧间的差异。

病变部位	局部诊断检查	病因
脑干内脑神经核/核区以下	MRT, CT, Schirmer 试验(泪腺功能)	如听神经鞘瘤
发出岩大神经之后	镫骨肌反射试验	如中耳炎
发出鼓索之后	味觉测定法(测试味觉)	如中耳炎
穿出茎乳孔之后	面肌运动功能测试	如腮腺恶性肿瘤

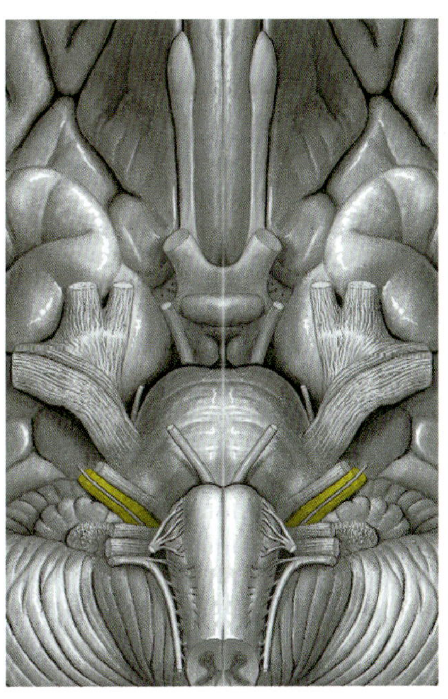

图 12.157　前庭蜗神经出脑干的部位(下面观)
前庭蜗神经由小脑脑桥角入脑。

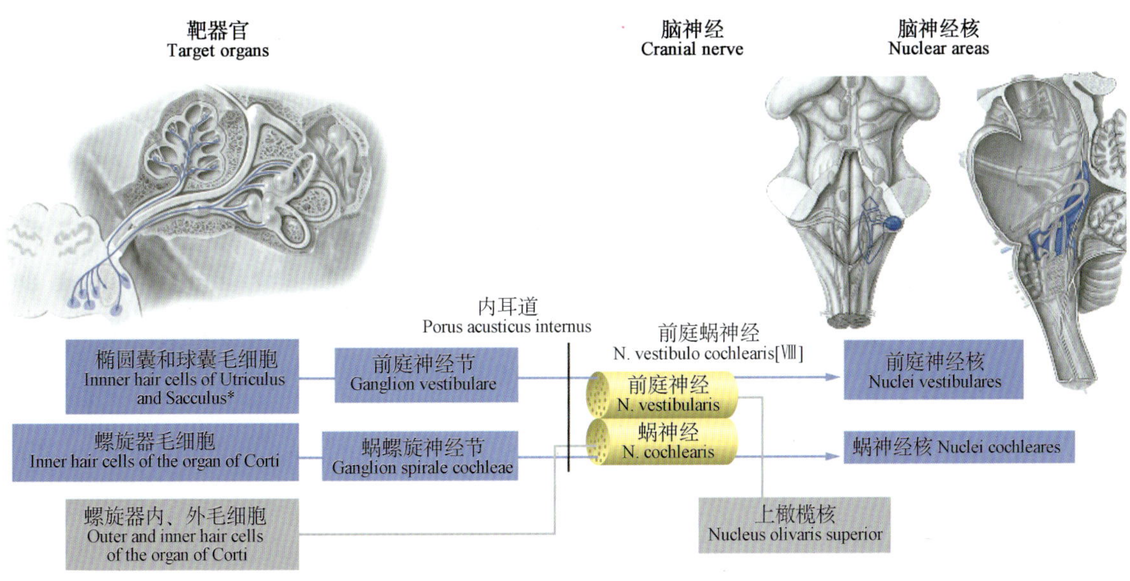

图 12.158　前庭蜗神经的走行、分支和纤维性质(外侧面观)[L127]

前庭蜗神经[Ⅷ]

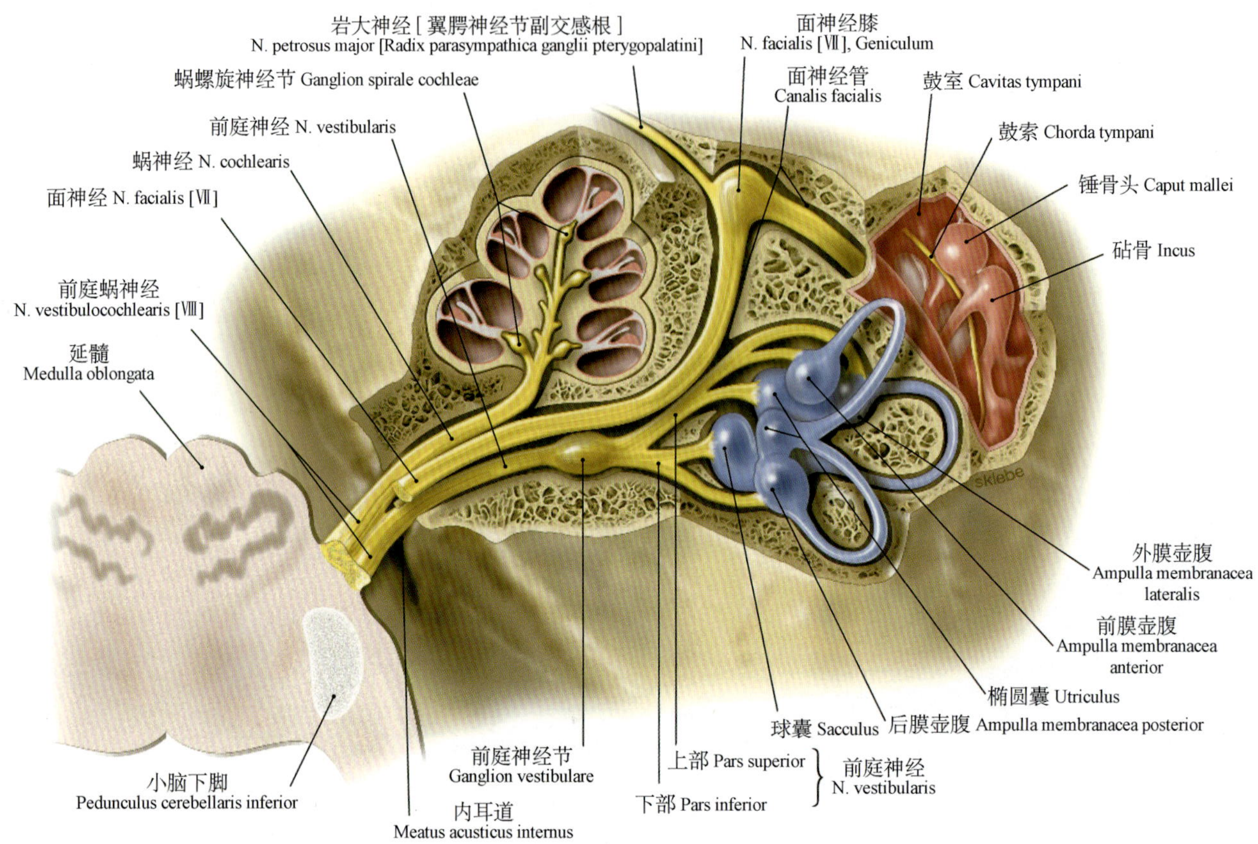

图 12.159 **前庭蜗神经于颞骨岩部内的走行(上面观，岩部已打开)[L238]**

蜗神经的神经纤维源自耳蜗螺旋器，其神经元胞体位于蜗轴的蜗螺旋神经节内，神经元的周围突分布于耳蜗的螺旋器，中枢突形成蜗神经。与听觉通路类似，位置觉通路上亦有双极神经元，其周围突接受毛细胞所传递信息。此双极神经元的胞体位于内耳道底的前庭神经节内，其中枢突形成**前庭神经**，并在内耳道内与蜗神经汇合形成前庭蜗神经(临床常称为位听神经)，最后经小脑脑桥角进入脑干。

此图还显示面神经于内耳道内及在面神经管内的走行情况。此外，尚可见膝神经节、面神经发出岩大神经及面神经行于鼓室后壁的情况。鼓索行于锤骨和砧骨之间。

→T58h

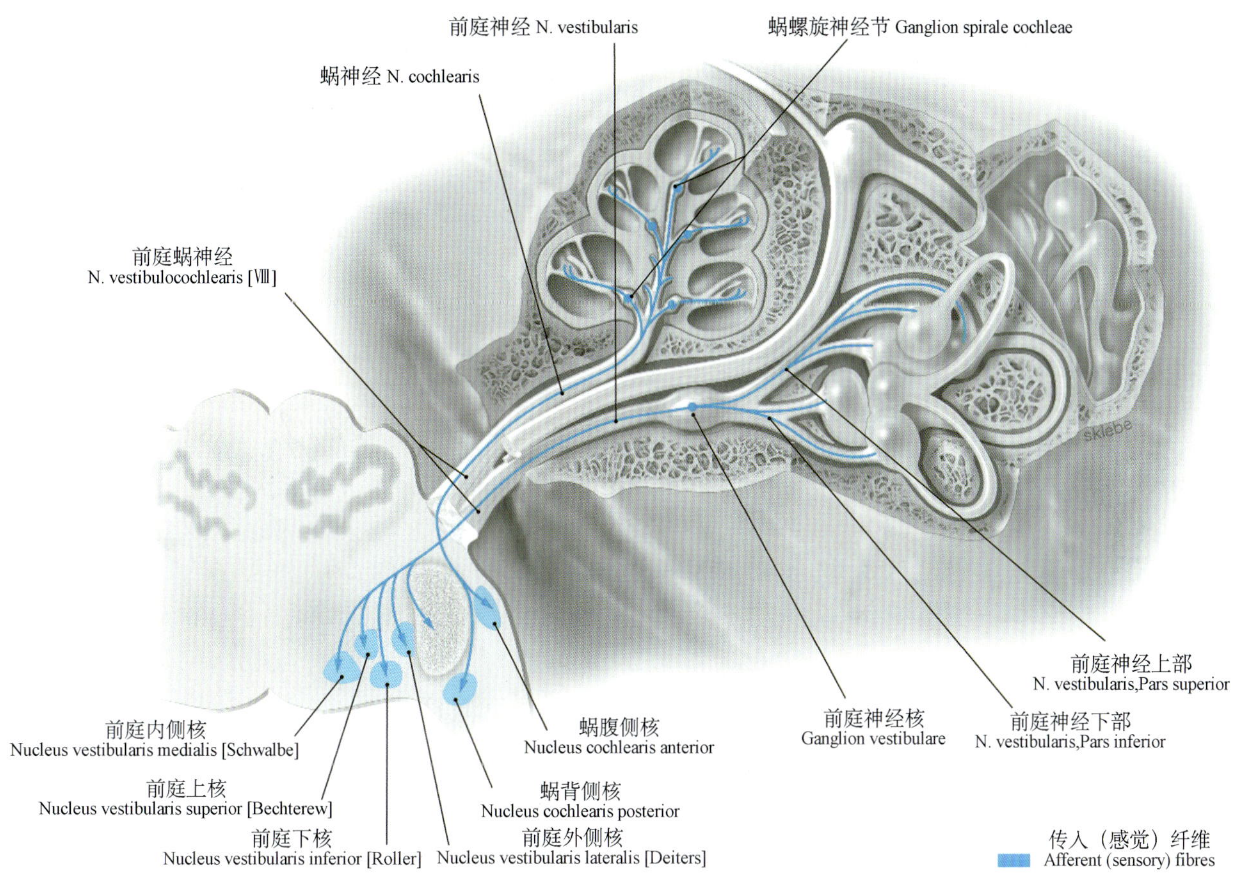

图 12.160　**前庭蜗神经的纤维性质(上面观,颞骨岩部已打开)[L238]**

特殊躯体传入神经纤维(SSA)传递螺旋器内毛细胞及半规管、椭圆囊和球囊等前庭器内毛细胞的感觉信息,这些纤维为双极神经元(听觉和位置觉传导通路上的第一级神经元)的周围突。双极神经元的胞体位于蜗螺旋神经节或前庭神经节内。**蜗螺旋神经节**内的双极神经元**中枢突**形成蜗神经,行于内耳道内,而后经小脑脑桥角进入脑干,并投射至其内的蜗神经前后核。位置觉传导通路的**第一级神经元的中枢突**(SSA)形成**前庭神经**,并同样经小脑脑桥角进入延髓,进而投射至前庭内侧核(Schwalbe 核)、前庭上核(Bechterew 核)、前庭下核(Roller 核)及前庭外侧核(Deiters 核)。

临床要点

突然出现的失聪、耳鸣、平衡障碍和眩晕可为**听神经鞘瘤**的初始症状。听神经鞘瘤是一种结缔组织和神经组织的良性肿瘤,主要起自于前庭蜗神经中前庭神经的施万细胞(**前庭神经施万细胞鞘瘤**),病变部位多位于小脑脑桥角或内耳道内。5%的患者可出现双侧听神经鞘瘤。由于前庭神经与面神经紧密相邻,患者可发生周围性面神经麻痹。

舌咽神经[Ⅸ]

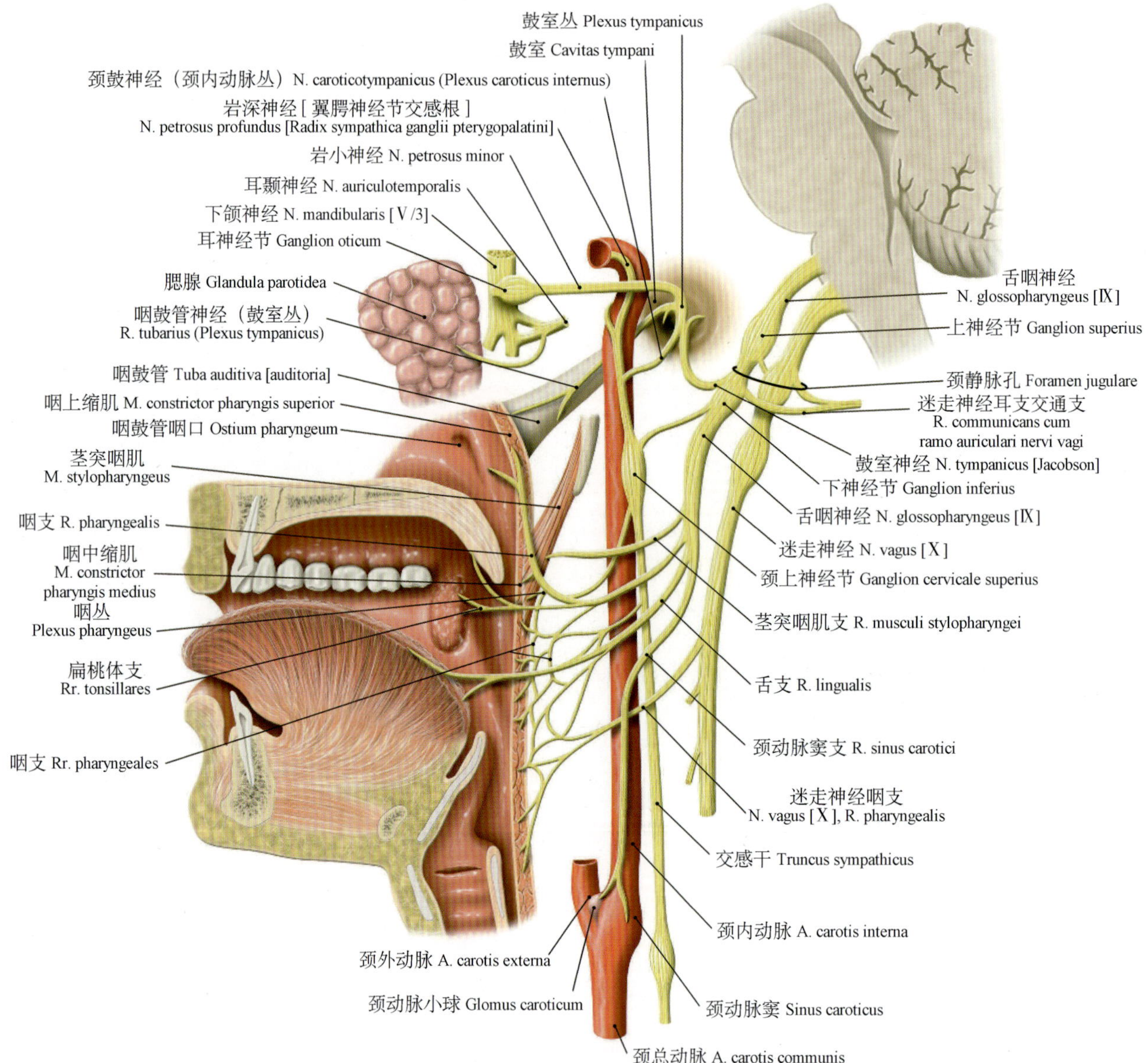

图 12.161 舌咽神经正中断面示意图（左侧面观）[L127]

舌咽神经和迷走神经及副神经一同由橄榄后沟出脑干，并同时穿颅底的颈静脉孔。在颈静脉孔内，较小的舌咽神经干上有上神经节及位于其正下方的下神经节。出颅后，舌咽神经先于颈内动、静脉之间下行，继而由茎突咽肌和茎突舌肌之间呈弓形前行至舌根。舌咽神经在其走行过程中发出**鼓室神经**，后者进入鼓室后分成多支，并参与形成位于黏膜内的鼓室丛。鼓室神经的终支为**岩小神经**，其穿出鼓室后与岩大神经伴行于颞骨岩部前面，继而穿破裂孔至耳神经节。舌咽神经通过耳神经节内神经元的节后纤维控制腮腺的分泌。

舌咽神经还发出茎突咽肌支配茎突咽肌，发出咽支支配咽上缩肌、腭舌肌和腭咽肌的运动。此外，舌咽神经的感觉性纤维还分布于咽部黏膜和咽腺。

舌咽神经所含其他神经纤维与来自于交感干和迷走神经的纤维共同形成**咽丛**，以此支配咽下缩肌、腭帆提肌和腭垂肌。

舌咽神经的扁桃体支分布于腭扁桃体和咽峡部的黏膜，其舌支内含味觉纤维，分布于舌后 1/3 的黏膜和味蕾。颈动脉窦支将颈动脉窦和颈动脉球内机械感受器和化学感受器感受到的信息传入脑干。

→T58i

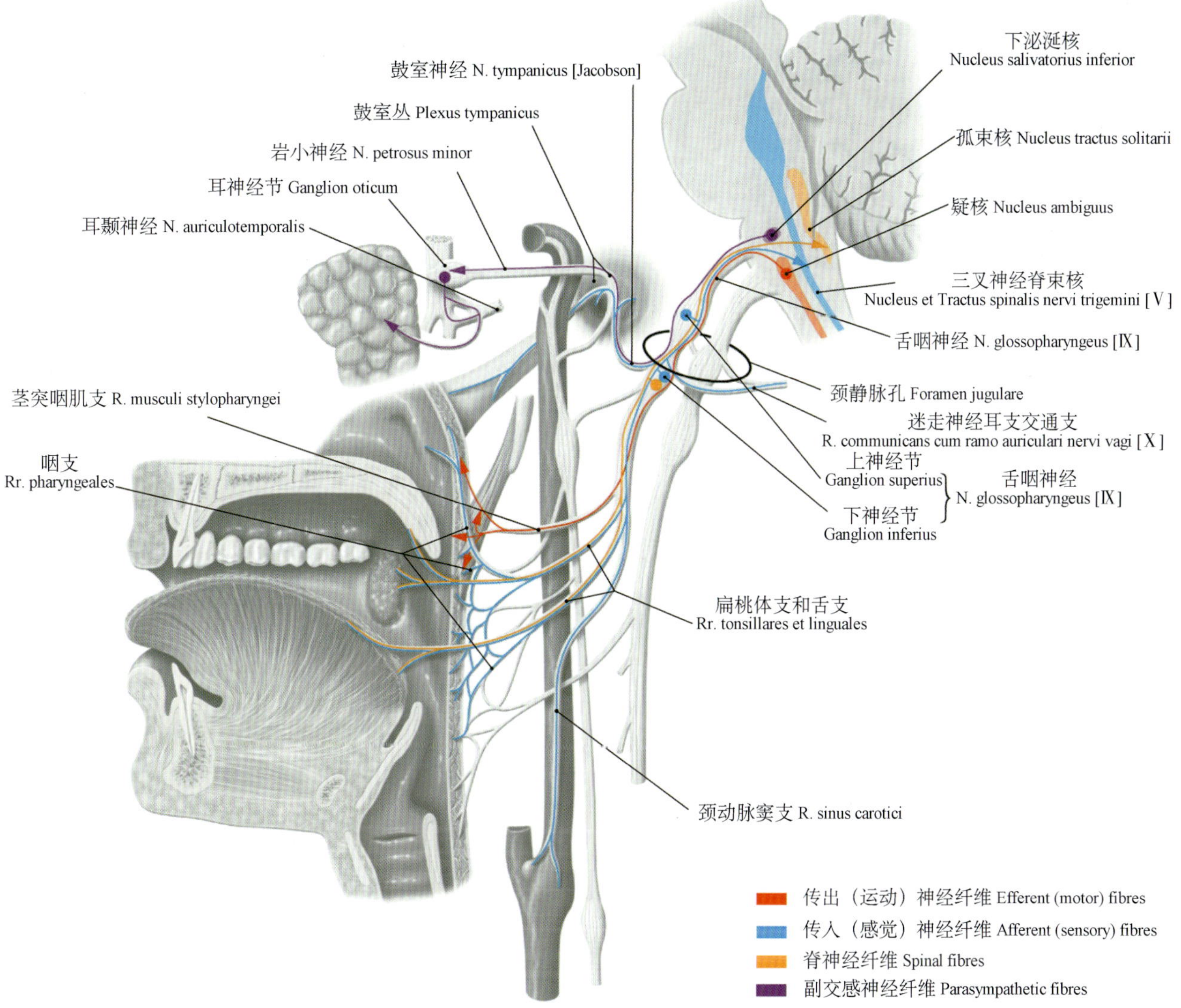

图 12.162 舌咽神经的纤维性质正中断面示意图(左侧面观)[L127]

舌咽神经所含**特殊内脏运动纤维**(SVE)发自疑核，与迷走神经内的特殊内脏运动纤维(也源于疑核)共同支配咽肌和软腭。

舌咽神经所含**副交感神经纤维**(GVE)起源于下泌涎核，其经鼓室神经、鼓室丛和岩小神经至耳神经节交换神经元，继而发出**节后纤维**，行于耳颞神经(发自下颌神经)和面神经内，最终分布于腮腺。此外，舌咽神经的副交感神经纤维还分布于咽腺。

来自鼓室、咽部黏膜和舌后 1/3 黏膜的**一般躯体传入纤维**(GSA)投射至三叉神经脊束核。**一般内脏传入纤维**(GVA)传导颈动脉窦内机械感受器(可感受血压变化)和颈动脉小球内化学感受器(可感受血液中氧分压、二氧化碳分压和氢离子浓度)的感觉信息。神经冲动传至脑干，在此整合后形成呼吸频率和血压的反射性变化。

特殊内脏传入纤维(SVA)将舌后 1/3 的味觉传至孤束核。

临床要点

舌咽神经损伤导致吞咽困难(咽上缩肌瘫痪，Passavant 嵴缺乏)、悬雍垂偏向健侧(腭帆提肌、腭舌肌、腭咽肌和腭垂肌瘫痪)、咽部敏感性受损(咽反射丧失)、舌后 1/3 味觉缺失及腮腺分泌障碍。大多数情况下，舌咽神经并非单独受累。较为常见的是，颈静脉孔区的骨折、动脉瘤、其他类型肿瘤及脑血管血栓可同时伤及迷走神经和副神经。

舌咽神经[Ⅸ]

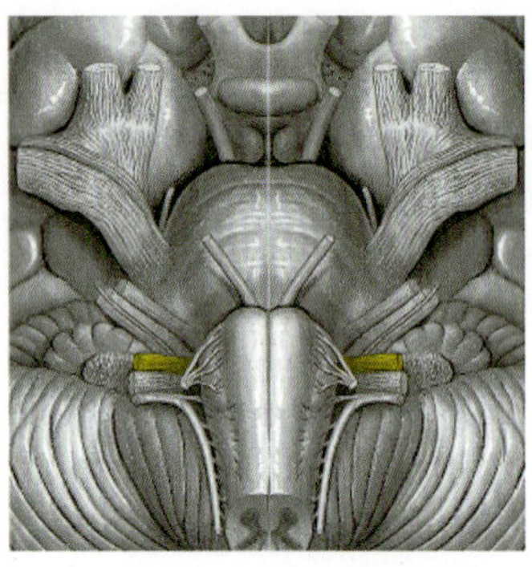

图 12.163 舌咽神经出脑干部位(下面观)

舌咽神经经橄榄和小脑下脚之间的橄榄后沟出延髓。

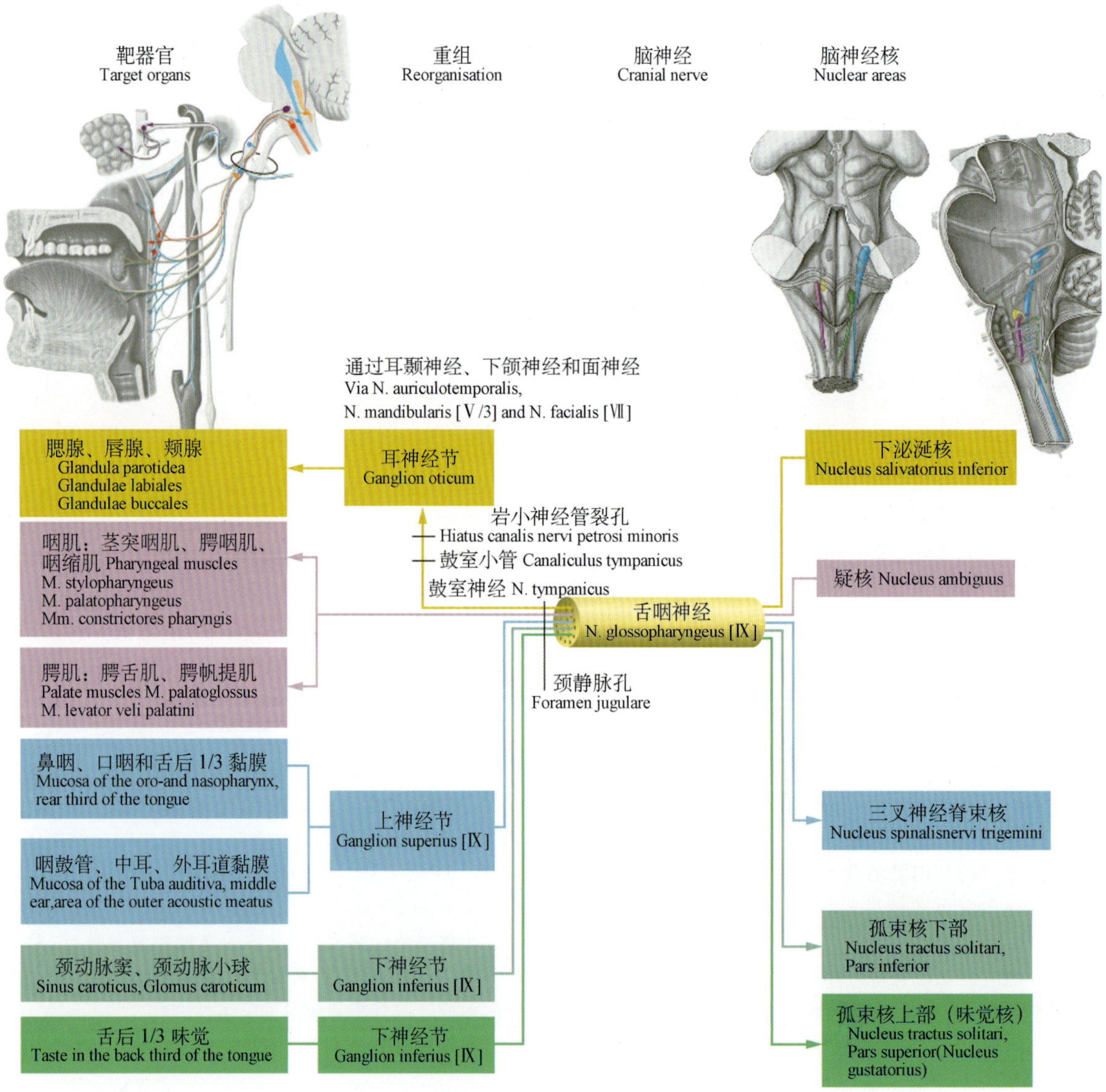

靶器官
Target organs

重组
Reorganisation

脑神经
Cranial nerve

脑神经核
Nuclear areas

通过耳颞神经、下颌神经和面神经
Via N. auriculotemporalis,
N. mandibularis [Ⅴ/3] and N. facialis [Ⅶ]

腮腺、唇腺、颊腺
Glandula parotidea
Glandulae labiales
Glandulae buccales

耳神经节
Ganglion oticum

下泌涎核
Nucleus salivatorius inferior

岩小神经管裂孔
Hiatus canalis nervi petrosi minoris

鼓室小管 Canaliculus tympanicus

鼓室神经 N. tympanicus

咽肌：茎突咽肌、腭咽肌、咽缩肌 Pharyngeal muscles
M. stylopharyngeus
M. palatopharyngeus
Mm. constrictores pharyngis

疑核 Nucleus ambiguus

舌咽神经
N. glossopharyngeus [Ⅸ]

颈静脉孔
Foramen jugulare

腭肌：腭舌肌、腭帆提肌
Palate muscles M. palatoglossus
M. levator veli palatini

鼻咽、口咽和舌后 1/3 黏膜
Mucosa of the oro-and nasopharynx, rear third of the tongue

咽鼓管、中耳、外耳道黏膜
Mucosa of the Tuba auditiva, middle ear, area of the outer acoustic meatus

上神经节
Ganglion superius [Ⅸ]

三叉神经脊束核
Nucleus spinalisnervi trigemini

颈动脉窦、颈动脉小球
Sinus caroticus, Glomus caroticum

下神经节
Ganglion inferius [Ⅸ]

孤束核下部
Nucleus tractus solitari,
Pars inferior

舌后 1/3 味觉
Taste in the back third of the tongue

下神经节
Ganglion inferius [Ⅸ]

孤束核上部（味觉核）
Nucleus tractus solitari,
Pars superior(Nucleus gustatorius)

图 12.164 舌咽神经的纤维性质、脑神经核和靶器官(外侧面观)[L127]

临床要点

在小脑下前动脉行程异常的情况下，如动脉走行于舌咽神经和迷走神经出脑部位之间，动脉搏动可刺激舌咽神经。此种情况可能导致单侧舌、软腭或咽的突发性疼痛，进而引发饮水和吞咽问题(**舌咽神经痛**)。在极罕见的情况下，迷走神经也可受累(**迷走神经痛**)，并引发反射性心搏徐缓或心搏骤停。

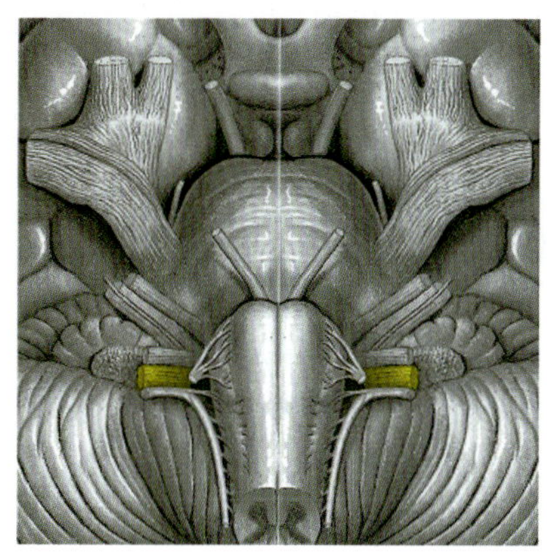

图 12.165 **迷走神经出脑干部位(下面观)**
迷走神经由橄榄后沟、舌咽神经及副神经之间出脑干。

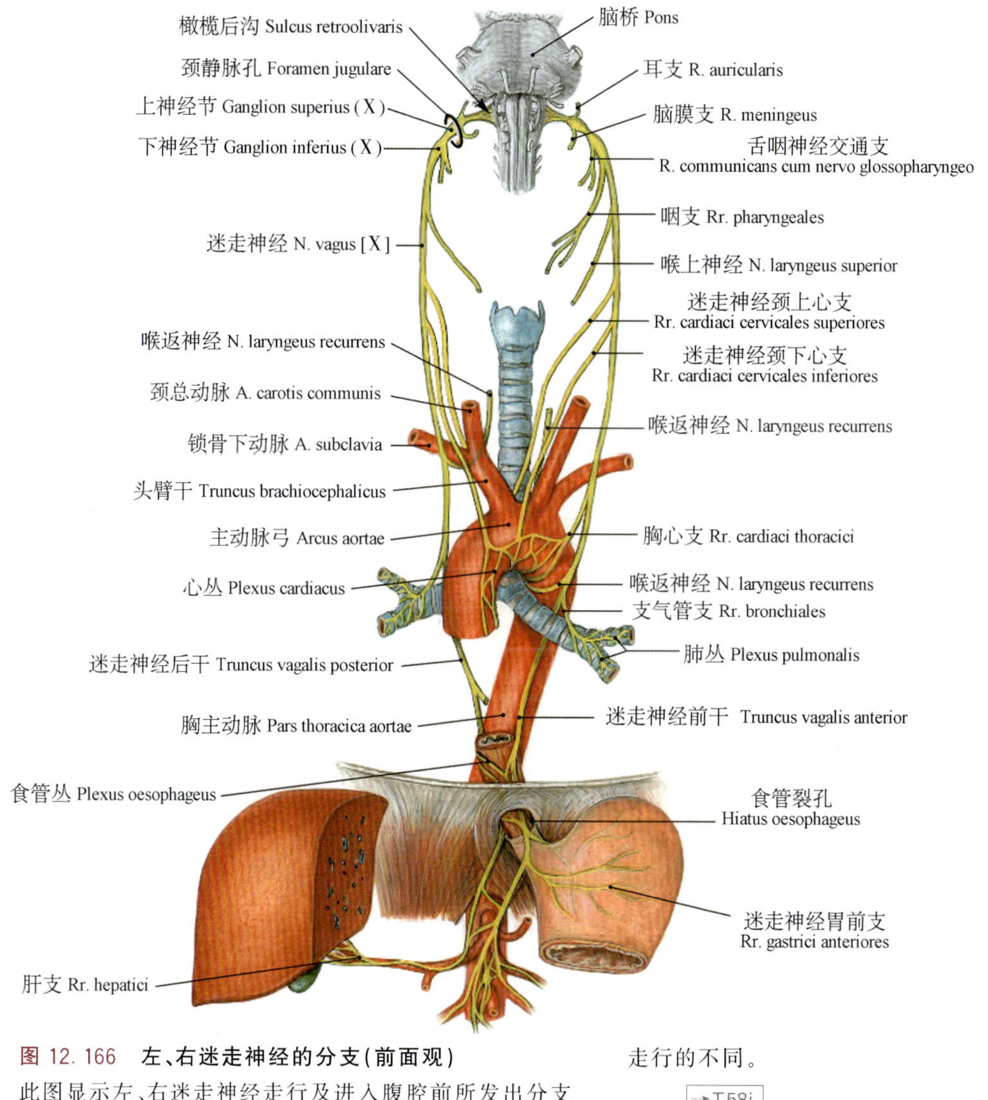

图 12.166 **左、右迷走神经的分支(前面观)**
此图显示左、右迷走神经走行及进入腹腔前所发出分支走行的不同。

→T 58j

临床要点

迷走神经完全性损伤大多发生在颈静脉孔附近,舌咽神经和副神经也同时受损。根据损伤部位的不同,神经损伤的症状包括吞咽困难和悬雍垂偏向健侧(咽丛受损)、咽部和会厌部感觉缺失(咽反射缺失、味觉受损)、声音嘶哑(喉肌麻痹)、心动过速和心律失常(心脏的神经支配受损)。单侧神经损伤几乎不影响自主神经功能。然而,双侧神经损伤可导致严重的呼吸和循环问题,甚至可引起部分患者死亡。

迷走神经[X]

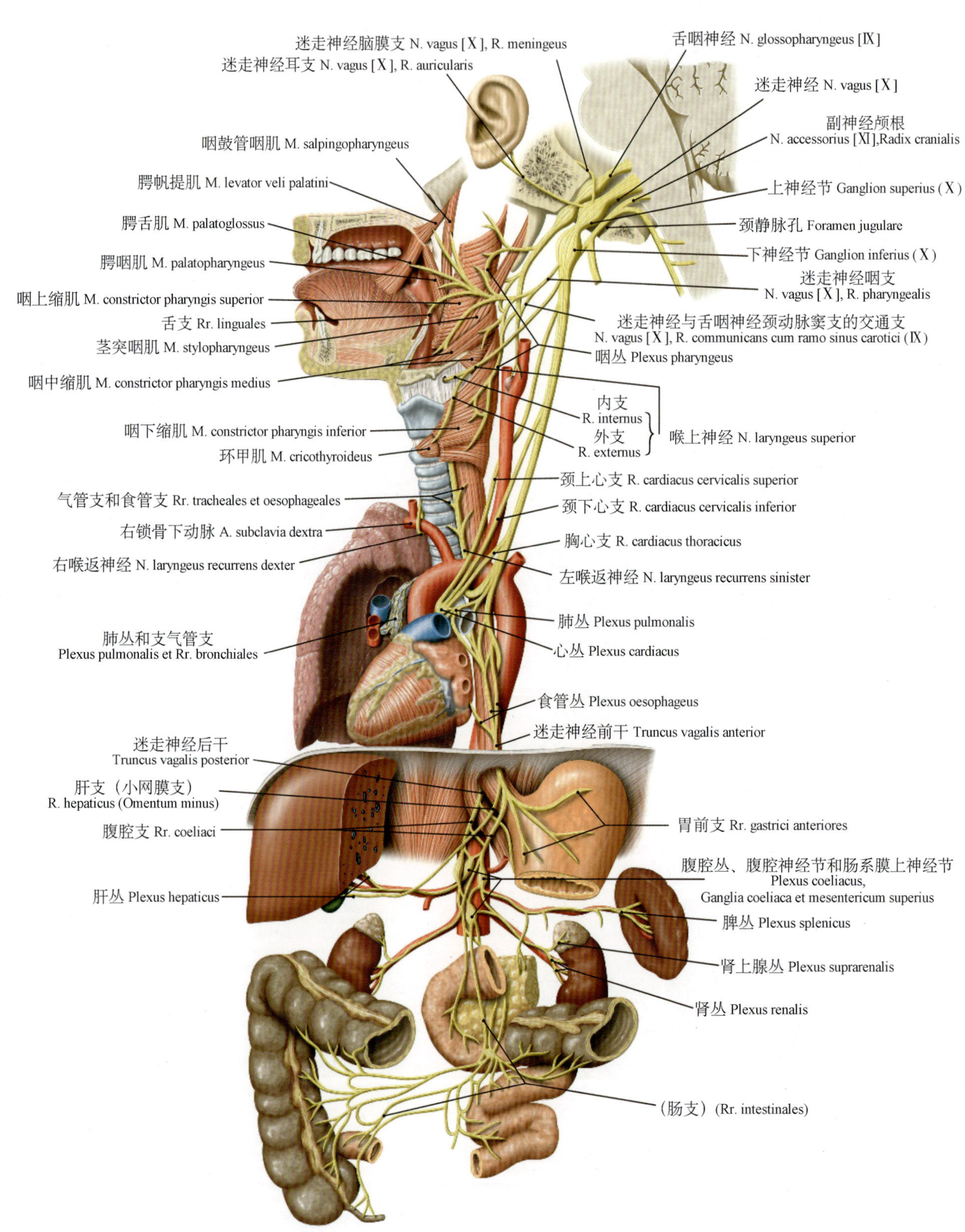

图 12.167 迷走神经；头部为正中断面的示意图[L127] →T58j

迷走神经走行的详细描述见第 384 页。

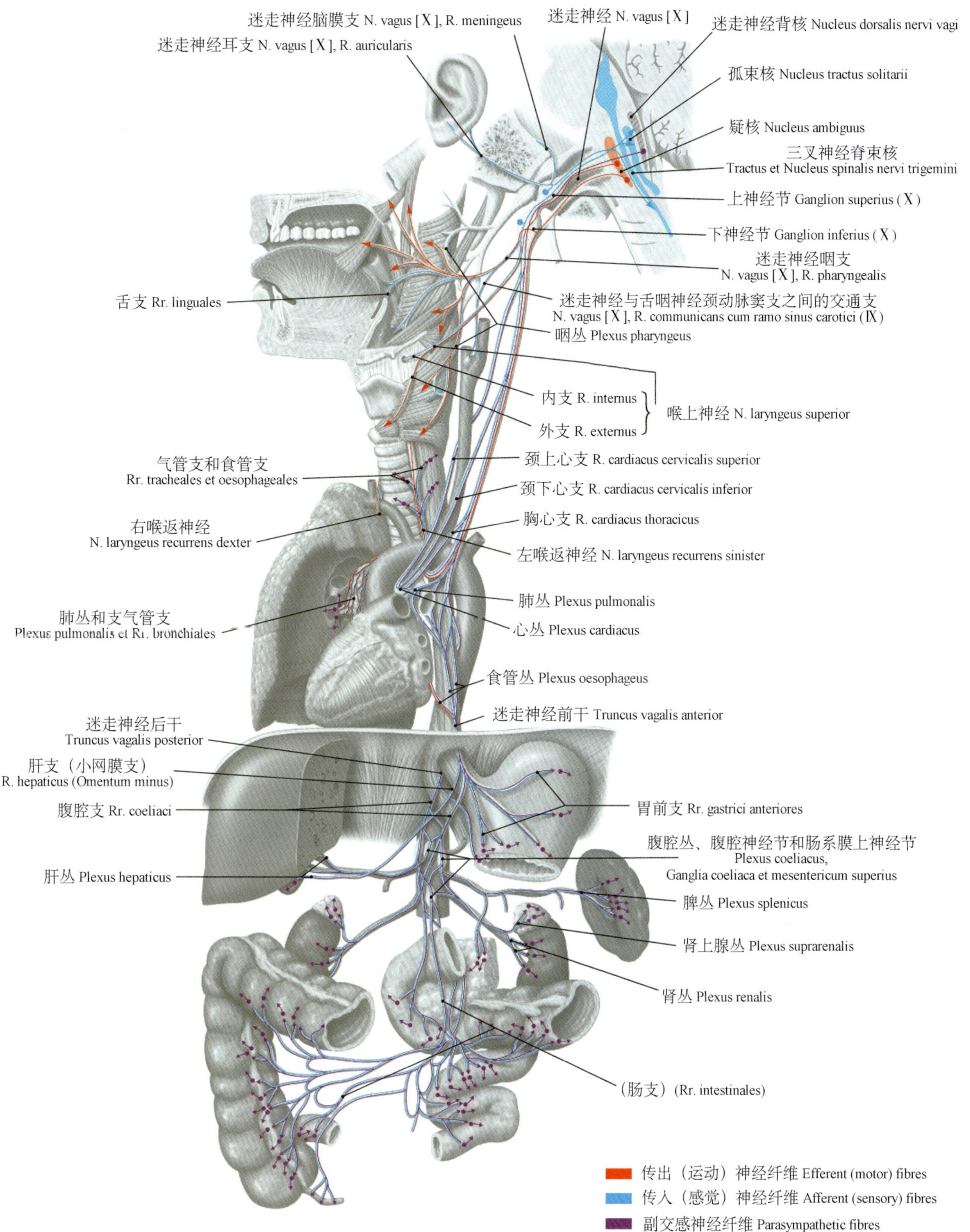

图 12.168 迷走神经的纤维性质(头部为正中断面的示意图)[L127]

迷走神经纤维性质的详细描述见第 384 页。

迷走神经[X]

迷走神经(→图 12.167)

迷走神经与舌咽神经和副神经一起，自橄榄后沟离开脑干，继而经颅底的颈静脉孔穿出。迷走神经**上神经节**位于颈静脉孔内，脑膜支自上神经节发出后返回颅后窝，支配硬脑膜的感觉。上神经节还发出耳支，其分布于外耳道及耳郭后面的皮肤。**下神经节**恰位于颈静脉孔的下方。

迷走神经经颈部和胸腔最后进入腹腔，并随之逐渐失去单一神经干的外观。在食管周围，依然可以分辨出两条神经干(迷走神经前干和后干)，但自胃以下，迷走神经发出诸多分支，并在到达肝、胰、脾、肾、肾上腺、小肠和结肠之前形成多个**神经丛**。迷走神经的纤维终止于结肠左曲(Cannon-Boehm点)水平。

迷走神经走行于**颈部**时发出咽支，后者与舌咽神经和交感神经纤维一起形成**咽丛**[运动性神经神经纤维分布于咽中缩肌、咽下缩肌、腭帆提肌、腭垂肌(SVE)，副交感神经纤维分布于咽腺(AVE)，感觉性神经纤维分布于咽黏膜(GVA)]。迷走神经在颈部的其他分支有舌支(味觉纤维分布于舌根和会厌，SVA)、喉上神经(外支支配环甲肌和咽下缩肌，内支的感觉纤维分布于声带以上的喉黏膜)及颈上心神经和颈下心神经，两者加入心丛(也负责调节血压)。

迷走神经胸部发出喉返神经。左喉返神经勾绕主动脉弓，右喉返神经勾绕右锁骨下动脉，两者上行至喉部，在此支配所有喉肌(除环甲肌)运动和声带以下的喉黏膜的感觉。迷走神经于胸腔内还发出胸心支，参与形成心丛。支气管支加入至肺丛，以支配支气管树的平滑肌和腺体。迷走神经持续监测肺张力，并反过来调整呼吸运动。

左、右迷走神经在食管中部周围形成具有宽大孔隙的神经丛(食管丛)，从食管丛中可分辨出两条迷走神经干：迷走神经前干(主要含左迷走神经的纤维)和迷走神经后干(主要含右迷走神经的纤维)。迷走神经前干和后干与食管伴行，穿过膈肌进入**腹腔**。行至胃以后，迷走神经前干和后干逐渐发出诸多分支，并在到达上述腹腔器官之前形成多个神经丛。

迷走神经的纤维性质(→图 12.168，→图 12.169)。

迷走神经所含**副交感纤维**(GVE)来自迷走神经背核，分布于腺体和内脏的平滑肌。

相同器官的**一般内脏传入纤维**(GVA)投射至迷走神经背核和孤束核。

特殊内脏传出纤维(SVE)来自疑核，并支配腭、咽、喉和食管的横纹肌。

相同结构黏膜内的**一般内脏传入纤维**(GVA)投射至迷走神经背核和孤束核。

分布于外耳道和颅后窝硬脑膜的**一般躯体传入纤维**(GSA)传导至三叉神经脊束核。

分布于舌根和会厌的**味觉纤维**(SVA)传导至孤束核。

O. 迷走神经	
脑神经核(纤维性质)	• 疑核(SVE) • 孤束核(SVA、GVA) • 三叉神经脊束核(GSA) • 迷走神经背核(GVE，GVA)
出脑部位	• 延髓：橄榄后沟
行于蛛网膜下隙的位置	• 基底池
出颅部位	颈静脉孔
支配范围	**运动** • 咽肌(下份)、腭帆提肌、腭垂肌 • 喉肌 **特殊感觉** • 舌根 **感觉** • 颅后窝硬脑膜 • 外耳道(镰刀形深部) • 鼓膜(外表面) **副交感神经** • 颈部、胸部和 Cannon-Boehm 点以上的腹部器官

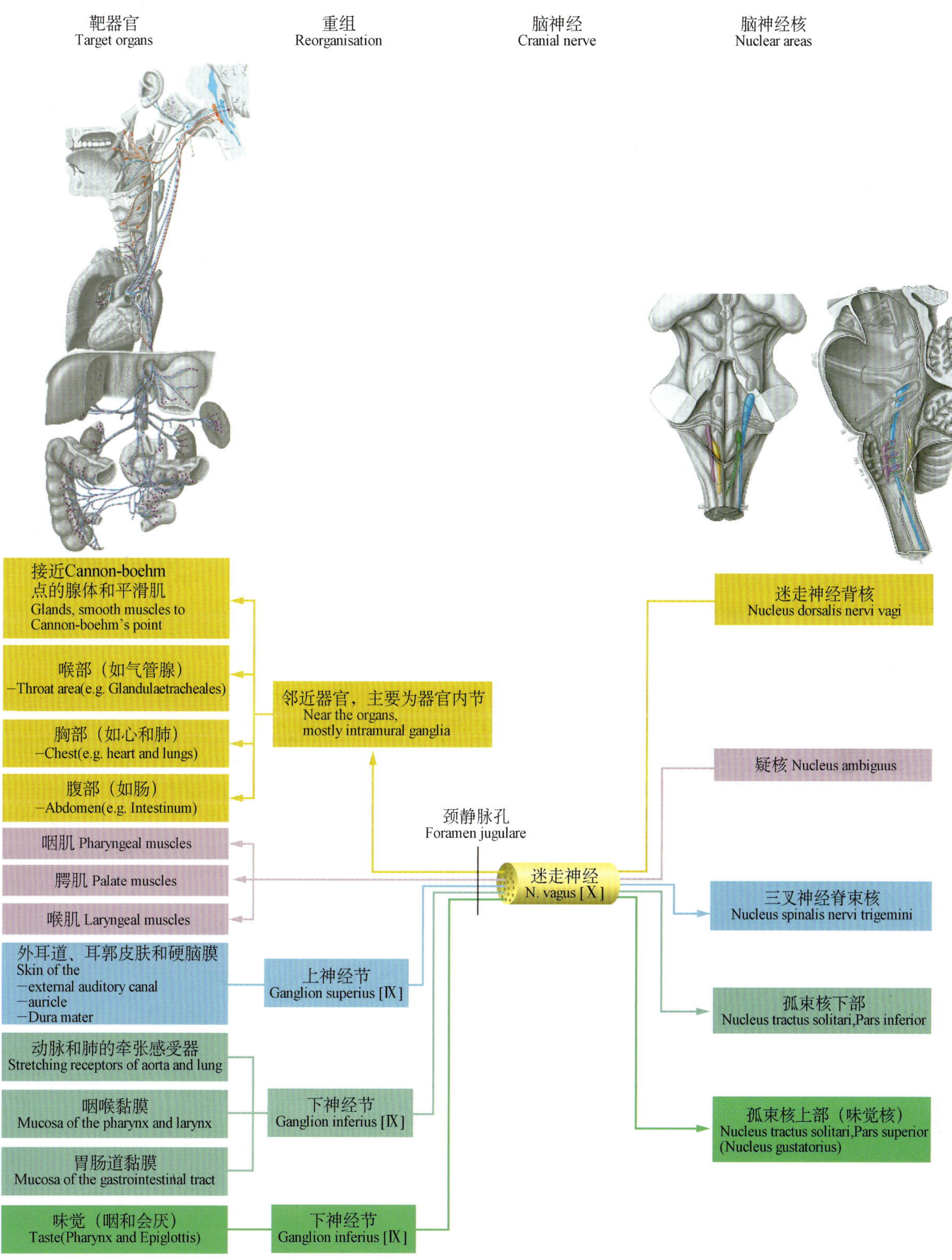

图 12.169 迷走神经的纤维性质、脑神经核和靶器官（外侧面观）[L127]

副神经[XI]

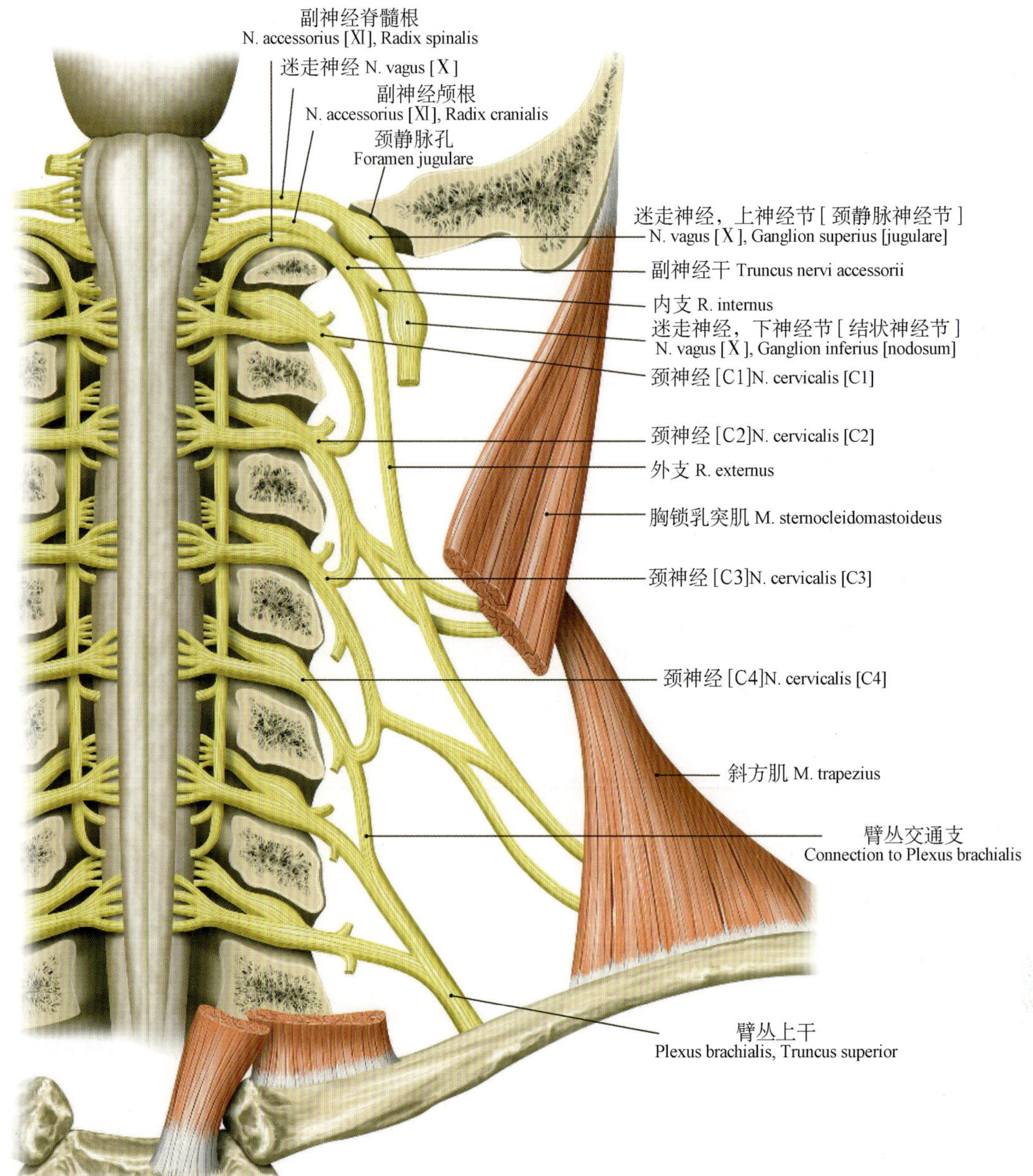

图 12.170 副神经(前面观，已打开椎管和颅骨)[L127]

副神经、舌咽神经和迷走神经共同自橄榄后沟离开脑干，三者同穿颈静脉孔出颅。副神经的纤维来自于两条神经根。副神经**颅根**起自延髓的疑核，并在颈静脉孔内加入由颈髓前后根之间节段性纤维所组成的副神经**脊髓根**。然而，副神经的脊髓核(副神经核)位于颈髓前角内，其脑神经核为疑核下部，其纤维加入迷走神经，因此，副神经是否为真正的脑神经一直备受质疑。相应地，来自颈髓 C1-7 节段的纤维被称为**副神经脊髓根**，而从疑核发出的纤维则被定义为**副神经颅根**。现行的教科书指出，颅根纤维形成内支，于颈静脉孔下方加入迷走神经(最新的研究发现，副神经并无颅根，其与迷走神经之间也并无纤维联系。前述发现还需进一步证实)。颅根参与咽喉肌的神经支配，严格地说，它并非是副神经的一部分。脊髓根的纤维下行支配胸锁乳突肌和斜方肌。

→T58k

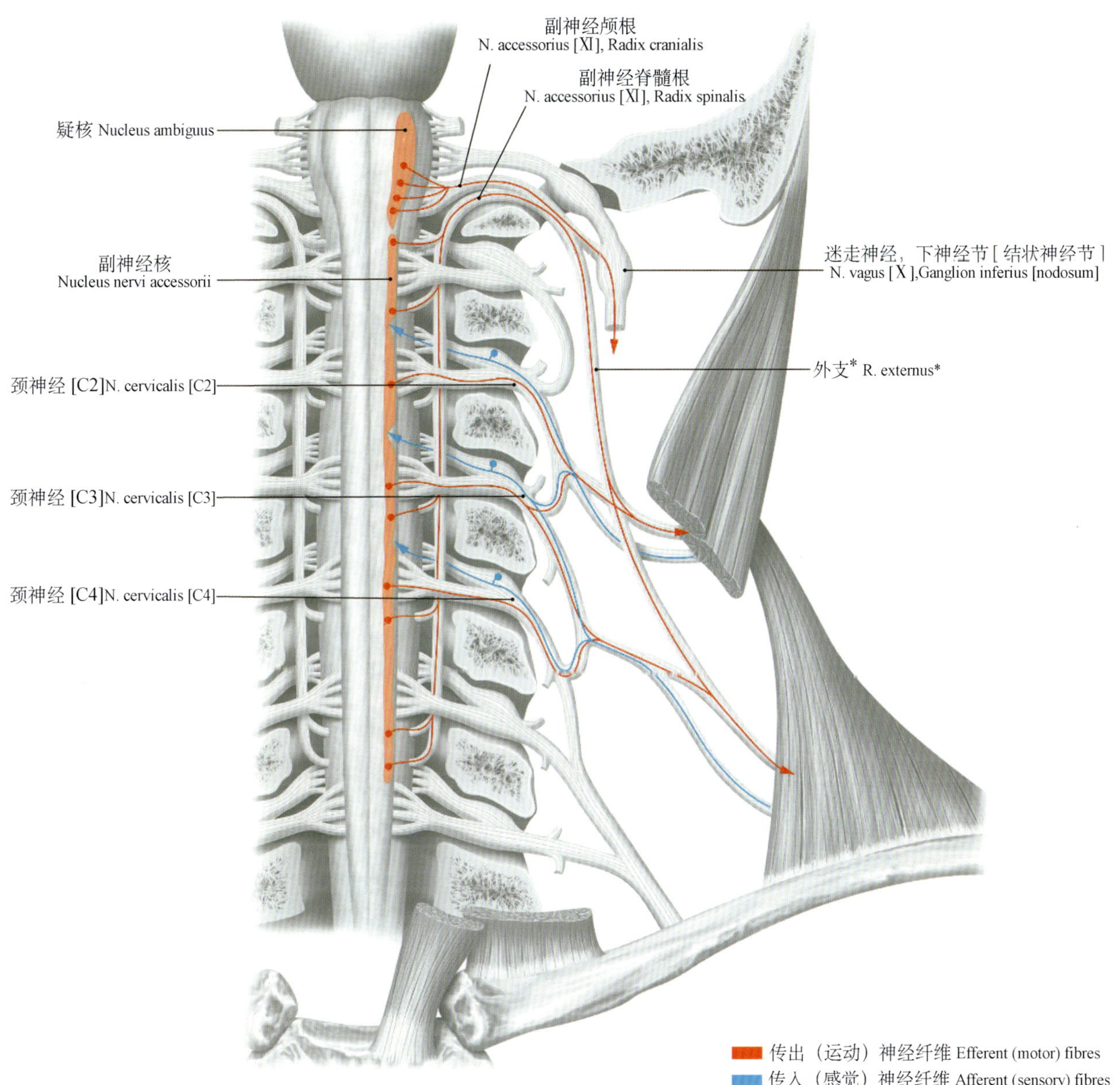

图 12.171 **副神经的纤维性质(前面观,已打开椎管和颅骨)[L127]**

副神经支配胸锁乳突肌和斜方肌,其内所含**特殊内脏传出神经**(SVE)起自副神经核。

* 分布至胸锁乳突肌和斜方肌。

临床要点

副神经损伤与其在颈外侧三角中相对较浅的位置有关,尤其多为医源性损伤(如淋巴结清扫中的误操作)或颈部损伤后的外伤性损伤。如副神经损伤部位为其发出胸锁乳突肌支以上,将致患者头部无法转向健侧(胸锁乳突肌瘫痪)。此外,患侧手臂上举角度<90°(斜方肌瘫痪导致手臂上举力量不足)。但在大多数情况下,副神经损伤部位多位于颈外侧三角内、发出胸锁乳突肌支以下。此时,患者肩部下垂,手臂上举角度难以超过 90°。

副神经[Ⅺ]

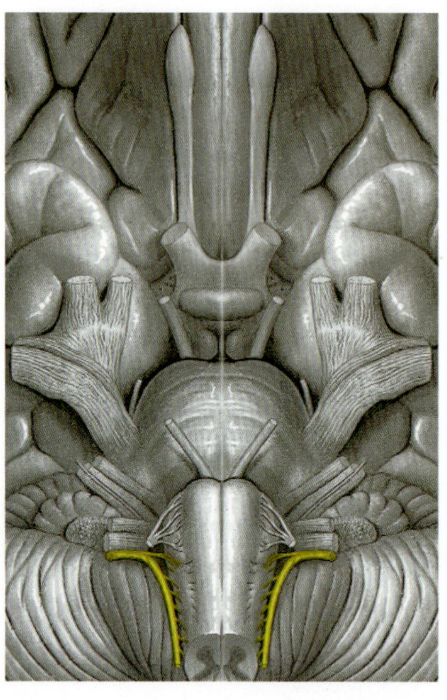

图 12.172 副神经出脑干的部位(上面观)

副神经由脑干腹侧面、橄榄后方出脑干。

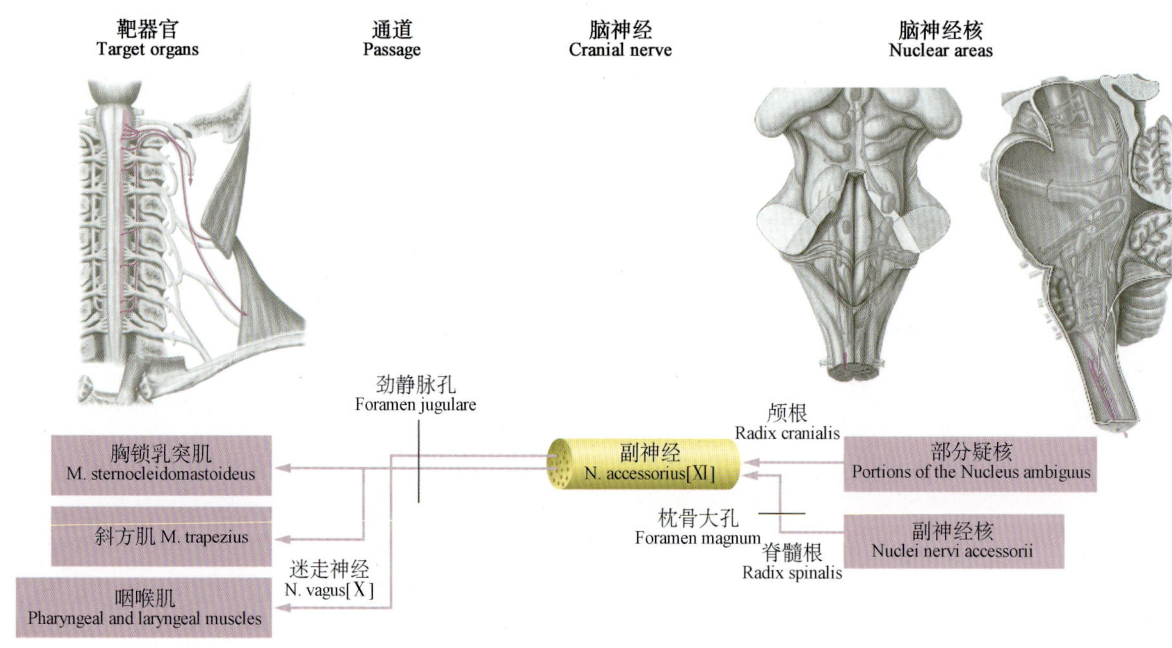

图 12.173 副神经的纤维性质、脑神经核和靶器官(前面观,已打开椎管和颅骨)[L127]

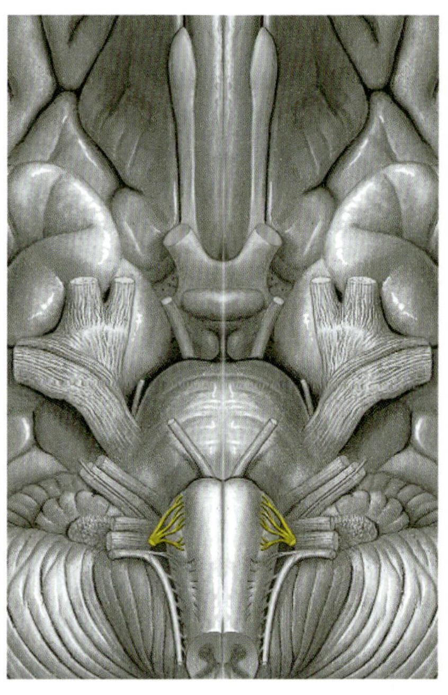

图 12.174 舌下神经出脑干部位(下面观)

舌下神经由脑干腹侧面、橄榄和锥体束之间的前外侧沟(橄榄前沟)出脑干。

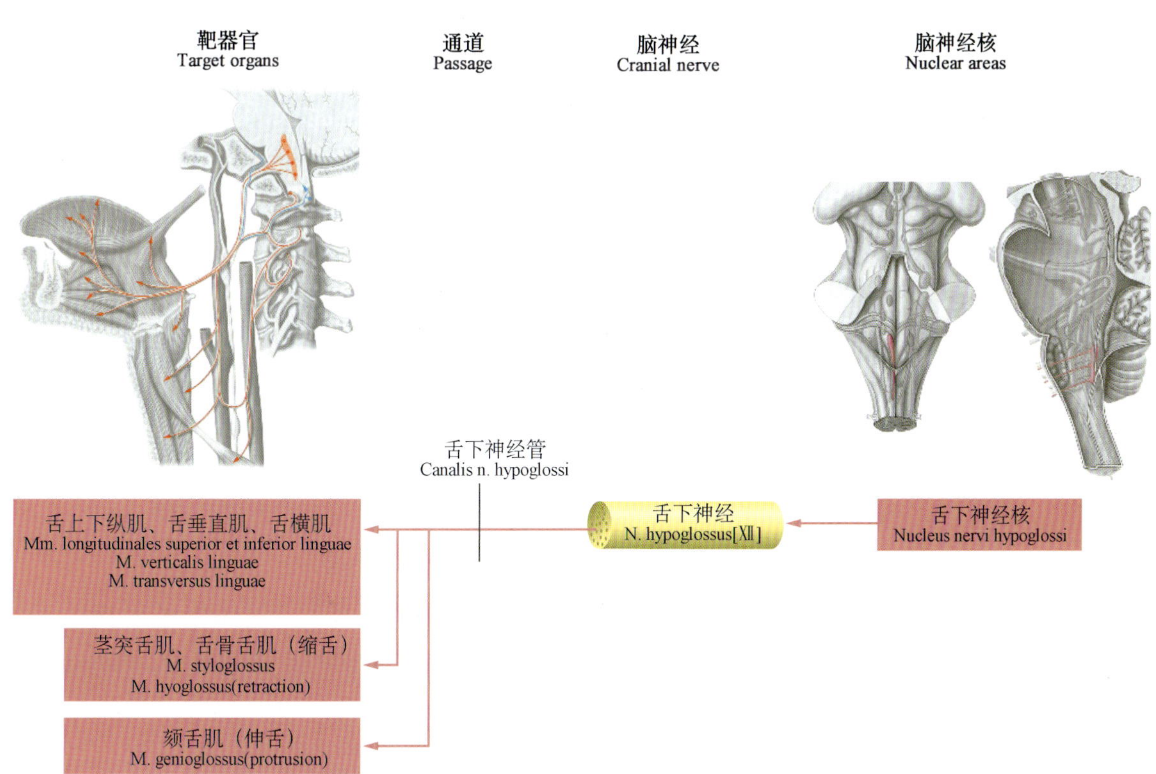

图 12.175 舌下神经的纤维性质、脑神经核和靶器官(左侧面观)[L127]

舌下神经[Ⅻ]

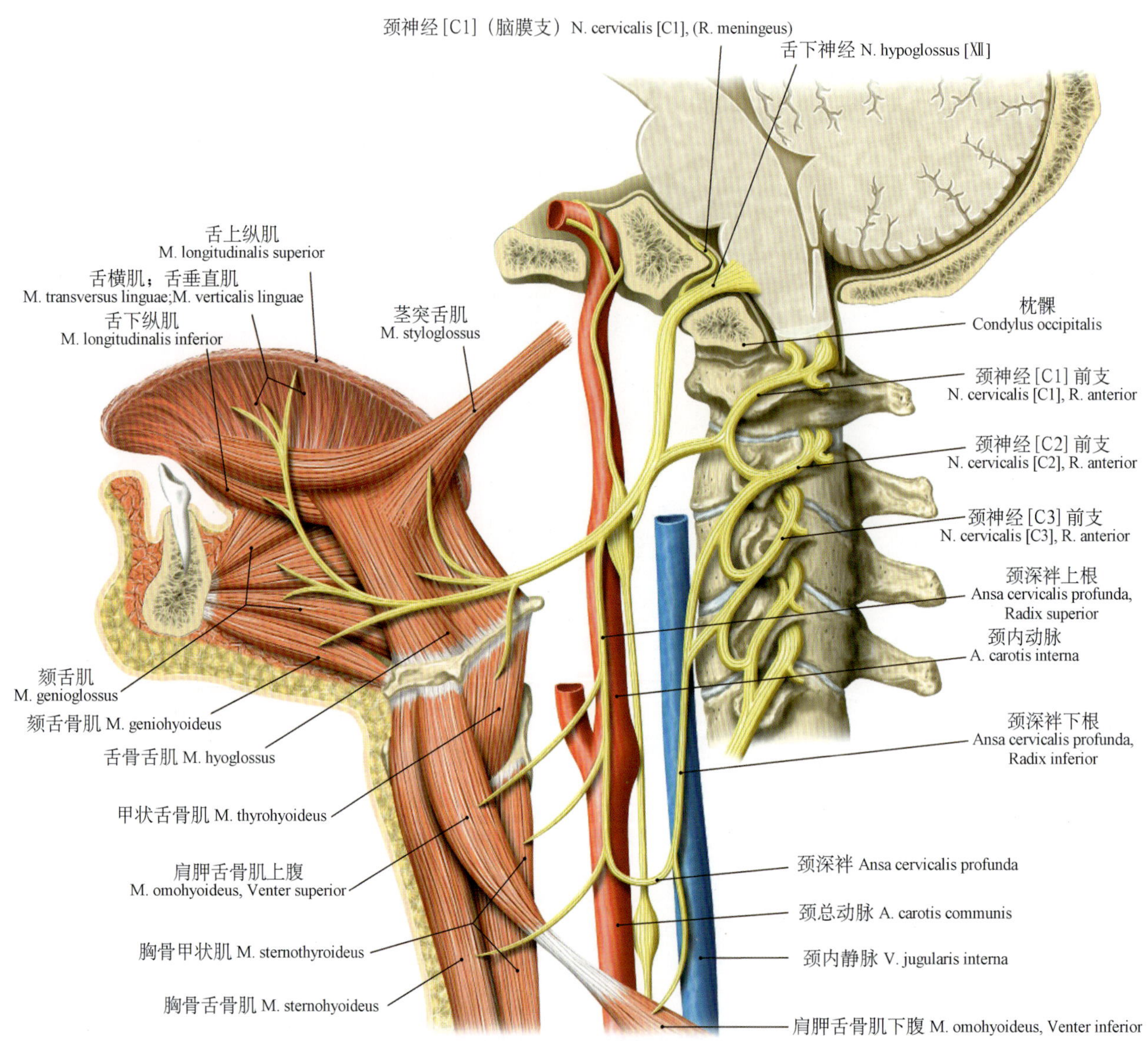

图 12.176 舌下神经（正中断面示意图，左侧面观）[L127]

舌下神经的纤维来自延髓内的舌下神经核，以若干神经根丝自锥体和橄榄之间的前外侧沟出脑干。然后，纤维束汇合形成舌下神经，继而穿过**舌下神经管**。舌下神经出颅后，有第 1 颈神经（C1）和第 2 颈神经（C2）的纤维加入，短暂伴随舌下神经下行而后离开，随后与来自第 2 颈神经（C2）和第 3 颈神经（C3）的纤维一起形成**颈深袢**。此外，有部分 C1 和 C2 纤维支配颏舌骨肌。舌下神经于迷走神经的后方向下行于咽后的神经血管束内，而后以 90°的直角折向前内。在颈动脉三角的上缘，舌下神经穿行于颈外动脉及其分支舌动脉之间，进而由舌骨舌肌和下颌舌骨肌之间入舌。舌下神经支配所有的舌内肌，以及茎突舌肌、舌骨舌肌和颏舌肌。

→T 58l

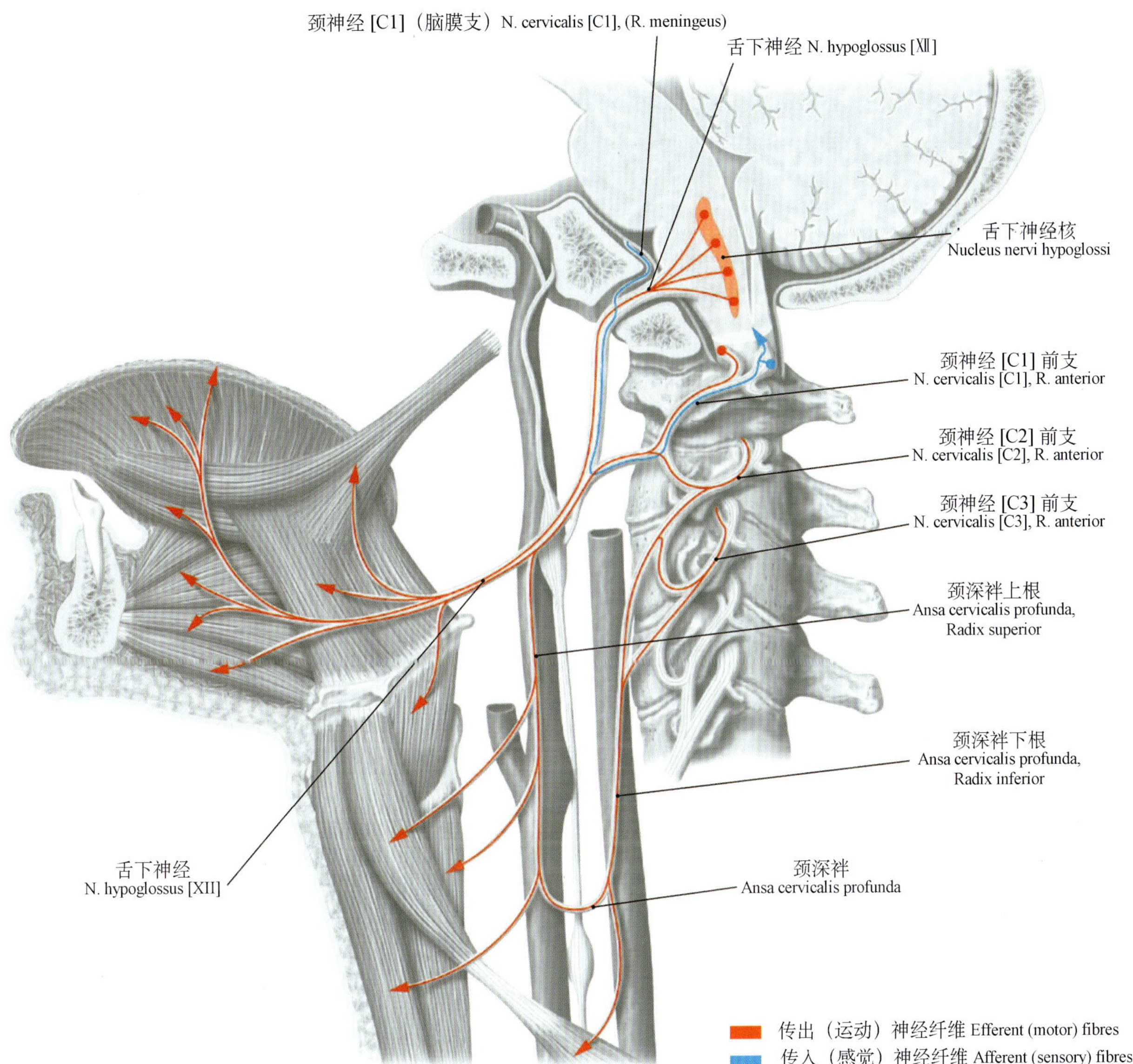

图 12.177 **舌下神经纤维性质(正中断面示意图,左侧面观)[L127]**

舌下神经内的**一般躯体传出纤维**(GSE)来自舌下神经核,支配舌内肌,以及茎突舌肌、舌骨舌肌和颏舌肌。

临床要点

单侧**舌下神经**或舌下神经核的周围性**损伤**,如颅底骨折造成的损伤,导致舌偏向患侧,这是因为健侧舌肌功能完好,从而将舌推向患侧所致。如舌肌瘫痪持续较长时间,则可出现患侧舌肌萎缩的症状。舌肌持续性瘫痪的情况下,患者会出现吞咽困难和构音困难(声音的清晰度较差)。核上瘫时,对侧舌肌瘫痪,这是因为脑内损伤部位同侧的舌肌功能依然正常。由于两侧舌下神经核紧贴正中线,因此脑干内双侧舌下神经核的损伤较为多见。

(蒋 薇 译)

脊髓节段

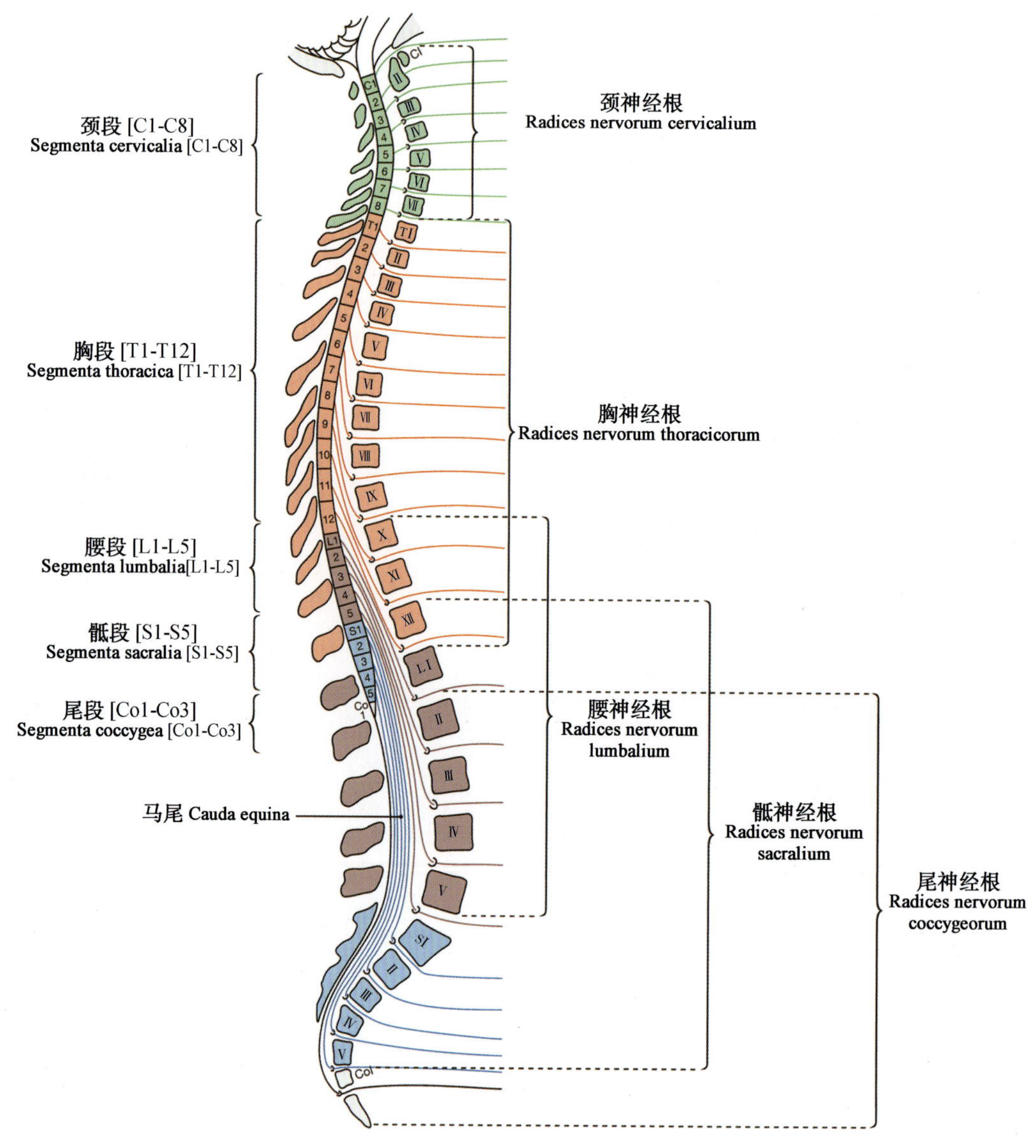

图 12.178　脊髓节段；脊髓正中矢状面示意图(左侧面观，用不同颜色突出显示脊髓不同节段)[L126]。

脊髓由8个颈段(Segmenta cervicalia [C1-C8])、12个胸段(Segmenta thoracica [T1-T12])、5个腰段(Segmenta lumbalia [L1-L5])、5个骶段(Segmenta sacralia [S1-S5])、1～3个尾段(Segmenta coccygea [Co1-Co3])组成。在成人，脊髓末端平腰椎L1-L2水平。

节段性脊神经根(Radices nervorum)穿经其相应的椎间孔。由于椎管生长较快，脊髓末端远高于相应脊神经根所属椎间孔的水平，因此自上而下，椎管内脊神经根的行程越来越长。在腰椎L1-L2的下方，椎管内的脊神经根排列形成马尾(Cauda equina)。

临床要点

任何类型的椎管狭窄都会导致相应节段神经功能障碍。发生在脊髓S3节段以下的肿瘤或椎间盘突出可导致**脊髓圆锥综合征**(S3-Co3脊髓节段病变)或**马尾综合征**(马尾神经根病变)。症状表现为感觉缺失、弛缓性瘫痪、大小便失禁和阳痿。

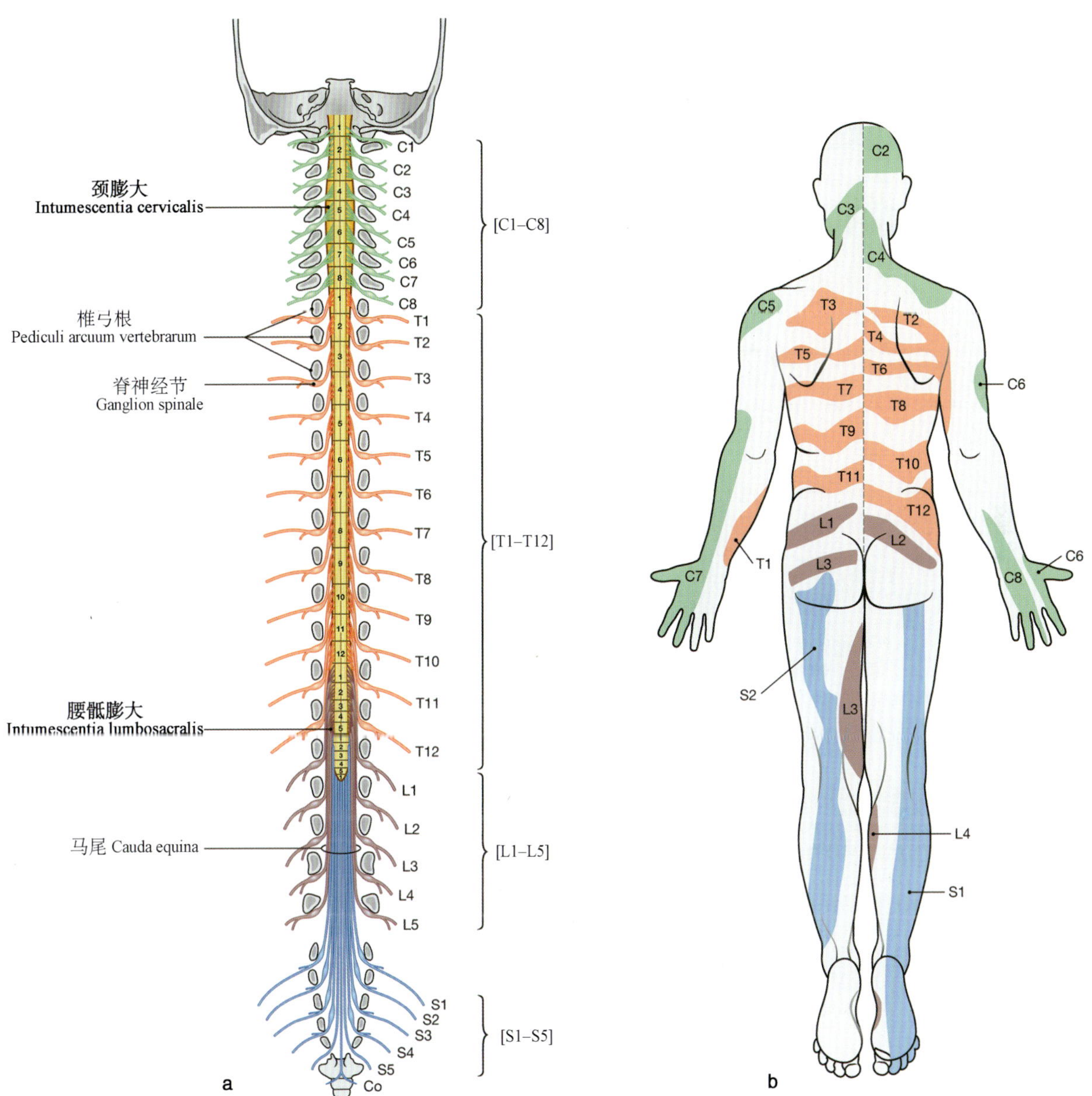

图 12.179a、b 脊髓节段和对应的皮肤分区

a 冠状切面示意图，前面观；b 与脊髓节段对应的皮肤支配分区示意图[L126]。

由于生长发育过程中脊髓的生长速度比脊柱缓慢，因此脊髓比脊柱短，自上而下脊神经根逐渐变长，向外侧倾斜。在成人，脊髓末端平 L1-L2 水平（T12～ L2/L3）。故脊髓前、后根在椎管内的位置较相应脊神经离开椎管的位置高。在脊髓圆锥下方，腰神经、骶神经和尾神经的前根与后根走行在一起，从相应椎间孔出椎管，这些神经根统称为马尾。右图（b）显示了人体背面相应脊髓节段（脊神经根）的感觉神经纤维在皮肤的分布区域（皮节）。

临床要点

牵涉性痛是大脑对内脏疼痛的一种曲解。在这种情况下，所感知的内脏疼痛并非其起源部位，而是其投射的远处皮肤区域（Head 带）。牵涉性痛常见于来自肠道等部位的伤害性刺激（疼痛信息），这些部位只有少量的传入神经纤维分布。

这些传入纤维与特定皮肤区域的大量感觉神经纤维汇聚于相同的脊髓平面。因此，大脑误将内脏疼痛定位于相应的皮肤区域。心绞痛或心肌梗死时的左臂牵涉性痛就是一个典型的例子。

脊髓节段

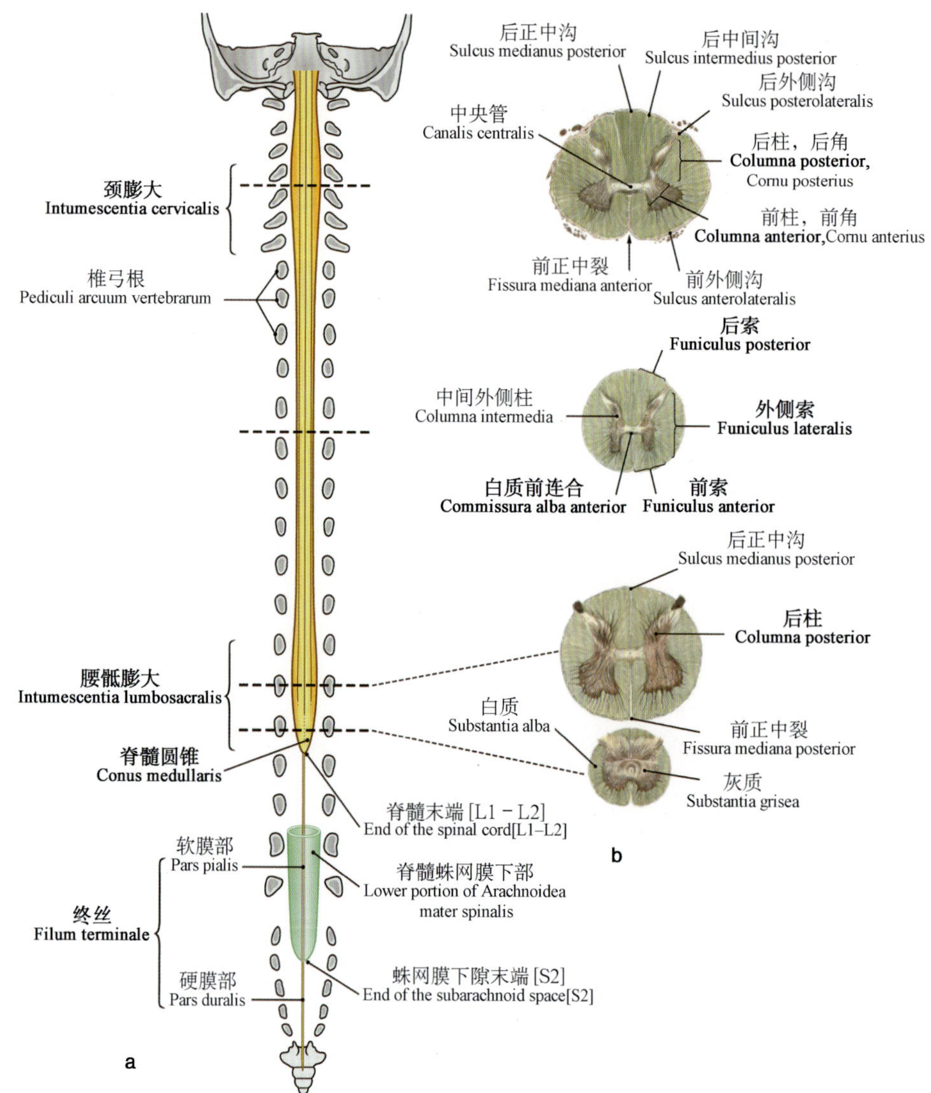

图 12.180a、b　脊髓分段及其横断面

前面观(a)[L126]；脊髓颈段、胸段、腰段和骶段虚线所示水平的横断面(b)。

脊髓是中枢神经系统的一部分，位于椎管上 2/3。在成人，脊髓从枕骨大孔延伸至 L1/L2 腰椎水平；在新生儿，脊髓末端平 L3 甚至 L4 腰椎水平。脊髓远端呈圆锥形（脊髓圆锥），在**脊髓圆锥**上有一个由结缔组织构成的细丝（终丝）附着，终丝是由部分软脊膜形成的结构，在椎管内向下延伸至尾骨。脊髓在与管理四肢的脊神经根相连部位的直径增粗，形成两个膨大：上方的**（颈）膨大**（Intumescentia cervicalis，C5-T1）包含支配上肢的神经元胞体；下方的**（腰骶）膨大**（Intumescentia lumbosacralis）位于 L1-S3 脊神经根水平，包含支配下肢的神经元胞体。脊髓横断面显示其典型的灰质和白质分布模式。与脑不同的是，脊髓的灰质位于中央，呈蝴蝶形，周围包裹着白质。

临床最常检查的脊髓节段及其所支配的肌

脊髓节段	所支配肌	皮肤管理区域
C5	三角肌	臂外侧和肩部
C6	肱二头肌；肱桡肌	拇指、鱼际区
C7	肱三头肌	中指
C8	手部骨间肌	小指、小鱼际区
L3	股四头肌；髂腰肌	膝内侧区
L4	胫骨前肌	小腿内侧区
L5	踇长伸肌	踇趾区
S1	小腿三头肌	足和腿外侧区

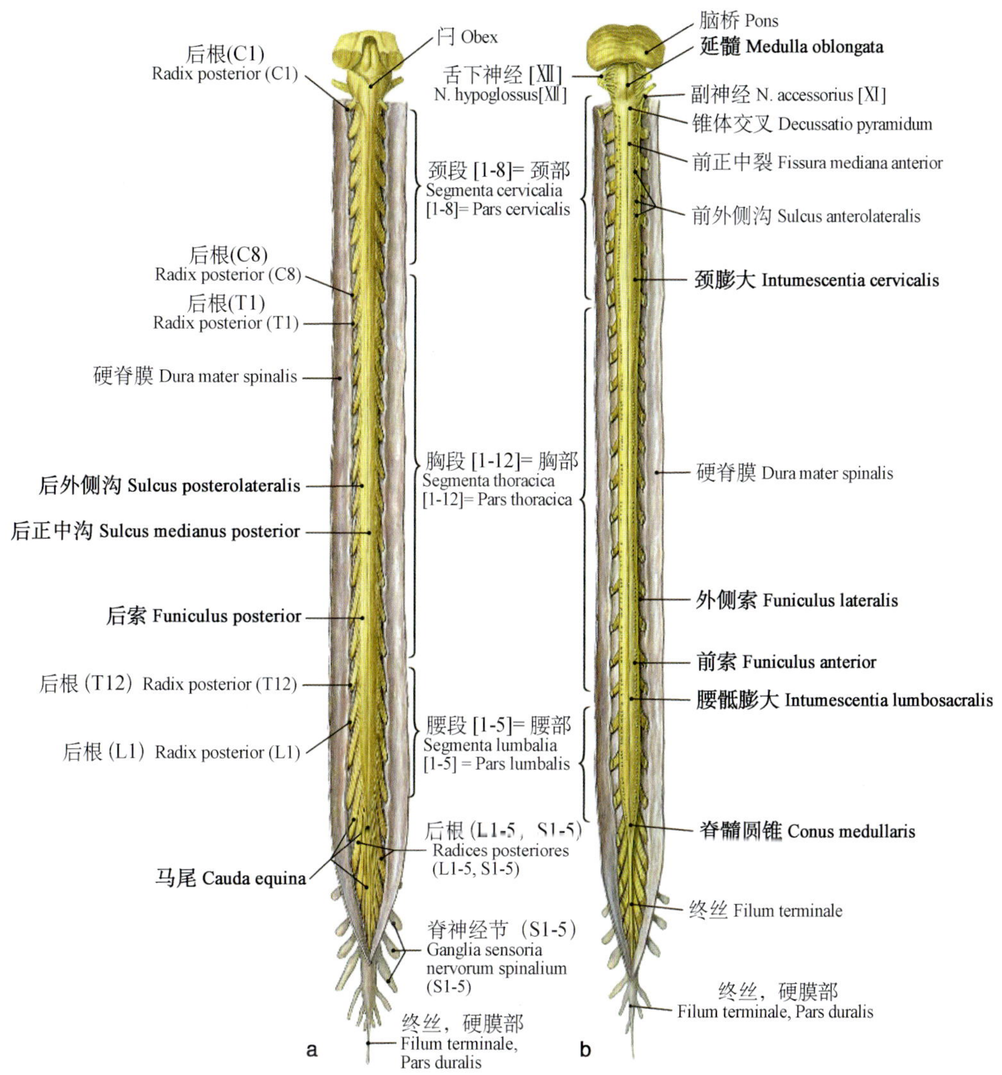

图 12.181a、b　脊髓和脊神经

打开椎管和硬膜囊；后面观(a)，前面观(b)。

脊髓形似一把剑，直径 1～1.5cm，上端连接延髓。脊髓在颈部和腰部扩大形成颈膨大(C5-T1)和腰骶膨大(L2-S3)，膨大处含有大量神经元胞体，支配四肢。脊髓的末端形成脊髓圆锥。

脊髓表面有**纵向的沟裂**，包括位于前正中线的前正中裂和后正中线的后正中沟。前索位于前正中裂的两侧，前外侧沟将其与外侧索分开。后索位于后正中沟的两侧，并通过后外侧沟将其与外侧索分隔开。

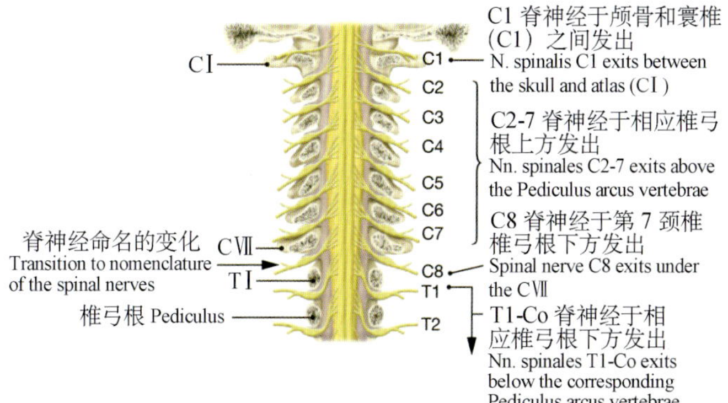

图 12.182　脊神经的命名[L284]

与其他脊髓节段相比，颈髓节段的数量与椎骨的数量不同：颈髓有 8 个节段，而**颈椎**只有 7 块。第 1 对颈神经位于颅骨和寰椎(C1)之间，随后的脊神经 C2-C7 分别位于相应的椎弓根**上方**。第 8 脊神经由第 7 颈椎与第 1 胸椎之间的椎间孔，即第 7 颈椎**下方**穿出，之后的脊神经 T1-Co 均自相应的椎弓根下方穿出。

躯体和内脏神经丛

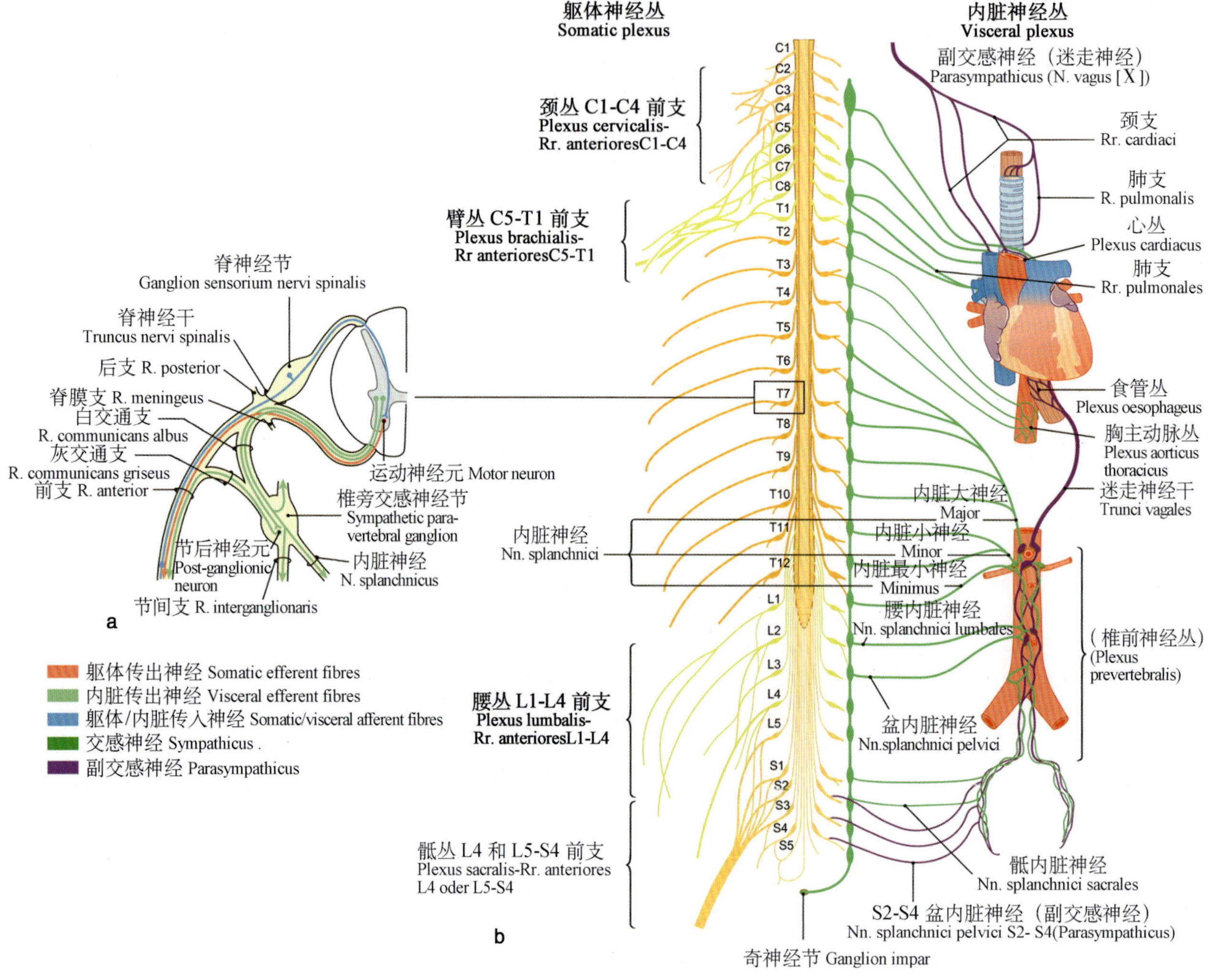

图 12.183a、b　脊神经和神经丛

a 胸神经的结构和分支。

b 躯体神经丛（图中左侧所示）和自主神经丛（图中右侧所示）[L126]。

脊神经由前、后神经根的根丝组成，**前根**（运动神经根，运动神经元的轴突）自前外侧沟处离开脊髓，**后根**（感觉神经根，由脊神经节假单极神经元的中枢突组成，脊神经节位于椎间孔处）自后外侧沟进入。前根和后根汇合形成脊神经，因此脊神经包含混合的神经纤维（躯体运动、躯体感觉和自主神经）。脊神经立即发出几个终末分支：**脊膜支、后支、前支**，并在胸腰部发出**白交通支**与交感干相连，**灰交通支**传递交感神经冲动，自交感干发出后连于脊神经。

神经丛（b）可以是由不同性质和不同脊髓水平的神经纤维组成的躯体神经丛（如图左侧部分所示）或内脏神经丛（如图右侧部分所示）。发自神经丛的神经支配不同的靶组织和靶器官。肠神经丛可以产生不依赖于中枢神经系统的反射活动。

脊神经的前支形成大的**躯体神经丛**：包括颈丛（C1-C4）、臂丛（C5-T1）、腰丛（L1-L4）、骶丛（L4-S4）和尾丛（S5-Co）。除第 1 胸神经（T1）外，所有胸神经前支均发出独立的分支，不参与神经丛的形成。

内脏神经丛随着内脏器官一同发育，通常包含传出神经（交感神经和副交感神经）和传入神经两部分。内脏神经丛包括胸腔内的心丛和肺丛，以及腹主动脉前面的椎前丛，后者向下延伸至盆腔侧壁。椎前丛向所有腹腔和盆腔器官发出传出纤维，并接受来自相同器官的传入纤维。

临床要点

个别神经根的刺激或损伤称为**神经根病变**。最常见的原因是后外侧椎间盘突出（→图 12.193）。常见受累的神经包括颈部的 C4-C7 节段、腰骶部的 L4/L5 和 L5/S1。患者症状表现为感觉功能障碍、肌无力甚至瘫痪，同侧肌反射减弱。临床上需要对根性病变和周围性病变进行非常精确地鉴别诊断。根性病变可根据受累的脊髓节段表现出体征，而与神经丛相关的周围性病变可根据受累周围神经的神经配布出现体征。

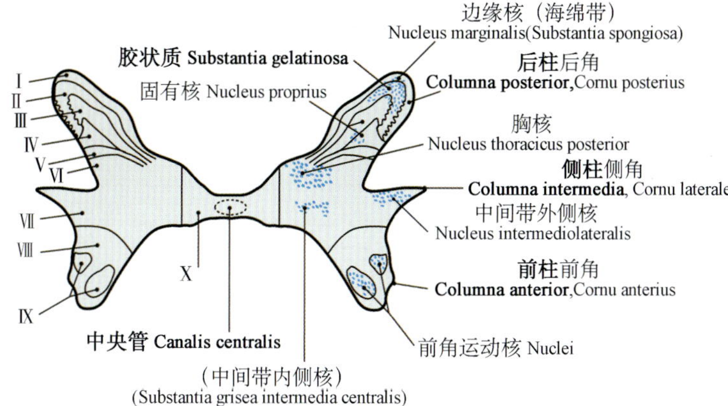

图 12.184　脊髓；脊髓灰质分层的细胞构筑［根据 Rexed 分层，1952，以胸髓（T10）为例］

在组织学层面（细胞构筑）上，脊髓灰质（Substantia grisea）可分为若干**层**（**Laminae**），从背侧向腹侧依次编号为Ⅰ-Ⅹ（各层的形状和数量在不同脊髓节段中有所不同）。此外，还定义了各种神经**核团**。这些神经核团可能出现于几个细胞构筑层中，可依据其功能的不同划分不同的核团或核区。

后角［Ⅰ-Ⅵ层：胸核（Stilling-Clarke 核），固有核，胶状质］包含传入感觉神经冲动（来自皮肤感受器、深感觉和外周痛觉感受器的刺激）的中间神经元胞体。**侧角**（Ⅶ层）包含自主神经传出神经元胞体（中间带外侧核）。**前角**（前柱，Ⅷ-Ⅸ层）包含支配骨骼肌的传出神经元胞体（躯体运动神经元胞体）。

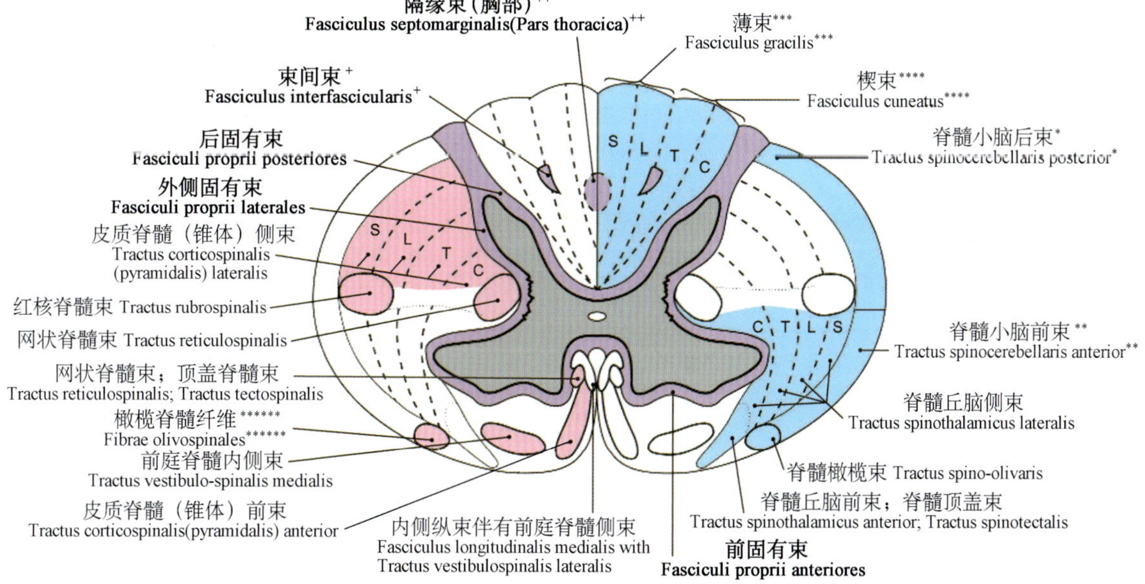

图 12.185　脊髓；脊髓白质构成的示意图（以下颈段为例）

传入纤维（上行）束以蓝色显示，传出纤维（下行）束以红色显示［L238］。

＋和＋＋所示区域表示在后索中穿行的下行侧支束。

* 临床术语：Flechsig 束。

** 临床术语：Gowers 束。

*** 临床术语：Goll 束。

**** 临床术语：Burdach 束。

***** 尚未确定存在的神经纤维。

＋：Schultze 束间束（颈部）。

＋＋：Flechsig 椭圆束（胸部）。

临床要点

得益于免疫/疫苗接种（最初使用的是含有活微生物的疫苗，自 1998 年以来使用的是灭活疫苗），**脊髓灰质炎**（小儿麻痹症）已经基本从西方国家根除。脊髓灰质炎病毒感染后仅引起 α-运动神经元（运动传导通路的第二级神经元）受损，进而出现骨骼肌弛缓性瘫痪，同侧肌反射消失，感觉尚存。中央前回的第一级运动神经元不受影响，但脊髓运动神经元和脑神经运动核遭到脊髓灰质炎病毒的破坏。在所有病例中，95％的感染者无症状，5％的感染者表现出明显的脊髓灰质炎临床症状。

脊髓的纤维束

脊髓白质内的传出和传入神经通路		
类型	**神经通路**	**纤维束**
下行(传出)神经通路		
自主神经纤维		
运动神经纤维	锥体系	• 皮质脊髓侧束 • 皮质脊髓前束
	锥体外系	• 外侧束:红核脊髓束 • 内侧束 - 顶盖脊髓束 - 网状脊髓束 - 前庭脊髓内侧束
上行(传入)神经通路		
本体感觉纤维	后索纤维束	• 薄束 • 楔束
痛觉纤维	脊髓丘脑系	• 脊髓丘脑侧束 • 脊髓丘脑前束 • 脊髓网状束 • 脊髓顶盖束
	脊髓小脑系	• 脊髓小脑后束 • 脊髓小脑前束 • 脊髓小脑上束 • 脊髓橄榄束

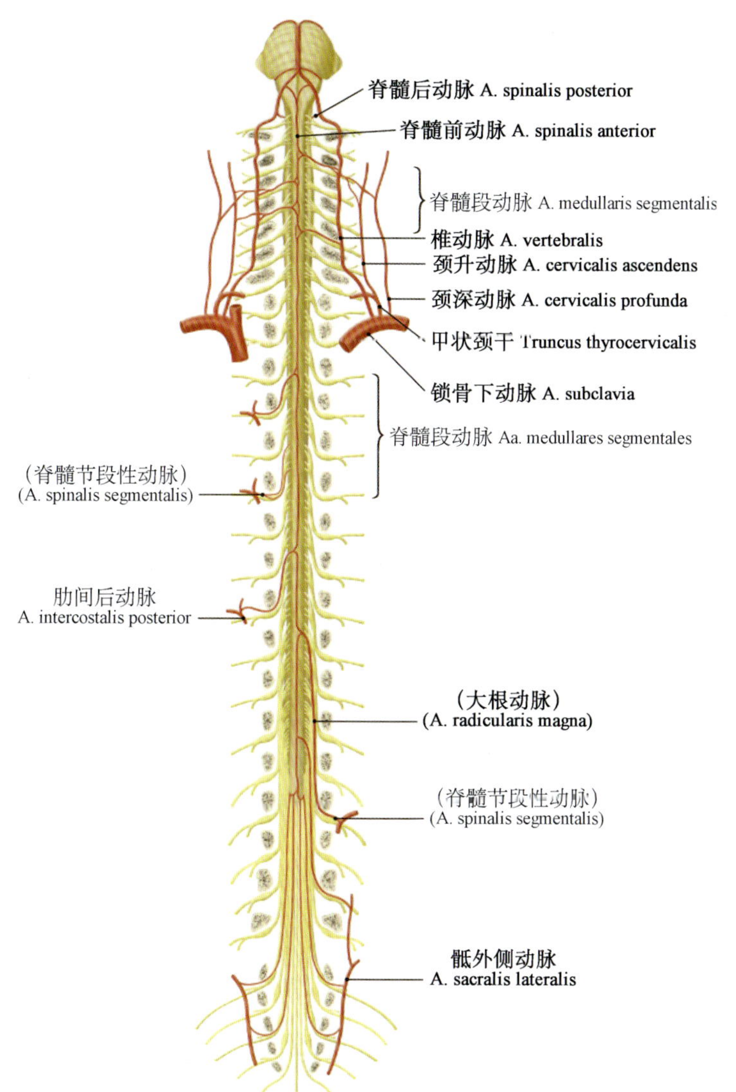

图 12.186 **脊髓的动脉(前面观;未显示所有节段性脊髓动脉)**[L284]

脊髓的动脉供应有 3 个来源。

- **锁骨下动脉**(颈段)发出椎动脉、颈升动脉、颈深动脉,通过这些动脉发出的脊髓前动脉和前、后根动脉供应脊髓。
- **胸主动脉**(胸段)发出肋间最上动脉和肋间后动脉供应脊髓。
- **腹主动脉**(腰骶段)发出腰动脉供应脊髓。

髂内动脉发出髂腰动脉和骶外侧动脉供应马尾。所有这些动脉均发出分支供应脊髓。最大的脊髓动脉分支是**大根动脉**(Adamkiewicz 动脉),分布于 T8 和 L3 之间:50%的人分布于 T9/T10 水平,75%的人分布于左侧;43%的人存在多个大根动脉。

临床要点

血栓、肿瘤等可导致脊髓前动脉闭塞(供血区域见图 12.188),从而引起其供血区域发生**脊髓前动脉综合征**。由于动脉闭塞水平的脊髓前角受损,导致相应脊髓节段所支配的肌肉发生弛缓性瘫痪。同时,前外侧索内的神经纤维束出现功能障碍,表现为受累动脉以下的脊髓节段所支配的肢体发生痉挛性瘫痪,痛温觉丧失(但触觉不受影响),以及排尿、排便和性功能障碍。

当胸腰段脊髓供血的最大血管分支(大根动脉,Adamkiewicz 动脉)发生闭塞时,将导致**大根动脉缺血综合征**。根据闭塞平面的不同,可出现下胸部或上腰部截瘫,以及下段脊髓功能的完全丧失。

脊髓的动脉和被膜

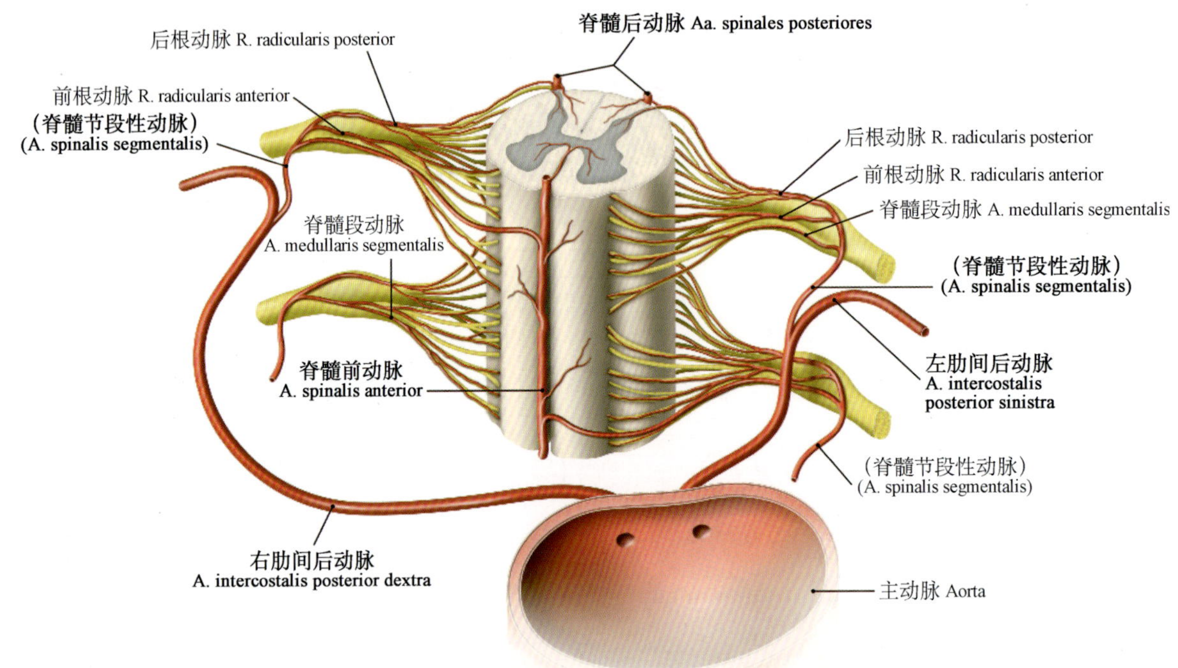

图 12.187 **脊髓的节段性动脉供应(前斜面观)**[L275]

脊髓的血供主要来自**脊髓前动脉**和**脊髓后动脉**,此二动脉自颈部发出并沿脊髓纵向分布。另外还有一些滋养动脉(来自于椎动脉、颈深动脉、肋间后动脉和腰动脉的脊髓节段性动脉),它们通过椎间孔进入椎管内并在不同的脊髓平面分为**前根动脉和后根动脉**。前、后根动脉沿脊神经分布并为之供血。在不同的脊髓平面上,**脊髓段动脉**从脊髓节段性动脉中分离出来,与纵行动脉相吻合。

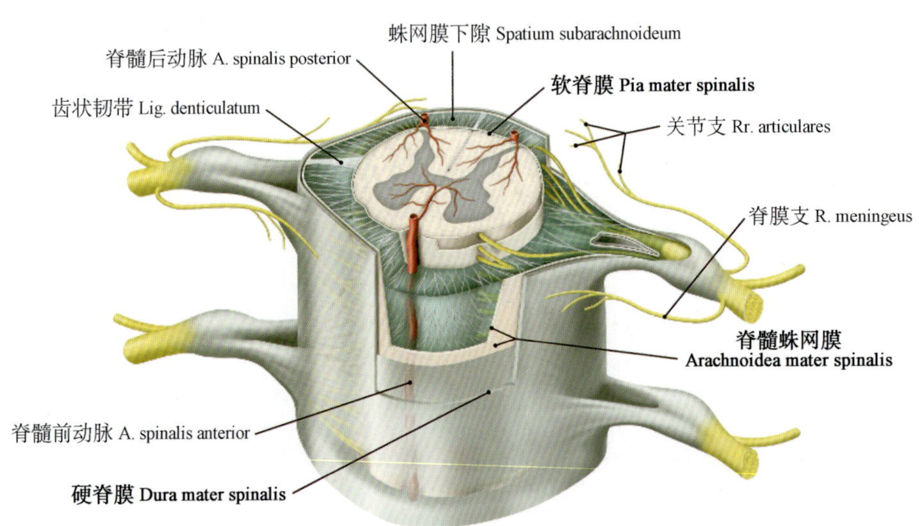

图 12.188 **脊髓的被膜(前斜面观)**[L275]

与大脑相似,脊髓也有3层被膜包裹,在椎管内保护和固定脊髓。

硬脊膜位于最外层,是最坚硬的被膜。管状的硬膜鞘包裹着行向外侧的脊神经及其神经根,发散进入脊神经的神经鞘膜(神经外膜)并与之融合。**脊髓蛛网膜**位于硬脊膜内面,通过蛛网膜下隙与软脊膜相隔,蛛网膜下隙内充满脑脊液(Liquor cerebrospinalis)。精致的蛛网膜小梁(Trabeculae arachnoideae,未显示)将一侧的蛛网膜与另一侧的软脊膜联系起来,同时小梁也包裹位于蛛网膜下隙内的血管。

软脊膜是一高度血管化的被膜,紧密附着于其所包裹的脊髓表面,且向深面延伸至前正中裂,像鞘一样包裹脊神经前根和后根,并随之穿过蛛网膜下隙。在神经根的出入口处,软脊膜过渡为**脊髓蛛网膜**。软脊膜在脊髓两侧伸展形成齿状韧带,与脊髓蛛网膜和硬脊膜相连接,将脊髓固定于蛛网膜下隙的中央。

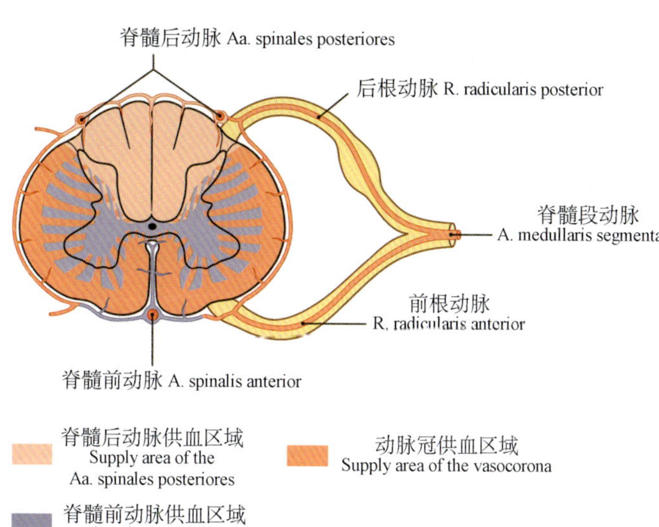

图 12.189 脊髓的血供分布区域(横断面)[L126]

脊髓的血液供应主要来自于脊髓前动脉、脊髓后动脉和动脉冠。

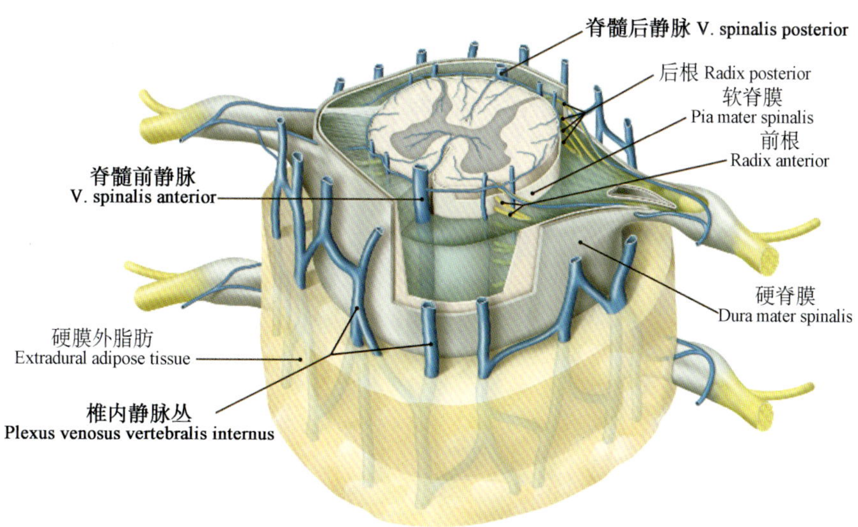

图 12.190 椎管内的静脉(前斜面观)[L275]

脊髓的静脉大部分形成纵向排列的静脉干。在两侧，两对纵行的静脉分别位于脊神经前、后根出入脊髓处。另外，**脊髓前静脉**沿前正中裂走行，**脊髓后静脉**沿后正中沟走行。这些静脉的血液回流至椎管硬膜外隙内的**椎内静脉丛**。该静脉丛通过脊髓节段性静脉与身体的大静脉干(如奇静脉系统)及颅内静脉相交通。

脊髓

脊髓的功能构造

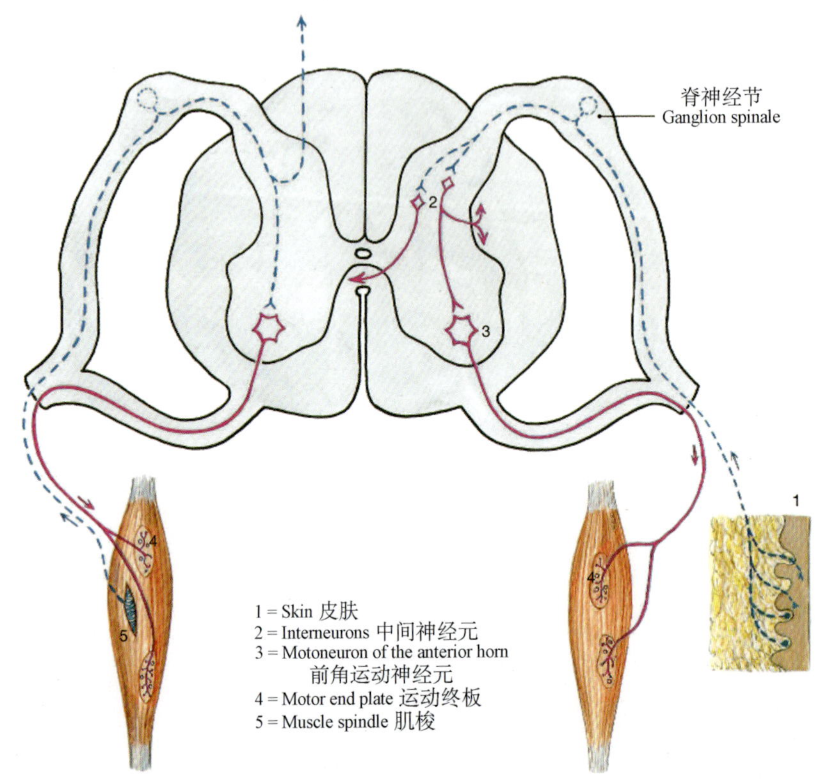

图 12.191 **脊髓的反射**

脊髓通过一个**连接系统或装置**与脊髓上中枢相联系，同时脊髓也具有其**自身的反射系统或装置**，独立于大脑之外。脊髓反射为人体所需，可在不同活动或避免伤害性刺激中，保持相对恒定的肌张力(如肢体暴露于极端高温时的退缩反射)。

鉴于脊髓**反射回路**的连接和复杂性，可将其分为 2 种类型：单突触反射(本体感觉)和多突触反射，其中，多突触反射可受脊髓上中枢的调控。

图中左侧部分所示为：局部反射回路(单突触、双神经元、本体感觉反射；典型的牵张反射，如髌反射或膝跳反射、跟腱反射或踝反射等)。图中右侧部分所示为：多突触反射回路(多突触、多神经元反射；典型的屈曲或退缩反射源自皮肤感受器，如腹壁反射、提睾反射、足底反射等)。

不同脊髓节段的躯体单突触和多突触反射(应用于临床神经诊断试验)

反射	触发的刺激	反射反应	脊髓节段
单突触反射			
肱二头肌腱反射	叩击肱二头肌腱	肱二头肌收缩(肘关节屈曲，旋后)	C6(C5-C6)
肱三头肌腱反射	叩击肱三头肌腱	肱三头肌收缩(伸肘关节)	C7(C6-C8)
髌反射/膝跳反射	叩击髌韧带	股四头肌收缩(伸膝关节)	L3(L2-L4)
跟腱反射/踝反射	叩击跟腱	小腿三头肌收缩(足跖屈)	S1(L5-S2)
多突触反射			
提睾反射	轻划大腿内侧皮肤	提睾肌收缩(上提睾丸)	L1-L2
腹壁反射	轻划腹壁外侧皮肤	同侧腹肌收缩(如腹外斜肌)	T6-T12
肛门反射	轻划肛周皮肤	肛门外括约肌收缩	S3-S5

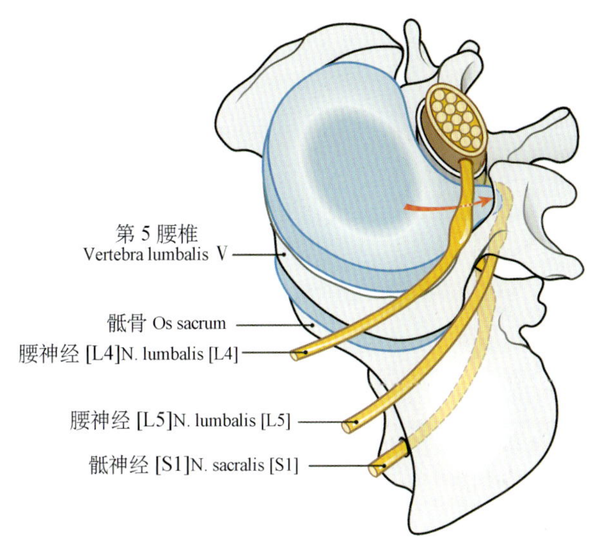

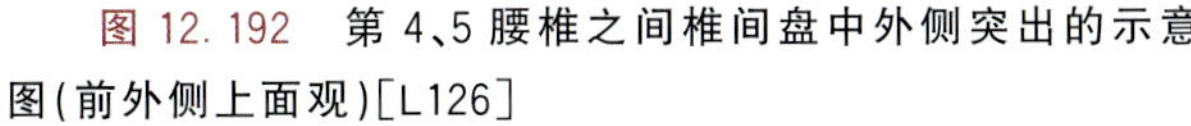

图 12.192　**第 4、5 腰椎之间椎间盘中外侧突出的示意图(前外侧上面观)**[L126]

图中所示的椎间盘突出("椎间盘滑脱")可导致位于其下方的 L5 节段神经根受压;而位于同一节段中位的 L4 节段神经根未受影响。

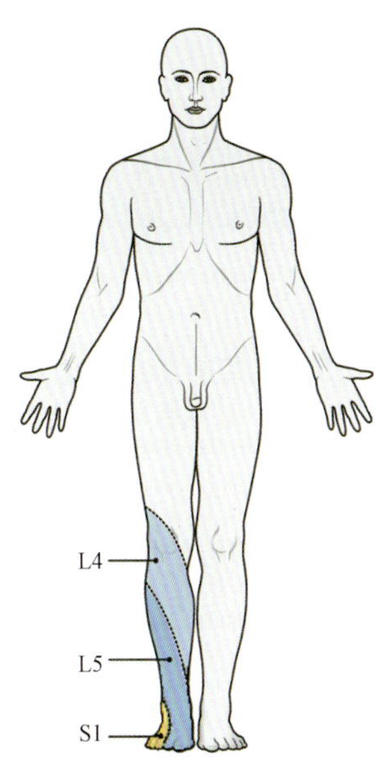

图 12.193　**一些常见的脊神经损伤所致皮肤神经支配的功能障碍**[L126]

脊神经 L4、L5 和 S1 受椎间盘突出的影响比较常见。

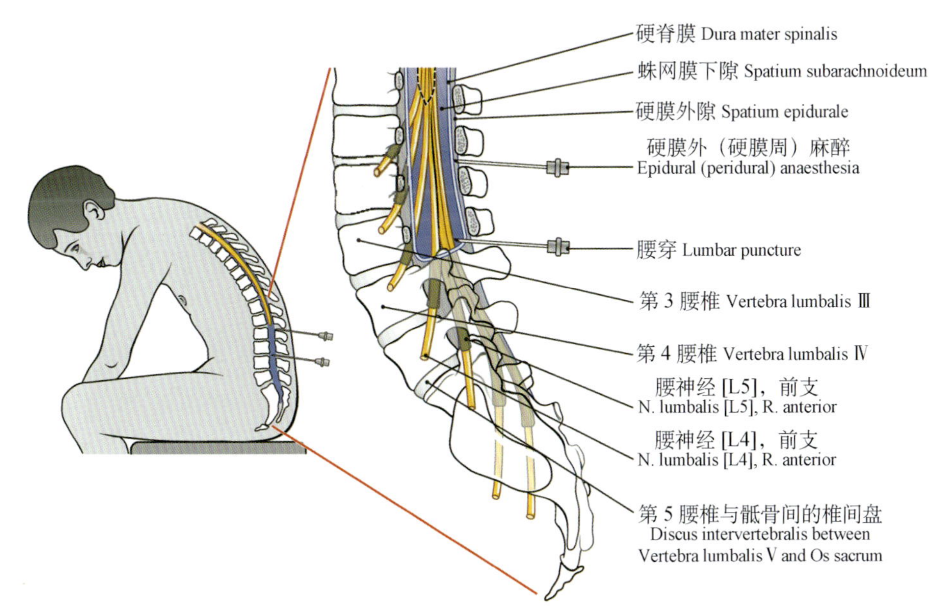

图 12.194　**硬膜外麻醉和脊髓麻醉**[L126]

将麻醉药注入硬膜外隙(硬膜外麻醉),以选择性地麻醉若干对脊神经。局部的脂肪组织可以限制麻醉药物向其他脊神经的扩散。

与硬膜外麻醉相比,**脊髓麻醉**是将麻醉药注入蛛网膜下隙,麻醉药物与脑脊液混合后受重力影响,下沉至注射部位的下方(患者坐直位),麻醉注射部位以下的神经分支。

腰椎穿刺(腰穿时腰部应最大限度地屈曲),通常选择腰 3、4 或腰 4、5 棘突之间进针,小心推进穿刺针直至其穿透硬脊膜,此时针尖位于蛛网膜下隙内,可收集脑脊液用于诊断或推注麻醉药物。

脊髓和椎管影像学

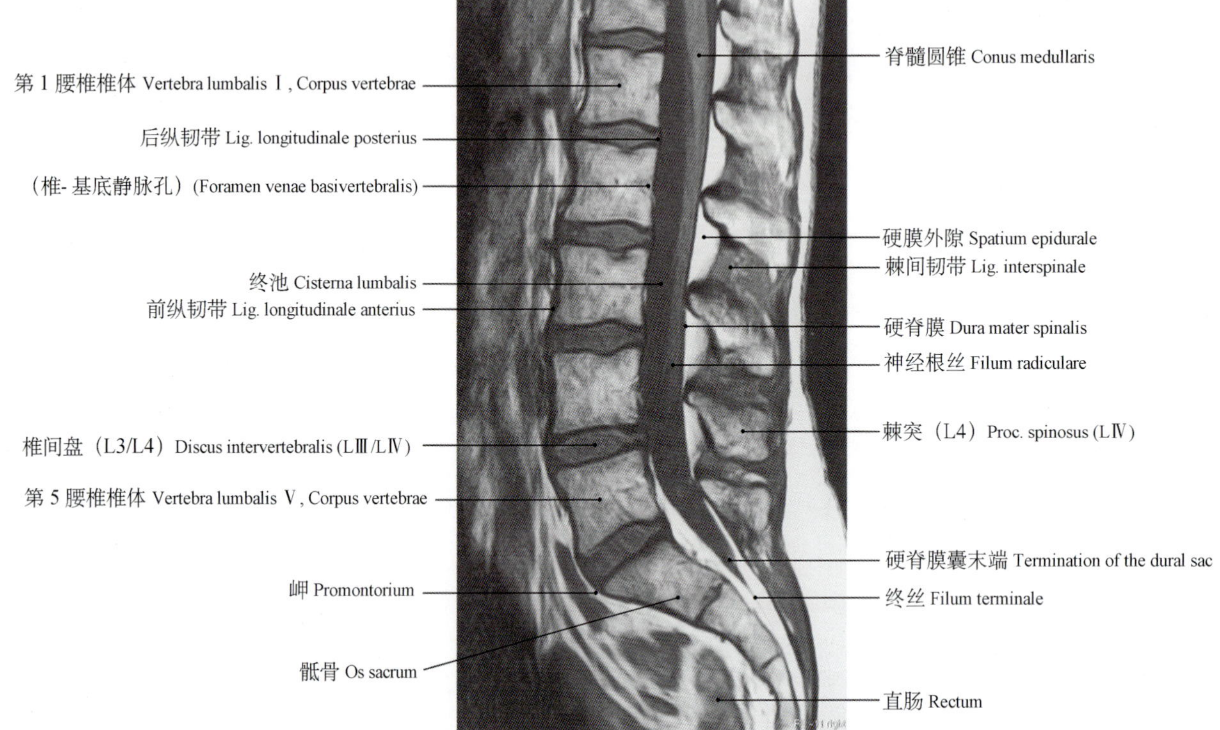

图 12.195　腰椎；脊柱腰段和下胸段 MRI 扫描（正中矢状断面，T1 加权像）[R316-007]

清晰可见脊髓末端平 L1、L2 水平，马尾仅部分充满椎管。

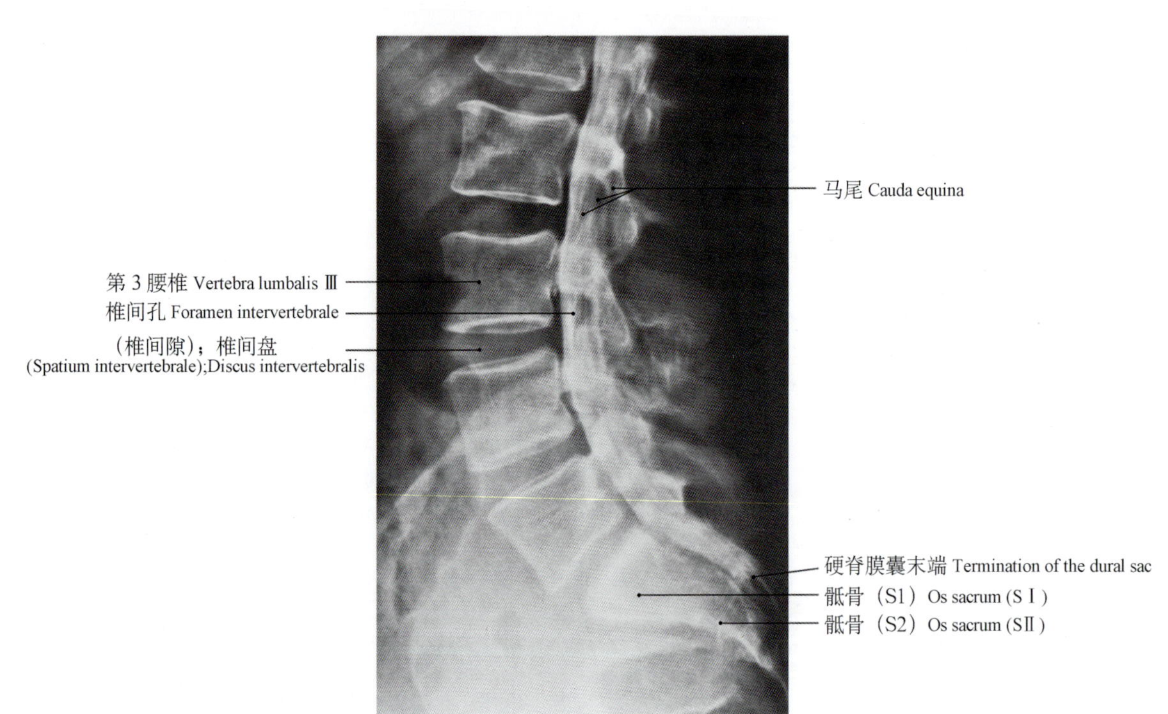

图 12.196　腰骶部的脊髓造影；侧束投影 X 线成像 [R316-007]

造影剂分布于蛛网膜下隙，硬膜囊的远端（蛛网膜下隙）位于第2骶椎（S2）水平。

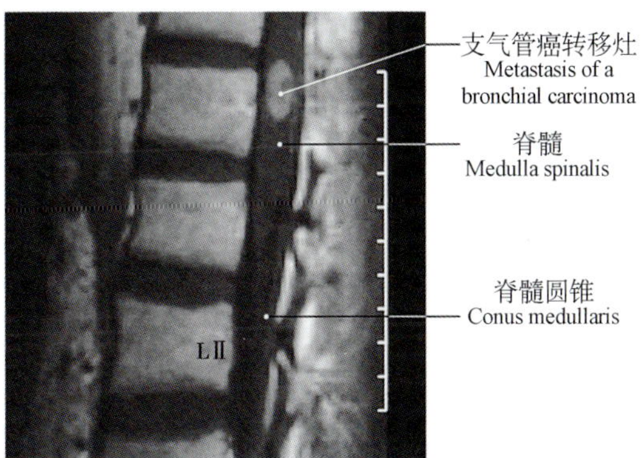

图 12.197 **椎管和脊髓；脊柱下胸段和上腰段 MRI 扫描（正中矢状断面，脊髓肿瘤所致截瘫）**[R317]

此 MRI 扫描图像中，肿瘤相较其周围的脊髓表现为白色肿块。该肿块是一种已知支气管癌的转移灶。患者入院时，双下肢完全截瘫，L2 以下皮肤感觉功能完全丧失。

临床要点

髓内肿瘤（→图 12.198）或髓外肿瘤、椎间盘内侧突出、背侧脊椎骨质增生或者意外事故均可导致**脊髓压迫或损伤**。完全性**截瘫**导致病变部位以下所有感觉、运动和自主神经功能丧失。最初在病变部位以下出现弛缓性瘫痪（脊髓休克），随着时间的推移则转变为痉挛性瘫痪。

Brown-Séquard **综合征**表现为脊髓半侧瘫痪，即病损平面以下痉挛性瘫痪，患侧精细触觉障碍及本体觉（深感觉；后索纤维束）丧失，对侧肢体痛温觉丧失（外侧索纤维束；→图 12.211）。

锥体束

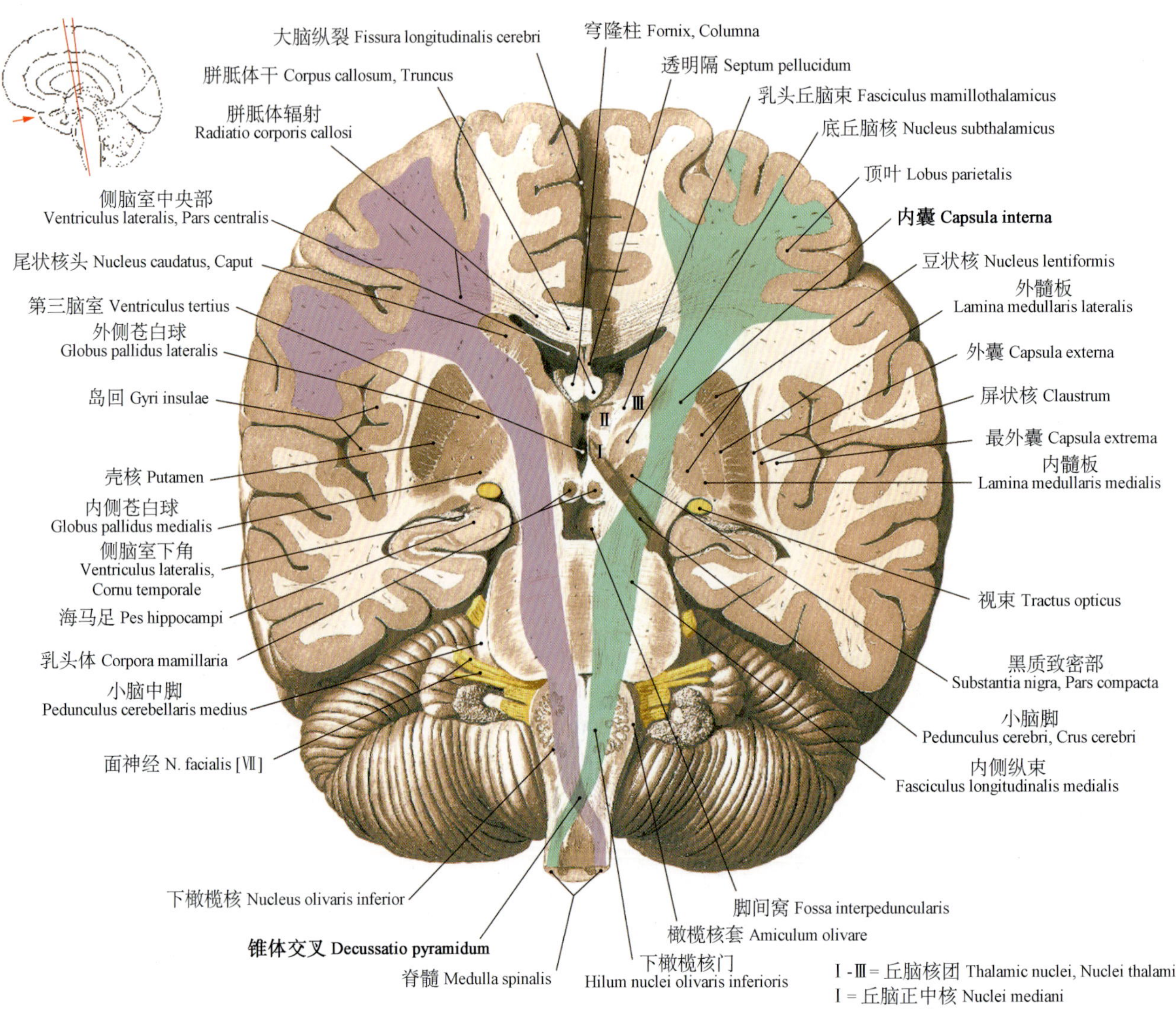

图 12.198 锥体束和基底神经节

经内囊后肢、大脑脚和延髓的阶梯斜切面；前面观；锥体束以不同颜色显示，右束：粉红色，左束：绿色。

锥体束将运动冲动从运动皮质传递到脑神经运动核（皮质核束）和脊髓前角运动神经元（皮质脊髓束）。

锥体束纤维**起自**中央前回、次级运动区和躯体感觉皮质区，它们在放射冠**汇合**，并按照一定的躯体分布特点经过内囊膝和内囊后肢（→图 12.201），并途经中脑的**大脑脚**。在脑干中，皮质核束在不同的水平离开锥体束。在**锥体交叉**（Decussatio pyramidum），大部分纤维交叉至对侧，而较少部分纤维则继续在同侧下行，仅在脊髓内交叉至对侧。

临床要点

锥体束损伤最初导致对侧肌的弛缓性麻痹，而动作电位在周围神经和肌内的传递不受影响。手和足的精细运动明显受到影响，而近端肢体和躯干的大运动动作仍然保持完好。发生病变时，会重新出现一些原始反射（正常情况下原始反射受到锥体束的抑制）。这些反射可在 2 岁以下的健康儿童中触发，这是因为其锥体束纤维尚未完全形成髓鞘。例如，可再次出现**Babinski 反射**（划过足底外侧引起趾的背屈）。

随着时间的推移，锥体束病变患者的肌张力和伸肌反射增强，但屈肌反射减弱，表现出痉挛性瘫痪，此为网状脊髓束（锥体外系）的额外损伤所引起。

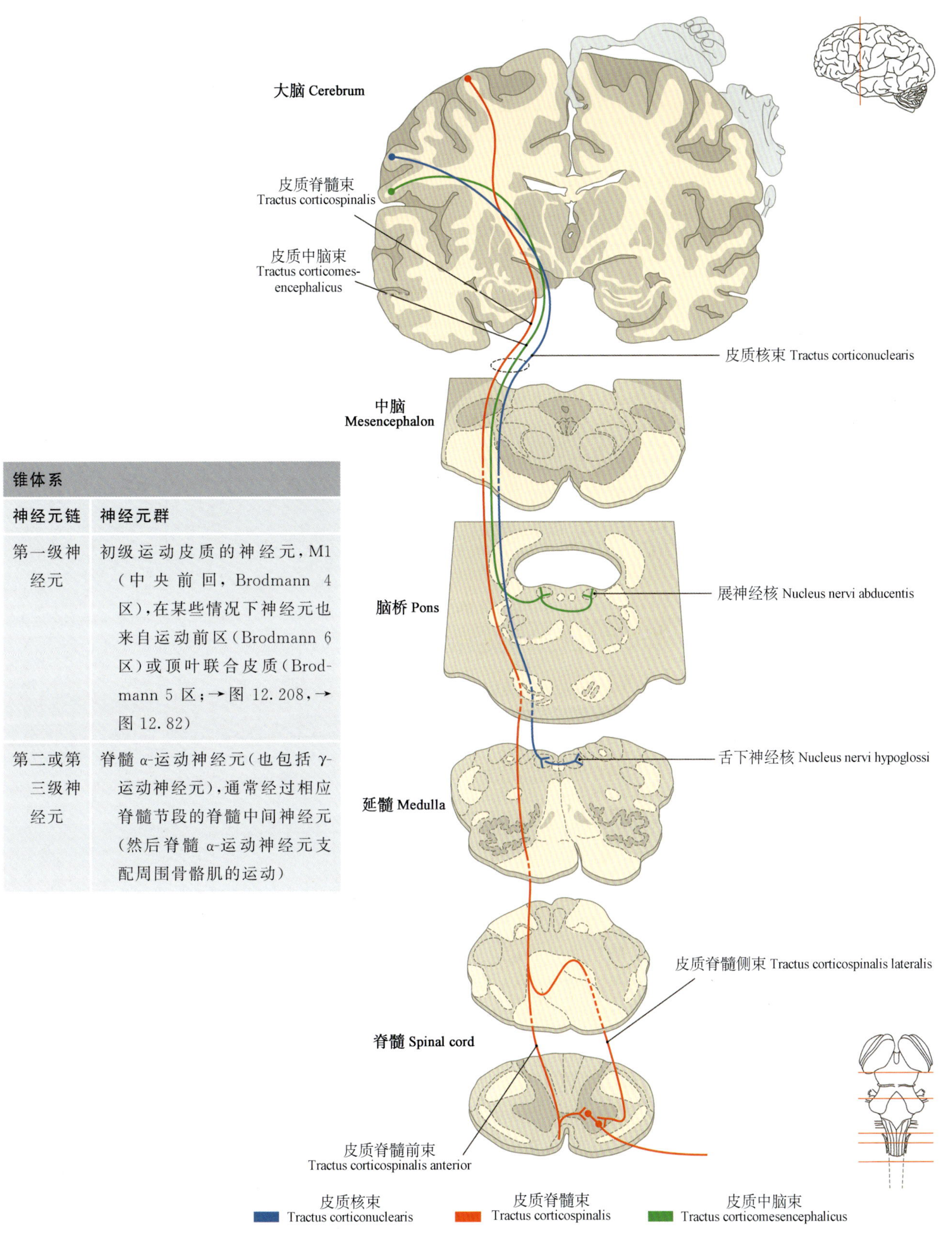

锥体系	
神经元链	神经元群
第一级神经元	初级运动皮质的神经元，M1（中央前回，Brodmann 4区），在某些情况下神经元也来自运动前区（Brodmann 6区）或顶叶联合皮质（Brodmann 5区；→图12.208，→图12.82）
第二或第三级神经元	脊髓α-运动神经元（也包括γ-运动神经元），通常经过相应脊髓节段的脊髓中间神经元（然后脊髓α-运动神经元支配周围骨骼肌的运动）

图12.199 **锥体束的分部和走行示意图**[L127]

皮质脊髓束（红色所示）穿过内囊，在锥体水平形成皮质脊髓前束和皮质脊髓侧束。皮质核束终止于相应的脑神经运动核，交叉或不交叉。皮质中脑束（绿色所示）包括来自中央前回的纤维，终止于动眼神经、滑车神经、展神经的运动核团（如图所示的展神经核）。

内囊

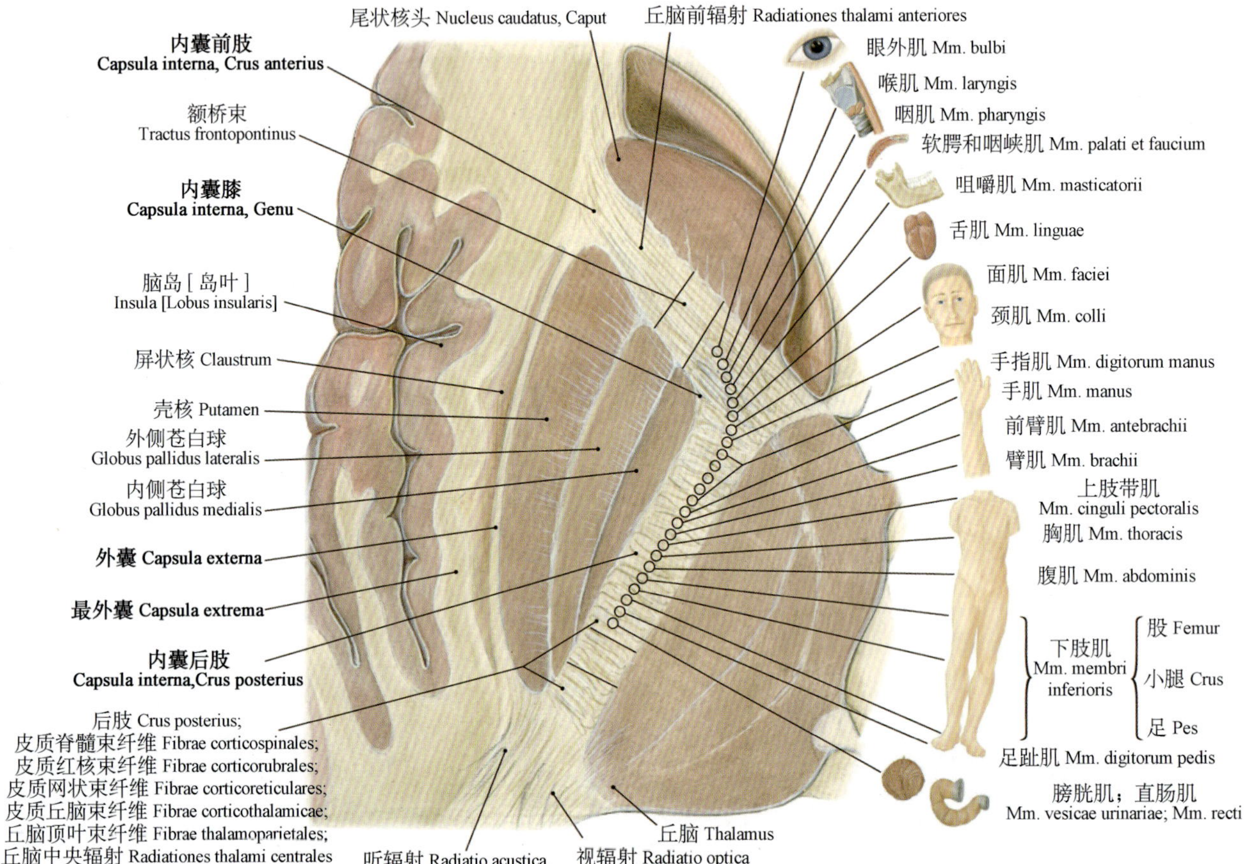

图 12.200 **内囊的结构和功能**

由于几乎所有的皮质投射纤维都集中于内囊这一狭小的空间内，所以内囊是一个具有重要临床意义的结构。内囊位于尾状核、背侧丘脑和苍白球及壳核之间。其中，尾状核在内囊的前内侧，背侧丘脑在内囊的后内侧，苍白球和壳核位于内囊外侧。在水平切面上，内囊呈现一定的角度，可分为内囊前肢(Crus anterius)、内囊膝和内囊后肢(Crus posterius)。在内囊中，下行纤维束按躯体特定区域排列。皮质核束经内囊膝下行，**皮质脊髓束**经内囊后肢按**躯体特定区域**由前向后分别下行至上肢、躯干和下肢。

内囊的纤维束和动脉供应

部位	纤维束	动脉供应
内囊前肢	• 额桥束(从额叶到脑桥) • 丘脑前辐射(从丘脑到额叶皮质)	前内侧中央动脉(发自大脑前动脉)
内囊膝	• 皮质核束(锥体束的一部分)	前外侧中央动脉即豆纹动脉(发自大脑中动脉)
内囊后肢	• 皮质脊髓束 • 皮质红核束和皮质网状束 • 丘脑中央辐射(从丘脑腹后核到运动皮质) • 丘脑后辐射(从外侧膝状体和丘脑尾侧部核团到顶叶和枕叶) • 颞桥束和枕桥束(从颞叶或枕叶到脑桥) • 视辐射(从外侧膝状体到枕叶) • 听辐射(从内侧膝状体到颞叶)	内囊支(发自脉络膜前动脉)

临床要点

供应内囊的血管是终末动脉。**血管闭塞**和血管破裂(尤其是前外侧中央动脉)导致的**大出血**及囊性出血并不罕见。继发神经束损伤，可发生**卒中**，其严重程度取决于病变所在内囊的位置。常见的症状是对侧麻痹(偏瘫)、感觉障碍和对侧半视野的缺损(偏盲)。

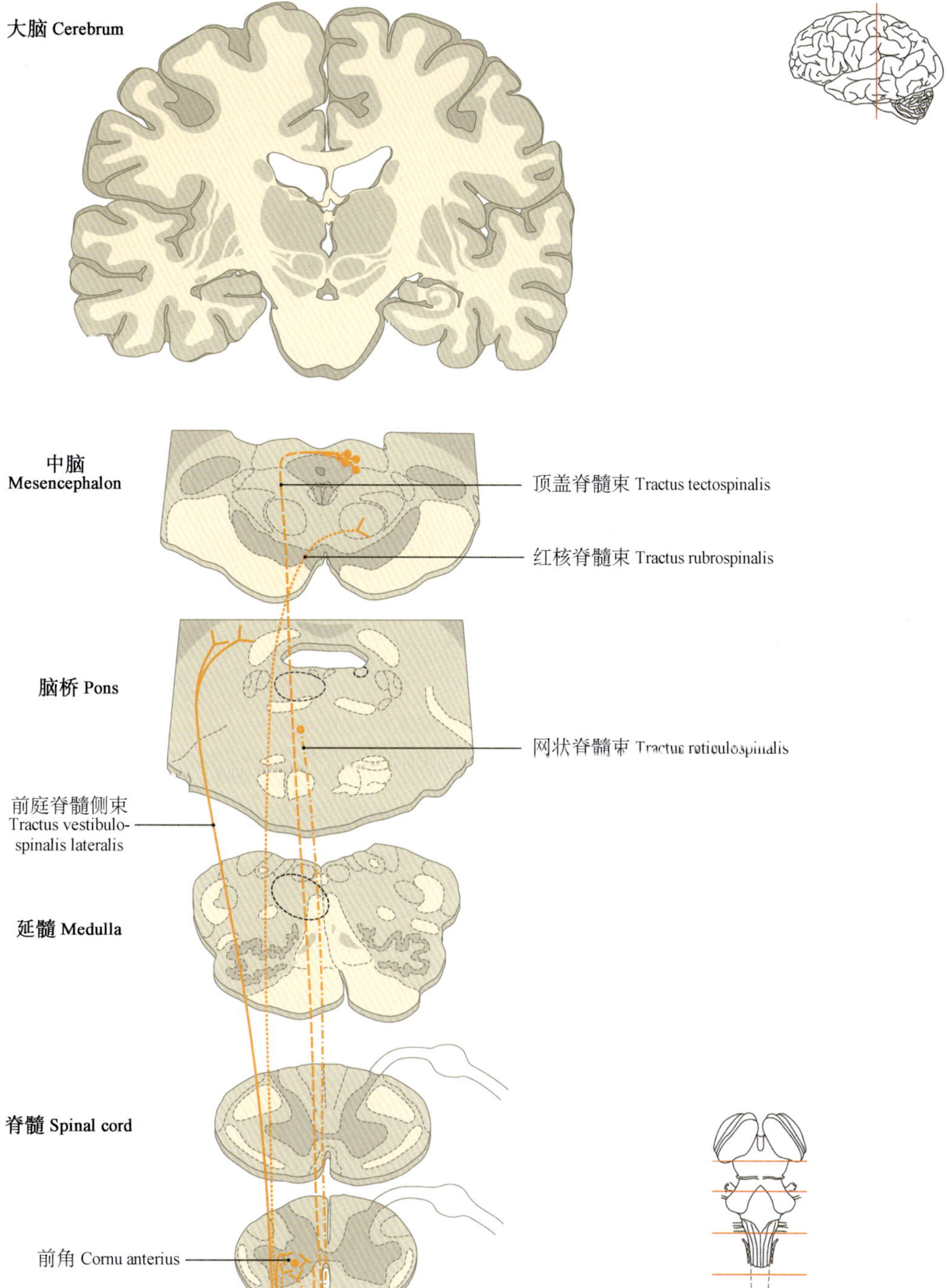

图 12.201 **锥体外系(EPMS)示意图**[L127]

从系统发育来看,锥体外系(EPMS)比锥体系更加古老。锥体外系由起自脑干不同核团的下行纤维束组成,它们在脊髓的前外侧柱中发生交叉或不交叉。所涉及的神经核团或核区包括:网状结构(网状脊髓束)、红核(红核脊髓束)、顶盖核(上丘,顶盖脊髓束)和前庭内、外侧核(前庭脊髓束)。神经核团或核区接受来自小脑和皮质的初级传入神经冲动,并与基底神经节(特别是纹状体)紧密联系。锥体外系通过协调动作的过程(动作"流畅性"),指导大部分无意识的动作,维持肌张力和平衡。网状脊髓束、前庭脊髓束和顶盖脊髓束居于内侧纤维束,支配轴向骨骼肌和腿部肌肉(包括站立或姿势运动);相比之下,红核脊髓束属于外侧纤维束,主要通过上肢神经支配臂部和手的运动。

周围部-最后运动通路

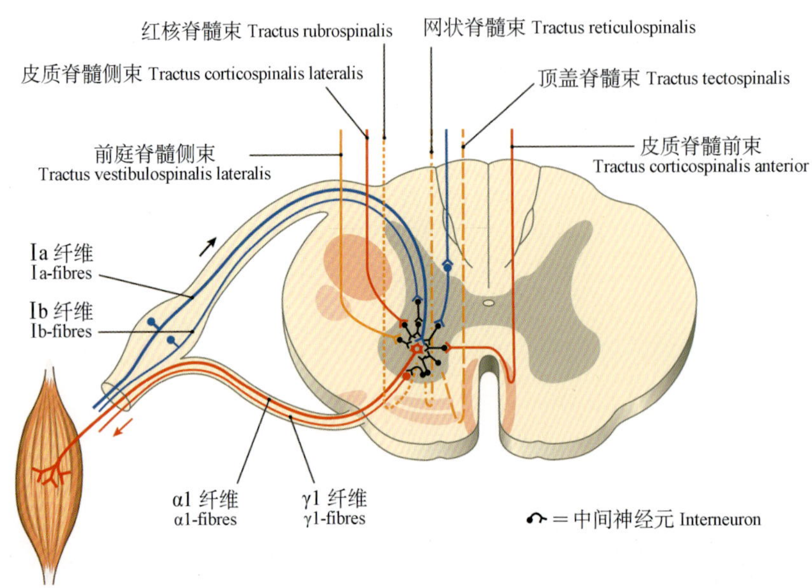

图 12.202 最后运动通路和运动单元示意图[L127]
脊髓中的α和γ运动神经元(主要通过中间神经元)受锥体系和锥体外系的各种神经束支配。单个运动神经元胞体(脊髓前角的神经细胞)及其轴突与其所支配的肌纤维合称为一个**运动单元**。运动神经元通过传入神经也可接收相应肌纤维的感觉信号(如通过牵张感受器)。

临床要点

运动单元的损伤会导致**弛缓性瘫痪**。表现为总运动强度降低、肌张力减退或消失,腱反射减弱或消失及肌萎缩。

如果中枢运动纤维束受损,会出现**痉挛性瘫痪**。表现为肌力和精细运动降低、肌张力增高、腱反射亢进、浅反射减弱或消失,出现**病理反射**(如 Babinski 反射,Oppenheim 征),而早期不会发生肌萎缩。由于腱反射受到抑制,中央束损伤的早期表现为弛缓性瘫痪,但很快就会发展为痉挛性瘫痪。

Babinski 反射阳性:以钝物划足底外侧皮肤,会触发踇趾的背屈运动,同时伴随其他足趾的伸展运动(这是新生儿的生理性反射,随着神经元逐渐成熟将消失)。

Oppenheim 征阳性:沿胫骨前缘自上而下用力滑压,出现与 Babinski 反射试验相同的足趾运动。

西方学者将神经退行性疾病(影响运动神经元)分为**"上运动神经元疾病"和"下运动神经元疾病"**。如上所述,上运动神经元的损伤会导致痉挛性瘫痪(如卒中、多发性硬化症、创伤性脑损伤)。特殊情况下,孤立的上运动神经元病变可导致弛缓性瘫痪。下运动神经元的损伤引起弛缓性瘫痪(与**脊髓灰质炎**、**Guillain-Barré 综合征**、神经丛或周围神经病变有关)。一些疾病中会出现上、下运动神经元的同时损伤(如**肌萎缩侧索硬化症**,则表现为痉挛性和**弛缓性瘫痪**的合并症状)。在运动通路起决定性作用的中枢神经系统疾病中也可导致相似的典型病理改变(如**Parkinson 病**、**Huntington 病**、**偏侧投掷症**)。

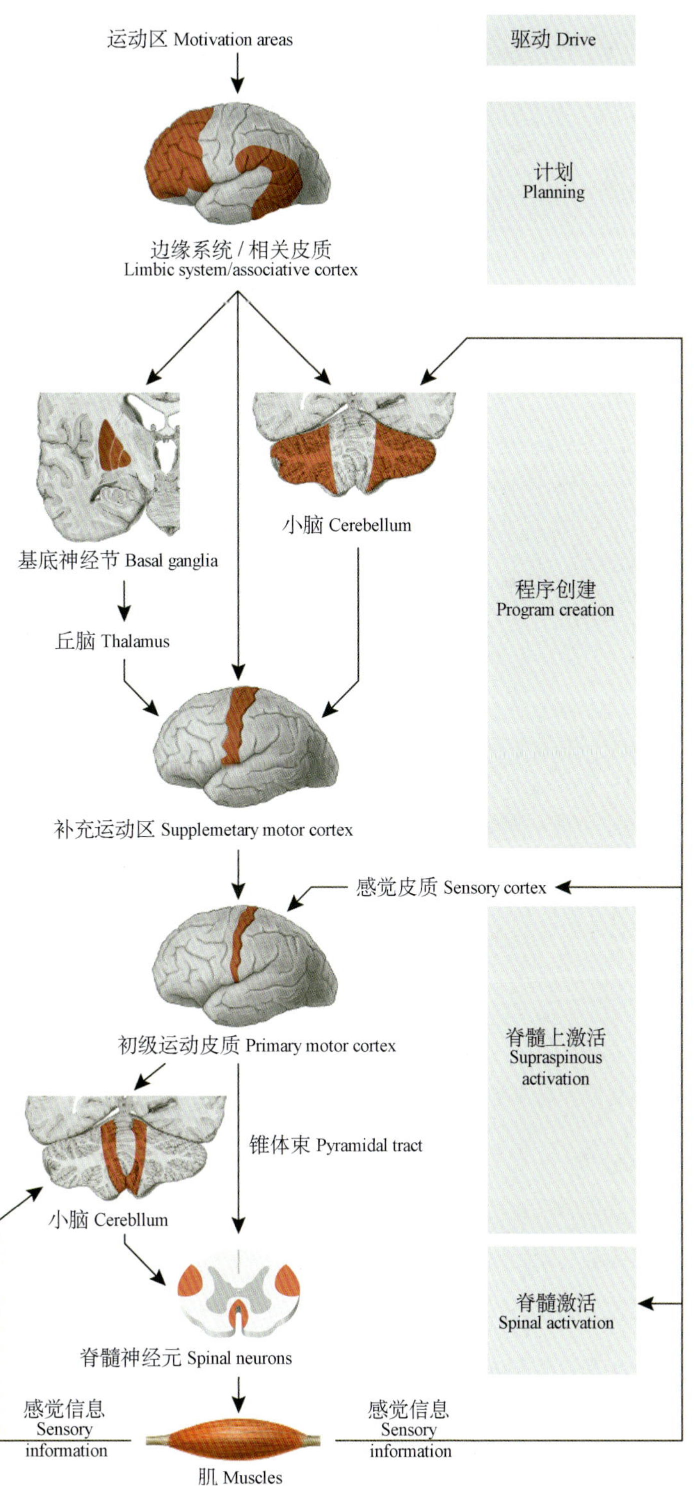

图 12.203 **随意运动的计划和实施示意图**[L127]

在图中所示结构的紧密配合下，随意运动的执行受到调控。此过程是在一定时间内完成的一系列连贯进程，因此可以视为一个进程。

躯体感觉通路

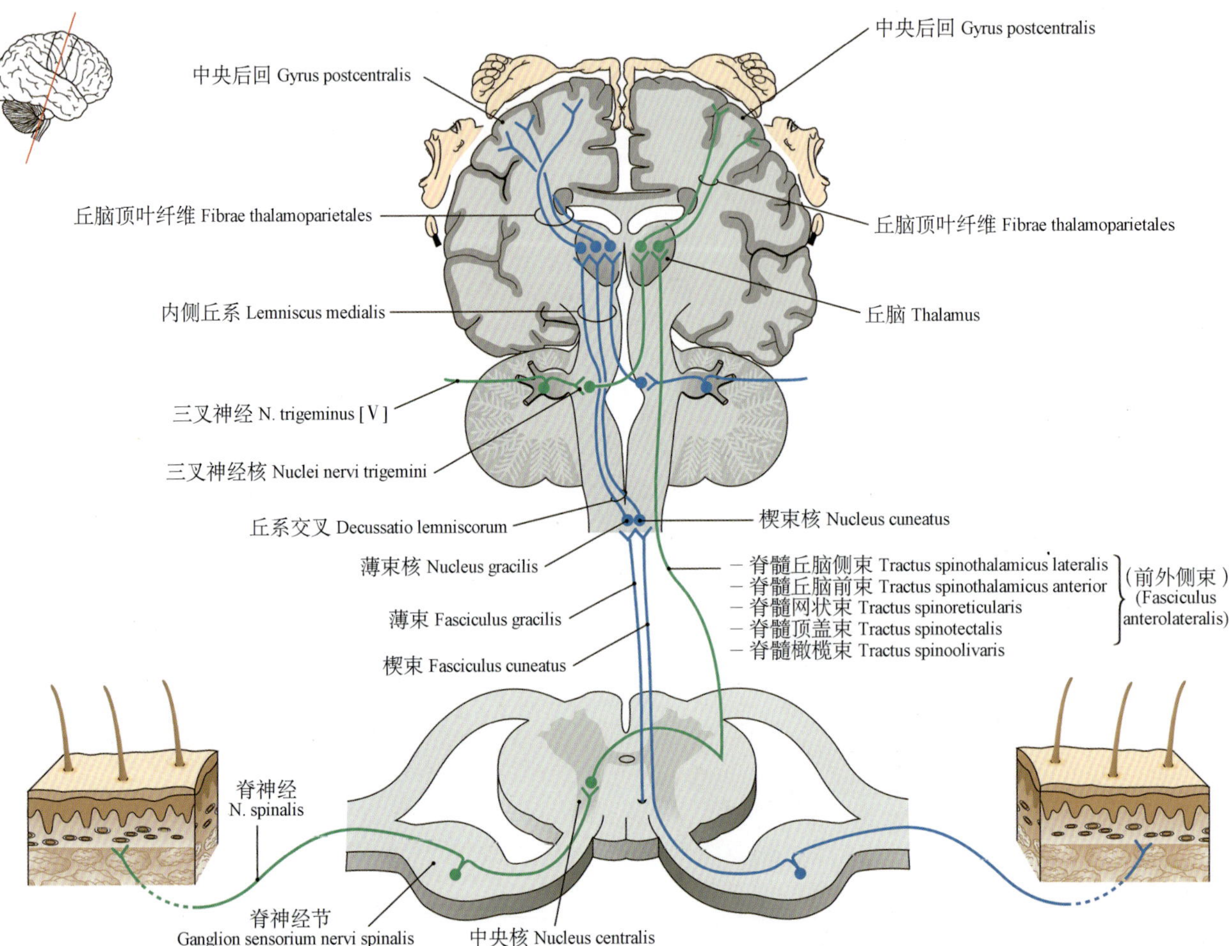

图 12.204 精细感觉的传导及脊髓后索(蓝色)的传导通路,经脊神经和三叉神经传入的纤维束;痛觉/温度觉传导通路和新脊髓丘脑束(绿色)

精细感觉通路(本体觉传导通路见下表)和**粗感觉通路**(痛温觉通路,用于感知疼痛、温度和压力):

- **第一级神经元**(未交叉):从皮肤和黏膜等处的感受器(外感受器)到脊髓后角的Ⅰ-Ⅴ层(根细胞,脊神经节神经元)。
- **第二级神经元**(交叉,部分神经纤维可能不交叉):从脊髓后角到丘脑,进入网状结构和中脑顶盖(脊髓丘脑前束和侧束、脊髓网状束、脊髓顶盖束;后角神经元)。
- **第三级神经元**(未交叉):从丘脑等处到大脑皮质,特别是大脑中央后回(丘脑皮质纤维,丘脑神经元)。

躯体感觉通路	
神经元链	**位置**
第一级神经元	脊神经节或三叉神经节中的假单极神经元
第二级神经元	• 脊髓后角
	• 延髓的楔束核和薄束核
	• 丘脑背侧核
	• 三叉神经脊束核
第三级神经元	对侧丘脑腹后外侧核神经元
第四级神经元	初级躯体感觉皮质:中央后回和中央旁小叶
第五级神经元	次级躯体感觉皮质:顶叶岛盖

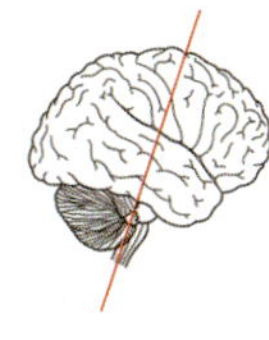

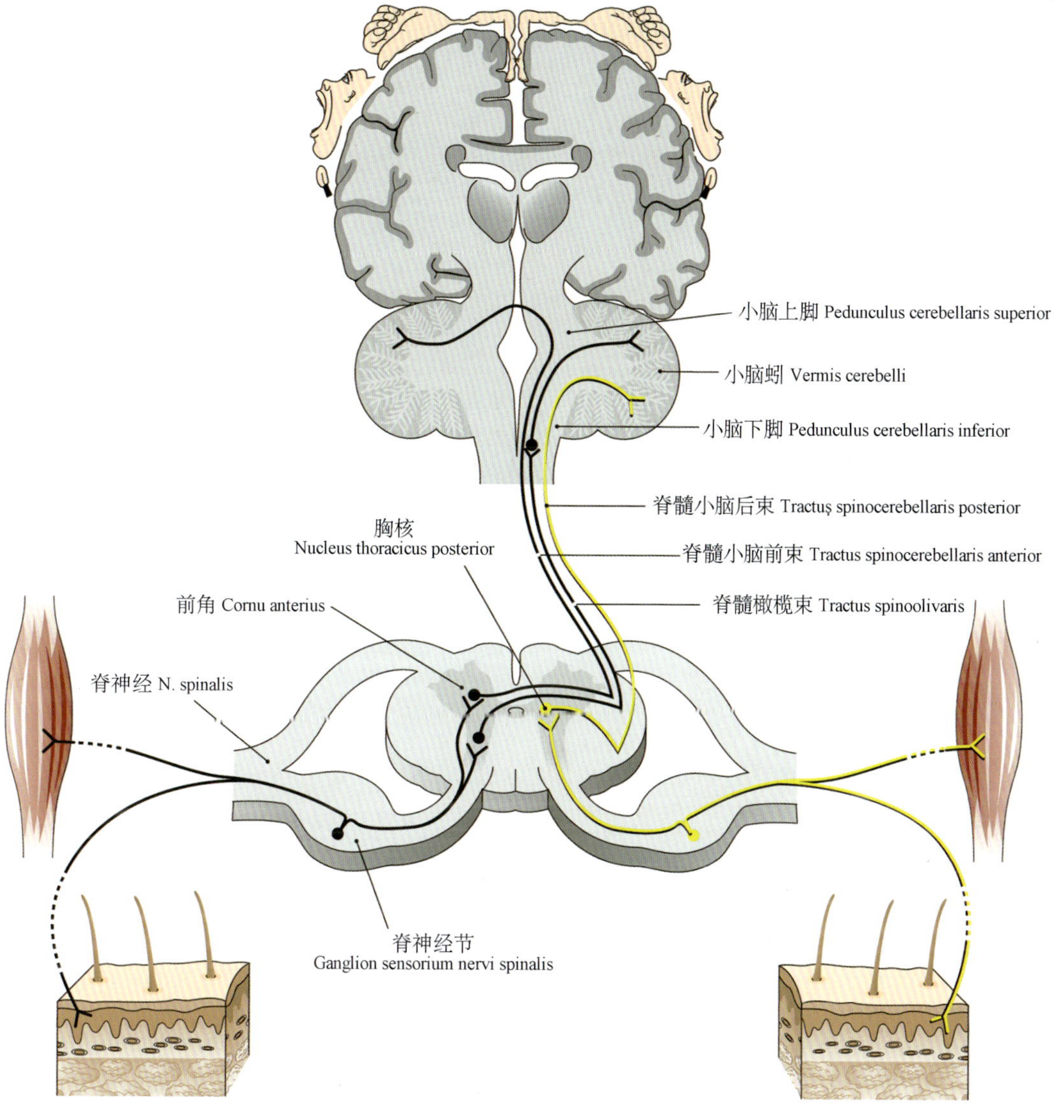

小脑上脚 Pedunculus cerebellaris superior
小脑蚓 Vermis cerebelli
小脑下脚 Pedunculus cerebellaris inferior
脊髓小脑后束 Tractus spinocerebellaris posterior
胸核
Nucleus thoracicus posterior
脊髓小脑前束 Tractus spinocerebellaris anterior
前角 Cornu anterius
脊髓橄榄束 Tractus spinoolivaris
脊神经 N. spinalis
脊神经节
Ganglion sensorium nervi spinalis

图 12.205 **非意识性深感觉通路（本体感觉；上行纤维束）。脊髓小脑前束（黑色）和脊髓小脑后束（黄色）**

躯体的位置、运动和肌张力的感知均属于本体感觉（深感觉）。**脊髓小脑前束**（黑色）是非意识性本体感觉的通路（无意识，但保证小脑精确的空间定位）。

- **第一级神经元**（不交叉）：从肌、肌腱和结缔组织的本体感受器到中间带和前角核团（根细胞，脊神经节神经元）。
- **第二级神经元**（双交叉）：前外侧索内的脊髓小脑束从前角开始，经小脑上脚至小脑（束细胞、中间带和前角神经元）。

脊髓小脑后束（黄色）是另一非意识性深感觉或本体感觉通路。

- **第一级神经元**（不交叉）：从肌、肌腱和结缔组织的本体觉感受器到后角和胸核（根细胞、脊神经节神经元）。
- **第二级神经元**（不交叉）：外侧索内的脊髓小脑后束，从后角和胸核开始，经小脑下脚至小脑（束细胞、胸核和后角基部神经元）。

躯体感觉通路

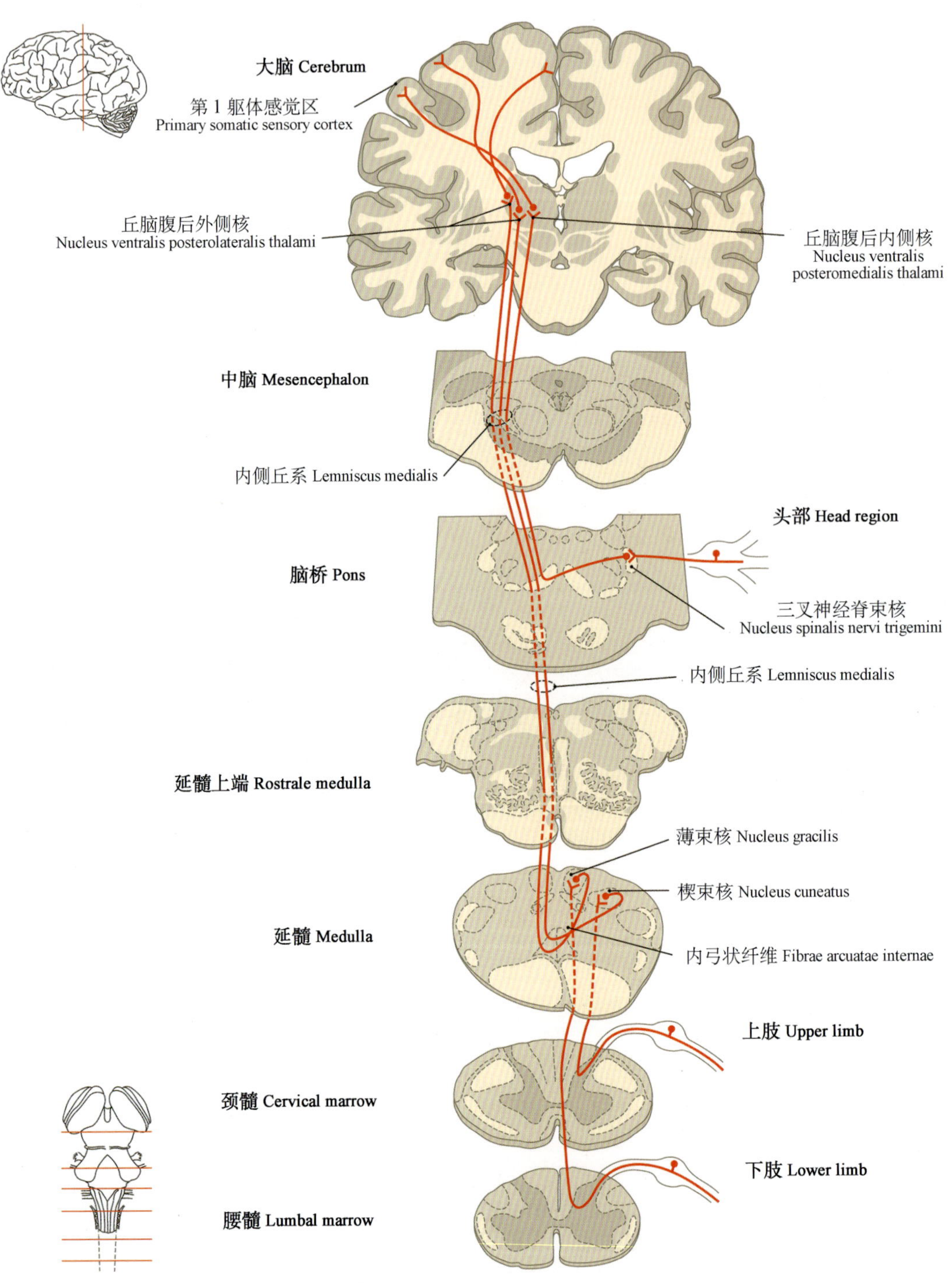

图 12.206 **精细感觉通路：脊髓后索传入纤维束和头部三叉神经传入纤维束[L127]**

脊髓后束系统的神经纤维不发生交换，也不交叉到对侧，而是经同侧后索到达颅内的楔束核和薄束核。在延髓这两个核内换元后，第二级神经元的轴突形成**内弓状纤维**并交叉至对侧（丘系交叉），经延髓丘脑束（**内侧丘系**）上行至丘脑腹后外侧核，交换神经元后沿丘脑皮质纤维（丘脑顶叶束）、经内囊后肢上行，到达大脑初级躯体感觉皮质区（顶叶的中央后回），躯体特定区域的排列保持不变（见第 408 页表格）。三叉神经传入的第一中继站位于脑桥的**三叉神经脊束核**，传入纤维加入内侧丘系的延髓丘脑束，并在**丘脑腹后内侧核**中交换神经元，最后通过丘脑皮质纤维到达各自的大脑皮质区域。此通路中躯体特定区域的排列定位全程保持不变。

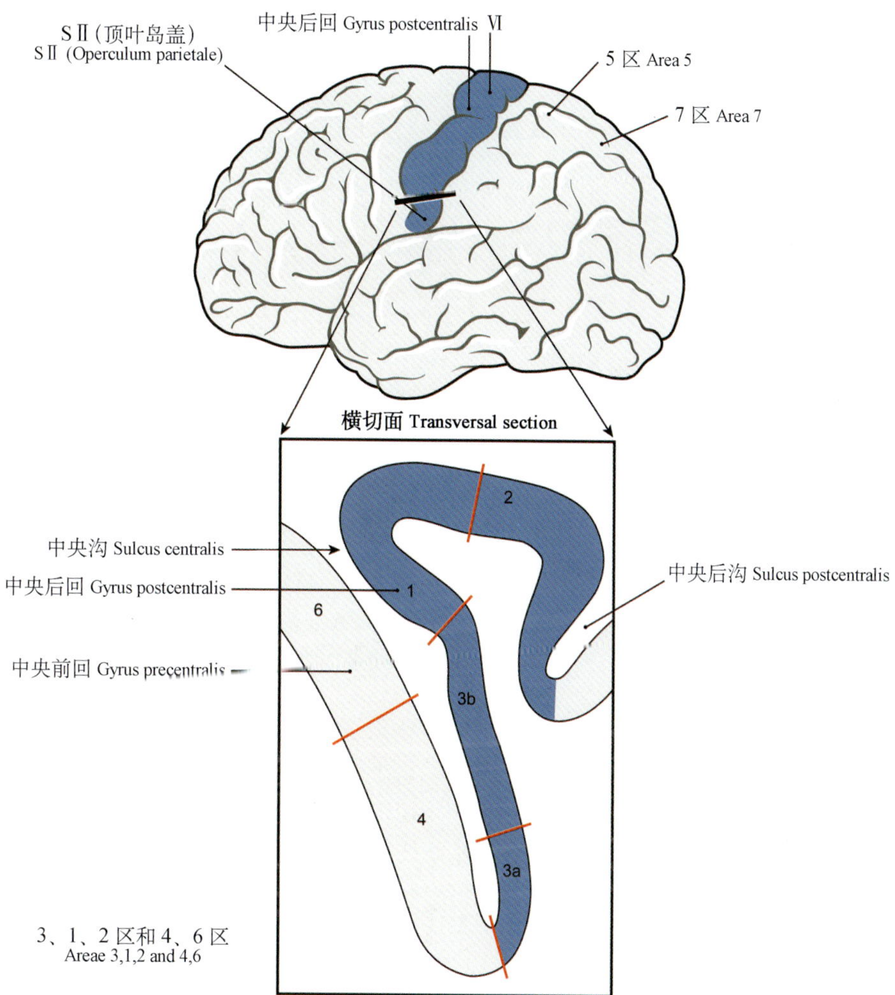

图 12.207 初级躯体感觉皮质区(SⅠ:Brodmann 3、1、2 区)、顶叶岛盖次级躯体感觉皮质区(SⅡ)及顶叶躯体感觉联络皮质区(Brodmann 5、7 区)[L126]

在初级躯体感觉皮质中,除了进行初级感觉的感知之外,还有最初的主观感知。然而对躯体感觉信息的解读还需在次级躯体感觉皮质中完成,该区域较小,位于外侧沟内的顶叶岛盖。来自躯体两侧的刺激(通过胼胝体)在此处汇合。神经纤维由次级躯体感觉皮质区继续进入躯体感觉联合区(后顶皮质,Brodmann 5 区和 7 区),以及岛叶和边缘系统。在联合区,传入的躯体感觉刺激与视觉刺激同时进行处理,经传出纤维到达中央前回,影响运动的控制。

脊髓

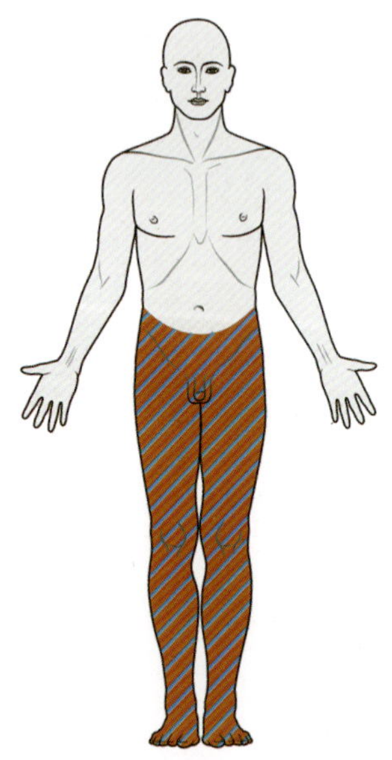

图 12.208 第 11 胸髓水平的完全截瘫[L126]

阴影所示区域的所有运动和感觉功能丧失。

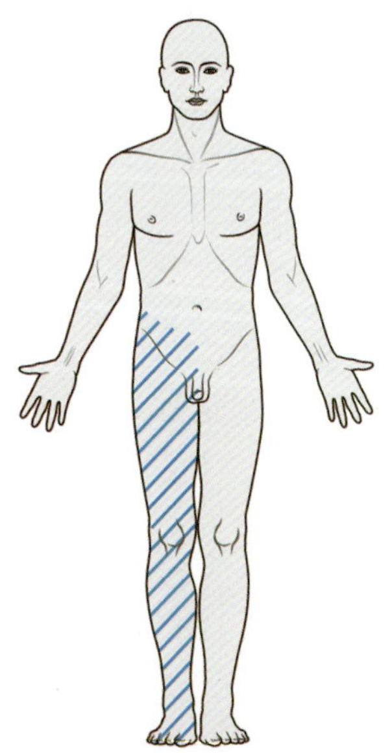

图 12.209 第 11 胸髓右侧后索损伤[L126]

精细触觉、位置觉及振动觉丧失(而粗触觉的功能不受影响)。

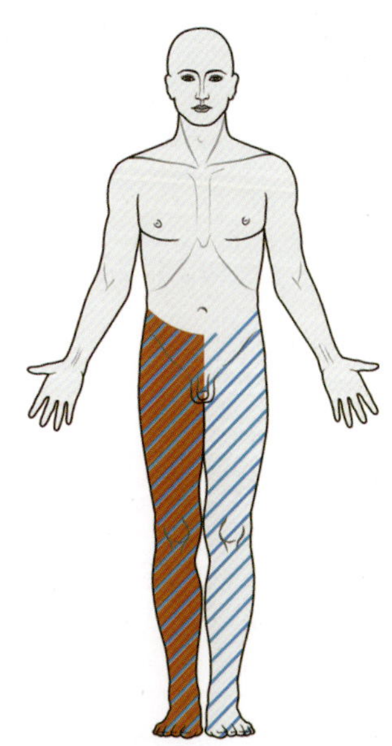

图 12.210 第 11 胸髓右侧半横断伤所致偏瘫(Brown-Séquard 综合征)[L126]

右侧(脊髓损伤同侧)的运动功能丧失,最初表现为弛缓性瘫痪,之后发展为痉挛性瘫痪。此外,合并精细触觉、位置觉及振动觉的丧失(但粗触觉的功能不受影响)。左侧(脊髓损伤对侧)的痛、温觉消失(→图 12.204)。

(杨 蕊 译)

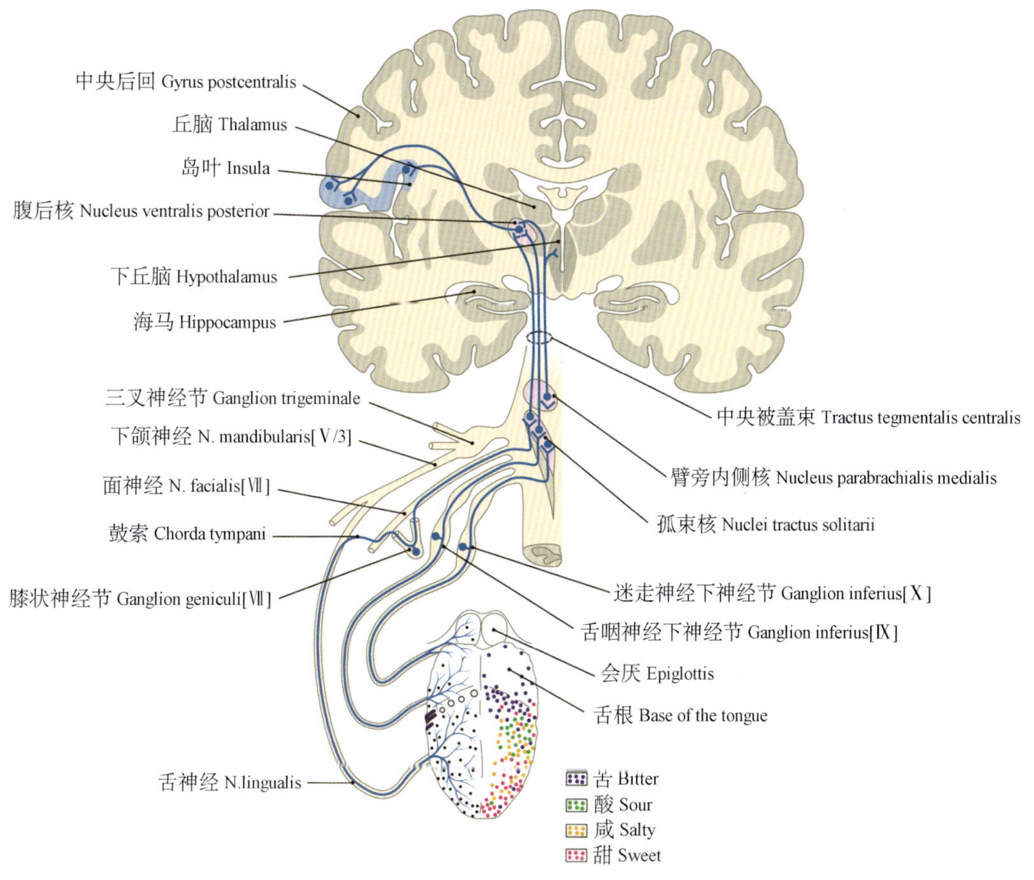

图 12.211 舌、会厌与味觉系统[L127]

人的舌(在**轮廓乳头、菌状乳头和叶状乳头**中)、软腭和会厌上分布有大约 2000 个**味蕾**。每个味蕾由不同的细胞类型组成，真正的味觉细胞是上皮细胞，能接受 5 种基础味觉(→图 8.167)-甜、酸、咸、苦、鲜(第 6 种也可能是油腻)。味觉细胞与位于味蕾基部的神经丛形成突触。因为味觉细胞不能去极化，这些细胞有时被称为**次级感觉细胞**，它们仅在与一级传入神经元的突触处可形成动作电位。

根据其位置，通过不同的脑神经将信息传递至延髓**孤束核**：

- 舌前 2/3 通过面神经。
- 舌后 1/3 及软腭通过舌咽神经。
- 会厌及软腭通过迷走神经。

与各自的神经相对应，一级神经元的胞体分别位于**膝神经节**、**舌咽神经下神经节**(岩神经节)或**迷走神经下神经节**(结状神经节)。

纤维传至**脑干味觉部(味觉核)**内的二级神经元，二级神经元的轴突在同侧**中央被盖束**(伴内侧丘系)内传至**丘脑腹后内侧核**，至此信息传至三级神经元。丘脑皮质的纤维传递至中央后回下部的躯体感觉区(根据皮质侏儒的定位)及颞叶皮质的**岛叶前区**和额盖，这些是有意识的味觉感知区域。有些轴突直接从丘脑传递或间接从孤束核经**内侧臂旁核**传至下丘脑和杏仁核(影响机体自主功能，如食欲、饱腹感、情感联系)。

临床要点

味觉感受器动作电位的兴奋阈值随着年龄的增长而增加，因此味觉感受器的感知能力有年龄相关性。味觉部分或完全丧失分别称为**味觉减退**或**味觉丧失**。味觉和嗅觉传导通路在前额叶处有一个共同的二级皮质区域，提示味觉和嗅觉之间有密切的功能联系。

伤害感受系统

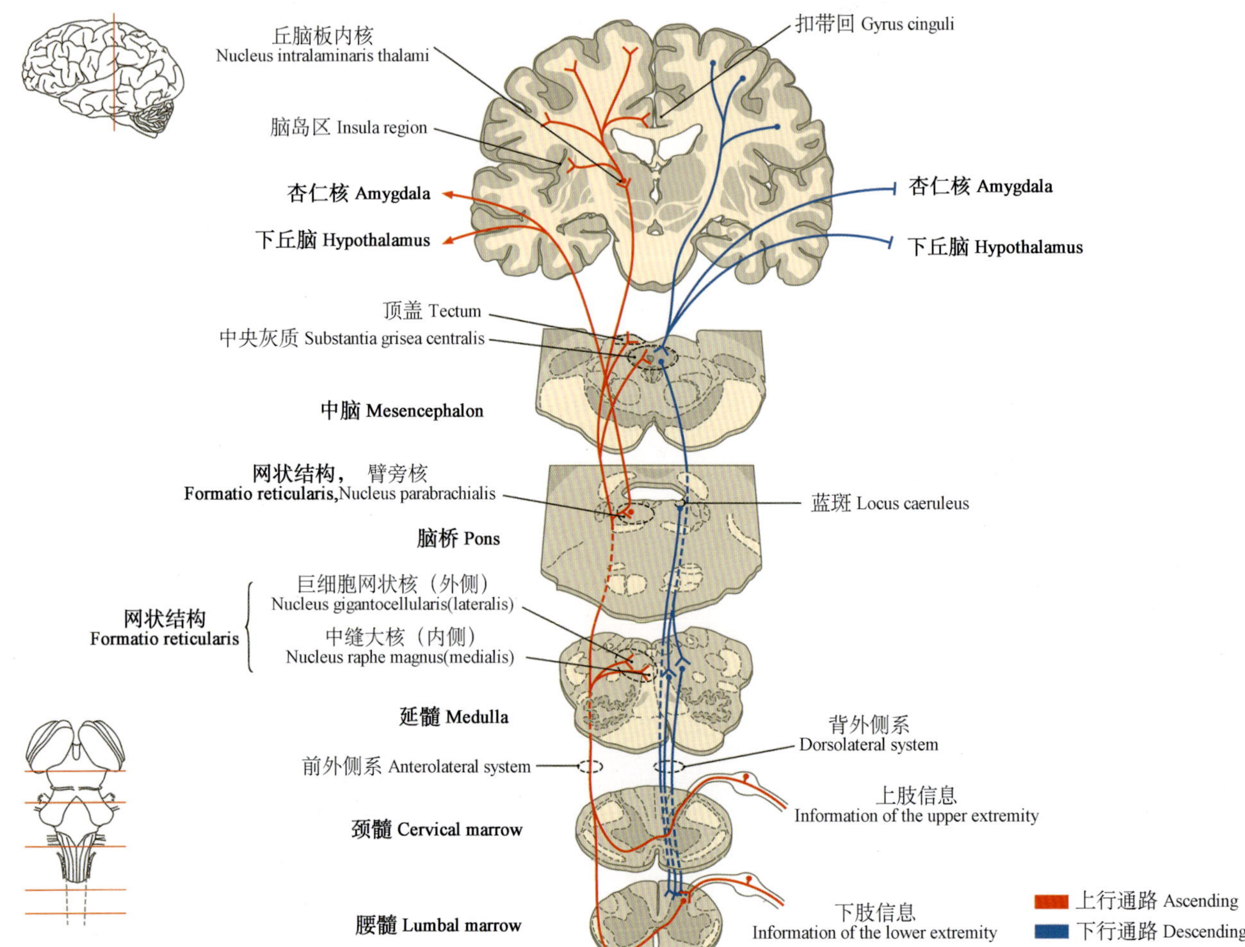

图 12.212 古脊髓丘脑束中的上行痛觉传导束(左侧)与下行痛觉调节纤维束(右侧)简图[L127]

痛觉的感知是非常主观的，由复杂的神经处理过程和痛觉调节决定。不同种类的疼痛包括**急性和慢性疼痛**，**外周性疼痛**(皮肤和肌内痛觉感受器的浅表躯体疼痛；关节和肌腱的深度躯体疼痛；由化学刺激、内脏器官紧张或内脏平滑肌痉挛引起的内脏疼痛)，以及**中枢介导的疼痛**(丘脑痛、心身痛、脊柱痛)。

疼痛对于生存及身体的完整是必不可少的。在疼痛传导的3个上行通路之间也是不同的。

- 原脊髓丘脑束(见下表)：主要走行于脊髓固有束中，通过侧束向丘脑和边缘系统传递内脏、情感和自主的疼痛反应。
- 古脊髓丘脑束(→图12.212)：传递迟钝的、缓慢的、躯体的和深部的痛觉，常与植物性反应有关。
- 新脊髓丘脑束：来自上肢和下肢皮肤及肌的强烈而快速的躯体痛觉。

神经元中枢突止于脊髓后角(后角边缘核)(→图12.184，→图12.185)，之后的纤维在前连合交叉，经脊髓丘脑侧束传至丘脑。传入信号保持一定的躯体传入位置，通过丘脑皮质纤维传递至感觉皮质(中央后回)，产生意识性痛觉。头颈部的痛觉，通过三叉神经节继续传至延髓的三叉神经脊束核，并经对侧三叉丘脑束传至丘脑腹后内侧核，继而传至相应的中央后回区域。

伤害感受系统的位置

神经元链	神经元或核团	神经元链	神经元或核团
一级神经元	脊神经节或三叉神经节中假单极神经元的胞体	四级神经元	初级躯体感觉皮质：中央后回 下丘脑、边缘系统 脑干(中央灰质、顶盖、网状系统)
二级神经元	脊髓后角(Ⅱ，Ⅳ-Ⅷ板层)或三叉神经脊束核		
三级神经元	丘脑神经元胞体： 同侧腹后外侧核(接收脊髓丘脑束) 对侧腹后内侧核(接收三叉丘脑束) 板内核神经元胞体		

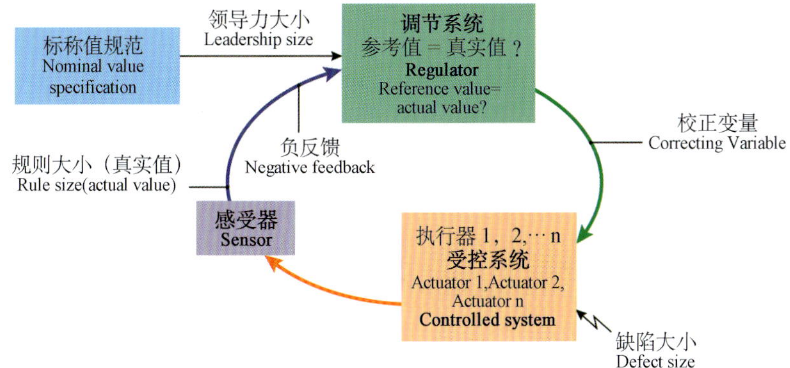

图 12.213 自我调节反馈回路示意图[L127]

维持身体内环境的平衡(**内稳态**)是必须的。为此，**感受器**(如化学感受器等)将身体的实际信息传递给**调节器**(如脑干的呼吸中枢)。调节器将实际值与生理标准值进行比较，并通过适当的**执行器**(如呼吸驱动)弥补差异，从而平衡实际值和标准值。该调节类型称为**负反馈**。

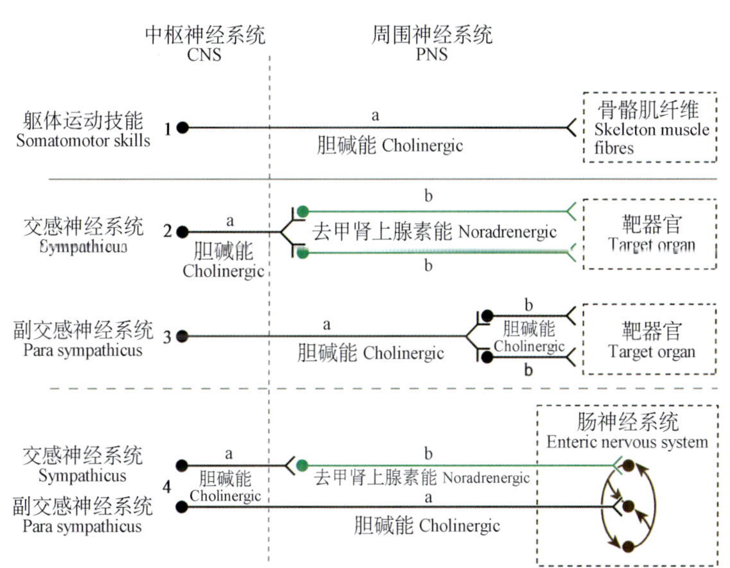

图 12.214 躯体和自主神经系统中周围运动神经支配回路

1＝躯体运动神经元，2＝交感神经系统的内脏运动神经元，3＝副交感神经系统的内脏运动神经元，4＝内脏运动神经元及其对肠神经系统的影响；a＝初级神经元，b＝次级神经元[L141]。

躯体运动神经支配的骨骼肌纤维直接(即不需要回路)受脊髓α-运动神经元支配。而内脏运动神经元在自主神经节中至少交换一次神经元(肾上腺髓质除外)。在交感和副交感神经系统中，第一个神经元(**节前神经元**)位于中枢神经系统(脑和脊髓)，相应的纤维(**节前纤维**)传至自主神经节(节后神经元)，即第二个神经元，后者发出纤维至靶器官。

临床要点

身体对**负性压力(忧虑)**的反应是一个交感神经系统的强化激活和紧张感增强的过程。长期的压力环境可能导致交感神经系统持续的过度活跃。这与“应激激素”的释放增加有关，如糖皮质激素(如皮质醇)和儿茶酚胺(如肾上腺素)。同时伴有自主神经功能障碍症状，如心率加快、血压升高(高血压)、心律失常、易怒和躁动不安，这又给患者带来额外的压力。如果这种负性压力持续存在(交感神经过度活跃，长时间过度分泌应激激素)，就会导致**身心疲惫(崩溃)**。

自主神经系统

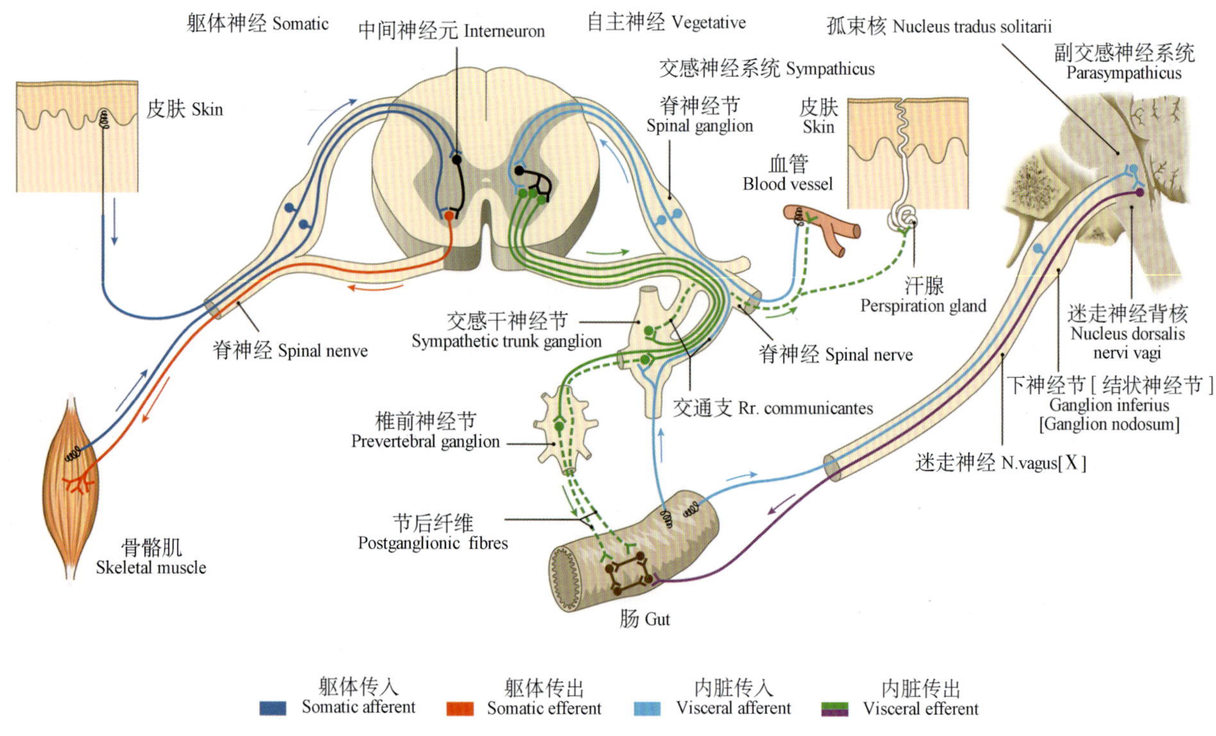

图 12.215　躯体神经系统和自主神经系统的结构比较(脊髓和周围神经系统)示意图[L127]

在躯体神经系统中(左侧),信息直接传入脊神经节神经元(单突触反射弧)或间接传至脊髓前角的 α-运动神经元。

在交感神经系统中(右侧),内脏传入信息首先通过脊神经节神经元传递至脊髓中间神经元,经过一次或多次中继,信息最终到达脊髓侧角的内脏运动神经元。内脏节前纤维(绿色实线)起于此处,将信息继续传至椎旁节和主动脉附近的椎前节。在神经节内交换神经元后,节后纤维(绿色虚线)到达靶器官。在副交感神经(本例中为迷走神经)中,内脏传入信息通过迷走神经下神经节(结状神经节)传至脑干孤束核,然后至迷走神经背核;内脏运动纤维经迷走神经(血管迷走神经反射弧)回到靶器官。

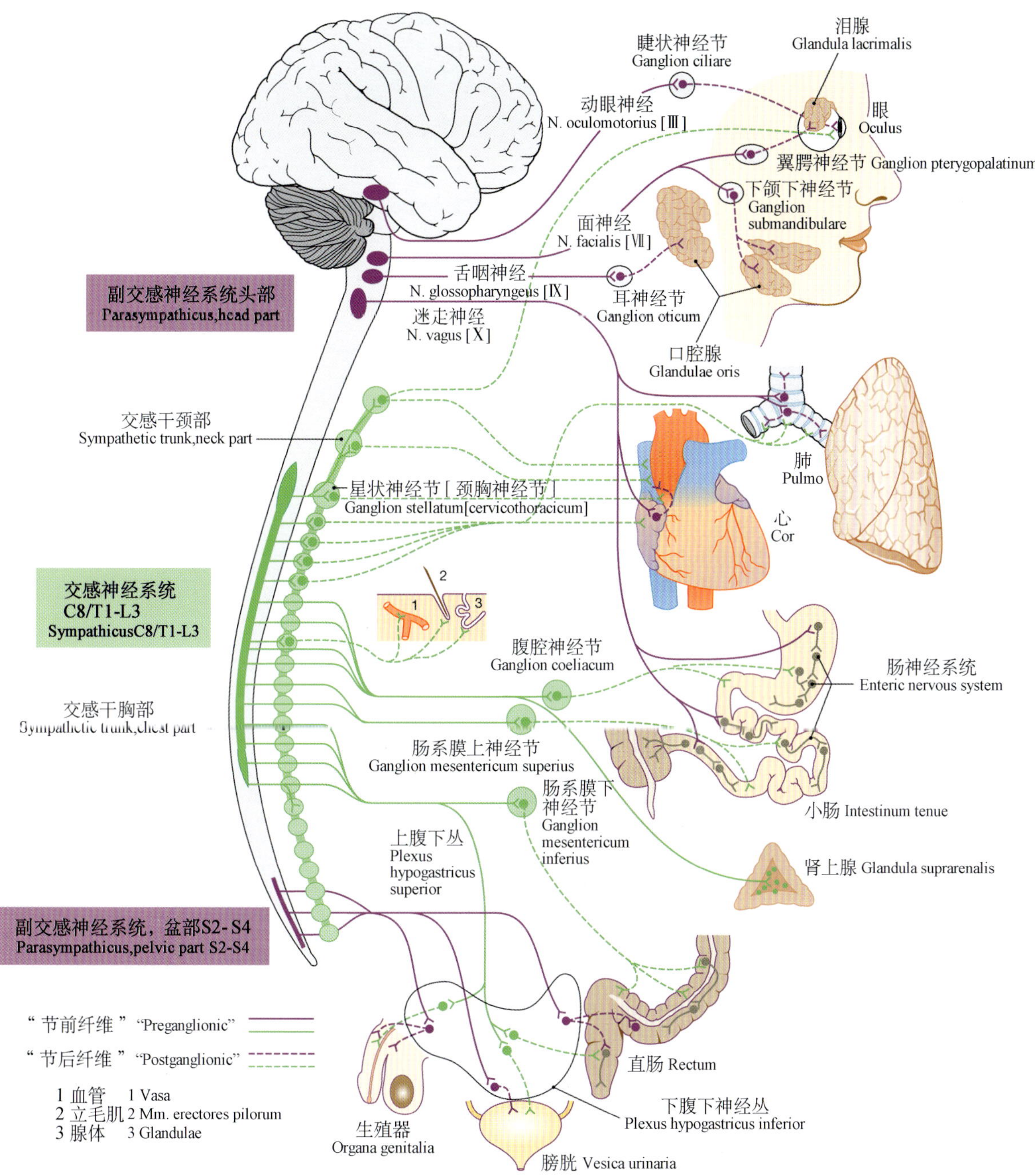

图 12.216 **自主神经系统(交感和副交感神经)** [L106/L126]

自主神经系统包括交感神经(绿色)、副交感神经(紫色)和肠神经系统。

交感神经低级中枢位于脊髓胸腰段侧角，发出纤维至交感干和消化管神经节，交换神经元后，由此处的节后神经元发出节后纤维至靶器官。交感神经兴奋可在紧急情况下调动身体的活动。交感神经系统还包括肾上腺髓质，其可释放肾上腺素和去甲肾上腺素。

副交感神经低级中枢位于脑干和骶髓，发出纤维至头部、胸腔和腹腔等处靶器官附近的神经节，交换神经元，并由此处的节后神经元发出短的节后纤维到达靶器官。副交感神经系统在食物的摄取和加工(消化)及性唤起中发挥重要作用，与交感神经相辅相成。

肠神经系统调节肠管(肠管活动)，受交感神经和副交感神经作用的调节。

自主神经系统功能概述

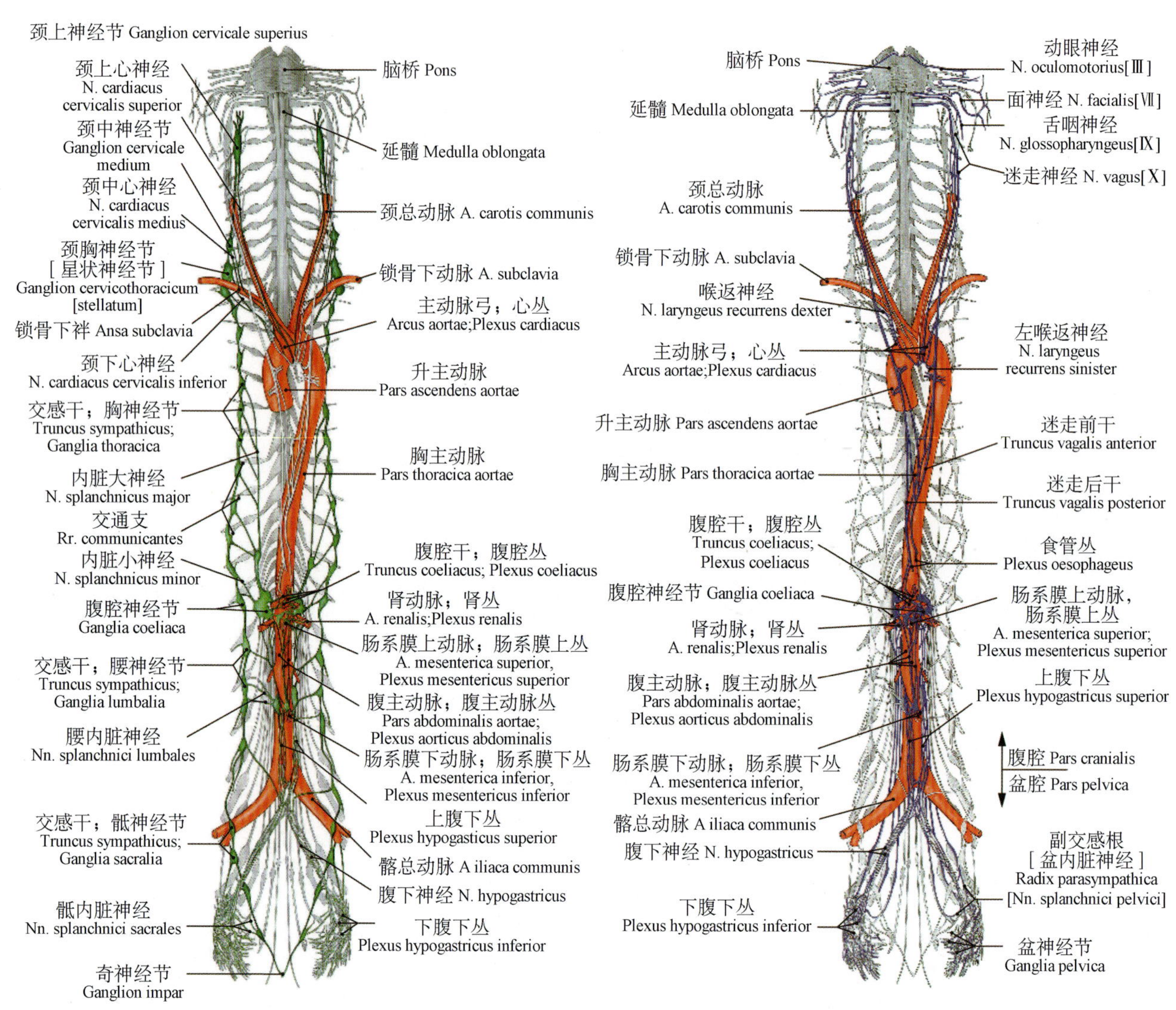

图 12.217a、b　交感神经和副交感神经

交感神经(a)和副交感神经(b)局部解剖结构的半示意图。

交感神经纤维与脊神经一起离开脊髓，到达交感干的神经节，最后伴随血管或神经到达靶器官。头部的副交感神经纤维与脑神经一同到达副交感神经节，之后发出神经纤维到达头部靶器官。胸腹部器官主要由迷走神经支配。只有肠道末段和盆腔器官接受来自骶髓的副交感神经支配。

颅内副交感神经(动眼神经、面神经、舌咽神经)			
脑神经	**一级神经元**	**二级神经元**	**靶器官**
动眼神经	动眼神经副核(艾-伟核)	睫状神经节	• 睫状肌 • 瞳孔括约肌
面神经	上泌涎核	翼腭神经节	• 泪腺 • 黏膜
		下颌下神经节	• 下颌下腺 • 舌下腺 • 黏膜
舌咽神经	下泌涎核	耳神经节	• 腮腺 • 黏膜

副交感神经			
脑神经	**一级神经元**	**二级神经元**	**靶器官**
颅内副交感神经			
迷走神经	疑核(外部结构)	壁内神经节	颈部脏器、心、肺
	迷走神经背核	壁内神经节	腹腔腺体
		肠神经系统神经节	肠管
骶副交感神经			
骶副交感神经		盆腔神经节	外阴部
		壁内神经节	远段结肠、直肠、膀胱、尿道(部分)

内脏感觉传入纤维/神经冲动传至脑干			
神经	**神经节**	**中枢神经核**	**起源(器官)**
舌咽神经	下神经节	孤束核	• 颈动脉球 • 颈动脉窦
迷走神经	下神经节(结状神经节)	孤束核	• 颈、胸部血管球 • 胸腔脏器 • 胃肠道

下丘脑核团及其在内稳态中的功能		
区域	**核团**	**功能**
下丘脑前区	交叉上核	心律
	视前核	垂体前叶(腺垂体)促性腺激素释放的调节
	视上核	抗利尿激素、催产素的分泌
	室旁核	抗利尿激素、催产素的分泌,食物摄入;通过促肾上腺皮质激素释放激素调节应激激素的分泌
下丘脑中间区	漏斗核,室周神经细胞	垂体前叶(腺垂体)的控制;食物摄取(营养)行为
	下丘脑腹内侧核,下丘脑背内侧核	食物和液体摄入行为的调节
下丘脑后区	下丘脑后核,乳头体	体温调节,自主控制
下丘脑外侧区		食物摄取行为

自主神经系统功能概述

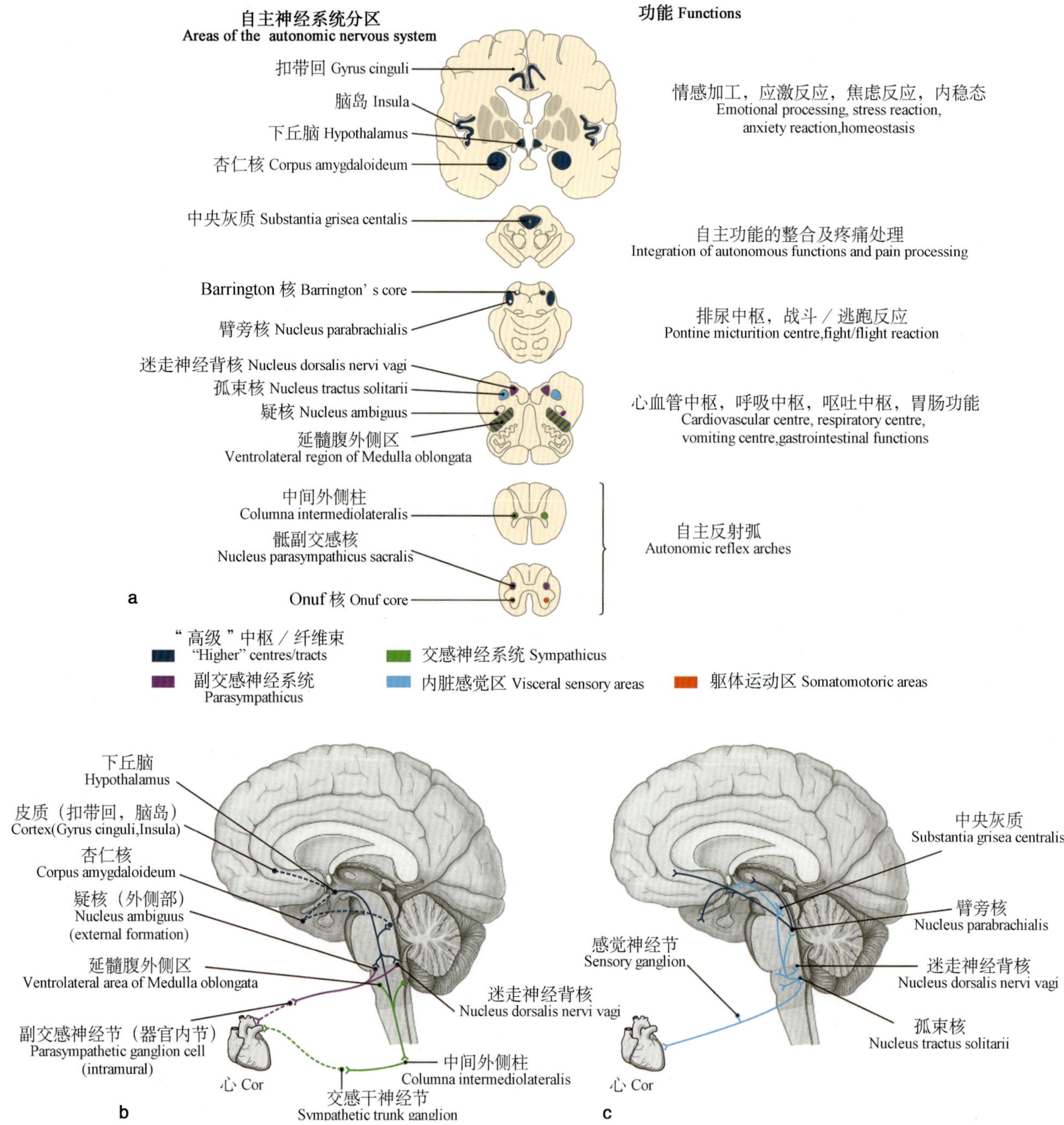

图 12.218a-c 中枢自主神经脑区和核团[L127]

神经核团和神经元群位于中枢神经系统的不同层面，它们参与自主神经系统的中枢性控制，彼此联系紧密。

a 自主神经细胞位于脊髓、脑干、间脑和额叶。在低位脑干以下，可以区分交感神经和副交感神经神经元之间的差异；但在低位脑干以上则无法清晰区分。

b 图中显示内脏运动神经元之间在控制内脏器官时的相互作用。下丘脑的神经元是中枢神经系统中最重要的自主神经中继站，脑干核团的神经元直接发出纤维或经中间神经元链到达延髓或脊髓的自主神经中枢，随后副交感节前纤维通过脑神经（本例中为迷走神经）到达靶器官。相同的中枢也可通过下行纤维影响脊髓侧角的交感神经元。由此，自主神经系统受到两方面的调控。

c 图中显示内脏感觉纤维/冲动传入中枢核团。内脏感觉信息通过孤束核传递至脑，在孤束核内交换神经元，并将信息直接传至低位脑干中枢（脑干水平的自主神经反射中枢），或者通过上行的神经元链传至脑的更中心区域。

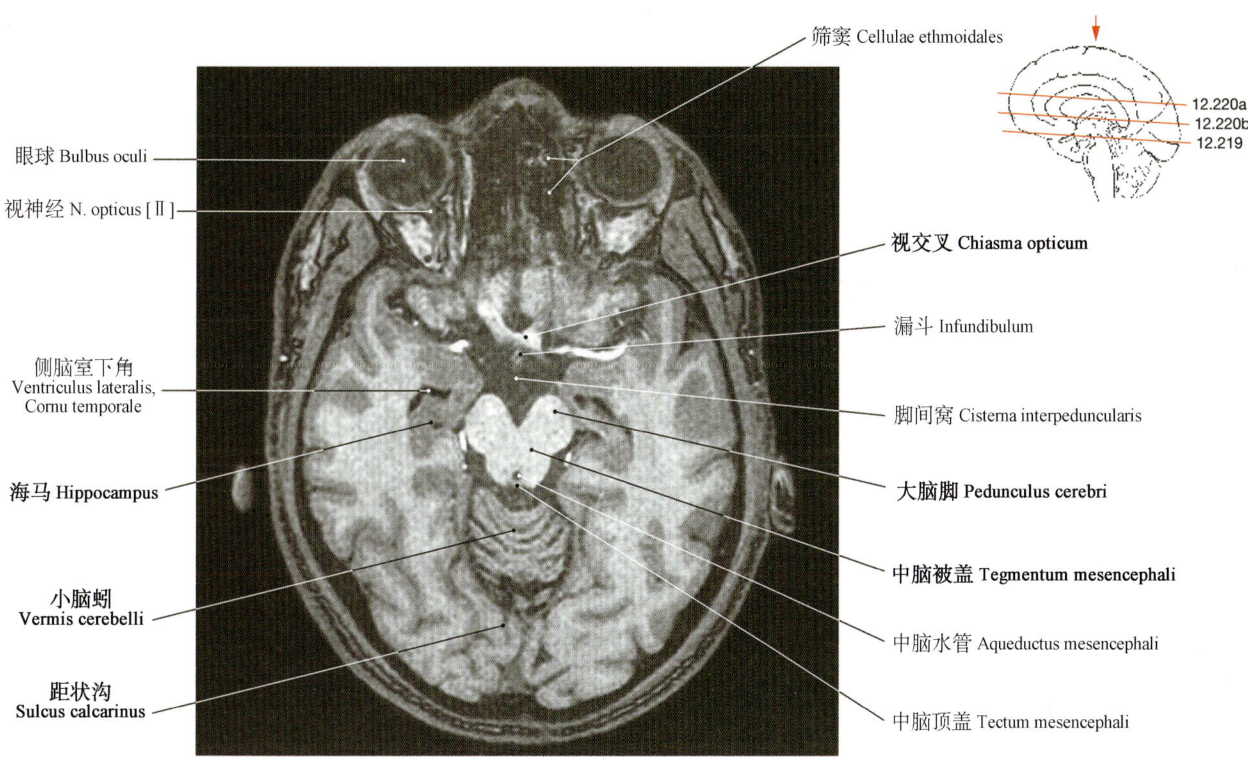

图 12.219 脑；MRI，经中脑和侧脑室下角水平断面（上面观）[T906]

中脑的视交叉和大脑脚清晰可见。此外，还可看到小脑蚓部和枕叶的距状沟。

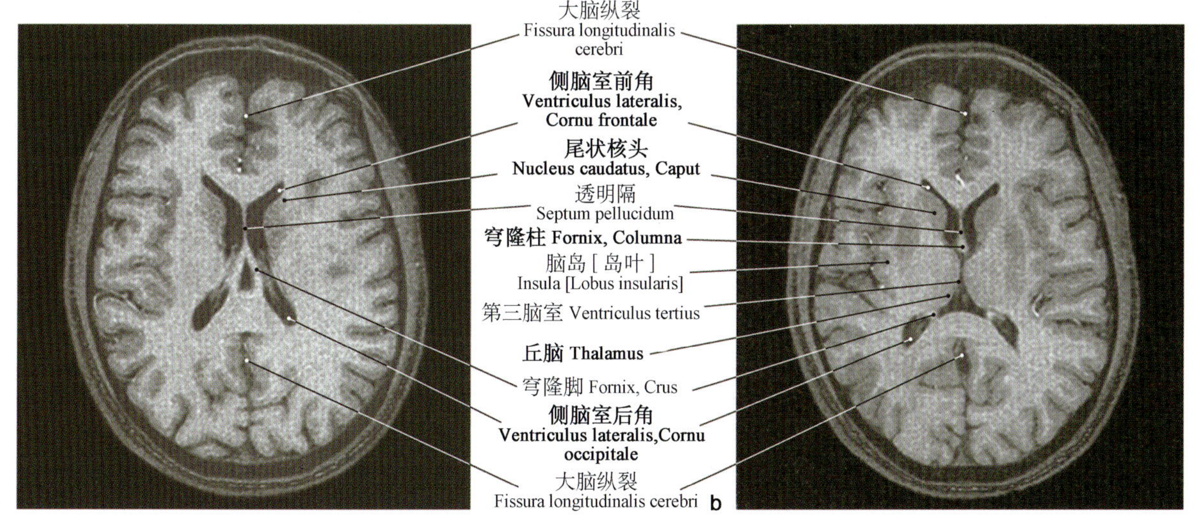

图 12.220a、b 脑[T906]

a MRI 影像，经侧脑室中央部的底部平面水平断面，上面观。

可见侧脑室前角和后角，透明隔及穹隆脚。在左侧，还可以看到岛叶。

b MRI 影像，经第三脑室及侧脑室下角水平，上面观。除了岛叶及图 a 中提到的结构，还可见丘脑和穹隆柱。

脑 MRI

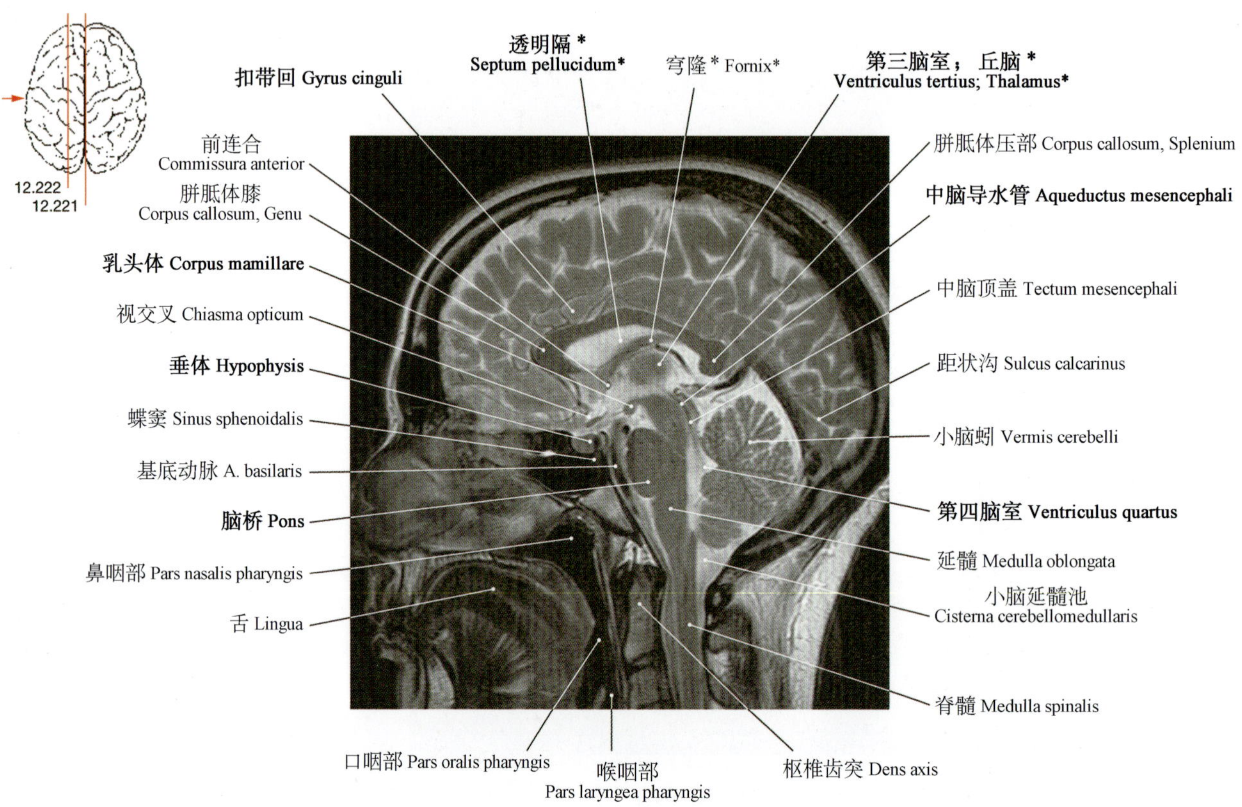

图 12.221 脑；MRI 影像（正中断面）

MRI 影像清晰显示出所有的脑结构，如脑回、透明隔、第三脑室、丘脑、中脑导水管、乳头体、下丘脑、垂体、中脑、脑桥、小脑和延髓。

由于“部分容积效应”，标有星号（*）的结构存在部分伪影。

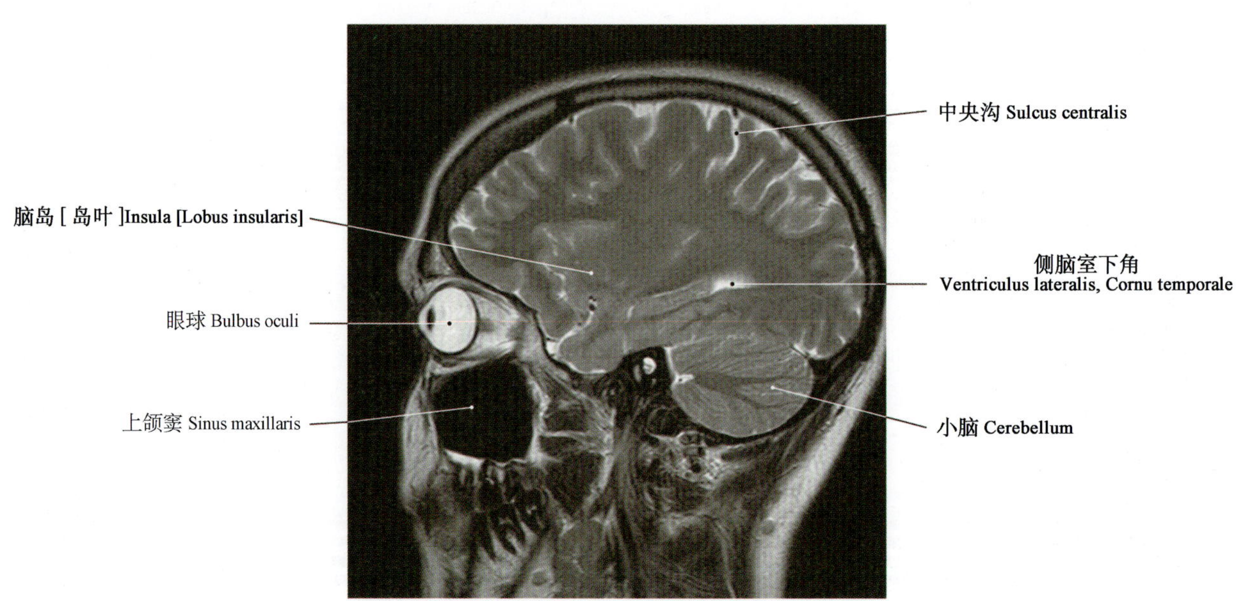

图 12.222 脑 MRI 影像（经中脑及侧脑室下角的矢状断面，左侧面观）

矢状断面显示小脑和中央沟，以及小部分侧脑室下角。

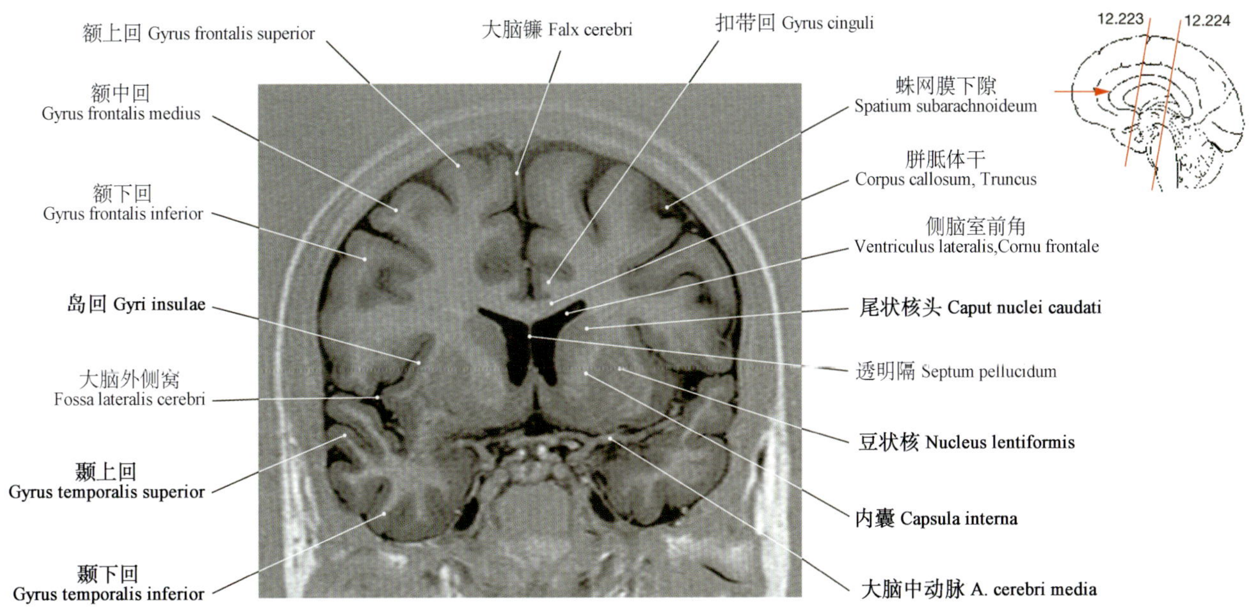

图 12.223 **脑 MRI 影像(经第三脑室前部水平的冠状断面,前面观)[T906]**

在右侧可辨认出大脑中动脉向外侧沟走行的路径。两侧可见额叶和颞叶的脑回。该成像技术可在端脑基底核区显示尾状核、内囊和豆状核。

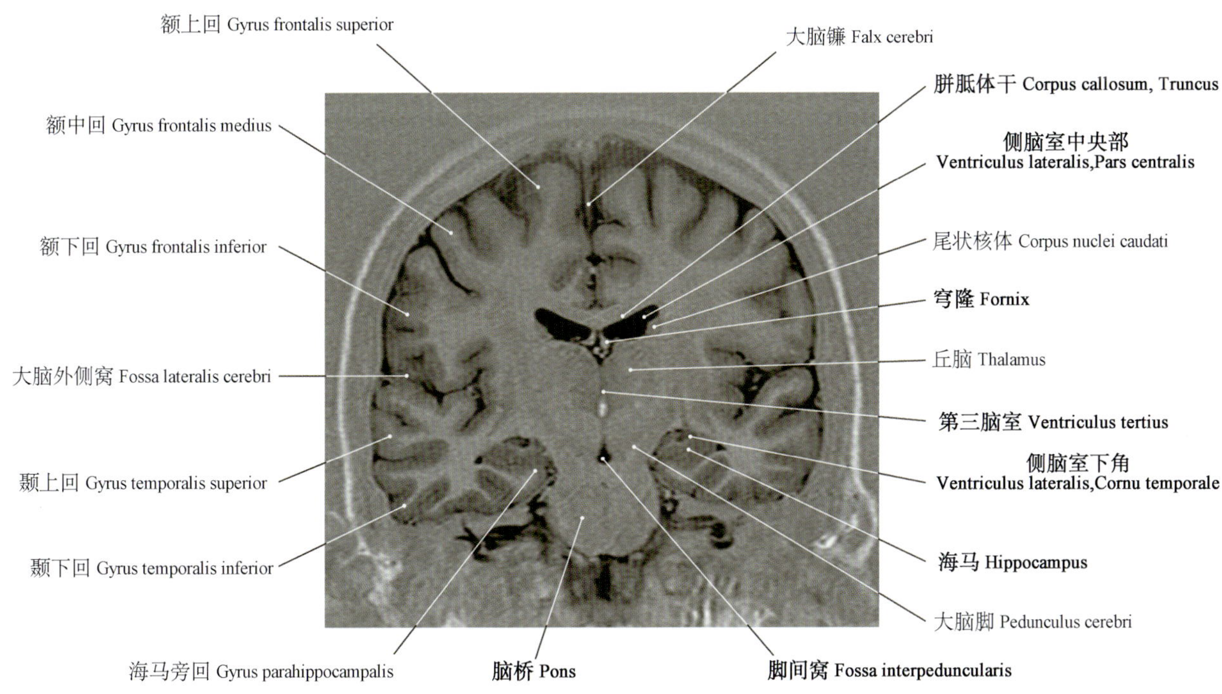

图 12.224 **脑 MRI 影像(经丘脑水平的冠状切面,前面观)[T906]**

该图像显示侧脑室下角和海马。在头端,侧脑室中央部被切断。在头尾端中线处可以分辨出胼胝体干、穹隆、第三脑室、脑干脚间窝和脑桥。

脑冠状断面

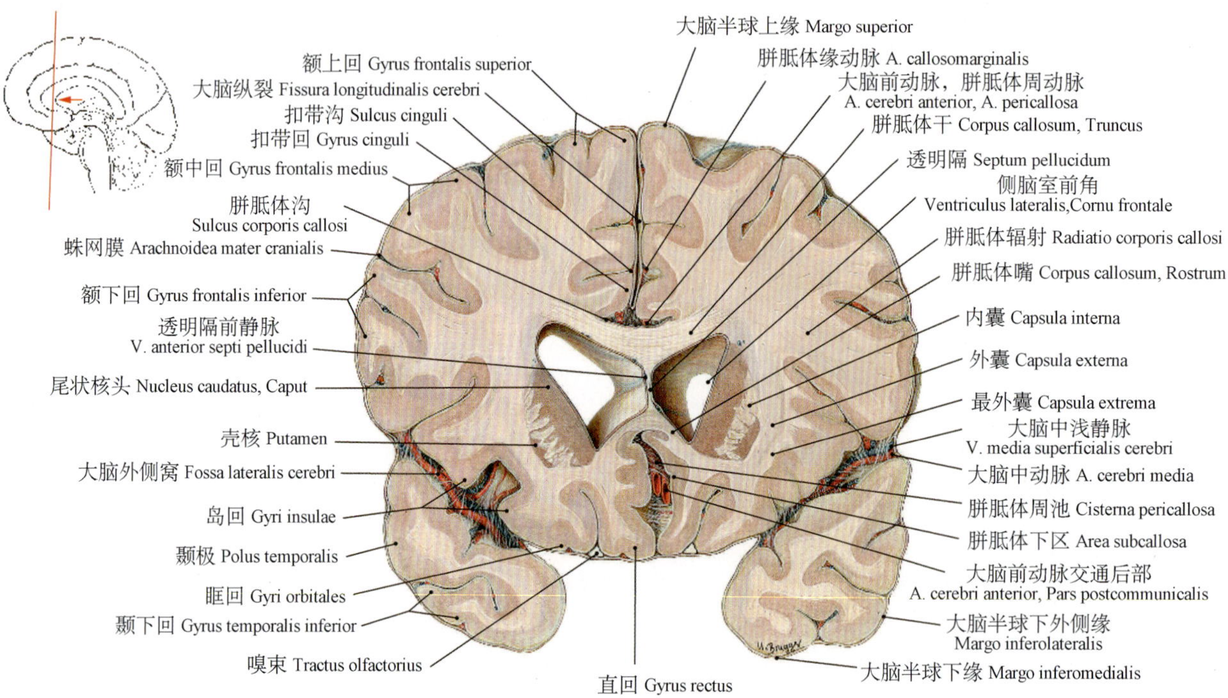

图 12.225 脑（经侧脑室前角前部水平的冠状断面，后面观）

可见两个侧脑室，胼胝体位于其上方，尾状核头和壳核位于侧脑室外侧。

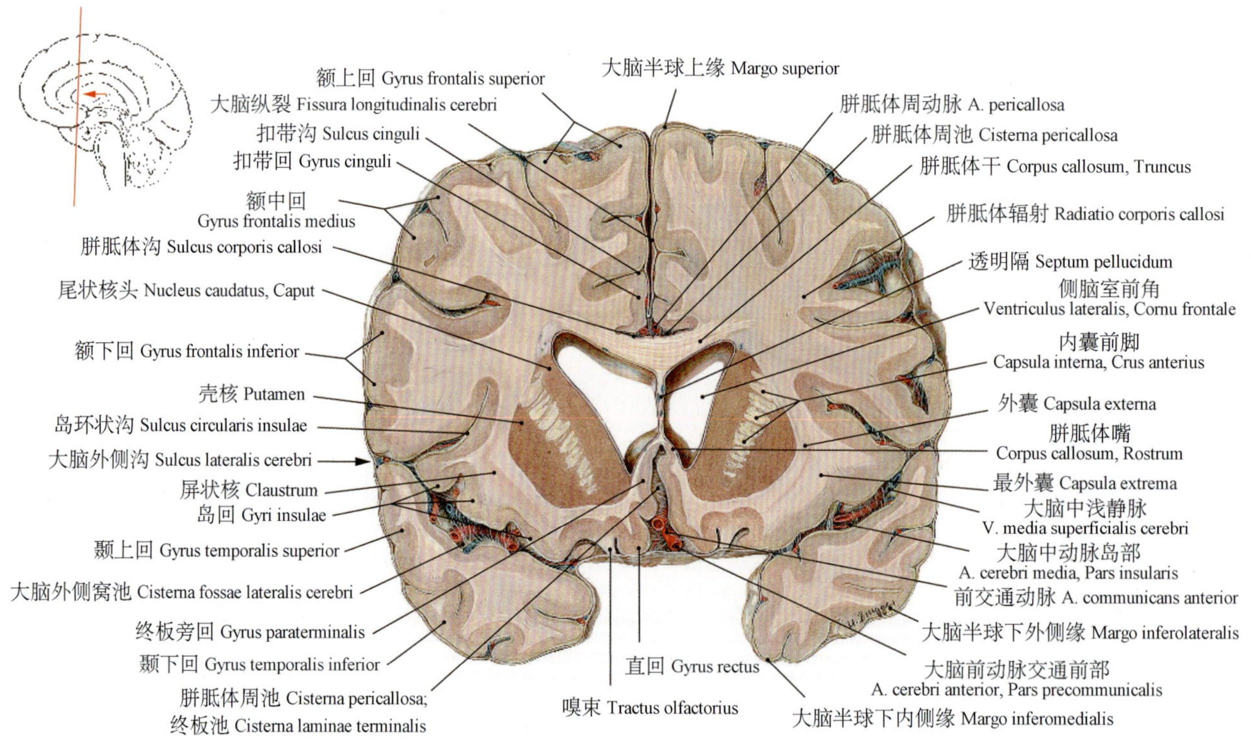

图 12.226 脑（经侧脑室前角后部水平的冠状断面，后面观）

在侧脑室上方可见胼胝体干，而在侧脑室外侧可见尾状核、壳核和内囊前肢。

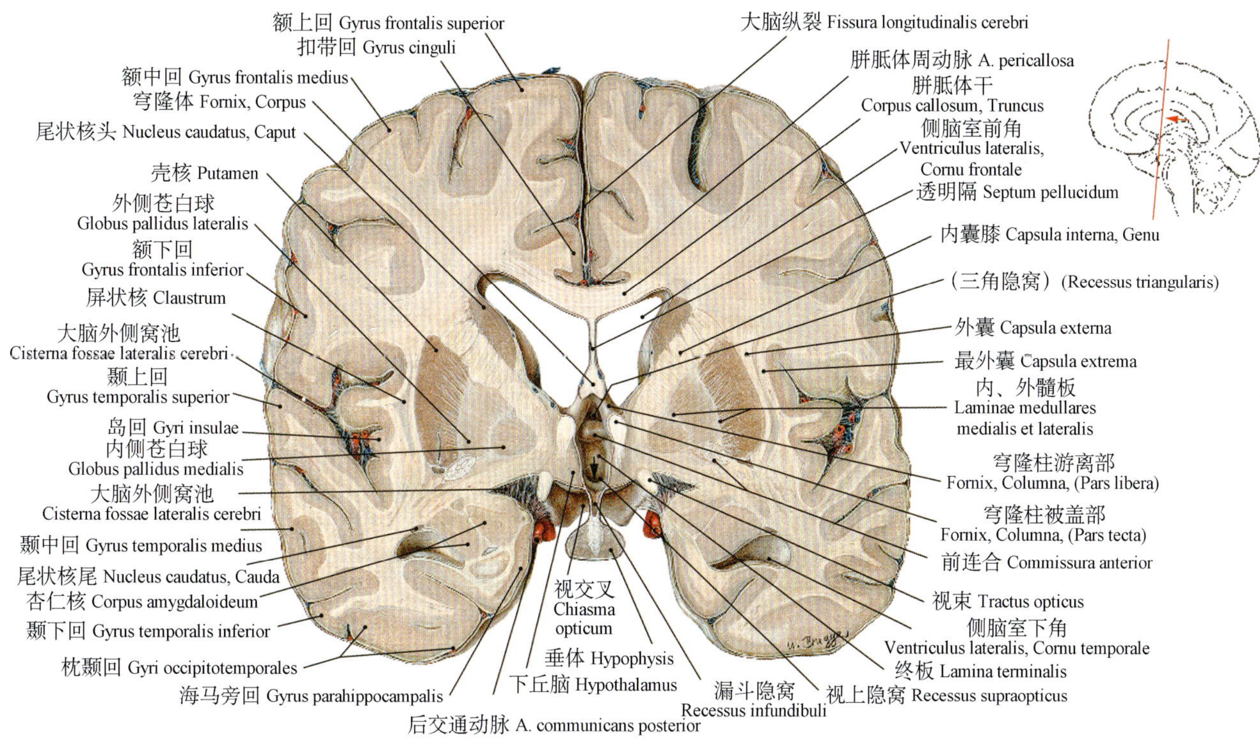

图 12.227 脑（经室间孔水平的冠状切面，后面观）
切面直接经过脑垂体。在侧脑室下方可见尾状核、内囊、苍白球、壳核、屏状核和岛回。

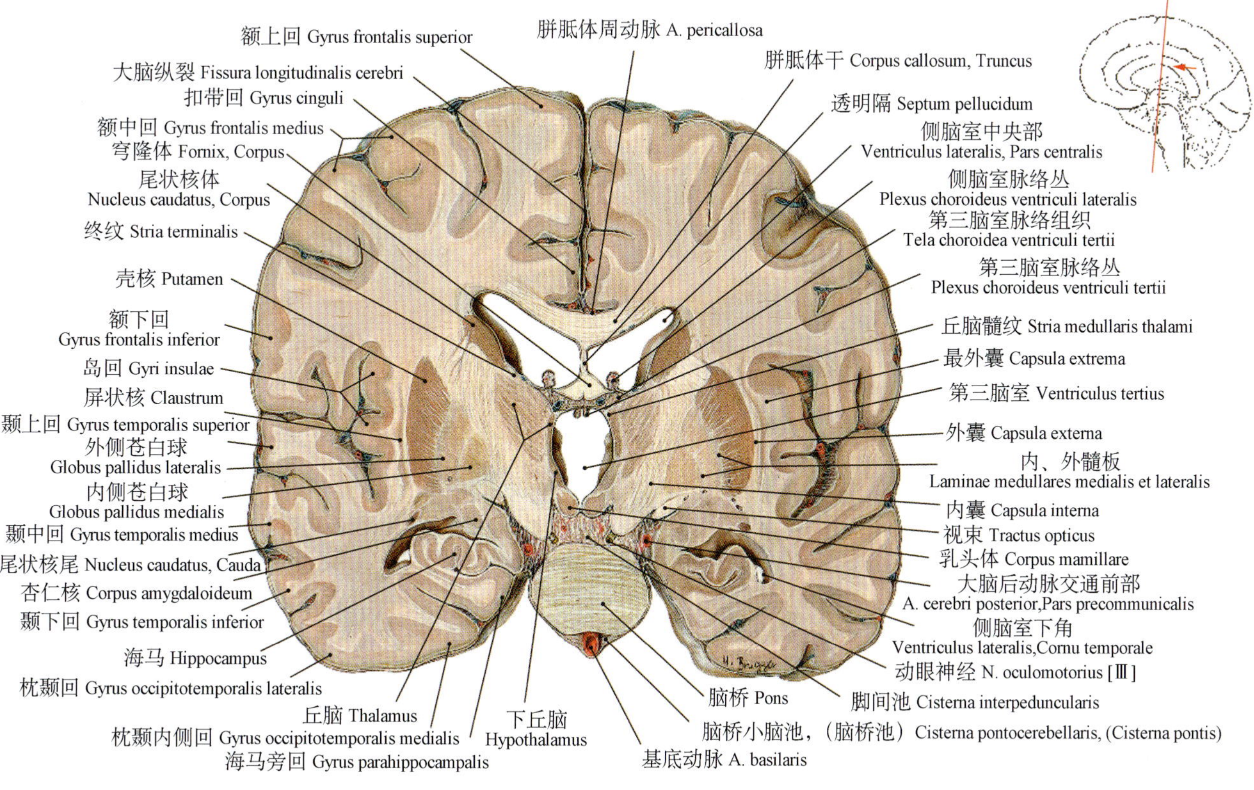

图 12.228 脑（经乳头体水平的冠状断面，后面观）
在乳头体水平，于侧脑室下方可见第三脑室室腔，由内而外排列的结构有丘脑、内囊、苍白球、壳核、外囊、屏状核、最外囊、岛回。

脑冠状断面

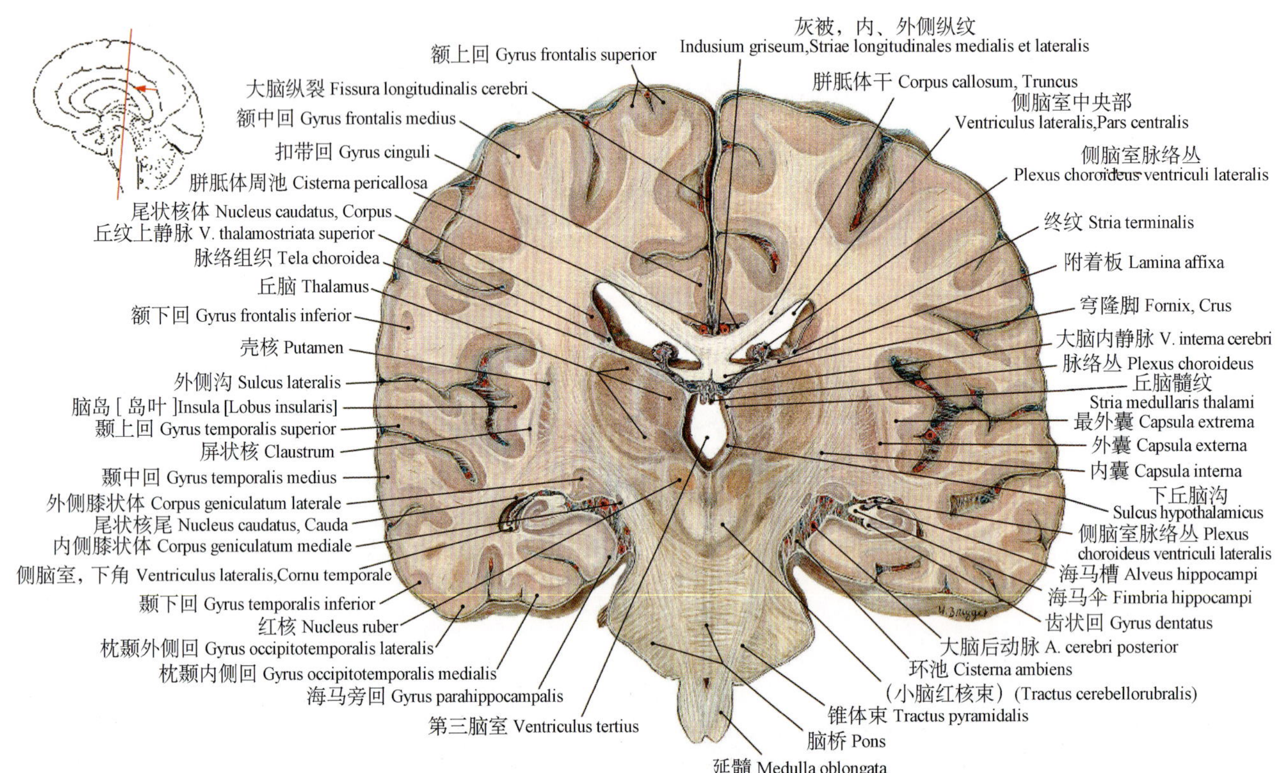

图 12.229　脑（经第三脑室中央水平的冠状断面，后面观）

此平面上，左、右丘脑常通过丘脑间黏合彼此连接。在丘脑下方，清晰可见红核。在脑干的脑桥中明显可见锥体束。

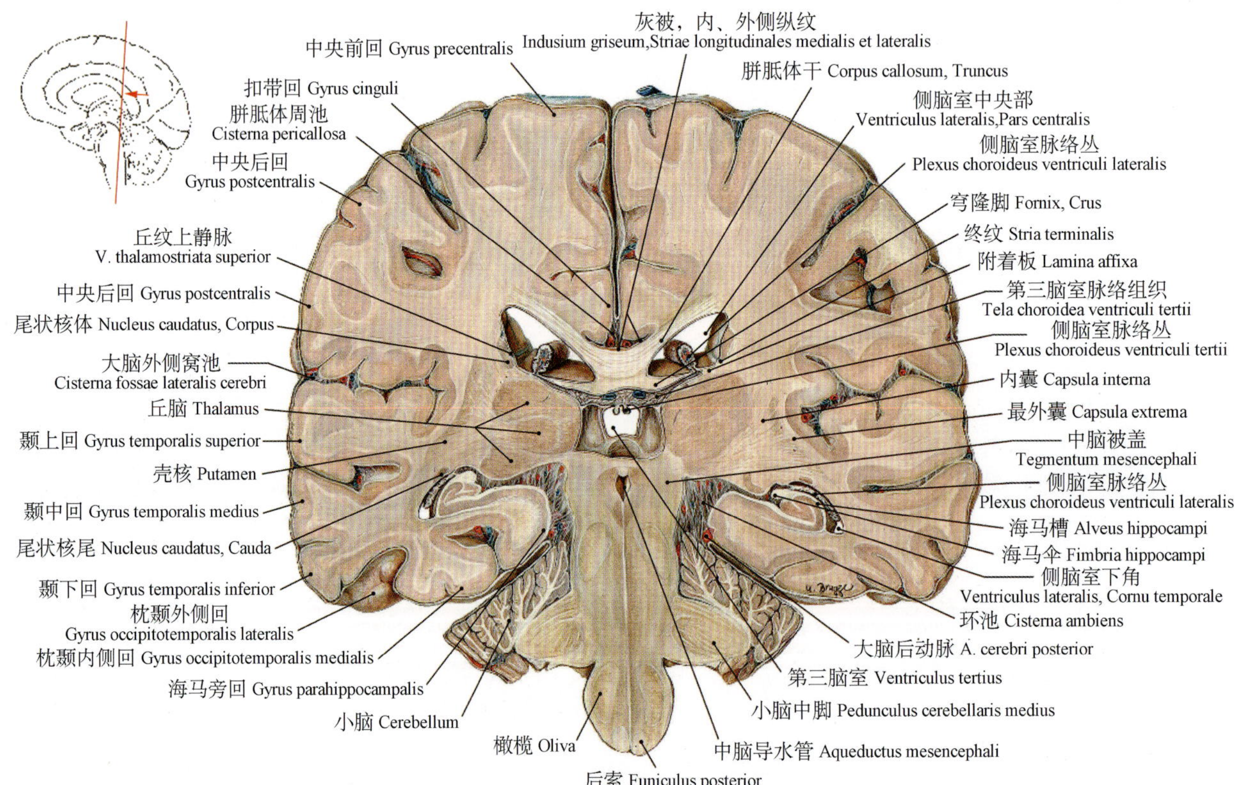

图 12.230　脑（经第三脑室后壁水平的冠状断面，后面观）

在侧脑室的下方可辨认出多个丘脑核团，在其下方可见海马后部。此切面的脑干上可见中脑导水管。

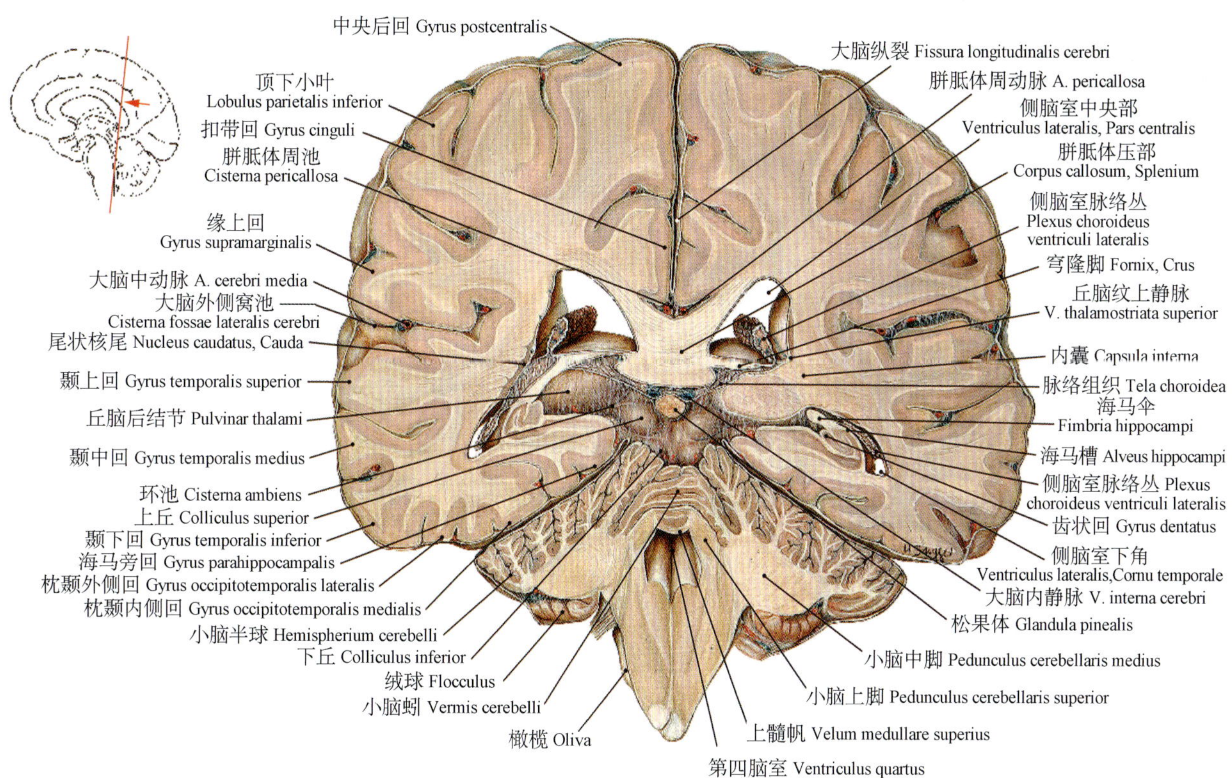

图 12.231 **脑(经松果体和第四脑室水平的冠状断面,后面观)**

此图正中央可见胼胝体压部和松果体,两侧有上丘和丘脑枕。在第四脑室外上方可见脑干的小脑上脚。

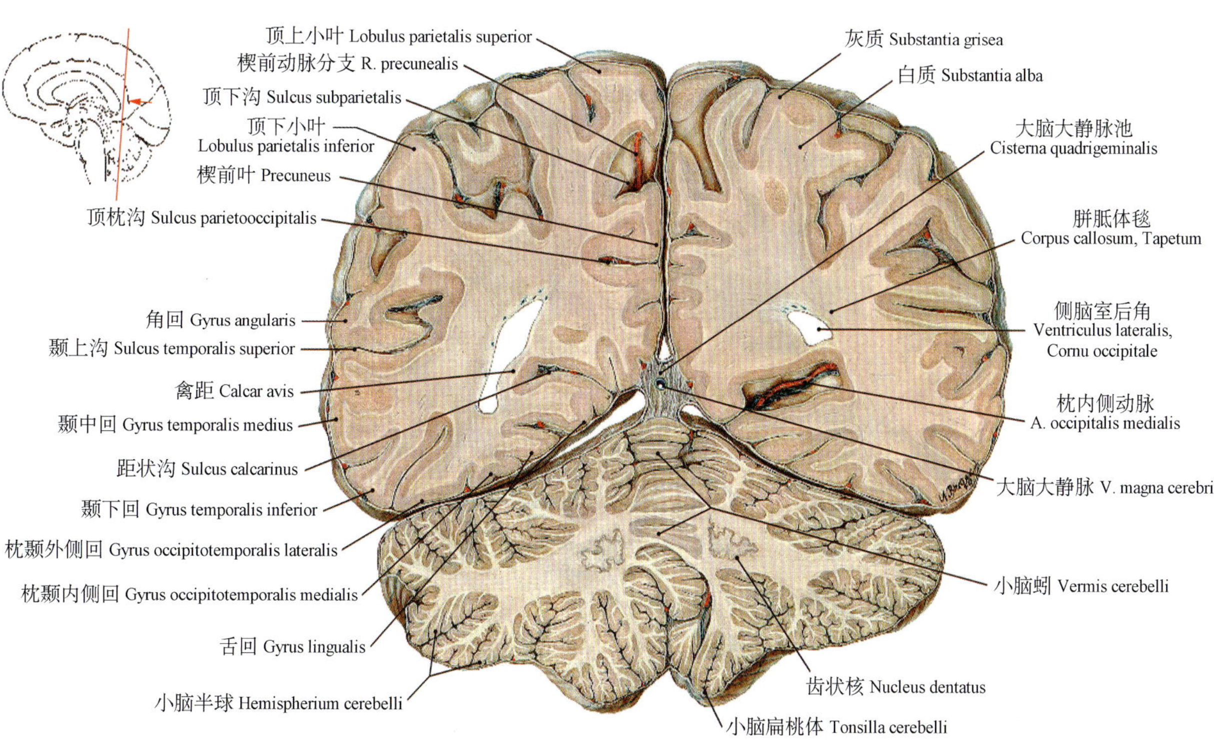

图 12.232 **脑(经侧脑室后角水平的冠状断面,后面观)**

此平面可见小脑齿状核和小脑蚓的大部分。

脑水平断面

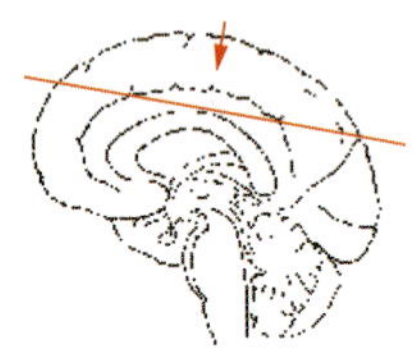

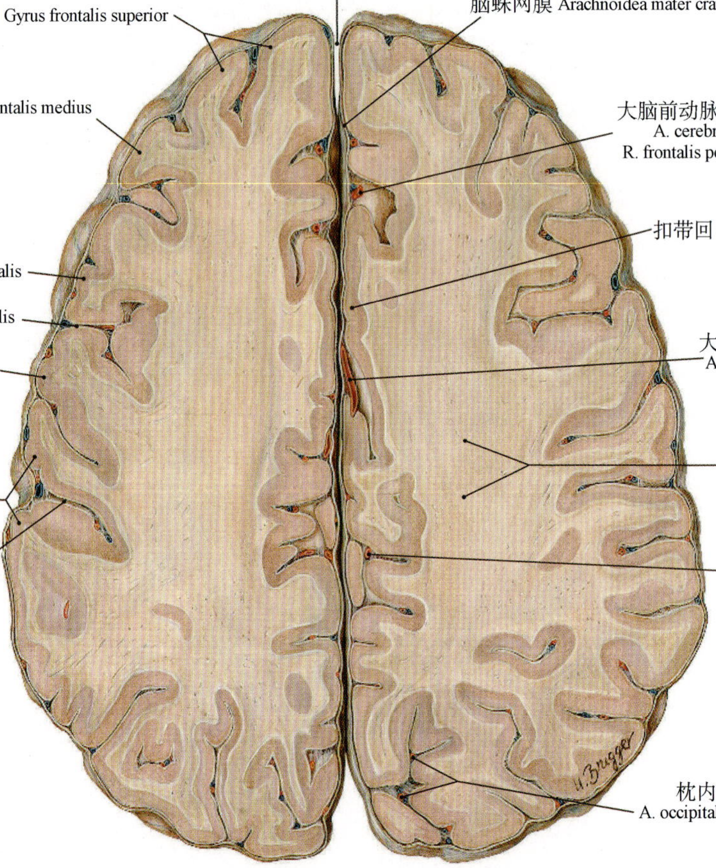

大脑纵裂 Fissura longitudinalis cerebri
额上回 Gyrus frontalis superior
脑蛛网膜 Arachnoidea mater cranialis
额中回 Gyrus frontalis medius
大脑前动脉，额后中支 A. cerebri anterior, R. frontalis posteromedialis
扣带回 Gyrus cinguli
中央前回 Gyrus precentralis
中央沟 Sulcus centralis
大脑前动脉，胼胝体周动脉 A. cerebri anterior, A. pericallosa
中央后回 Gyrus postcentralis
放射冠；胼胝体辐射 Corona radiata; Radiatio corporis callosi
缘上回 Gyrus supramarginalis
外侧沟后支 Sulcus lateralis,Ramus posterior
大脑前动脉，楔前支 A. cerebri anterior, R. precunealis
枕内侧动脉，顶支 A. occipitalis medialis, Rr. parietales

图 12.233　脑(经胼胝体上方的水平断面,上面观)

此切面位于胼胝体正上方,尚未见神经核团。在宽大的白质中,从丘脑投射到皮质的纤维束(放射冠)与胼胝体连合纤维相混合,联系两侧大脑半球(胼胝体辐射)。此外,下行纤维束向下会聚至内囊(此图未显示;→图 12.31,→图 12.32)。老年性脑萎缩时,蛛网膜下隙增大或变宽(→图 12.234 至图 12.243)。

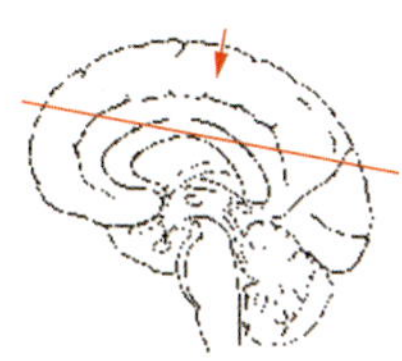

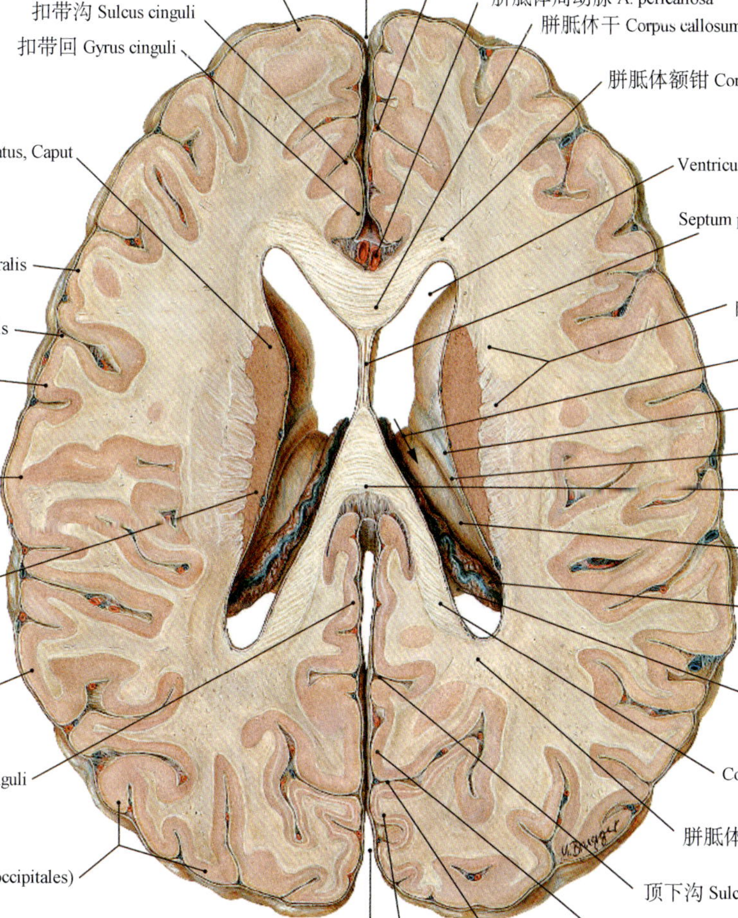

大脑纵裂 Fissura longitudinalis cerebri
额上回 Gyrus frontalis superior
大脑前动脉，胼胝体缘动脉 A. cerebri anterior, A. callosomarginalis
胼胝体周动脉 A. pericallosa
扣带沟 Sulcus cinguli
胼胝体干 Corpus callosum, Truncus
扣带回 Gyrus cinguli
胼胝体额钳 Corpus callosum, Forceps minor
尾状核头 Nucleus caudatus, Caput
侧脑室前角
Ventriculus lateralis, Cornu frontale
透明隔，透明隔腔
Septum pellucidum,Cavum septi pellucidi
中央前回 Gyrus precentralis
内囊 Capsula interna
中央沟 Sulcus centralis
侧脑室中央部
Ventriculus lateralis, Pars centralis
中央后回
Gyrus postcentralis
丘纹上静脉
V. thalamostriata superior
顶下小叶
Lobulus parietalis inferior
终纹 Stria terminalis
胼胝体干
Corpus callosum,Truncus
尾状核体
Nucleus caudatus, Corpus
附着板 Lamina affixa
侧脑室脉络丛
Plexus choroideus
ventriculi lateralis
角回 Gyrus angularis
穹隆脚 Fornix, Crus
胼胝体枕钳
Corpus callosum, Forceps major
扣带回 Gyrus cinguli
胼胝体毯 Corpus callosum, Tapetum
（枕回）(Gyri occipitales)
顶下沟 Sulcus subparietalis
楔前叶 Precuneus
大脑纵裂 Fissura longitudinalis cerebri
楔叶 Cuneus
顶枕沟 Sulcus parietooccipitalis

图 12.234　脑（经侧脑室中央部的水平断面，上面观）
透明隔位于胼胝体和穹隆体（此处不可见）之间，分隔侧脑室。此平面在侧脑室的外侧可见尾状核头和尾状核体，而内囊则位于更外侧。

脑水平断面

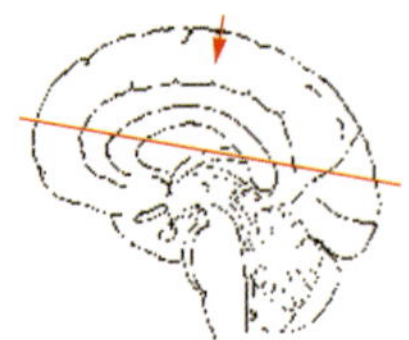

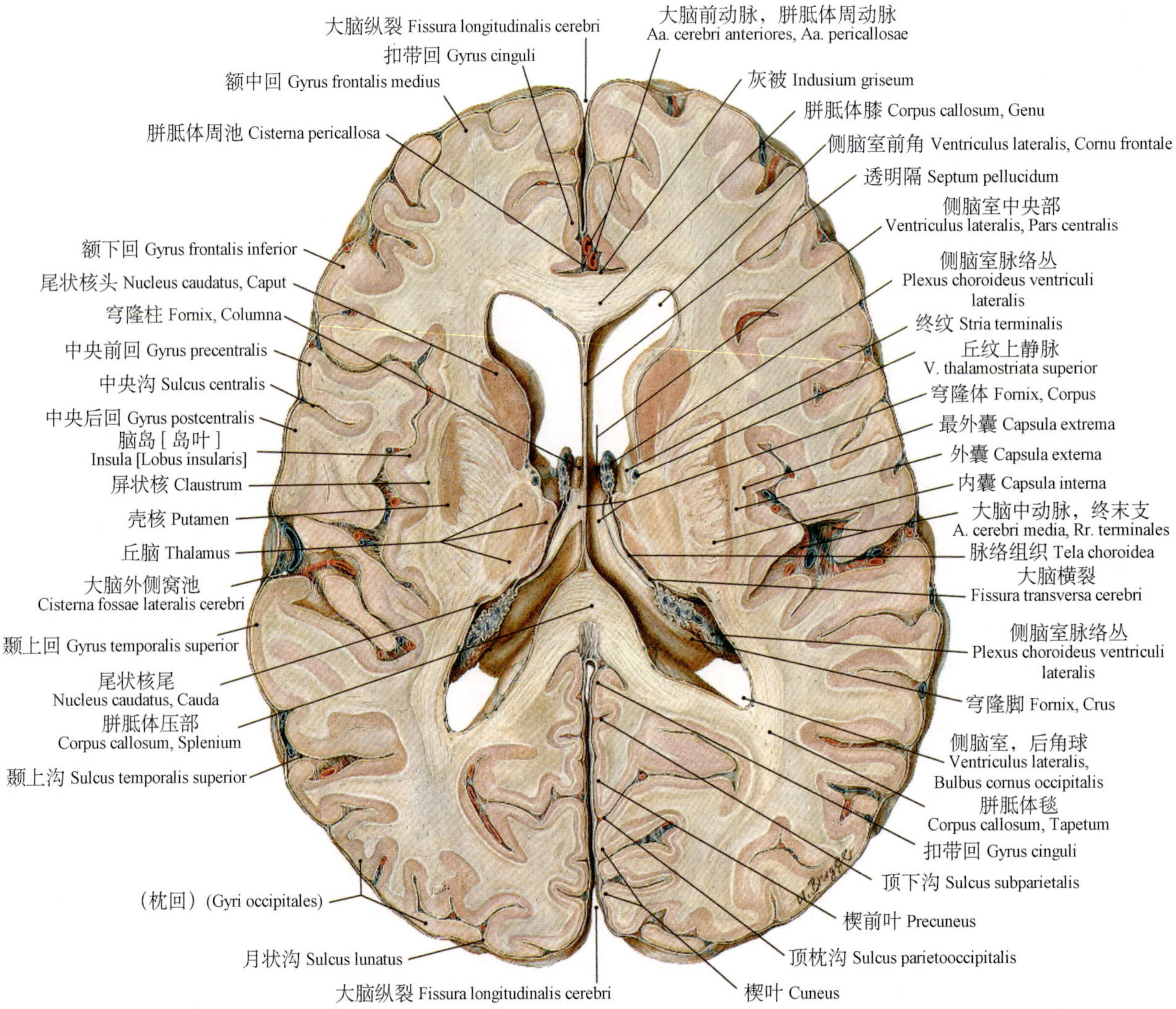

大脑纵裂 Fissura longitudinalis cerebri
扣带回 Gyrus cinguli
额中回 Gyrus frontalis medius
胼胝体周池 Cisterna pericallosa
额下回 Gyrus frontalis inferior
尾状核头 Nucleus caudatus, Caput
穹隆柱 Fornix, Columna
中央前回 Gyrus precentralis
中央沟 Sulcus centralis
中央后回 Gyrus postcentralis
脑岛［岛叶］ Insula [Lobus insularis]
屏状核 Claustrum
壳核 Putamen
丘脑 Thalamus
大脑外侧窝池 Cisterna fossae lateralis cerebri
颞上回 Gyrus temporalis superior
尾状核尾 Nucleus caudatus, Cauda
胼胝体压部 Corpus callosum, Splenium
颞上沟 Sulcus temporalis superior
（枕回）(Gyri occipitales)
月状沟 Sulcus lunatus
大脑纵裂 Fissura longitudinalis cerebri
大脑前动脉，胼胝体周动脉 Aa. cerebri anteriores, Aa. pericallosae
灰被 Indusium griseum
胼胝体膝 Corpus callosum, Genu
侧脑室前角 Ventriculus lateralis, Cornu frontale
透明隔 Septum pellucidum
侧脑室中央部 Ventriculus lateralis, Pars centralis
侧脑室脉络丛 Plexus choroideus ventriculi lateralis
终纹 Stria terminalis
丘纹上静脉 V. thalamostriata superior
穹隆体 Fornix, Corpus
最外囊 Capsula extrema
外囊 Capsula externa
内囊 Capsula interna
大脑中动脉，终末支 A. cerebri media, Rr. terminales
脉络组织 Tela choroidea
大脑横裂 Fissura transversa cerebri
侧脑室脉络丛 Plexus choroideus ventriculi lateralis
穹隆脚 Fornix, Crus
侧脑室，后角球 Ventriculus lateralis, Bulbus cornus occipitalis
胼胝体毯 Corpus callosum, Tapetum
扣带回 Gyrus cinguli
顶下沟 Sulcus subparietalis
楔前叶 Precuneus
顶枕沟 Sulcus parietooccipitalis
楔叶 Cuneus

图 12.235　脑（经侧脑室中央部底部的水平断面，上面观）

此切面显示部分丘脑核团位于侧脑室的外侧。在丘脑的前、后方，可见尾状核头和尾。在丘脑的外侧，由内侧向外侧分别排列有内囊、壳核、外囊、屏状核、最外囊和岛回。胼胝体膝位于中线前部，胼胝体压部可见于中线后部。

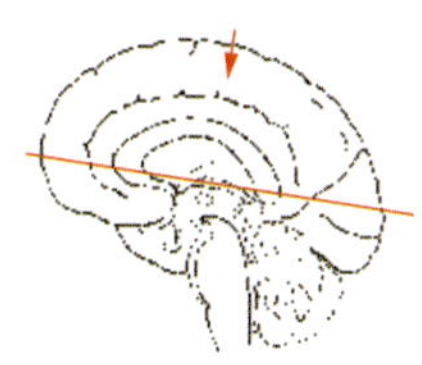

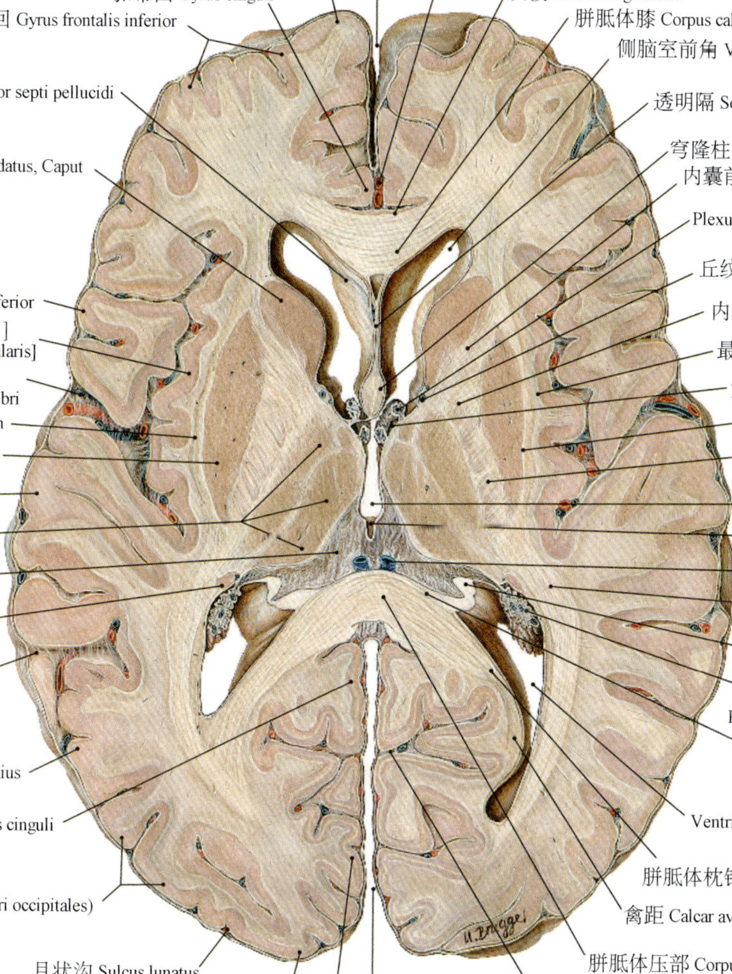

图 12.236 脑(经第三脑室上部的水平断面,上面观)

第三脑室位于图像中央,其前方有侧脑室和胼胝体膝,后方有胼胝体压部。尾状核头和尾、丘脑、壳核和屏状核等构成大脑神经核团。内囊及其特征性的内囊膝位于大的神经核团之间。此外,还可见内囊的视辐射。

脑水平断面

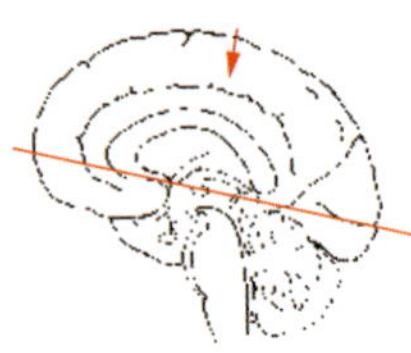

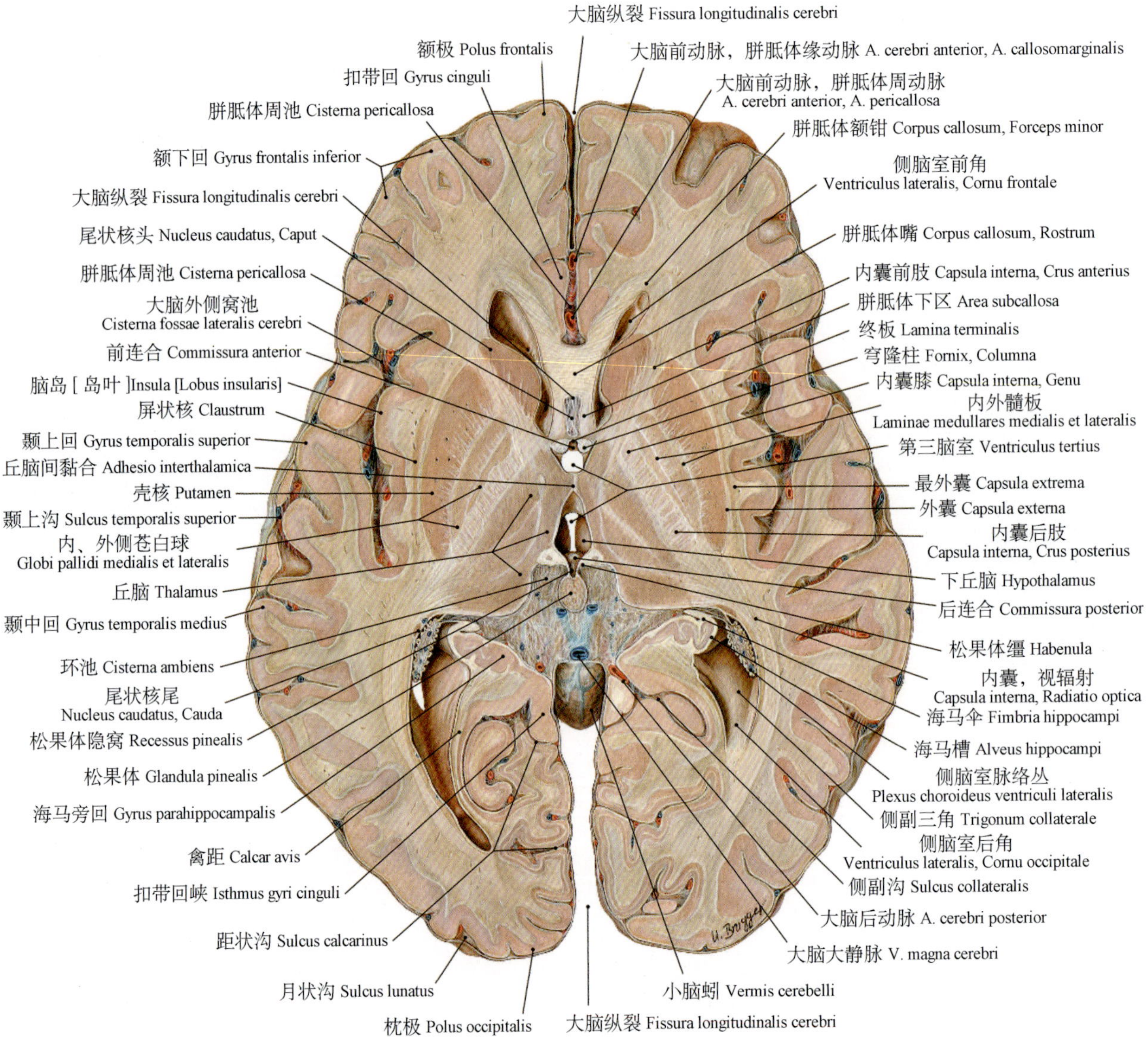

大脑纵裂 Fissura longitudinalis cerebri
额极 Polus frontalis
扣带回 Gyrus cinguli
胼胝体周池 Cisterna pericallosa
额下回 Gyrus frontalis inferior
大脑纵裂 Fissura longitudinalis cerebri
尾状核头 Nucleus caudatus, Caput
胼胝体周池 Cisterna pericallosa
大脑外侧窝池 Cisterna fossae lateralis cerebri
前连合 Commissura anterior
脑岛 [岛叶]Insula [Lobus insularis]
屏状核 Claustrum
颞上回 Gyrus temporalis superior
丘脑间黏合 Adhesio interthalamica
壳核 Putamen
颞上沟 Sulcus temporalis superior
内、外侧苍白球 Globi pallidi medialis et lateralis
丘脑 Thalamus
颞中回 Gyrus temporalis medius
环池 Cisterna ambiens
尾状核尾 Nucleus caudatus, Cauda
松果体隐窝 Recessus pinealis
松果体 Glandula pinealis
海马旁回 Gyrus parahippocampalis
禽距 Calcar avis
扣带回峡 Isthmus gyri cinguli
距状沟 Sulcus calcarinus
月状沟 Sulcus lunatus
枕极 Polus occipitalis
大脑纵裂 Fissura longitudinalis cerebri
小脑蚓 Vermis cerebelli
大脑大静脉 V. magna cerebri
大脑后动脉 A. cerebri posterior
侧副沟 Sulcus collateralis
侧脑室后角 Ventriculus lateralis, Cornu occipitale
侧副三角 Trigonum collaterale
侧脑室脉络丛 Plexus choroideus ventriculi lateralis
海马槽 Alveus hippocampi
海马伞 Fimbria hippocampi
内囊，视辐射 Capsula interna, Radiatio optica
松果体缰 Habenula
后连合 Commissura posterior
下丘脑 Hypothalamus
内囊后肢 Capsula interna, Crus posterius
外囊 Capsula externa
最外囊 Capsula extrema
第三脑室 Ventriculus tertius
内外髓板 Laminae medullares medialis et lateralis
内囊膝 Capsula interna, Genu
穹隆柱 Fornix, Columna
终板 Lamina terminalis
胼胝体下区 Area subcallosa
内囊前肢 Capsula interna, Crus anterius
胼胝体嘴 Corpus callosum, Rostrum
侧脑室前角 Ventriculus lateralis, Cornu frontale
胼胝体额钳 Corpus callosum, Forceps minor
大脑前动脉，胼胝体周动脉 A. cerebri anterior, A. pericallosa
大脑前动脉，胼胝体缘动脉 A. cerebri anterior, A. callosomarginalis

图 12.237 **脑[经第三脑室中央部(丘脑间黏合高度)的水平断面，上面观]**

此切面经松果体和丘脑间黏合水平，在其外侧有丘脑、内囊、苍白球、壳核、外囊、屏状核、最外囊和岛叶。海马伞、海马槽和海马旁回也清晰可见。

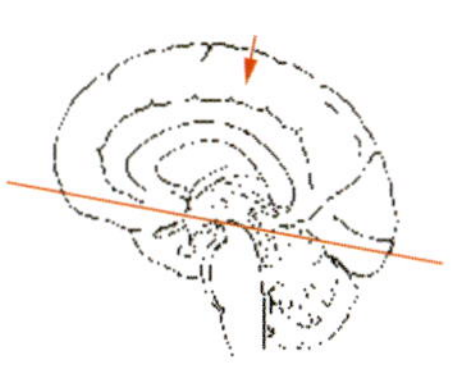

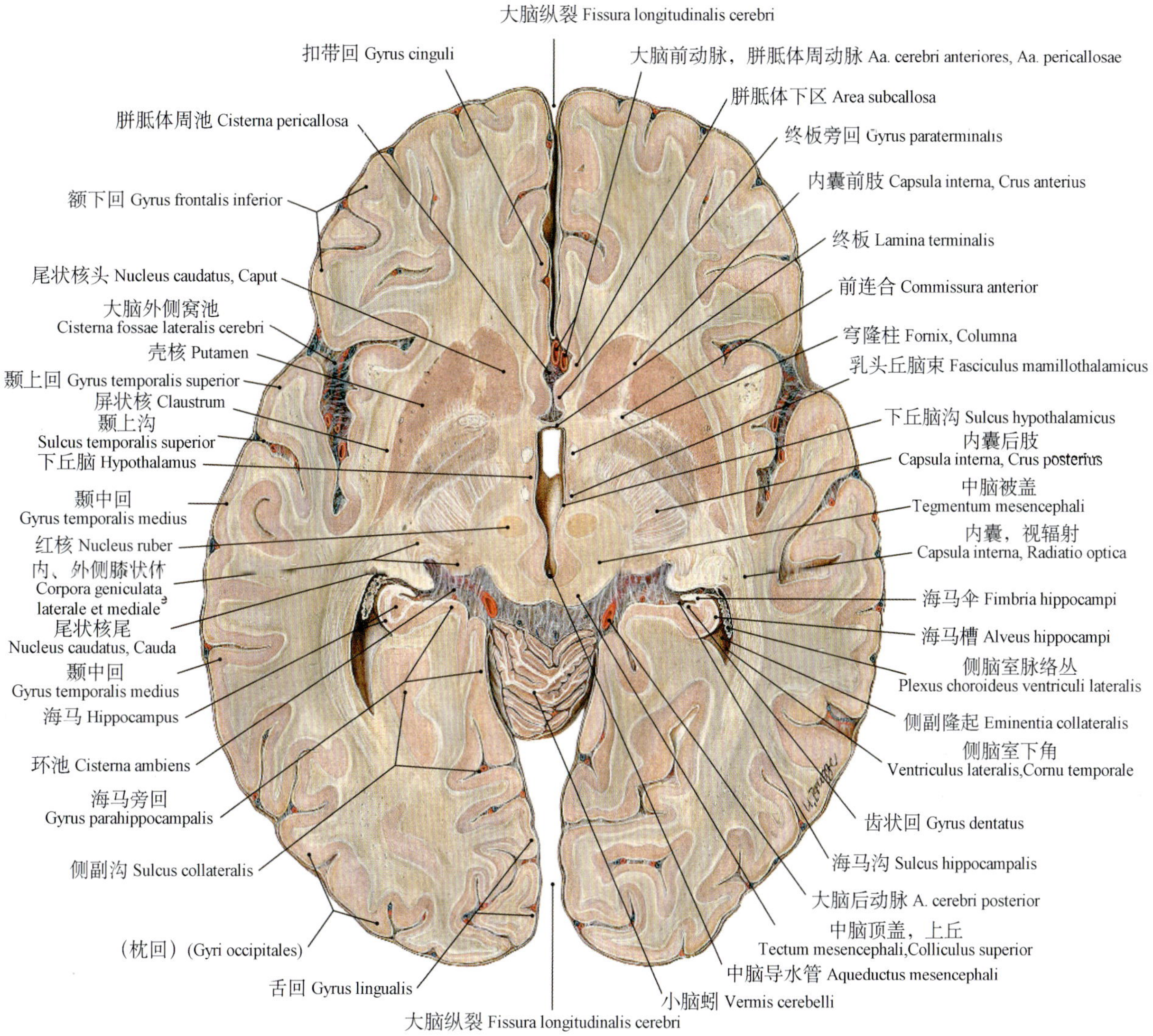

大脑纵裂 Fissura longitudinalis cerebri
扣带回 Gyrus cinguli
大脑前动脉，胼胝体周动脉 Aa. cerebri anteriores, Aa. pericallosae
胼胝体周池 Cisterna pericallosa
胼胝体下区 Area subcallosa
终板旁回 Gyrus paraterminalis
额下回 Gyrus frontalis inferior
内囊前肢 Capsula interna, Crus anterius
终板 Lamina terminalis
尾状核头 Nucleus caudatus, Caput
前连合 Commissura anterior
大脑外侧窝池 Cisterna fossae lateralis cerebri
穹隆柱 Fornix, Columna
壳核 Putamen
乳头丘脑束 Fasciculus mamillothalamicus
颞上回 Gyrus temporalis superior
屏状核 Claustrum
颞上沟 Sulcus temporalis superior
下丘脑沟 Sulcus hypothalamicus
下丘脑 Hypothalamus
内囊后肢 Capsula interna, Crus posterius
颞中回 Gyrus temporalis medius
中脑被盖 Tegmentum mesencephali
红核 Nucleus ruber
内囊，视辐射 Capsula interna, Radiatio optica
内、外侧膝状体 Corpora geniculata laterale et mediale
海马伞 Fimbria hippocampi
尾状核尾 Nucleus caudatus, Cauda
海马槽 Alveus hippocampi
颞中回 Gyrus temporalis medius
侧脑室脉络丛 Plexus choroideus ventriculi lateralis
海马 Hippocampus
侧副隆起 Eminentia collateralis
环池 Cisterna ambiens
侧脑室下角 Ventriculus lateralis,Cornu temporale
海马旁回 Gyrus parahippocampalis
齿状回 Gyrus dentatus
侧副沟 Sulcus collateralis
海马沟 Sulcus hippocampalis
大脑后动脉 A. cerebri posterior
（枕回）(Gyri occipitales)
中脑顶盖，上丘 Tectum mesencephali,Colliculus superior
中脑导水管 Aqueductus mesencephali
舌回 Gyrus lingualis
小脑蚓 Vermis cerebelli
大脑纵裂 Fissura longitudinalis cerebri

图 12.238 **脑[经第三脑室(中脑导水管开口高度)的水平断面，上面观]**

红核因其颜色微红而在此切面上比较明显。尾状核与壳核的位置关系密切，两者之间是内囊前肢。由于该切面位于第三脑室向中脑导水管过渡的水平，因此二者均清晰可见。同时，亦可见小脑蚓的上缘。

脑水平断面

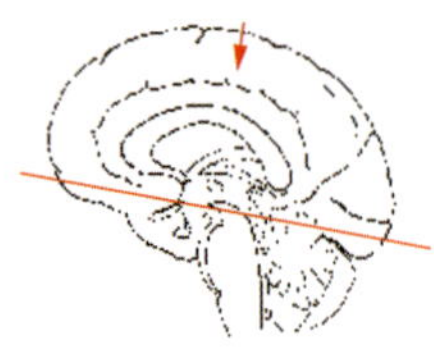

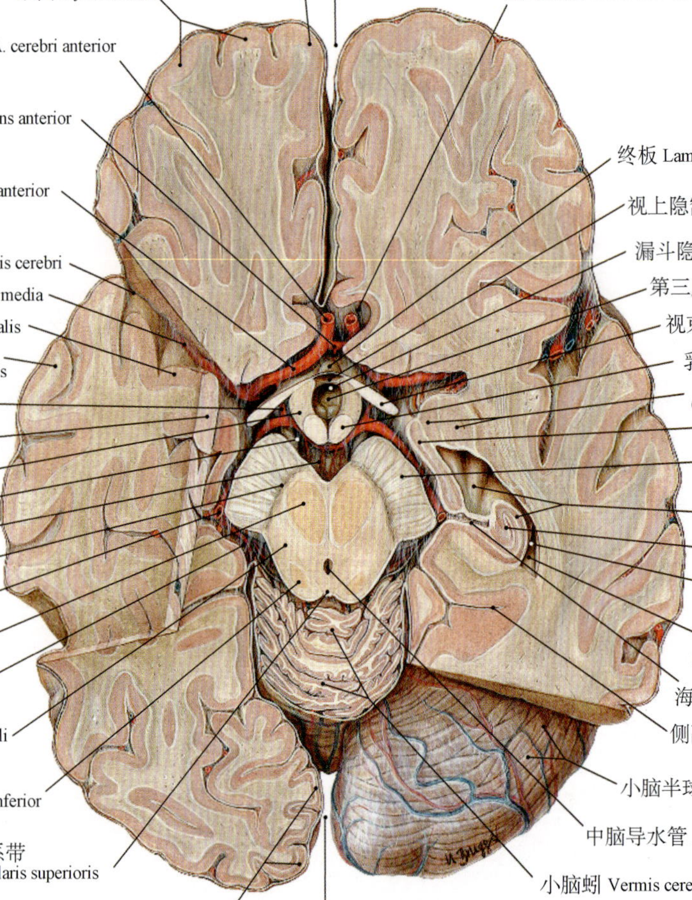

直回 Gyrus rectus
大脑纵裂 Fissura longitudinalis cerebri
视交叉池 Cisterna chiasmatica
眶回 Gyri orbitales
大脑前动脉 A. cerebri anterior
前交通动脉 A. communicans anterior
大脑前动脉 A. cerebri anterior
大脑外侧窝池 Cisterna fossae lateralis cerebri
大脑中动脉 A. cerebri media
海马旁回 Gyrus parahippocampalis
枕颞外侧回
Gyrus occipitotemporalis lateralis
后交通动脉 A. communicans posterior
钩 Uncus
下丘脑 Hypothalamus
脚间窝 Fossa interpeduncularis
脚间池 Cisterna interpeduncularis
黑质 Substantia nigra
大脑后动脉 A. cerebri posterior
红核 Nucleus ruber
环池 Cisterna ambiens
中脑被盖 Tegmentum mesencephali
中脑顶盖，下丘
Tectum mesencephali, Colliculus inferior
上髓帆系带
Frenulum veli medullaris superioris
舌回 Gyrus lingualis
大脑纵裂 Fissura longitudinalis cerebri
终板 Lamina terminalis
视上隐窝 Recessus supraopticus
漏斗隐窝 Recessus infundibuli
第三脑室 Ventriculus tertius
视束 Tractus opticus
乳头体 Corpus mamillare
杏仁体
Corpus amygdaloideum
（复回）(Gyrus ambiens)
大脑脚 Crus cerebri
海马足 Pes hippocampi
海马 Hippocampus
侧脑室下角
Ventriculus lateralis, Cornu temporale
侧副隆起
Eminentia collateralis
海马沟 Sulcus hippocampalis
侧副沟 Sulcus collateralis
小脑半球 Hemispherium cerebelli
中脑导水管 Aqueductus mesencephali
小脑蚓 Vermis cerebelli

图 12.239　脑[经第三脑室底(乳头体高度)的水平断面,上面观]

此切面经视束、下丘脑、乳头体、大脑脚、红核和中脑顶盖下丘。右侧可见海马,左侧可见部分颞叶和枕叶的灰质与白质。右侧枕极切除后,充分显露出小脑半球。

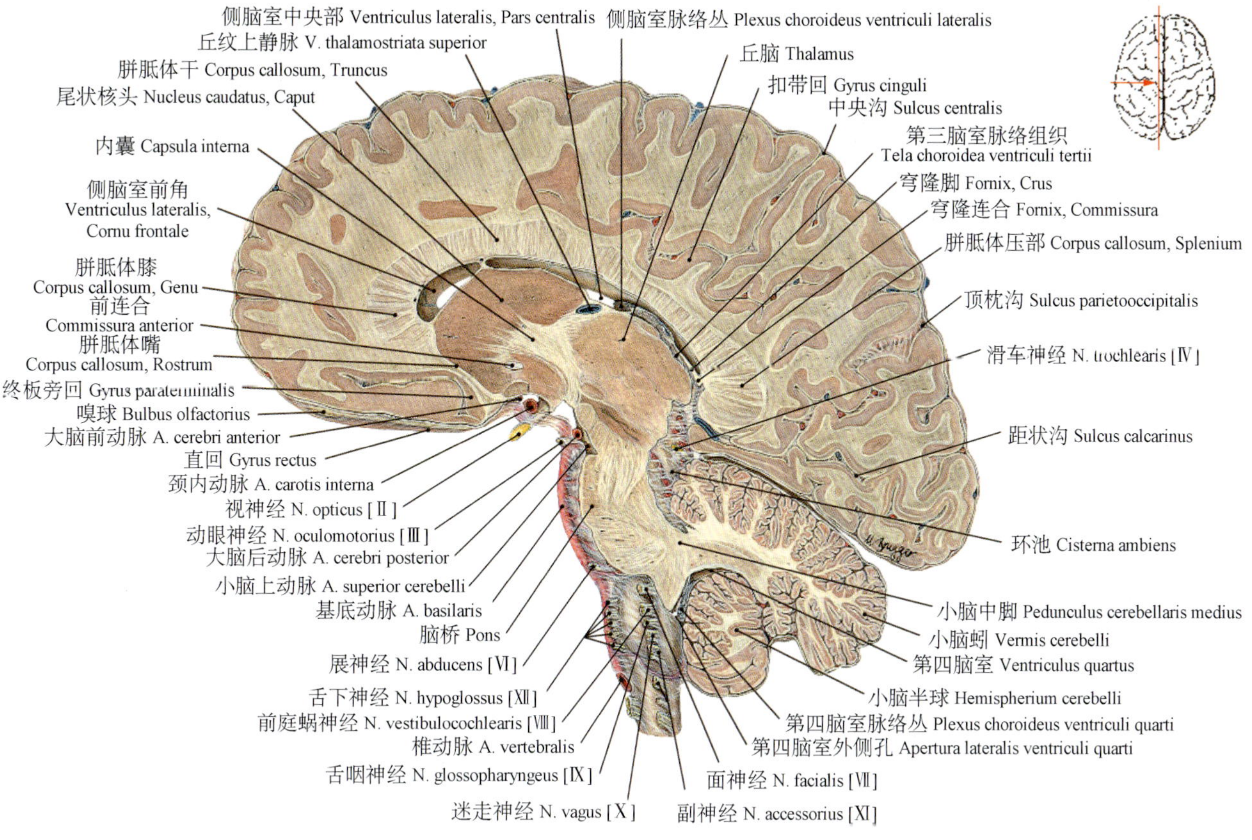

图 12.240 脑(经尾状核头的左侧大脑半球矢状断面，左侧面观)

此旁正中切面显示胼胝体由前向后的分布。侧脑室位于其下方，再往下依次是尾状核、丘脑、内囊和视神经。基底动脉行于脑干的前面。小脑中脚标志着脑桥向小脑的过渡。

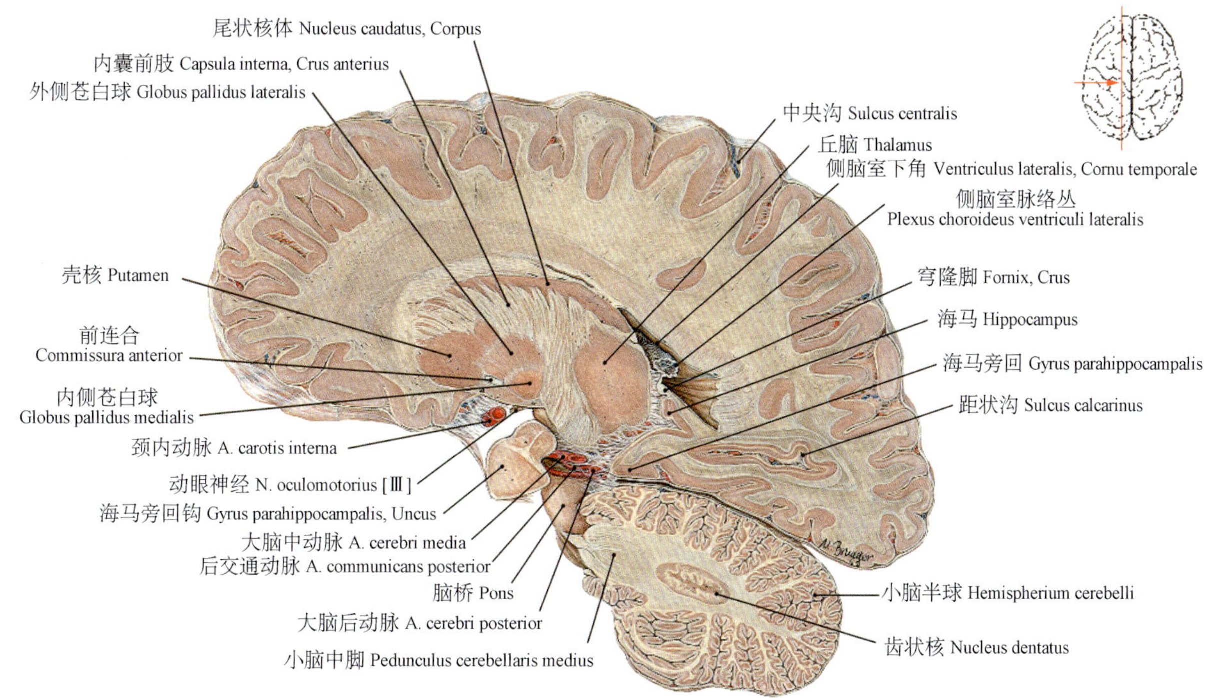

图 12.241 脑(经尾状核体的左侧大脑半球矢状断面，左侧面观)

除了尾状核体，此平面可见内囊前肢、丘脑、壳核、苍白球和海马旁回钩，还有小脑齿状核。

脑矢状断面

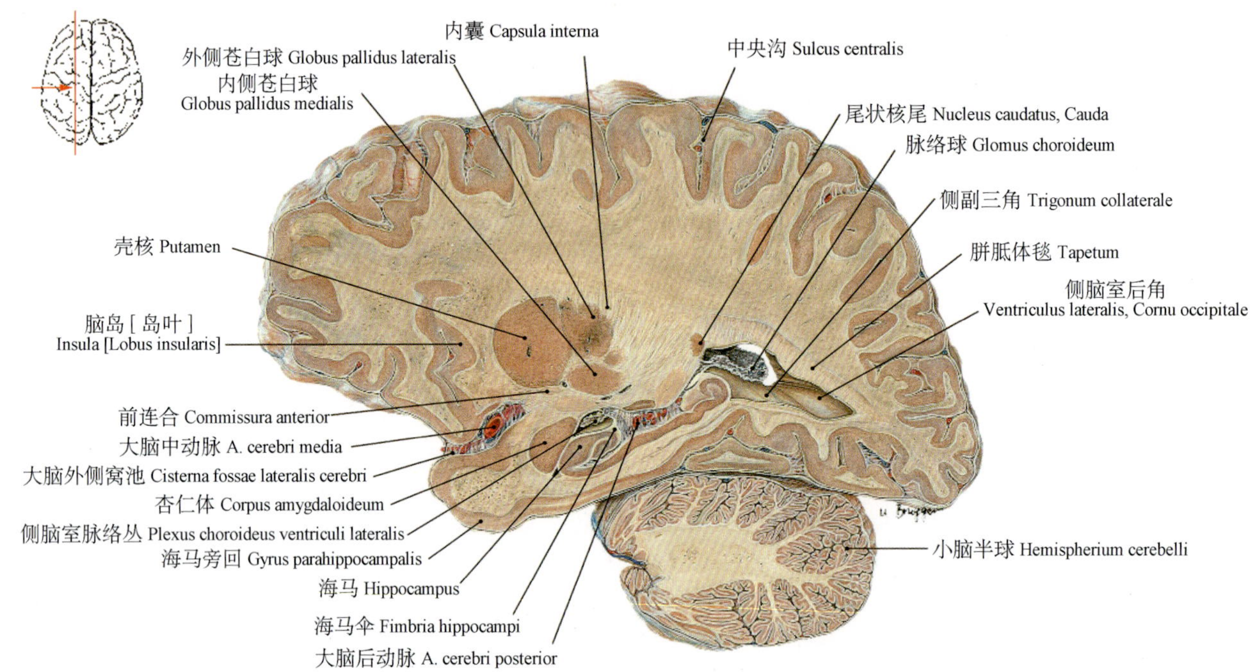

图 12.242 脑(经杏仁体的左侧大脑半球矢状断面,左侧面观)

在此平面上,海马、海马伞以及尾状核尾均位于杏仁体后方。此外,尚可见壳核、苍白球和内囊。切面下方显示出小脑半球。

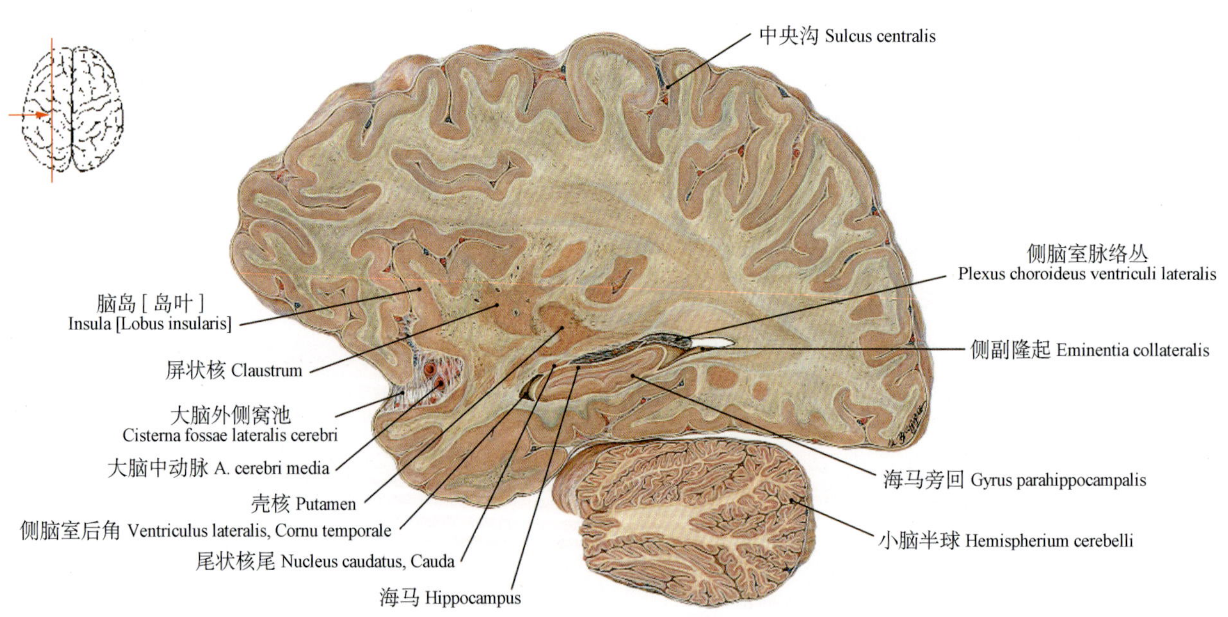

图 12.243 脑(经侧脑室下角顶部的左侧大脑半球矢状断面,左侧面观)

此切面显示岛叶,以及海马、海马旁回、屏状核和壳核。

练习题

为了检查你是否完全熟悉本章内容，此处列出解剖测试的口试练习题。

阐明神经系统的发育

- 中枢神经系统和周围神经系统由哪个胚层发育而来？
- 中枢神经系统是从哪个组织/结构中分化而来？
- 周围神经系统是从哪个组织/结构中分化而来？
- 描述中脑的发育。
- 腺垂体是如何发育的？
- 胚胎时期前脑发育成什么结构？
- 脑室系统是由何组织/结构分化而来？
- 阐明脊髓的发育。

描述神经系统的结构

- 大脑由哪些部分组成？
- 神经系统的形态和功能结构是如何组织起来的？
- 端脑分几叶？请指出它们。
- 描述间脑的边界，哪些结构属于间脑？
- 描述丘脑的功能。
- 如何区别大脑和脊髓的灰质？
- 下丘脑的功能是什么？
- 哪些结构属于脑干？
- 说出中枢神经系统最重要的纤维通路。

描述脑膜的结构

- 硬脑膜在何处连于颅骨？大脑镰和小脑幕是何结构？
- 脑膜的血供是怎样的？
- 什么是蛛网膜下隙？
- 哪些神经参与了脑膜的支配？
- 什么是桥静脉？
- 如何鉴别硬膜下出血和蛛网膜下腔出血？

阐明脑室系统的结构

- 什么是脑脊液（CSF）间隙？
- 描述脑脊液循环。
- 脑脊液在何处产生？
- 什么是 Bochdalek 花篮？
- 侧脑室壁由什么结构组成？
- 脑脊液系统的生理性狭窄（“瓶颈”）位于何处？
- 脑脊液的重吸收发生于何处？
- 每天产生和重吸收的脑脊液有多少？
- 蛛网膜下隙在何处有扩大？
- 脑脊液腰穿放液通常在哪里进行？为什么是那里？
- 什么是室周器官？
- 什么是伸长细胞，它们出现于何处？

阐明大脑血管的走行

- 画一个典型的大脑动脉环（Willis 环）简图。
- 描述大脑前动脉、大脑中动脉及大脑后动脉的走行。
- 说出基底动脉及其分支的终末动脉。
- 颈内动脉的分段如何？
- 下肢偏瘫患者可能是哪支大脑动脉的供血障碍所致？
- 椎动脉的分段如何？
- 什么是动脉瘤？动脉瘤最容易发生在何处？
- 描述小脑的血供。
- 哪些大脑动脉及其分支向内囊供血？供血的血管叫什么？
- 脊髓由哪些血管供血？
- 根动脉是什么？它通常位于何处？为什么了解这条动脉对临床有重要意义？
- 指出大脑后动脉、大脑中动脉和大脑前动脉的分布范围。
- 静脉血是如何从大脑表面回流的？
- 颅内静脉在何处与颅外静脉相联系？脑颅骨（神经颅）与面颅骨（内脏颅）的静脉联系发生于何处？
- 大脑深层静脉的名称叫什么？指认出来。

描述端脑的结构

- 端脑的分部如何？
- 端脑中存在哪些纤维通路？
- 指认并说出大脑皮质的功能区。
- 初级听觉皮质在哪里？次级听觉皮质位于何处？
- 什么是脑岛？指认出来。
- 什么是海马结构？位于何处？
- 哪些结构与海马相联系？说出海马结构的

连接。
- 什么叫 Papez 环路(边缘系统环路)?
- 什么是皮质嗅觉中枢?
- 复回和半月回属于什么结构?
- 梨状前区位于何处?
- 基底神经节是什么?指认出相应的核团区域。
- 基底神经节各核团之间如何联系?
- 帕金森病的病因是什么?特征性表现有哪些?其解剖-病理相关性如何?

阐明间脑的结构

- 间脑有哪些层面?
- 哪些结构属于上丘脑?指认出来。
- 描述丘脑的传入和传出路径。
- 阐明丘脑核团及其相关的皮质投射。
- 哪些区域属于下丘脑?
- 你知道哪些重要的下丘脑神经核团及纤维联系?
- 分别说出垂体前叶(腺垂体)和垂体后叶(神经垂体)分泌的激素
- 什么是肢端肥大症?因何而引起?

阐明中脑、脑桥和延髓的结构

- 中脑位于何处?由哪些结构组成?指认出来。
- 标出经中脑、脑桥、延髓的水平切面。
- 哪些神经核团位于中脑?哪些位于脑桥?哪些位于延髓?
- 哪些功能系统位于脑干?
- 菱形窝位于何处?指认出来。
- 什么是脑干反射?

阐明小脑的结构

- 描述小脑的结构。
- 你知道哪些小脑核团?指认出来。
- 小脑有哪些传入和传出神经纤维联系?
- 小脑的主要功能是什么?
- 阐明小脑的血供。

阐明十二对脑神经的核团、走行、纤维类型、靶器官及功能

- 十二对脑神经及其分支分别在何处出颅?
- 十二对脑神经的核团分别位于何处?
- 描述单个脑神经功能受损的表现。
- 哪些脑神经含有副交感纤维?

阐明脊髓的结构

- 什么叫脊髓膨大?
- 脊髓末端位于哪个水平?
- 脊髓如何附着于椎管上?
- 哪些脊髓节段内有交感神经成分,哪些节段有副交感神经?
- 脊髓灰质和白质是如何排列的?
- 无意识本体感觉是如何互相联系的?
- 什么是硬膜外隙?里面有什么?
- 哪些反射在脊髓水平是相互联系的?
- 单突触反射和多突触反射的区别是什么?

阐明躯体运动系统

- 说出并指出参与运动功能协调的皮质区域。
- 描述锥体束的路径,哪些纤维构成了锥体束?
- 阐明内囊的功能结构。
- 什么是锥体外系(EPMS)?
- 什么是运动终板和运动单元?
- 随意运动是如何计划和执行的?

阐明躯体感觉系统

- 描述脊髓后索的感觉传入系统和头部三叉神经传入系统中精细感觉的传导通路。
- 描述无意识本体感觉(深感觉)的传导通路。
- 描述脊髓胸 11 节段半横断损伤的 Brown-Sequard 综合征。

阐明嗅觉、味觉及痛觉系统

- 描述嗅觉通路的各级结构。
- 阐明味觉通路及其相互联系。
- 阐明痛觉系统的神经元链。
- 痛觉传导通路的上行和下行纤维束有哪些?

阐明自主神经系统

- 交感神经和副交感神经位于何处?
- 自主神经系统是如何组织运行的?
- 描述自主神经系统的相互联系,包括各自的神经递质。
- 阐明颅内副交感神经系统。
- 阐明骶部副交感神经系统。
- 什么是交感干?
- 说出中枢自主功能区及其脑内核团。

(刘 鹏 译)

附　录

图片来源

图片来源

本图谱每幅图片的来源均在图题末尾的方括号内给出，所有未注明出处的图片及表格来源于 Elsevier GmbH，Munich。

衷心感谢以下同事在超声成像、计算机断层扫描成像、磁共振成像、内镜摄影和术中摄片等方面的贡献。

E282 Kanski, J.: Clinical Ophthalmology: A Systemtic Approach. 5th Ed., Butterworth-Heinemann, 2003
E347-09 Moore, K.L./Persaud, T.V.N./Torchia, M.G.: The Developing Human. 9th Ed., Elsevier/Saunders 2013
E402 Drake, R.L./Vogl, A. W./Mitchell A.W.M./Tibbitts, R.M./ Richardson, P.E.: Gray's Anatomy for Students. 1st Ed., Elsevier/Churchill Livingstone, 2005
E460 Drake, R.L./Vogl, A. W./Mitchell A.W.M./Tibbitts, R.M./ Richardson, P.E.: Gray's Atlas of Anatomy. 1st Ed., Elsevier/ Churchill Livingstone, 2008
E838 Mitchell, B./Sharma, R.: Embryology. An Illustrated Colour Text. Elsevier/Churchill Livingstone, 1st Ed., 2005
E943 Kanski, J.: Clinical Ophthalmology: A Systemic Approach. 6th Ed., Butterworth-Heinemann, 2007
F885 Senger, M./Stoffels, HJ./Angelov DN: Topography, syntopy and morphology of the human otic ganglion: A cadaver study. Ann Anat 2014;196(5):327–35
G159 Forbes, A. et al.: Atlas of Clinical Gastroenterology. 3rd Ed., Mosby 2004
G198 Mettler, F.: Essentials of Radiology. 2nd Ed., Saunders 2005
G210 Standring, S.: Gray's Anatomy. 40th Ed., Elsevier/Churchill Livingstone, 2008
G617 Folkerth, R.D./Lidov H.: Neuropathology, Elsevier 2012
J803 Biederbick & Rumpf, Adelsdorf
L106 Henriette Rintelen, Velbert
L107 Michael Budowick, USA
L126 Dr. med. Katja Dalkowski, Erlangen
L127 Jörg Mair, München
L131 Stefan Dangl, München
L141 Stefan Elsberger, Planegg
L157 Susanne Adler, Lübeck
L238 Sonja Klebe, Löhne
L240 Horst Ruß, München
L266 Stephan Winkler, München
L271 Matthias Korff, München
L275 Martin Hoffmann, Neu-Ulm
L280 Johannes Habla, München
L281 Luitgard Kellner, München
L284 Marie Davidis, München
L285 Anne-Katrin Hermanns, „Ankats Art", Maastricht, NL
M502 Prof. Dr. med O. Trentz, Zürich
M519 Prof. Dr. med. G. A. Wanner, Zürich
M526 Prof. Dr. med. T.H.K. Schiedeck, Ludwigsburg
O548 Prof. Dr. med. Andreas Franke, Kardiologie, Klinikum Region Hannover
O892 PD Dr. med. habil. L. Mirow, Landkreis Mittweida Krankenhaus GmbH
P319 Frau Dr. med. Berit Jordan, Uniklinik Halle
P320 Prof. Dr. med. Frank Hanisch, Uniklinik Halle
R132 Classen, M./Diehl, V./Kochsiek, K.: Innere Medizin. 5. A., Elsevier/Urban & Fischer, 2003
R170 Welsch, U.: Sobotta Lehrbuch der Histologie. 2. A., Elsevier/Urban & Fischer, 2006
R235 Böcker, W./Denk, H./Heitz, P./Moch, H.: Pathologie. 4. A., Elsevier/Urban & Fischer, München 2008
R236 Classen, M./Diehl, V./Kochsiek, K.: Innere Medizin. 6. A., Elsevier/Urban & Fischer, 2009
R242 Franzen, A.: Kurzlehrbuch Hals-Nasen-Ohren-Heilkunde. 3. A., Elsevier/Urban & Fischer, 2007
R247 Deller, T./Sebestény, T.: Fotoatlas Neuroanatomie. 1. A., Elsevier/Urban & Fischer, 2007
R252 Welsch, U.: Sobotta: Atlas Histologie: 7. A., Elsevier/Urban & Fischer, 2005
R254 Garzorz, N.: Basics Neuroanatomie. 1. A., Elsevier/Urban & Fischer, 2009
R316-007 Wicke, L.: Atlas der Röntgenanatomie. 7. A., Elsevier/Urban & Fischer, 2005
R317 Trepel, M.: Neuroanatomie. 5. A., Elsevier/ Urban & Fischer, 2011
R331 Fleckenstein, P./Tranum-Jensen, J.: Röntgenanatomie. Elsevier/Urban & Fischer, 2004
R349 Raschke, M. J./Stange, R.: Alterstraumatologie – Prophylaxe, Therapie und Rehabilitation. 1. A., Elsevier/Urban & Fischer, 2009
S002-7 Lippert, H.: Lehrbuch Anatomie. 7. A., Urban & Fischer, 2006
S008-3 Kauffmann, G. W./Moser, E./Sauer, R.: Radiologie. 3. A., Elsevier/Urban & Fischer, 2006
S010-2-16 Benninghoff, A./Drenckhahn, D.: Anatomie. 16. A. Band 2, Urban & Schwarzenberg, 2004
S010-1-17 Benninghoff, A./Drenckhahn, D.: Anatomie. 17. A., Band 1, Elsevier/Urban & Fischer, 2008
T534 Prof. Dr. med. Matthias Sitzer, Klinik für Neurologie, Klinikum Herford
T127 Prof. Dr. med. Dr. Peter Scriba, München
T719 Prof. Dr. med. Norbert Kleinsasser, HNO-Klinik, Universität Würzburg
T720 PD Dr. med. Hannes Kutta, Universitätsklinikum Hamburg-Eppendorf
T786 Dr. med. Stephanie Lescher/Prof. Dr. med. Joachim Berkefeld, Institut für Neuroradiologie, Klinikum der Goethe Universität Frankfurt
T832 PD Dr. med. Frank Berger, Institut für Klinische Radiologie der LMU München
T863 Dr. med. C. Markus, Uniklinik Würzburg
T867 Prof. Dr. med. Gerd Geerling, Düsseldorf
T872 Prof. Dr. med. M. Uder, Erlangen
T882 Prof. Dr. med. Christopher Bohr, Erlangen
T884 Dr. med. dent. Tobias Wicklein, Erlangen
T887 Prof. Dr. med Stephan Zierz, Uniklinik Halle
T890 Prof. Dr. med. Jakob Altaras†, Zentrum Radiologie, Universität Gießen
T891 Prof. Dr. med. Hartmut Brückmann/PD Dr. med. Jennifer Linn, Neuroradiologie, Institut für radiologische Diagnostik, Universität München
T892 Prof. Dr. med. Werner Daniel, Abteilung Kardiologie, Universität Erlangen
T893 Prof. Dr. med. Michael Galanski/Dr. Schäfer, Abteilung Diagnostische Radiologie, Med. Hochschule Hannover
T894 Prof. Dr. med. Michael Gebel, Abteilung Gastroenterologie und Hepatologie, Med. Hochschule Hannover
T895 Dr. Gabriele Greeven, St.-Elisabeth-Krankenhaus, Neuwied
T896 Prof. Dr. med. Dr. rer. nat. Matthias Hoffmann/Prof. Dr. med. Hüseyin Bektas, Klinik für Viszeral- und Transplantationschirurgie, Med. Hochschule Hannover
T897 Prof. Dr. med. Jens Hohlfeld, Klinik für Pneumologie, Med. Hochschule Hannover
T898 Prof. Dr. med. Udo Jonas, Urologie, Med. Hochschule Hannover
T899 Prof. Dr. med. Anselm Kampik/Prof. Dr. med. Arthur Müller, Augenklinik, Universität München
T900 PD Dr. med. Tim Kirchhoff/Dr. med. Jürgen Weidemann, Abteilung Diagnostische Radiologie, Med. Hochschule Hannover
T901 Dr. Meyer, Abteilung Gastroenterologie und Hepatologie, Med. Hochschule Hannover
T902 Prof. Pfeifer, Radiologie Innenstadt, Institut für radiologische Diagnostik, Universität München
T903 Prof. Dr. med. Kurt Possinger/Prof. Dr. med. Ulrich Bick, Medizinische Klinik und Poliklinik II mit Schwerpunkt Onkologie und Hämatologie, Charité Campus Mitte, Berlin
T904 Prof. Dr. Alfred Ravelli†, ehem. Institut für Anatomie, Universität Innsbruck
T905 Prof. Dr. med. Dr. med. dent. Rudolf H. Reich, Klinik für Mund-Kiefer-Gesichtschirurgie, Universität Bonn
T906 Prof. Dr. med. Maximilian Reiser/Dr. Wagner, Institut für radiologische Diagnostik, Universität München
T907 Dr. Scheibe, Chirurgische Abteilung, Rosmann-Krankenhaus Breisach
T908 Prof. Dr. med. Georg F. W. Scheumann, Klinik für Viszeral- und Transplantationschirurgie, Med. Hochschule Hannover
T909 Prof. Dr. med. Helmut Schillinger, Frauenklinik, Universität Freiburg
T910 Prof. Dr. med. Dr. med. dent. Henning Schliephake, Mund-Kiefer-Gesichtschirurgie, Universität Göttingen
T911 Prof. Dr. med. Hans Walter Schlößer, Zentrum Frauenheilkunde, Med. Hochschule Hannover
T912 cand. med. Carsten Schröder, Kronshagen
T916 Prof. Dr. med. Thomas J. Vogl, Radiologische Poliklinik, Universität München
T917 Prof. Witt, Klinik für Neurochirurgie, Universität München

A

Abdominal (wall/skin) reflex 腹壁/皮肤反射 402
Abducens nerve [Ⅵ] 展神经[Ⅵ]
- palsy 展神经麻痹 143,357,367
- - diplopia(double images) 复视(双重影像)141
Abduction, temporomandibular joint 外展,颞下颌关节 44
Ablatio/Amotio retinae (retinal detachment) 视网膜脱落(视网膜剥离)129,154,158,160
ABR (auditory brainstem response) 听觉脑干反应 195
ACA (anterior cerebral artery) 大脑前动脉 296,307
Accessory lacrimal gland 副泪腺 132
Accommodation 调节 163
Accommodation reflex 调节反射 163
Acetylsalicylic acid, temperature-sensitive neurons, increased sensitivity 阿司匹林,温敏神经元,增敏 293
Achilles tendon reflex (ankle jerk reflex) Achilles 腱反射(踝反射) 402
ACom (anterior communicating artery) 前交通动脉 307
Acoustic impedance 声阻抗 170
Acoustic neurinoma (vestibular schwannoma) 听神经瘤(前庭神经鞘瘤) 187,373,377
Acoustic shock, tinnitus 声震,耳鸣 192
Acoustically evoked potentials (AEP) 声学诱发电位 195
Acromegaly 肢端肥大症 334
Acromion 肩峰 205,242
ACTH(corticotropin) 促肾上腺皮质激素 334
Acute dacryoadenitis, narrowed eyelids 急性泪腺炎,眼睑狭窄 137
Acute oedema of the pharynx 急性咽部水肿 232
Acute otitis media 急性中耳炎 167
Acute pain 急性疼痛 418
Adamkiewicz's artery(A. radicularis magna) Adamkiewicz 动脉(根髓动脉) 399
Adduction, temporomandibular joint 内收,颞下颌关节 44
Adenectomy 腺切除术 219
Adenohypophysis 腺垂体 277,298,329,333,361
- hormones 激素 334
Adenoids 扁桃腺肥大 219
ADH(antidiuretic hormone, vasopressin) (抗利尿激素,血管加压素) 423
- deficiency 缺乏 334
Adhesio interthalamica 丘脑间结合 287,290,292,302,327,331,340,347,436
Aditus 口
- ad antrum mastoideum 乳突窦入口 177
- laryngis 喉口 103,219,232
- orbitalis 眶口 134-135
Adrenaline 肾上腺素 419
Aequator lentis 晶状体中纬线 154,157
Age-related macular degeneration(AMD) 年龄相关眼底黄斑变性 158
Ageusia 失味症 417
Agger nasi 鼻堤 78
Agnosia 失认症 319
AICA(anterior inferior cerebellar artery) 小脑前下动脉 307,310
Air conduction of the ear 耳的空气传导 170
AJCC 美国癌症联合委员会
- classification, lymph node metastases of the neck 分类,颈部淋巴结转移 251
Ala 翼
- cristae galli 鸡冠翼 16
- lobuli centralis 中央小叶翼 43
- major(Os sphenoidale) 大翼(蝶骨)10,16,18,22,31-36,38,54,74,96,126-127,136,141,143,150,183
- minor(Os sphenoidale) 小翼(蝶骨)10,32-36,38,74,126
- nasi 鼻翼 68-69
- vomeris 犁骨翼 18,28
Alar cartilage, nose 鼻翼软骨,鼻 68
Alcohol abuse 酗酒
- atrophy of the vermis of cerebellum 小脑蚓部萎缩 343
- destruction of the mammillary body 乳头体毁损 323
Alexia, cerebral infarction/apoplexy 失读症,脑梗死/卒中 303
Alexithymia 述情障碍 281
Altitude sickness 高原病 312
Alveoli dentales 牙槽 27,33,105
Alveus hippocampi 海马白质 289,291,324,430-431,436-437
Alzheimer's disease 阿尔茨海默病 294,320,325
- hippocampus 海马 320
Amacrine cells, retina 无长突细胞,视网膜 354
Amaurosis 黑蒙

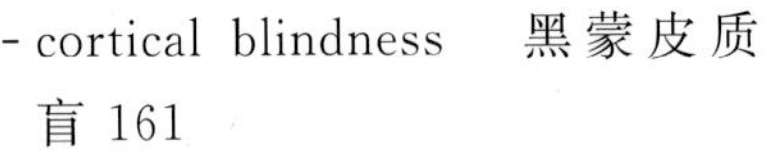

- cortical blindness 黑蒙皮质盲 161
- fugax 一过性黑蒙 303
Amaurotic pupillary rigidity 黑蒙性瞳孔强直 163
Amiculum olivare 橄榄核囊 406
Amnesia 失忆症 323
Ampulla 壶腹
- canaliculi lacrimalis 泪管壶腹 131,139
- membranacea 膜壶腹
-- anterior 前膜壶腹 189,191,376
-- lateralis 外膜壶腹 189,191,376
-- posterior 后膜壶腹 189,191,376
- ossea 骨壶腹
-- anterior 前骨壶腹 188
-- lateralis 外骨壶腹 188
-- posterior 后骨壶腹 188
Amygdala 扁桃体 418
Amyotrophic lateral sclerosis (ALS) 肌萎缩侧索硬化症 338,410
Anal reflex 肛门反射 402
Anastomosis of ansa of Galeni (ansa Galeni) Galeni 吻合(Galeni 袢) 232
Anencephaly 无脑畸形 260,269
Angle-closure glaucoma 闭角型青光眼 156
Angulus 角
- iridocornealis 虹膜角膜角 154
- mandibulae 下颌骨 10,38-39,41,55
- oculi 眼眦
-- lateralis 外眦 128,132
-- medialis 内眦 128-129,132
- oris 口角 82
- scalenovertebralis 斜椎角 254
- sphenoidalis 蝶角 10
Anophthalmia 无眼畸形 125
Anosmia 嗅觉缺失症 81,353
- nasal septum deviation 鼻中隔偏曲 76
Ansa 袢
- cervicalis 颈袢 61,243,246,252
-- profunda 颈深袢 108,242-246,248-249,390-391
-- superficialis 颈浅袢 241
- Galeni (anastomosis of Galeni) Galeni 袢(Galeni 吻合) 232
- subclavia 锁骨下袢 253-254
Anterior cervical region 颈前区 202-203
- vessels and nerves 颈前区血管和神经 240,242
Anterior choroid artery syndrome 脉络膜前动脉综合征 304
Anterior communicating artery syndrome 前交通动脉综合征 298
Anterior cranial base 前颅底 18,30
Anterior cranial fossa 颅前窝 16,151
Anterior lateral fontanelle 前外侧囟 23
Anterior scalene hiatus 前斜角肌间隙 206
Anterior spinal artery syndrome 脊髓前动脉综合征 399
Anterior spinocerebellar tract 脊髓小脑前束 413
Anterior triangle of the neck 颈前三角 202
Anterolateral system, paleospinothalamic system 前外侧系,古丘脑系 418
Antidiuretic hormone (ADH, vasopressin) 抗利尿激素(血管加压素)423
- deficiency 抗利尿激素缺乏 334
Antihelix 对耳轮 171
Antitragus 对耳屏 171
Antrum mastoideum 乳突窦 177-178
Antrum curette 鼻窦刮匙 79
Anulus 环
- fibrocartilagineus 纤维软骨环 173,175-176,179-180
- iridis major/minor 虹膜大/小环 156
- tendineus communis (anulus of Zinn) 总腱环 (Zinn 环)141,143-144,356
- tympanicus 鼓环 22,28
Anxiety disorders 焦虑症 324
Aorta 主动脉 400
- abdominalis/thoracica See Pars abdominalis/thoracica aortae 腹/胸主动脉,见 Pars abdominalis/thoracica aortae
Apertura 孔/口
- canaliculi 小管开口
-- cochleae 蜗小管开口 37
-- vestibuli 前庭小管开口 37
- externa canalis carotici 颈动脉管外口 19-20,37,100,183,298
- interna canalis 管内口
-- carotici 颈动脉管内口 21,298
-- optici 视神经管内口 17
- lateralis ventriculi quarti (foramen of Luschka) 第四脑室外侧孔(Luschka 孔) 278,286-287,339-340,439
- mediana ventriculi quarti (foramen of Magendie) 第四脑室正中孔(Magendie 孔) 282,286-287,347

- piriformis 梨状孔 9,22,30
Apertura 孔/口
- sinus 窦口
- - frontalis 额窦口 29,70
- - sphenoidalis 蝶窦口 29,34,70,74
- thoracis superior 胸廓上口 249
Apex 尖
- cuspidis 尖嵴 88
- linguae 舌尖 102,106-107
- nasi 鼻尖 68
- partis petrosae 岩部尖 37,187,300
- radicis dentis 牙根尖 88
Aphasia,apoplexy 失语症,卒中 303
Aphonia 失音症 226
Aponeurosis 腱膜
- linguae 舌腱膜 103
- palatina 腭腱膜 100,183
- stylopharyngea 茎突咽肌腱膜 217
Apoplexy (cerebral infarction,stroke) 中风(脑梗死,卒中) 302-303,308,408
Apparatus lacrimalis 泪器 138-140
Aqueductus 水管
- mesencephali(canal of Silvius) 中脑水管(Silvius 管) 262-263,275,277,279,286-287,292,302,329,332,336,340,344,425-426,430,437-438
- vestibuli 前庭水管 187
Arachnoidea mater (arachnoid) 蛛网膜 262,282,284-285
- cranialis 脑蛛网膜 267,283-285,300,428,432
- spinalis 脊髓蛛网膜 394,400
Arbor vitae 小脑活树 340
Archicerebellum 原小脑 262
Archicortex,structures 古皮质,结构 325
Archispinothalamic tract 原脊髓丘脑束 418
Arcuate fibres 弓状纤维 280
Arcus 弓
- alveolaris (Mandibula) 牙槽弓(下颌骨) 38-39
- aortae 主动脉弓 253,381,422
- cartilaginis cricoideae 环状软骨弓 204,213,221-225,229,234
- dentalis 牙弓
- - mandibularis [inferior] 下颌牙弓 86-87
- - maxillaris [superior] 上颌牙弓 86-87
- palatoglossus 腭舌弓 85,98,101-102
- palatopharyngeus 腭咽弓 85,98,101,213,216
- palpebralis 睑板弓
- - inferior 下睑板弓 134,147
- - superior 上睑板弓 134,147
- superciliaris 眉弓 9,26
- venosus jugularis 颈静脉弓 204,241,248
- zygomaticus 颧弓 9,11,18-19,31,40,42,45,52-54,75,94
Area 区
- cochlearis 蜗区 187-188,190
- entorhinalis 内嗅区 325
- hypothalamica 下丘脑区 333
- - anterior 下丘脑前区 423
- - intermedia 下丘脑中间区 423
- - lateralis 下丘脑外侧区 333,423
- - posterior 下丘脑后区 333,423
- nervi facialis 面神经区 187
- postrema 最后区 278,293,339
- preoptica 视前区 333
- prepiriformis 前梨状皮质区 325
- pretectalis 顶盖前区 163,339
- striata 纹状区 160,163
- subcallosa 胼胝体下区 277,301,329,352,428,436-437
- tegmentalis ventralis (VTA) 中脑腹侧被盖区 336,340
- vestibularis inferior/superior 前庭上/下区 187
Arteria(-ae) 动脉
- alveolaris 牙槽动脉
- - inferior 下牙槽动脉 58-62,76,95,108,114,217
- - superior 上牙槽动脉
- - - anterior 上牙槽前动脉 59,62,95,97
- - - posterior 上牙槽后动脉 59,62,95,97
- angularis 内眦动脉 56-62,134
- auricularis 耳动脉
- - posterior 耳后动脉 56-58,61-62,171,240,243
- - profunda 耳深动脉 59,62
- axillaris 腋动脉 245,247
- basilaris 基底动脉 285,295-297,299-302,305,307,329,340,347,426,429,439
- - supply area 基底动脉供血区 308-310
- buccalis 颊动脉 58-62
Arteria(-ae) 动脉
- callosomarginalis 胼胝体缘动脉 295,306,313,428,433,436-437
- canalis pterygoidei 翼管动脉 59,97,298
- caroticotympanicae 颈鼓动脉 298
- carotis 颈动脉
- - communis 颈总动脉 53,61-

62, 66-67, 108, 204, 206-207, 215-216, 236, 242-245, 247-250, 253-254, 295, 297, 378, 381, 390, 422
--- level of the bifurcation 颈总动脉分叉处 252
-- externa 颈外动脉 58-60, 62, 95, 109, 171, 215, 220, 242-245, 252, 295, 297, 356, 378
--- branches 颈外动脉分支 62
--- supply area 颈外动脉供血区 134
-- interna 颈内动脉 55, 58, 60, 62, 97, 111, 118, 137, 144-148, 150, 160, 176-177, 180-182, 184-186, 215-217, 220, 244-245, 285, 295-307, 309, 360-361, 369, 378, 390, 439
--- arteriosclerotic changes 颈内动脉硬化性改变 298, 303
--- parts/segments 颈内动脉分部/段 298
--- supply area 颈内动脉供血区 134, 308-309
- centralis(-es) 中央动脉
-- anterolaterales 前外侧中央动脉 299, 306-307, 408
--- occlusions 前外侧中央动脉闭塞 306
-- anteromediales 前内侧中央动脉 299, 306-307, 408
-- longa(Heubner's artery) 长中央动脉(Heubner 动脉) 298-299, 306
-- posterolaterales 后外侧中央动脉 299, 305-307
-- posteromediales 后内侧中央动脉 299, 305-307
-- retinae 视网膜中央动脉 76, 124, 145, 147, 155, 160
--- occlusion 视网膜中央动脉闭塞 144, 153
- cerebri 大脑动脉
-- anterior 大脑前动脉 295-299, 301-304, 306-308, 347, 360-361, 428, 432-439
--- supply area 大脑前动脉供血区 308-309
-- inferior 大脑下动脉 305
-- media 大脑中动脉 295-301, 303-308, 408, 427-428, 431, 434, 438-440
--- supply area 大脑中动脉供血区 308-309
-- posterior 大脑后动脉 160, 295-297, 299-302, 304-305, 307, 329, 360, 429-430, 436-440
--- supply area 大脑后动脉供血区 308-310
- cervicalis 颈动脉
-- ascendens 颈升动脉 243-245, 247, 254, 399
-- profunda 颈深动脉 247, 253-254, 399
-- superficialis 颈浅动脉 243-244, 247, 254
- choroidea 脉络膜动脉
-- anterior 脉络膜前动脉 160, 290, 298-299, 301, 304, 306-307, 309
-- posterior 脉络膜后动脉 299, 304-305
--- lateralis 脉络膜后外动脉 290, 305
--- medialis 脉络膜后内动脉 290, 305
- ciliaris(-es) 睫状肌动脉 148, 160
-- anterior 睫状肌前动脉 147, 155
-- posteriores 睫状肌后动脉
--- breves 睫状肌后短动脉 145, 155
--- longae 睫状肌后长动脉 145, 147, 155
- cochlearis 耳蜗动脉 190
- communicans 交通动脉
-- anterior 前交通动脉 296-297, 299-302, 306-307, 428, 438
-- posterior 后交通动脉 295-301, 305, 307, 429, 438-439
- conjunctivales 结膜动脉
-- anteriores 前结膜动脉 147, 155
-- posteriores 后结膜动脉 147
- dorsalis 背动脉
-- nasi 鼻背动脉 60, 145, 147-148
-- scapulae 肩胛背动脉 244, 254
- episclerales 巩膜外动脉 147, 155
- ethmoidalis 筛动脉
-- anterior 筛前动脉 79, 145-149
-- posterior 筛后动脉 79, 145, 147-149
- facialis 面动脉 56-62, 76, 110, 113, 134, 204, 215, 244-245, 248-249, 252
-- branches 面动脉分支 62
- frontobasalis 额叶底动脉 303
-- lateralis 额叶底外侧动脉 301
-- medialis 额叶底内侧动脉 301, 304
- hyaloidea 玻璃体动脉 100, 124-125, 154
- hypophysialis 垂体动脉
-- inferior 垂体下动脉 298
-- superior 垂体上动脉 298-299
Arteria(-ae) 动脉
- iliaca communis 髂总动脉 422
- inferior 下动脉

-- anterior cerebelli 大脑前下动脉 290, 295-297, 299-301, 305,307
--- supply area 大脑前下动脉供血区 310
-- posterior cerebelli 大脑后下动脉 247, 290, 295-297, 299-301,305,307
--- circulatory disorders 大脑后下动脉循环障碍 301
--- supply area 大脑后下动脉供血区 310
- infraorbitalis 眶下动脉 57, 59,61-62,95,97,130,134,149, 153
- infratrochlearis 滑车下动脉 134
- intercostalis 肋间动脉
-- posterior 肋间后动脉 247, 399-400
--- prima 第 1 肋间后动脉 247
--- secunda 第 2 肋间后动脉 247
-- suprema 肋间最上动脉 247,254
- labialis 唇动脉
-- inferior 下唇动脉 57,62
-- superior 上唇动脉 57,62, 79
- labyrinthi 迷路动脉 190, 299-301,305
-- thrombotic occlusion 迷路动脉栓塞 190
- lacrimalis 泪腺动脉 136,145-148
- laryngea 喉动脉
-- inferior 喉下动脉 232,244
-- superior 喉上动脉 62,107, 115, 200, 212, 216, 232-233, 242-244,252,254
- lenticulostriatae 豆核纹状动脉 408
- lingualis 舌动脉 58,60-62, 76,108-109,113,115,215,243, 252
-- branches 舌动脉分支 62, 109
- masseterica 咬肌动脉 58-60, 62
- maxillaris 上颌动脉 58-62, 95,97
-- branches 上颌动脉分支 59, 62
-- variations of the course 上颌动脉走行变异 59
- medullaris segmentalis 脊髓节段性动脉 247,399-401
- meningea 脑膜动脉
-- media 脑膜中动脉 59,61-62,117,146,288,300
-- posterior 脑膜后动脉 62, 215,300
- mentalis 颏动脉 58
- mesenterica 肠系膜动脉
-- inferior 肠系膜下动脉 422
-- superior 肠系膜上动脉 422
- nasales posteriores laterales 鼻后外侧动脉 62,79
- nasopalatina 鼻腭动脉 62,79
- occipitalis 枕动脉 56,58,61-62,108,111,216,240-242,244-245
-- branches 枕动脉分支 62
-- medialis 枕内动脉 431-432
- ophthalmica 眼动脉 144-150, 152-153, 160, 295-300, 305,307,347,360-361
-- branches 眼动脉分支 147
- palatina(-ae) 腭动脉
-- ascendens 腭升动脉 61-62, 215,232
-- descendens 腭降动脉 59, 62,97,101
-- major 腭大动脉 62,79,97-98
-- minores 腭小动脉 62
- palpebrales 睑动脉
-- laterales 睑外动脉 147
-- mediales 睑内动脉 147
- parietalis posterior 顶叶后动脉 303,313
- pericallosa 胼胝体周围动脉 302,306,428-429,431-437
- pericardiacophrenica 心包膈动脉 254
- pharyngea ascendens 咽升动脉 62,215
- pontis 脑桥动脉 299,305
-- circulatory disorders 脑桥动脉循环障碍 305
- prefrontalis 额叶前动脉 303
- profunda linguae 舌深动脉 62,109
- pterygomeningea 翼突脑膜动脉 59
- radicularis magna (artery of Adamkiewicz) 根髓动脉(Adamkiewicz 动脉) 399
- renalis 肾动脉 422
- sacralis lateralis 骶外侧动脉 399
- scapularis descendens 肩胛降动脉 247
- sphenopalatina 蝶腭动脉 59, 61-62,79,97
- spinalis 脊髓的动脉
-- anterior 脊髓前动脉 247, 299,301,305,399-401
--- supply area 脊髓前动脉供血区 310
-- posterior 脊髓后动脉 247, 299,305,399-401
-- segmentalis 脊髓段动脉 399-400
- spiralis modioli 蜗轴螺旋动脉 190
- striata medialis distalis 远端内侧纹状体动脉 299,306

Arteria(-ae) 动脉
- stylomastoidea 茎乳动脉 62
- subclavia 锁骨下动脉 206,216,238,242-245,247,249,253-254,297,381-382,399,422
- - proximal high-grade stenosis 近心端高度狭窄 244
- sublingualis 舌下动脉 61-62,109,115
- submentalis 颏下动脉 59,61-62,113,243-245
- sulci 沟动脉
- - centralis 中央沟动脉 303,313
- - postcentralis 中央后沟动脉 303,313
- - precentralis 中央前沟动脉 303,313
- superior cerebelli 小脑上动脉 296-297,299-301,305,307,439
- - - supply area 小脑上动脉供血区 310
- supraorbitalis 眶上动脉 57,134,145-148,153
- suprascapularis 肩胛上动脉 242,244-245,247,254
- supratrochlearis 滑车上动脉 57-59,134,145,147-148
- temporalis 颞动脉
- - media 颞中动脉 59,61-62
- - profunda 颞深动脉
- - - anterior 颞深前动脉 59,62
- - - posterior 颞深后动脉 59,61-62
- - superficialis 颞浅动脉 53,56-59,61-62,134,171
- - - branches 颞浅动脉分支 62
- thoracica interna 胸廓内动脉 244-245,247,253-254
- thoracoacromialis 胸肩峰动脉 245
- thyroidea 甲状腺的动脉
- - inferior 甲状腺下动脉 215-216,232,236,238,244-245,247,254
- - superior 甲状腺上动脉 62,113,213,215,238,242-245,249,252,254
- transversa 横动脉
- - colli 颈横动脉 242-245,247,249
- - faciei 面横动脉 56,59,62,134
- tympanica 鼓室的动脉
- - anterior 鼓室前动脉 59,62
- - inferior 鼓室下动脉 62
- - posterior 鼓室后动脉 62,175
- - superior 鼓室上动脉 62
- vertebralis 椎动脉 111,236,244,247,253-254,285,295-297,299-302,305,307,340,399,439
- - branches 椎动脉分支 247
- - supply area 椎动脉供血区 308-309
- - variations 椎动脉变异 247
- vestibularis anterior 前庭前动脉 190
- zygomaticoorbitalis 颧眶动脉 56,58-59,62
Arteriola 小动脉
- macularis inferior/superior 黄斑下/上小动脉 158
- medialis retinae 视网膜内侧小动脉 158
- nasalis 鼻侧小动脉
- nasalis retinae inferior/superior 视网膜鼻侧下/上小动脉 158
- temporalis retinae inferior/superior 视网膜颞侧下/上动脉 158
Arteriosclerotic changes in the vascular wall of the carotid artery 颈动脉血管壁的动脉硬化性改变 298,303
Arthrosis 关节炎
- cricoarytenoid joint 环杓关节炎 224
- temporomandibular joint 颞下颌关节炎 44
Articulatio(-nes) 关节
- atlantoaxialis lateralis 寰枢外侧关节 206
- cricoarytenoidea 环杓关节 221-223,233
- cricothyroidea 环甲关节 222,224,227
- incudomallearis 砧锤关节 174-175
- incudostapedialis 砧镫关节 174-175
- ossiculorum auditus 听骨关节 175
- temporomandibularis 颞下颌关节 11,40-46,52-54,60,64
Arytenoid cartilage 杓状软骨 221
Arytenoid subluxation 环杓关节半脱位 223
Association cortex 联合皮质(区) 319,411,415
Association fibres 联络纤维 280-281
Ataxia 共济失调 43,323,342
- asynergies 丧失协调能力 342
- lesions of the thalamic nuclei 丘脑核病变 331
Atlas 寰椎 206
Atrium meatus medii 中鼻道前房 78
Auditory brainstem response (ABR) 听觉脑干反应 195
Auditory cortex 听区 195,319
Auditory ossicles 听小骨 166,168,170,174-175,191
- development 听小骨的发育

168
- differentiation　听小骨的分化 168
- ossification mode　听小骨骨化模式 24
Auditory pathway　听觉传导通路 195
- neuronal stations　听觉传导通路神经元中继站 195
- peripheral segments　听觉传导通路外周段 194
Auditory tube(Eustachian tube)　咽鼓管(Eustachian 管)179,184-185
- development　咽鼓管的发育 168
Auricle(Auricula)　耳郭 170-172
- arteries　耳郭动脉 171
- cartilage　耳郭软骨 172
- development　耳郭发育 168
- dysplasia　耳郭发育不良 169
- malformations　耳郭畸形 169
- perichondritis　耳郭软骨膜炎 172
- rudimentary(microtis)　耳郭未发育(小耳症)169
- sensory innervation　耳郭的感觉神经支配 171
Auricular hillocks　耳丘 168
Auris　耳 170
- interna　内耳 168,170,186,190,1865
- media　中耳 170,182,191
Autism　自闭症 320,343
Autonomic head ganglia　头部自主神经节 116
Autonomic nervous system(visceral/vegetative nervous system)　自主神经系统(内脏/自主神经系统)270,421
- circuitry　自主神经系统回路 419
- organisation　自主神经系统组织 420
Axillary region　腋区 245
Axis　轴
- externus bulbi　眼外轴 154-155
- internus bulbi　眼内轴 154-155
- lentis　晶体轴 157
- opticus　视轴 154

B

Babinski's reflex　Babinski 反射 410
- lesions of the pyramidal tract　锥体束损伤 406
Balance disorders, lesions of the vestibulocerebellum　平衡失调,前庭小脑病变 342
Barrington's core　Barrington 核 424
Basal ganglia　基底神经节 326,328,406,411
Basal lamina　基膜 192
Basal plate　基板 263-264,268
- rhombencephalon　菱脑基板 349
Base of the tongue　舌根 102
Basic lamellae, paranasal sinuses　基板,鼻旁窦 78
Basis　底
- cochleae　蜗底 188
- cranii　颅底
- - externa　颅底外面 18-20,211
- - interna　颅底内面 16-17,21,300
- mandibulae　下颌底 38
- stapedis　镫骨底 174
Bechterew, nucleus of(Ncl. vestibularis superior)　Bechterew 核(前庭神经上核)191,350,377
Bell's phenomenon, facial paralysis　Bell 现象,面瘫 3,64,130,373
Bennet's angle　Bennet 角 44
Bernoulli, principle of　Bernoulli 原则 230
Betz' giant cells, isocortex　Betz 巨细胞,新脑皮质 317
Biceps tendon reflex　肱二头肌肌腱反射 402
Bichat's fat pad(fat pad of the cheek, Corpus adiposum buccae)　Bichat 脂垫(颊脂垫、颊脂体)52,60,110
- cancer cachexia　癌症恶病质 53
Bifurcatio carotidis　颈动脉杈 62
Bilaminar zone(Art. temporomandibularis)　双板区(颞下颌关节)42-43,45
Bipolar cells of the retina　视网膜双极细胞 162
Bitemporal hemianopsia　双颞侧偏盲 161,355
Blandin, gland of(Glandula lingualis anterior)　Blandin 腺(舌前腺)103,116
Bleeding, scalp　出血,头皮 49
Blepharitis　眼睑炎 133
Blind spot(Discus nervi optici)　盲点(视神经盘)154,158,294
Blindness　失明 160
Blink reflex　瞬目反射 361
Blood circulation, Medulla oblongata　血液循环,延髓 338
Blood-brain barrier　血-脑屏障 293-294
Blood-CSF barrier　血-脑脊液屏障 290,293
Blow-out fracture　爆裂性骨折 127
- coronary CT　冠状位 CT 123
Böttcher's cells, organ of Corti　Böttcher 细胞,螺旋器 192
Bolus death　食团性死亡 213

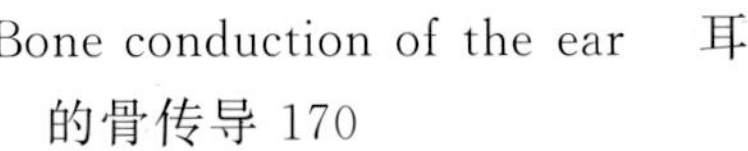

Bone conduction of the ear 耳的骨传导 170
Bony labyrinth 骨迷路 187-190
Bony skull 颅骨
- meninges 脑膜 282
- of a newborn 新生儿颅骨 22,28,31
Bowman's membrane (Lamina limitans anterior) Bowman 腺(前界层)154
Brachiofacial hemiplegia (Brown-Séquard's syndrome) 面臂偏瘫(Brown-Séquard 综合征) 303
Brachiofacial paralysis 面臂麻痹 308
Brachium colliculi 丘臂
- inferioris 下丘臂 195,278,335-336,339
- superioris 上丘臂 160,278,335,339
Brain 脑 160,284-285
- age-related atrophy, lesions of the bridging veins 老年性脑萎缩,脑桥静脉损伤 313
- arterial circle 大脑动脉环 299-300
- arteries 脑动脉 301,304
- atrophy 脑萎缩 274
- central arteries 大脑中央动脉 306
- deep veins 大脑深静脉 314
- development 脑的发育 261-264,266
- developmental defects 脑发育缺陷 267
- frontal section 脑冠状切面 428-432
- horizontal section 脑水平切面 433-438
- ischaemia tolerance 脑缺血耐受 295
- magnetic resonance imaging (MRI) 脑 MRI 425-427
- medial surface 脑的内侧面 302
- sagittal section 脑矢状切面 439-440
- superficial arteries 脑浅表动脉 313
- superficial veins 脑浅表静脉 313
- veins 脑的静脉 304
- ventricles 脑室 286
- vesicles 脑泡 124
Brain abscess, otitis media 脑脓肿,中耳炎 176
Brain aneurysms 脑动脉瘤 298
- rupture 脑动脉瘤破裂 299
Brain stem 脑干 278,302,339-340,343
- arterial blood supply 脑干的动脉供应 310
- circulatory disorders, paralysis of the muscles of the soft palate 脑干循环障碍,软腭瘫痪 104
- development 脑干发育 266
- functional anatomy 脑干功能解剖学 339
- monoaminergic neurotransmitter system 脑干单胺能神经递质系统 340
- visceral afferent sensory fibres 脑干内脏传入感觉纤维 423
Brain vesicles 脑泡
- cervical flexure (Flexura cervicalis) 脑泡颈曲 261
- midbrain (Flexura mesencephalica) 中脑脑泡 261
- primary 初级脑泡 261
- secondary 次级脑泡 261
Branchiogenic muscles 鳃弓演化肌 349
Break-up time (tear scope test) 泪膜破裂时间(泪液范围测试) 133
Bregma 前囟 12
Bridging veins 桥静脉 258,313
- injuries 桥静脉损伤 313
Broca's aphasia Broca 失语症 319
Broca's centre (motor language centre) Broca 中区(运动性语言中枢) 319
Broca's diagonal band Broca 斜角带 325
Brodmann area 1 Brodmann 1 区 415
Brodmann area 2 Brodmann 2 区 415
Brodmann area 3 Brodmann 3 区 415
Brodmann area 4 Brodmann 4 区 407
Brodmann area 5 Brodmann 5 区 407,415
Brodmann area 6 Brodmann 6 区 407
Brodmann area 7 Brodmann 7 区 196,415
Brodmann area 41 Brodmann 41 区 195
Brodmann areas Brodmann 分区 318
Brow fat prolapse 眉脂肪下垂 8
Brown-Séquard's syndrome (hemiplegia) Brown-Séquard 综合征(偏瘫) 405,416
Broyle's tendon (tendon of the vocal ligament) Broyle 肌腱(声韧带肌腱) 223,233
Brudzinski's sign Brudzinski 征 288
Brücke's muscle (M. ciliaris) Brücke 肌(睫状肌) 156
Bucca 颊 82,85

Buccal glands 颊腺 111
Bulbar paralysis 延髓(性)麻痹 338
Bulbus 球
- cornus posterioris (Ventriculus lateralis) 后角球(侧脑室) 434
- inferior venae jugularis 颈静脉下球 215-216,243
Bulbus 球
- oculi 眼球 135,141,148,150,153-155,159-160,425-426
- - dimensions 眼球数据 155
- - testing the main viewing directions 测试眼球主要观察方向 142
- olfactorius 嗅球 72,81,264-265,275,285,301,322-323,325,347,352-353,439
- superior venae jugularis 颈静脉上球 215-216,311
Bulla ethmoidalis 筛骨筛泡 71,74,77,79
Burdach's tract (Fasciculus cuneatus) Burdach 束(楔束) 339,397,412
Burn-out syndrome 疲劳综合征 419
Bursa infrahyoidea 舌骨下囊 224,229,234

C

Cajal-Retzius's cells, isocortex Cajal-Retzius 细胞,新脑皮质 317
Calcar avis 禽距 289-291,322,431,435-436
Callosotomy, epilepsy 胼胝体离断术,癫痫 281
Calvaria 颅盖 14-15,283
- bend fractures 颅盖弯曲性骨折 15
- diploic canals 颅盖板障管 312
- fractures 颅盖骨折 315
- veins 板障静脉 312
Camera 房
- anterior bulbi 眼前房 154,156,159
- articularis 关节
- - inferior/superior (Art. temporomandibularis) 下腔/上腔(颞下颌关节) 42
- posterior bulbi 眼后房 154,156
- postrema (vitrea) bulbi 眼最后(玻璃体)房 154,159
Camper's plane, jaw Camper 平面,颌 11
Canaliculus 小管
- lacrimalis inferior/superior 下/上泪小管 131,138-139
- mastoideus 乳突小管 18,20
- - content 乳突小管内容物 20
- posterius (Labyrinthus osseus) 后小管(骨迷路) 187
Canalis(-es) 管
- caroticus 颈动脉管 17-19,37,100,176-179,183,185,187,300
- - content 颈动脉管内容物 20-21
- centralis 中央管 279,282,286-287,302,340,394,397
- condylaris 髁管 16,18-21
- - content 髁管内容物 20-21
- diploici 板障管 312
- incisivus 切牙管 14,28-29,69-70
- infraorbitalis 眶下管 32-33,36,94,126
- mandibulae 下颌管 93-94
- musculotubarius 肌咽鼓管 37
- nasolacrimalis 鼻泪管 30,77,126
- nervi 神经管
- - facialis 面神经管 177-180,187,191,376
- - hypoglossi 舌下神经管 14,16-21,41,300,390
- - - content 舌下神经管内容物 20-21
- opticus 视神经管 16-17,21,32,35,37,126,144,146,149-150,159,300
- - content 视神经管内容物 21
- - neurovascular pathways 神经血管路径 144
- palatinus major 腭大管 33,96
- palatovaginalis 腭鞘管 96
- pterygoideus (Vidian canal) 翼管(Vidian 管) 33-34,38,96
- radicis dentis 牙根管 88
- semicircularis (-es) 半规管 170,190
- - anterior 前半规管 186-190
- - lateralis 外半规管 179,182,186-189
- - posterior 后半规管 186-189
- spiralis 螺旋管
- - cochleae 蜗螺旋管 187
- - modioli 蜗轴螺旋管 187
- vertebralis 椎静脉管 401,405
Cancer cachexia, Bichat's fat pad 癌症恶病质,Bichat 脂垫 53
Candida albicans, oral mucosa 白念珠菌,口腔黏膜 83
Cannon-Böhm's point Cannon-Böhm 点 384
Capsula 囊
- articularis 关节囊
- - (Art. temporomandibularis) 颞下颌关节囊 41-42,52-55,60
- - cricothyroidea 环甲关节囊 222,225-226
- externa 外囊 279,281,327,

329,406,408,428-430,434-436
- extrema 最外囊 279,281,327,406,408,428-430,434-436
Capsula 囊
- interna 内囊 279,281,289-290,304,306,309,326-327,329,331-332,360,406,408,427-431,433-437,439-440
-- blood supply 内囊血供 306,408
-- haemorrhages 内囊出血 308,408
-- infarction 内囊梗死 373
-- tracts 内囊纤维束 265,408
-- vascular occlusion 内囊血管闭塞 408
- lentis 晶状体囊 157
Caput 头
- hippocampi 海马头 321
- inferius(M. pterygoideus lateralis) 下头(翼外肌)42,45,54-55,64
- mallei 锤骨头 174,176,179,376
- mandibulae 下颌头 38-39,43,54-55,64,172
- nuclei caudati 尾状核头 290-292,309,321,326-327,339,406,408,425,427-429,433-437,439
- stapedis 镫骨头 174,179
- succedaneum(scalp swelling) 胎头水肿(头皮水肿)49
- superius(M. pterygoideus lateralis) 上头(翼外肌)42,45,54-55,64
Carotid arterial system 颈动脉系统 301
Carotid bifurcation, vascular changes 颈动脉杈,血管改变 295
Carotid loops 颈动脉环 220
- peritonsillar abscess 扁桃体周脓肿 220
- tonsillectomy 扁桃体切除术 220
Carotid sheath 颈动脉鞘 207
Carotid sinus syndrome 颈动脉窦综合征 252,295
Carotid siphon 颈动脉虹吸部 298
Cartilage-free area of the nose 鼻的无软骨区 69
Cartilage of the auditory tube 咽鼓管软骨 100,183
Cartilago(-ines) 软骨
- alaris(-es) 鼻翼软骨
-- major 鼻翼大软骨 68-69
-- minores 鼻翼小软骨 69
- arytenoidea 杓状软骨 221-226,228,233
- auriculae 耳郭软骨 111
- corniculata(Santorini's cartilages) 小角软骨(Santorini软骨)221-222,224,226-229
- cricoidea 环状软骨 115,204,218,221,223,226-228,235,254
- cuneiformis 楔状软骨 226,228
- epiglottica 会厌软骨 103,213,221-224,229,235
- laryngis 喉软骨 222,224
- nasi 鼻软骨 69
-- accessoriae 鼻副软骨 68
-- lateralis 鼻外侧软骨 68-69,111
- septinasi 鼻中隔软骨 68-69,72,77
- thyroidea 甲状软骨 103,107,115,204,212-213,216,218,221-229,232-235,237,254
- tracheales 气管软骨 212,218,222-223,225-226,228-229,235-236
- triticea 麦粒软骨 222,226,228,234
- tubae auditivae [auditoriae] 咽鼓管软骨 100,183-185,216
Caruncula 小阜
- lacrimalis 泪阜 128,138-139
- sublingualis 舌下阜 112,114-115
Cataracta senilis 老年性内障 157
Catecholamine 儿茶酚胺 419
Cauda 尾
- equina 马尾 393,395,404
- helicis 耳轮尾 172
- hippocampi 海马尾 321
- nuclei caudati 尾状核尾 279,290,292,326-327,429-431,434-437,440
Cauda equina syndrome 马尾综合征 392
Cavernosus sinus syndrome 海绵窦综合征 357
Cavernosus sinus thrombosis, abducens nerve palsy 海绵窦血栓形成,展神经麻痹 367
Cavitas 腔
- conchae 耳甲腔 171
- coronae 牙冠腔 88
- dentis 牙腔 88
- infraglottica 声门下腔 229,235
- nasi 鼻腔 29,36,41,70,72,75,77-79,111,151,159,219
- oris 口腔 84-85,98,213
-- propria 固有口腔 83-85,101
- pharyngis 咽腔 233
- tympani 鼓室腔 118,169-170,172-173,175-180,187,376,378
Cavum septi pellucidi 透明隔腔 290-292,433
Cellulae 小房
- ethmoidales 筛窦小房 31,36,73-74,76-77,127,140,143,150-151,153,159,425

-- anteriores 前筛窦小房 74-75,130
-- posteriores 后筛窦小房 74-75
- mastoideae 乳突小房 177-178,182,184
- pneumaticae 含气小房 185
- tympanicae 鼓室小房 177,187
Cementum 牙骨质 88
Cenenzephalocele 脑膨出 267
Central analgesic (pain) therapy 中枢镇痛疗法 335
Central auditory pathway 中枢性听觉传导通路 195
Central autonomic brain regions 中央自主脑区 424
- nuclear areas 核区 424
Central canal 中央管 268
Central cerebral arteries 大脑中央动脉 306
Central facial palsy 中枢型面部麻痹 3,64,373
Central midface fractures, Le Fort's classification 面中部中央型骨折,Le Fort 分型 9
Central venous thrombosis 中央静脉血栓形成 153
Central vomiting (emesis), neuroleptic drugs 中枢性呕吐(呕吐),神经安定药 293
Centrally mediated pain 中枢介导疼痛 418
Centrum ciliospinale 脊髓散瞳中枢 163
Cephalhaematoma 头颅血肿 49
Cerebellar compartment, afferent and efferent connections 小脑分部,传入和传出纤维联系 343
Cerebellar cortex 小脑皮质 41,343
- structure, Larsell's classification 结构,Larsell 分类 344
Cerebellar nuclei 小脑核 343
Cerebellar tent (Tentorium cerebelli) 小脑幕 283
Cerebellopontine angle 桥小脑角 337
- tumour 桥小脑角肿瘤 377
Cerebellum 小脑 263-266,271,278,286,308-309,339-343,411,426,430
- arterial supply 小脑的动脉供应 310
- cerebral cortex 大脑皮质 343
- development 小脑发育 262
- paravermal zone 蚓旁区 342-343
Cerebral arteries 大脑动脉 307
- clinical (radiological) names 临床(放射学)术语 296
- MR angiography 磁共振血管造影 296-297
- supply areas 大脑动脉供血区 308-310
Cerebral hernia (Hernia cerebri, encephalocele) 脑疝(脑膨出) 267
Cerebral infarction (apoplexy, stroke) 脑梗死(卒中,中风) 303,408
Cerebral nerves 脑神经 345,349-350
- characteristics 脑神经特征 347
- course 脑神经走行
-- in the middle cranial fossa 脑神经在颅中窝的走行 360
-- in the subarachnoid space 脑神经在蛛网膜下隙的走行 347
- innervation areas 脑神经的支配区域 346
- nuclei of origin 脑神经核的起源 351
- overview of the nuclei 脑神经核概观 350
- pharyngeal arches 咽弓 349
- terminal nuclei 终核 351
Cerebral veins, deep 大脑深静脉 314
Cerebrum 大脑 160,271,274,407,409
- convolutions 大脑沟回 273-276
- functional cortical areas 大脑皮质功能区 319
- grooves 大脑沟 273-276
- lobes 大脑叶 272
Cerumen (ear wax) 耵聍(耳垢) 173
- obturans 耵聍栓塞 173
Cervical fat compartment 宫颈脂肪室 48
Cervical flexure, primary brain vesicle 颈曲,原始脑泡 261
Cervix dentis 牙颈 88
Chalazion (stye) 睑板腺囊肿(睑腺炎)133
Cheek fat compartment 颊脂肪室 48
Chemoreceptor reflex 化学感受器反射 339
Chiasma opticum 视神经交叉 141,144,160,264-265,275,277,287,298,301-302,308-309,322,325,329,332,340,347,355,361,425-426,429
- median lesion 视交叉中位病变 355
Chin fat compartment 颏脂肪室 48
Choana 鼻后孔 19,28,41,219
Cholesteatoma 胆脂瘤 193
Chorda 索
- dorsalis 后索 260,264

- tympani 鼓索 61，89，116-117，175-177，179-182，191，362,364,369-371,373,376,417
- - damage 鼓索损伤 369
Chorda tympani 鼓索
- - loss of function 鼓索功能缺失 181
Choreatic hyperkinesia 舞蹈性运动亢进 328
Choroid 脉络膜 154
Choroid/choroidal vessels 脉络膜/脉络膜血管 304
Choroidea 脉络膜 124-125，154-156
Chronic pain 慢性疼痛 418
Chylous fistula 乳糜瘘 251
Ciliae 睫毛 128,132,152
Ciliary body 睫状体 156
Cingulum 扣带 280-281,324
- lesions 扣带病变 324
Circadian rhythm 昼夜节律 423
Circle of Willis(Circulus arteriosus cerebri) Willis 环(大脑动脉环)285,295,299-300
Circulation centre 循环中枢 339
Circulatory reflexes 循环反射 339
Circulus arteriosus 动脉环
- cerebri(circle of Willis) 大脑动脉环(Willis 环) 285，295，299-300
- - aneurysms 动脉瘤 298
- iridis major/minor 虹膜动脉大/小环 155
Circumventricular organs 室周围器 293
Cisterna(-ae) 池
- ambiens 环池 285，360，430-431，436-439
- arachnoideae 蛛网膜池 282
- basalis 基底池 384
- cerebellomedullaris 小脑延髓池 282,285,287,426
- chiasmatica 交叉池 285，287，438
- fossae lateralis cerebri 大脑外侧窝池 285，428-431，434-438，440
- interpeduncularis 脚间池 285，287,329,425,429,438
- laminae terminalis 终板池 428
- lumbalis 腰池 404
- pericallosa 胼胝体周池 287，428,430-431,434,436-437
- pontis 桥池 429
- pontocerebellaris 桥小脑池 285,287,429
- quadrigeminalis 四叠体池 431
Claudius' cells，organ of Corti Claudius 细胞，Corti 器 192
Claustrum 屏状核 279，326-327，329，406，408，428-430，434-437,440
Clavicula 锁骨 204-205，208-209,242,245,247,249
Clivus 斜坡 16-17,29,35,41
CNS(central nervous system) 中枢神经系统 260-440
- directions/positions 中枢神经系统的方向术语 271
- grey matter 灰质 279
- white matter 白质 278
Cochlea 耳蜗 166，169-170，182,186-188,190-191
- basal vortex 耳蜗基底涡 182
Cochlear labyrinth(Labyrinthus cochlearis) 蜗迷路 170
Colliculus 丘 221
- facialis 面神经丘 278，287，337
- inferior 下丘 195，263，271，278,332,335,339,347,431,438
- superior 上丘 160，263，271，275，278-279，332，335-336，339,347,431,437
Collum 颈 248-249,253
- mallei 锤骨颈 174,180
- mandibulae 下颌颈 39-40
- - fracture 下颌颈骨折 44
Columella 小柱 69
Columna 柱
- anterior(Medulla spinalis) 前柱(脊髓) 394,397
- fornicis 穹隆柱 290-292，305，309，322-323，339-340，406，425，434-437
- intermedia (Medulla spinalis) 中间柱(脊髓) 394,397
- intermediolateralis 中间外侧柱 424
- posterior (Medulla spinalis) 后柱(脊髓) 394,397
Coma 昏迷 271
Commissura 连合
- alba anterior 白质前连合 394
- anterior 前连合 223,231,265，276-277，280-281，287，292，302，309，323-324，329，339-340，347，352,426,429,436-437,439-440
- colliculi inferioris 下丘连合 195
- fornicis 穹隆连合 265，281，322-323,435
- habenularum 缰连合 265，280,292,329
- hippocampi 海马连合 265
- lateralis palpebrarum 睑外侧连合 128,132
Commissura 连合
- medialis palpebrarum 睑内侧连合 128,132
- posterior 后连合 265，277，280-281,292,302,329,339,436
Commissural tracts 连合束 280-

281
- hetero-/homotopic fibres 连合束异质/均质纤维 280
Complete paraplegia 完全性截瘫 416
Complete pupillary rigidity 完全性瞳孔强直 163
Computed tomography (CT) 计算机断层扫描(CT)
- chronic sinusitis 慢性鼻旁窦炎的CT扫描 77
- eye 眼的CT扫描 159
- head 头部的CT扫描 294
- inner ear 内耳的CT扫描 182
- meningioma 脑膜瘤的CT扫描 259
- middle ear 中耳的CT扫描 182
- parapharyngeal abscess 咽旁脓肿的CT扫描 208
- thyroglossal cyst 甲状腺舌骨囊肿的CT扫描 237
Concha 甲
- auriculae 耳甲 171
- bullosa 泡状鼻甲 77
- nasalis 鼻甲
-- inferior 上鼻甲 9, 29-30, 36, 70-74, 76, 79, 138, 219
-- media 中鼻甲 10, 29, 36, 71-74, 76-77, 79, 111, 138, 153
-- superior 下鼻甲 29, 69-70, 74, 79
- sphenoidalis 蝶甲 34
Conductive hearing loss 传导性听力丧失 174
Condylus occipitalis 枕髁 11, 18-19, 183, 212, 390
Cone(bipolar)cells of the retina 视网膜锥(双极)细胞 160, 162, 354
Confabulations 虚构症 323
Confluens sinuum 窦汇 283, 287, 311-312, 347
Congenital deafness 先天性聋 169
Coniotomy 环甲膜切开术 204, 234
Conjunctiva 结膜 132
Conjunctivitis 结膜炎 128
Conus 圆锥
- elasticus 弹性圆锥 223-224, 228-229, 235
- medullaris 脊髓圆锥 394-395, 404
Conus medullaris syndrome 脊髓圆锥综合征 392
Convergence reaction 会聚反应 163
Cor, Innervation 心,神经支配 421
Cornea 角膜 125, 152, 154, 156
- radius of curvature 角膜的曲率半径 155
- refractive index 角膜的折射率 155
Corneal reflex 角膜反射 339, 361
Corneal transplant 角膜移植 154
Cornu 角状物
- ammonis 海马角 322, 324
- anterius(Medulla spinalis) 脊髓前角 279, 394, 397, 413
- frontale(Ventriculus lateralis) 侧脑室前角 286-287, 289-292, 304, 321-322, 326-327, 339, 360, 425, 427-429, 433-436, 439
- inferius (Cartilago thyroidea) 甲状软骨下角 221-222, 225-226, 232
- laterale(Medulla spinalis) 脊髓侧角 397
- majus(Os hyoideum) 舌骨大角 55, 61, 84, 104-107, 114, 210, 212, 222, 225-226, 228, 232, 234
- minus(Os hyoideum) 舌骨小角 84, 104-107, 222, 225, 228, 234
- occipitale (Ventriculus lateralis) 侧脑室后角 267, 286-287, 289-291, 322, 326, 331, 425, 431, 435-436, 440
- posterius (Medulla spinalis) 脊髓后角 279, 394, 397, 418
- superius (Cartilago thyroidea) 甲状软骨上角 216, 221-222, 224-228, 232, 234
- temporale (Ventriculus lateralis) 侧脑室下角 286-287, 289, 291, 321, 327, 360, 406, 425-427, 429-431, 437-440
Corona 冠
- ciliaris 睫状冠 156
- clinica dentis 牙冠 88
- radiata 放射冠 281, 432
Corpus(-ora) 体
- adiposum 脂体
-- buccae(Bichat's fat pad) 颊脂体(Bichat 脂垫) 52, 60, 110
-- orbitae 眶脂体 76, 141, 144, 146, 152-153, 159
-- preepiglotticum 会厌软骨前脂体 213, 222, 224, 226, 229
- amygdaloideum 杏仁体 279, 322-323, 326-327, 352, 424, 429, 438, 440
- callosum 胼胝体 265, 272, 275-276, 279-281, 289-292, 302, 305, 308-309, 321-323, 326, 329, 339-340, 347, 406, 426-431, 433-436, 439
Corpus(-ora)callosum 胼胝体
-- agenesis 胼胝体发育不全 281
- cavernosum(Saccus lacrimalis) 海绵体(泪囊) 138
- ciliare 睫状体 154, 156, 159,

163
- fornicis 穹隆体 277,291,302,322-323,329,429,434
- geniculatum 膝状体
- - laterale 外侧膝状体 160-161,163,277-278,281,305,332,335,339,355,408,430,437
- - mediale 内侧膝状体 195,277-278,305,332,335,339,408,430,437
- hippocampi 海马体 321
- incudis 砧骨体 174,176,179
- linguae 舌体 102,106
- mamillare 乳头体 264-265,275,277,279,302,320,322-324,329,332,335,340,406,423,426,429,438
- - destruction, memory loss 乳头体损坏,记忆丧失 323
- mandibulae 下颌体 10,38-39,104
- maxillae 上颌体 27,126
- medullare cerebelli 小脑髓体 343
- nuclei caudati 尾状核体 279,289-292,327,332,339,427,429-430,433,439
- ossis 骨体
- - hyoidei 舌骨体 84,104-106,225,234
- - sphenoidalis 蝶骨体 29,33,37-38,41,126
- pineale 松果体 265,271
- striatum 纹状体 265,309
- trapezoideum 斜方体 195,339
- vertebrae 椎体 404
- vitreum 玻璃体 154,159
Cortex 皮质 343
- cerebelli 小脑皮质 343
- cerebri 大脑皮质 265,283,330
- lentis 晶状体皮质 157
- primary grooves 初级皮质沟 318
Corti, organ of (Organum spirale) Corti 器(螺旋器) 166,192
- Böttcher's cells Böttcher 细胞 192
- Claudius' cells Claudius 细胞 192
- Hensen's cells Hensen 细胞 192
- inner border cells 内边界细胞 192
- inner hair cells 内毛细胞 192,194,377
- inner phalangeal cells 内指状细胞 192
- interdental cells 牙间细胞 192
- outer border cells 外边界细胞 192
- outer hair cells 外毛细胞 192,194
- outer phalangeal cells 外指状细胞 192
- outer pillar cells 外侧柱细胞 192
- tympanic amorphous substance 鼓膜无定形物质 192
Cortical amaurosis 皮质性黑蒙 161
Cortical blindness 皮质性盲 161,319
- cortical amaurosis 皮质性黑蒙 161
Cortical projection tracts 皮质投射纤维 408
Corticoliberin(CRH) 促肾上腺皮质激素释放激素 334
Corticotropin(ACTH) 促肾上腺皮质激素 334
Cortisol 皮质醇 419
Costoclavicular syndrome 肋锁综合征 253
Cough reflex 咳嗽反射 339
Cranial base 颅底 18-19,211
- external surface 外面 18
- - foramina(contents) 颅底外面的孔(内容物)20
- fractures 颅底骨折 12,20
- internal surface 内面 17,21
- - foramina(contents) 颅底内面的孔(内容物) 21
- - vessels and nerves, passageways 颅底的血管和神经,通道 300
- outer surface 外面 19-20
- - foramina(contents) 颅底外面的孔(内容物) 20
Cranial bones 颅骨 9-14
- ossification mode 骨化模式 24
Cranial nerves 脑神经 266,270,345-392
- nuclei 脑神经核 348-349
- - fibres qualities 脑神经核纤维成分 348-349
- pons 脑桥 338
Craniopharyngeoma 颅咽管瘤 219
Craniostenosis 颅狭窄症 25
Craniosynostosis 颅缝早闭 25
Cranium 颅盖 9,28,31
- bifidumd 颅盖裂 267
- of a newborn 新生儿颅盖 22
Cremaster reflex 提睾反射 402
CRH(corticoliberin) 促肾上腺皮质激素释放激素 334
Cricoarytenoid joint 环杓关节
- arthrosis 环杓关节炎 224
- rheumatoid arthritis 环杓关节的类风湿关节炎 224
Cricoid cartilage 环状软骨 221
Crista 嵴

- ampullaris 壶腹嵴 193
- arcuata 弓形嵴 221
- conchalis 鼻甲嵴 31
- ethmoidalis 筛骨嵴 29,31,70
- fenestrae cochleae 蜗窗嵴 188
- frontalis 额嵴 15-16
- galli 鸡冠 14,16,28-29,36,74,77,283
- infratemporalis 颞下嵴 18,34,54
- lacrimalis 泪嵴
-- anterior 泪前嵴 27,32,37,126
-- posterior 泪后嵴 32,37,126
- nasalis 鼻嵴 9,14,30,72
- occipitalis 枕嵴
-- externa 枕外嵴 19
-- interna 枕内嵴 16,35
- sphenoidalis 蝶嵴 28,34
- supramastoidea 乳突上嵴 36
- transversa 横嵴 187 188
- vestibuli 前庭嵴 188
- zygomatico alveolaris 颧牙槽嵴 27,31
Crow's feet 鱼尾纹 8
Crus(-ra) 脚
- anterius 前肢
--(Capsula interna) (内囊)前肢 281,309,327,332,408,428,435-437,439
--- blood supply 内囊前肢的血供 306
--(Stapes) (镫骨)前脚 174,179
- antihelicis 对耳轮脚 171
- breve(Incus) 短脚(砧骨) 174,179
- cerebri 大脑脚 263,277,332,335-336,351,361,406,438
- fornicis 穹隆脚 289-291,321-323,425,430-431,433-434,439
- helicis 耳轮脚 171
- laterale(Cartilago alaris major) 外侧脚(大翼软骨) 68-69
- longum(Incus) 长脚(砧骨) 173-174,179-180
- mediale(Cartilago alaris major) 中间脚(大翼软骨) 68-69
- membranaceum 膜脚
-- commune 膜总脚 189
-- simplex 膜单脚 189
- osseum 骨脚
-- commune 总骨脚 187-188
-- simplex 单骨脚 188
- posterius 后肢
--(Capsula interna) (内囊)后肢 281,309,327,332,408,435-437
--- blood supply 内囊后肢的血供 306
--(Stapes) (镫骨)后脚 174,179
Cryptae tonsillares 扁桃体隐窝 102
CSF(cerebrospinal fluid) 脑脊液(CSF) 289
- circulation 脑脊液循环 287
- cisterns 脑脊液池 285
- fistula 脑脊液瘘 282
- obstructions of the circulation 脑脊液循环阻塞 294
-- computed tomography(CT) 脑脊液计算机断层扫描 294
Culmen 山顶 340-341,344
Cuneus 楔叶 272,276,323,433-435
Cupula 顶 193
- cochleae 蜗顶 187-188
- pleurae 胸膜顶 254
Cushing's syndrome Cushing 综合征 334
Cuspis dentis 牙尖 88
Cutis,scalp 真皮,头皮 59
Cyclopia 独眼畸形 125
Cymba conchae 耳甲艇 171

D

Dacryoadenitis 泪腺炎 137,140
- acute,narrowed eyelids 急性眼睑狭窄 137
Dacryocystitis 泪囊炎 140
Dacryolithiasis 泪囊结石 111
Dacryostenosis 泪道狭窄 140
- persistent membrane of Hasner Hasner 膜存留致泪道狭窄 140
Deciduous teeth 乳牙 89
- dental formula 乳牙牙式 89
- upper jaw 上颌乳牙 92
Declive 小脑山坡 340-341,344
Decussatio 交叉
- lemniscorum 丘系交叉 412
Decussatio 交叉
- pedunculorum cerebellarium superiorum 小脑上脚交叉 340,343
- pyramidum 锥体交叉 278,337,395,406
Deep cerebral veins 大脑深静脉 314
Deiters' nucleus(Ncl. vestibularis lateralis) Deiters 核(前庭外侧核) 191,350,377
Dens(-tes) 牙,齿状
- axis 枢椎齿突 426
- caninus 尖牙 86-91,93-94,98,112
- decidui 乳牙 22,89,92-93
- extractus 拔牙 105
- incisivus(-i) 切牙 86-91,93-94,98,112
- molaris(-es) 磨牙 36,76,86-91,93-94,98,112
--(serotinus) (智齿) 86-87,90-91,98,112
- permanentes 恒牙 90-93
- premolaris(-es) 前磨牙 86-87,90-91,93-94,98,112

Dental arch 牙弓 86-87
- occlusion position 咬𬌗位置 86
Dental crown 牙冠 88
Dental fluorosis 氟斑牙 91
Dental formula 牙式 89
Dental neck 牙颈 88
Dental pulp 牙髓 88
Dental root 牙根 88
Dentinum 牙质 88
Depression 抑郁症 324
- hippocampus 海马 320
Dermatomes, spinal cord segments 皮节,脊髓节段 393
Descemet's membrane (Lamina limitans posterior) Descemet 膜(后界膜)154
Descending abscess, neck 脓肿下行,颈部 208
Desmodontium 牙本质 88
Déviation conjuguée 共轭偏斜 319
Diabetes insipidus 尿崩症 334
Diabetic retinopathia 糖尿病视网膜病变 153
Diaphragma 膈
- oris 口膈 104,108
- sellae 鞍膈 283,298-299,361
Diarthrosis 动关节 222
Diastases of cranial bones 颅骨分离 12
Diencephalon 间脑 261, 264, 266, 271-272, 277, 290, 302, 329
- development 间脑发育 266
- structures 间脑结构 277
Digitationes hippocampi 海马趾 321-322
Diploë (Calvaria) 板障(颅盖) 15,59,283,288
Diplopia (double vision) 复视(双视)
- damage 复视损伤
- - of the abducens nerve 展神经源性复视损伤 141,367
- - of the oculomotor nerve 动眼神经源性复视损伤 142
- - of the trochlear nerve 滑车神经源性复视损伤 141,359
Directional hearing 定向听力 339
Disc prolapse (herniated intravertebral disc) 椎间盘脱出(椎间盘突出)
- mediolateral 中外侧椎间盘突出 403
- radiculopathy 神经根病变 396
Discus 盘
- articularis (Art. temporomandibularis) 关节盘(颞下颌关节)42-43,45-46,54-55,64
- intervertebralis 椎间盘 403-404
- nervi optici (blind spot) 视神经盘(盲点) 154,158,294
Distal 远端的 87-88
Distress 负面压力 419
Dizziness 头晕 197
- Romberg's test Romberg 测试 197
- Unterberger's step test Unterberger 踏步试验 197
Dopamine (prolactostatin) 多巴胺(促乳素抑制素)334,340
Dorsolateral medulla oblongata syndrome 背外侧延髓综合征 301
Dorsolateral system, paleospinothalamic tract 背外侧系,原脊髓丘脑束 418
Dorsum 背
- linguae 舌背 85,98,101-102,106,216
- nasi 鼻背 68
- sellae 鞍背 14,16-17,28,38,41
Double vision See Diplopia 复视,见 Diplopia
Drive disorders 复视驾驶障碍 324
Dry eye syndrome 眼干燥综合征 97
- veins 静脉 145
Dry mouth syndrome 口干燥症 112
Ductuli excretorii (Gl. lacrimalis) 排泄小管(泪腺)138
Ductus 导管
- cochlearis 蜗管 189-192
- endolymphaticus 内淋巴管 189-190
- lymphaticus dexter 右淋巴导管 67,250
- nasofrontalis 鼻额管 74
- nasolacrimalis 鼻泪管 74,77,138-139
- parotideus (Stensen's/Stenon's duct) 腮腺管(Stensen/Stenon 管) 52-53,56,60,110,112-113,212,217
- reuniens 连合管 189
- semicircularis (-es) 半规管 169,190
- - anterior 前半规管 186,189
- - lateralis 外半规管 179,186,189
- - posterior 后半规管 186,189
- sublingualis (-es) 舌下腺管
- - major 舌下腺大管 114-115
- - minores 舌下腺小管 114-115
- submandibularis (Wharton's duct) 下颌下腺管(Wharton 管) 76,112-115
- thoracicus 胸导管 200,250,254
- thyroglossus 甲状舌管 237
- - cyst 甲状舌管囊肿 237
- utriculosaccularis 椭圆球囊

管 189
Dura mater　硬膜 189,282,288
- cranialis　硬脑膜 76,144,185,267,283,288,298,300,313,352-353,361
- spinalis　硬脊膜 213,395,400-401,403-404
Dural sac　硬膜囊 404
- opening　开口 395
Dural septa　硬脑膜隔 283
Dysarthria　构音障碍 391
Dysdiadochokinesis　轮替运动障碍 342
Dysmetria　辨距不良 342
Dysostosis mandibulofacialis (Franceschetti's syndrome) 下颌骨颜面发育不全(Franceschetti 综合征)169
Dysphagia, hypoglossal nerve lesion　吞咽困难,舌下神经损伤 391
Dysphonia　发音困难 226,301

E

Ear　耳 165-198
- development　耳的发育 168
- fistulas, location　瘘管,位置 237
Ectoderm, oral cavity　外胚层,口腔 264
Ectropion　睑外翻 51,133
Edinger-Westphal nucleus (Ncl. accessorius nervi oculomotorii) Edinger-Westphal 核(动眼神经副核) 116,147,163,336,339,346,350-351,357-358,423
Electromyography (EMG)　肌电图 180
Electroneuro(no)graphy (ENG/ENoG), facial palsy　神经电图,面神经麻痹 180,374
Emesis (central vomiting), neuroleptic drugs　呕吐(中枢性呕吐),抗精神病药物 293
Eminentia　隆起
- arcuata　弓状隆起 14,37
- articularis (Art. temporomandibularis)　关节隆起(关节结节)(颞下颌关节)40,45
- collateralis　侧副隆起 289,437-438,440
- cruciformis　十字隆起 35
- mediana　正中隆起 264
- pyramidalis　锥隆起 177,179-180
Enamel defects　釉质缺损
- tetracyclines　四环素类 91
- vitamin D deficiency (rickets)　维生素 D 缺乏(佝偻病) 91
Enamelum　釉质 88
Encephalocele (cerebral hernia)　脑膨出(脑疝) 267
Encephalocystocele　脑囊状膨出 267
Encephalon　脑 261,266,270,284-285,313,425-433,435,437-440
Endolymph　内淋巴 193
Endonasal sinus surgery　鼻内鼻窦手术 71
- endorphins　内啡肽 334
Endoscopy, nasopharynx　鼻内镜检查,鼻咽部 219
Endotracheal extubation　气管内拔管 223
Endotracheal intubation　气管插管 223
Enophthalmus, blow-out fracture　眼球内陷,爆裂性骨折 127
Enteric nervous system　肠神经系统 419,421
Entorhinal cortex　内嗅皮质 320,324
Ependymal roof　室管膜顶
- of the rhombencephalon　菱脑的室管膜顶 349
- of the third ventricle　第三脑室的室管膜顶 264-265
Ependymum　室管膜瘤 291
Epicritic sensibility　精细感觉 414
- neurons　神经元 412
Epidural anaesthesia　硬膜外麻醉 282,403
Epidural haematoma　硬膜外血肿 15,315
Epiglottis　会厌 84,101-102,216,218,226,228,231-232,417
- acute bacterial infection　会厌急性细菌感染 232
- cartilage　会厌软骨 221
- position at rest and when swallowing　静止和吞咽时会厌的位置 229
Epilarynx　喉头 230
Epilepsy, callosotomy/split brain　癫痫,胼胝体切除术/裂脑人 281
Epiphora　溢泪症 51,133,140
Epiphysis (Corpus pineale)　脑上体(松果体)265
Epithalamus　上丘脑 264,277,329
Epithelium anterius　前上皮 154
Epitympanon　上鼓室 175
Erb's point (Punctum nervosum)　Erb 点(神经穿刺点) 56,241
Ethmoidal bone　筛骨 30
Ethmoidal cells　筛窦 151
- inflammationd 筛窦炎 32
- infraorbital (Haller's cells)　眶下筛窦气房(Haller 气房)77-78
- topography　局部解剖 77
- variants　变异 77-78

Eustachian tube（Tuba auditiva［auditoria］） Eustachian 管（咽鼓管）169-170，173，176-177，179，181，183-185，190，369，378
- development 咽鼓管发育 168
Excavatio disci 视盘陷凹 154
Exophthalmus 眼球突出
- Graves' syndrome Graves 综合征 239
- hyperthyroidism 甲状腺功能亢进 239
External acoustic meatus 外耳道 170，172
Extraocular muscles 眼外肌 141，143，159
- function 眼外肌的功能 142
- innervation 眼外肌的神经支配 142
- lesions of supplying cranial nerves 脑神经源性眼外肌损伤 357
Extrapyramidal motor system（EPMS） 锥体外系 409
Extrapyramidal tracts 锥体外束 398
Extrinsic muscles of the tongue 舌外肌 106-107
Eye cup 视杯 124，261
Eye cup stalk 视杯柄 124
Eye muscle paralysis 眼肌麻痹 143
- orbital apex syndrome 眶尖综合征 144
Eye(Oculus) 眼 128-129
- arteries 眼的动脉 145
- computed tomography 计算机断层扫描 159
- development 眼的发育 100，124-125，154
- developmental defects 眼的发育缺陷 125
- dry eye syndrome 眼干燥综合征 97
- MRI 磁共振 159
- nerves 神经 150
- palpebral height/width 眼睑高度/宽度 129
- proportions 比例 129
- refractive index of the entire eye 全眼屈光指数 155
- skin regions 皮肤分区 129
- surface，structures 眼表结构 132
- ultrasound examination 超声检查 159
Eye socket（Orbita） 眼眶（眶） 32，126，152-153
- arteries 动脉 145-149
- entrance/opening 入口/开口 134-135
- - arteries，veins and nerves 动脉、静脉和神经 134
- floor 眶底 31，127
- frontal section 冠状断面 153
- horizontal section 水平断面 150
- lateral wall 外侧壁 33，126
- medial wall 内侧壁 37，126
- nerves 神经 146-150
- topography 局部结构 151
- veins 静脉 145
Eyeball（Bulbus oculi） 眼球 154，159
- blood vessels 血管 155
- dimensions 数据 155
Eyelid 眼睑
- acute dacryoadenitis 急性泪腺炎 137
- oculomotor paralysis 动眼神经麻痹 128
- tightening 睑裂缩小 128
- widening 睑裂扩大 128
- - facial palsy 面瘫 128
Eyelids 眼睑 132
- See also Palpebra 另见 Palpebra

F

Face 面部
- ageing 老化 8
- cleft formation 腭裂的形成 98
- morphometry and proportions 形态测量和比例 6，10
- planes of reference 参考平面 11
- subcutaneous fat compartments 皮下脂肪室 47-48
- tension lines 张力线 7
Face lifting 面部除皱术 58
- SMAS（superficial muscular aponeurotic system） 浅表肌肉腱膜系统 48
Facial area，inflammations，phlebitis/venous sinus thrombosis 面部，炎症，静脉炎/静脉窦血栓 63
Facial diagnostic 面神经损伤诊断 180
Facial muscles 面肌 51-53，60，130，212
- parylysis，testing of the motor function 面瘫，运动功能检测 374
Facial palsy 面瘫 3，64
- Bell's phenomenon Bell 现象 3，64，130，373
- electroneurography 神经电描记术 374
- Schirmer's test Schirmer 试验 374
- stapedial reflex test 镫骨肌反射检查 374
- testing of the mimetic muscles 面肌功能检测 374
- tightening of the eyelids 睑裂缩小 128
Facial portion of the head 头

面部 218
Facial region, spread of germs, sinus thrombosis 面部区域,细菌播散,静脉窦血栓 145
Facial skin, innervation areas 面部皮肤,神经支配区域 367
Facies 面
- anterior 前面
- -(Iris) (虹膜) 154
- -(Lens) (晶状体) 156-157
- -(Maxilla) (上颌骨) 27
- - palpebrae 眼睑 132
- - partis petrosae 岩部 16,37
- articularis 关节面
- -(Art. temporomandibularis) (颞下颌关节)54
- - arytenoidea cricoideae 杓状软骨关节面 221
- -(Incus) (砧骨) 174
- -(Malleus) (锤骨) 174
- -(Os temporale) (颞骨) 36,40
- - thyroidea 甲状软骨关节面 221,223,226
- cerebralis 大脑面
- -(Os sphenoidale) (蝶骨)大脑面 38
- -(Os temporale) (颞骨)大脑面 37
- contactus(Dens molaris) 接触面(磨牙) 88
- distalis(Dens molaris) 远中面(磨牙) 88
- externa 外面
- -(Os frontale) (额骨)外面 26
- -(Os parietale) (顶骨) 外面 53
- inferior linguae 下舌面 103,107,112
- infratemporalis(Maxilla) 颞下面(上颌骨) 27
- interna 内面
- -(Os frontale) 额骨内面 33
- -(Squama frontalis) (额鳞)内面 28
- lateralis 外侧面
- - cerebri 小脑外侧面 303
- -(Os zygomaticum) (颧骨)外侧面 9
- lingualis(Dens molaris) 舌面(磨牙) 88
- maxillaris (Os sphenoidale) 上颌面(蝶骨) 34
- medialis hemispherii cerebri 大脑半球内侧面 302
- mesialis(Dens molaris) 近中面(磨牙) 88
- nasalis(Maxilla) 鼻面(上颌骨)31,70
- orbitalis 眶面
- -(Ala major ossis sphenoidalis) (蝶骨大翼)眶面 10,32-34,126
- -(Maxilla) (上颌骨)眶面 27,126-127
- -(Os frontale) (额骨)眶面 126-127
- -(Os sphenoidale) (蝶骨)眶面 74
- -(Os temporale) (颞骨)眶面 26
- -(Os zygomaticum) (颧骨)眶面 9,32,126
- posterior 后面
- -(Cornea) (角膜)后面 156
- -(Iris) (虹膜)后面 154,156
- -(Lens) (晶状体)后面 154,157
- - palpebrae 眼睑后面 132
- - partis petrosae 岩部后面 37
- temporalis 颞面
- -(Ala major ossis sphenoidalis) (蝶骨大翼)颞面 34,183
- -(Os frontale) (额骨)颞面 53
- -(Os temporale) (颞骨) 26,36
- vestibularis(Dens molaris) 前庭面(磨牙) 88
Falx 镰
- cerebri 大脑镰 283,304,306,347,427
- cerebri(cerebral crescent) 大脑镰(大脑新月镰) 283
Fascia 筋膜
- cervicalis 颈筋膜 51-52,60,110,113,204,207-209,213,218,235-236
- dentata 齿状筋膜 320,322
- masseterica 咬肌筋膜 110,113,209,217
- oesophagea 食管筋膜 207
- parotidea 腮腺筋膜 51,110,208,217
- pharyngobasilaris 咽颅底筋膜 210-212,216
- temporalis 颞筋膜 52
Fasciculus(-i) 束
- anterolateralis 前外侧束 412
- arcuatus 弓状束 281
- ciliaris 睫状束 130
- cuneatus(Burdach's tract) 楔束(Burdach 束)278,339,397-398,412
- gracilis(Goll's tract) 薄束(Goll 束)278,339,397-398,412
- infraorbitalis 眶下束 130
- interfascicularis (Schultze's comma tract) 束间束(Schultze 束) 397
- longitudinalis 纵束
- - inferior 下纵束 280-281
- - medialis 内侧纵束 197,340,343,397,406
- - superior 上纵束 280-281
- mamillotegmentalis 乳头被盖束 333
- mamillothalamicus 乳头丘脑

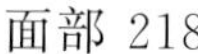

束 323,333,406,437
- medialis (Plexus brachialis) 内侧束(臂丛)245
- muscularis accessorius 副肌束 210
- proprii 固有束
-- anteriores 前固有束 397
-- laterales 外固有束 397
-- posteriores 后固有束 397
- septomarginalis(oval bundle of Flechsig) 隔缘束(Flechsig 椭圆束)397
- thalamocorticales 丘脑皮质束 281
- uncinatus 钩束 280-281
Fastigium 顶 287,340
Fenestra 窗
- cochleae 蜗窗 177-178,188-189,192
- vestibuli 前庭窗 176-178,187-188,192
Fever,acetylsalicylic acid 发热,阿司匹林 293
Fibrae 纤维
- arcuatae cerebri 小脑弓状纤维 280
-- internae 小脑内弓状纤维 414
- circulares(M. ciliaris) 纤维环(睫状肌)154
- corticonucleares 皮质核束 332,374
- corticoreticulares 皮质网状纤维 332,408
- corticorubrales 皮质红核束 332,408
- corticospinales 皮质脊髓束 281,332,408
- corticothalamicae 皮质丘脑束 332,408
- meridionales(M. ciliaris) 经线纤维(睫状肌)154
- olivospinales 橄榄脊髓纤维 397
- parietooccipitopontinae 顶枕桥纤维 332
- postcommissurales 后连合纤维 324
- precommissurales 前连合纤维 324
- thalamoparietales 丘脑顶叶纤维 332,408,412,414
- zonulares 纤维带 156
fibres 纤维 410
Filum(-a) 丝
- olfactoria 嗅丝 72,81,352
-- projections and synaptic connections 嗅丝投射和突触联系 353
- radicularia 根丝 404
- terminale 终丝 394-395,404
Fimbria hippocampi 海马伞 289,291,320-324,327,352,430-431,435-437,440
Final motor pathway 最后运动通路 410
First molar tooth 第1磨牙 88
Fissura(-ae) 裂
- calcarina 距状裂 354
- cerebelli 小脑裂 343
- hippocampalis 海马裂 325
- horizontalis(Cerebellum) 水平裂(小脑)43,336,341,344
- infraorbitalis 眶下裂 96
- longitudinalis 纵裂
-- cerebri 大脑纵裂 272,274-275,279,284,290,309,406,425,428-438
-- superior 上纵裂 265
- mediana 正中裂
-- anterior 前正中裂 268,279,395
-- posterior 后正中裂 278,394
Fissura(-ae) 裂
- orbitalis 眶裂
-- inferior 眶下裂 9,18-20,31-32,36,96-97,126-127,136,141,144
--- content 眶下裂内容物 20
-- superior 眶上裂 9,16-17,21,32,34-36,38,126,143-144,300
--- content 眶上裂内容物 21
- petrooccipitalis 岩枕裂 16
- petrosquamosa 岩鳞裂 16,36,40
- petrotympanica(Glaserian fissure) 岩鼓裂(Glaserian 裂)36-37,40
- pontomedullaris 桥延裂 337
- posterolateralis 后外侧裂 43,342,344
- prima(Cerebellum) 原裂(小脑)43,262,341-342,344
- pterygoidea 翼裂 38
- pterygomaxillaris 翼上颌裂 126
- secunda(Cerebellum) 次裂(小脑)43,344
- sphenopetrosa 蝶岩裂 17,19-21,40,181,185,299,369
-- content 蝶岩裂内容物 20-21
- transversa cerebri 大脑横裂 434
- tympanomastoidea 鼓乳裂 36
- tympanosquamosa 鼓鳞裂 40
Flechsig,oval bundle of(Fasciculus septomarginalis) Flechsig 卵圆束(隔缘束)397
Flechsig's tract(Tractus spinocerebellaris posterior) Flechsig 束(脊髓小脑后束)343,397-398,413
Flexura 曲
- cervicalis 颈曲 261
- mesencephalica 中脑曲 261
Flocculus 绒球 43,339,342-

343,431
Floor of the mouth 口底
- compartments 口底分部 108
- muscles 口底肌 105
- spreading abscesses 脓肿播散 108
Fluorapatite 氟磷灰石 92
Fluorescence angiography, ocular fundus 荧光血管造影,眼底 158
Folic acid deficiency during pregnancy, uvula bifida 妊娠期叶酸缺乏症,腭垂裂 98
Folium vermis 蚓叶 340-341, 344
Follicle-stimulating hormone (FSH) 促卵泡激素 334
Fontanelle(s) 囟门 23
- paranasal sinuses 鼻旁窦 78
Fonticulus 囟
- anterior 前囟 22-23,31
- mastoideus 乳突囟 22-23,28
- posterior 后囟 22-23,28,31
-- defect 后囟缺陷 267
- sphenoidalis 蝶囟 22-23
Food intake(nutritional) behaviour 食物摄入(营养)行为 423
Foramen(-ina) 孔
- alveolaria 牙槽孔 27,31,96
- apicis dentis 根尖孔 88
- caecum 盲孔 16,80
-- linguae 舌盲孔 101-103,237
- cribrosa 筛孔 14,16,21,28-30,69,127,300
- ethmoidale 筛孔
-- anterius 筛前孔 32,37,126
-- posterius 筛后孔 32,37,126
- frontalis 额孔 126
- incisivum(-a) 切牙孔 18-20,30-31
-- content 切牙孔内容物 20
- infraorbitale 眶下孔 10,22,27,32,75,126
- interventriculare (foramen of Monro) 室间孔(Monro 孔) 265-266,282,286-287,290-292,302,311,314,323,329,339-340,347,435
- intervertebrale 椎间孔 404
- jugulare 颈静脉孔 16-21,186-187,215,300,378-379,381-382,384,386
-- content 颈静脉孔内容物 20-21
- lacerum 破裂孔 16-21,183,186-187,300
-- content 破裂孔内容物 20-21
- linguale 舌孔 39
- magnum 舌大孔 16-18,20-21,28,35,300
-- content 舌大孔内容物 20-21
-- defects 舌大孔缺陷 267
- mandibulae 下颌孔 38-39,87,105
- mastoideum 乳突孔 13-14,16,18,20,36-37
- mentale 颏孔 10-11,22,38-39,60,86-87,93-94,105
- of Luschka (Apertura lateralis ventriculi quarti) Luschka 孔(第四脑室外侧孔) 278,286-287,339-340,439
Foramen(-ina) 孔
- of Magendie(Apertura mediana ventriculi quarti) Magendie 孔(第四脑室正中孔) 282,286-287,347
- of Monro (Foramen interventriculare) Monro 孔(室间孔) 265-266,282,286-287,290-292,302,311,314,323,329,339-340,347,435
- ovale 卵圆孔 16-21,31,35,183,186-187,300
-- content 卵圆孔内容物 20-21
- palatinum(-a) 腭孔
-- majus 腭大孔 18-20,30,87,98
--- content 腭大孔内容物 20
-- minora 腭小孔 19-20,30
--- content 腭小孔内容物 20
- parietale 顶孔 12-14
- rotundum 圆孔 16-17,21,33-35,38,96,300
-- content 圆孔内容物 20-21
- singulare 单孔 187
- sphenopalatinum 蝶腭孔 29,37,70,81,96,126
- spinosum 棘孔 16-21,31,35,186,300
-- content 棘孔内容物 20-21
- stylomastoideum 茎乳孔 18-20,37,178,180-181,369-370
-- content 茎乳孔内容物 20
- supraorbitale 眶上孔 9,22,126-127
- venae basivertebralis 椎体基底静脉孔 404
- zygomaticofaciale 颧面孔 9,31-32,126
- zygomaticoorbitale 颧眶孔 33,126,136
Forceps 钳
- major 枕钳(大钳) 280
- minor 额钳(小钳) 280,433,435-436
Forebrain, development 前脑,发育 265
Forel's axis Forel 轴 271
Formatio reticularis 网状结构 343,418
Fornix 穹隆 276-277,281,289-292,302,322-324,326,329,339-340,347,406,425-427,429-431,433-437,439

- conjunctivae 结膜穹隆
- - inferior 结膜下穹 128,138,152
- - superior 结膜上穹 138,152
- fibre connections 纤维联系 323
- sacci lacrimalis 泪囊穹 131,138
Fossa 窝
- canina 尖牙窝 27
- cerebellaris 颅后窝 17,35
- condylaris 髁窝 19
- cranii 颅窝
- - anterior 颅前窝 17,151
- - media 颅中窝 17,176,182
- - posterior 颅后窝 17,182,384
- digastrica 二腹肌窝 38-39
- glandulae lacrimalis 泪腺窝 30,126-127,140
- hypophysialis 垂体窝 16,28,35,41,298,361
- incisiva 切牙窝 18-20,30,69
- incudis 砧骨窝 177,179
- infraorbitalis 眶下窝 141
- infratemporalis 颞下窝 19,31
- interpeduncularis 脚间窝 263,275,278-279,320,340,406,427,438
- jugularis 颈静脉窝 18,37
- lateralis cerebri 大脑外侧窝 272,275-276,289,427-428
- mandibularis 下颌窝 19,36-37,40,43,45-46,54-55,100,183
- omotracheale(musculare) 肩胛舌骨肌气管窝(肌窝) 4
- pterygoidea 翼窝 14,38,69
- pterygopalatina 翼腭窝 31,33,37,96-97,126
- - arteries 动脉 97
- - veins 静脉 97
- retromolaris 磨牙后窝 38
- rhomboidea 菱形窝 278-279,339-340
- sacci lacrimalis 泪囊窝 11,31,33,37,126-127,131
- scaphoidea 舟状窝 38
- subarcuata 弓状下窝 16,37
- supraclavicularis 锁骨上窝
- - major(Trigonum omoclaviculare) 锁骨上大窝(肩胛舌骨肌锁骨三角)4
- - minor 锁骨上小窝 4,209
- supratonsillaris 扁桃体上窝 85,101
- temporalis 颞窝 151
- triangularis 三角窝 171
Fossula(-ae) 小窝
- fenestrae 窗小窝
- - cochleae 蜗窗小窝 177-178,180,188
- - vestibuli 前庭窗小窝 178
Fossula(-ae) 小窝
- petrosa 岩小窝 18,37
- tonsillares 扁桃体小窝 102
Fovea 凹
- centralis 中央凹 154,158,162,354
- oblonga 椭圆凹 221
- pterygoidea 翼肌凹 38
- sublingualis 舌下腺凹 38-39
- submandibularis 下颌下腺凹 38-39
- superior sulci limitantis 界沟上凹 278
- triangularis 三角凹 221
- trochlearis 滑车凹 126
Foveola(-ae) 小凹 158
- granulares 颗粒小凹 15
- suprameatalis 道上小凹 36
Franceschetti's syndrome(dysostosis mandibulofacialis) Franceschetti 综合征(下颌骨颜面发育不全)169
Frankfort horizontal plane(line)(Linea horizontalis auriculoorbitalis) Frankfort 水平面(线)(眶耳水平线)11,315
Frenulum 系带
- labii 阴唇系带
- - inferioris 下阴唇系带 83,85
- - superioris 上阴唇系带 85
- linguae 舌系带 103,107,112
- veli medullaris superioris 上髓帆系带 339,438
Frenzel's glasses, nystagmus test Frenzel 眼镜,眼球震颤试验 197
Frey's syndrome(gustatory sweating),tumours of the parotid gland Frey 综合征(阵发性出汗),腮腺肿瘤 110
Frons 额 9
Frontal bone 额骨 9,26,30
Frontal eye field 额眼区 319
Frontal lobe 额叶 272
Frontal sinus 额窦 151
- development 额窦发育 73
Frontal suture 额缝 31
FSH(follicle-stimulating hormone) 促卵泡激素 334
Fundus 底
- meatus acustici interni 内耳道底 187
- oculi 眼底 158,294
Fungal infections of the oral mucosa 口腔黏膜真菌感染 83
Funiculus 索
- anterior(Medulla spinalis) 前索(脊髓) 394-395
- lateralis(Medulla spinalis) 外侧索(脊髓) 394-395
- posterior(Medulla spinalis) 后索(脊髓) 394-395,430

G

Gag reflex 咽反射 104

- lack of　咽反射缺失 381
- - lesion of the N. vagus [Ⅹ] 迷走神经损伤致咽反射缺失 381
Galea aponeurotica　帽状腱膜 51-53, 56-57, 59-60, 76, 283, 288
Galen, anastomosis of (Ansa Galeni)　Galeni 吻合 232
Galen, vein of (V. magna cerebri)　Galen 静脉（大脑大静脉）160, 287, 290, 292, 302, 304, 311-312, 314, 340, 347, 431, 436
Ganglion cells of the retina　视网膜神经节细胞 160, 162, 354-355
Ganglion(-ia)　神经节
- cervicale　颈神经节
- - inferius　颈下神经节 200, 254
- - medium　颈中神经节 200, 215-216, 245, 253-254, 422
- - superius　颈上神经节 97, 163, 215-216, 245, 330, 378, 422
- cervicothoracicum [stellatum] 颈胸神经节[星状神经节] 215-216, 253, 421-422
- ciliare　睫状神经节 116, 147-148, 150, 163, 356, 358, 362-364, 421, 423
- coeliaca　腹腔神经节 382-383, 421-422
- geniculi　膝神经节 97, 118, 180-181, 186, 191, 369-370, 374, 417
- - lesion　膝神经节病变 369
- impar　奇神经节 396, 422
- inferius　下神经节
- - (N. glossopharyngeus [Ⅸ]) 舌咽神经[Ⅸ] 182, 215, 378-380, 385, 417, 423
- - [nodosum] (N. vagus [Ⅹ]) 结节（迷走神经）215-216, 381-384, 386-387, 417, 420, 423
- lumbalia　腰神经节 422
- mesentericum　肠系膜神经节
- - inferius　肠系膜下神经节 421
- - superius　肠系膜上神经节 382-383, 421
Ganglion(-ia)　神经节
- oticum　耳神经节 116-117, 362-364, 378-380, 421, 423
- pelvica　盆神经节 422-423
- pterygopalatinum　翼腭神经节 96-97, 116, 118, 137, 150, 356, 362-364, 370-372, 421, 423
- sacralia　骶神经节 422
- sensorium nervi spinalis　脊神经节 282, 395-396, 412-413
- spinale　脊神经节 393, 412
- spirale cochleae　蜗螺旋神经节 191, 194, 195, 375-377
- stellatum [cervicothoracicum] 星状神经节[颈胸神经节] 215-216, 253, 421-422
- sublinguale　舌下神经节 116
- submandibulare　下颌下神经节 61, 108, 113, 115-116, 362-364, 370-372, 421, 423
- superius　上神经节
- - (N. glossopharyngeus [Ⅸ]) (舌咽神经) 378-380, 385
- - (N. vagus [Ⅹ]) (迷走神经) 215, 381-384, 386
- sympathicum accessorium　副交感神经节 245
- thoracica　胸神经节 422
- trigeminale (Ganglion semilunare, Gasserian ganglion)　三叉神经节（半月神经节，Gasserian 神经节）95, 118, 146-147, 180, 185, 299, 360-363, 412, 417
- vestibulare　前庭神经节 186, 191, 194, 196, 375-377
Gasserian ganglion (Ganglion trigeminale, Ganglion semilunare) Gasserian 神经节（三叉神经节，半月神经节）95, 118, 146-147, 180, 185, 299, 360-363, 412, 417
Gaze palsy, blow-out fracture 注视性麻痹，爆裂性骨折 127
General somatic afferent fibres (GSA)　一般躯体传入纤维 349, 351, 371
- N. glossopharyngeus [Ⅸ]　舌咽神经 379
- N. vagus [Ⅹ]　迷走神经 384
General somatic efferent fibres (GSE)　一般躯体传出纤维 349, 351, 371
- N. hypoglossus [Ⅻ]　舌下神经[Ⅻ] 391
- N. vagus [Ⅹ]　迷走神经[Ⅹ] 384
General visceral afferent fibres (GVA), N. vagus [Ⅹ]　一般内脏传入纤维，迷走神经 384
General visceral efferent fibres (GVE)　一般内脏传出纤维 349, 351, 384
- N. glossopharyngeus [Ⅸ]　舌咽神经 379
- N. vagus [Ⅹ]　迷走神经 384
Geniculum nervi facialis　面神经膝 376
Genu　膝
- capsulae internae　内囊膝 281, 309, 327, 332, 408, 429, 435-436
- - blood supply　内囊膝的血供 306
- corporis callosi　胼胝体膝 276, 280-281, 290-292, 302, 323, 426, 434-435, 439
German horizontal line (Linea horizontalis auriculoorbitalis)

德国水平线(眶耳水平线) 315
GH(growth hormone) 生长激素 334
- overproduction 产生过量 334
GHRH(growth hormone releasing hormone, somatoliberin) 生长激素释放激素 334
Gigantism 巨人症 334
Gingiva 牙龈 83,85,87,112,114
- marginalis mandibulae/maxillae 下颌/上颌缘牙龈 83
- propria maxillae 上颌固有牙龈 83
- sensory innervation 感觉神经支配 99
Glabella 眉间 9,26,68
Glandula(-ae) 腺
- buccales 颊腺 82,111
- labiales 唇腺 82,84,111
- lacrimalis 泪腺 76,97,116,122,135-138,141,145-148,150,153,421
- laryngealis 喉腺 228,233
- lingualis(-es) 舌腺 103,111,115-116
- - anterior(gland of Blandin-Nuhn) 舌前腺(Blandin-Nuhn腺)103,116
- molares 磨牙腺 111
- nasales 鼻腺 72,116
- palatinae 腭腺 98,111,116
- parathyroidea 甲状旁腺
- - inferior 下甲状旁腺 210,216,232,235-236,238
- - superior 上甲状旁腺 210,232,238
- parotidea 腮腺 11,60,64,67,110-111,113,116,172,204-205,208,210,217,240,248-249,252,378
- - accessoria 副腮腺 52,110,113
- - swelling 腮腺肿胀 53
- pharyngeales 咽腺 210
Glandula(-ae) 腺
- pinealis 松果体腺 277-278,290,292-293,302,309,326,329-330,335-336,339-340,347,351,431,436
- pituitaria [Hypophysis] 腺垂体 298
- salivariae 唾液腺
- - majores 大唾液腺 111,115
- - minores 小唾液腺 111
- - oris 唾液腺 111,421
- sublingualis 舌下腺 11,61,76,83,108-109,113-116,370
- submandibularis 下颌下腺 52,108,111,113-116,204,210,242-243,248,252,370
- - abscess formation in the fascial compartment 面部筋膜间隙脓肿的形成 252
- suprarenalis 肾上腺 421
- tarsales (Meibomian glands) 睑板腺(Meibomian 腺)131-132
- thyroidea 甲状腺 67,204-205,207,210,215,218,232,234-239,243-244,249,251
Glaserian fissure(Fissura petrotympanica) Glaserian 裂(岩鼓裂)36-37,40
Glasgow Coma Scale 格拉斯哥昏迷量表 271
Glaucoma 青光眼 156,158
- papilloedema 乳头水肿 158
Globus pallidus 苍白球 309,326,329-330
- lateralis 外侧苍白球 279,327-329,406,408,429,436,439-440
- medialis 内侧苍白球 279,327-329,406,408,429,436,439-440
Glomerulus, Fila olfactoria 嗅小球,嗅丝 353
Glomus 球
- caroticum 颈静脉球 378
- - chemoreceptors 化学受体 295
- choroideum 脉络膜 291,304,440
Glossopharyngeal neuralgia 舌咽神经痛 380
Glottis(glottic space, transglottic space) 声门(声门区,跨声门区) 230,233
- during opening and closing 声门打开和闭合 223
- oedema 水肿 228
Glucocorticoids 糖皮质激素 419
Gnathion 颏下点 9
GnRH (gonadotropin releasing hormone) 促性腺激素释放激素 334
Goll's tract(Fasciculus gracilis) Goll 束(薄束) 278,339,397-398,412
Gowers' tract(Tractus spinocerebellaris anterior) Gowers 束(脊髓小脑前束) 343,397-398,413
Granular cells 颗粒细胞
- isocortex 新脑皮质 317
- olfactory nerves 嗅神经 353
Granular layer, isocortex 颗粒层,新脑皮质 317
Granulationes arachnoideae(Pacchionian granulations) 蛛网膜粒(Pacchionian 体) 258,282-284,287-288,313
Gratiolet's radiation (Radiatio optica) Gratiolet 辐射(视辐射) 160-161,327,332,354-355,408,435-437
- lesions 病变 161
Graves' disease Graves 综合征

152,239
- orbitopathy 眼眶病变 239
Greater radicular artery syndrome 大根动脉综合征 399
Grey matter, CNS 灰质,中枢神经系统 279
Grey senile cataract 老年性白内障 157
Growth hormone (GH, somatotropic hormone, STH) 生长激素(GH,促生长激素,STH) 334
GSA(general somatic afferent fibres) 一般躯体传入神经纤维 346,348-349,351,371
- N. glossopharyngeus [Ⅸ] 舌咽神经 379
- N. vagus [Ⅹ] 迷走神经 384
GSA(general somatic efferent fibres) 一般躯体传出神经纤维 346,348-349,351
- N. hypoglossus [Ⅻ] 舌下神经 391
Guillain-Barré's syndrome Guillain-Barré 综合征 410
Gustatory impairment 味觉障碍 381
- lesions of the N. vagus [Ⅹ] 迷走神经病变 381
Gustatory pathway 味觉通路 417
Gustatory sweating(Frey's syndrome), tumours of the parotid gland 味觉性发汗(Frey 综合征),腮腺肿瘤 110
Gustometry, facial palsy 味觉测量法,面神经麻痹 374
GVA (general visceral afferent fibres) 一般躯体传入神经纤维 346,348-349,351,384
- N. glossopharyngeus [Ⅸ] 舌咽神经 379
- N. vagus [Ⅹ] 迷走神经 384
GVE (general visceral efferent fibres) 一般内脏传出纤维 346,348-349,351,371
- N. facialis [Ⅶ] 面神经 373
- N. vagus [Ⅹ] 迷走神经 384
Gyrification(surface enlargement), telencephalon 回化(脑表面扩大),端脑 266
Gyrus(-i) 脑回
- ambiens 环回 325,352,438
- angularis 角回 273-274,276,431,433
- cerebral hemispheres 大脑半球 272
- cerebri 小脑回 273-276,283
- cinguli 扣带回 272,275-276,279,281,291,320,322,418,424,426-437,439
- dentatus 齿状回 291,320-324,352,430-431,437
- fasciolaris 束状回 322-323
- frontalis 额回
- - inferior 额下回 273,276,319,427-430,434-437
- - medius 额中回 273-274,276,427-430,432,434
- - superior 额上回 273-274,276,427-430,432-433
- insulae 岛回 279,327,406,427-429
- intralimbicus 缘内回 321,325
- lingualis 舌回 275,431,437-438
- occipitales 枕回 433-435,437
- occipitofrontalis 枕额回
- - lateralis 枕额外侧回 430
- - medialis 枕额内侧回 430
- occipitotemporalis 枕颞回
- - lateralis 枕颞外侧回 275-276,320,429-431,438
- - medialis 枕颞内侧回 275-276,291,320,429-431 -orbitales 159,275-276,428,438
- parahippocampalis 海马旁回 28,272,275-276,291,320-323,352,427,429-431,436-440
- paraolfactorius 嗅旁回 352
- paraterminalis 终板旁回 276-277,329,428,437,439
- postcentralis 中央后回 273-274,276,319,412,415,417-418,430-434
- precentralis 中央前回 273-274,276,281,319,374,406,415,430,432-434
- - arteries 中央前回的动脉 308
- preterminalis 终板前回 352
- rectus 直回 275,322,428,438-439
- semilunaris 半月回 321,325
- submarginalis 缘下回 273
- supramarginalis 缘上回 274,276,431-432
- temporalis(-es) 颞回
- - inferior 颞下回 273,275-276,320,427-431
- - medius 颞中回 273,276,429-431,435-437
- - superior 颞上回 273,276,427-431,434-437
- - transversi (Heschl's transverse convolutions) 颞横回(Heschl 横回)195,319
- uncinatus See Uncus 钩回见 Uncus

H

Habenula 松果体缰 436
Hair cells, organ of Corti 毛细胞,Corti 器 192,194,377
Haller's cells(infraorbital cells) Haller 细胞(眶下细胞)77-78
Hamulus 钩
- laminae spiralis 螺旋板钩 188

- pterygoideus 翼钩 14,18,28-29,31,33-34,37-38,41,55,60,69,84,98-100,183-184,212
Hard palate 硬腭 30,98
- sensory innervation of the mucous membrane 硬腭黏膜的感觉神经支配 99
Harelip(cleft formation) 唇裂(裂形成)98
Hasner's membrane,persistent,dacryostenosis Hasner 膜,持续性泪囊炎 140
Hasner's valve(Plica lacrimalis) Hasner 瓣(泪襞)74,138
Head 头
- arteries 头部的动脉 59,61
- computed tomography (CT) 头颅水平切面计算机断层扫描(CT) 294
- Doppler ultrasound examination 头部多普勒超声检查 305
- drainage of the compartments 头部淋巴引流分区 251
- facial portion 面部 218
- frontal portion 额部 76
- inner arteries 内动脉 295
- innervation of the glands 腺体的神经支配 116
- lymph nodes 淋巴结 66,250
- nerves 神经 56-61
- of a newborn 新生儿头部 218-219
- regions 区域分区 4-5,9,56-61
Head 头
- sensory innervation of the skin 皮肤的感觉神经支配 65,242
- superficial lymph vessels 浅表淋巴管 66,250
- veins 静脉 311
- vessels 血管 56-58,60
Head's zones Head 带 393
Hearing sense 听觉 348
Helicotrema 蜗孔 189
Helix 耳轮 171
Hemianopsia 偏盲 161,355,408
- lesions of the thalamic nuclei 丘脑核团病变 331
Hemiataxia 偏瘫 301
Hemiballism 偏身颤搐 328,410
Hemilaryngectomy 半喉切除术 221
Hemiplegia(Brown-Séquard's syndrome) 偏瘫(Brown-Séquard 综合征)306,405,408,416
- apoplexy 卒中 303
- brachiofacial 面臂偏瘫 303
Hemispherium cerebelli 小脑半球 285,301,310,336,341-342,431,438-440
Hensen's cells,organ of Corti - Hensen 细胞,Corti 器 192
Hernia 疝
- cerebri (cerebral hernia,encephalocele) 大脑疝(脑疝,脑膨出) 267
- of the tonsilla cerebri 小脑扁桃体疝 315
Herniated intravertebral disc (disc prolapse),radiculopathy 椎间盘突出(椎间盘脱出),神经根病变 396,403
Heschl's transverse convolutions(Gyri temporales transversi) Heschl 横回(颞横回) 195,319
Heubner's artery(A. centralis longa) Heubner 动脉(长中央动脉)298-299,306
Hiatus 裂孔
- canalis nervi petrosi majoris/minoris 岩大/岩小神经管裂孔 300
- maxillaris 上颌裂孔 29,70,78
- oesophageus 食管裂孔 381
- semilunaris 半月裂孔 29,70-71,74,78-79
- - inferior/superior 下/上半月裂孔 77
Hilum nuclei 核门
- dentati 齿状核门 343
- olivaris inferioris 下橄榄核门 406
Hindbrain 后脑 263
Hippocampus 海马 279,289-291,321-324,417,425,427,429,437-440
- functional cortical areas 海马的皮质功能区 320-321
- opened lateral ventricle 打开侧脑室 321
- precommissuralis 海马前连合 321
- proprius 固有海马 320
- retrocommissuralis 海马后连合 321
- supracommissuralis 海马上连合 321
Hippocampus formation 海马结构 323
- connections 连接 324
- development 发育 320
Hoarseness,lesion of the N. vagus [X] 声音嘶哑,迷走神经病变 381
Homeostasis 内稳态 419
Homeostatic negative feedback 稳态负反馈 419
Homonymous hemianopsia 同侧偏盲 161,355
Hordeolum(stye) 睑腺炎 133
Horizontal cells of the retina 视网膜水平细胞 162,354
Hormones of the adenohypophysis/neurohypophysis 腺垂体/神

经垂体的激素 334
Horner's muscle(M. orbicularis oculi) Horner 肌(眼轮匝肌) 51-53, 60, 130-132, 138-140, 152,370
- paralysis 瘫痪 51
Horner's syndrome Horner 综合征 301
Huntington's disease 亨廷顿病 328,410
Hydrocephalus 脑积水
- computed tomography (CT) 计算机断层扫描(CT) 294
- evacuo, externus/internus 外/内翻性脑积水 294
Hydrops cochleae 耳蜗积水 190
Hyoid arch, cranial nerves 舌弓,脑神经 349
Hyoid bone 舌骨 104-105, 222-224
Hypaesthesia, cerebral infarction 触觉减退,脑梗死 303
Hyperacusis 听觉过敏 179
Hyperkinesia, choreatic 运动功能亢进,舞蹈症的 328
Hyperparathyroidism 甲状旁腺功能亢进 236
Hyperthyroidism 甲状腺功能亢进症 239
- Graves' disease Graves 病 152
Hypogeusia 味觉减退 417
Hypophyseal pouch 垂体窝 264
Hypophysis (Glandula pituitaria, pituitary gland) 垂体(垂体腺、垂体) 144, 277, 285, 298-300, 302, 340, 361, 426, 429
- development 发育 264
- pharyngeal 咽垂体 219
Hyposmia 嗅觉减退 353
- nasal septum deviation 鼻中隔偏曲 76
Hypothalamus 下丘脑 264-265, 271, 277, 279, 302, 324, 329, 333, 340, 417-418, 424, 429, 436-438
- afferent and efferent fibres 传入和传出纤维 334
- nuclei 核群
- - of the chiasmatic or anterior group 视交叉核群或前核群 333
- - of the intermediary or middle group 下丘脑中间核群 333
- - of the posterior group 下丘脑后核群 333
- parts 部位 332
Hypothyroidism 甲状腺功能减退症 239
Hypotympanon 鼓室功能减退 175

I

ICA (internal carotid artery) 颈内动脉 296,307
Impressio(-nes) 压迹
- gyrorum 脑回压迹 16
- trigeminalis 三叉神经压迹 177-178
Impression fracture of the skull 颅骨凹陷性骨折 12
Incisor tooth 切牙 88
Incisura 切迹
- anterior 前切迹 171
- frontalis 额切迹 26,32,126
- interarytenoidea 杓状软骨间切迹 231-232
- intertragica 耳屏间切迹 171
- jugularis 颈静脉切迹 35
- lacrimalis 泪切迹 27,126
- mandibulae 下颌切迹 38,46
- mastoidea 乳突切迹 13, 19, 36-37
- nasalis (Maxilla) 鼻切迹(上颌骨) 27
- parietalis 顶切迹 36-37
- preoccipitalis 枕前切迹 272-273,276
- pterygoidea 翼切迹 34,38
- sphenopalatina 蝶腭切迹 31
- supraorbitalis 眶上切迹 26, 30,127
- tentorii 幕切迹 283
- thyroidea 甲状软骨切迹
- - inferior 甲状软骨下切迹 221
- - superior 甲状软骨上切迹 221-222,224-225
- tympanica 鼓切迹 180
Incus 砧骨 168,170,173-174, 179-182,192,369,376
Indusium griseum 灰被 317, 321,323,430,434-435
Inferior nasal concha 下鼻甲 30,72
Infiltrative anaesthesia, teeth 浸润麻醉,牙 95
Infrahyoid muscles 舌骨下肌群 204-205
Infraorbital ethmoidal cells (Haller's cells) 眶下筛窦细胞 (Haller 细胞) 77-78
Infratentorial herniation 幕下疝 335,341
Infundibulum 漏斗 266, 275, 298,302,347,361,425
- ethmoidale 筛漏斗 77-78
- hypophysis 垂体漏斗 264-265,277,332,361
Inion 枕外隆凸点 13
Inner border cells of the organ of Corti 螺旋器内缘细胞 192
Inner capsule 内囊 332,408
- somatotopic arrangement 按躯体特定区域排列 408
Inner ear 内耳 166, 168-170, 186

- blood supply 内耳的血供 190
- computed tomography 计算机断层扫描 182
- innervation 神经支配 190
Inner granular layer, isocortex 内颗粒层,新脑皮质 317
Inner hair cells of the organ of Corti 螺旋器内毛细胞 192,194,377
Inner phalangeal cells of the organ of Corti 螺旋器指状细胞 192
Inner pillar cells of the organ of Corti 螺旋器内柱细胞 192
Inner pyramidal layer of the isocortex 新皮质内锥体层 317
Inner subarachnoid spaces 内蛛网膜下隙(脑室系统) 287
Inner tongue muscles 舌内肌 103
Insula [Lobus insularis] 脑岛[岛叶] 266, 289-291, 301, 303, 306, 309, 327, 408, 417, 424-426, 430, 434-436, 440
Insular cortex, anterior region 岛叶皮质,前区 417
Interdental cells, organ of Corti 齿间细胞,螺旋器 192
Intermediate zone 中间带/区
- of the spinal cord 脊髓中间带 268
- of the temporomandibular joint 颞下颌关节中间区 43
Internal acoustic meatus 内耳道 187
Internal jugular vein See Vena jugularis interna Interneurons 颈内静脉 410,420
Interscalene block of the brachial plexus 臂丛的斜角肌肌间阻滞 253
Intestinum tenue, Innervation 小肠,神经支配 421
Intracerebral bleeding 脑内出血 316
Intraretinal chain of neurons 视网膜内神经元链 354
Intubation granuloma of the Plica vocalis 插管后声襞肉芽肿 231
Intumescentia 膨大
- cervicalis 颈膨大 393-395
- lumbosacralis 腰骶膨大 393-395
Iridocorneal angle 虹膜角膜角 156
Iris 虹膜 128,154,156,163
Ischaemia tolerance, brain 缺血耐受性,脑 295
Isocortex 新脑皮质 320
- lamination 分层 317
Isolated cleft palate 孤立性腭裂 98
Isthmus 峡
- faucium 咽峡 84-85,98
- glandulae thyroideae 甲状腺峡 213,229,234,236,248
- gyri 脑回峡 321
-- callosi 胼胝体回峡部 321
-- cingula 扣带回峡 275-276, 320,436

J

Jacobson's nerve (N. tympanicus) Jacobson 神经(鼓室神经) 116,179,182,378-380
Jaw 颌骨
- cleft formation 腭裂形成 98
- planes of references 参考平面 11
Jowl fat compartment 下颌脂肪室 48
Jugular pulse 颈静脉搏动 63
Jugum(-a) 轭
- alveolaria 牙槽轭 27,86
- sphenoidale 蝶轭 35

K

Keratitis 角膜炎 51,154
Keratoconus 圆锥角膜 154
Kernig's sign Kernig 征 288
Keystone area of the nose 鼻拱石区 69
Killian's muscle (Pars fundiformis of the Pars cricopharyngea) Killian 肌(环咽部的漏斗部) 210
Killian's triangle Killian 三角 210
- pharyngeal diverticulum 咽憩室 210

L

Labbé, anastomosis of Labbé 吻合术 311
Labbé, vein of (V. anastomotica inferior) 下吻合静脉 313
Labiomental fold 唇颏襞 8,82
Labium 唇
- inferiusoris 下唇 82,84,101,103
- superius oris 上唇 82,84,101
Labyrinthitis 迷路炎 193
- otitis media 中耳炎 176
Labyrinthus 迷路
- cochlearis 蜗迷路 170
- ethmoidalis 筛迷路 30,127
- membranaceus 膜迷路 189-190
- osseus 骨迷路 187-188,190
- vestibularis 前庭迷路 170
Lacertus musculi rectilateralis 外直肌腱膜 143
Lacrimal apparatus 泪器 138-140
Lacrimal canaliculi 泪小管 131
Lacrimal ducts, dimensions 泪道,尺寸 139
Lacrimal gland 泪腺 132,135

- anastomosis 泪腺的吻合支 116
- connective tissue capsule 结缔组织囊 135
- inflammation 泪腺炎 137
- innervation 神经支配 136-137,150

Lacrimal points 泪点 130

Lacrimal sac 泪囊 131
- inflammation 泪囊炎 140

Lacunae lateralcs 外侧陷窝 258,283,288,313

Lacus lacrimalis 泪湖 128,138

Lagophthalmus 兔眼症 369

Laimer's triangle Laimer 三角 210

Lambda λ粒子 12

Lamina 层/板
- affixa 附着板 290-291,304,321,339,430,433
- alba(Cerebellum) 髓板(小脑) 343
- basilaris 基底层 191
- cartilaginis cricoideae 环状软骨板 213,221-224,229,233
- choroidocapillaris 脉络膜毛细血管层 155
- cribrosa 筛板
- -(Os ethmoidale) (筛骨)筛板 14,16-17,28-30,36,69,127,352-353
- - - content 内容物 21
- - sclerae 巩膜筛板 154
- dextra (Cartilago thyroidea) 右板(甲状软骨) 221-222
- externa(Calvaria) 外板(颅骨) 15,59,283,288
- granularis externa/interna(Isocortex) 外/内颗粒层(新皮质)317
- horizontalis(Os palatinum) 水平板(腭骨)18,28-31,70,183
- interna(Calvaria) 内板(颅骨) 15,59,283,288
- lateralis 外侧板
- -(Cartilago tubae auditivae [auditoriae]) (咽鼓管软骨)外侧板 100,183,185
- -(Proc. pterygoideus ossis sphenoidalis) (蝶骨翼突)外侧板 14,18,28,30,34,37-38,41,60,99-100,183,212
- limitans 界板
- - anterior (Bowman's membrane) 前界板(Bowman 膜) 154
- - posterior(Descemet's membrane) 后界板(Descemet 膜)154
- medialis 内侧板
- -(Cartilago tubae auditivae [auditoriae]) (咽鼓管软骨) 内侧板 100,183,185
- -(Proc. pterygoideus ossis sphenoidalis) (蝶骨翼突)内侧板 14,18,28-30,34,38,41,60,70,84,99-100,183
- medullaris 髓板
- - lateralis 外髓板 327,406,429,436
- - medialis 内髓板 327,331,406,429,436
- membranacea (Tuba auditiva [auditoriae]) 膜板(咽鼓管) 183-184
- modioli 蜗轴板 187-188
- molecularis(Isocortex) 分子层(新脑皮质) 317
- orbitalis(Os ethmoidale) 眶板(筛骨)31-32,36-37,73,126-127
- papyracea(Os ethmoidale) 纸样板(筛骨)36
- perpendicularis 垂直板
- -(Os ethmoidale) (筛骨) 14,28,30,36,41,69,72,127
- -(Os palatinum) (腭骨)垂直板 29,31,70,96
- pretrachealis(Fascia cervicalis) 气管前层(颈筋膜) 204,207-209,213,235-236
- prevertebralis (Fascia cervicalis) 椎前层(颈筋膜) 207-208,213,217,236
- profunda (Fascia temporalis) 深层(颞筋膜) 52
- pyramidalis externa/interna (Isocortex) 外/内锥体细胞层(新皮质) 317
- sinistra (Cartilago thyroidea) 左板(甲状软骨) 221,225
- spiralis 螺旋板
- - ossea 骨螺旋板 187-188,191-192
- - secundaria 第2螺旋板 187-188
- superficialis 浅层
- -(Fascia cervicalis) (颈筋膜) 浅层 51-52,60,110,113,207-209,213,218,236
- -(Fascia temporalis) (颞筋膜)浅层 52
- tecti 顶盖板 278,344
- terminalis 终板 265,277,302,323,329,340,347,429,436-438
- vasculosa(Uvea) 血管层(中层) 155

Language centres 语言中枢
- motor centre(Broca's centre) 运动性语言中枢(Broca 中枢) 319
- sensory centre (Wernicke's centre) 感觉性语言中枢(Wernicke 中枢) 319

Large fontanelle 大囟 23

Large salivary glands 大唾液腺 111

Larsell's classification, structure of the cerebellar cortex

Larsell 分类，小脑皮质结构 344
Laryngeal cartilage 喉软骨 222,224
Laryngeal muscles 喉肌 225-227
- paralysis 喉肌瘫痪 238,381
Laryngeal skeleton, fractures 喉的骨骼，骨折 221
Laryngomalacia 喉软化 221
Laryngopharynx 喉咽 213
Laryngoscopy 喉镜 231
Larynx 喉 213,222-224,228-230,232-233,235,251
- acute oedema of the entrance 喉口急性水肿 232
- arteries and nerves 喉的动脉和神经 232
- compartments 喉的分部 230
- cross-section 喉的横断面 233
- determining the spreading of tumour cells 确定肿瘤细胞的扩散 230
- frontal section 喉的冠状断面 235
- lymph nodes and lymph vessels 喉的淋巴结和淋巴管 251
- midsagittal section 喉的正中矢状断面 229
- squamous cell carcinoma 鳞状细胞癌 229
- supraglottic carcinoma 声门上癌 201
Lateral cervical region 颈外侧区 202-203
- vessels and nerves 血管和神经 240-245
Lateral neck cysts 颈外侧囊肿 236-237
Lateral temporal cheek fat compartment 颞侧颊脂肪室 48
Lateral ventricles 侧脑室 265,286,289-292
- temporal horn 下角 291
- topography 局部结构 289
Laterotrusion, temporomandibular joint 侧牙牙合运动，颞下颌关节 44
Le Fort fractures Le Fort 骨折 9
Leg paralysis 腿部麻痹 308
Lemniscus 丘系
- lateralis 外侧丘系 195,336,338
- medialis 内侧丘系 336,338,412,414
Lens 晶状体 125,154,156-157,159
- development 发育 124
- luxation, Marfan's syndrome 晶状体脱位，Marfan 综合征 156
- placode 基板 124
- refractive index 折射率 155
- vesicle 囊 124
Leptomeninx 柔性脑膜 282
Leukoplakia 白斑病
- oral mucosa 口腔黏膜白斑病 83
- tongue 舌白斑病 104
LH(luteinising hormone) 黄体生成素 334
Ligamentum(-a) 韧带
- anulare(-ia) 环状韧带 222,224
- - stapediale 镫骨环状韧带 175
- cricoarytenoideum 环杓韧带 222-224
- - posterius 环杓后韧带 221
- cricopharyngeum 环状软骨咽韧带 222-224
- cricothyroideum medianum [conicum] 环甲正中韧带 204,213,218,222-225,229,234,254
- cricotracheale 环状软骨气管韧带 222,235
- denticulatum 齿状韧带 282,400
- hyoepiglotticum 舌骨会厌韧带 213,218,224,226,229
- incudis 砧骨韧带
- - posterius 砧骨后韧带 175,179
- - superius 砧骨上韧带 175,179
- interspinale 棘间韧带 404
- laterale(Art. temporomandibularis) 外侧韧带(颞下颌关节)41-42,52-53
- longitudinale 纵韧带
- - anterius 前纵韧带 253,404
- - posterius 后纵韧带 404
- mallei 锤骨韧带
- - anterius 锤骨前韧带 175
- - laterale 锤骨外侧韧带 175-176
- - superius 锤骨上韧带 175-176,179
- mediale(Art. temporomandibularis) 内侧韧带(颞下颌关节)60
- ossiculorum auditus 听小骨韧带 175
- palpebrale 睑韧带
- - laterale 外侧睑韧带 122,134-135
- - mediale 内侧睑韧带 52,60,122,130-131,134-135,138,140
- petrolinguale 岩舌韧带 296
- pterygospinale 翼棘韧带 41
- sphenomandibulare 蝶下颌韧带 41,55,60-61,84,210
- spirale 螺旋韧带 191-192
- stylohyoideum 茎突舌骨韧带 84,105,107,205,209-210,212
- stylomandibulare 茎突下颌韧带 41,60,84,210

- suspensorium bulbi（Lockwood's ligament） 眼球悬韧带（Lockwood 韧带）153
- thyroepiglotticum 甲状会厌韧带 213,222-224,229
- thyrohyoideum 甲状舌骨韧带
- - laterale 甲状舌骨外侧韧带 222,225
- - medianum 甲状舌骨正中韧带 204，213，218，222-225，229,234
- vestibulare 前庭韧带 224，228,235
- vocale 声韧带 221,223-225，227-228,233,235
Limbic system 边缘系统 323，411,418
Limbus 缘
- anterior palpebrae 睑前缘 128，132
- corneae 角膜缘 154
- Giacomini（ligament of the uncus） Giacomini 缘（钩韧带） 321,325
- posterior palpebrae 睑后缘 128,132
- spiralis 螺旋缘 192
Limen 阈
- insulae 岛阈 272
- nasi 鼻阈 72
Linea 线
- arcuata 弓状线
- - inferior 下弓线 228,235
- - superior 上弓线 228,235
- frontomentalis 额颏线 68
- horizontalis 水平线
- - auriculoorbitalis（Frankfort horizontal plane/line） 眶耳水平线（Frankfort 水平面/线） 11,315
- - supraorbitalis 眶上线 315
- mylohyoidea 下颌舌骨线 38-39,41
- nuchalis 项线
- - inferior 下项线 13,18-19
- - superior 上项线 13,18
- obliqua 斜线
- -（Cartilago thyroidea） （甲状软骨）221
- -（Mandibula） （下颌骨）38
- temporalis 颞线
- - inferior 下颞线 11-12,53
- - superior 上颞线 11-12
Lingua 舌 75-76,84,101-103，106,108-109,112,115,426
Lingual 舌的 87
Lingual gland 舌腺 101
Lingula 小舌
- cerebelli 小脑小舌 339-341，343-344
- mandibulae 下颌小舌 38-39
- sphenoidalis 蝶骨小舌 16，35,38
Lip-jaw-palate cleft 唇颌腭裂 98
Lobulus 小叶
- auriculae 耳垂 171
- biventer 二腹小叶 341
- centralis 中央小叶 340-342
- flocculonodularis 绒球小结叶 342
- gracilis 薄叶 43
- paracentralis 中央旁小叶 276,412
- parietalis 顶小叶
- - inferior 顶下小叶 273-274，276,431,433
- - superior 顶上小叶 273-274，276,431
- quadrangularis 方形小叶
- - anterior 方形小叶前部 43，341
- - posterior 方形小叶后部 43，341
- semilunaris 半月小叶
- - inferior 下半月小叶 43,341
- - superior 上半月小叶 43，341
- simplex 单小叶 43,341
Lobus(-i) 叶
- anterior hypophysis 垂体前叶 264
- centralis 中央叶 344
- cerebelli 小脑叶
- - anterior 小脑前叶 262,341，344
- - posterior 小脑后叶 262，341,344
- cerebri 大脑叶 272
- dexter（Gl. thyroidea） 右叶（甲状腺）115,210,234
- flocculonodularis 绒球小结叶 262,341,343-344
- frontalis 额叶 159，265-266，272,286,321
- insularis［Insula］ 岛叶［脑岛］ 266，289-291，301，303，306，309，327，408，417，424-426，430,434-436,440
- limbicus 边缘叶 272
- occipitalis 枕叶 20,161,265-267,272,286,321,323
- parietalis 顶叶 265-266,272，286,406,415
- - inferior 顶叶下部 431
- posterior hypophysis 垂体后叶 264
- pyramidalis 锥状叶 115,234，237
- sinister（Gl. thyroidea） 左叶（甲状腺） 204-205，210，234，236
- temporalis 颞叶 159，266，272,286,321
Local infiltrative anaesthesia of the lower jaw 下颌局部浸润性麻醉 95
Lock jaw 牙关紧闭 55

Locked-in syndrome 闭锁综合征 305

Lockwood's ligament(Lig. suspensoriumbulbi) Lockwood 韧带(眼球悬韧带) 153

Locus 座位点

- caeruleus 蓝斑 340,418
- Kiesselbachi Kiesselbachi 区 79-80
- - nasal bleeding(epistaxis) 鼻出血(鼻衄) 79

Long association fibres 长联络纤维 280

Loss of consciousness, tongue slips into the pharynx 意识丧失,舌滑入咽部 106

Lower dental arch 下牙弓 86

Lower eyelid, fat prolapse 下眼睑,脂肪脱垂 8

Lower jaw 下颌 10,38-39,86,93,105

- dental arch 牙弓 87
- infiltrative anaesthesia 浸润性麻醉 95
- of an old man 老人的下颌 39
- of a five-year-old child 五岁儿童的下颌 93
- - panoramic X-ray image 全景 X 线图像 94
- of a newborn 新生儿的下颌 39
- without wisdom teeth, panoramic X-ray image 无智牙,全景 X 线图像 94

Lower motor disease 下运动神经元病 410

Lower nasal passage 下鼻道 74

Lower tracheotomy 低位气管切开术 204

Lumbal puncture 腰椎穿刺 403

Lumbar spine, magnetic resonance imaging(MRI) 腰椎,磁共振成像(MRI) 404

Lumbosacral transition zone, myelography 腰骶部过渡区,脊髓造影术 404

Lung 肺

- expansion reflex 肝扩张反射 339
- innervation 神经支配 421

Luteinising hormone(LH) 黄体生成素 334

Lymph node metastases of the neck, AJCC classification 颈部淋巴结转移,AJCC 分类 251

M

Macula 斑

- cribrosa media/superior 中/上筛斑 188
- flava 黄斑
- - anterior 前黄斑 223,231
- - posterior 后黄斑 223,231,233
- lutea(yellow spot) 黄斑 154,158
- sacculi 球囊斑 193
- utriculi 椭圆囊斑 193

Magnetic resonance imaging(MRI) 磁共振成像(MRI)

- brain 脑 MRI 425-427
- eye 眼 MRI 159
- lumbar spine 腰椎 MRI 404
- vertebral canal 椎管 MRI 405

Malassez, epithelial cell residues Malassez 上皮细胞残留 91

Malleus 锤骨 168,170,174,180-182,192,369

Mandibula 下颌骨 9-10,22,28,38-39,42,45,54,61,84,86,93-94,103,105-108,205,208-210

- fractures 下颌骨骨折 39
- of five-year-old child 5 岁儿童的下颌骨 93

Mandibular dental arch 下颌牙弓 87

Mandibular salivary gland 下颌下腺 111,113-114

- orifice of the excretory duct 排泄管开口 112

Mandibulofacial dysostosis(Franceschetti's syndrome) 下颌面颜面发育不全(Franceschetti 综合征)169

Manubrium 柄

- mallei 锤骨柄 173-176,179-180
- sterni 胸骨柄 247

Marfan's syndrome, lens luxation Marfan 综合征,晶状体脱位 156

Marginal zone of the spinal cord 脊髓边缘带 268

Margo 缘

- ciliaris(Lens) 睫状缘(晶体) 156
- frontalis(Os sphenoidale) 额缘(蝶骨) 35
- gingivalis 龈缘 88
- inferolateralis hemispherii cerebri 大脑半球外下缘 276,428
- inferomedialis hemispherii cerebri 大脑半球内下缘 276,428
- infraorbitalis 眶下缘 10,27,126
- lacrimalis(Maxilla) 泪缘(上颌骨)27,31
- lambdoideus (Os occipitale) 人字缘(枕骨) 35
- lateralis(Orbita) 外侧缘(眶) 126
- linguae 舌缘 102
- mastoideus(Os occipitale) 乳突缘(枕骨)35
- medialis(Orbita) 内侧缘(眶)

126
- occipitalis(Os temporale) 枕缘(颞骨)36-37
- parietalis 顶缘
- - (Os sphenoidale) (蝶骨)38
- - (Os temporale) (颞骨) 26, 36-37
- pupillaris 瞳孔缘 156
- sphenoidalis (Os temporale) 蝶缘(颞骨) 36-37
Margo 缘
- squamosus (Os sphenoidale) 鳞缘(蝶骨)35,38
- superior 上缘
- - hemispherii cerebri 大脑半球上缘 276,428
- - partis petrosae 岩部上缘 16,37,75
- supraorbitalis 眶上缘
- - (Orbita) (眶)126-127
- - (Os frontale) (额骨)9,30
- - (Os temporale) (颞骨) 26
- zygomaticus (Os sphenoidale) 颧缘(蝶骨)34
Marionette fold (mentolabial fold) 颏唇襞 8
Mass bleeding 大量出血
- apoplexy 卒中 303
- Capsula interna 内囊 408
Masticatory muscles 咀嚼肌 52-53,55,60,111
Mastoiditis 乳突 178
- Otitis media 中耳炎 176
Maxilla 上颌骨 9-11, 18, 22, 27-31,36-37,40,42,45,69,72-74, 86, 92-94, 96, 101, 111, 126-127, 138-140, 152, 213, 218
- See also Upper jaw 另见 Upper jaw
Maxillary dental arch 上颌牙弓 87
Maxillary odontogenic sinusitis 牙源性上颌窦炎 77
Maxillary sinus 上颌窦 30, 151
- development 上颌窦的发育 73
- inflammation 上颌窦炎 77
- odontogenic inflammation 牙源性炎症 32
MCA (middle cerebral artery) 大脑中动脉 296,307
Meatus 道
- acusticus 耳道
- - externus 外耳道 18,20,36-37, 43, 46, 53, 94, 168-170, 172-173, 176-177, 180, 182, 192,384
- - internus 内耳道 14,94,182, 187,190-191,370-371,376
- - - content 内耳道内容物 21
- nasi 鼻道
- - inferior 下鼻道 29,36,70, 72-73,111,138
- - medius 中鼻道 29,70
- - superior 上鼻道 153
Meckel's cartilage Meckel 软骨 24
Medial cheek fat compartment 内侧颊脂肪室 48
Medial palpebral ligament 睑内侧韧带 131
Median cranial gap 颅骨正中裂 267
Median neck cyst 颈中囊肿 236
Mediotrusion, temporomandibular joint 内错位,颞下颌关节 44
Medulla 髓质
- oblongata 延髓 191,197,262-263, 266, 271, 278, 285-286, 300, 302, 310, 337-338, 376, 395,407,409,422,426,430
- - arterial supply 延髓的动脉供应 310
- - development 延髓的发育 262
- - rostral 延髓头端 195
- - rostroventrolateral (RVLM) 延髓头端腹外侧核 338-339
- - ventrolateral region 延髓腹外侧区 424
- spinalis 脊髓 266, 270-271, 339, 343-344, 347, 394-395, 397,399,402,405-406,426
Meibomian's glands (Gll. tarsales) Meibomian 腺(睑板腺)131-132
Melanotropin(-MSH) 细胞激素(MSH)促黑素 334
Melatonin 褪黑素 334
- circadian rhythm 昼夜节律 330
- pinealocytes 松果体细胞 330
Membrana 膜
- basilaris 基底膜 192
- limitans externa/interna 外/内界膜 268
- quadrangularis 方形膜 228, 235
- stapedialis 镫骨膜 175,179
- tectoria 覆膜 192
- thyrohyoidea 甲状软骨膜 107, 115, 212, 222-226, 228, 232, 234, 254
- tympanica 鼓膜 169-170, 172-173, 175-176, 179, 181, 190, 192, 369
- vestibularis (Reissner's membrane) 前庭膜(Reissner 膜) 191
Membranous labyrinth 膜迷路 189-190
- development 膜迷路的发育 168
Memory function, corpora mamillaria 记忆功能,乳头体 323

Meninges 被膜 283,400
- topographic relationships 局部解剖关系 282
Meningioma 脑膜瘤 259,288
- computed tomography（CT） 计算机断层扫描(CT) 182,259
Meningism 假性脑膜炎 288
Meningitis 脑膜炎 288
- Otitis media 中耳炎 176
Meningocele 脑脊膜膨出 267,269
Meningoencephalocele 脑膜脑膨出 267
Meningohydroencephalocele 积水性脑膜脑膨出 267
Menière's disease Menière 病 190
Mental and physical fatigue(burn-out) 身心疲惫(崩溃) 419
Mentolabial fold（marionette fold） 颏唇襞 8
Mesencephalon 中脑 160,197,261-264,266,271-272,277-278,310,320,335-336,407,409,418
- arterial blood supply 动脉供应 195,310
- infratentorial/supratentorial herniation 幕下/幕上疝 341
Mesial 近中的 87-88
Mesotympanon 中鼓室 175
Metathalamus 后丘脑 277
Metencephalon 后脑 261,266,271
Meynert's axis Meynert 轴 271
Microcephaly 小头畸形 25
Microtia 小耳畸形 169
Midbrain 中脑 262-264,278,335-336
- infratentorial/supratentorial herniation 幕下/幕上疝 341
Midbrain syndrome 中脑综合征 335,341
Middle cheek fat compartment 中间颊脂肪室 48
Middle cranial base 中颅底 18-19
- anterior portion 中颅底的前部 18,30
- Sinus durae matris 硬脑膜窦 312
Middle cranial fossa 颅中窝 16
Middle ear 中耳 166,169-170,191
- development 发育 168
Middle nasal passage 中鼻道 74
Miosis(pupil constriction) 瞳孔缩小 163
Mitral cells 僧帽细胞
- Fila olfactoria 嗅丝 353
- of the olfactory nerves 嗅神经的僧帽细胞 353
Modiolus cochleae 蜗轴 187,191
Molar teeth 磨牙 90
Molecular layer, isocortex 分子层,新皮质 317
Monoaminergic neurotransmitter systems, brain stem 单胺类神经递质系统,脑干 340
Monosynaptic（proprioceptive） reflexes of the spinal cord 脊髓单突触(本体感觉)反射 402
Mood disorders 情绪障碍 340
Morgagni, ventricle of(Ventriculus laryngis) Morgagni 室（喉前庭）103,228-231,233,235
Motion programs, planning 运动程序,规划 328
Motor language centre(Broca's centre) 运动性语言中枢(Broca 中枢)319
Motor neurons 运动神经元 268
- α-motoneurons α-运动神经元 406,419
- γ-motoneurons γ-运动神经元 406
Mouth smear 口腔涂片 83
Movement coordination 运动协调 413
Mucosa 黏膜
- olfactoria 嗅黏膜 353
- oralis 口腔黏膜 83
Mucosal wave of the vocal folds 声襞黏膜波 230
Müller's muscle（M. ciliaris） Müller 肌(睫状肌)156
Multiform layer of the isocortex 新脑皮质的多形细胞层 317
Multisynaptic reflexes of the spinal cord 脊髓多突触反射 402
Muscle stiffness, Parkinson's disease 肌肉僵硬,帕金森病 327
Muscle tone, regulation 肌肉张力,调节 342
Musculus(-i) 肌
- antitragicus 对耳屏肌 172
- arytenoideus 杓肌 227,232
-- obliquus 杓斜肌 216,226,228,233
-- transversus 杓横肌 216,218,226,228-229,233
- auricularis(-es) 耳肌 172,370
-- anterior 耳前肌 51,172
-- posterior 耳后肌 51,172
-- superior 耳上肌 51,172
- biceps brachii 肱二头肌 394
- brachioradialis 肱桡肌 394
- buccinator 颊肌 52-53,58,60,76,82-85,98,110,212,370
- bulbi 眼球外肌 141-143,159
- chondroglossus 小角舌肌 106-107
- ciliaris 睫状肌 116,154,156,

356,358
- - (Fibrae circulares, Müller’s muscle) (环状纤维, Müller肌)156
- colli 颈肌 204-205
- constrictor(-es) pharyngis 咽缩肌 107,184,210
- - inferior 咽下缩肌 53,100,107,113,115,205,210,215,218,233,245,382
- - medius 咽中缩肌 100,106-107,210,212,215,218,220,233,382
Musculus (-i) constrictor (-es) pharyngis 咽缩肌
- - superior 咽上缩肌 61,98,100-101,106-108,210,212,215-218,220,382
- - - paralysis 咽上缩肌瘫痪 379
- corrugator supercilii 皱眉肌 52-53,60,130,370
- cricoarytenoideus 环杓肌
- - lateralis 环杓侧肌 226-228,235
- - posterior 环杓后肌 216,226-228,232-233
- cricothyroideus 环甲肌 115,204,212,225-226,228,234-235,382
- deltoideus 三角肌 205,242,244-245,394
- depressor 降肌
- - anguli oris 降口角肌 47,51-53,60,110,370
- - labii inferioris 降下唇肌 47,51-53,60,82,370
- - septi nasi 降鼻中隔肌 60,130,370
- - supercilii 降眉肌 51-53,60,130
- digastricus 二腹肌 52-53,66-67,76,84,104-105,113-115,180-181,202,204-205,209-210,212,215,217,220,242-244,248-252,369-370
- dilatator pupillae 瞳孔开大肌 156,163,356
- epicranius 颅顶肌 51-53,60,152,240
- extensor hallucis longus 踇长伸肌 394
- faciei 面肌 51-53,60,130,212
- genioglossus 颏舌肌 55,61,76,83-84,103,105-109,113-115,213,218,390
- geniohyoideus 颏舌骨肌 55,61,76,83-84,103,105-108,113-114,213,218,246,390
- helicis major/minor 耳轮大/小肌 172
- hyoglossus 舌骨舌肌 61,84,104,106-109,113-115,204,212,248-249,252,390
- iliopsoas 髂腰肌 394
- infrahyoidei 舌骨下肌 207
- infraorbitalis 眶下肌 130
- interosseus(-i)(Manus) 骨间肌(手) 394
- laryngis 喉肌 226-227
- levator(-es) 提肌
- - anguli oris 提口角肌 52-53,60,82,130,370
- - labii superioris 提上唇肌 51-53,60,82,130,370
- - - alaeque nasi 提上唇鼻翼肌 51-53,60,130,212,370
- - palpebrae superioris 提上睑肌 76,122,135-136,141,143-149,152-153,159,356,358
- - - - paralysis, ptosis 瘫痪,下垂 141
- - pharyngis 咽提肌 210
- - scapulae 肩胛提肌 66-67,202-206,240-241,244,250
- - veli palatini 腭帆提肌 84,100,183-185,210,212,382
- linguae 舌肌 103,107
- - externi 舌外肌 106-107
- - interni 舌内肌 103
- longitudinalis 舌纵肌
- - inferior 舌下纵肌 103,106-107,390
- - superior 舌上纵肌 103,390
- longus 长肌
- - capitis 头长肌 84,204,206,217,253-254
- - colli 颈长肌 206,236,253-254
- masseter 咬肌 52-56,60,110,113,204-205,209,217
- masticatorii 咀嚼肌 52-53,55,60,111
- mentalis 颏肌 51-53,60,82,370
- mylohyoideus 下颌舌骨肌 55,67,76,83-84,103-105,108,113-115,204-205,209,212-213,218,243-244,248-249,252
- nasalis 鼻肌 47,51-53,60,130,370
- obliquus 斜肌
- - auriculae 耳郭斜肌 172
- - inferior 下斜肌 122,135-136,138-139,141-143,145,149,152,356,358
- - superior 上斜肌 76,122,135-136,141-149,153,159,356,359
- occipitofrontalis 枕额肌 51-53,60,130,240,370
- omohyoideus 肩胛舌骨肌 55,66,115,202,204-205,209,241-244,246,248-251,390
- orbicularis 轮匝肌
- - oculi(Horner’s muscle)眼轮匝肌(Horner肌)47,51-53,60,130-132,138-140,152,

370
- - - paralysis　瘫痪 51
- - oris　口轮匝肌 51-53，58，60，82，84，130，212，218，370
- - - paralysis　瘫痪 51
- orbitalis　眼球外肌 143
- palati　腭肌 98
Musculus(-i)　肌
- palatoglossus　腭舌肌 98，100-102，106-107，184，217，382
- palatopharyngeus　腭咽肌 98，100-102，184，216-217，382
- pectoralis　胸肌
- - major　胸大肌 205，248-249
- - minor　胸小肌 245
- pharyngis　咽肌 210，212
- posticus　后肌(M. cricoarytenoideus posterior 环杓后肌) 216，226，228，232-233
- procerus　降眉间肌 51-52，60，130，370
- pterygoideus　翼肌
- - lateralis　翼外肌 42-43，45，54-55，59，61，64，84，111，210
- - medialis　翼内肌 54-55，60，84，114，210
- quadriceps femoris　股四头肌 394
- rectus　直肌
- - capitis anterior/lateralis　头前/外侧直肌 206
- - inferior　下直肌 76，122，135-136，141-145，149，152-153，159，356，358
- - lateralis　外直肌 76，122，135-136，141-150，153，159，197，356，367
- - medialis　内直肌 76，141-144，148-150，153，159，197，356，358
- - superior　上直肌 76，141-149，152-153，159，356，358
- risorius　笑肌 51-52，60，82，110
- salpingopharyngeus　咽鼓管咽肌 100，184，216，382
- scalenus(-i)　斜角肌 206-207
- - anterior　前斜角肌 66-67，204-206，242-243，245，250，253-254
- - medius　中斜角肌 66-67，204-206，250，253-254
- - posterior　后斜角肌 66，205-206，250，253-254
- semispinalis capitis　头半棘肌 51，205
- sphincter pupillae　瞳孔括约肌 116，154，156，356，358
- splenius　夹肌
- - capitis　头夹肌 51，66-67，205，241-242，244，250
- - cervicis　颈夹肌 204
- stapedius　镫骨肌 175，177，179-181，369-370
- sternocleidomastoideus　胸锁乳突肌 51-53，58，60，66-67，110，202-205，207-209，217，236-237，240-244，246，248-250，252，386
- - paralysis　胸锁乳突肌瘫痪 387
- sternohyoideus　胸骨舌骨肌 55，107，115，204-205，208-209，236，242，246，249，390
- sternothyroideus　胸骨甲状肌 115，204-205，213，236，242，245-246，390
- styloglossus　茎突舌肌 106-109，113，115，209-210，212，217，390
- stylohyoideus　茎突舌骨肌 53，84，104-105，113，115，180-181，202，204-205，209-210，212，217，220，243，248，252，369-370
- stylopharyngeus　茎突咽肌 106-108，205，210，212，215，217，378，382
- suprahyoidei　舌骨上肌 104-105
- tarsalis superior　上睑板肌 131
- temporalis　颞肌 43，53-55，61，111
- temporoparietalis　颞顶肌 51-52，60
- tensor　张肌
- - tympani　鼓膜张肌 173，175-177，179-181，184-185，369
- - veli palatini　腭帆张肌 84，100，183-185，212，216
- thyroarytenoideus　甲杓肌 226-228，233，235
- thyroepiglotticus　甲状会厌肌 235
- thyrohyoideus　甲状舌骨肌 55，107，113，115，204-205，212，220，238，249，390
- tibialis anterior　胫骨前肌 394
- tragicus　耳屏肌 172
- transversus　横肌
- - auriculae　耳郭横肌 172
- - linguae　舌横肌 103，390
- trapezius　斜方肌 51，58，66-67，202-205，207-208，240-241，243，248，250，386
- triceps　三头肌
- - brachii　肱三头肌 394
- - surae　小腿三头肌 394
- uvulae　腭垂肌 98，100，183-184，216
- verticalis linguae　舌垂直肌 103，390
- vocalis　声带肌 227-228，233，235
- zygomaticus　颧肌
- - major　颧大肌 51-52，60，82，110，130，370
- - minor　颧小肌 51-52，60，130，212，370
Mydriasis(pupil dilatation)　瞳孔散大(扩瞳) 163

- paralysis of the oculomotor nerve 动眼神经麻痹 358

Myelencephalon 末脑 261

- vesicles 末脑泡 262

Myelocele 脊髓膨出 269

Myelography, lumbosacral transition zone 脊髓造影术，腰骶过渡区 404

Myeloschisis 脊柱裂 269

N

Naris 鼻孔 82

Nasal bleeding (epistaxis), plexus of Kiesselbach 鼻出血（鼻衄），Kiesselbach 血管丛 79

Nasal bone (Os nasale) 鼻骨 9，30

- fractures 鼻骨骨折 10

Nasal cavity 鼻腔 79，151

- arteries 动脉 79
- innervation 神经分布 81
- lateral wall 外侧壁 29，72
- transnasal endoscopy 经鼻内镜检查 78
- veins 静脉 80

Nasal septum 鼻中隔 69

- bony portion 骨部 28，68
- cartilaginous portion 软骨部 68
- deviation 鼻中隔偏曲 28
- haematoma 血肿 69

Nasal skeleton 鼻骨架 68-69

Nasal visual field 鼻侧视野 355

Nasion 鼻根 9，68

Nasolabial fat compartment 鼻唇脂肪室 48

Nasolabial fold 鼻唇沟 8，68，82

Nasopharynx 鼻咽 100，213

- closure during swallowing 吞咽时闭合鼻咽 100
- endoscopy 鼻咽的内镜检查 219

Neck 颈 24，199，201-255

- anterior cervical regions 颈前区 202-203
- - vessels and nerves 颈前区血管和神经 240，242
- cervical fasciae 颈筋膜 207-208
- cysts 颈部囊肿 236-237
- deep lymph nodes 颈深淋巴结 67
- descending abscess 颈部下行脓肿 208
- drainage of the compartments 颈部淋巴引流分区 251
- fasciae 颈筋膜 207，209
- fistulas 颈瘘 236-237
- intravenous accesss 静脉通路 248
- lateral cervical region 颈外侧区 202-203
- - vessels and nerves 血管神经 242-245
- lesion of the N. hypoglossus [Ⅻ] 舌下神经病变 252
- localisation 定位 237
- lymph node metastases 颈部淋巴结转移 237
- - AJCC classification 颈部淋巴结转移 AJCC 分型 251
- lymph nodes 颈部淋巴结 66，250
- muscles 颈肌 204-205
- of a newborn 新生儿颈部 218
- organ fascia 颈部内脏筋膜 207
- posterior triangle 颈后三角 202
- prevertebral and paravertebral structures 颈部椎前及椎旁结构 254
- regions 颈部分区 4-5，56-57
- sensory innervation of the skin 颈部皮肤的感觉神经支配 65，241-242
- superficial lymph vessels 颈部浅淋巴管 66，250
- superficial muscles 颈部浅层肌 202-203
- veins 颈静脉 248
- vessels and nerves 颈部血管和神经 56-57，249，253
- X-ray in anteroposterior beam projection 颈部 X 线，前后位 253

Neck dissection 颈淋巴结清除术 208

- lesion of the N. accessorius [Ⅺ] 副神经损伤 240

Neocerebellum 新小脑 262

Neocortex 新皮质 317

- lamination 新皮质分层 317

Neospinothalamic tract 新脊髓丘脑束 418

Nervous system, organisation 神经系统，组织 270

Nervus(-i) 神经

- abducens [Ⅵ] 展神经 55，142，144，146-149，153，180，278，285，298-301，337，345，347，351，356，360-361，367-368，439
- - course 展神经的走行 368
- - exit from the brain stem 展神经出脑干的部位 368
- - fibre qualities 展神经的纤维性质 346，357，368
- - innervation areas 展神经支配区域 346
- accessorius [Ⅺ] 副神经 66，180，215-216，240-246，249-250，252，278，285，300-301，305，345，347，351，382，386-387，395，439

Nervus(i) accessorius 副神经

- - exit from the brain stem 副神经出脑干的部位 388
- - fibre qualities 副神经纤维性质 346,387-388
- - innervation areas 副神经支配区域 346
- - lesion during neck dissection 颈部淋巴结清除术中副神经损伤 240
- - lesions 副神经损伤 387
- - nuclei 副神经核 388
- - target organs 副神经靶器官 388
- alveolaris(-es) 牙槽神经
- - inferior 下牙槽神经 55,58-61,76,95,108,114,117,217,362-363,366
- - superior(-es) 上牙槽神经 59,81
- - - anterior(-es) 上牙槽前神经 96,118
- - - medius/medii 上牙槽中神经 96,118
- - - posterior(-es) 上牙槽后神经 96,118
- ampullaris(-es) 壶腹神经
- - anterior 前壶腹神经 189
- - lateralis 外壶腹神经 189
- - posterior 后壶腹神经 189
- angularis 内眦神经 134
- auricularis(-es) 耳的神经
- - anteriores 耳前神经 362,366
- - magnus 耳大神经 56-57,171,240-241,246
- - posterior 耳后神经 58,61,64,181-182,240,243,369-371,373-374
- auriculotemporalis 耳颞神经 56-58,60-61,65,116,134,171,241,362,366,378-379
- buccalis 颊神经 57-61,65,117,362,366
- canalis pterygoidei [Vidian canal] 翼管[Vidian 管]神经 97,118,137,182,362,370-371
- cardiacus cervicalis 颈心神经
- - inferior 颈下心神经 254,422
- - medius 颈中心神经 215,245,254,422
- - superior 颈上心神经 215,245,422
- caroticotympanicus 颈鼓神经 182,378
- caroticus internus 颈内动脉神经 97,215
- central palsy 中枢性面神经麻痹 3,64,373
- cervicalis 颈神经 108,243-244,278,386-387,390-391
- ciliares 睫状神经
- - breves 睫状短神经 116,148,163,356-357,362
- - longi 睫状长神经 148,356-357,362,365
- cochlearis 蜗神经 170,186,189-191,194,375-377
- craniales 脑神经 266,270,345-392
- ethmoidalis 筛神经
- - anterior 筛前神经 58,81,148-149,356,362,365
- - posterior 筛后神经 148-149,356,362,365
- facialis 面神经 57-58,60-61,64,113,116,118,134,137,171,177,179-182,186,190-191,217,241-242,278,285,300-301,305,337,345,347,349,351,361-362,364,369-370,374,376,406,417,421-423,439
- - branches 面神经的分支 372-373
- - corticonuclear connections 面神经与皮质核束的联系 374
- - course 面神经的走行 181,369,372,374
- - exit from the brain stem 面神经出脑干的部位 372
- - fibre qualities 面神经的纤维性质 346,371-372
- - GVE and SVA/SVE 一般内脏传出神经和特殊内脏传入神经/特殊内脏传出神经 100,373
- - infranuclear lesion 核下病变 373-374
- - innervation areas 面神经支配区域 346
- - lesions 面神经损伤 130
- - nuclei 面神经核 346
- - peripheral palsy 周围性面瘫 64,373
- - supranuclear lesion 核上病变 373
- - terminal branches 面神经的终末支 64
- frontalis 额神经 144,146,152-153,300,356,362-363,365
- glossopharyngeus [Ⅸ] 舌咽神经 101-102,108-109,116,118,180,182,214-217,232,278,285,300-301,305,337,345,347,349,351,362,364,370,378-379,382,417,421-423,439
- - branches 舌咽神经分支 378
- - exit from the brain stem 舌咽神经出脑干的部位 380
- - fibre qualities 舌咽神经纤维性质 346,379-380
- - innervation areas 舌咽神经神经支配区域 346
- - lesions 舌咽神经损伤 379
- - nuclei 舌咽神经核 346,380
- - target organs 舌咽神经靶器官 380
- hypoglossus [Ⅻ] 舌下神经 53,61,108-109,113-115,215-

217，243-246，248-249，252，278，300-301，337-338，345，347，351，390-391，395，439
-- exit from the brain stem 舌下神经出脑干的部位 389
-- fibre qualities 舌下神经的纤维性质 346，389，391
Nervus (-i) hypoglossus [Ⅻ] 舌下神经
-- innervation areas 舌下神经支配区域 346
-- lesions 舌下神经损伤 109，252，391
--- cervical lymph node metastases 颈淋巴结转移 252
-- nuclei 神经核 389
-- target organs 舌下神经靶器官 389
- infraorbitalis 眶下神经 53，57-58，60-61，65，76，81，95-96，99，118，130，134-136，138，143，149，152-153，356，362-363，365
- infratrochlearis 滑车下神经 58，61，65，134，148-149，362，365
- intercostobrachialis 肋间臂神经 245
- intermedius 中间神经 118，285，345，370，372
- jugularis 颈静脉神经 215
- lacrimalis 泪腺神经 65，97，134，136-137，144，146-148，150，153，300，356，362-363，365
- laryngeus 喉的神经
-- inferior 喉下神经 349
-- recurrens 喉返神经 216，232，236，238，245，249，254，381-383，422
-- superior 喉上神经 102，107，109，115，200，212，215-216，232-233，244，252，254，349，381，383
--- lesions 喉上神经损伤 232
- lingualis 舌神经 55，59-61，95，102，108-109，113-117，249，362-363，366，370-371
- mandibularis [Ⅴ/3] 下颌神经 60-61，65，95-96，102，116，137，146-147，149，185，242，299-300，349，356，360-363，367，378，417
-- branches 下颌神经的分支 60-61，366
- massetericus 咬肌神经 58-61，362，366
- maxillaris [Ⅴ/2] 上颌神经 65，81，95-96，116，118，137，146-147，149-150，180，214，242，298-300，356，360-364，367
-- branches 上颌神经的分支 365
- meatus acustici externi 外耳道神经 61，362，366
- mentalis 颏神经 57-58，60，65，95，362，366
- musculi tensoris 张肌神经
-- tympani 鼓膜张肌神经 117，362，366
-- veli palatini 腭帆张肌神经 117，362，366
- mylohyoideus 下颌舌骨肌神经 59-61，243-245，252，362，366
- nasociliaris 鼻睫神经 144，146-148，153，300，356，362-363，365
-- branches 鼻睫神经的分支 365
- nasopalatinus 鼻腭神经 81，99，362
- occipitalis 枕部神经
-- major 枕大神经 56，58，65，240-242，245-246
-- minor 枕小神经 56，58，171，240-243，245-246
- oculomotorius [Ⅲ] 动眼神经 55，116，142-144，146-149，153，163，180，266，278，285，298-301，305，335-336，345，347，351，356-357，360-361，421-423，429，439
-- exit from the brain stem 动眼神经出脑干的部位 358
-- fibre qualities 动眼神经的纤维性质 346，357-358
-- innervation areas 动眼神经支配区域 346
-- nuclei 动眼神经核 346
- olfactorii [Ⅰ] 嗅神经 72，81，300，345，352-353
-- fibre qualities 嗅神经纤维性质 346
-- innervation areas 嗅神经支配区域 346
- ophthalmicus [Ⅴ/1] 眼神经 65，95-96，116，118，137，144，146-149，180，242，298-299，356-357，360-364，367
-- branches 眼神经的分支 365
-- course 眼神经的走行 146
- opticus [Ⅱ] 视神经 55，76，78，118，136，141，143-150，152-154，159-161，163，264，277，283，285，298-301，305，322-323，332，339，361，425
- palatinus(-i) 腭神经
-- major 腭大神经 81，96，98-99，362，366
-- minores 腭小神经 96，99，362，366
- petrosus 岩神经
-- major 岩大神经 97，116，118，137，179-182，186，191，300，364，369-371，373，376
-- minor 岩小神经 117-118，181-182，300，362，369，378-379
-- profundus 岩深神经 97，118，137，370-371，378
- pharyngeus 咽神经 96，362
- phrenicus 膈神经 243-246，

249,253-254
-- accessorius 副膈神经 253-254
- pterygoideus 翼肌神经
-- lateralis 翼外肌神经 60-61,362,366
-- medialis 翼内肌神经 60,117,185,362,366
Nervus(-i) 神经
- saccularis 球囊神经 189
- spinalis 脊神经 412-413
- splanchnicus(-i) 内脏神经
-- lumbales 腰内脏神经 396,422
-- major 内脏大神经 396,422
-- minimus 内脏最小神经 396
-- minor 内脏小神经 396,422
-- pelvici 盆内脏神经 396,422
-- sacrales 骶内脏神经 396,422
- stapedius 镫骨肌神经 181,369-370,373-374
-- lesion 镫骨肌神经损伤 369
- sublingualis 舌下神经 109,115,366
- supraclaviculares 锁骨上神经 241
-- intermedii 锁骨上中间神经 240-241,246
-- laterales 锁骨上外侧神经 240-241,246
-- mediales 锁骨上内侧神经 240-241,246
- supraorbitalis 眶上神经 57-58,60,65,134-135,137,146-147,153,362,365
- suprascapularis 肩胛上神经 245
- supratrochlearis 滑车上神经 57-58,61,65,134-135,146-147,362,365
- temporales 颞神经
-- profundi 颞深神经 61,362,366
-- superficiales 颞浅神经 366
- thoracicus longus 胸长神经 245
- thoracodorsalis 胸背神经 245
- transversus colli 颈横神经 240-241,246
- trigeminus [Ⅴ] 三叉神经 55,61,95,116,118,137,146-149,180,242,278,285,301,305,314,336-338,345,347,349,351,360-364,412
-- branches 分支 65,365
-- exit from the brain stem 三叉神经出脑干的部位 360,368
-- fibre qualities 三叉神经纤维性质 346,363-364
-- innervation areas 三叉神经支配区域 346
-- lesions 三叉神经损伤 367
-- neuralgia 三叉神经痛 367
-- nuclei 三叉神经核 346,363-364,367
-- protopathic sensibility 粗感觉 367
-- target organs 三叉神经靶器官 364
-- terminal nuclei 三叉神经终核 363
- trochlearis [Ⅳ] 滑车神经 55,142,144,146-148,153,278,298-300,305,335,339,345,347,351,355-357,360-361,439
-- branches 滑车神经的分支 359
-- course 滑车神经的走行 359
-- exit from the brain stem 滑车神经出脑干的部位 359
-- fibre qualities 滑车神经的纤维性质 346,357,359
-- innervation areas 滑车神经支配区域 346
-- lesion 滑车神经损伤 355
- tympanicus(Jacobson's nerve) 鼓室神经(Jacobson 神经) 116,179,182,378-380
- utricularis 椭圆囊神经 189
- utriculoampullaris 椭圆囊壶腹神经 189
- vagus [Ⅹ] 迷走神经 53,61,102,109,118,171,180,182,200,207,214-217,236,238,242-245,249,252,254,278,285,300-301,305,337-338,345,347,349,351,378,381-384,386-387,396,417,420-423,439
-- abdominal part 迷走神经腹部 384
-- branches 迷走神经分支 232,381
-- cervical part 迷走神经颈部 384
-- cranial nuclei 脑神经核 346
-- exit from the brain stem 迷走神经出脑干的部位 381
-- exit site at the brain 迷走神经出脑干部位 384
-- fibre qualities 迷走神经纤维性质 346,383,385
-- innervation areas 迷走神经支配区域 346,384
-- lesions 迷走神经损伤 381
-- location in the subarachnoid space 迷走神经位于蛛网膜下隙的位置 384
-- thoracic part 迷走神经胸部 384
- vestibularis 前庭神经 186,189-191,193-194,375-377
- vestibulocochlearis [Ⅷ] 前庭蜗神经 170,180,186,189-192,195,278,285,300-301,305,345,347,351,361,372,439
-- branches 前庭蜗神经的分支 375

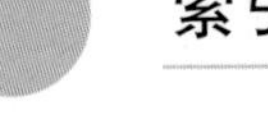

-- course 前庭蜗神经的走行 194,375-377
-- exit from the brain stem 前庭蜗神经出脑干的部位 375
-- fibre qualities 前庭蜗神经的纤维性质 191,194,346,375,377
-- innervation areas 前庭蜗神经的支配区域 346
-- nuclei 前庭蜗神经核团 191,346
- zygomaticofacialis 颧面支 65
- zygomaticotemporalis 颧颞支 65,137
Nervus(-i) 神经
- zygomaticus 颧神经 58,96-97,136-137,149-150,153,356,362,365
Neural canal 神经管 268
Neural crests 神经嵴 260
Neural folds 神经褶 260
Neural grooves 神经沟 260,268
Neural tube 神经管 124,260,268
Neuritis of the optic nerve 视神经炎 354
Neurocranium,ossification 脑颅,骨化 24
Neurodegenerative diseases 神经退行性疾病 325
Neuroepithelial cells 神经上皮细胞 268
Neurofibrae 神经纤维
- associationes 联络纤维 280
- commissurales 连合纤维 280
- projectiones 投射纤维 281
Neurohypophysis 神经垂体 277,293,298,329,333,361
- development 发育 264
- hormones 激素 334
Neuroleptic drugs,central vomiting(eme-sis) 神经松弛药,中枢性呕吐 293
Neurons 神经元
- epicritic sensibility 精细感觉神经元 412
- protopathic sensibility 粗感觉神经元 412
Neuroporus rostralis 前神经孔 260
Nociceptive system, stations 伤害感受系统的位置 418
Nodules of the vocal folds 声带小结 231
Nodulus 小结
- cerebelli 小脑小结 262,340,342-344
- elasticus 弹性结节
-- anterior 前弹性结节 223,225,227,231
-- posterior 后弹性结节 223,225,227,231,233
Nodus(-i) lymphoideus(-i) 淋巴结
- accessorii 副淋巴结 250
- buccinatorius 颊肌淋巴结 66,250
- capitis 头淋巴结 66
- cervicales 颈淋巴结
-- anteriores 颈前淋巴结 250
--- profundi 颈前深淋巴结 67
-- laterales 颈外侧淋巴结 66-67,241,250
--- profundi 颈外侧深淋巴结 251
---- inferiores 颈外侧下深淋巴结 66-67,250
---- superiores 颈外侧上深淋巴结 66-67,250
--- superficiales 颈外侧浅淋巴结 66,241,250
- faciales 面淋巴结 66,250
- infraauriculares 耳下淋巴结 66
- infrahyoidei 舌骨下淋巴结 250
- intraglandulares 腺内淋巴结 66
- jugulodigastricus 颈内静脉二腹肌淋巴结 66,250
- juguloomohyoideus 颈内静脉肩胛舌骨肌淋巴结 66,250
- linguales 舌淋巴结 66
- malaris 颊淋巴结 66
- mandibularis 下颌淋巴结 66
- mastoidei 乳突淋巴结 66,250
- nasolabialis 鼻唇淋巴结 66
- occipitales 枕淋巴结 66,250
- paratracheales 气管旁淋巴结 250-251
- parotidei 腮腺淋巴结
-- profundi 腮腺深淋巴结 66-67
-- superficiales 腮腺浅淋巴结 66,250
- preauriculares 耳前淋巴结 66
- prelaryngei 喉前淋巴结 250-251
- pretracheales 气管前淋巴结 250-251
- profundi 深淋巴结 250
- retropharyngeales 咽后淋巴结 67,250
- submandibulares 下颌下淋巴结 66,113,250-251
- submentales 颏下淋巴结 66-67,113,250-251
- supraclaviculares 锁骨上淋巴结 250
- thyroidei 甲状腺淋巴结 67,250
Non-pyramidal cells of the iso-cortex 同形皮质的非锥体细胞 317
Non-specific thalamic nuclei, damage 非特异性丘脑核,损

伤 331
Noradrenaline 去甲肾上腺素 340
Nose 鼻
- bony structures of the lateral wall 鼻外侧壁的骨性结构 70-71
- cartilage 鼻软骨 68-69
- cartilage-free area 无软骨区 69
- fractures 鼻骨折 10
- keystone area 拱石区 69
- lateral wall 外侧壁 74
- - basic lamellae 外侧壁基板 71
- major/minor alar cartilage 鼻翼大/小软骨 68
- soft/weak triangle 鼻软/弱三角区 69
Nose 鼻
- supratip area 鼻尖区域 69
- triangular cartilage 鼻三角软骨 68
Nose tip 鼻尖 68
- cartilage 鼻尖软骨 68
Nucleus(-i) 核
- accessorius nervi oculomotorii [Ⅲ] (Edin-ger-Westphal nucleus) 动眼神经副核(Edin-ger-Westphal 核) 116,147,163,336,339,346,350-351,357,423
- ambiguus 疑核 338-339,346,350-351,379-380,383-385,387-388,423-424
- anterior(-es) 前核
- - hypothalami 下丘脑前核 333
- - thalami 丘脑前核 324,331
- arcuatus [infundibularis] 弓状核[漏斗核] 333,423
- basales 基底核 406
- caeruleus 蓝核 330,340
- caudatus 尾状核 265,279,289-292,306,309,321,326-328,332,339,406,408,425,428-431,434-437,439-440
- centralis (Medulla spinalis) 中央核[脊髓] 412
- centromedianus (Thalamus) 中央中核[丘脑] 331
- cerebelli 齿状核 343
- cochlearis (-es) 蜗核 194,346,351,375
- - anterior 蜗前核 191,195,377
- - posterior 蜗后核 191,195,377
- commissurae posterioris 后连合核 281
- corporis 体
- - geniculati lateralis/medialis 外/内侧膝状体 331
- - mamillaris 乳头体 333
- cuneatus 楔束核 412,414
- dentatus 齿状核 262,343,431,439
- dorsalis(-es) 背核
- - hypothalami 下丘脑背核 333
- - nervi vagi [Ⅹ] 迷走神经背核 338-339,346,350-351,383-385,420,423-424
- - thalami 丘脑背核 331,412
- dorsomedialis areae hypothalamicae inter-mediae 下丘脑中间区背内侧核 333,423
- fastigii 顶核 343
- gigantocellularis(medialis) 巨细胞核(内侧)418
- gracilis 薄束核 412,414
- gustatorius 味觉核 380,385,417
- hypothalamicus posterior 下丘脑后核 423
- infundibularis [arcuatus] 漏斗核[弓状核] 333,423
- intermediolateralis 中间外侧核 330,397
- interpositus 间位核 343
- - anterior [emboliformis] 前间位核[栓状核] 343
- - posterior [globosus] 后间位核[球状核] 343
- interstitiales hypothalami anteriores 下丘脑间质前核 333
- intralaminaris thalami 丘脑板内核 418
- Koelliker-Fuse Koelliker-Fuse 核 338
- lemnisci laterales 外侧丘系 195
- lentiformis 豆状核 406,427
- lentis 晶体核 157
- mamillaris lateralis 乳头体外侧核 333
- marginalis (Medulla spinalis) 边缘核(脊髓)397
- mediales 内侧核
- - corporis trapezoidei 斜方体 194
- - thalami 丘脑内侧核 331
- mediani thalami 丘脑中核 331
- mesencephalicus nervi trigemini [Ⅴ] 三叉神经中脑核 263,336,338,346,350-351,363-364
- metathalami 后丘脑核 331
- motorius nervi trigemini [Ⅴ] 三叉神经运动核 338-339,346,350-351,363-364
- nervi 神经核
- - abducentis [Ⅵ] 展神经核 197,339,350-351,357,367,371,407
- - accessorii [Ⅺ] 副神经核 350-351,387-388
- - facialis [Ⅶ] 面神经核 339,346,350-351,371-372,374
- - hypoglossi [Ⅻ] 舌下神经核 338-339,350-351,389,391,

407
- - oculomotorii [Ⅲ] 动眼神经核 197, 263, 336, 339, 346, 350-351, 357-358
- - trigemini [Ⅴ] 三叉神经核 330, 412
- - trochlearis [Ⅳ] 滑车神经核 263, 339, 350-351, 357
- olfactorius anterior 嗅前核 352-353
- olivaris 橄榄核
- - inferior 下橄榄核 279, 343, 406
- - superior 上橄榄核 194-195, 339, 375
Nucleus(-i) 核
- ovalis 卵圆核 372
- paraambigualis 疑旁核 338
- parabrachialis 臂旁核 418, 424
- - medialis 臂旁内侧核 338, 417
- parafascicularis (Thalamus) 束旁核(丘脑) 331
- parasympathicus sacralis 骶副交感核 424
- paraventricularis 室旁核 330, 333, 423
- periolivares 橄榄周核 194
- periventricularis posterior/ventralis 室周后/腹侧核 333
- pontinus (Ncl. sensorius principalis) nervi trigemini [Ⅴ] 三叉神经脑桥核(感觉主核) 346, 350-351, 363
- pontis 脑桥核 279, 338, 343
- posterior 后核
- - hypothalami 下丘脑后核 333
- - thalami 丘脑后核 331
- - ventrolateralis thalami 丘脑腹后外侧核 196
- preopticus 视前核 333, 423
- - medianus 视前正中核 333
- principalis nervi trigemini [Ⅴ] 三叉神经主核 338-339, 364
- - posterior 三叉神经后主神经核 350
- proprius (Medulla spinalis) 固有核(脊髓) 397
- pulvinares (Thalamus) 枕核(丘脑) 331
- raphes dorsalis 中缝背核 336
- - magnus medialis 中缝大核(内侧) 418
- - pontis 脑桥中缝核 338
- - posterior 中缝后核 330
- reticularis thalami 丘脑网状核 330-331
- ruber 红核 263, 277, 279, 332-333, 336, 343, 347, 351, 430, 437-438
- - lesions 红核损伤 343
- salivatorius 泌涎核
- - inferior 下泌涎核 116, 339, 346, 351, 379-380, 423
- - superior 上泌涎核 116, 339, 346, 350-351, 371-372, 423
- sensorius principalis (Ncl. pontinus) nervi tri-gemini [Ⅴ] 三叉神经感觉主核(脑桥核) 346, 350-351, 363
- solitarius 孤束核 338, 384
- spinalis nervi 脊束核
- - trigemini [Ⅴ] 三叉神经脊束核 338, 346, 350-351, 363-364, 371-372, 379-380, 383, 385, 412, 414, 418
- - vagi [Ⅹ] 迷走神经脊束核 384
- subthalamicus 底丘脑核 327-329, 406
- - lesions 底丘脑核损伤 328
- suprachiasmaticus 交叉上核 330, 333, 423
- supraopticus 视上核 333, 423
- tegmentales 被盖核 330, 333
- thoracicus posterior 胸核 397, 413
- tractus 束核
- - olfactorii lateralis 外侧嗅束核 352
- - solitarii 孤束核 339, 346, 350-351, 371-372, 379-380, 383, 385, 417, 420, 423-424
- tuberales laterales [infundibulares] 结节外侧核[漏斗核] 333
- tuberomamillaris 结节乳头核 333
- ventralis 腹侧核
- - anterior thalami 丘脑腹前核 331
- - intermedius thalami 丘脑腹中间核 331
- - posterior thalami 丘脑腹后核 417
- - posterolateralis thalami 丘脑腹后外侧核 331, 412, 414, 418
- - posteromedialis thalami 丘脑腹后内侧核 331, 414, 417-418
- ventrolaterales thalami 丘脑腹外侧核 331
- ventromedialis areae hypothalamicae inter-mediae 下丘脑中间区腹内侧核 333, 423
- vestibularis(-es) 前庭神经核 194, 339, 346, 350-351, 375
- - inferior (Roller's nucleus) 前庭下核(Roller 核) 191, 196, 350, 377
- - lateralis (Deiters' nucleus) 前庭外侧核(Deiters 核) 191, 196, 350, 377
- - medialis (Schwalbe's nucleus) 前庭内侧核(Schwalbe 核) 191, 197, 338, 350, 377

-- superior (Bechterew's nucleus) 前庭上核(Bechterew 核) 191, 196,350,377
Nuel's space Nuel 间隙 192
Nystagmus 眼球震颤 301
- Frenzel's glasses Frenzel 眼镜 197
- test 眼球震颤试验 197

O

Obex 闩 278,337,395
Occipital 枕部的 271
Occipital lobe 枕叶 272
Occiput 枕部 12
- See also Os occipitale 另见枕骨
Occlusal plane of the plane 平面咬𬌗面 11
Ocular fundus 眼底 158,294
- fluorescence angiography 眼底荧光血管造影 158
- ophthalmoscopy 检眼镜检查 158
Oculomotor function 眼球运动功能 339
Oculomotor nerve palsy 动眼神经麻痹 142,357-358
- diplopia 复视 142
- tightening of the eyelids 眼睑紧缩 28
Oculus 眼 128-129,145,150
Oesophageal speech 食管发音 201
Oesophagus 食管 207,210, 212-213,215-216,219, 236,254
OFF-cone bipolar cells of the retina 视网膜撤光双极视锥细胞 162,354
OFF-ganglion cells of the retina 视网膜撤光神经节细胞 162, 354
Olfactory cells 嗅细胞 353
Olfactory epithelium 嗅上皮 353
Olfactory mucosa 嗅黏膜 353
Olfactory nerves 嗅神经 352
- glomeruli 嗅神经小球 353
- granular cells 嗅神经颗粒细胞 353
- mitral cells 嗅神经僧帽细胞 353
- periglomerular cells 嗅神经球周细胞 353
Olfactory sensory cells 嗅细胞 352
Olfactory tract 嗅束 352
Oliva 橄榄 278,430-431
- inferior 下橄榄 337-338
Olivocochlear efferent fibres 橄榄耳蜗传出神经纤维 194
ON-cone bipolar cells of the retina 视网膜给光双极视锥细胞 162,354
ON-ganglion cells of the retina 视网膜给光神经节细胞 354
Ónodo-Grünwald's cells Ónodo-Grünwald 细胞 78
Onuf's nucleus Onuf 核 424
Open-angle glaucoma 开角型青光眼 156
Operculum 盖
- frontale 岛盖 266,273
- laterale 侧盖 415
- parietale 顶盖 273,415
- temporale 颞盖 266
Ophthalmopathy, hyperthyroidism 眼病,甲状腺功能亢进症 239
Ophthalmoplegia, orbital apex syndrome 眼肌麻痹,眶尖综合征 144
Ophthalmoscopy of the ocular fundus 眼底镜检查 158
Oppenheim's reflex Oppenheim 反射 410
Optic cup (ophthalmic cup) 视杯 124,261
Optic stalk 视柄 124
Optic tract 视束 354
- blood supply 视束的血供 160
Optic vesicles 视泡 124
Optical axis 视轴 143
- abduction/adduction 外展/内收眼球 142
- elevation/depression 抬高/降低视轴 142
Ora serrata 锯状缘 154-155
Oral cavity 口腔 84-85,98,213
- ectoderm 外胚层 264
- frontal section 冠状断面 83
Oral mucosa 口腔黏膜 83
- fungal infections 真菌感染 83
- leukoplakia 白斑病 83
- precancerous sores 癌前病变(溃疡) 83
Oral region 口周围 82,104
- muscles 口周围肌 82
Orbicularis oculi reflex 眼轮匝肌反射 361
Orbiculus ciliaris 睫状环 154, 156
Orbita 眶 9, 32, 73, 75, 94, 126,145-150,152
- axis 眶轴 143
- frontal section 冠状断面 153
- horizontal section 水平断面 150
- lower level 眼眶下层 149, 152
- middle level 眼眶中层 148, 152
- roof 眶顶 127
- superior level 眼眶上层 146, 152
Orbital apex syndrome 眶尖综合征 144

Orbital floor　眶底 31,127
- fracture　眶底骨折 127
Orbital hernia, blow-out fracture　眶疝,爆裂性骨折 127
Organum　器
- juxtaorale　口旁器 52
- spirale　螺旋器 191-192
Organum　器
- subcommissurale　连合下器 293
- vasculosum laminae terminalis　下丘脑终板血管器 293
- vestibulare　前庭器 191
Oropharyngeal isthmus(Isthmus faucium)　口咽峡(咽峡) 85
Oropharynx　口咽 100,208,213
- closure when swallowing　吞咽时闭合 100
Os(-sa)　骨
- cranii　颅骨 9-14
- ethmoidale　筛骨 10,14,28-32,36-37,41,69,72-73,126-127,140,144,153,352-353
- frontale　额骨 9,11,22,26,30-31,33,36-37,53,126-127,136,143,152-153
- hyoideum　舌骨 53,55,61,84,94,103-108,110,114-115,202,204-205,208,210,212-213,218,220,222-226,228-229,232,234-235,237,249,252,254
- incae　顶间骨 13
- incisivum　切牙骨 28,30
- interparietale　顶间骨 13
- lacrimale　泪骨 10-11,28-29,31,37,70,126-127,140,144
- nasale　鼻骨 9,11,22,28-30,32,37,68-70,126-127,130,140
- occipitale　枕骨 13,18,22,28-29,31,35,267
- palatinum　腭骨 14,18,28-32,36-37,70,74,96,126-127,144,183
- parietale　顶骨 10-13,22,28,31,33,53,283
- sacrum　骶骨 404
- sphenoidale　蝶骨 10-11,16,18,22,28-29,31-35,37-38,40-41,74,96,126-127,136,141,143,150,183
- suturalia　缝骨 13
- temporale　颞骨 11,13-14,16,18,22,28,33,36-37,41,46,54,170,180,182-183
- zygomaticum　颧骨 9,11,22,31-33,36,40,42,45,54,96,126-127,153
Ossicula auditus　听小骨 168,170,174-175
Osteomeatal complex　窦口鼻道复合体 71,77-78
Ostium　口
- pharyngeum tubae auditivae　咽鼓管咽口 72,183,213,216,219,378
- tympanicum tubae auditivae　咽鼓管鼓室口 177-179
Otic placode　耳基板 168
Otic vesicle　听泡 168
Otitis externa　外耳炎 170
Otitis media　中耳炎 167,173,176
Otoliquorrhoea　脑脊液耳漏 282
Otosclerosis　耳硬化症 174
Outer border cells of the organ of Corti　螺旋器外缘细胞 192
Outer brain prolapse　脑外脱出 267
Outer ear　外耳 166,169
Outer granular layer, isocortex　外颗粒层,同形皮质 317
Outer hair cells of the organ of Corti　螺旋器外毛细胞 192,194
Outer laryngeal muscles　喉外肌 225
Outer nose　外鼻
- aesthetic angles　美学角度 68
- orientation points　定位点 68
Outer phalangeal cells of the organ of Corti　螺旋器外指细胞 192
Outer pyramidal layer, isocortex　外锥体层,新皮质 317
Oval window(Fenestra vestibuli)　前庭窗 178
Oxycephaly　尖头畸形 25
Oxytocin　催产素 423

P

Pacchionian granulations(Granulationes arachnoideae)　Pacchionian 体(蛛网膜粒) 258,282-284,287-288
Pachymeninx　硬脑脊膜 282
Pain conducting fibres　痛觉传导纤维 398,418
- paleospinothalamic system　旧脊髓丘脑痛觉传导系统 418
Palate　腭
- arterial blood supply　腭的动脉供应 99
- cleft formation　腭裂的形成 98,185
- development　腭的发育 99
- muscles　腭肌 98
-- paralysis, circulatory disorders of the brain stem　腭肌瘫痪,脑干循环紊乱 104
- nerves　腭神经 99
Palatinal　腭的 87
Palatine arches　腭弓 98
Palatine tonsil　腭扁桃体 101
- blood and nerve supply　腭扁桃体的血供和神经支配 101

- infection 腭扁桃体感染 101
- recurrent infection 腭扁桃体复发性感染 101
Palatum 腭
- durum 硬腭 19，30，84-85，94，98，184
- molle [Velum palatinum] 软腭 55，84，94，96，98，100-101，184，213，218-219
Paleocerebellum 旧小脑 262
Paleocortex 旧皮质 317
- structures 旧皮质结构 325
Paleospinothalamic system/tract 旧脊髓丘脑系/束 418
- anterolateral system 旧脊髓丘脑前外侧系 418
- dorsolateral system 旧脊髓丘脑背外侧系 418
- pain modulating fibres 疼痛调节纤维 418
Pallidum See Globus pallidus 苍白球见 Globus pallidus
Palliothalamus 苍白球丘脑 331
Pallium 大脑皮质 265
Palpebra 睑
- inferior 下睑 128，131-132，136，152，159
- superior 上睑 128，131-132，136，152，159
Palpebral ligaments 睑韧带 134-135
Palpebromalar pit 睑颊窝 8
Palpepral fissure，width 睑裂，宽度 129
Pancoast's tumour Pancoast 瘤 249
Panniculus adiposus 脂膜 51
Panoramic X-ray image-upper and lower jaw of a five-year-old child 5岁儿童上颌牙和下颌牙的全景X线图像 94
- - without wisdom teeth 无智齿的全景X线图像 94
Papez's circuit Papez 环路 324
Papilla(-ae) 乳头
- ductus parotidei 腮腺管乳头 112
- filiformes 丝状乳头 102
- foliatae 叶状乳头 101-102，106-107，417
- fungiformes 菌状乳头 102，417
- gingivalis [interdentalis] 牙龈乳头[齿间] 83
- incisiva 切牙乳突 98
- lacrimalis 泪乳头 138
- - inferior 下泪乳头 128
- - superior 上泪乳头 128，138
- nervi optici 视盘 158
- vallatae 轮廓乳头 101-102，106，232，417
Papilloedema 视神经盘水肿 158
- glaucoma 视盘水肿青光眼 158
- retinal detachment 视神经盘水肿视网膜脱落 158
Paralysis，damage of the thalamic nuclei 瘫痪，丘脑核受损 331
Paralytic ectropion 麻痹性睑外翻 51，133
Paralytic squint，lesion of the N. abducens [Ⅵ] and N. trochlearis [Ⅳ] 麻痹性斜视，展神经和滑车神经损伤 141
Paranasal sinuses 鼻旁窦 73
- aplasia 鼻旁窦发育不全 76
- basic lamellae 鼻旁窦基板 78
- clinical terms 鼻旁窦的临床术语 78
- fontanelle 鼻囟门 78
- orifice 鼻旁窦开口 74
- topography 鼻旁窦局部结构 77
- X-ray image 鼻旁窦的X线图像 75
Parapharyngeal(peripharyngeal) abscess 咽旁脓肿 208
- computed tomography 咽旁脓肿的计算机断层扫描 208
Parapharyngeal space，vessels and nerves 咽旁间隙，血管和神经 216
Paraplegia 截瘫 405，416
Parasubiculum 旁下托 320
Parasympathicus 副交感神经 419-422
- cranial part 副交感神经颅部 423
- pelvic part 副交感神经盆部 421
- sacral part 副交感神经骶部 423
Paravermal zone of the cerebellum 小脑蚓旁区 342-343
Paravertebral ganglion of the sympathetic trunk 交感干的椎旁节 396
Paries 壁
- caroticus (Cavitas tympani) 颈动脉壁(鼓室)176-177
- inferior orbitae 眶下壁 31，127，159
- jugularis (Cavitas tympani) 颈静脉壁(鼓室)176-177
- labyrinthicus(Cavitas tympani) 迷路壁(鼓室)176-178
- lateralis 外侧壁
- - (Cellulae ethmoidales) 外侧壁(筛窦)159
- - orbitae 眶外侧壁 33，126
- mastoideus (Cavitas tympani) 乳突壁(鼓室)176-177
- medialis 内侧壁
- - (Cellulae ethmoidales) 内侧壁(筛窦)159
- - orbitae 眶内侧壁 37，126

Paries 壁
- membranaceus 膜壁
- - (Cavitas tympani) (鼓室) 176,179
- - (Trachea) (气管) 216,224,226,229,236
- posterior (Meatus acusticus externus) 后壁(外耳道) 173
- superior 上壁
- - (Cellulae ethmoidales) (筛窦)上壁 159
- - orbitae 眶上壁 127
- tegmentalis (Cavitas tympani) 盖壁(鼓室) 176-177
Parietal lobe 顶叶 272
Parietoinsular cortex 顶岛皮质 196
Parkinson's disease 帕金森病 325,327,410
Parodontopathies 牙周病 92
Parodontosis 牙周病 92
Parotid gland 腮腺 110-111
- Frey's syndrome (gustatory sweating) Frey 综合征(味觉性出汗) 110
- orifice of the excretory duct 腮腺管开口 112
- tumours, peripheral facial injury 肿瘤,周围性面神经损伤 110
Parotitis epidemica (mumps) 流行性腮腺炎 53,110
Pars 部
- abdominalis aortae (Aorta abdominalis) 主动脉腹部(腹主动脉) 399,422
- alveolaris (Mandibula) 牙槽部(下颌骨) 38
- ambiens (A. cerebri posterior) 环池部(大脑后动脉) 296
- anterior 前部
- - (Commissura anterior) (前连合) 280,323
- - (Dorsum linguae) (舌背) 102
- - (Lobulus quadrangularis anterior) (方形小叶前部) 341
- aryepiglottica 杓会厌部 395
- - (M. arytaenoideus obliquus) (杓斜肌)杓会厌部 226
- - (M. arytenoideus obliquus) (杓斜肌)杓会厌部 226
- ascendens aortae (Aorta ascendens) 主动脉升部(升主动脉) 249,422
- atlantica (A. vertebralis) 寰椎部(椎动脉) 247,296,305
- basilaris 基底部
- - mesencephali 中脑基底部 263
- - (Os occipitale) (枕骨)基底部 18,35
- - pontis 脑桥基底部 338
- buccopharyngea (M. constrictor pharyngea superior) 颊咽部(咽上缩肌) 210,212
- calcarina (A. cerebri posterior) 距状沟部(大脑后动脉) 296
- canalis (N. opticus) 视神经管部(视神经) 144
- cartilaginea (Tuba auditiva [auditoria]) 软骨部(咽鼓管) 181,183,369
- cavernosa (A. carotis interna) 海绵窦部(颈内动脉) 186,295-300,360-361
- centralis (Ventriculus lateralis) 中央部(侧脑室) 286-287,289-291, 326-327, 406, 427, 429-431,433-434,439
- ceratopharyngea (M. constrictor pharynges medius) 大角咽部(咽中缩肌) 106-107,210,212
- cerebralis (A. carotis interna) 大脑部(颈内动脉) 144,295-300,360-361
- cervicalis 颈部
- - (A. carotis interna) (颈内动脉)颈部 295-298,395
- - - variations in the course (颈内动脉)颈部走行的变异 220
- - (Parasympathicus) (副交感神经) 422
- chondropharyngea (M. constrictor pharynges medius) 小角咽部(咽中缩肌) 106-107,210,212
- ciliaris retinae 视网膜睫状体部 154,156
- cochlearis (N. vestibulocochlearis [Ⅷ]) 蜗部(前庭蜗神经) 195
- compacta (Substantia nigra) 致密部(黑质) 328,336,338,340,406
- cricopharyngea (M. constrictor pharyngis inferior) 环咽部(咽下缩肌) 210,212
- cuneiformis vomeris 犁骨楔状部 28
- cupularis (Cavitas tympani) 顶部(鼓室) 176
- descendens aortae (Aorta descendens) 主动脉降部(降主动脉) 216
- distalis (Adenohypophysis) 远侧(腺垂体) 334
- duralis (Filum terminale) 硬脑膜部(终丝) 395
- externa (M. thyroarytenoideus) 外部(甲杓肌) 227-228,235
- fibrocartilaginea 纤维软骨部 172
- flaccida 松弛部 173
- fundiformis (Pars cricopharyngea, Killian's muscle) 袢部

附录

(环咽部,Killian 肌) 210
- glossopharyngea(M. constrictor pharynges superior) 舌咽部(咽上缩肌) 98, 106-107, 210,212
- gustatoria(Ncl. tractus solitarii) 味觉部(孤束核) 417
- horizontalis 水平部
- - (Canaliculus lacrimalis inferior) (下泪小管)水平部 139
- - (Canaliculus lacrimalis superior) (上泪小管)水平部 131,139
- inferior 下部
- - (N. vestibularis) (前庭神经) 191,376-377

Pars inferior 下部
- - (Ncl. tractus solitarii) (孤束核)下部 380
- - (Orbita) (眶)下部 73
- infraclavicularis (Plexus brachialis) 锁骨下部(臂丛) 245
- infundibularis [tuberalis](Adenohypophysis) 漏斗部[结节](腺垂体) 264
- insularis (A. cerebri media) 岛部(大脑中动脉) 296,301, 428
- intercartilaginea (Rima glottidis) 软骨间部[声门裂] 231, 233
- intermedia (Adenohypophysis) 中间部[腺垂体] 264,334
- intermembranacea (Rima glottidis) 膜间部[声门裂] 231, 233
- intermuscularis(A. maxillaris) 肌间部[上颌动脉] 59
- interna(M. thyroarytenoideus) 内部[甲杓肌] 227-228
- intracranialis 颅内部
- - (A. vertebralis) (椎动脉) 颅内部 247,296,305
- - (N. opticus) (视神经)颅内部 144
- iridica retinae 视网膜虹膜部 156
- labialis (M. orbicularis oris) 唇部(口轮匝肌) 60,82,212, 218
- lacrimalis(M. orbicularis oculi) 泪部(口轮匝肌) 130-131, 140
- laryngea pharyngis(Hypopharynx, Laryngopharynx) 喉咽(下咽部) 214,426
- lateralis 外侧部
- - (M. pterygoideus medialis) (翼内肌)外侧部 54
- - (Os occipitale) (枕骨)外侧部 22,28,35
- libera (Columna fornicis) 游离部(穹隆柱) 323,429
- lumbalis (Medulla spinalis) 腰部(脊髓) 395
- mandibularis (A. maxillaris) 下颌部(上颌动脉) 62
- marginalis (M. orbicularis oris) 缘部(口轮匝肌) 60,130
- medialis(M. pterygoideus medialis) 内侧部(翼内肌) 54
- mylopharyngea(M. constrictor pharyngis superior) 下颌咽部(咽上缩肌) 210,212
- nasalis 鼻部
- - (Os frontale) (额骨) 26
- - pharyngis(Epipharynx, Nasopharynx) 鼻咽(上咽部) 214,426
- nervosa hypophysis 神经垂体部 264
- obliqua 斜部
- - (M cricothyroideus) (环甲肌)斜部 226
- - (M. arytenoideus) (杓肌) 斜部 227,232
- - (M. cricothyroideus) (环甲肌)斜部 212,225-226
- opercularis 岛盖部
- - (A. cerebri media) (大脑中动脉)岛盖部 296
- - (Gyrus frontalis inferior) (额下回)岛盖部 273,276, 319
- optica retinae 视网膜视部 154
- oralis pharyngis (Mesopharynx, Oropharynx) 口咽(中咽部) 85,214,426
- orbitalis 眶部
- - (Gl. lacrimalis) (泪腺)眶部 135-136,141,146-148
- - (Gyrus frontalis inferior) (额下回)眶部 273,276
- - (M. orbicularis oculi) (眼轮匝肌)眶部 51-52,60,130-131
- - (N. opticus) (视神经)眶部 144
- - (Os frontale) (额骨)眶部 9,26,36,126
- ossea (Tuba auditiva) 骨部(咽鼓管) 172,181,183,185, 369
- palpebralis 睑部
- - (Gl. lacrimalis) (泪腺)睑部 135-136
- - (M. orbicularis oculi) (眼轮匝肌)睑部 51-52,60,130-132
- pelvica(Parasympathicus) 盆部(副交感神经) 422
- petrosa 岩部
- - (A. carotis interna) (颈内动脉)岩部 295-298
- - (Os temporale) (颞骨)岩部 16,22,28,36,180,183
- plana(Corpus ciliare) 扁平部(睫状体) 156

- plicata(Corpus ciliare) 皱襞部(睫状体) 156
- postcommunicalis 交通后部
- -(A. cerebri anterior) (大脑前动脉)交通后部 296,300,302,361,428
- -(A. cerebri posterior) (大脑后动脉)交通后部 300-301
- posterior 后部
- -(Commissura anterior) (前连合)后部 280,323
- -(Dorsum linguae) (舌背)后部 102,216
- precommunicalis 交通前部
- -(A. cerebri anterior) (大脑前动脉)交通前部 296,300-301,306,428
- -(A. cerebri posterior) (大脑后动脉)交通前部 296,300-301,429
- prevertebralis(A. vertebralis) 椎前部(椎动脉) 244-245,247,296,305
- profunda 深部
- -(Glandula parotidea) (腮腺)深部 111
- -(M. masseter) (咬肌)深部 53-54
- pterygoidea (A. maxillaris) 翼部(上颌动脉) 62
- pterygopharyngea (M. constrictor pharynges superior) 翼咽部(咽上缩肌) 210,212
- quadrigeminalis (A. cerebri posterior) 四叠体部(大脑后动脉) 296
- recta(M. cricothyroideus) 直部(环甲肌) 212,225-226,234

Pars 部
- reticularis (Substantia nigra) 网状部(黑质) 328,332,336
- retromandibularis (A. maxillaris) 下颌后部(上颌动脉) 59
- sphenoidalis(A. cerebri media) 蝶骨部(大脑中动脉) 296,301
- sphenopalatina(A. maxillaris) 蝶腭部(上颌动脉) 59
- squamosa(Os temporale) 鳞部(颞骨) 11,14,16,22,28,33,36-37
- sternocostalis (M. pectoralis major) 胸肋部(胸大肌) 205
- superficialis 浅部
- -(Gl. parotidea) (腮腺)浅部 110-111,217
- -(M. masseter) (咬肌)浅部 53-54
- superior 上部
- -(N. vestibularis) (前庭神经)上部 191,376-377
- -(Ncl. tractus solitarii) (孤束核)上部 380,385
- supraclavicularis (Plexus brachialis) 锁骨上部(臂丛) 66,204,242,249-250
- supratarsalis (Palpebra superior) 睑板上部(上睑) 128
- tarsalis (Palpebra superior) 睑板部(上睑) 128
- tecta(Columna fornicis) 盖部(穹隆柱) 323,429
- tensa (Membrana tympani) 紧张部(鼓膜) 173
- terminalis(A. cerebri media) 终末部(大脑中动脉) 296
- thoracica 胸部
- -aortae(Aorta thoracica) 主动脉胸部(胸主动脉) 381,399,422
- -(Medulla spinalis) (脊髓)胸部 395
- thyroepiglottica 甲状会厌部 226
- -(M. thyroarytenoideus) (甲杓肌)甲状会厌部 226,235
- thyropharyngea(M. constrictor pharyngis inferior) 甲咽部(咽下缩肌) 107,210,212
- transversa 横部
- -(M. arytenoideus) (杓肌)横部 227,232
- -(M. constrictor pharyngis inferior) (咽下缩肌)横部 210
- transversaria (A. vertebralis) 横突部(椎动脉) 247,253,296,305
- triangularis(Gyrus frontalis inferior) 三角部(额下回) 276
- tuberalis (Adenohypophysis) 结节部(腺垂体) 264,334
- tympanica(Os temporale) 鼓部(颞骨) 28,36
- verticalis 垂直部
- -(Canaliculus lacrimalis inferior) (下泪小管)垂直部 139
- -(Canaliculus lacrimalis superior) (上泪小管)垂直部 131,139

Passavant's ridge Passavant 嵴 379

Patellar tendon reflex 髌反射 402

PCA(posterior cerebral artery) 大脑后动脉 296,307

PCom(posterior communicating artery) 后交通动脉 307

Pediculus arcus vertebrae 椎弓根 393-394

Pedunculus(-i) 脑脚
- cerebellaris(-es) 小脑脚 347
- -inferior 小脑下脚 278-279,337-339,342,376,413
- -medius 小脑中脚 278,281,337-339,342,406,430-431,439
- -superior 小脑上脚 263,278,337-339,342-343,413,431

- cerebri　大脑脚 160,275,277-279,281,332,335,339,347,351,360-361,406,425,427
- flocculi　绒球脚 339,342
Pericranium　颅骨外膜 52-53,59
Peridural anaesthesia (PDA)　硬膜外麻醉 282,403
Periglomerular cells of the olfactory nerves　嗅神经的球周细胞 353
Periodontium　牙周膜 88
Periorbita　眶骨膜 141,143-144,152-153
Periorbital region　眶周区 134
Peripheral facial palsy　周围性面神经麻痹 3,57,64,373
- acoustic neurinoma　听神经瘤 377
- intraparotid branches, lesions　面神经腮腺内分支,面神经损伤 57
- lagophthalmus　兔眼症 369
- lesion site　病变部位 374
Peripheral induced pain　外周性疼痛 418
Peripheral motor innervation, circuitry　周围运动神经支配,回路 419
Perirhinal cortex　嗅周皮质 324
Peritonsillar abscess of the carotid loop　颈动脉环的扁桃体周围脓肿 220
Permanent canine tooth　恒尖牙 88
Permanent tooth/teeth　恒牙 90-92
- arrangement　牙的排列 88
- development　牙的发育 91
- form　形状 88
- innervation　牙的神经支配 95
- local infiltrative anaesthesia　局部浸润性麻醉 95
- orientation rules　牙的方向规则 88
- vascular supply　牙的血液供应 95
Personality changes, lesions of the thalmic nuclei　人格改变,丘脑核损伤 331
Pes hippocampi　海马脚 291,322-323,406,438
Petiolus epiglottidis　会厌软骨茎 221-223
Phalangeal cells of the organ of CORTI　螺旋器指细胞 192
Pharyngeal arches　鳃弓
- cranial nerves　鳃弓的脑神经 349
- remnants　咽囊遗迹 237
Pharyngeal diverticulum　咽憩室 210
Pharyngeal hypophysis　咽垂体 219
Pharyngeal isthmus (Isthmus faucium)　咽峡 98
Pharyngeal lymphoid ring (Waldeyer's Tonsillar Ring)　咽淋巴环(Waldeyer 扁桃体环) 101
Pharyngeal membrane　咽膜 264
Pharyngeal muscles　咽肌 107,210,212
- constrictors　咽缩肌 107,210,212
- levators　咽提肌 210,212
Pharyngeal space, vessels and nerves　咽腔,血管和神经 215
Pharyngeal tonsil　咽扁桃体 101
Pharyngo-oesophageal diverticula　咽-食管憩室 210
Pharynx　咽 213-216,224
- levels　咽的分部 214
- sensory innervation　咽的感觉神经支配 214
- vessels and nerves　咽的血管和神经 215-216
Philippe-Gombault, triangle of (Fasciculus interfascicularis)　Philippe-Gombault 三角束(束间束) 397
Philtrum　人中 82
Phlebitis, inflammation of the facial area　静脉炎,面部的炎症 63
Photoreceptor cells of the retina　视网膜感光细胞 160,162
Physical and mental fatigue (burn-out)　身心疲惫(崩溃) 419
Pia mater　软膜 282
- cranialis　软脑膜 283,285,300
- spinalis　软脊膜 400
PICA (posterior inferior cerebellar artery)　小脑下后动脉 307
- supply area　小脑下后动脉供应区域 310
Pillar cells of the organ of Corti　螺旋器柱细胞 192
Pineal gland (Corpus pineale)　松果体 265
- circuit for controlling　松果体的控制环路 330
Pinealocytes, melatonin　松果体细胞,褪黑激素 330
Pituitary gland (Glandula pituitaria, Hypophysis)　垂体(垂体腺,脑垂体) 144,277,285,298-300,302,334,340,361,426,429
- development　垂体的发育 264
Plagiocephaly　斜头畸形 25
Plantar reflex　跖反射 402

Platysma 颈阔肌 47,51,55,60,76,83,85,108,110,113,202-203,207,209,212,236,240-241,244,370
Pleura parietalis 壁胸膜 253
Plexus 丛
- aorticus 主动脉丛
-- abdominalis 腹主动脉丛 422
-- thoracicus 胸主动脉丛 396
- basilaris 基底丛 283,329
- brachialis 臂丛 66,204,241-243,245,249-250,253,270,386,396
-- interscalene block 斜角肌肌间沟臂丛阻滞 253
- cardiacus 心丛 381-383,396,422
- caroticus 颈动脉丛
-- communis 颈总动脉丛 215-216
-- internus 颈内动脉丛 97,118,137,177,182,300,356,370-371,378
- cavernosus 海绵丛 72,111,356
- cervicalis 颈丛 56,65,242,244,270,396
-- sensory and motor branches 颈丛感觉支和运动支 246
- choroideus 脉络丛 262,265,282,289-290,304,430
-- ventriculi 脑室脉络丛
--- lateralis 侧脑室脉络丛 160,287,290-291,321,326,429-431,433-437,439-440
--- quarti 第四脑室脉络丛 287,293,301,310,339-340,347,439
--- tertii 第三脑室脉络丛 277,287,290-293,302,329,340,347,429-430
- coeliacus 腹腔丛 382-383,422
- dentalis 牙丛
-- inferior 下牙丛 60,95,362
-- superior 上牙丛 95,118
- hepaticus 肝丛 382-383
- hypogastricus 腹下丛
-- inferior 下腹下丛 421-422
-- superior 上腹下丛 421-422
- intraparotideus 腮腺内丛 57,370,373
- lumbalis 腰丛 396
- lumbosacralis 腰骶丛 270
Plexus 丛
- mesentericus 肠系膜丛
-- inferior/superior 肠系膜下/上丛 422
- oesophageus 食管丛 381-383,396,422
- pharyngeus 咽丛 109,214,378,382-384
- prevertebralis 椎前丛 396
- pterygoideus 翼丛 60,63,95,97,311
- pulmonalis 肺丛 381-383
- renalis 肾丛 382-383,422
- sacralis 骶丛 396
- splenicus 脾丛 382-383
- suprarenalis 肾上腺丛 382-383
- thyroideus impar 甲状腺奇静脉丛 236,249,254
- tympanicus 鼓室丛 118,177,182,378-379
- venosus 静脉丛
-- canalis nervi hypoglossi 舌下神经管静脉丛 311
-- caroticus internus 颈内静脉丛 185,311
-- foraminis ovalis 卵圆孔静脉丛 311-312
-- pharyngeus 咽静脉丛 233
-- pterygoideus 翼静脉丛 145
-- vertebralis internus 椎内静脉丛 401
Plica(-ae) 襞
- aryepiglottica 杓状会厌襞 216,231
- ciliares 睫状襞 156
- fimbriata 伞襞 103,107,112,115
- glossoepiglottica 舌会厌襞 102
-- lateralis 舌会厌外侧襞 102
-- mediana 舌会厌正中襞 102
- interarytenoidea (Rima glottidis) 杓间襞(声门裂) 231
- iridis 虹膜襞 156
- lacrimalis (Hasner's valve) 泪襞(Hasner 瓣) 74,138
- mallearis 锤骨襞
-- anterior 锤骨前襞 173,176,179-180
-- posterior 锤骨后襞 173,179-180
-- superior 锤骨上襞 173
- nervi laryngei superioris 喉上神经襞 216
- palatinae transversae 腭横襞 98
- petroclinoidea anterior 岩床前襞 347,361
- salpingopalatina 咽鼓管腭襞 213
- salpingopharyngea 咽鼓管咽襞 101,213,216
- semilunaris conjunctivae 结膜半月襞 128-129,138
- sublingualis 舌下襞 112,114-115
- triangularis 三角襞 102
- vestibularis 前庭襞 213,228-229,231,233,235
- vocalis 声襞 213,228-229,231,233,235
-- intubation granuloma 插管后声襞肉芽肿 231

-- polyps 声襞息肉 231
-- squamous cell carcinoma 声襞鳞状细胞癌 231
PNS (peripheral nervous system) 周围神经系统 270
Poliomyelitis 脊髓灰质炎 397,410
Polus 极
- anterior 前极
-- bulbi 眼球前极 154
-- lentis 晶状体前极 154,157
- frontalis 额极 272-275,323,327,435-436
- occipitalis 枕极 272-275,323,435-436
- posterior 后极
-- bulbi 眼球后极 154
-- lentis 晶状体后极 154,157
- temporalis 颞极 272-273,275,289,320,322,428
Polyposis nasi, endonasal sinus surgery 鼻息肉,鼻内鼻旁窦手术 71
Polyps of the vocal folds 声带息肉 231
Polysynaptic reflexes of the spinal cord 脊髓多突触反射 402
Pons 脑桥 195,197,262-263,265-266,271,277-279,281,286,302,310,329,335-338,340,351,381,395,407,409,422,426-427,430,439
- arterial blood supply 脑干的动脉供应 310
- cranial nuclei 脑桥的脑神经核 338
- development 脑的发育 262
- regulation of the systemic circulation 调节体循环 338
Pontocerebellum 脑桥小脑 342-344
- lesions 脑桥小脑损伤 342
Porus acusticus 耳门
- externus 外耳门 11,19,40-42,45
- internus 内耳门 14,16-17,21,37,186,194,300
-- content 内耳门内容物 21
Posterior cranial base 后颅底 16,19
Posterior cranial fossa 颅后窝 17
- arteries 颅后窝动脉 305
Posterior fasciculus system 后索纤维束 398,412
- lesions 后索损伤 416
Posterior lateral fontanelle 后外侧囟 23
Posterior parietal association cortex 后顶叶联络皮质 319
Posterior scalene hiatus 斜角肌间隙 206
Posterior spinocerebellar tract 脊髓小脑后束 413
Posterior triangle of the neck 颈后三角 202
Postganglionic fibres 节后纤维 420
Postganglionic neuron 节后神经元 419
Postural ataxia 体位性共济失调 342
Postural motor function 体位运动功能 342
Posture 姿势 339
Post-zoster neuralgia 疱疹后神经痛 367
Preauricular skin adnexa 耳前皮肤附件 169
Pre-Bötzinger complex 前Bötzinger复合体 301,338
Precancerous lesion 癌前病变
- of the oral mucosa 口腔黏膜癌前病变 83
- of the tongue 舌癌前病变 104
Precuneus 楔前叶 276,431,433-434
Prefrontal association cortex 前额叶联络皮质 319
Preganglionic axon 节前纤维 419
Preganglionic neuron 节前神经元 419
Premolar teeth 前磨牙 90
Premotor cortex 运动前区 319
Preoculomotor centres 动眼前中枢 339
Presbyopia 远视眼 157
Presubiculum 前下托 320,324
Prevertebral ganglia 椎前节 420
Prevertebral muscles 椎前肌 206
Primary auditory cortex 第1听区 195,319
Primary brain vesicles 原始脑泡 261
Primary motor cortex 初级运动皮质 411
Primary palate 原腭 99
Primary somatomotor cortex 第1躯体运动区 319
Primary somatosensory cortex 第1躯体感觉区 319,412,414-415
Primary visual cortex 第1视区 319
- lesion 第1视区损伤 319
Primitive oral cavity (Stomadeum) 原始口腔(口凹)264
Processus(-us) 突
- alveolaris (Maxilla) 牙槽突(上颌骨)10,27,36-37,73-74
- anterior (Malleus) 前突(锤骨)174
- ciliaris 睫状突 156
- clinoideus 床突

- - anterior 前床突 16,38,300
- - medius 中床突 299
- - posterior 后床突 16,38,300
- cochleariformis 匙突 176-179
- condylaris(Mandibula) 髁突(下颌骨)38-42,45-46,75,94,111
- coronoideus(Mandibula) 冠突(下颌骨)38-42,45-46,75,111
- ethmoidalis(Concha nasalis inferior) 筛突(下鼻甲)29,70
- frontalis(Maxilla) 额突(上颌骨)9-10,22,27-28,31,69,75,126,138-139
- intrajugularis 颈静脉孔内突 35,37
- jugularis 颈静脉突 35
- lateralis(Malleus) 外侧突(锤骨)174,180
- lenticularis(Incus) 豆状突(砧骨)174,179 180
- mastoideus 乳突 11,13,18-19,36-37,45,111,170,176-177,180-181,206,212,215,369
- muscularis 肌突
- - (Cartilago arytenoidea) (杓状软骨)肌突 221,224
- - (Cartilago cricoidea) (环状软骨)肌突 221
- orbitalis(Os palatinum) 眶突(腭骨)31-32,37,126-127
- palatinus(Maxilla) 腭突(上颌骨)14,18,28-31,36,69,72-74
- posterior(Cartilago septi nasi) 后突(鼻中隔软骨)69
- pterygoideus 翼突
- - (Os sphenoidale) (蝶骨)翼突 18,28-31,33-34,37-38,40,60,84,96,99-100,126,183,212
- - (Os temporale) (颞骨)41,100
- pyramidalis(Os palatinum) 锥突(腭骨)18,30-31,126,181,369
- spinosus 棘突 404
- styloideus(Os temporale) 茎突(颞骨)11,13-14,18,36-37,40-42,45,53,60,84,107,111,170,176-177,209-210,212,215
- temporalis(Os zygomaticum) 颞突(颧骨)54
- uncinatus(Os ethmoidale) 钩突(筛骨)29,70-71,77-79
- vaginalis(Os sphenoidale) 鞘突(蝶骨)38
- vocalis(Cartilago arytenoidea) 声带突(杓状软骨)221,223-225,233
- zygomaticus 颧突
- - (Maxilla) (上颌骨)颧突 18,27,30,37

Processus(-us)zygomaticus 颧突
- - (Os frontale) (额骨)颧突 9,30,126-127
- - (Os temporale) (颞骨)颧突 18,26,36-37,41,54

Projection fibres 投射纤维 281

Projection tracts 投射纤维束 281,408

Prolactin 催乳素 334

Prolactostatin(dopamine) 催乳素释放抑制素(多巴胺)334

Prominentia 凸
- canalis 管凸
- - nervi facialis 面神经管凸 177
- - semicircularis lateralis 外半规管凸 177
- laryngea 喉结 221,234,248
- mallearis 锤凸 173

Promontorium 岬 176-180,182,404

Proprioception 本体感觉 348

Proprioceptive fibres 本体感觉纤维 398

Proprioceptive(monosynaptic) reflexes of the spinal cord 脊髓本体感觉反射 402

Prosencephalon 前脑 261,266

Protopathic sensibility 粗感觉
- N. trigeminus [V] 三叉神经粗感觉 367
- neurons 粗感觉神经元 412

Protrusion, temporomandibular joint 前伸,颞下颌关节 44

Protuberantia 隆凸
- mentalis 颏隆凸 10-11,38,105
- occipitalis 枕隆凸
- - externa 枕外隆凸 13-14,19,242
- - interna 枕内隆凸 16,35

Pseudo-unipolar ganglion cells 假单极神经节细胞 412

Pterygopalatine fossa 翼腭窝 31
- access 翼腭窝通道 31

Ptosis 下垂 128
- paralysis 麻痹
- - of the M. levator palpebrae superioris 上睑提肌麻痹 141
- - of the oculomotor nerve 动眼神经麻痹 358

Pulpa 髓
- coronalis 牙冠髓 88
- dentis 牙髓 88
- radicularis 牙根髓 88

Pulvinar thalami 丘脑后结节 314,332,335,339,431

Punctum 点
- lacrimale 泪点 128,130,138-139
- - inferius 下泪点 129
- - superius 上泪点 129

- nervosum(Erb's point) 神经点(Erb点)56,241
Pupillary reflex 瞳孔反射 163,339
Pupils 瞳孔 128,156
- amaurotic pupillary rigidity 黑蒙性瞳孔强直 163
- complete pupillary rigidity 完全性瞳孔强直 163
- constriction(miosis) 瞳孔缩小 163
- dilation(mydriasis) 瞳孔开大 163
- distance 瞳距 155
- reflectory pupillary rigidity 反射性瞳孔强直 163
Purkinje's cells, reduced number, autism 浦肯野细胞,数目减少,自闭症 343
Purulent middle ear infection 化脓性中耳炎 173
Putamen 壳核 265,279,306,309,326-329,406,408,428-430,434-437,439-440
Pyramidal cells/layer of the isocortex 新皮质锥体细胞/层 317
Pyramidal tract 锥体束 398,406,411
- lesions 锥体束损伤 406
- parts and pathways 锥体束的分部和走行 407
Pyramis 锥体 278-279,281,337-338
- vermis 蚓锥体 340,344

Q

Quadrant anopsia 象限偏盲 355

R

Rachischisis 脊柱裂 269
Radiatio 辐射
- acustica 听辐射 195,332,408
- corporis callosi 胼胝体辐射 280,406,428,432
- optica(Gratiolet's radiation) 视辐射(Gratiolet辐射)160-161,163,327,332,354-355,408,435-437
- - lesions 视辐射损伤 161
- thalami 丘脑辐射 332
- - anterior 丘脑前辐射 332,408
Radiatio thalami 丘脑辐射
- - centralis 丘脑中央辐射 408
- - posterior 丘脑后辐射 332,408
Radiculopathy, disc prolapse 神经根病变,椎间盘突出 396
Radii lentis 晶状体辐射 157
Radix(-ces) 根
- anterior [motoria](N. spinalis) 前根[运动性](脊神经) 396,401
- clinica 临床牙根 88
- cranialis 颅根
- - (N. accessorius [Ⅺ]) (副神经)颅根 382,386-388
- - (N. trigeminus [Ⅴ]) (三叉神经)颅根 337
- dentis 牙根 88
- facialis(N. canalis pterygoidei) 面神经根(翼管神经)182
- inferior(Ansa cervicalis) 下根(颈袢)243,246,390-391
- lateralis(Tractus opticus) 外侧根(视束)160
- linguae 舌根 102-103,106,114,184,229,232
- motoria(N. trigeminus [Ⅴ]) 运动根(三叉神经)118,278,337,361,363-364
- nervorum 神经根
- - cervicalium 颈神经根 392
- - coccygeorum 尾神经根 392
- - lumbalium 腰神经根 392
- - sacralium 骶神经根 392
- - thoracicorum 胸神经根 392
- parasympathica 副交感根
- - (Ganglion pterygopalatinum) (翼腭神经节)副交感根 373,376
- - (N. petrosus major) (岩大神经)副交感根 118
- - (Nn. splanchnici pelvici) (盆内脏神经)副交感根 422
- - [oculomotoria](Ganglion ciliare) [动眼神经](睫状神经节)副交感根 116,148,356
- posterior(N. spinalis) 后根(脊神经) 395-396,401
- sensoria 感觉根
- - (N. trigeminus [Ⅴ]) (三叉神经)感觉根 148,278,337,361,363-364
- - [nasociliaris] ganglii ciliaris 睫状神经节[鼻睫神经]感觉根 356-357,362,365
- spinalis(N. accessorius [Ⅺ]) 脊髓根(副神经) 347,351,386-388
- superior 上根
- - (Ansa cervicalis) (颈袢)上根 108,243,245-246,248-249,252,390-391
- - (Plexus cervicalis) (颈丛)上根 242
- sympathica 交感根
- - ciliaris 睫状神经节交感根 356-357
- - ganglii pterygopalatini 翼腭神经节交感根 371,378
- - (N. petrosus profundus) (岩深神经)交感根 117-118
Ramus(-i) 支
- acromialis(A. suprascapularis) 肩峰支(肩胛上动脉)244
- alveolares superiores 上牙槽

支
-- anteriores 上牙槽前支 99
-- medii 上牙槽中支 95，99，362
-- posteriores 上牙槽后支 59，61，99
- anastomoticus cum a. meningea media（A. lacrimalis） 脑膜中动脉吻合支（泪腺动脉）147
- anterior 前支
--（N. auricularis magnus）（耳大神经）前支 240
--（N. cervicalis）（颈神经）前支 242-244，390-391
--（N. spinalis）（脊神经）前支 396
--（Sulcus lateralis）（外侧沟）前支 273
- articulares（N. spinalis） 关节支（脊神经）400
- ascendens（Sulcus lateralis）升支（外侧沟）273
- auricularis（-es） 耳支
--（A. auricularis posterior）（耳后动脉）耳支 62，171
-- anteriores（A. temporalis superficialis） 耳前支（颞浅动脉）57，62，171
--（N. auricularis posterior）（耳后神经）耳支 370-371
--（N. vagus［Ⅹ］）（迷走神经）耳支 61，182，215，381-383
- basales tentorii（A. carotis interna） 小脑幕底支（颈内动脉）298
- bronchiales（N. vagus［Ⅹ］）支气管支（迷走神经）381-383
- buccales（N. facialis［Ⅶ］） 颊支（面神经）56-57，64，370-371，374
- calcarinus（A. cerebri posterior） 距状沟支（大脑后动脉）160，305
- capsulae internae 内囊支 408
- cardiaci 心支
-- cervicales 颈心支
--- inferiores（N. vagus［Ⅹ］）颈下心支（迷走神经）381-383，396
--- medii（N. vagus［Ⅹ］） 颈中心支（迷走神经）254，396
--- superiores（N. vagus［Ⅹ］）颈上心支（迷走神经）215-216，245，254，381 383，396
-- thoracici（N. vagus［Ⅹ］） 胸心支（迷走神经）381-383
- cervicofacialis（N. auricularis posterior） 颈面支（耳后神经）64
- choroideus 脉络丛支
-- posterior（A. choroidea anterior） 脉络丛后支（脉络丛前动脉）304
Ramus（-i）choroideus 脉络丛支
-- ventriculi quarti（A. inferior posterior cerebelli） 第四脑室脉络丛支（小脑下后动脉）247
- coeliaci（N. vagus［Ⅹ］） 腹腔支（迷走神经）382-383
- colli（N. facialis［Ⅶ］） 颈支（面神经）56，64，113，241-242，370-371，374
- communicans（-tes） 交通支
-- albus（N. spinalis） 白交通支（脊神经）396
-- cum 交通支
--- ganglio ciliari（N. nasociliaris） 睫状神经节交通支（鼻睫神经）365
--- nervo 神经交通支
---- auriculotemporali 耳颞神经交通支 117
---- canalis pterygoidei 翼管神经交通支 117
---- faciali 面神经交通支 116，241，362，366
---- glossopharyngeo 舌咽神经交通支 381
---- zygomatico 颧神经交通支 136-137，150，364
--- ramo 交通支
---- auriculari nervi vagi 迷走神经耳交通支 378-379
---- sinus carotici 颈动脉窦支的交通支 382-383
-- griseus（N. spinalis） 灰交通支（脊神经）396
--（Truncus sympathicus） 交通支（交感干）245，254
- cricothyroideus 环甲肌支
--（A. thyroidea superior）（甲状腺上动脉）颈甲肌支 62，213，254
--（V. thyroidea superior）（甲状腺上静脉）颈甲肌支 213
- cutaneus anterior pectoralis（N. intercostalis） 胸前皮支（肋间神经）248
- dentales 牙支
--（A. alveolaris inferior）（下牙槽动脉）牙支 59
--（A. alveolaris superior posterior）（上牙槽后动脉）牙支 59，62
- descendens（A. occipitalis） 降支（枕动脉）62
- digastricus（N. facialis［Ⅶ］）二腹肌支（面神经）58，61，180-181，369，373
- diploicus（A. supraorbitalis）板障支（眶上动脉）147
- dorsales 背侧支
--（A. intercostalis suprema）（肋间最上动脉）背侧支 247
-- linguae（A. lingualis） 舌背支（舌动脉）62，101，109
- externus 外支

--(N. accessorius [Ⅺ]) (副神经)外支 215-216
--(N. laryngeus superior)(喉上神经)外支 200,215,254,382-383
--(N. vagus [Ⅹ]) (迷走神经)外支 386-387
-frontalis 额支
--(A. meningea media) (脑膜中动脉)额支 288,315
--(A. temporalis superficialis)(颞浅动脉)额支 55-58,62
--posteromedialis(A. cerebri anterior) 额叶后内侧支(大脑前动脉)432
--(V. temporalis superficialis)(颞浅静脉)额支 56
-ganglionares 神经节支
--ad ganglion pterygopalatinum 翼腭神经节支 96,118,365-366
--trigeminales(A. carotis interna) 三叉神经节支(颈内动脉)298
-gastrici anteriores(N. vagus [Ⅹ]) 胃前支(迷走神经)381-383
-glandularis(-es) 腺支
--(A. thyroidea inferior) (甲状腺下动脉)腺支 244
--(A. thyroidea superior) (甲状腺上动脉)腺支 62
--anterior(A. thyroidea superior) 前腺支(甲状腺上动脉)254
--posterior(A. thyroidea superior) 后腺支(甲状腺上动脉)254
-gyri angularis(A. cerebri media) 角回支(大脑中动脉)303,313
-hepaticus(-i)(N. vagus [Ⅹ]) 肝支(迷走神经)381-383
-hyoideus(A. lingualis) 舌骨支(舌动脉)109
-inferior(-es) 下支
--(N. oculomotorius [Ⅲ])(动眼神经)下支 142-144,148-149,153,356
--(N. transversus colli) (颈横神经)下支 240
-infrahyoideus(A. thyroidea superior) 舌骨下支(甲状腺上动脉)62,242
-interganglionaris 节间支
--(N. spinalis) (脊神经)节间支 396
--(Truncus sympathicus) (交感干)节间支 253
-internus 内支
--(N. accessorius [Ⅺ]) (副神经)内支 215-216
--(N. laryngeus superior)(喉上神经)内支 109,200,215,232-233,254,382-383
--(N. vagus [Ⅹ]) (迷走神经)内支 386
-intestinales(N. vagus [Ⅹ]) 肠支(迷走神经)382-383
-isthmi faucium(N. lingualis) 咽峡支(舌神经)366
-labiales superiores(N. infraorbitalis) 上唇支(眶下神经)99
-lateralis 外侧支
--(N. supraorbitalis) (眶上神经)外侧支 57-58,60,134-135,146-147
--nasi(A. facialis) 鼻外侧支(面动脉)57,62
-linguales 舌支
--(N. glossopharyngeus [Ⅸ])(舌咽神经)舌支 102,232,378-379
--(N. vagus [Ⅹ]) (迷走神经)舌支 382-383
Ramus(-i) 支
-mandibulae 下颌支 10,38-42,45,53,60,64,84,105,209
-marginalis mandibularis(N. facialis [Ⅶ]) 下颌缘支(面神经)56-57,64,252,370-371,374
-mastoideus(A. occipitalis) 乳突支(枕动脉)62,245
-medialis(N. supraorbitalis) 内侧支(眶上神经)57-58,60,134-135,146-147
-medullares 脊髓支
--laterales(A. spinalis anterior) 脊髓外侧支(脊髓前动脉)247
--mediales(A. spinalis anterior) 脊髓内侧支(脊髓前动脉)247
-meningeus 脑膜支
--(A. carotis interna) (颈内动脉)脑膜支 298
--(A. cerebri posterior) (大脑后动脉)脑膜支 300
--(A. occipitalis) (枕动脉)脑膜支 62
--(A. ophthalmica) (眼动脉)脑膜支 144
--(A. vertebralis) (椎动脉)脑膜支 247
--anterior(A. ethmoidalis anterior) 脑膜前支(筛前动脉)146-149
--(N. cervicalis) (颈神经)脑膜支 390-391
--(N. mandibularis [Ⅴ/3])(下颌神经)脑膜支 146,366
--(N. maxillaris [Ⅴ/2]) (上颌神经)脑膜支 362,365
--(N. spinalis) (脊神经)脑膜支 396,400
--(N. trigeminus [Ⅴ]) (三叉神经)脑膜支 362
--(N. vagus [Ⅹ]) (迷走神经)脑膜支 381-383

-- recurrens 脑膜返支
---(A. ophthalmica) (眼动脉)脑膜返支 144-145,147
---(N. ophthalmicus) (眼神经)脑膜返支 362,365
- mentalis(A. alveolaris inferior) 颏支(下牙槽动脉)59,62
- musculares 肌支
--(A. vertebralis) (椎动脉)肌支 247
--(N. pterygoideus medialis)(翼内肌神经)肌支 185
- musculi stylopharyngei (N. glossopharyngeus [Ⅸ]) 咽肌支(舌咽神经)378-379
- mylohyoideus(A. alveolaris inferior) 下颌舌骨肌支(下牙槽动脉)59
- nasalis(-es) 鼻支
-- anteriores laterales(A. ethmoidalis anterior) 鼻前外支(筛前动脉)147
-- externus 鼻外支
---(A. ethmoidalis anterior)(筛前动脉)鼻外支 79
(N. ethmoidalis anterior)(筛前神经)鼻外支 58,81,362
---(N. trigeminus [Ⅴ]) (三叉神经)鼻外支 65
-- interni 鼻内支
---(N. ethmoidalis anterior)(筛前神经)鼻内支 362
---(N. infraorbitalis) (眶下神经)鼻内支 81
-- posteriores 鼻后支
--- inferiores(N. palatinus major) 鼻后下支(腭大神经)81
--- superiores 鼻后上支 96,362
---- laterales 鼻后上外支 81,366
---- mediales 鼻后上内支 366
- occipitalis 枕支
--(A. auricularis posterior)(耳后动脉)枕支 62
--(A. occipitalis) (枕动脉)枕支 62
--(N. auricularis posterior)(耳后神经)枕支 370
- oesophageales 食管支
--(A. thyroidea inferior) (甲状腺下动脉)食管支 244
--(N. laryngeus recurrens)(喉返神经)食管支 232
--(N. vagus [Ⅹ]) (迷走神经)食管支 382-383
- orbitales(N. maxillaris [Ⅴ/2]) 眶支(上颌神经)96
- paracentrales 旁中央支 313
- parietalis 顶支
--(A. meningea media) (脑膜中动脉)顶支 288,315
--(A. occipitalis medialis)(枕叶内侧动脉)顶支 432
--(A. temporalis superficialis)(颞浅动脉)顶支 56-59,61-62
--(V. temporalis superficialis)(颞浅静脉)顶支 56
- parietooccipitalis 顶枕支
--(A. cerebri posterior) (大脑后动脉)顶枕支 305
--(A. occipitalis medialis)(枕叶内侧动脉)顶枕支 313
- parotideus(-i) 腮腺支
--(A. auricularis posterior)(耳后动脉)腮腺支 62
--(A. temporalis superficialis)(颞浅动脉)腮腺支 62
--(N. auriculotemporalis)(耳颞神经)腮腺支 366
--(N. facialis [Ⅶ]) (面神经)腮腺支 116
--(N. trigeminus [Ⅴ]) (三叉神经)腮腺支 362
- perforantes 穿支
--(A. auricularis posterior)(耳后动脉)穿支 171
--(A. thoracica interna) (胸廓内动脉)穿支 248
--(V. thoracica interna) (胸廓内静脉)穿支 248
- peridentales 牙周支
--(A. alveolaris inferior) (下牙槽动脉)牙周支 59
--(A. alveolaris superior posterior) (上牙槽后动脉)牙周支 59,62
--(A. infraorbitalis) (眶下动脉)牙周支 59
- pharyngealis (-es)/pharyngeus (-i) 咽支
--(A. canalis pterygoidei)(翼管动脉)咽支 97
Ramus (-i) pharyngealis (-es)/pharyngeus(-i) 咽支
--(A. pharyngea ascendens)(咽升动脉)咽支 62
--(A. thyroidea inferior) (甲状腺下动脉)咽支 244
--(Aa. palatinae minores)(腭小动脉)咽支 62
--(N. glossopharyngeus [Ⅸ])(舌咽神经)咽支 215,378-379
--(N. vagus [Ⅹ]) (迷走神经)咽支 215,378,381-383
- posterior(-es) 后支
--(N. auricularis magnus)(耳大神经)后支 240
--(N. spinalis) (脊神经)后支 396
--(Nn. cervicales) (颈神经)后支 242
--(Sulcus lateralis) (外侧沟)后支 273,432
- precunealis (A. pericallosa) 楔前支(胼胝体周动脉)313,431-432

- profundus(A. transversa colli) 深支(颈横动脉)242-244
- pterygoidei (A. maxillaris) 翼肌支(上颌动脉)59,62
- pulmonales (N. vagus [Ⅹ]) 肺支(迷走神经)396
- radicularis(-es) 根支
-- (A. vertebralis) (椎动脉) 根支 247
-- anterior(-es) 前根支/动脉
--- (A. ethmoidalis anterior) (筛前动脉)前根支 147
--- (A. medullaris segmentalis) (脊髓段动脉)前根动脉 401
--- (A. intercostales posterior) (肋间后动脉)前根动脉 400
--- (A. lumbales) (腰动脉) 前根动脉 400
-- posterior(-es) 后根支/动脉
--- (A. medullaris segmentalis) (脊髓段动脉)后根动脉 401
--- (A. intercostales posterior) (肋间后动脉)后根动脉 400
--- (A. lumbales) (腰动脉) 后根动脉 400
- septalis 鼻中隔支
-- (A. ethmoidalis posterior) (筛后动脉)鼻中隔支 79
-- anterior(A. ethmoidalis anterior) 鼻中隔前支(筛前动脉)79
-- (N. ethmoidalis anterior) (筛前神经)鼻中隔支 81
-- posterior(A. sphenopalatina) 鼻中隔后支(筛前动脉)62,79
- septi nasi(A. labialis superior) 鼻中隔支(上唇动脉)62,79
- sinus carotici (N. glossopharyngeus [Ⅸ]) 颈动脉窦支(舌咽神经)378-379
- spinales 脊支
-- (A. cervicalis ascendens) (颈升动脉)脊支 244
-- (A. intercostalis suprema) (肋间最上动脉)脊支 247
-- (A. vertebralis) (椎动脉) 脊支 247
- sternocleidomastoideus 胸锁乳突肌支
-- (A. occipitalis) (枕动脉)胸锁乳突肌支 62,108,244
-- (A. thyroidea superior) (甲状腺上动脉)胸锁乳突肌支 62,243
- stylohyoideus (N. facialis [Ⅶ]) 茎突舌骨肌支(面神经) 58,180-181,369,373
- superficialis(A. transversa colli) 浅支(颈横动脉)242-243,245
- superior(-es) 上支
-- (N. oculomotorius [Ⅲ]) (动眼神经)上支 142,144,147-148,153,356-357
-- (N. transversus colli) (颈横神经)上支 240
- suprahyoideus (A. lingualis) 舌骨上支(舌动脉)109,242
- temporalis(-es) 颞支
-- (A. cerebri posterior) (大脑后动脉)颞支 305
-- anterior (A. cerebri media) 颞前支(大脑中动脉)303
-- medius (A. cerebri media) 颞中支(大脑中动脉)303
-- (N. facialis [Ⅶ]) (面神经) 颞支 64,370-371,374
-- posterior (A. cerebri media) 颞后支(大脑中动脉)303
-- superficialis (N. trigeminus [Ⅴ]) 颞浅支(三叉神经) 362
- temporofacialis (N. auricularis posterior) 颞面支(耳后神经) 64
- tentorius 小脑幕支
-- (N. ophthalmicus [Ⅴ/1]) (眼神经)362,365
-- (N. trochlearis [Ⅳ]) (滑车神经)146
- terminales 终支
-- inferiores (A. cerebri media) 下终支(大脑中动脉)303,434
-- superiores (A. cerebri media) 上终支(大脑中动脉)303,434
- tonsillae cerebelli (A. inferior posterior cerebelli) 小脑扁桃体支(小脑下后动脉)247
- tonsillaris(-es) 扁桃体支
-- (A. facialis) (面动脉)扁桃体支 62
-- (A. palatina ascendens) (腭升动脉)扁桃体支 101,232
-- (A. palatina descendens) (腭降动脉)扁桃体支 101
-- (A. pharyngea ascendens) (咽升动脉)扁桃体支 101
-- (N. glossopharyngeus [Ⅸ]) (舌咽神经)扁桃体支 101-102,232,378-379
-- (Nn. palatini minores) (腭小神经)扁桃体支 101
- tracheales 气管支
-- (A. laryngea inferior) (喉下动脉)气管支 232
-- (A. thyroidea inferior) (甲状腺下动脉)气管支 244
-- (N. vagus [Ⅹ]) (迷走神经)气管支 382-383
- tubarius (N. glossopharyngeus [Ⅸ]) 咽鼓管支(舌咽神经) 378
- ventralis nervi spinalis 脊神经前支 270
- zygomatici (N. facialis [Ⅶ]) 颧支(面神经)56-57,64,134,370-371,374
- zygomaticofacialis (N. maxillaris [Ⅴ/2]) 颧面支(上颌神

经)56-58,96,362,365
Ramus(-i) 支
- zygomaticotemporalis (N. facialis [Ⅶ]) 颧颞支(面神经) 56-58,96-97,365
Ranula 舌下囊肿 112
Raphe 缝
- mylohyoidea 下颌舌骨肌缝 104-105
- palati 腭缝 85,98-99
- palpebralis lateralis 睑外侧缝 128
- pharyngis 咽缝 210,212
- pterygomandibularis 翼突下颌缝 59,61,84,98,212,217
Raphe nuclei 中缝核 340
Rathke's pouch Rathke 囊 219,264
Recessus 隐窝
- cochlearis 耳蜗隐窝 188
- ellipticus 椭圆囊隐窝 188
- epitympanicus 鼓室上隐窝 173,175-176,179
- frontalis 额隐窝 78
- hypotympanicus 鼓室下隐窝 175
- infundibuli 漏斗隐窝 287,292,329,340,429,438
- lateralis ventriculi quarti 第四脑室外侧隐窝 287
- meatus acustici inferioris 外耳道下隐窝 172
- membranae tympanicae 鼓膜隐窝
- - anterior 鼓膜前隐窝 173
- - superior 鼓膜上隐窝 173,176
- pharyngeus(fossa of Rosenmüller) 咽隐窝(Rosenmüller 隐窝)72,185,216
- pinealis 松果体隐窝 287,292,329,436
- piriformis 梨状隐窝 216,231,233
- sphenoethmoidalis 蝶筛隐窝 74
- sphericus 球囊隐窝 188
- supraopticus 视束上隐窝 287,292,329,429,438
- supraorbitalis 眶上隐窝 76
- suprapinealis 松果体上隐窝 287,292,329,435
- triangularis 三角隐窝 292,339,429
- tubotympanicus 咽鼓管鼓室隐窝 168
Rectum 直肠 421
Referred pain 牵涉性痛 393
Reflectory pupillary rigidity 瞳孔反射性强直 163
Reflexes 反射
- mono-/polysynaptic 单/多突触反射 402
- pathological 病理反射 410
- vasovagal 血管迷走神经反射 252,295
Refractive index, cornea/lens 折射率,角膜/晶状体 155
Regio 区
- auricularis 耳区 4-5
- axillaris 腋区 245
- buccalis 颊区 4,9
- capitis 头区 4-5,9
- cervicalis 颈区
- - anterior 颈前区 4,202-203,240,242
- - lateralis 颈外侧区 4-5,9,202-203,240-245
- - posterior 颈后区 4-5,202
- colli 颈区 4-5,9
- entorhinalis 内嗅区 324
- frontalis 额区 4
- infraorbitalis 眶下区 4,9
- infratemporalis 颞下区 4
- mastoidea 乳突区 4-5
- mentalis 颏区 4,9
- nasalis 鼻区 4
- nuchae 项区 5
- occipitalis 枕区 4-5
- oralis 口区 4,9,82
- orbitalis 眶区 4
- parietalis 顶区 4-5
- parotideomasseterica 腮腺咬肌区 4-5,9
- preoptica 视前区 324
- sternocleidomastoidea 胸锁乳突肌区 4-5,9
- temporalis 颞区 4-5
- zygomatica 颧区 4,9
Regulator of the homeostatic feedback loop 内稳态反馈环路的调节因素 419
Reichert's cartilage Reichert 软骨 24
Reinke's oedema Reinke 水肿 228
Reinke's space Reinke 间隙 228,230,235
Reissner's membrane(Membrana vestibuli) Reissner 膜(前庭膜)191
Respiratory centre 呼吸中枢 338-339
Respiratory nuclei, ventral group of the medulla oblongata 呼吸核群,延髓腹侧核群 338
Respiratory reflexes 呼吸反射 339
Reticulum trabeculare 小梁网 154,156
Retina 视网膜 154-155,162-163,330,354
- amacrine cells 视网膜无长突细胞 354
- blood vessels 视网膜血管 158
- cone (bipolar) cells 视锥体(双极)细胞 354
- ganglionic cells 视网膜节细胞 354-355

- horizontal cells 视网膜水平细胞 354
- inner limiting layer 视网膜内界层 354
- inversion 视网膜倒置 160
- neural epithelium 视网膜神经上皮 124,154
- neuronal arrangements 视网膜神经元配布 162,354
- OFF-cone bipolar cells 撤光锥状双极细胞 354
- OFF-ganglionic cells 撤光节细胞 354
- ON-cone bipolar cells 给光锥状双极细胞 354
- ON-ganglionic cells 给光节细胞 354
- pigment epithelium 视网膜色素上皮 124,154
- rod(bipolar)cells 视杆状(双极)细胞 354-355

Retinaculum laterale/mediale 外侧/内侧支持带 153

Retinal detachment (Ablatio/Amotio retinae) 视网膜脱离(视网膜脱落)154,158,160
- papilloedema 视神经盘水肿 158

Retroarticular veins cushions 关节后静脉垫(丛) 43

Retroarticular venous pad 关节后静脉垫(丛) 43

Retrobulbar neuritis 球后视神经炎 354

Retropharyngeal abscess 咽后脓肿 208

Retrusion of the temporomandibular joint 颞下颌关节后移 44

Rheumatoid arthritis,cricoarytenoid joint 类风湿关节炎,环杓关节 224

Rhinoliquorrhoea 脑脊液鼻漏 81,282

Rhombencephalon 菱脑 261,263-264,266
- development 菱脑的发育 349

Rigor,Parkinson's disease 僵硬,帕金森病 327

Rima 裂
- glottidis 声门裂 231,233,235
- oris 口裂 82
- palpebrarum 睑裂 128,132
- vestibuli 前庭裂 235

Riolan,muscle of(Pars palpebralis,M. orbicularis oculi) Riolan 眼(眼轮匝肌睑板部) 132

Rod(bipolar)cells of the retina 视杆(双极)细胞 160,162,354-355

Rolando,fissure/sulcus of(Sulcus centralis cerebri) Rolando 裂/沟(大脑中央沟)266,272-274,276,286,302,308,318,426,432-434,439-440

Roller's nucleus(Ncl. vestibularis inferior) Roller 核(前庭神经下核)191,350,377

Romberg's test,dizziness Romberg 试验,眩晕 197

Roofplate 顶板 263-264,268,349

Root of the tongue 舌根 102
- arteries and nerves 舌根的动脉和神经 232

Rosenmüller,fossa of(Recessus pharyngeus) Rosenmüller 隐窝(咽隐窝)72,185,216

Rosenthal's vein(V. basilaris) Rosenthal 静脉(基底静脉) 311,314

Rostral 上端(头端) 271

Rostral mesencephalon 中脑上端 195

Rostral pons 脑桥上端 195

Rostral ventrolateral medulla (RVLM) 延髓头端腹外侧核 338-339

Rostrum 嘴
- corporis callosi 胼胝体嘴 276,280,290-291,302,323,340,428,436,439
- sphenoidale 蝶嘴 34

Round window(Fenestra cochleae) 圆窗(蜗窗)178

Ructus voice 嗳气音 201

S

Saccadic(jerky)eye movements 眼球跳动(不平稳)342

Sacculus 小囊
- laryngis 喉小囊 233,235
- vestibularis 前庭小囊 166,169,189,376

Saccus 囊
- endolymphaticus 内淋巴囊 169,189
- lacrimalis 泪囊 122,130-131,134-135,138-140

Saddle anaesthesia,cauda equina syndrome 鞍区麻痹,马尾综合征 392

Sagittal suture 矢状缝 12,31

Salivary glands 唾液腺 111,115
- inflammation 唾液腺炎症 112
- large/small 大/小唾液腺 111
- malformations of the excretory ducts 唾液腺排泄管畸形 112

Santorini's cartilages(Cartilagines corniculata) Santorini 软骨(小角软骨)221-222,224,226-229

SCA(superior cerebellar artery) 小脑上动脉 307
- supply areas 小脑上动脉的供应区域 310

Scala 阶
- tympani 鼓阶 187-189,191-192
- vestibuli 前庭阶 187-189,191-192
Scalene hiatus 斜角肌间隙 206,245,253
Scalenus anticus syndrome 前斜角肌综合征 253
Scalp 头皮 49
- bleedings 出血 49
- swelling(Caput succedaneum) 水肿(胎头水肿)49
Scalping injury 头皮损伤 49
Scapha 耳舟 171-172
Scaphocephaly 舟状头 25
Schaffer's collaterals Schaffer 侧支 324
Schirmer's test Schirmer 试验(泪液分泌试验)133,180
- peripheral facial palsy 周围性面神经麻痹 374
Schizophrenia 精神分裂症 324
- hippocampus 海马 320
Schlemm's canal(Sinus venosus sclerae) Schlemm 管(巩膜静脉窦)154-156
Schultze's comma tract(Fasciculus interfascicularis) Schultze 束间束(束间束)397
Schwalbe's nucleus(Ncl. vestibularis medialis) Schwalbe 核(前庭内侧核)191,350,377
Scintigraphy, thyroid gland 闪烁扫描,甲状腺 239
Sclera 巩膜 152-156
- development 巩膜发育 124
- radius of curvature 巩膜曲率半径 155
Second deciduous molar tooth 第 2 乳磨牙 88
Secondary auditory cortex 第 2 听区 319
Secondary brain vesicles 次级脑泡 261
Secondary palate 继发腭 99
Secondary somatomotor cortex 第 2 躯体运动区 319
Secondary somatosensory cortex 第 2 躯体感觉区 319,412,415
Secondary visual cortex 第 2 视区 319
Segmenta 段
- cervicalia 颈段 392,395
- coccygea 尾段 392
- lumbalia 腰段 392,395
- medullae spinalis 脊髓节段 392-393
- sacralia 骶段 392
- thoracica 胸段 392,395
Sella turcica 蝶鞍 14,35,70,72,74,264,298,361
- arteries and nerves 蝶鞍的动脉和神经 361
Semicanalis 半管
- musculi tensoris tympani 鼓膜张肌半管 177,179,181,185,369
- tubae auditivae 咽鼓管半管 100,179,183-185,187
Semicircular canals 半规管 166,193
- hair cells 半规管毛细胞 377
Senile cataract 老年性白内障 157
Senile ectropion (Ectropium atonicum) 老年性睑外翻(无张力外翻)51,133
Sense 感觉
- of smell 嗅觉 348
- of taste 味觉 348
Sensor of the homeostatic feedback loop 内稳态反馈回路的感受器 419
Sensorineural hearing impairment 感觉神经性的听觉障碍 193
Sensory cells (olfactory cells) 感觉细胞(嗅觉细胞)352-353
Sensory cortex 感觉皮质 411
Sensory disturbances 感觉障碍
- blow-out fracture 爆裂性骨折 127
- lesions of the thalamic nuclei 丘脑核团病变 331
Sensory language centre (Wernicke's centre) 感觉性语言中枢(Wernicke 中枢)319
Sensory receptors 感受器 348
Septal haematoma 鼻中隔血肿 69
Septal nuclei 隔核 324
Septum 隔
- canalis musculotubarii 肌咽鼓管隔 177,179,185
- lacrimale 泪隔 131,140
- linguae 舌中隔 103,107,115
- medianum dorsale 后正中隔 268
- nasi 鼻中隔 69,73,75-77,84,94,219
- - osseum 骨性鼻中隔 10,22,28,41
- orbitale 眶隔 134-135,140,152
- pellucidum 透明隔 276,290-292,302,306,323,326,339,347,406,425-429,433-435
Septum deviation 鼻中隔偏曲 28,76
Seromucotympanon 浆液性中耳炎 175
Serotonin 血清素 340
Serre's body Serre 体 91
Short association fibres 短联络纤维 280
Shoulder depression, lesion of the N. accessorius [XI] 肩

部塌陷，副神经损伤 387

Shrapnell's membrane Shrapnell膜 173

Sialoliths 涎石 112，114

Silvius，aqueduct of（Aqueductus mesencephali） Silvius水管（中脑导水管）262-263，275，277，279，286-287，292，302，329，332，336，340，344，425-426，430，437-438

Sinus 窦

- caroticus 颈动脉窦 378
- cavernosus 海绵窦 144-145，283，298-299，311-312，360-361
- - arteries and nerves 海绵窦的动脉和神经 361
- - thrombosis 海绵窦血栓形成 145
- durae matris 硬脑膜窦 282-283，311-312
- - course 硬脑膜窦的行程 311
- - projection onto the cranial base 硬脑膜窦在颅底的投影 312
- frontalis 额窦 14，28-29，36，69-70，73-76，151，159
- - development 额窦发育 73
- infraorbitalis 眶下窦 130
- intercavernosi 海绵窦间窦 283，298，312，361
- marginalis 边缘窦 283，311-312
- maxillaris 上颌窦 30-31，33，36，73-77，94，111，118，126，130，138-139，141，151-153，159，426
- - development 上颌窦的发育 73
- - opening 上颌窦的开口 74
- occipitalis 枕窦 283，300，311-312
- paranasales 鼻旁窦 75
- petrosus 岩窦
- - inferior 岩下窦 283，311-312
- - superior 岩上窦 283，311-312，360
- posterior（Cavum tympani） 后窦（鼓室）177
- rectus 直窦 283，287，311-312，347
- sacci lacrimalis superior 泪囊上窦 139
- sagittalis 矢状窦
- - inferior 下矢状窦 283，304，311-312，347
- - superior 上矢状窦 76，258，283，287-288，304，311-313，347
- sigmoideus 乙状窦 215-216，283，300，311-312
- sphenoidalis 蝶窦 14，28-29，33-34，41，69-70，72-75，78，150，159，184，298，361，426
- - sinusitis/tumours 蝶窦炎/肿瘤 149
- - surgery 蝶窦手术 74
- sphenoparietalis 蝶顶窦 283，311-312
- transversus 横窦 180，215-216，283，311-312
- tympani 鼓室窦 177，179
- venosus sclerae（Schlemm's canal） 巩膜静脉窦（Schlemm管）154-156

Sinusitis 窦炎 75，149

- computed tomography（CT） 计算机断层扫描 77
- maxillaris 上颌窦炎 32，77

Siphon caroticum 颈内动脉虹吸部 295，305

Skull 颅骨 9

- base 颅底 211
- bend fractures 颅骨弯曲性骨折 15
- blow-out fracture，coronary CT 爆裂性骨折，冠状位CT 12，123
- development，malformations of the median gap 颅正中间隙发育畸形 267
- fractures 颅骨骨折 12
- - lesion of the A. meningea media 颅骨骨折致脑膜中动脉损伤 315
- meninges 脑膜 282
- split fractures 颅骨分离性骨折 12

Small fontanelle 小囟 23

Small salivary glands 小唾液腺 111

SMAS（superficial muscular aponeurotic system） 浅表肌肉筋膜系统 48

Smell disorders，Alzheimer's or Parkinson's disease 嗅觉障碍，阿尔茨海默病或帕金森病 325

Sölder's lines Sölder线 367

Soft palate 软腭 98

- muscles 软腭肌 100，184
- sensory innervation of the mucous membrane 软腭黏膜的感觉神经支配 99

Soft triangle of the nose 鼻软三角 69

Somatic（animalic）nervous system 躯体（动物的）神经系统 270

- circuitry 回路 419
- organisation 组成 420

Somatic motor innervation 躯体运动神经支配 419

Somatic nerve plexuses 躯体神经丛 396

Somatic nervous system 躯体神经系统

- circuitry 回路 419
- organisation 组成 420

Somatoliberin（GHRH） 生长激素释放激素 334

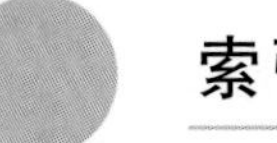

Somatomotor cortex　躯体运动区 319

Somatosensoric innervation, skeletal muscles　躯体感觉神经支配,骨骼肌 419

Somatosensory association cortex　躯体感觉联络皮质 415

Somatosensory cortex　躯体感觉区 319,412,415

Somatotopic arrangement of the internal capsule　内囊躯体特定区域排列 408

Somatotropic hormone (STH, growth hormone, GH)　生长激素 334

Somnolence　嗜睡 271

Sopor　昏睡 271

Sound conduction　声音传导 192

- migrating waves　迁移波 192

Spastic paralysis　痉挛性瘫痪 410

Spatial differentiation　空间定位 413

Spatial orientation　空间定位 339

Spatium(-a)　间隙

- epidurale　硬膜外隙 282,403-404

- episclerale　巩膜外隙 152

- intervaginale subarachnoidale　蛛网膜下鞘间隙 154

- lateropharyngeum [parapharyngeum]　咽外侧间隙[咽旁间隙] 108,215-217

-- passageways　咽外侧间隙通道 211

- oesophagotracheale　食管气管间隙 213,229

- perichoroideum (Retina)　脉络膜周间隙(视网膜)154

- peripharyngeum　咽周间隙 217

- retrooesophageum　食管后间隙 213

- retropharyngeum　咽后间隙 213,217

- subarachnoideum　蛛网膜下隙 48,282-283,287,300,400,403,427

- sublinguale　舌下间隙 108

- submandibulare　下颌下间隙 108

- suprasternale　胸骨上间隙 209,236

- zonularia　小带间隙 156

Special somatic afferent fibres (SSA)　特殊躯体传入纤维 348,349,351

- N. vestibulocochlearis [Ⅷ]　前庭蜗神经特殊躯体传入纤维 377

Special visceral afferent fibres (SVA)　特殊内脏传入纤维 349,351

- N. glossopharyngeus [Ⅸ]　舌咽神经特殊内脏传入纤维 379

- N. vagus [Ⅹ]　迷走神经特殊内脏传入纤维 384

Special visceral efferent fibres (SVE)　特殊内脏传出纤维 349,351,371,384

- N. accessorius [Ⅺ]　副神经特殊内脏传出纤维 387

- N. vagus [Ⅹ]　迷走神经特殊内脏传出纤维 384

Specific thalamic nuclei, lesion　特异性丘脑核团病变 331

Sphenoid/sphenoidal bone　蝶骨 34-35,38

Spina(-ae)　脊柱,棘

- bifida aperta, cystica or occulta　囊性或隐性脊柱裂 269

- mentalis　颏棘 38-39

-- superior　上颏棘 105

- nasalis　鼻棘 26

-- anterior　鼻前棘 10-11,27,29-31,69-70

-- posterior　鼻后棘 18,28-31,70

- ossis sphenoidalis　蝶骨棘 16,18,31,34,38,41,183

- palatinae　腭棘 30

- suprameatica　道上棘 36

- tympanica major/minor　鼓大/小棘 180

Spinal afferent tracts　脊神经传入纤维束 412

Spinal anaesthesia　脊髓麻醉 403

Spinal cord　脊髓 395,407,409

- afferent tract　脊髓传入纤维束 398,414

- arteries　脊髓的动脉 399

- compression　脊髓压迫 405

- cytoarchitecture　脊髓细胞构筑 397

- development　脊髓发育 268

- directions and positions　脊髓方位 271

- efferent tract　脊髓传出纤维束 398

- grey/white matter　灰/白质 268,397

- innervation areas　脊髓神经支配区域 401

- laminar structure　脊髓板层结构 397

- lesions　脊髓损伤 405

- longitudinal grooves　脊髓纵沟 395

- meninges　脊髓被膜 268,400

- mono-/polysynaptic reflexes　脊髓单/多突触反射 402

- nuclei　脊髓核团 397

- reflexes　脊髓反射 402

- segmental arterial supply　脊髓节段性动脉供应 400

- segments　脊髓节段 392-393

-- and corresponding dermatomes 脊髓节段和相应的皮节 393
-- clinically examined 脊髓节段临床检查 394
-- indicator muscles 脊髓节段所支配肌 394
- system or apparatus of connections 脊髓连接系统或装置 402
- tracts 脊髓纤维束 412
Spinal ganglia, development 脊神经节,发育 268
Spinal nerves 脊神经 268,395
- characteristics 脊神经的特点 347
- lesions, dysfunctional cutaneous innervation 脊神经损伤,皮肤神经支配功能障碍 403
- nomenclature 脊神经的命名 395
Spinal reflex loop 脊髓反射回路 402
Spinocerebellar system 脊髓小脑系 398
Spinocerebellum 脊髓小脑 342-344
- lesions 脊髓小脑损伤 342
Spinothalamic system 脊髓丘脑系 398
Spiral canal of cochlea 耳蜗螺旋管 187
Splenium corporis callosi 胼胝体压部 275-276,280-281,291,302,322-323,347,426,431,434-435,439
Split-brain patients 裂脑人 281
Split skull fractures 多发颅骨骨折 12
Spontaneous nystagmus 自发性眼球震颤 43,342
Squama 鳞
- frontalis 额鳞 9,26,28,30-31,33,126-127
- occipitalis 枕鳞 13-14,22,28,31,35
Squamous cell carcinoma 鳞状细胞癌
- larynx 喉鳞状细胞癌 229
- Plica vocalis 口腔鳞癌 231
- supraglottic 声门上鳞状细胞癌 201
SSA(specific somatic afferent fibres) 特异性躯体传入纤维 346,348-349,351
- N. vestibulocochlearis 前庭蜗神经特异性躯体传入纤维 377
Stapedial reflex test,facial palsy 镫骨肌反射试验,面瘫 374
Stapes 镫骨 168,170,173-174,176,180-181,189,192,369
Stenon's or Stensen's duct (Ductus parotideus) Stenon 管或 Stensen 管(腮腺管)52-53,56,60,110,112-113,212,217
STH (somotototropic hormone/growth hormone,GH) 生长激素 334
Stomadeum(primitive oral cavity) 口凹(原始口腔)264
Stratum 层
- granulare 颗粒层 320,324
- granulosum(Cerebellum) 颗粒细胞层(小脑)343
- inferius,bilaminar zone 下层(带),双板区 45
- lacunosum-moleculare 分子陷窝层 320,324,343
- nervosum(Retina) 神经层(视网膜)154
- oriens 始层 320,324
- pigmentosum(Retina) 色素层(视网膜)154
- pyramidale 锥体细胞层 320,324
- radiatum 辐射层 320,324
- superius, bilaminar zone 上层(带),双板区 45
Stress hormones 应激激素 419
Stria(-ae) 纹
- longitudinalis 纵纹
-- lateralis 外侧纵纹 321,323,430
-- medialis 内侧纵纹 321,323-324,430
- mallearis 锤纹 173
- medullaris(-es) 髓纹
-- thalami 丘脑髓纹 277,329,333,429-430
-- ventriculi quarti 第四脑室髓纹 278,287,337
- olfactoria 嗅纹
-- lateralis 外侧嗅纹 325,352
-- medialis 内侧嗅纹 325,352
- terminalis 终纹 290-292,321,339,429-430,433-434
Striatum 纹状体 317,326,328
Stroke (apoplexy, cerebral infarction) 中风(卒中,脑梗死)302-303,308,408
Struma 甲状腺肿 238
- multinodosa 多结节甲状腺肿 239
Strumectomy, paralysis of the laryngeal muscles 甲状腺切除术,喉肌麻痹 238
Stye(Hordeolum) 睑腺炎 133
Subarachnoidal haematoma 蛛网膜下血肿 299,316
Subarachnoidal space 蛛网膜下隙 48,282,394
- course of the cranial nerves 脑神经在蛛网膜下隙的走行 347
Subclavian steal syndrome 锁

骨下动脉盗血综合征 244
Subcortical nuclei 皮质下核团 326
- neuronal circuits 皮质下核团的神经环路 328
Subdural haematoma 硬膜下血肿 313,316
Subepithelial venous plexus of the tongue （舌）上皮下静脉丛 109
Subglottic pressure 声门下区的压力 230
Subglottis（subglottic space）声门下区（声门下腔）230
Subiculum 下脚 320,324
- promontorii 岬下脚 177-178
Sublingual salivary gland 舌下腺 111,113-114
Submental fat compartment 颏下脂肪室 48
Substantia 质
- alba 白质 279,283,291,431
-- fibre systems 白质纤维系统 281
--（Medulla spinalis）（脊髓）394
- gelatinosa 胶状质 397
- grisea 灰质 279,291,431
-- centralis 中央灰质 332,336,418,424
-- intermedia centralis 中间带内侧核 397
--（Medulla spinalis）（脊髓）灰质 394
- lentis 晶状体 157
- nigra 黑质 263,275,277,279,328,330,332,336,340,347,361,406,438
- perforata 穿质
-- anterior 前穿质 277,332,352
-- posterior 后穿质 275,277,301,320,335-336
Subthalamus 底丘脑 277,329
Sulcus(-i) 沟
- alaris 鼻翼沟 68
- anterolateralis（Medulla spinalis）前外侧沟（脊髓）394-395
- arteriae 动脉沟
-- meningeae mediae 脑膜中动脉沟 15
-- subclaviae 锁骨下动脉沟 254
-- temporalis mediae 颞中动脉沟 36
- arteriosus 动脉沟
--（Os sphenoidale）（蝶骨）动脉沟 34
--（Os temporale）（颞骨）动脉沟 14-16,37
- basilaris 基底沟 278,337
- breves insulae 岛短沟 272
- bulbopontinus 延髓脑桥沟 278,340
- calcarinus 距状沟 160-161,272,275,281,302,308,318-319,321-323,354-355,425-426,431,435-436,439
- caroticus 颈动脉沟 16,35,38,300
- centralis 中央沟
-- cerebri（fissure/sulcus of Rolando）大脑中央沟（Rolando沟）266,272-274,276,286,302,308,318,415,426,432-434,439-440
-- insulae 岛叶中央沟 272
- cerebri 大脑沟 273-275
- cinguli 扣带沟 272,274,318,323,428,433
- circularis insulae 岛环状沟 272,428
- collateralis 侧副沟 272,275,291,320-321,325,436-438
- corporis callosi 胼胝体沟 281,321,428
- epithalmicus 上丘脑沟 264
- frontalis inferior 额下沟 274
- hippocampalis 海马沟 272,275,291,320-322,437-438
- hypothalamicus 下丘脑沟 264,277,292,302,329,430,437
- infraorbitalis 眶下沟 27,31-32,37,126-127
- intermedius posterior 后中间沟 278,394
- intraparietalis 顶内沟 273-274,276
- intrarhinalis 嗅脑内沟 321,325
- lacrimalis 泪沟 31,126
- lateralis cerebri（Sylvian fissure/sulcus）大脑外侧沟（Sylvian 裂/沟）266,272-273,276,286,308-309,318,335,415,428,430,432
- limitans 界沟 264,268,278,349
- longae insulae 岛长沟 272
- lunatus 月状沟 273,434-436
- medianus 正中沟
-- linguae 舌正中沟 102
-- posterior medullae 后正中沟
--- oblongatae 延髓后正中沟 278-279,287,339,395
--- spinalis 脊髓后正中沟 279,394-395
--（Rhombencephalon）后正中沟（后脑）349
- mylohyoideus 下颌舌骨沟 38-39,41
- nervi petrosi 岩神经沟
-- majoris 岩大神经沟 16,187
-- minoris 岩小神经沟 16
- occipitotemporalis 枕颞沟 275
- of the cerebral hemispheres 大脑半球的沟 272

- olfactorius 嗅沟 78,275
- orbitales 眶沟 275
- palatini 腭沟 30
- palpebralis superior 上睑沟 128
- palpebronasalis 睑鼻沟 128
- parietooccipitalis 顶枕沟 272-274,276,281,302,308,318,323,431,433-434,439
- postcentralis 中央后沟 274,415
- posterolateralis 后外侧沟 278,384,394-395
- precentralis 中央前沟 273-274
Sulcus(-i) 沟
- prechiasmaticus 交叉前沟 35,299
- promontorii 岬沟 177-178
- retroolivaris 橄榄后沟 337,381
- rhinalis 嗅脑沟 321
- sclerae 巩膜沟 128
- semianularis 半月沟 321,325
- sinus 窦沟
-- petrosi 岩窦沟
--- inferioris 岩下窦沟 16,187
--- superioris 岩上窦沟 16
-- sagittalis superioris 上矢状窦沟 15-16
-- sigmoidei 乙状窦沟 14,16-17,35,37,186-187,300
-- transversi 横窦沟 14,16-17,35
- spiralis internus 内螺旋沟 192
- subparietalis 顶下沟 431,433-434
- temporalis 颞沟
-- inferior 颞下沟 273,275
-- superior 颞上沟 273,431,434-437
- terminalis 界沟 216
-- linguae 舌界沟 102
- tubae auditivae 咽鼓管沟 19,38
- tympanicus 鼓沟 177
- venosi 静脉沟 15
Supercilium 眉 128,152
Supplementary motor cortex 补充运动区 319,411
Supraglottic squamous cell carcinoma 声门上鳞状细胞癌 201
Supraglottis(supraglottic space) 声门上腔 230
Suprahyoidal muscles 舌骨上肌群 104-105,205
Supranuclear lesions of the facial nerve 面神经核上病变 373
Supratentorial herniation 幕上疝 341
Sutura 缝
- coronalis 冠状缝 10-12,14-15,22,31,312
- ethmoidolacrimalis 筛泪缝 37
- frontalis 额缝 22,28,31
- frontolacrimalis 额泪缝 10-11
- frontomaxillaris 额颌缝 32,69
- frontonasalis 额鼻缝 9,69
- frontozygomatica 额颧缝 10-11,75
- incisiva 切牙缝 30
- intermaxillaris 上颌间缝 10
- internasalis 鼻骨间缝 9
- lacrimomaxillaris 泪上颌缝 11
- lambdoidea 人字缝 11-15,22,31
- nasomaxillaris 鼻上颌缝 10-11,69
- occipitalis transversa 枕横缝 13,28
- occipitomastoidea 枕乳突缝 11,13,16
- palatina 腭缝
-- mediana 腭中缝 18,30
-- transversa 腭横缝 18,30-31,69
- parietomastoidea 顶乳突缝 11,13
- sagittalis 矢状缝 12-13,31,283,312
- sphenofrontalis 蝶额缝 10-11,16,33
- sphenoparietalis 蝶顶缝 10
- sphenosquamosa 蝶鳞缝 11,16,40
- sphenozygomatica 蝶颧缝 10-11,136
- squamosa 鳞缝 11,13-14
- temporozygomatica 颞颧缝 11
- vomeromaxillaris 犁颌缝 69
- zygomaticofrontalis 颧额缝 32
- zygomaticomaxillaris 颧颌缝 10-11,27,31-32,36,127
SVA(special visceral afferent fibres) 特殊内脏传入纤维 346,348-349,351
- N. facialis [Ⅶ] 面神经特殊内脏传入纤维 373
- N. glossopharyngeus [Ⅸ] 舌咽神经特殊内脏传入纤维 379
- N. vagus [Ⅹ] 迷走神经特殊内脏传入纤维 384
SVE(special visceral efferent fibres) 特殊内脏传出纤维 346,348-349,351,371,384
- N. accessorius [Ⅺ] 副神经特殊内脏传出纤维 387
- N. facialis [Ⅶ] 面神经特殊内脏传出纤维 373

- N. vagus [Ⅹ] 迷走神经特殊内脏传出纤维 384
Swallowed foreign bodies 吞下异物 213
Swallowing centre 吞咽中枢 339
Swallowing problems 吞咽困难 380
Swallowing reflex 吞咽反射 104
Sylvian fissure/sulcus (Sulcus lateralis cerebri) Sylvian 裂/沟(大脑外侧沟) 266,272-273,276,286,308-309,318,335,415,428,430,432
Sylvius, aqueduct of (Aqueductus mesencephali) Sylvius 水管(中脑导水管) 287
Sympathetic trunk ganglia 交感干神经节 420,424
Sympathicus (sympathetic system) 交感神经系统 419-422
Symphysis mandibulae 下颌联合 22,39
Synchondrosis 软骨结合
- petrooccipitalis 岩枕软骨结合 187,210
- sphenopetrosa 蝶岩软骨结合 186-187
Syncope 晕厥 295
Syndesmoses 韧带联合 222
Systema nervosum 神经系统 270
Systemic circulation, nuclei 体循环,核 338

T

Taenia 带
- choroidea 脉络带 292,321,339
- fornicis 穹隆带 290,321,323
- thalami 丘脑带 290,292
Tapetum 绒毛层 280,431,433-434,440
Tarsus 睑板 134-135
- inferior 下睑板 132,135,152
- superior 上睑板 132,135,152
Taste buds 味蕾 417
Taste fibres, N. vagus [Ⅹ] 味觉纤维,迷走神经 384
Tear film 泪膜
- break-up time 泪膜破裂时间 133
- components 泪膜成分 132
Tear trough 泪沟 8
Tectum mesencephali 中脑顶盖 160,263,275,302,305,329,336,340,344,418,425-426,437-438
Tegmentum mesencephali 中脑被盖 263,275,277,332,340,425,430,437-438
Tela choroidea 脉络组织 262,430-431,434
- ventriculi 脑室脉络组织
- - quarti 第四脑室脉络组织 339
- - tertii 第三脑室脉络组织 290-292,302,304,329,340,429-430,435,439
Telencephalic vesicles 端脑囊泡 263-264
Telencephalon 端脑 195,261,266,271,290
- areas supplied by the cerebral arteries 大脑动脉的供应区域 309
- gyrification (surface enlargement) 端脑回化(表面扩大) 266
- hemispheres 大脑半球 266
- - development 大脑半球发育 266
- nuclei 大脑核团 326
- - lesions 大脑核团损伤 306
- parts 大脑分部 317
Temporal bone 颞骨 36-37,182
- of a newborn 新生儿颞骨 36
Temporal fossa 颞窝 151
Temporal lobe 颞叶 272
Temporal lobe epilepsy 颞叶癫痫 320
- drug therapy resistant 药物治疗抵抗型颞叶癫痫 324
Temporal lobe herniation 颞叶疝 315
Temporal visual field 颞侧视野 355
Temporomandibular joint 颞下颌关节 40-43,45,54,64
- abduction 外展 44
- adduction 内收 44
- arthrosis 关节炎 43
- dormant condyle and oscillating condyle 静止髁和摆动髁 44
- laterotrusion 侧移位 44
- mediotrusion 内错位 44
- movements 运动 44
- protrusion 前伸 44
- retrusion 后移 44
- rotational axis 旋转轴 44
- X-ray image X 线图像 46
Tendo intermedius (M. digastricus) 中间腱(二腹肌) 104-105,252
Tenon's capsule (Vagina bulbi) Tenon 囊(眼球筋膜鞘) 152
Tension lines of the face 面部张力线 7
Tentorium cerebelli 小脑幕 282-283,304,315,347
Tetracyclines, enamal defects 四环素,釉质缺乏 91
Thalamic nuclei 丘脑核团 331
Thalamic pain 丘脑痛 331
Thalamic radiation 丘脑辐射

332
Thalamus 丘脑 264-266,271,276-277,279,290,292,302,309,314,321,323,326-329,332,339,343,408,411-412,425-427,429-430,434-436,439
- afferent and efferent connections 丘脑传入和传出纤维联系 330
- cortical projection 丘脑皮质投射 331
- dorsalis 背侧丘脑 329-330
- gateway to consciousness 意识通道 330
- ventralis 腹侧丘脑 329
Thalamus 丘脑
- vestibularis inferior 丘脑前庭下核 196
Thermal nystagmus test 温度性眼球震颤试验 197
Thermal regulation 温度调节 423
Thorax, transition zone to the upper limb, vessels and nerves 胸廓上口的血管和神经 253
Thrombophlebitis, Otitis media 血栓性静脉炎,中耳炎 176
Thrombosis, Sinus durae matris 血栓形成,硬脑膜窦 312
Thyroglossal fistula/cyste 甲状舌管瘘管/囊肿 237
- computed tomography (CT) 颈囊肿 CT 237
Thyroid cartilage 甲状软骨 221
Thyroid gland 甲状腺 235-236
- arteries 甲状腺的动脉 238
- development 甲状腺的发育 237
- diffuse and focal alterations 甲状腺弥漫性和局灶性改变 239
- enlargement 甲状腺肿 239
- location 甲状腺的位置 234
- lymph nodes and lymph vessels 甲状腺的淋巴结和淋巴管 251
- scintigraphy 甲状腺闪烁扫描 239
- surgery 甲状腺手术 236
- ultrasound image 甲状腺超声影像 239
- veins 甲状腺的静脉 238
Thyroidectomy, paralysis of the laryngeal muscles 甲状腺切除术,喉肌麻痹 238
Thyroid-stimulating hormone (TSH) 促甲状腺激素 334
Thyroliberin(TRH) 促甲状腺素释放激素 334
Tinnitus 耳鸣 192
Tongue 舌 101-103,106,417
- blood vessels 舌的血管 108-109,115
- chemical burns and scalding 化学灼伤和烫伤 104
- extrinsic muscles 舌外肌 106-107
- glands 舌腺 111
- inner muscles 舌内肌 103
- innervation 舌的神经支配 102,109
- leukoplakia 舌白斑 104
- muscles 舌肌 103,107
- nerves 舌神经 108-109,115
- precancerous conditions 舌癌前病变 104
- subepithelial venous plexus 舌上皮下静脉丛 109
- taste qualities 味觉种类 102
Tonsilla 扁桃体
- cerebelli 小脑扁桃体 43,340-341,431
-- herniation 小脑扁桃体疝 315
- lingualis 舌扁桃体 101-102,213
- palatina 腭扁桃体 85,98,100-102,107,184,213,216-217,232,237
- pharyngea 咽扁桃体 72,84,101,184,213,216,218-219
- tubariae 咽鼓管扁桃体 101
Tonsillectomy 扁桃体切除术 101
- carotid loop 颈动脉迂曲 220
Tooth/teeth 牙
- dental crown 牙冠 88
- dental formula 牙式 89
- dental neck 牙颈 88
- loss after mandibular fractures 下颌骨骨折后牙缺失 39
- permanent 恒牙 90-92
- root tip 根尖 88
- sockets 牙槽 27
Torus 隆凸
- levatorius 提肌圆枕 213,216,219
- mandibularis 下颌隆凸 38
- tubarius 咽鼓管圆枕 72,84,213,216,219
Trabeculae arachnoideae 蛛网膜小梁 282
Trachea 气管 204,207,210,213,216,219,224,226,229,232,234-236,245,251
- lymph nodes and lymph vessels 气管淋巴结和淋巴管 251
- surgical access 气管外科入路 204
Tracheotomy 气管切开术 204
Tractus 束
- bulbothalamicus 延髓丘脑束 414
- cerebellaris 小脑束 343
- cerebelloreticularis 小脑网状束 343
- cerebellorubralis 小脑红核束 430
- cerebellothalamicus 小脑丘

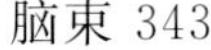

脑束 343
- cerebellovestibularis 小脑前庭束 343
- corticomesencephalicus 皮质中脑束 407
- corticonuclearis 皮质核束 281,407-408
- corticopontinus 皮质脑桥束 281
- corticoreticularis 皮质网状束 408
- corticorubralis 皮质红核束 408
- corticospinalis 皮质脊髓束 281,338,407-408
-- anterior 皮质脊髓前束 397-398,407,410
Tractus corticospinalis 皮质脊髓束
-- lateralis 皮质脊髓侧束 397-398,407,410
--(pyramidalis) (锥体束)397
- cuneocerebellaris 楔小脑束 343
- frontopontinus 额桥束 332,408
- hypothalamohypophysialis 下丘脑垂体束 333
- nuclei solitarii 孤束核 338
- occipitopontinus 枕桥束 408
- olfactorius 嗅束 72,275,285,301,322-323,325,347,352-353,428
- olivocerebellaris 橄榄小脑束 343
- opticus 视束 144,160,277-279,281,320,322,332,335,406,429,438
- paraventriculohypophysialis 室旁垂体束 333
- parietotemporopontinus 顶颞桥束 408
- perforans 穿质束 324
- pontocerebellaris 脑桥小脑束 343
- pyramidalis 锥体束 281,406,430
- reticulocerebellaris 网状小脑束 343
- reticulospinalis 网状脊髓束 397-398,409-410
- retinohypothalamicus 视网膜下丘脑束 330
- rubrospinalis 红核脊髓束 397-398,409-410
- spinalis nervi trigemini [V] 三叉神经脊束 338,363,379,383
- spinocerebellaris 脊髓小脑束
-- anterior(Gowers' tract) 脊髓小脑前束(Gowers 束)343,397-398,413
-- posterior(Flechsig's tract) 脊髓小脑后束(Flechsig 束)343,397-398,413
-- superior 脊髓小脑上束 398
- spinoolivaris 脊髓橄榄束 397-398,412-413
- spinoreticularis 脊髓网状束 398,412
- spinotectalis 脊髓顶盖束 397-398,412
- spinothalamicus 脊髓丘脑束 418
-- anterior 脊髓丘脑前束 397-398,412
-- lateralis 脊髓丘脑侧束 397-398,412
- spiralis foraminosus 螺旋孔列 187
- supraopticohypophysialis 视上垂体束 333
- tectospinalis 顶盖脊髓束 397-398,409-410
- tegmentalis centralis 被盖中央束 417
- trigeminothalamicus 三叉丘脑束 418
- vestibularis inferior 前庭下核 196
- vestibulocerebellaris 前庭小脑束 343
- vestibulospinalis 前庭脊髓束
-- lateralis 前庭脊髓外侧束 196,398,409-410
-- medialis 前庭脊髓内侧束 397-398
Tragus 耳屏 11,171
Transentorhinal cortex 横向内嗅皮质 324
Transglottic space(glottic space,Glottis) 跨声门区(声门区,声门) 230
Transnasal endoscopy 经鼻内镜 79
Tremor,Parkinson's disease 震颤,帕金森病 327
TRH(thyroliberin) 促甲状腺素释放激素 334
Triangular cartilage,nasal skeleton 三角软骨,鼻骨 68
Triceps tendon reflex 三头肌反射 402
Trigeminal afferent system 三叉神经传入系统 412,414
Trigeminal afferent tracts 三叉神经传入纤维束 412,414
Trigeminal neuralgia 三叉神经痛 367
Trigonum 三角
- caroticum 颈动脉三角 4,9,202
- cervicale anterius/posterius 颈前/后三角 202
- collaterale 侧副三角 289-291,322,436,440
- habenulare 缰三角 339
- lemnisci lateralis 外侧丘系三角 335

- musculare [omotracheale] 肌三角(肩胛舌骨肌气管三角) 4,9,202
- nervi 神经三角
-- hypoglossi 舌下神经三角 278
-- vagi 迷走神经三角 278
- olfactorium 嗅三角 275,277,322,332,352
- omoclaviculare(Fossa supraclavicularis major) 肩胛舌骨肌锁骨三角(锁骨上大窝)4,209
- omotracheale(musculare) 肩胛舌骨肌气管三角(肌三角)9
- retromolare 磨牙后三角 38
- submandibulare 下颌下三角 4,9,202
-- vessels and nerves 下颌下三角的血管和神经 252
- submentale 颏下三角 4,9,202
Trismus 牙关紧闭 55
Trochlea musculi obliqui superioris (眼)上斜肌滑车 135
Trochlear nerve palsy 滑车神经麻痹 143,359
- diplopia 滑车神经麻痹性复视 141
Trolard's anastomosis Trolard 吻合 311
Trolard's vein [V. anastomotica superior] Trolard 静脉[上吻合静脉] 258,313
Truncothalamus 脑干丘脑 331
Truncus(-i) 干
- brachiocephalicus 头臂干 206,216,247,253,381
- coeliacus 腹腔干 422
- corporis callosi 胼胝体干 276, 279-281, 289, 302, 322-323, 339, 347, 406, 427-430, 433,439
- costocervicalis 肋颈干 247
-- branches 肋颈干分支 247
- encephali 脑干 278,302,308,339-340
- inferior(Plexus brachialis) 下干(臂丛)253
- jugularis 颈静脉干 254
- lymphaticus 淋巴干
-- bronchomediastinalis 支气管纵隔淋巴干 254
-- subclavius 锁骨下淋巴干 254
- medius(Plexus brachialis) 中干(臂丛)253
- nervi 神经干
-- accessorii 副神经干 216,386
-- spinalis 脊神经干 282,396
- superior (Plexus brachialis) 上干(臂丛) 242-243,253,386
- sympathicus 交感干 97,215-217,245,253-254,378,421-422
- thyrocervicalis 甲状颈干 216,238,244-245,247,253,399
-- branches 甲状颈干分支 244
- vagalis 迷走神经干 396
-- anterior 迷走神经前干 381-383,422
-- posterior 迷走神经后干 381-383,422
TSH (thyroid-stimulating hormone) 促甲状腺激素 334
Tuba auditiva [auditoria](Eustachian tube, Tuba Eustachii) 咽鼓管(Eustachian 管) 100, 169-170, 173, 176-177, 179, 181, 183-185, 190, 369,378
- inflammation 咽鼓管炎症 183
- occlusion 咽鼓管闭塞 175
Tuber 结节
- cinereum 灰结节 160,275,277,320,332
- frontale 额结节 12,22,26
- maxillae 上颌结节 27,96
- parietale 顶结节 11-12,22,31
- vermis 蚓结节 340-341,344
Tuberculum 小结节
- anterius thalami 丘脑前结节 339
- articulare 关节结节
-- (Art. temporomandibularis) (颞下颌关节)关节结节 45
-- (Os temporale) (颞骨)关节结节 19,36-37,40,43,46,54,94,171
- caroticum 颈动脉结节 206,254
- corniculatum 小角结节 213,216,229,231
- cuneatum 楔束结节 278,339,347
- cuneiforme 楔状结节 213,216,228-229,231
- dentis 牙结节 88
- epiglotticum 会厌结节 228
- gracile 薄束结节 278,337,339,347
- jugulare 静脉结节 35
- labii superioris 上唇结节 82
- mentale 颏结节 38,105
- olfactorium 嗅结节 325,352
- pharyngeum 咽结节 18
- sellae 鞍结节 16,35
- thyroideum inferius/superius 甲状软骨下/上结节 221
Tuberositas 粗隆
- masseterica 咬肌粗隆 38,41
- pterygoidea 翼肌粗隆 38-39,41
Tufted cells, Fila olfactoria Tufted cells, Fila olfactoria 簇状细胞,嗅丝 353
Tunica 膜
- conjunctiva 结膜

-- bulbi 球结膜 128,154
-- palpebrarum 睑结膜 128,132
- mucosa 黏膜
-- linguae 舌黏膜 103
-- oris 口腔黏膜 87,106-107
-- tubae auditivae 咽鼓管黏膜 185
Tympanic amorphous substance, organ of Corti 鼓阶无定形物质,Corti 器 192
Tympanic cavity 鼓室 170,176-177,179-180
- development 鼓室发育 168
- lateral wall 鼓室侧壁 179
- levels 鼓室分区 175
- medial wall 鼓室内侧壁 177-178
- recessus 鼓室隐窝 173
- topographic relationships 鼓室局部结构关系 176
Tympanic membrane (Membrana tympanica) 鼓膜 170,173
- development 鼓膜发育 168
Tympanic membrane (Membrana tympanica) 鼓膜
- perforation, otitis media 鼓膜穿孔,中耳炎 176
- quadrants 鼓膜象限 173
Tympanostomy tubes 鼓室造孔置管 173

U

Ultrasound image 超声图像
- eye 眼部超声图像 159
- head 头部超声图像 305
- thyroid gland 甲状腺超声图像 239
Umbo 脐
- mallei 锤骨脐 184
- membranae tympanicae 鼓膜脐 173,176
Unconscious deep sensibility 非意识性深感觉 413
Uncus (Gyrus uncinatus) 钩(钩回) 272,275-276,321-323,352,438-439
Unterberger's step test, dizziness Unterberger 踏步试验,眩晕 197
Upper dental arch 上牙弓 86
Upper eyelid 上眼睑 132
- ectropionised 上眼睑外翻 128
Upper jaw 上颌 10,27,31,86,93
- See also Maxilla 另见 Maxilla
- deciduous teeth 上颌乳牙 92
- dental arch 上颌牙弓 87
- of a five-year-old child 5 岁儿童的上颌 93
-- panoramic X-ray image 5 岁儿童的上颌的全景 X 线图像 94
- permanent teeth 上颌恒牙 92
- tooth sockets 上颌牙槽 27
- wisdom teeths 上颌智牙 86
- without wisdom teeths, panoramic X-ray 上颌(无智牙)全景 X 线 94
Upper motor disease 上运动神经元病 410
Upper nasal passage 上鼻道 74
Upper thoracic aperture 胸廓上口
- paravertebral/prevertebral structures 胸廓上口的椎旁/前结构 254
- vessels and nerves 胸廓上口的血管和神经 249
Upper tracheotomy 高位气管切开术 204
Utriculus 椭圆囊 166,169,182,189,191,193,376
Uvula 腭垂 101,184
- bifida 腭垂裂 98
- palatina 腭垂 84-85,98
- vermis 蚓垂 340,344

V

VA (vertebral artery) 椎动脉 296,307
Vagal neuralgia 迷走神经痛 380
Vagina 鞘
- bulbi (Tenon's capsule) 眼球筋膜鞘(Tenon 囊)外鞘 152
- carotica 颈动脉鞘 207-208
- externa 外鞘
-- (Anulus tendineus communis) (总腱环)外鞘 144
-- nervi optici 视神经外鞘 143,152,154
- interna (Anulus tendineus communis) 内鞘(总腱环)144
- processus styloidei 茎突鞘 37
Vallecula epiglottica 会厌谷 102,232
Vas(-a) 血管
- infraorbitalis 眶下血管 135
- infratrochlearia 滑车下血管 135
- lymphatica superficialia, head/neck 浅淋巴管,头/颈 250
- sanguinea retinae 视网膜血管 158
- spirale 螺旋血管 192
- supraorbitalia 眶上血管 135
- supratrochlearia 滑车上血管 135
Vasopressin (antidiuretic hormone, ADH) 血管加压素(抗利尿激素)423
- deficiency 血管加压素缺乏 334
Vasovagal reflexes 血管迷走神经反射 252,295
Velum 帆

- medullare 髓帆
-- inferius 下髓帆 278，342，347
-- superius 上髓帆 278，329，340，342-343，347，431
- palatinum [Palatum molle] 腭帆（软腭）55，84-85，94，96，98，100-101，184，213，218-219

Vena(-ae) 静脉
- alveolaris 牙槽静脉
-- inferior 下牙槽静脉 76，95，108，217
-- superior 上牙槽静脉
--- anterior 上牙槽前静脉 95
--- posterior 上牙槽后静脉 95，97

Vena(-ae) 静脉
- anastomotica 吻合静脉
-- inferior(Labbé's vein) 下吻合静脉(Labbé 静脉)313
-- superior 上吻合静脉 313
- angularis 内眦静脉 56，63，134，145，311
- anterior 前静脉
-- cerebri 大脑前静脉 314
-- septi pellucidi 透明隔前静脉 304，314，428，435
- aqueductus 水管静脉
-- cochleae 蜗水管静脉 190
-- vestibuli 前庭水管静脉 190
- auricularis posterior 耳后静脉 240-242
- axillaris 腋静脉 245，248
- basalis(Rosenthal's vein) 基底静脉（Rosenthal 静脉）311，314
- brachiocephalica 头臂静脉 67，206，216，244-245，249，253-254
- cava superior 上腔静脉 206，216，249，253
-- tributaries 上腔静脉属支 249
- centralis retinae 视网膜中央静脉 76，155
-- thrombosis 静脉血栓 153
- cephalica 头静脉 245，248-249
- cerebri 大脑静脉 304
- cervicalis 颈静脉
-- profunda 颈深静脉 63，253-254
-- superficialis 颈浅静脉 248
- choroidea inferior/superior 脉络丛上/下静脉 314
-- superior 脉络丛上静脉 314
- ciliaris anterior 睫前静脉 155
- comitans nervi hypoglossi 舌下神经伴行静脉 63，115
- conjunctivalis anterior 结膜前静脉 155
- diploicae 板障静脉 283，312
-- frontales 额板障静脉 63，312
-- occipitales 枕板障静脉 63，312
-- temporales 颞板障静脉
--- anteriores 颞前板障静脉 63，312
--- posteriores 颞后板障静脉 63，312
- dorsalis linguae 舌背静脉 108
- emissaria(-ae) 导静脉 95
-- condylaris 髁导静脉 311
-- frontalis 额导静脉 311
-- mastoidea 乳突导静脉 63，311
-- occipitalis 枕导静脉 311
-- parietalis 顶导静脉 63，283，311
-- passageways through the skull 导静脉穿颅的通道 311
-- spreading of bacteria 细菌经导静脉播散 311
- episcleralis 巩膜外静脉 155
- ethmoidalis anterior/posterior 筛前/后静脉 80
- facialis 面静脉 56-58，60，63，76，95，97，110，113，134，145，241-243，248-249，252，311
- frontales(Vv. superiores cerebri) 额静脉（大脑上静脉）258，313
- infraorbitalis 眶下静脉 95，97，130，134，145，153
- infratrochlearis 滑车下静脉 134
- interna cerebri 大脑内静脉 290，292，311，314，430-431，435
- jugularis 颈静脉
-- anterior 颈前静脉 204，236，241，248-249
-- externa 颈外静脉 57，63，95，113，209，240-245，248-249，252
-- interna 颈内静脉 53，63，66-67，95，108，176，184，204，207，215，217，236，242-245，248-252，254，311，390
--- thrombosis，otitis media 颈内静脉血栓形成，中耳炎 176
- labialis 唇静脉
-- inferior 下唇静脉 63
-- superior 上唇静脉 63，80
- labyrinthi 迷路静脉 190
- laryngea superior 喉上静脉 107，115，212，216，233
- lateralis ventriculi lateralis 侧脑室外侧静脉 314
- lingualis 舌静脉 76，108-109
- magna cerebri(vein of Galen) 大脑大静脉 160，283，287，290，292，302，304，311-312，314，340，347，431，436
-- tributaries 大脑大静脉属支 314

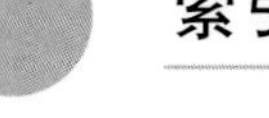

- maxillaris 上颌静脉 60,63,95
- media 中静脉
- - profunda cerebri 大脑中深静脉 314
- - superficialis cerebri 大脑中浅静脉 313,428
- meningea media 脑膜中静脉 288
- nasofrontalis 鼻额静脉 63,145
- occipitalis 枕静脉 56,63,240-242,248-249,311,313
- ophthalmica 眼静脉
- - inferior 眼下静脉 144-145,311
Vena(-ae)ophthalmica 眼静脉
- - superior 眼上静脉 144-145,153,300,311-312
- palatina descendens 腭降静脉 97
- palpebrales inferiores/superiores 下/上睑静脉 134
- parietales 顶静脉 284,313
- pharyngeae 咽静脉 63,215
- profunda(-ae) 深静脉
- - cerebri 大脑深静脉 314
- - faciei 面深静脉 60
- - linguae 舌深静脉 108
- retromandibularis 下颌后静脉 56-58,60,63,95,217,241-244,248-249,311
- scalae 阶静脉
- - tympani 鼓阶静脉 190
- - vestibuli 前庭阶静脉 190
- septi pellucidi 透明隔静脉 314
- sphenopalatina 蝶腭静脉 80,97
- spinalis anterior/posterior 脊髓前/后静脉 401
- subclavia 锁骨下静脉 67,204,206,216,243,249,254
- sublingualis 舌下静脉 108-109,113,115
- submentalis 颏下静脉 58,60,63,113,243,248
- superiores cerebri 大脑上静脉 258,283-284,311,313
- supraorbitalis 眶上静脉 134,145
- supratrochlearis 滑车上静脉 63,134,145
- temporalis 颞静脉
- - media 颞中静脉 58,60
- - superficialis 颞浅静脉 56-57,60,63,134
- thalamostriata 丘纹静脉 314,433
- - superior 丘纹上静脉 289-292,304,311,314,321,430-431,434-435,439
- thoracica interna 胸廓内静脉 249,253-254
- thoracoacromialis 胸肩峰静脉 248
- thoracoepigastricae 胸腹壁静脉 245
- thymicae 胸腺静脉 249
- thyroidea 甲状腺静脉
- - inferior 甲状腺下静脉 238,245,248-249
- - media 甲状腺中静脉 238,249
- - superior 甲状腺上静脉 63,113,213,238,243,245,248-249
- transversa 横静脉
- - colli 颈横静脉 241,248-249
- - faciei 面横静脉 134
- vertebralis 椎静脉 236,253-254
- vestibulares 前庭静脉 190
- vorticosa 涡静脉 145,155
Venous sinus thrombosis 静脉窦血栓形成 312
- inflammation of the facial area 面部炎症 63
Venous sinuses 静脉窦 283
Venter 腹
- anterior(M. digastricus) 前腹(二腹肌)52-53,66-67,76,104-105,113-115,202,204-205,209,212,242-244,248-250,252
- frontalis(M. occipitofrontalis) 额腹(枕额肌)51-53,60,130,370
- inferior(M. omohyoideus) 下腹(肩胛舌骨肌)66,204-205,209,241-244,246,248,250,390
- occipitalis(M. occipitofrontalis) 枕腹(枕额肌)51-53,240,370
- posterior(M. digastricus) 后腹(二腹肌)53,104-105,113,180-181,202,204-205,209-210,212,215,220,243,369-370
- superior(M. omohyoideus) 上腹(肩胛舌骨肌)66,115,202,205,209,242-243,246,250,390
Ventricular zone, spinal cord 脑室区,脊髓 268
Ventriculus(-i) 室
- encephali 脑室 286-287
- laryngis(ventricle of Morgagni) 喉室(Morgagni 室)103,228-231,233,235
- lateralis 侧脑室 267,286-287,289-292,304,309,321-322,326-327,329,331,360,406,425-431,433-440
- quartus 第四脑室 261-262,286-287,289,302,310,340,343-344,347,349,426,431,439
- Rhombencephalon 菱脑 349
- tertius 第三脑室 261,265,277,282,286-287,289-290,292,302,327,329,339,347,406,425-427,429-430,435-436,

438
-- boundaries 第三脑室的境界 292
-- ependymal roof 第三脑室室管膜顶 265
Ventrolateral medulla 延髓腹外侧区 424
Venula 小静脉
- macularis inferior/superior 黄斑下/上小静脉 158
- medialis retinae 视网膜内侧小静脉 158
- nasalis retinae inferior/superior 视网膜鼻侧下/上小静脉 158
- temporalis retinae inferior/superior 视网膜颞侧下/上小静脉 158
Vermis cerebelli 小脑蚓 290-291, 310, 336, 339, 341-344, 347, 413, 425-426, 431, 436-439
- atrophy due to chronic alcohol abuse 慢性乙醇滥用导致小脑蚓萎缩 343
- parts 小脑蚓结构 344
Vertebra prominens, palpable point 隆椎,易触及点 5
Vertebral arterial system 椎动脉系 301
- circulatory disorders, Wallenberg's syndrome 椎动脉系循环紊乱,Wallenberg 综合征 301
Vertebral canal 椎管
- magnetic resonance imaging (MRI) 磁共振成像 405
- meninges 椎管内脊髓被膜 282
- opening 打开椎管 395
- veins 椎管内静脉 401
- with spinal cord 椎管及脊髓 405
Vertex 顶 12
- corneae 角膜顶 154
Vertical gaze palsy, blow-out fracture 垂直凝视麻痹,爆裂性骨折 127
Vertical linear acceleration 垂直直线加速运动 193
Vesica urinaria, innervation 膀胱,神经支配 421
Vestibular 前庭 87
Vestibular labyrinth 前庭迷路 189
Vestibular organ (Labyrinthus vestibularis) 前庭器(前庭迷路)166,170,191,343
Vestibular schwannoma (acoustic neurinoma) 前庭神经鞘瘤(听神经瘤)187,373,377
Vestibular system, afferent/efferent fibres 前庭系统,传入/传出纤维 196
Vestibular tract 前庭神经束 377
Vestibulocerebellum 前庭小脑 342-344
- lesions, equilibrium or balance disorders 前庭小脑损伤,平衡失调 342
Vestibulo-ocular reflex 前庭-眼反射 197
Vestibulum 前庭
- labyrinthi 前庭迷路 188,190
- laryngis 喉前庭 229-230,235
- nasi 鼻前庭 72
- oris 口腔前庭 83, 85, 101, 103
-- sensory innervation of the mucous membrane 口腔前庭黏膜的感觉神经支配 99
Vibrissae 鼻毛 84
Vidian canal (Canalis pterygoideus) Vidian 管(翼管)33-34,38,96
Vidian nerve (N. canalis pterygoidei) Vidian 神经(翼管神经)97,137,182,362,370-371
Viewing directions, testing 观察方向,测试 142
Visceral motor neurons 内脏运动神经元 419
Visceral nerve plexuses 内脏神经丛 396
Viscerocranium 面颅 36
- frontal section 面颅冠状断面 74
- ossification mode 面颅骨化方式 24
Visual agnosia 视觉失认症 319
Visual cortex 视区 319
Visual field 视野 355
- classification 视野分类 161
- failure of the contrallateral half (hemianopsia) 视野对侧半缺损(偏盲)408
Visual pathway 视觉通路 161
Visual sensory afferent fibres, brain stem 视觉感觉传入纤维,脑干 423
Vitamin D deficiency (rickets), enamel defects 维生素 D 缺乏(佝偻病),牙釉质缺乏 91
Vitrectomy 玻璃体切割术 153
Vitreous bleedings 玻璃体积血 153
Vitreous body 玻璃体 125,154
Vocal folds 声襞 225,227,233
- during opening and closing phase 声带开放和闭合阶段 230
- nodules 声带结节 231
- polyps 声带息肉 231
Vocal ligament (Broyle's tendon) 声韧带(Broyle 腱)223, 225,227,233
Voluntary movements, planning and realisation 随意运动,计

划和实施 411
Vomer 犁骨 9-10,14,18,28,36,41,69,72,74,99

W

Waldeyer's tonsillar ring(pharyngeal lymphoid ring) Waldeyer 扁桃体环(咽淋巴环)101,213
Wallenberg's syndrome Wallenberg 综合征 258
- circulatory disorders in the vertebral arterial-system Wallenberg 综合征-椎动脉系循环障碍 301
Wernicke-Korsakoff syndrome Wernicke-Korsakoff 综合征 323
Wernicke's aphasia Wernicke 失语症 319
Wernicke's centre(sensory language centre) Wernicke 中枢(感觉性语言中枢)319
Wharton's duct(Ductus submandibularis) Wharton 管(下颌下腺管)76,112-115
White matter 白质
- of the CNS 中枢神经系统白质 279
- of the spinal cord 脊髓白质 268
Willis, circle of(Circulus arteriosus cerebri) Willis 环(大脑动脉环) 285,295,299-300
Wisdom tooth/teeth 智牙 86,93
X-ray image X 线影像
- neck 颈部 X 线 253
- paranasal sinuses 鼻旁窦 X 线 75
- temporomandibular joint 颞下颌关节 X 线 46
Yellow spot(Macula lutea) 黄斑(黄斑)158

Z

Zenker's diverticulum Zenker 憩室 210
- Killian's triangle Killian 三角 210
Zinn, anulus of(Anulus tendincus communis) Zinn 环(总腱环) 114,141,143-144,356
Zona incerta 未定带 329
Zonula ciliaris 睫状小带 154,156
Zoster ophthalmicus 眼带状疱疹 367

(晏梓钧 何鑫杰 译)

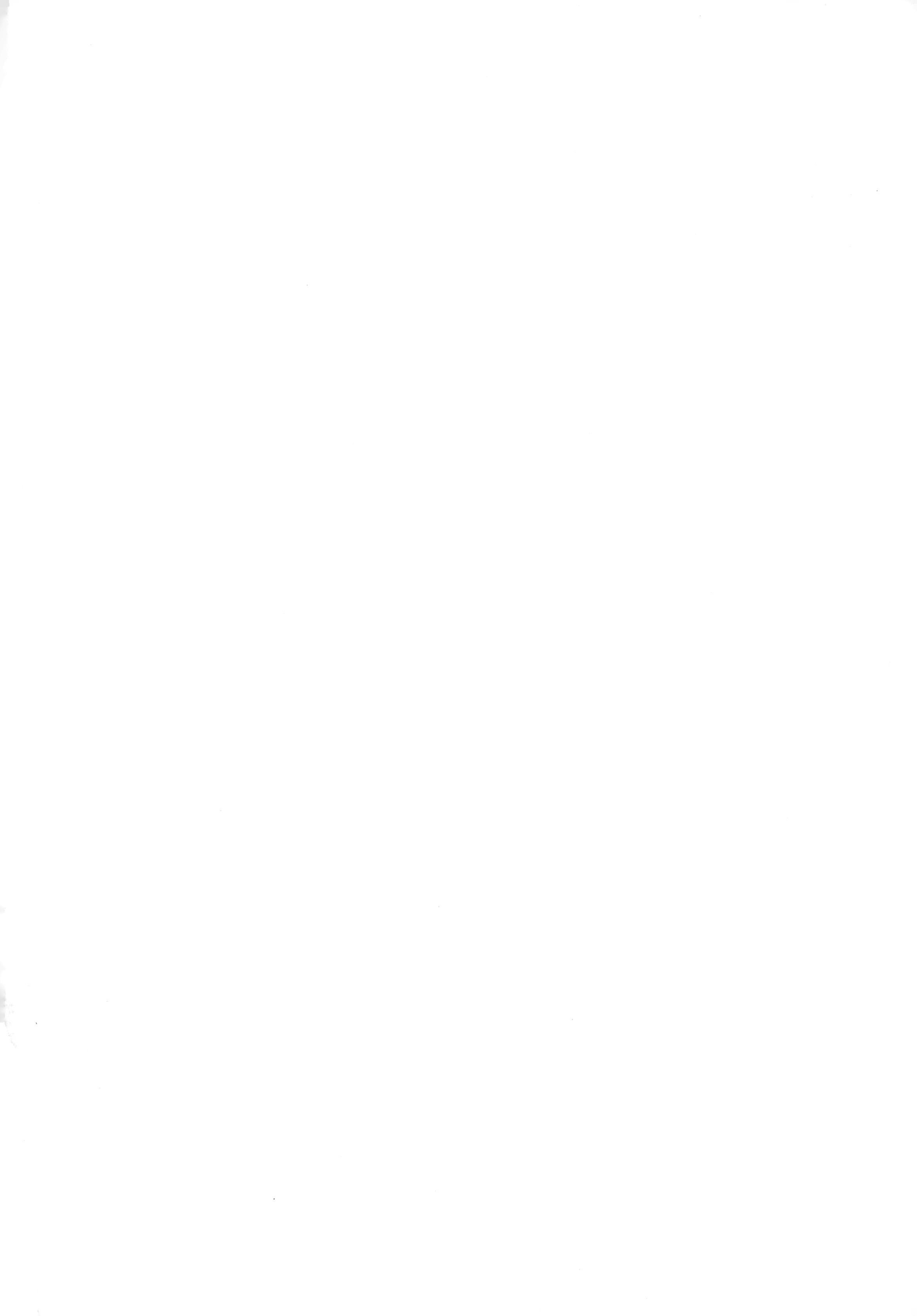